Dagmar Teising
Heike Jipp

Neonatologische und pädiatrische Intensiv- und Anästhesiepflege

Praxisleitfaden und Lernbuch

Dagmar Teising
Heike Jipp

Neonatologische und pädiatrische Intensiv- und Anästhesiepflege

Praxisleitfaden und Lernbuch

5., überarbeitete und erweiterte Auflage

Mit 61 Abbildungen

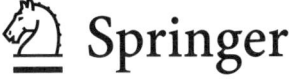

Dagmar Teising
AKK Altonaer Kinderkrankenhaus gGmbH
Kinderintensivstation
Bleickenallee 38
22763 Hamburg

Heike Jipp
Am Alten Hof 18 A
24640 Hasenmoor

ISBN-13   978-3-642-20948-2, 5. Auflage, Springer-Verlag Berlin Heidelberg New York
ISBN-13   978-3-540-79322-9, 4. Auflage, Springer-Verlag Berlin Heidelberg New York

Bibliografische Information der Deutschen Nationalbibliothek
Die Deutsche Nationalbibliothek verzeichnet diese Publikation in der Deutschen Nationalbibliografie; detaillierte bibliografische Daten sind im Internet über http://dnb.d-nb.de abrufbar.

Dieses Werk ist urheberrechtlich geschützt. Die dadurch begründeten Rechte, insbesondere die der Übersetzung, des Nachdrucks, des Vortrags, der Entnahme von Abbildungen und Tabellen, der Funksendung, der Mikroverfilmung oder der Vervielfältigung auf anderen Wegen und der Speicherung in Datenverarbeitungsanlagen, bleiben, auch bei nur auszugsweiser Verwertung, vorbehalten. Eine Vervielfältigung dieses Werkes oder von Teilen dieses Werkes ist auch im Einzelfall nur in den Grenzen der gesetzlichen Bestimmungen des Urheberrechtsgesetzes der Bundesrepublik Deutschland vom 9. September 1965 in der jeweils geltenden Fassung zulässig. Sie ist grundsätzlich vergütungspflichtig. Zuwiderhandlungen unterliegen den Strafbestimmungen des Urheberrechtsgesetzes.

Springer Medizin
Springer-Verlag GmbH
ein Unternehmen von Springer Science+Business Media
springer.de

© Springer-Verlag Berlin Heidelberg 1997, 2001, 2005, 2009, 2012

Produkthaftung: Für Angaben über Dosierungsanweisungen und Applikationsformen kann vom Verlag keine Gewähr übernommen werden. Derartige Angaben müssen vom jeweiligen Anwender im Einzelfall anhand anderer Literaturstellen auf ihre Richtigkeit überprüft werden.

Die Wiedergabe von Gebrauchsnamen, Warenbezeichnungen usw. in diesem Werk berechtigt auch ohne besondere Kennzeichnung nicht zu der Annahme, dass solche Namen im Sinne der Warenzeichen- und Markenschutzgesetzgebung als frei zu betrachten wären und daher von jedermann benutzt werden dürfen.

Planung: Susanne Moritz, Berlin
Projektmanagement: Ulrike Niesel, Heidelberg
Projektkoordination: Cécile Schütze-Gaukel, Heidelberg
Lektorat: Bettina Arndt, Gorxheimertal
Titelbild: © fotolia/Monika 3 Steps Ahead
Layout und Umschlaggestaltung: deblik Berlin
Herstellung: Crest Premedia Solutions Ltd., Pune

SPIN. 00032600

Gedruckt auf säurefreiem Papier   18/5135 – 5 4 3 2 1 0

Vorwort

Die Notwendigkeit einer Neuauflage zeigt, dass der Schritt sich bewährt hat, das Buch um den Bereich Kinderanästhesie zu erweitern, um den Bedürfnissen der Pflegekräfte in den Fachweiterbildungen und pädiatrischen Anästhesieabteilungen entgegenzukommen.

Unterstützt wurden wir wieder von Frau Dr. Michaela Hersch, Oberärztin für pädiatrische Anästhesie und unter anderem zuständig für den Anästhesieunterricht in der Küstenländer-Fachweiterbildung. Gestützt auf ein praxisnahes Team hoffen wir, dass alle relevanten Themen berücksichtigt wurden.

Im pädiatrischen intensivmedizinischen Teil wurden die bisherigen Kapitel überarbeitet und um ein Kapitel über Hirntod und Organexplantation ergänzt, ein schwieriges, aber für viele Patienten wichtiges Thema. Unterstützung bekamen wir hierbei von dem leitenden Arzt der Intensivabteilung Dr. Axel von der Wense sowie den Oberärzten des AKK.

Einen großen Dank möchte wir auch Frau Moritz und ihrem Team vom Springer Verlag dafür aussprechen, dass sie jederzeit uns bei Fragen und Problemen behilflich waren und viel Geduld bei der verzögerten Abgabe des Manuskriptes bewiesen haben.

Wir hoffen, dass dieses Buch vielen Pflegekräften aus dem neonatologischen und pädiatrischen Intensivbereich sowie der Kinderanästhesie ein nützlicher Begleiter sein wird, ihnen Hilfe bei der Bewältigung des Pflegealltags bietet und auch viele Fragen beantworten kann.

Für Hinweise aus dem Benutzerkreis auf Irrtümer oder für Ergänzungsvorschläge würden wir uns, ebenso wie der Verlag, sehr freuen, und werden sie künftig ebenso verarbeiten, wie wir die hilfreichen Hinweise früherer Benutzer in diese Auflage übernommen haben.

Dagmar Teising, Heike Jipp
Hamburg, im Dezember 2011

Inhaltsverzeichnis

1	**Allgemeine Pflege**	1
1.1	Grundpflege	2
1.1.1	Körperwäsche	2
1.1.2	Wiegen des Patienten	3
1.1.3	Kopf- und Haarpflege	3
1.1.4	Augenpflege	4
1.1.5	Mund- und Lippenpflege	4
1.1.6	Nasenpflege	6
1.1.7	Ohrenpflege	7
1.1.8	Nabelpflege	7
1.2	Prophylaxen	7
1.2.1	Dekubitusprophylaxe	7
1.2.2	Pneumonieprophylaxe	8
1.2.3	Kontrakturenprophylaxe	11
1.2.4	Thromboseprophylaxe	12
1.3	Lagerung	12
1.4	Patientenplatz	16
1.5	Routineversorgung	17
1.6	Absaugen	18
1.6.1	Endotracheales Absaugen	18
1.6.2	Orales und nasales Absaugen	22
1.7	Basale Stimulation	23
1.8	Kinästhetik	26
2	**Spezielle Pflege**	31
2.1	Sauerstofftherapie	32
2.2	Beatmete Patienten	36
2.3	Relaxierte Patienten	40
2.4	Blasenkatheter	42
2.4.1	Einmalkatheter	42
2.4.2	Dauerkatheter	43
2.5	Suprapubischer Blasenkatheter	44
2.6	Peritonealdialyse	46
2.7	Hämofiltration	50
2.8	Tracheotomie	53
2.9	Enterostoma	56
2.10	Magenspülung	58
2.11	Gastrostoma	60
2.12	Atemtherapie	62
3	**Pflege bei pulmonologischen Krankheitsbildern**	67
3.1	Respiratory Distress Syndrome und Surfactantsubstitution	68
3.1.1	Respiratory Distress Syndrome	68
3.1.2	Surfactantsubstitution	70
3.2	Bronchopulmonale Dysplasie	72

3.3	Acute Respiratory Distress Syndrome – Akutes Lungenversagen	74
3.4	Asthma bronchiale	78
3.5	Fremdkörperaspiration	80
3.6	Akute stenosierende Laryngotracheobronchitis und Epiglottitis	82
3.6.1	Gegenüberstellung beider Erkrankungen	82
3.6.2	Akute stenosierende Laryngotracheobronchitis	82
3.6.3	Epiglottitis	83
3.7	Persistierende pulmonale Hypertension des Neugeborenen	84
3.8	Mekoniumaspirationssyndrom (MAS)	86
4	**Pflege in der Neugeborenenchirurgie**	91
4.1	Gastroschisis	92
4.2	Omphalozele	94
4.3	Ösophagusatresie	96
4.4	Zwerchfellhernie	99
4.5	Myelomeningozele	101
4.6	Blasenekstrophie	104
4.7	Vesikointestinale Fissur	106
5	**Neurologische Intensivpflege**	109
5.1	Glasgow-Coma-Scale	110
5.1.1	Pupillenkontrolle	110
5.2	Schädel-Hirn-Trauma	111
5.3	Ertrinkungsunfall	120
5.4	Pflegeprobleme querschnittsgelähmter Patienten	123
5.4.1	Atmung	123
5.4.2	Nahrungsaufnahme	124
5.4.3	Ausscheidung	124
5.4.4	Bewegungsapparat (Knochen, Muskeln, Sehnen)	125
5.4.5	Haut	125
5.4.6	Infektionen	126
5.4.7	Temperaturregulationsstörungen	126
5.4.8	Schmerzempfinden	127
5.4.9	Sprachentwicklung	127
5.4.10	Psychische Belastung	127
6	**Sonstige Erkrankungen**	129
6.1	Nekrotisierende Enterokolitis	130
6.2	Diabetisches Koma	133
6.3	Verbrennung, Verbrühung	135
7	**Kardiologie**	143
7.1	**Angeborene Herzfehler**	144
7.1.1	Angeborene Herzfehler ohne Zyanose	144
7.1.2	Angeborene Herzfehler mit Zyanose	147
7.2	**Herzinsuffizienz**	150
7.3	**Herzrhythmusstörungen**	152

7.3.1	Bradykarde Rhythmusstörungen	152
7.3.2	Tachykarde Rhythmusstörungen	153
7.4	**Herzkatheteruntersuchung**	155
7.5	**Pflege bei Neugeborenen mit Prostaglandin-E-Therapie**	159
7.6	**Pflege eines kardiochirurgischen Patienten**	160
7.7	**Postoperative Schrittmachertherapie**	163

8	**Reanimation**	167
8.1	**Allgemeines**	168
8.2	**Ablauf einer kardiopulmonalen Reanimation**	169
8.2.1	ABC-Schema	169
8.2.2	Komplikationen der Reanimation	179
8.2.3	Ausrüstung eines Notfallplatzes	179
8.2.4	Koordination einer Reanimation	179
8.3	**Hirntod**	180
8.3.1	Definition	180
8.3.2	Hirntoddiagnostik	181
8.3.3	Zweifel am Hirntod	186
8.4	**Explantation**	187
8.4.1	Transplantationsgesetz	187
8.4.2	Betreuung eines hirntoten Patienten bis zur Organentnahme	187

9	**Früh- und Neugeborenenpflege**	191
9.1	**Neonatologischer Transport und Erstversorgung**	192
9.1.1	Neonatologischer Transport	192
9.1.2	Erstversorgung des Kindes	194
9.2	**Aufnahme von Früh- und Neugeborenen**	197
9.3	**Betreuung von Früh- und Neugeborenen**	198
9.4	**Probleme des Frühgeborenen**	200
9.4.1	Hypothermie (<36°C Rektaltemperatur)	200
9.4.2	Hyperthermie (>37,5°C Rektaltemperatur)	201
9.4.3	Instabilität der Atmung	201
9.4.4	Instabilität des Herz-Kreislauf-Systems	202
9.4.5	Infektionsgefahr	202
9.4.6	Hypoglykämie	203
9.4.7	Hyperbilirubinämie	204
9.4.8	Elektrolytentgleisung, Flüssigkeitsverlust über die Haut	204
9.4.9	Akutes Nierenversagen in der Neonatalperiode	204
9.4.10	Nahrungsunverträglichkeit bei hohem Energiebedarf	205
9.4.11	Hirnblutung und Leukomalazie	206
9.4.12	Persistierender Ductus arteriosus Botalli	207

10	**Beatmung**	209
10.1	**Grundlagen der Beatmung**	210
10.2	**Begriffe und Respiratorparameter**	211
10.3	**Beatmungsformen**	213
10.4	**Blutgasanalyse**	215
10.5	**Umgang mit endotrachealen Tuben**	218

10.5.1	Endotracheale Intubation	218
10.5.2	Tuben mit Niederdruckcuff	222
10.5.3	Kleben des Tubuspflasters	222
10.6	**Extubation**	223
10.7	**Nasen- und Rachen-CPAP**	225
10.8	**Maskenbeatmung**	228
10.9	**Unterdruckbeatmung**	230
11	**Apparative Überwachung**	237
11.1	**Standardüberwachung**	238
11.1.1	Allgemeines	238
11.1.2	EKG-Überwachung	238
11.1.3	Atmung	239
11.1.4	Blutdruckmessung	239
11.1.5	Temperatur	240
11.2	**Transkutane Überwachung**	240
11.2.1	Allgemeines	240
11.2.2	Pulsoxymetrie	241
11.2.3	Transkutane Sauerstoffpartialdruckmessung	242
11.2.4	Transkutane Kohlendioxidpartialdruckmessung	243
11.3	**Kapnometrie**	243
11.4	**Arterielle Druckmessung**	244
11.5	**Zentraler Venendruck**	248
11.6	**Intrakranielle Druckmessung**	250
12	**Invasive Maßnahmen**	253
12.1	**Nabelarterienkatheter**	254
12.2	**Nabelvenenkatheter**	256
12.3	**Zentraler Venenkatheter**	257
12.4	**Thoraxdrainage**	259
12.5	**Externe Ventrikeldrainage**	264
12.6	**Fontanellenpunktion**	266
12.7	**Lumbalpunktion**	267
12.8	**Pulmonalarterienkatheter**	268
12.9	**Intraossärer Zugang**	271
13	**Diverse therapeutische und diagnostische Maßnahmen**	275
13.1	**Zytostatikatherapie**	276
13.1.1	Umgang mit Zytostatika	276
13.1.2	Nebenwirkungen der Zytostatikatherapie und ihre Konsequenzen	277
13.2	**Transfusionen**	279
13.3	**Austauschtransfusion**	284
13.4	**Aufziehen von Infusionen unter dem Laminar Air Flow**	287
13.5	**Extrakorporale Membranoxygenierung (ECMO)**	289
13.6	**Inhalative Stickstoffmonoxydtherapie**	291
13.7	**Schmerztherapie**	293
13.8	**Bronchoskopie**	297
13.9	**Transport großer Kinder**	300

14	**Elternbetreuung**	303
14.1	Der erste Besuch	304
14.2	Allgemeine Besuchsregeln	304
14.3	Eltern von Früh- und Neugeborenen	306
14.4	Eltern sterbender Kinder	307
15	**Anästhesie: Einführung**	311
15.1	Komponenten der Narkose	312
15.2	Anatomisch-physiologische Besonderheiten des kindlichen Patienten	312
15.2.1	Frühgeborene	312
15.2.2	Neugeborene und Säuglinge	313
15.2.3	Kleinkinder, Schulkinder und Jugendliche	313
15.3	Erwartungshaltungen	313
15.4	Temperaturregulation im OP	314
16	**Präoperative Vorbereitung**	317
16.1	Präoperative Informationssammlung	318
16.2	Nahrungskarenzzeiten	319
16.3	Prämedikation	320
16.4	Standardüberwachung	321
16.5	Zubehör und Material	324
16.5.1	Allgemein	324
16.5.2	Intubationszubehör	324
16.5.3	Larynxmaske	326
16.5.4	Narkosegeräte	327
17	**Narkoseeinleitung**	333
17.1	Inhalationseinleitung	334
17.1.1	Sevofluran	334
17.1.2	Lachgas (N_2O, Stickoxydul)	335
17.2	Intravenöse Einleitung	336
17.3	Rektale Einleitung	336
17.4	Intramuskuläre Einleitung	337
17.5	Nicht-nüchtern-Einleitung/»rapid sequence induction«	337
17.6	Intubation: Pflegerische Tätigkeit	339
17.6.1	Intubation bei Säuglingen	341
17.6.2	Erwartete Intubationsschwierigkeiten	342
17.6.3	Unerwartete Intubationsschwierigkeiten	345
17.7	Venenpunktion	347
18	**Narkoseführung**	351
18.1	Totale intravenöse Anästhesie (TIVA)	352
18.2	Balancierte Anästhesie	353
18.3	Neuroleptanästhesie	354
18.4	Kontrolle der Narkosetiefe	355
19	**Ausleitung einer Narkose**	359
19.1	Ablauf einer Ausleitung	360
19.2	Extubation in der Anästhesie	362

19.3	**Zwischenfälle in der Anästhesie**	364
19.3.1	Laryngospasmus	364
19.3.2	Bronchospasmus	366
19.3.3	Aspiration	367
19.3.4	Maligne Hyperthermie	368
19.3.5	Hypoxie aufgrund verminderter Ventilation	371
20	**Postoperative Phase und Aufwachraum**	375
20.1	Ansprüche an einen Aufwachraum	376
20.2	Verlegung des Kindes in den Aufwachraum	376
20.3	Postoperative Pflege und Überwachung	378
20.4	Typische Ereignisse im Aufwachraum	380
20.4.1	Postoperatives Erbrechen (PONV)	381
20.4.2	Postintubationskrupp	382
20.4.3	Verzögertes Aufwachen	384
20.4.4	Muskelzittern	385
20.5	Betreuung von Eltern und Kindern im Aufwachraum	385
21	**Auswahl rechtlicher Aspekte**	389
21.1	Medizinproduktegesetz (MPG)	390
21.2	Dokumentation	390
21.3	Schweigepflicht	391
21.4	Arbeitsteilung im Gesundheitswesen und Delegation	392
21.5	Haftung des Pflegepersonals	392
	Medikamente	395
	Literatur	423
	Stichwortverzeichnis	425

Abkürzungsverzeichnis

A.	Arteria
A/C	Assist/Control
ACC	Acetylcystein
ACH	Acetylcholin
ACT	Activated Coagulation Time
ACTH	Adrenokortikotropes Hormon
ADH	antidiuretisches Hormon
ADM	Antidekubitusmatratze
AEP	akustisch evozierte Potentiale
AF	Atemfrequenz
AHV	Atemhubvolumen
AKS	Antikörpersuchtest
AMV	Atemminutenvolumen
ANS	Atemnotsyndrom des Neugeborenen
Aqua dest.	Aqua destillata
ARDS	Acute Respiratory Distress Syndrome
art.	arteriell
AS	Aortenstenose
ASA	American Society of Anaesthesiology
ASB	Assisted Spontaneous Breathing
ASD	Atriumseptumdefekt (Vorhofseptumdefekt)
AT	Adenotomie
ATP	Adenosintriphosphat
AV	atrioventrikulär
AVO	ärztliche Verordnung
AZ	Allgemeinzustand
AZV	Atemzugvolumen
BB	Blutbild
bds.	beidseitig
BE	Base Excess (Basenüberschuss)
BGA	Blutgasanalyse
BH	Berlin Heart
BIPAP	Biphasic Intermittent Positive Airway Pressure
BK	Blasenkatheter
BPD	bronchopulmonale Dysplasie
BSN	Berner Schmerzscore für Neugeborene
BTMG	Betäubungsmittelgesetz
BURP	backward-upward-rightward pressure
BZ	Blutzucker
CAPD	kontinuierliche ambulante Peritonealdialyse
CAVHF	kontinuierliche arteriovenöse Hämofiltration
CBF	zerebraler Blutfluss
CCT	kraniale Computertomographie
Charr	Charrière (Maß für Innendurchmesser)
CI	Cardiac Index

CK	Kreatinkinase
CK-mb	Kreatinkinase – Muscle Brain Type
CMV	Controlled Mandatory Ventilation
CMV	Cytomegalie
CNL(D)	Chronicle Neonatal Lung Disease (chronische neonatale Lungenkrankheit)
CNPV	Continuous Negative Pressure Ventilation (kontinuierlicher negativer Atemwegsdruck)
CTGA	korrigierte Transposition der großen Gefäße
CO	Cardiac Output
	Kohlenmonoxid
CO_2	Kohlendioxid
CPAP	Continuous Positive Airway Pressure (kontinuierlicher positiver Atemwegsdruck)
CPD	Citrat-Phosphat-Dextrose
CPP	zerebraler Perfusionsdruck
CPR	kardiopulmonale Reanimation
CRP	C-reaktives Protein
CVVHF	kontinuierliche venovenöse Hämofiltration
D. a. B.	Ductus arteriosus Botalli
δ-T	Delta-T = Temperaturdifferenz
DBS	Double-Burst-Stimulation
DHB	Dihydrobenzperidol
DGAI	Deutsche Gesellschaft für Anästhesie und Intensivmedizin
DI	Dauerinfusion
DIC	Disseminated intravasal Coagulation (disseminierte intravasale Gerinnung; Verbrauchskoagulopathie)
die.	Tag
DORV	Double Outlet Right Ventricle
DNS	Desoxyribonukleinsäure (Träger der genetischen Information)
DU	Druckunterstützung (auch PS/ASB)
EBV	Ebstein-Barr-Virus
ECMO	extrakorporale Membranoxygenierung
E. coli	Escherichia coli
ED	Einzeldosis
EEG	Elektroenzephalogramm
EK	Erythrozytenkonzentrat
EKG	Elektrokardiogramm
EP	evozierte Potentiale
EPH	Edema-Proteinurie-Hypertonie
Erw.	Erwachsener
ES	Extrasystole
EU	Europäische Union
exsp.	exspiratorisch
EZR	Extrazellulärraum
FAEP	frühe akustische evozierte Potentiale
FFP	Fresh Frozen Plasma
FG	Frühgeborenes

Abkürzungsverzeichnis

F_iO_2	Fraction of Inspired Oxygen Concentration (O_2-Konzentration in der Einatemluft)
F. o.	Foramen ovale
FQ	Frequenz
FRC	funktionelle Residualkapazität
FSBK	flexible Bronchoskopie
G	Gauge (Maßeinheit für Verweilkanülen)
GCS	Glasgow-Coma-Scale
GOT	Glutamat-Oxalacetat-Transaminase
GPT	Glutamat-Pyruvat-Transaminase
h	Stunde
HA	Humanalbumin
HAES	Hydroxyethylstärke
Hb	Hämoglobin
HbF	fötales Hämoglobin
H_2CO_3	Kohlensäure
HCO_3^-	Standardbikarbonat
HCV	Hydrokolloid-Verband
HDM	Herzdruckmassage
HELLP	Haemolysis, Elevated Liver enzyme levels, Low Platelet count; Hämolyse, Transaminasenanstieg, Thrombozytopenie
HF	Herzfrequenz
	Hämofiltration
HF-Beatmung	Hochfrequenzbeatmung
HFJV	High Frequency Jet Ventilation
HF-Katheter	Hochfrequenzkatheter
HFO	High Frequency Oscillation (Oszillationsbeatmung)
HIB	Hämophilus influenzae B
HIV	Human Immunodefiency Virus
Hkt	Hämatokrit
HKU	Herzkatheteruntersuchung
HLM	Herz-Lungen-Maschine
HLHS	Hypoplastisches Linksherzsyndrom
HME	Heat-Moisture-Exchanger
HMV	Herzminutenvolumen (auch HZV)
HN	Harnstoff
HNO	Hals-Nasen-Ohren
H_2O_2	Wasserstoffperoxid
HUS	hämolytisch urämisches Syndrom
HWI	Harnwegsinfekt
HWS	Halswirbelsäule
HZV	Herzzeitvolumen/Herzminutenvolumen (auch HMV)
IADH	inadäquates ADH
ICH	intrakranielle Hämorrhagien
ICP	intrakranieller Druck
ICR	Interkostalraum
ID	Innendurchmesser
IE	internationale Einheit

I : E	Verhältnis von Inspirations- zu Exspirationszeit
Ig	Immunglobulin
IHB	Iliophypogastricusblock
i. m.	intramuskulär
IMV	Intermittent Mandatory Ventilation (intermittierende kontrollierte Beatmung)
insp.	inspiratorisch
i. o.	intraossär
IPPB	Intermittent Positive Pressure Breathing (intermittierende positive Druckbeatmung)
ISTA	Aortenisthmusstenose
i. t.	intratracheal
i. v.	intravenös
IZR	Intrazellulärraum
J.	Jahre
KG	Körpergewicht
KI	Kurzinfusion
KK	Kleinkind
KOF	Körperoberfläche
KU	Kopfumfang
KUSS	kindliche Unbehagen- und Schmerzskala
LA	linkes Atrium (linker Vorhof)
LAF	Laminar-Air-Flow
LAP	linksatrialer Druck (Druck im linken Vorhof)
LP	Lumbalpunktion
MAC	minimal alveoläre Konzentration
MAD/MAP	mittlerer arterieller Druck oder mittlerer Atemwegsdruck/Mean Arterial Pressure
MAS	Mekoniumaspirationssyndrom
MDP	Magen-Darm-Passage
MedGV	Medizinische Geräteverordnung
met.	metabolisch
MH	maligne Hyperthermie
min	Minute
mind.	mindestens
MM	Muttermilch
MMC	Myelomeningozele
MMV	Mandatory Minute Volume
MOV	Multiorganversagen
MPG	Medizinproduktegesetz
MRT	Magnetresonanztomographie (auch NMR)
MZ	Mahlzeiten
N.	Nervus
Na^+	Natrium
$NaHCO_3^-$	Natriumbikarbonat
NAK	Nabelarterienkatheter
NAW	Notarztwagen
NBP	Non Blood Pressure (nichtblutiger Blutdruck)

NCPAP	nasaler CPAP
NEC	nekrotisierende Enterokolitis
NEEP	Negative End-Expiratory Pressure (negativer endexspiratorischer Druck)
NG	Neugeborenes
NIP	Negative Inspiratory Pressure
NIPS	Neonatal Infant Pain Score
NIV	Noninvasive Ventilation
NLA	Neuroleptanästhesie
nm	Nanometer
NMR	Kernspinresonanztomographie
NNR	Nebennierenrinde
NO	Stickoxid
NPV	Negative Pressure Ventilation (Unterdruckbeatmung)
NRR	Nasen-Rachen-Raum
NRS	numerische Ratingskala
NVK	Nabelvenenkatheter
NW	Nebenwirkung
	Nasenwurzel
O_2	Sauerstoff
OK	Oberkörper
ONK	Oxford Non-Kinking (Tubus)
OP	Operation
OSAS	obstruktives Schlafapnoe-Syndrom
P	Pressure (Druck)
PA	Pulmonalarterie
PAP	Pulmonalarteriendruck
p_aCO_2	arterieller Kohlendioxidpartialdruck
PAV	Proportional Assist Ventilation
PC	Pressure Controlled
PCV	Pressure-Controlled-Ventilation
PCA	patientenkontrollierte Analgesie
PCWP	Pulmonal Capillary Wedge Pressure (pulmonalkapillärer Verschlussdruck)
PD	Peritonealdialyse
PDA	persistierender Ductus arteriosus
PE	Polyethylen
PEEP	positiver endexspiratorischer Atemwegsdruck
PEG	perkutan endoskopisch gelegtes Gastrostoma
PET	Positronenemissionstomografie
PFO	persistierendes Foramen ovale
PIP	Positive Inspiration Pressure (positiver inspiratorischer Druck)
PIPP	Premature Infant Pain Profile
PNZ	Perinatalzentrum
pO_2	Sauerstoffpartialdruck
POV	postoperative vomiting (postoperatives Erbrechen)
PONV	postoperative nausea and vomiting (postoperative Übelkeit und Erbrechen
PRVC	Pressure Regulated Volume Controlled (druckreguliertvolumenkontrolliert)
PPHN	persistierende pulmonale Hypertension des Neugeborenen
ppm	parts per million (mg/ml)

PS	Pulmonalstenose
PS(V)	Pressure Support (Ventilation); Druckunterstützung = DU/ASB
pSVT	paroxysmale supraventrikuläre Tachykardie
RAE	Ring-Adir-Elwyn (Tubus)
RDS	Respiratory Distress Syndrome
resp.	respiratorisch
Rh	Rhesusfaktor
RM	Rückenmark
Rö	Röntgen
RR	Blutdruck nach Riva Rocci
RSI	rapid sequence induction (Nicht-nüchtern-Einleitung)
RTW	Rettungswagen
s	Sekunde
S_aO_2	arterielle O_2-Sättigung
SBH	Säure-Basen-Haushalt
s. c.	subkutan
SEP	somatosensorische evozierte Potentiale
Sgl.	Säugling
SHT	Schädel-Hirn-Trauma
SIDS	Sudden Infant Death Syndrome (plötzlicher Kindstod)
SIMV	synchronisiertes IMV
SIPPV	synchronisiertes IPPV
SK	Schulkind
s. l.	sublingual
SSEP	somatosensibel evozierte Potentiale
SSW	Schwangerschaftswoche
SVT	supraventrikuläre Tachykardie
t	Zeit
T	Temperatur
TAC	Truncus arteriosus communis
Tbc	Tuberkulose
TCD	transkranielle Dopplersonografie
TCPC	totale cavopulmonale Anastomose
$tcpCO_2$	transkutaner Kohlendioxidpartialdruck
$tcpO_2$	transkutaner Sauerstoffpartialdruck
TE	Tonsillektomie
TGA	Transposition der großen Gefäße
TIVA	Totale intravenöse Anästhesie
TOF	Fallot-Tetralogie; train of four (Viererreiz)
TORCH	Toxoplasmose, Röteln, Cytomegalie, Herpes simplex, Syphilis
Tr.	Tropfen
TSH	Thyreoidea-stimulierendes Hormon
TW	Twich (Einzelreiz)
USV	Ultraschallvernebler
V.	Vena
V. a.	Verdacht auf
VC	Volume Controlled
VEP	visuell evozierte Potentiale

VES	ventrikuläre Extrasystole
VS/VU	Volume Support (Volumenunterstützung)
Vt	Volumen tidal (Atemzugvolumen)
VSD	Ventrikelseptumdefekt
VW	Verbandwechsel
WPW	Wolf-Parkinson-White
ZNS	zentrales Nervensystem
ZVD	zentraler Venendruck
ZVK	zentraler Venenkatheter

Allgemeine Pflege

1.1 Grundpflege – 2
1.1.1 Körperwäsche – 2
1.1.2 Wiegen des Patienten – 3
1.1.3 Kopf- und Haarpflege – 3
1.1.4 Augenpflege – 4
1.1.5 Mund- und Lippenpflege – 4
1.1.6 Nasenpflege – 6
1.1.7 Ohrenpflege – 7
1.1.8 Nabelpflege – 7

1.2 Prophylaxen – 7
1.2.1 Dekubitusprophylaxe – 7
1.2.2 Pneumonieprophylaxe – 8
1.2.3 Kontrakturenprophylaxe – 11
1.2.4 Thromboseprophylaxe – 12

1.3 Lagerung – 12

1.4 Patientenplatz – 16

1.5 Routineversorgung – 17

1.6 Absaugen – 18
1.6.1 Endotracheales Absaugen – 18
1.6.2 Orales und nasales Absaugen – 22

1.7 Basale Stimulation – 23

1.8 Kinästhetik – 26

1.1 Grundpflege

1.1.1 Körperwäsche

- **Ziel**
- Reinigung der Haut,
- Erhaltung ihrer Schutzfunktion,
- Erkennen und Vermeiden von Infektionen,
- Förderung des Wohlbefindens des Patienten,
- Förderung der Durchblutung,
- Förderung der Eigenwahrnehmung.

Die Durchführung einer Ganzkörperwaschung ist immer abhängig vom Zustand des Patienten.

> **Instabile Patienten, z. B. Früh- und Neugeborene am Tag der Aufnahme oder Patienten mit Schädel-Hirn-Trauma unter Hirnödemprophylaxe, dürfen durch solche Maßnahmen nicht zusätzlich belastet werden.**

Der Umfang sowie die Reihenfolge der Wäsche muss individuell angepasst werden.

Patienten mit Fieber und stark schwitzende Patienten müssen häufiger gewaschen und umgezogen werden. In der Regel werden alle Patienten einmal pro Tag gewaschen, Früh- und Neugeborene alle 2 Tage. Der Tag-Nacht-Rhythmus sollte möglichst berücksichtigt werden. Eltern sollten das Angebot erhalten, beim Waschen/Baden ihres Kindes mitzuhelfen oder dieses selbstständig zu übernehmen, wenn es möglich ist.

Die Körperwäsche sollte nicht nur der Reinigung dienen, sondern auch das Wohlbefinden fördern und das Bedürfnis nach Körperkontakt befriedigen. Nach der basalen Stimulation wird z. B. zwischen einer stimulierenden und einer beruhigenden Wäsche unterschieden (▶ Abschn. 1.7). Es sollten auch möglichst patienteneigene Seifen und Pflegemittel verwendet werden, da die Haut des Patienten daran gewöhnt ist und der bekannte Geruch das Wohlbefinden steigern kann.

Eine gute Vorbereitung ist wichtig, um alle Maßnahmen zügig und damit für den Patienten weniger belastend durchzuführen. Lagerungsmittel sind vorher aus dem Bett zu räumen. Alle benötigten Materialien sollen griffbereit liegen.

Zu Beginn der Körperwäsche ist dafür zu sorgen, dass Beatmungsschläuche, Tubus oder Trachealkanüle, alle Infusionszugänge, Drainagen, Sonden, Urinkatheter und Ähnliches gesichert sind.

- **Allgemeines zur Durchführung**
- Starke Verunreinigungen zuerst beseitigen, dazu Handschuhe anziehen.
- Grundsätzlich von oben nach unten waschen, den Genitalbereich von vorn nach hinten. Individuelle Abweichungen können sinnvoll und notwendig sein. Patienten gut abtrocknen, besonders die Hautfalten, und nach Bedarf mit allgemeinen oder speziellen Pflegemitteln dünn eincremen.
- Patienten immer an der Überwachung belassen und gut beobachten. Bei Verschlechterung des Allgemeinzustands (AZ), z. B. Brady- oder Tachykardie, Blässe oder Zyanose, den Waschvorgang abbrechen, evtl. notwendige Maßnahmen einleiten, den zuständigen Arzt informieren und besondere Vorkommnisse dokumentieren.
- Auskühlen vermeiden, evtl. Wärmestrahler benutzen.
- Während des gesamten Waschvorgangs die patienteneigenen Ressourcen nutzen und fördern.
- Das Schamgefühl sollte altersentsprechend beachtet werden.
- Verbandwechsel und Erneuerung von Pflastern, z. B. Tubuspflaster, sollte erst nach der Erholungsphase des Patienten durchgeführt werden.
- Magensondenwechsel: phthalatfreie Sonde alle 4 Wochen; bei Silikon-/Polyurethansonden ist materialbedingt kein Routinewechsel notwendig. Allerdings wird ein regelmäßiger Wechsel empfohlen, um möglichen Druckulzera vorzubeugen.
- Pflegetablett abwischen und neu auffüllen.

- **Duschen/Baden von beatmeten Patienten**

Das Duschen dient neben der Reinigung vor allem der Stimulation des Patienten. Mit Hilfe von fahrbaren Duschwannen können kreislaufstabile größere Patienten auch im Patientenzimmer abgeduscht werden. Beatmung, ein ZVK oder Blasenkatheter müssen kein Hinderungsgrund sein.

Benötigt werden außer der fahrbaren Duschwanne ein Duschkopf mit Schlauch zum Anschluss an den Wasserhahn sowie ein Behälter zum Auffangen des ablaufenden Wassers, wenn es keine spezielle Abflussmöglichkeit am Waschbecken gibt. Manche Waschbecken verfügen bereits über fest installierte Duschvorrichtungen.

Thorax und Genitalbereich des Patienten sollten evtl. mit Handtüchern abgedeckt werden, um ein Auskühlen zu verhindern. Das Abduschen sollte bei den Füßen beginnen, dann den Strahl zum Körperstamm und weiter zu den Extremitäten führen. Das Gesicht wird nur mit einem Waschlappen gereinigt, eine Haarwäsche kann anschließend durchgeführt werden.

Zum Baden von beatmeten Säuglingen eignen sich fahrbare Badewannen, die neben das Patientenbett geschoben werden können.

1.1.2 Wiegen des Patienten

> Auch beim Wiegen muss der Patient an den ihn überwachenden Geräten verbleiben.

Kabel und Zugänge sind zu sortieren und zu sichern; es muss genügend Spielraum vorhanden sein, so dass eine Zugwirkung während des Wiegens vermieden wird.

Bei Frühgeborenen ist die Gefahr der Auskühlung sehr groß, deswegen sollte man auf die Waage ein dickes angewärmtes Tuch legen und so schnell wie möglich vorgehen. Das Kind auf die Waage legen, dazu evtl. die maschinelle Beatmung kurz unterbrechen. Instabile Kinder sollten mit 2 Pflegekräften auf die Waage umgelagert werden, wobei die eine Pflegekraft das Kind mit dem Beatmungsbeutel beatmen kann. Während das Kind auf der Waage liegt, das jeweilige Bett von innen putzen und neu beziehen.

Bei großen Kindern sollte das Wiegen sowie der Bettwäschewechsel von 2 Pflegekräften durchgeführt werden. Bei instabilen Patienten ist es sinnvoll, eine Bettenwaage oder einen Patientenlifter mit Wiegevorrichtung zu verwenden.

1.1.3 Kopf- und Haarpflege

- **Ziel**
- Reinigung,
- Inspektion,
- Förderung der Durchblutung und des Wohlbefindens.

Zur täglichen Haarpflege gehört das Bürsten und Kämmen der Haare. Lange Haare sollten nicht aufgesteckt werden, keine Kämme und Spangen benutzen. Besser ist es, die Haare zu scheiteln und seitlich zusammenzubinden oder zu Zöpfen zu flechten.

In der Akutphase wird auf das Waschen der Haare verzichtet, später wird dies vom AZ des Patienten abhängig gemacht. Eine Haarwäsche soll immer nur zu zweit vorgenommen werden. Während einer den Kopf hält, wäscht die zweite Pflegeperson die Haare. Der Kopf des Kindes wird dabei über das Kopfende des Bettes hinaus gehalten, bei geteilten Matratzen kann das obere Teil zur Haarwäsche entfernt werden. Vereinfacht wird die Haarwäsche durch die Verwendung von speziellen Haarwaschbecken, bei denen das Wasser über einen Abflussschlauch in einen Eimer fließt.

- **Durchführung**
- Reichlich warmes Wasser in einer separaten Schüssel sowie ein Schöpfgefäß bereithalten,
- Augen und Ohren mit Waschlappen vor Wasser schützen,
- Nacken mit einem Handtuch abdecken, damit kein Wasser den Rücken herabläuft,
- Haare einschäumen und Kopfhaut sanft massieren; eine Massage in Richtung des Haarwuchses wirkt beruhigend, in entgegengesetzter Richtung belebend,
- Haare mit einem Handtuch bedecken und mit vorsichtigen und langsamen Bewegungen abtrocknen (abrubbeln kann zu Unruhe führen), besser ist es, mit warmer (nicht heißer) Luft zu föhnen,
- abschließend Haare kämmen/bürsten.

1.1.4 Augenpflege

- **Ziel**
- Reinigung der Augen,
- Schutz vor Austrocknung und Ulzeration,
- Vermeidung von Infektionen,
- Erhaltung des Sehvermögens.

Bei allen Patienten mit geringem oder fehlendem Lidschlag sowie mit nicht ausreichendem oder fehlendem Lidschluss wird das Auge nicht ausreichend befeuchtet und gereinigt; es fehlt die bakteriostatische Wirkung der Tränenflüssigkeit, so dass die Gefahr von Infektionen besteht. Dies betrifft auch Patienten mit Krankheitsbildern, die mit einer Verminderung der Tränenflüssigkeit einhergehen, z. B. bei hoher Querschnittslähmung.

Die Häufigkeit der Augenpflege hängt vom Krankheitsbild des Patienten ab, sollte aber mindestens einmal pro Schicht vorgenommen werden.

- **Material**
- Sterile Kompressen, mindestens 2 für jedes Auge,
- NaCl 0,9 %ig,
- Augensalbe, z. B. *Bepanthen* Augen- und Nasensalbe oder Tränenersatzgel/-tropfen, bei Augeninfektionen antibiotikahaltige Salben oder Tropfen nach ärztlicher Anordnung,
- Einmalhandschuhe.

- **Durchführung**
- Patienten in Rückenlage lagern bzw. im Sitzen Kopf nach hinten neigen.
- Alte Salbenreste entfernen:
  - Augenlider spreizen, etwas Kochsalz ohne Druck einträufeln; Augenlider schließen, die Augen vorsichtig vom äußeren zum inneren Augenwinkel mit angefeuchteten Kompressen reinigen, anschließend Vorgang mit trockenen Kompressen wiederholen;
  - Augenspülung mit Kochsalz immer von außen nach innen, anschließend Auge reinigen.
- Nach Abschluss der Reinigung Augensalbe (ca. 0,5–1 cm langer Salbenstrang von innen nach außen, Pupillen sind dann allerdings nicht so gut zu beurteilen) oder Augengels/-tropfen in beide Bindehautsäcke einbringen; anschließend geschlossene Augenlider vorsichtig bewegen (die Salbe muss glasig werden).

> Die Tubenspitze darf die Hornhaut nicht berühren. Bei Augeninfektionen immer von innen nach außen arbeiten.

1.1.5 Mund- und Lippenpflege

- **Ziel**
- Reinigung (auch Beläge von den Zähnen entfernen),
- Inspektion der Mundhöhle,
- Sekretentfernung,
- Anfeuchten der Schleimhäute, Förderung der Speichelproduktion,
- Aspirationsprophylaxe,
- geschmeidige intakte Lippen,
- Vermeidung von Mundgeruch,
- Aufrechterhaltung der physiologischen Mundflora und Vermeidung von Infektionen,
- Verbesserung des Geschmacks.

- **Veränderungen und Erkrankungen**
- Soor: Candidainfektion vor allem bei geschwächter Abwehrkraft oder bei Antibiotikagabe = grauweiße, haftende Beläge.
- Stomatitis: sehr schmerzhafte Entzündung der Mundschleimhaut mit starkem Mundgeruch, schlechtem Geschmack und Trockenheitsgefühl.
- Aphten: schmerzhafte Schleimhautdefekte, einzelne oder gehäufte kleine ovale Erosionen an der Zunge, dem Zahnfleisch, Gaumen und den Wangen.
- Parotitis: schmerzhafte Entzündung der Ohrspeicheldrüse (erkennbar am abstehenden Ohr und der Kiefersperre) durch mangelnde Kautätigkeit und reduzierten Speichelfluss.
- Rhagaden: Hautschrunden, mikrotraumatische Risse, z. B. am Mundwinkel.
- Herpes labialis: durch Herpesviren hervorgerufene schmerzhafte Lippenbläschen.

1.1 · Grundpflege

- **Risikofaktoren**
- Immunabwehrschwäche (auch Frühgeborene),
- parenterale Ernährung,
- Sondenernährung,
- gestörter Schluckreflex,
- lang andauernde Antibiotikatherapie,
- Vitamin-B- und Eisenmangel.

Die Mundhöhle mindestens einmal pro Tag mit Lichtquelle und Spatel inspizieren. Die Mundpflege ist mehrmals pro Schicht durchzuführen, dabei sollte nie mit Gewalt, sondern mit viel Einfühlungsvermögen vorgegangen werden, da der Mund ein sehr sensibles Organ ist. Öffnet der Patient den Mund nicht freiwillig, kann mit Maßnahmen der »basalen Stimulation« wie Umstreichen der Lippen, Massieren der Wangenmuskulatur oder vorsichtiges Klopfen auf die Wange in Höhe des Kiefergelenks evtl. eine Mundöffnung erreicht werden. Zu häufiges orales Absaugen und/oder eine unsachgemäße Mundpflege können zu oralen Irritationen mit nachfolgenden Trink-/Essstörungen führen.

Zur Mundpflege gehört 2-mal täglich das Zähneputzen (auch bei beatmeten Kindern). Die Eltern können Zahnbürste und Zahnpasta von zu Hause mitbringen. Um einer Aspiration beim Zähneputzen und beim anschließenden Spülen vorzubeugen, wird gleichzeitig dabei abgesaugt. Erleichtert werden kann die Zahnpflege durch den Einsatz von Einmal-Absaugzahnbürsten. Vorsicht ist bei Kindern mit Blutungsneigung geboten, hier eignen sich für die Mund- und Zahnpflege Reinigungsstäbchen bzw. -schwämmchen.

Bei Kindern mit Brackets sollte die Zahnpflege mit Hilfe einer Munddusche durchgeführt werden. Die Interdentalräume werden mit entsprechenden Zahnbürsten gereinigt.

Um einer Parotitis vorzubeugen, wird die Kautätigkeit passiv angeregt, z. B. durch passives Bewegen des Unterkiefers oder Massage der Wangenmuskulatur.

- **Material**
- Absaugkatheter,
- unsterile Handschuhe,
- Watteträger,
- Kompressen,
- Holzspatel, Lichtquelle,
- evtl. Guedel-Tubus oder Mullbindenrollen in einem Fingerling,
- Lösung zum Reinigen, z. B. Wasser oder spezielle Mundpflegemittel (s. unten),
- Panthenolsalbe, Lippenpflegestift,
- evtl. weiche Zahnbürste, Zahnpasta, 20-ml-Spritze mit Leitungswasser zum Spülen.

- **Durchführung**
- Wenn möglich Oberkörperhochlagerung,
- Rachenraum absaugen,
- Mund- und Rachenraum inspizieren,
- bei Bedarf Zahnpflege mit weicher Zahnbürste,
- Mundhöhle von hinten nach vorn, Zunge, Zungenboden, Wangentaschen, Wangeninnenflächen, harten und weichen Gaumen gründlich auswischen, dabei jedes Mal einen neuen Watteträger benutzen,
- Zungenbeläge mit Zitronensaft oder kohlensäurehaltigem Mineralwasser entfernen,
- Borken lassen sich leicht entfernen, wenn sie vorher mit Butter oder Panthenolsalbe aufgeweicht wurden,
- evtl. erneut absaugen,
- Lippen eincremen.

Oral intubierte Kinder brauchen eine besonders intensive Mundpflege. Muss der Tubus neu fixiert werden, sollte dabei der Mundwinkel gewechselt werden, um Druckstellen und Einrisse zu vermeiden. Der liegende Guedel-Tubus ist mindestens einmal pro Tag zu wechseln, orales Absaugen ist hierdurch gut möglich.

- **Mundpflegemittel**
- Dexpanthenol: enthält das Vitamin Pantothensäure, wundheilend und granulationsfördernd,
- Kamillentee: entzündungshemmend, wundheilend und granulationsfördernd,
- Pfefferminztee: schwach desinfizierend, sehr erfrischend, *cave*: regt Gallenfluss und -entleerung an,
- Salbeitee: desinfizierend, entzündungshemmend, gerbend, sekretionshemmend; unangenehmer Geschmack, stark austrocknend, daher nicht für längere Anwendung geeignet,
- Fencheltee: gerbend; austrocknend, daher nicht für längere Anwendung geeignet,

- Myrrhentinktur: desinfizierend, entzündungshemmend, granulationsfördernd bei Stomatitis und Aphthen, haftet gut,
- Nystatin: (z. B. *Candio-Hermal Suspension*) oder Muconazol (z. B. *Daktar-Mundgel*) zur Soorprophylaxe bei Antibiotikatherapie oder bei Verdacht auf eine Soorinfektion,
- Hexetidin: (z. B. Hexoral) desinfizierend, enthält Alkohol, Anwendung nur bei Stomatitis und Aphthen, *cave*: Geschmacksveränderungen, Zahnverfärbungen,
- »Thesitlösung«: Mischung aus Hexeditin (desinfizierend), Panthenol (heilungsfördernd) und Polidocanol (schmerzstillend) sowie Wasser zur Therapie bei Stomatitis und Aphthen,
- Zitronenstäbchen: (z. B. *Pagavit*) enthalten Glyzerin; geschmacksverbessernd, Zitrone regt die Speichelsekretion an, der Speichel wird jedoch vom Glyzerin gleich wieder gebunden; die Zitronensäure greift den Zahnschmelz an,
- Künstlicher Speichel: (z. B. *Glandosane*) bei Mundtrockenheit; unangenehmer Geschmack,
- Lokalanästhetika: z. B. *Xylocain* viskös, *Dynexan*, *Kamistad-Gel* (enthält zusätzlich Kamille) bei Schmerzen, vor dem Essen oder der Mundpflege bei Stomatitis.

1.1.6 Nasenpflege

- **Ziel**
- Reinigung und Anfeuchten der Schleimhäute,
- Inspektion,
- Freihalten der Atemwege,
- Vermeidung von Druckulzera,
- Infektionsprophylaxe.

Fremdkörper, die in der Nase liegen, wie z. B. Magensonde oder Tubus, fördern die Schleimproduktion.

Tubus und Magensonde dürfen keinen Zug auf die Nase und keinen Druck auf die Nasenwand und das Septum ausüben und müssen so fixiert werden, dass sie als Verlängerung in der Linie des Nasenbeins verlaufen. Die Beatmungsschläuche müssen abgestützt werden. Die Nase wird durch Umkleben von Sonden- und Tubuspflaster druckentlastet.

Durch Verwendung von hautfreundlichen Pflastern wird die Haut, besonders der kleinen Frühgeborenen, geschont. Das Lösen des Pflasters wird durch alkoholhaltige Lösungen erleichtert (möglichst nicht bei Früh- und Neugeborenen, da sie eine sehr dünne Haut haben).

- **Material**
- Absauggerät,
- Absaugkatheter,
- unsterile Handschuhe,
- NaCl 0,9 %ig,
- dünne Watteträger oder Zellstofftupfer,
- Augen- und Nasensalbe (z. B. *Bepanthen*) bzw. Nasensalbe/-tropfen lt. AVO,
- hautfreundliches Pflaster bei Sondenträgern,
- evtl. dünner Hydrokolloidverband zum Hautschutz.

- **Durchführung**
- Die Nase absaugen, dabei den Absaugkatheter vorsichtig drehen,
- Borken mit NaCl 0,9 %ig aufweichen,
- Lösen der Verkrustungen und anschließende Reinigung der Nasengänge mit Watteträgern (Achtung: Verletzungsgefahr) oder Zellstofftupfern,
- Schleimhaut mit Augen- und Nasensalbe (z. B. *Bepanthen*) pflegen, dazu die Watteträger unter leicht drehender Bewegung in die Nase einführen,
- Umkleben von Sonden, dabei evtl. Hydrokolloidverband als Hautschutz verwenden.

Besonders empfindlich sind die Nasen der Kinder mit Nasen-CPAP. Die Häufigkeit der Nasenpflege sollte individuell dem Patienten angepasst sein, mindestens aber einmal pro Schicht erfolgen. Allerdings sollten dann keine Nasensalben verwendet werden, die das Hin- und Hergleiten des Tubus/der Prongs und damit das Entstehen von Schleimhautschäden begünstigen.

> Bei Verdacht auf bzw. bestätigter Schädelbasisfraktur darf keine Nasenpflege durchgeführt werden. Nur Nasenöffnungen mit sterilen Kompressen vorsichtig reinigen.

1.1.7 Ohrenpflege

- **Ziel**
- Reinigung der Ohrmuschel,
- Inspektion, besonders der Auflagefläche,
- Vermeidung einer Gehörgangsverstopfung.

- **Material**
- Wattestäbchen oder Mullkompressen,
- Panthenollösung,
- Creme oder Lotion.

- **Durchführung**
- Nur den äußeren Gehörgang mit Mullkompressen oder Watteträgern reinigen,
- Ohrmuschel cremen,
- Ohr evtl. entlasten oder abpolstern,
- beim Lagern ein Abknicken der Ohrmuschel vermeiden.

Auf Flüssigkeitsaustritt (Blut, Liquor) ist zu achten, besonders bei Patienten, die am Kopf verletzt sind.

1.1.8 Nabelpflege

Wenn der Nabelschnurrest unauffällig ist, sollte wenig daran manipuliert werden, er sollte möglichst nur an der Luft trocknen, bis er abfällt. Wenn der Nabelgrund gerötet oder der Nabelschnurrest schmierig ist, sollte eine Nabelpflege mindestens einmal pro Schicht durchgeführt werden.

- **Ziel**
- Schnelles Abheilen des Nabels und des Nabelschnurgrundes,
- Vermeidung von Infektionen.

- **Material**
- 2 sterile Kompressen oder sterile Watteträger,
- Hautdesinfektionsmittel oder Aqua dest.,
- Einmalhandschuhe.

- **Durchführung**
- Mit einer feuchten Kompresse kreisförmig um den Nabelgrund wischen,
- Vorgang mit der zweiten Kompresse wiederholen,
- Nabel an der Luft trocknen lassen,
- Windel unterhalb des Nabels schließen.

Die Nabelklemme kann bei trockenem Nabelschnurrest nach 48 h entfernt werden. In Bauchlage sollte die Nabelklemme mit einer sterilen Kompresse unterpolstert werden, damit es keine Druckstellen gibt. Neugeborene mit unauffälligem Nabel bzw. Nabelschnurrest können gebadet werden.

Bei leichten Blutungen aus dem Nabel einen leichten Druckverband mittels einer sterilen Kompresse anlegen. Kind nicht auf dem Bauch lagern und Verband regelmäßig kontrollieren.

Bei nässendem Nabelgrund Nabel mit steriler Kompresse abdecken, ggf. mit einem Höllensteinstift verätzen. Nabelgranulome werden ebenfalls geätzt oder mit einem scharfen Löffel entfernt.

1.2 Prophylaxen

1.2.1 Dekubitusprophylaxe

Ein Dekubitus ist eine begrenzte Nekrose der Haut und des Unterhautfettgewebes, wobei durch Druck die kleinen Gefäße komprimiert werden, so dass es zu einer Minderdurchblutung und zu Gewebeschäden kommt.

- **Gradeinteilung**
- Grad 1: umschriebene Hautrötung bei intakter Epidermis, die bei Druck blasser wird = weißer Auflagefleck.
- Grad 2: kleinste Hautdefekte ohne Beteiligung der Subkutis = Blasenbildung im Bereich der Epidermis; Gefahr der Bakterieneinschwemmung.
- Grad 3: Hautdefekte mit Tiefenausdehnung bis auf das Periost; neben allen Hautschichten sind auch Sehnen, Muskeln und Bänder zerstört = Nekrosen.
- Grad 4: wie Grad 3 mit zusätzlicher Knochenbeteiligung.

Bei den folgenden Ausführungen wurden die Erkenntnisse und Empfehlungen aus dem Expertenstandard »Dekubitusprophylaxe in der Pflege« einbezogen.

- **Risikofaktoren**
- Sedierte und relaxierte Patienten,
- Kachexie,
- Adipositas,
- Ödeme,
- Durchblutungsstörungen,
- Inkontinenz,
- Paresen, Lähmungen,
- vorbestehende Hautschäden,
- mechanische Läsionen z. B. durch Kabel, Schläuche etc.,
- reduzierter Allgemeinzustand,
- schlechter Ernährungszustand,
- Immobilität,
- Sensibilitätsstörungen.

Es gibt diverse Skalen zur Einschätzung der Dekubitusgefahr, z. B. Norton-Skala, Braden-Skala.

Für Kinder eignet sich die modifizierte Braden-Q-Skala (◘ Tab. 1.1).

- **Bevorzugte Stellen**
- Ohrmuscheln,
- Hinterkopf,
- Wirbelsäule (Dornfortsätze),
- Schulterblätter,
- Ellbogen,
- Brustbein,
- Rippen,
- Beckenkamm,
- Steißbein,
- Knie,
- Wadenbeinköpfchen,
- Knöchel,
- Ferse,
- Ränder von Gipsverbänden.

- **Vorbeugende Maßnahmen**
- Durchblutung fördern,
- Druckentlastung,
- optimaler Hautschutz.

- **Möglichkeiten**
- Regelmäßige Hautbeobachtung,
- Haut trocken und sauber halten, dabei Reiben vermeiden,
- trockene Haut bei Bedarf mit W/Ö-Präparaten eincremen,
- für eine faltenfreie Unterlage sorgen, möglichst wenige Stoffschichten übereinander,
- Haut darf nicht auf Haut liegen,
- direkten Hautkontakt mit Plastik oder Gummi vermeiden,
- gewährleisten, dass Luft an alle Körperpartien gelangt,
- Waschen mittels Leitungswasser, bei Bedarf mit pH-neutralen rückfettenden Wasch-Syndets,
- Druckentlastung der gefährdeten Stellen durch häufigen Lagewechsel (2- bis 4-stündlich), bei instabilen Patienten sind ggf. nur Mikrobewegungen möglich, Lageplan erstellen,
- Weichlagerung mit Hilfe von Kissen, wasser-/luftdurchlässigem elastischem Polyestervlies (z. B. *Vala Comfort*), lammfellähnliche Matratzenauflagen aus Schurwolle (z. B. *Lanamed*), Schaumstoffwürfelmatratzen, Wechseldruckmatratzen, *MIS Micro-Stimulations*-Systeme, Gelmatten (meist in Verbindung mit Wärme- oder Kühlsystem, der Auflagedruck ist höher als bei Schaumstoff); Felle, Watte- oder Wasserkissen sollten wegen fehlender Wirksamkeit nicht mehr zum Einsatz kommen,
- evtl. zeitweilige Hohllagerung (allerdings z. T. hohe Druckbelastung einzelner Stellen),
- beim Lagewechsel/Transfer ist das Einwirken von Reibungs- und Scherkräften durch den Einsatz von Gleithilfen zu vermeiden,
- ausgewogene eiweiß- und vitaminreiche Ernährung,
- ausreichende Flüssigkeitszufuhr,
- aktive und passive Bewegungsübungen zur Anregung der Blutzirkulation.

1.2.2 Pneumonieprophylaxe

Es ist für eine ausreichende Belüftung beider Lungenseiten zu sorgen, ein Sekretstau muss verhindert werden.

Tab. 1.1 Modifizierte Braden-Q-Skala

Kriterien	Beschreibung	Punkte
Mobilität	Vollständige Immobilität: Führt keine Lagewechsel des Körpers oder einzelner Gliedmaßen ohne Unterstützung aus.	1
	Stark eingeschränkt: Führt gelegentlich geringfügige Lagewechsel des Körpers oder einzelner Gliedmaßen aus, ist aber unfähig, sich selbstständig zu drehen.	2
	Leicht eingeschränkt: Führt häufig, jedoch nur geringfügige Lagewechsel des Körpers oder einzelner Gliedmaßen aus.	3
	Nicht eingeschränkt: Führt häufig große Lagewechsel ohne Unterstützung aus; Sgl. bewegen sich altersentsprechend.	4
Aktivität Grad der körperlichen Aktivität	Bettlägerigkeit: Kann/darf das Bett nicht verlassen.	1
	An Stuhl/Rollstuhl gebunden: Gehfähigkeit ist eingeschränkt oder nicht vorhanden. Kann das Eigengewicht nicht tragen und/oder braucht Hilfe, sich in den Stuhl/Rollstuhl zu setzen.	2
	Geht gelegentlich: Geht ab und zu kurze Strecken mit oder ohne Hilfe. Verbringt die meiste Zeit im Bett oder im Stuhl.	3
	Geht oft: Alle Patienten, die zu jung sind, um laufen zu können, oder läuft regelmäßig mindestens 2-mal/Tag außerhalb des Zimmers bzw. alle 2 h im Zimmer.	4
Sensorische Wahrnehmung	Vollständig ausgefallen: Reagiert nicht auf Schmerzreize (auch nicht durch Stöhnen, Zurückzucken, Greifen) infolge verminderter Wahrnehmung bei Bewusstlosigkeit/Sedierung oder eingeschränktes Schmerzempfinden über den größten Anteil der Körperoberfläche.	1
	Stark eingeschränkt: Reagiert nur auf schmerzhafte Reize. Kann Unbehagen nicht äußern außer durch Unruhe/Stöhnen oder hat Sinnesstörungen, mit herabgesetzter Fähigkeit über mehr als die Hälfte des Körpers, Schmerz oder Unbehagen zu empfinden.	2
	Geringfügig eingeschränkt: Reagiert auf Ansprache, kann Unbehagen bzw. Wunsch nach Lagewechsel aber nicht immer mitteilen oder hat leichte Sinnesstörungen mit herabgesetzter Fähigkeit in einem oder zwei Gliedmaßen, Schmerz oder Unbehagen zu empfinden.	3
	Nicht eingeschränkt: Reagiert auf Ansprache. Hat keine sensorischen Defizite, die die Fähigkeit herabsetzen, Schmerz oder Unbehagen zu empfinden und mitzuteilen.	4
Nässe Ausmaß, in dem die Haut der Nässe (Schweiß, Urin) ausgesetzt ist	Permanent feucht: Die Haut ist ständig feucht durch Schweiß, Urin oder Drainageflüssigkeit. Feuchtigkeit wird jedes Mal festgestellt, wenn der Patient bewegt oder gedreht wird.	1
	Sehr feucht: Die Haut ist oft, aber nicht ständig feucht, Wäschewechsel mindestens alle 8 h.	2
	Gelegentlich feucht: Haut ist hin und wieder feucht, Wäschewechsel alle 12 h.	3
	Selten feucht: Haut ist meist trocken, routinemäßiger Windelwechsel, Wäschewechsel alle 24 h.	4

◘ **Tab. 1.1** Fortsetzung

Kriterien	Beschreibung	Punkte
Reibung- und Scherkräfte Entstehen, wenn Haut sich gegen Auflageflächen bewegt oder gegen darunter liegende Knochen verschiebt	Erhebliches Problem: Spastik, Kontraktur, Juckreiz oder Unruhe verursachen fast ständiges Herumwerfen, Umsichschlagen und Reiben.	1
	Bestehendes Problem: Braucht mittlere bis maximale Unterstützung beim Lagewechsel. Vollständiges Anheben, ohne über die Laken zu rutschen, ist nicht möglich. Rutscht im Bett oder Stuhl/Rollstuhl oft nach unten und braucht maximale Hilfe, um zurückgesetzt zu werden.	2
	Mögliches Problem: Bewegt sich schwach oder benötigt geringe Hilfe. Während des Lagewechsels schleift die Haut etwas über Laken, Stuhl, Kopfstützen oder anderes Zubehör. Behält die meiste Zeit relativ gut die Position im Stuhl/Rollstuhl oder Bett, rutscht aber gelegentlich herab.	3
	Kein auftretendes Problem: Bewegt sich in Bett und Stuhl unabhängig und hat ausreichend Muskelkraft, um sich während des Lagewechsels komplett zu heben. Kann Position in Stuhl/Rollstuhl und Bett gut halten. Lagewechsel bei Sgl. ist durch guten Muskeltonus ohne Probleme möglich.	4
Ernährung	Sehr schlecht: Keine orale Ernährung und/oder nur klare Flüssigkeitszufuhr, intravenöse Flüssigzufuhr über mehr als 5 Tage oder Eiweißzufuhr <2,5 mg/dl oder isst nie eine ganze Mahlzeit. Isst selten mehr als die Hälfte der angebotenen Mahlzeit. Eiweißzufuhr beträgt nur 2 fleischhaltige Portionen oder Milchprodukte täglich. Trinkt wenig. Erhält keine Nahrungssupplemente.	1
	Nicht ausreichend: Erhält flüssige Nahrung oder Sondenkost/intravenöse Ernährung, die eine für das Alter nicht ausreichende Menge an Kalorien und Mineralien enthält, oder Eiweißzufuhr <3 mg/dl oder isst selten eine ganze Mahlzeit und überhaupt nur die Hälfte aller angebotenen Mahlzeiten. Die Eiweißzufuhr umfasst nur 3 fleischhaltige Portionen oder Milchprodukte täglich. Gelegentlich werden Nahrungssupplemente eingenommen.	2
	Ausreichend: Erhält flüssige Nahrung oder Sondenkost, die eine für das Alter ausreichende Menge an Eiweiß und Mineralien enthält, oder isst mehr als die Hälfte jeder Mahlzeit. Isst insgesamt 4 oder mehr fleischhaltige und eiweißhaltige Portionen täglich. Lehnt gelegentlich eine Mahlzeit ab, nimmt aber ein Nahrungssupplement, sofern es angeboten wird.	3
	Sehr gut: Nimmt eine normale Ernährung ein, die genügend Kalorien für das Alter enthält. Isst fast jede Mahlzeit vollständig auf, lehnt keine Mahlzeit ab. Isst normalerweise 4 und mehr Portionen täglich, die Fleisch oder Milchprodukte enthalten. Isst gelegentlich zwischen den Mahlzeiten. Braucht kein Nahrungssupplement.	4
Durchblutung und Sauerstoffversorgung	Extrem gefährdet: Hypotonie, MAP = Mittlerer arterieller Blutdruck <50 mmHg (<40 mmHg bei Neugeborenen) oder der Patient toleriert keinen Positionswechsel.	1
	Gefährdet: Sauerstoffsättigung ggf. <95 %, Hämoglobin ggf. <10 mg/dl, kapilläre Wiederauffüllzeit ggf. >2 s, Serum-pH <7,40.	2
	Ausreichend: Sauerstoffsättigung ggf. <95 %, Hämoglobin ggf. <10 mg/dl, kapilläre Wiederauffüllzeit etwa 2 s, Serum-pH normal.	3
	Sehr gut: Normotonie; Sauerstoffsättigung >95 %, Hämoglobin normal, kapilläre Wiederauffüllzeit <2 s.	4

25–22 Punkte: geringes Risiko; 21–17 Punkte: moderates Risiko; < 17 Punkte: hohes Risiko.
Bei <24 Punkten Maßnahmen ergreifen, tägliche Risikoeinschätzung, Dokumentation der Punkte sowie der ergriffenen Maßnahmen auf der Kurve.
Bei ≥24 Punkten erneute Einschätzung nur bei AZ-Verschlechterung.

- **Risikofaktoren**
- Intensivbehandlung,
- Intubation und Tracheostomie,
- künstliche Beatmung,
- Sedierung, Analgesierung und Relaxierung,
- Thoraxdrainagen,
- neurologische Grunderkrankungen,
- Aspiration,
- vorbelastete Lunge (BPD, Asthma, zystische Fibrose),
- Operationen im Thorax- und Bauchbereich,
- Infektionen der oberen Luftwege,
- hohe Sauerstoffkonzentration,
- flache Atmung,
- Trachealschleimhautschäden durch endotracheales Absaugen.

- **Maßnahmen (▶ Abschn. 2.12)**
- Verbesserung der Ventilation:
  - nicht beatmete Patienten anregen, tief ein- und auszuatmen, z. B. einen Luftballon aufblasen oder Seifenblasen blasen lassen,
  - Abhusten anregen,
  - Absaugen oral, nasal und endotracheal,
  - atemstimulierende Einreibungen mit ätherischen Ölen (Vorsicht bei Neugeborenen und Säuglingen) oder hyperämisierenden Lösungen,
  - Kontaktatmen, d. h. gegen den Widerstand der Hand ausatmen lassen,
  - atemerleichternde Stellungen, z. B. Oberkörperhochlagerung, Stufenlagerung,
  - häufiges Umlagern, möglichst auch Bauchlage,
  - gezielte Atemtherapie durch Krankengymnasten,
  - Dehnlagerungen: V – Belüftung der oberen Lungenabschnitte, A – Förderung der Flankenatmung, T/I – Belüftung aller Lungenbezirke,
- Unterstützung der Sekretolyse:
  - Vibrationsmassage (nicht über der Wirbelsäule und nicht in Höhe der Nieren), bei Früh- und Neugeborenen ist an das erhöhte Risiko von Hirnblutungen zu denken; Kontraindikation: nicht bei Patienten mit erhöhtem Hirndruck, Entmineralisierungsstörungen, Thoraxdrainagen und instabilem Thorax; Hilfsmittel: Vibrationsgerät, elektrische Zahnbürste,
  - Inhalationen mit NaCl 0,9%ig, Sekretolytika oder Broncholytika,
  - Anwärmen und Anfeuchten der Beatmungsluft,
  - häufiges Umlagern,
  - Drainagelagerungen nach »Thacher«, zur Förderung des Sekretabflusses, 1-mal/Schicht für 15–20 min je nach Toleranz des Patienten,
  - heiße Brustwickel,
  - ausreichende Flüssigkeitszufuhr.
- Vermeidung einer Aspiration:
  - Seitenlagerung,
  - regelmäßiges orales Absaugen bei gestörtem Schluckreflex,
  - Magensonde offen ableitend.
- Vermeidung von Keimübertragung:
  - regelmäßiges Auswechseln der Vernebler-, Inhalations- und Beatmungssysteme,
  - steriles endotracheales Absaugen,
  - sorgfältige Mundpflege.

1.2.3 Kontrakturenprophylaxe

Kontrakturen entstehen durch mangelnde Bewegung der Gelenke, da durch die Ruhigstellung Bänder und Kapseln schrumpfen sowie Muskeln sich verkürzen und atrophieren. Es kommt zu einer Zwangshaltung der Gelenke, Bewegungen sind sehr schmerzhaft. Die Beugemuskulatur neigt schneller zur Kontraktur als die Streckmuskulatur.

- **Risikofaktoren**
- Bewusstseinsstörungen,
- Sedierung und Relaxierung,
- lange Bettruhe,
- Muskelerkrankungen,
- Erkrankungen des Nervensystems,
- lange Ruhigstellung (z. B. durch Gipsverbände),
- falsche oder unzureichende Lagerung,
- Lähmungen,
- Fehl- und Schonhaltungen bei länger anhaltenden Schmerzen.

- **Ziel**
- Erhaltung der funktionellen Gelenkstellung,
- Erhaltung der Beweglichkeit,
- Vermeidung von Gelenkfehlstellungen,
- Vermeidung von Bänder-, Sehnen- und Muskelverkürzungen.

- **Maßnahmen**
- Regelmäßig bewegen, Wechsel zwischen Beuge-, Streck- und physiologischer Mittelstellung der Gelenke.
- Darf der Patient nicht umgelagert werden, Gelenke nicht strecken, sondern leicht anwinkeln und in mittlerer Funktionsstellung lagern (► Abschn. 1.3).
- Passive Bewegungsübungen: Sobald der Zustand des Patienten es zulässt, alle Gelenke und Muskeln (besonders die Beugemuskulatur) durchbewegen; dies sollte 1- bis 2-mal täglich durch ausgebildete Krankengymnasten geschehen, sonst bei jeder Pflegerunde durch das Krankenpflegepersonal.
- Aktive Bewegungsübungen: Mithilfe des Patienten, sobald wie möglich.

> Bei ICP-/neurologischen Patienten ist eine Kontrakturenprophylaxe oft kontraindiziert, da Spastiken gefördert werden.

1.2.4 Thromboseprophylaxe

Jeder bettlägerige Patient ist thrombosegefährdet, dies gilt im besonderen Maße für Intensivpatienten. Dabei handelt es sich um venöse Thromboseformen, meist sind die Extremitätengefäße betroffen.

- **Ursachen**

Virchow-Trias:
- Verlangsamung der Blutströmung,
- gesteigerte Gerinnbarkeit des Blutes,
- Schädigung der Gefäßwand.

- **Risikofaktoren**
- Immobilität,
- Herzinsuffizienz,
- eingedicktes Blut durch Flüssigkeitsverlust,
- Schädigung der Gefäßwände,
- Gerinnungsstörungen,
- zentrale Venenkatheter,
- Thrombozytose,
- Adipositas,
- Operationen, Traumen im Bereich der unteren Extremitäten,
- Medikamente: Antikonzeptiva, Diuretika, Steroide,
- Stoffwechselstörungen (z. B. Diabetes mellitus, Leberzirrhose, nephrotisches Syndrom, Fettstoffwechselstörungen).

- **Zeichen einer beginnenden Thrombose**
- Schmerzen entlang der Beinvenen oder im Bereich der Fußsohlen,
- Palpationsschmerz im Bereich der Kniekehle,
- Überwärmung, Rötung und Schwellung der Extremität,
- evtl. bläuliche Verfärbung der Extremität durch gestörten venösen Rückstrom.

- **Maßnahmen**
- Frühzeitige Mobilisation,
- beim Umlagern die Extremitäten durchbewegen (Fußkreisen, Pedaltreten, Fahrradfahren),
- zur Verbesserung des Rückstroms aus der Peripherie die Beine leicht angewinkelt hochlagern,
- Verabreichung von niedermolekularem Heparin s.c. (z. B. *Clexane*),
- ggf. individuell angepasste Antithrombosestrümpfe,
- ggf. Kompressionsverband (sollte nur durch darin geübtes Personal angelegt werden).

> Bei Kindern sollte man an eine Thromboseprophylaxe ab einem Gewicht von über 50 kg denken, bzw. wenn sie Zeichen der beginnenden Pubertät zeigen.

1.3 Lagerung

Intensivpatienten sind meist nicht fähig, selbstständig ihre Lage zu verändern. Durch einseitige oder falsche Lagerung können jedoch Lagerungsschäden an Knochen, Gelenken, Muskeln, Sehnen,

1.3 · Lagerung

Haut und anderen Organen entstehen. Außerdem wird die Entstehung von Atelektasen und Pneumonien begünstigt, wenn ständig die gleichen Lungenpartien abhängig bleiben, da die untere Lunge vermehrt durchblutet, aber weniger belüftet wird. Insgesamt ist eine leichte Oberkörperhochlagerung oder ein Schrägstellen des gesamten Bettes vorteilhaft für die Atmung und die Nahrungsaufnahme.

- **Ziel**
- Dekubitusprophylaxe durch Druckentlastung bzw. gleichmäßige Druckverteilung,
- positive Beeinflussung des Muskeltonus,
- Pneumonieprophylaxe durch Drainagelagerungen und gleichmäßige Belüftung,
- Kontrakturenprophylaxe durch funktionelle Gelenkstellung,
- Thromboseprophylaxe durch Förderung des venösen Rückstroms,
- Wohlbefinden,
- Erweiterung und Veränderung des Gesichtsfeldes und Förderung der optischen Wahrnehmung,
- Schmerzlinderung durch entspannende Lagerungen,
- Unterstützung der Herz-Kreislauf-Funktion,
- Erleichterung der Essensaufnahme,
- Unterstützung von Aktivitäten,
- Verbesserung der Atmung bei Bronchial- und Lungenerkrankungen,
- Verbesserung der Magen-Darm-Funktion, geringere Neigung zu Nieren-/Blasensteinbildung.

- **Ursachen der Immobilität**
- Schmerzen durch Verletzungen und nach Operationen (Schonhaltung),
- Bewusstseinstrübung bis Koma,
- Sedierung und Relaxierung,
- Schock,
- schlechter Allgemeinzustand,
- Paresen,
- neuromuskuläre Erkrankungen mit muskulärer Hypo- bzw. Hypertonie.

- **Allgemeine Regeln**
- Lagewechsel spätestens nach 4 h, bei Bedarf häufiger, ggf. sind bei instabilen Patienten nur Mikrobewegungen möglich,
- beim Lagewechseln die Extremitäten und Gelenke durchbewegen,
- Gelenke in Mittelstellung positionieren,
- nie Haut auf Haut lagern,
- nicht auf Kabel, Schläuchen etc. lagern, sie sollen auch keinen Zug ausüben,
- faltenfrei lagern, möglichst wenige Stoffschichten übereinander,
- Extremitäten leicht erhöht lagern, damit der venöse Rückstrom verbessert wird,
- nicht auf wasserdichten Unterlagen lagern,
- gute Überwachung und Beobachtung des Patienten während und kurz nach dem Lagewechsel (Gefahr von Herz-Kreislauf-Störungen, Hypoxämien, Nachblutungen, Diskonnektion von Zugängen und Drainagen, Orientierungsverlust des Patienten mit Verwirrtheit und Unruhe).

- **Hilfsmittel**
- Antidekubitusmatratze,
- Schaumstoffwürfelmatratze,
- *MIS Mikro-Stimulations*-Systeme,
- verschiedene Kissen: spezielle Lagerungskissen (z. B. *Corpomed*), Kopfkissen, Spreu-, Hirsekissen, lammfellähnliche Unterlagen aus Schurwolle (z. B. *Lanamed*),
- Schaumstoffunterlagen, elastisches Polyestervlies (z. B. *Vala Comfort*),
- Lochmatratzen = Schaumstoffmatratzen mit individuell eingeschnittenen Löchern zur Hohllagerung.

- **Lagerungsarten**
- - **Rückenlage**
- Kopf achsengerecht in Mittelstellung auf einem Kissen positionieren,
- evtl. Nacken- oder Schulterrolle, um physiologische Lordose der HWS zu unterstützen,
- Arme in Abduktion, die Unterarme leicht erhöht und Ellbogen frei lagern,
- Handgelenke in Mittelstellung, Finger hin und wieder strecken oder beugen (nicht bei Spastik),
- Beine in Hüftbreite auf ein Kissen lagern, so dass sie nicht zur Seite wegkippen können (Froschbeinstellung vermeiden), Fersen und Knie frei lagern, Knie leicht anwinkeln,

— Füße im 90°-Winkel lagern zur Spitzfußprophylaxe (nicht bei Spastik).

▪▪ Seitenlage.
Abwechselnd rechts und links lagern (richtige Seitenlage oder angekippte bzw. 30°-Lagerung); richtige Seitenlage (sollte bevorzugt werden)
— Rücken abstützen, Gesäß bleibt frei,
— Kopf achsengerecht auf ein Kissen lagern,
— untere Schulter nach vorn und unten ziehen,
— unteren Arm leicht abduzieren und beugen, auf ein Kissen lagern,
— beim oberen Arm den Ellbogen nach hinten ziehen und Unterarm auf ein Kissen lagern,
— unteres Bein gestreckt nach hinten lagern, evtl. den Knöchel mit Kissen abpolstern,
— oberes Bein angewinkelt nach vorn auf ein Kissen lagern,
— Beine hüftbreit auseinander lagern,
— Füße zur Spitzfußprophylaxe rechtwinklig lagern.

Alternative:
— Kopf auf ein dickes Kissen lagern,
— Körper auf eine dicke Decke oder eine dünne Matratze lagern, so dass die untere Schulter frei hängt.

▪▪ Bauchlage
— Kopf zur Seite, evtl. auf ein dünnes Kissen lagern,
— Arme leicht angewinkelt neben dem Kopf oder zur Seite lagern,
— Unterschenkel auf ein Kissen lagern, so dass die Füße frei nach unten hängen können,
— bei Tracheostomapatienten den Kopf auf ein dickes Kissen und den Körper auf eine dicke Decke oder dünne Matratze lagern, so dass im Halsbereich ein Zwischenraum frei bleibt und die Füße am Fußende frei nach unten hängen können.

Alternative:
— angedeutete Bauchlage,
— Lagerung wie bei der stabilen Seitenlage,
— Kopf auf einem dünnen Kissen lagern,
— unteren Arm angewinkelt nach hinten und unten lagern,

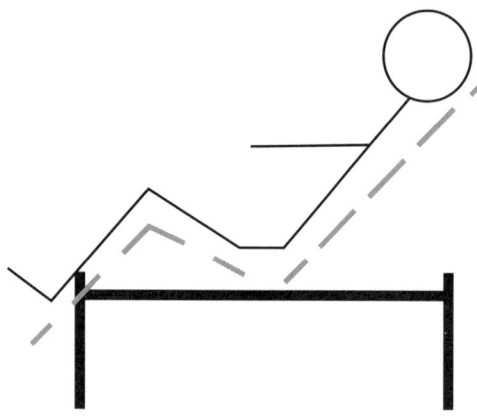

Abb. 1.1 Cardiac-Lagerung

— oberen Arm angewinkelt nach vorn lagern,
— unteres Bein gestreckt lagern,
— oberes Bein angewinkelt nach vorn auf einem Kissen lagern.

Auch wenn ein Lagewechsel schwierig ist, sollten Kinder regelmäßig auf den Bauch gedreht werden, da viele es gewöhnt sind und sich wohler fühlen, außerdem dient es der vollständigen Entlastung von Rücken, Hinterkopf und Steiß.

▪▪ Modifizierte Trendelenburg-Lagerung
Kann bei allen Formen, außer dem kardiogenen Schock, zur Verbesserung des venösen Rückflusses indiziert sein.
— Hochlagerung der Beine um 30–45°,
— Flachlagerung des Rumpfes,
— leichte Hochlagerung des Kopfes.

> Die traditionelle Trendelenburg-Lagerung hat nach neuesten Erkenntnissen mehr Nachteile als Vorteile und sollte daher nicht mehr eingesetzt werden.

▪▪ Herz-/Cardiac-Lagerung (Abb. 1.1)
— Halbaufrechte Position mit Hochlagern des Oberkörpers → verbessert die Ventilation und entlastet die Pulmonalgefäße,
— Tieflagern der Beine → entlastet das Herz durch Senkung des venösen Rückstroms und damit der Vorlast.

Indikation:
- Herzinsuffizienz,
- Endo-/Myokarditis,
- Lungenödem.

Nach jedem Lagewechsel ist eine Inspektion der Haut und vor allem der gefährdeten Stellen auf Rötung und Druckstellen notwendig, evtl. müssen die Lagerungsintervalle verkürzt werden. Entsprechend der Lagerung muss auf ein ansprechendes Gesichtsfeld geachtet werden, evtl. Bilderbücher, Spielzeug etc. umstellen oder durch anderes ersetzen.

- **MIS Mikrostimulations-Systeme**
- ■ **Ziele**
- Förderung der Körperwahrnehmung,
- Unterstützung und Förderung von Eigenbewegungen,
- Reduktion von Schmerzen,
- Vorbeugung von Spastiken und Kontrakturen,
- Dekubitusprophylaxe/-therapie,
- Entwicklung eines physiologischen Schlafmusters.

- ■ **Indikation**
- Schmerzpatienten,
- Patienten mit Wahrnehmungsstörungen, z. B. Schädel-Hirn-Trauma, Zerebralparese, Wachkoma/Koma,
- Patienten mit Bewegungsstörungen/-einschränkungen, z. B. Spastiken, Kontrakturen, Spina bifida, Deformitäten, Muskelerkrankungen.

- ■ **Funktionsweise**
- Gleichmäßige Druckverteilung,
- anatomisch korrekte Lagerung,
- Erhalt und Förderung von Eigenbewegungen durch direkte Rückkopplung der *MIS* (Flügelfedern passen sich den Körperkonturen optimal an).

- ■ **Komponenten**
- Schaumstoffmatratze,
- Unterfederung aus flexiblen, unterschiedlich einstellbaren Glasfaserleisten mit Flügelfedern.

- **Mikrolagerungen**

Bei Patienten, die keine größeren Lagewechsel vertragen, können Mikrolagerungen angewendet werden. Dieses sind kleinste sanfte Schwerpunktverlagerungen, die der Dekubitus- und Kontrakturenprophylaxe dienen sowie die Wahrnehmung des Körpers fördern.

- ■ **Durchführung**
- Bei jedem Patientenkontakt,
- Lageveränderungen jeweils nur an einzelnen Körperteilen,
- Lageveränderungen an beiden Körperseiten nacheinander durchführen, um nicht eine Wahrnehmungsveränderung der Körpermitte hervorzurufen, z. B. Hinterkopf – li, Schulter – li, Hüfte – li, Knie – li, Ferse – re, Ferse – re, Knie – re, Hüfte – re, Schulter – Hinterkopf,
- Materialien: kleine gefaltete (nicht gerollte) Handtücher, kleine Kissen.

- **Spezielle Lagerung bei Frühgeborenen**

Siehe auch ▶ Abschn. 1.8.

- ■ **Ziele**
- Milieuanpassung,
- Begrenzung schaffen, Abstoßreaktion ermöglichen,
- Erleichterung der physiologischen Beugehaltung,
- Förderung der sensorischen Entwicklung durch Ertasten von verschiedenen Materialien, Körperkontakt,
- Erleichterung und Förderung der Atmung.

- ■ **Rückenlage**
- Kopf in Mittelstellung oder 30° zur Seite lagern, um den langen schmalen Frühgeborenenschädel zu vermeiden (durch Muskelverspannungen im Nacken- und Halsbereich kann es auch zu Trinkschwierigkeiten, Gleichgewichtsstörungen und Wirbelsäulenverkrümmungen kommen),
- Überstreckung des Kopfes vermeiden,
- Nestlagerung mit Handtuchrolle oder U-Kissen eng ums Kind,
- evtl. kleine Nacken- oder Schulterrolle,

- Begrenzung nach kranial z. B. durch eine Spieluhr und nach kaudal durch eine kleine Rolle.

•• Seitenlage
- Abwechselnd rechts und links lagern (richtige Seitenlage):
- Kopf auf einem dünnen Kissen lagern, so dass er achsengerecht und die untere Schulter frei liegt. Bei Verwendung eines U-Kissens den Kopf auf ein dünnes Ende legen und das Kissen weiter am Rücken entlang, zwischen den Beinen hindurch und hoch zwischen die Arme führen.
- Begrenzung für den Kopf nach kranial und die Füße nach kaudal durch Spieluhr, Kissen oder Kuscheltiere schaffen.

•• Bauchlage
- Das Becken leicht erhöhen,
- evtl. unter den oberen Brustbereich eine kleine Rolle legen, so dass der Bauch frei hängt,
- beim Kopf auf Seitenwechsel achten,
- Steglagerung: mit einer Stoffwindel/einem Lagerungskissen werden Kopf und Stamm unterlagert, so dass die Extremitäten seitlich davon auf der Matratze abgelegt werden können.

1.4 Patientenplatz

Ein Patientenplatz wird aus hygienischen Gründen in eine reine und eine unreine Seite aufgeteilt.

- **Links = unreine Seite**
- Monitor,
- Pflegetablett,
- Befestigungsklemme für Absaugschlauch,
- jegliche Auffangbehälter für Körperflüssigkeiten (Magensaft, Urin),
- Köcher für Absaugkatheter mit entsprechenden Kathetern (entsprechend dem Alter und der Größe des Kindes),
- Spender für alkoholisches Händedesinfektionsmittel,
- Abfalleimer (mit Deckel).

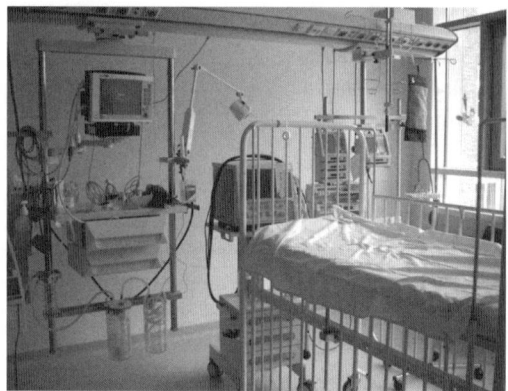

◘ Abb. 1.2 Vorbereiteter Patientenplatz für einen Säugling bzw. ein Kleinkind

- **Rechts = reine Seite**
- Respirator,
- Beatmungsbeutel,
- Infusionen,
- Vernebler zur Inhalation,
- Stethoskop,
- Drainagen.

Alle Geräte müssen übersichtlich angeordnet sein. Es sollte möglich sein, von der linken Seite, d. h. von der Seite, von der wir arbeiten, alle Alarme zu quittieren. »Kabelsalat«, auch im Bett des Patienten, sollte vermieden werden.

Der Schreibplatz ist von dem Platz zu trennen, an dem Injektionen oder Infusionen zubereitet werden. Ablageflächen für saubere Materialien (z. B. Laryngoskop) und Plätze, an denen Infusionen/Injektionen zubereitet werden, müssen regelmäßig mit einem Flächendesinfektionsmittel desinfiziert werden.

- **Ausstattung des Platzes (◘ Abb. 1.2)**
- Bett je nach Alter und Größe des Kindes (Inkubator, offene Einheit, Säuglingsbett, Krabblerbett, großes Intensivbett), höhenverstellbar und mit Liegeflächenverstellung, im Bedarfsfall ausgerüstet mit Antidekubitusmatratze,
- Beatmungsgerät mit komplettem System (z. B. *Stephanie, Babylog, Servo*), Aqua dest. zum Befeuchten bzw. HME-Filter,
- Sauerstoffinsufflation,

- Beatmungsbeutel und passende Maske,
- Absaugpumpe,
- Absaugkatheter in entsprechenden Größen,
- NaCl 0,9 %ig und Spritzen zum Instillieren,
- sterile Handschuhe,
- Stethoskop,
- Monitoring mit HF-, AF-, Druck-, NBP-, Kapnometrie-, Temperatur-, transkutaner Sauerstoff- und Kohlendioxidüberwachung sowie Sauerstoffsättigung, entsprechendes Zubehör (Elektroden, Temperatursonde, Sättigungsabnehmer, Kombisonde mit Kleberingen und Kontaktgel, Druckabnehmer, Tubusadapter für Kapnometrie, Blutdruckmanschetten),
- 2–3 Perfusoren, Infusomaten für größere Infusionsmengen,
- alkoholisches Händedesinfektionsmittel,
- unsterile Handschuhe,
- Magensekretablaufbeutel,
- für Neugeborene und Säuglinge einen Urinbeutel zum Ankleben,
- Pflegetablett mit Watteträgern, Kompressen, Pflegemitteln, Digitalfieberthermometer, Haarbürste oder Kamm, zusätzlich evtl. Maßband, Trachealsekretset mit Ampulle NaCl 0,9 %ig,
- Pflegekittel,
- Dokumentationsmaterial: Tageskurve, Pflegeplan etc.,
- Patientenleuchte,
- eine Pleuradrainage sollte im Zimmer sein.

1.5 Routineversorgung

■ **Routinekontrollen nach der Übergabe am Bett**
- Aktuelle Beatmungsparameter mit dem Beatmungsprotokoll vergleichen und gegenzeichnen, Alarmgrenzen des Respirators sowie Befeuchtung und Temperatur des Atemgases überprüfen.
- Mit dem zuständigen Arzt absprechen, wann die nächste Blutgasanalyse (BGA) entnommen werden soll.
- Ist ein funktionstüchtiger Beatmungsbeutel und eine dem Kind angepasste Maske am Platz?
- Ist ein Stethoskop, eine Sauerstoffinsufflation vorhanden?
- Überprüfen der Absaugpumpe: Sog auf –0,2 bar (1 bar = 100.000 Pa) eingestellt?
- Sind passende Absaugkatheter und das Zubehör zum Absaugen vorhanden?
- Überprüfen der Perfusor- bzw. Infusomateinstellung; Zustand der i. v.-Zugänge; Kinder mit liegendem zentralen Venenkatheter (ZVK): Einstichstelle und Verlauf beurteilen.
- Drainagen und Sogeinstellungen überprüfen, evtl. Drainagenstand dokumentieren.
- Alarmgrenzen am Monitor kontrollieren: sie sollten dem Alter und Zustand des Kindes angepasst sein.
- Temperatur des Inkubators, der offenen Einheit oder des Babytherms in der Kurve dokumentieren.
- Spätestens bei der ersten Versorgungsrunde des Kindes Tubuslage, Tubusfixierung und ggf. Cuffdruck kontrollieren.
- Auskultation der Lunge, Belüftung, Atemgeräusche, Seitengleichheit.
- Allgemeine Krankenbeobachtung: Aussehen, Bewusstseinslage, Thoraxhebungen etc.
- Verordnungsbogen auf aktuelle Veränderungen durchsehen.

Kontinuierlich überwachte Parameter werden stündlich in der Kurve dokumentiert, alle weiteren Parameter werden je nach Allgemeinzustand und Verordnung überwacht (s. Pflegeplan).

■ **Normaler Ablauf**
Die Pflegerunden sollten sich nach dem Rhythmus der Kinder richten, d. h. wenn Kinder schlafen, diese nicht stören, außer es liegen wichtige Gründe vor. Ist aus bestimmten Gründen eine Analgosedierung notwendig (Unruhe des Kindes, für Maßnahmen), die Pflegerunde gleich anschließen. Es sollten nur die wirklich notwendigen Überwachungen gemacht werden (z. B. RR-Manschette möglichst nicht kontinuierlich umlassen, Intervalle so weit wie möglich strecken, rektale Temperatursonde nur bei Indikation). Untersuchungen wie Röntgen, Sonographie etc. sollten möglichst in Zusammenhang mit der Patientenversorgung erfolgen.
- Überwachung (Ruheparameter),
- Wickeln, Messen der Körpertemperatur,

- Bilanzierung der Urinmenge je nach Verordnung,
- Umlagern,
- endotracheales Absaugen muss je nach Auskultation erfolgen, danach Rachen und Nase absaugen, dem Patienten Erholungspausen einräumen,
- Mund- und Nasenpflege,
- Medikamente laut Pflegeplan i. v. oder per os verabreichen,
- Magenrest bestimmen, Nahrung sondieren bzw. füttern.

Eine sorgfältige und genaue Krankenbeobachtung ist notwendig, um den Patienten, besonders den belasteten Patienten, optimal zu versorgen. Alle Zwischenfälle wie Brady- oder Tachykardie, erhöhter Sauerstoffbedarf, Zyanose und Blässe müssen dem zuständigen Arzt mitgeteilt und in der Kurve dokumentiert werden.

Die Eltern sollten nach entsprechender Anleitung so weit wie möglich in die Pflege ihres Kindes einbezogen werden. Die basale Stimulation (▶ Abschn. 1.7) sowie die Kinästhetik (▶ Abschn. 1.8) können sehr gut in die normalen Pflegerunden integriert werden, sofern das Personal entsprechend geschult ist. Die Pflegerunden sollten so angenehm wie möglich für das Kind gestaltet werden. Dafür sind Informationen der Eltern sehr wichtig über Lieblingslagerung und feste Rituale; sie sollten auch eigene Pflegeartikel mit bekannten Düften, eigene Kleidung und Bettwäsche, eigenes Kuscheltier und bekanntes Spielzeug sowie die vertraute Spieluhr mitbringen. Zwischen den Versorgungsrunden sollte für ausreichende Ruhe im Zimmer gesorgt werden, evtl. Zimmer oder Bett abdunkeln.

- **Wöchentliche Kontrollen**
- Bei Früh- und Neugeborenen eine Urinprobe auf Kalzium und Phosphor für das Labor abnehmen, wenn dieses substituiert wird,
- Trachealsekret steril für die Bakteriologie abnehmen (bei Beatmung),
- bei Neugeborenen und Säuglingen werden Kopfumfang und Körperlänge gemessen.

1.6 Absaugen

1.6.1 Endotracheales Absaugen

Das endotracheale Absaugen des Bronchialsekrets dient der Vermeidung von Infektionen und Atelektasen durch Sekretansammlung und dem Offenhalten des Tubus. Ziel ist die Aufrechterhaltung und Verbesserung der Ventilationsverhältnisse. Es kann Sekret für mikrobiologische Untersuchungen gewonnen werden, die eine gezielte Antibiotikatherapie bei Infektionen ermöglicht. Außerdem können Atelektasen evtl. über eine Lavage geöffnet werden.

- **Voraussetzungen**
- Immer unter sterilen Bedingungen arbeiten, auch in Notfallsituationen.
- Absaugen nur nach Auskultation der Lunge: bei unreinem, ungleichem Atemgeräusch wird abgesaugt, bei freiem Atemgeräusch aber spätestens nach 6–8 h absaugen (sehr zähes Sekret ist evtl. nicht auskultierbar).
- Möglichst nur unter Monitorüberwachung (EKG, Sauerstoffsättigung, evtl. transkutane pO_2-/pCO_2-Messung), um bei Bradykardien und Sättigungsabfällen entsprechend reagieren zu können.
- Genaue Beobachtung des Hautkolorits, der Thoraxexkursion und des Verhaltens des Kindes vor und nach dem Absaugen.
- Kinder, die beim Absaugen instabil sind und mit Bradykardien und Zyanosen reagieren, werden nach Absprache hyperventiliert oder mit zusätzlichem Sauerstoff (meist 10 % über dem aktuellen Sauerstoffbedarf) versorgt (transkutane Sauerstoffüberwachung erforderlich).
- Möglichst immer zu zweit absaugen; bei einigen Patienten ist es sinnvoll, vor dem Absaugen das Sekret mit physiotherapeutischen Maßnahmen zu lösen.
- Möglichst Patienten erst komplett versorgen und umlagern und dann absaugen, da sich dabei das Sekret löst und mobilisiert wird.
- Möglichst vor dem Verabreichen der Nahrung absaugen, da die Patienten sonst leicht spucken oder erbrechen müssen, evtl. Magen-

1.6 · Absaugen

Tab. 1.2 Größe des Absaugkatheters

Tubus	Absaugkatheter
ID 2,0	Charr 5
ID 2,5	Charr 6
ID 3,0	Charr 6 (nur in Ausnahmefällen Charr 8)
ID 3,5	Charr 8
ID 4,0	Charr 8
ID 4,5–5,0	Charr 10
ID 5,0	Charr 12–14

sonde offen hoch hängen, so dass der Druck entweichen kann.

- **Größe des Absaugkatheters**

Die Größe des Absaugkatheters ist abhängig vom Durchmesser des Tubus (Tab. 1.2).

Die Katheterdicke sollte maximal 1/3 des Tubusinnendurchmessers betragen.

- **Instillation**

Eine Instillation sollte nur bei zähem Sekret erfolgen. Instilliert wird üblicherweise mit 0,9 %igem NaCl.

Die Installationsmenge ist vom Alter und Gewicht der Kinder abhängig:
- Frühgeborene 0,3–0,5 ml,
- Neugeborene 0,5–1,0 ml,
- Säuglinge 1,0–2,0 ml,
- Kleinkinder 2,0–3,0 ml,
- Schulkinder, Erwachsene 5,0–10 ml.

- **Sekretlösende Medikamente**

Sehr zähes Sekret kann vor dem Absaugen durch Instillation oder Inhalation folgender Medikamente gelöst werden:
- Bromhexin 1:4 verdünnt mit NaCl 0,9 %ig,
- Ambroxol (z. B. *Mucosolvan*) 1:4 verdünnt mit NaCl 0,9 %ig,
- Azetylzystein 1:9 verdünnt mit NaCl 0,9 %ig, *cave*: Bronchospasmus.

- **Durchführung**
- Die Patienten dem Alter angepasst vor dem Absaugen aufklären,
- bei entsprechender Indikation müssen Patienten zum Absaugen sediert oder evtl. sogar relaxiert werden,
- Beatmungsbeutel und Maske müssen griffbereit, der Beatmungsbeutel muss mit dem Sauerstoffanschluss verbunden sein; ist am Beatmungsgerät ein hoher PEEP eingestellt, sollte der Beatmungsbeutel mit einem PEEP-Ventil versehen sein, um einen Kollaps der Lunge zu vermeiden,
- hygienische Händedesinfektion,
- bei entsprechender Indikation Mundschutz anlegen und evtl. Schutzbrille aufsetzen (z. B. Aids, Hepatitis C/B, offene Lungen-Tbc); besser: geschlossenes Absaugsystem verwenden,
- Lunge des Kindes auskultieren: sind die Atemgeräusche unrein, muss das Kind abgesaugt werden,
- Sog an der Absaugpumpe einstellen (–0,2 bar, bei Größeren –0,3 bar), bei Verwendung atraumatischer Absaugkatheter –0,4 bar,
- betreffende Kinder hyperventilieren, präoxygenieren,
- sterilen Handschuh vorbereiten, Innenseite der Verpackung als sterile Unterlage für die Beatmungsschläuche nutzen,
- Verpackung des Absaugkatheters öffnen,
- bei entsprechender Indikation evtl. Instillationsflüssigkeit steril aufziehen,
- Anspülen mit der Instillationsflüssigkeit, das Kind wieder mit dem Beatmungsgerät verbinden oder mit dem Handbeatmungsbeutel durch eine zweite Person beatmen,
- sterilen Handschuh über die Hand ziehen und Absaugkatheter steril aus der Verpackung in/um die Hand wickeln,
- Absaugkatheter mit dem Absaugschlauch verbinden,
- Beatmungsschläuche vom Tubus diskonnektieren und auf dem Handschuhpapier ablegen,
- Katheter abwickeln und ohne Sog vorsichtig, aber zügig dem Absaugmaß entsprechend in den Tubus einführen, Sog aufbauen, unter drehenden Bewegungen den Katheter aus dem Tubus ziehen (Gefahr von Schleimhautschäden, Bronchospasmen und Bradykardien); lässt sich der Katheter nur unter Schwierigkeiten einführen, kann dieser mittels eines ste-

rilen Gleitmittels gleitfähig gemacht werden, oder man instilliert NaCl 0,9 %ig während des Einführens.
- Die Katheterspitze sollte maximal 0,5–1 cm über die Tubusspitze vorgeschoben werden zur Vermeidung von Schleimhautschäden. Diese können durch Verwendung von sog. atraumatischen Kathetern (z. B. *Aero-Jet*) ebenfalls vermieden werden. Diese Katheter haben seitliche Öffnungen an der Katheterspitze. Sie werden unter Sog eingeführt, wobei sich ein Luftpolster an der Katheterspitze bildet, die sich dann nicht an der Schleimhaut festsaugen kann.
- Bestimmung des Absaugmaßes: Tubuslänge einschließlich Konnektor +0,5 (–1) cm; graduierte Absaugkatheter werden bis zur ermittelten cm-Markierung eingeführt, nichtgraduierte müssen vorher mit einem Stift markiert werden und werden dann bis zur Markierung eingeführt.
- Das Kind wieder mit dem Beatmungsgerät (bei niedrigen Frequenzen evtl. ein paar manuelle Atemzüge verabreichen) oder dem Beatmungsbeutel konnektieren.
- Material entsorgen, Handschuh über den Katheter ziehen, Absaugschlauch mit Wasser durchspülen,
- erneute Händedesinfektion,
- die Lunge auskultieren,
- evtl. verstellte Beatmungsparameter wieder zurückstellen.

> Der Absaugvorgang soll nicht länger als 10 (–15) s dauern.

Tracheal sollte nur einmal mit demselben Katheter abgesaugt werden. Muss der Absaugvorgang wiederholt werden, sollten ein neuer Handschuh und Katheter benutzt werden. Es ist in den meisten Fällen nicht notwendig, mehr als einmal anzuspülen, zum erneuten Anspülen sollte jedoch neue Spülflüssigkeit aufgezogen werden. Mehr als 3- bis 4-mal nacheinander sollte nicht abgesaugt werden, dem Kind sollte dann erst einmal eine Ruhepause gegeben werden, und es muss überlegt werden, durch welche Maßnahmen das Sekret verflüssigt und mobilisiert werden kann.

Verschlechtert sich der Zustand des Kindes während des Absaugvorgangs, muss dieser unterbrochen und das Kind sofort wieder durch den Respirator oder mit dem Handbeatmungsbeutel beatmet werden.

- **Geschlossenes Absaugsystem**

Bei Kindern mit sehr instabiler Beatmungssituation sollten geschlossene Absaugsysteme (z. B. *Trach Care*) verwendet werden, die direkt am Tubuskonnektor in das Beatmungssystem integriert werden. Mit diesen Systemen, die alle 24(–48) h gewechselt werden müssen, kann abgesaugt werden, ohne die Beatmung zu unterbrechen. Die Systeme gibt es z. T. auch mit integriertem Aerosolport, mit dünnem zweiten Lumen für gezielte Medikamentenapplikation oder Bronchiallavage und als kurze Systeme für tracheotomierte Patienten.

- - **Indikation**
- NO- und HFO-Beatmung,
- schwere pulmonale Erkrankungen wie z. B. ARDS, PPHN, schweres RDS,
- hoher PEEP,
- hoher Sauerstoffbedarf,
- Neigung zu Absaugbradykardien und/oder Sättigungsabfällen,
- Pneumothorax,
- Infektionen wie HIV, Tbc und Hepatitis B/C,
- ständige Bauchlage,
- Frühgeborene zur Vermeidung von Hirnblutungen (geringere Schwankungen der zerebralen Perfusion),
- neurologische Patienten mit erhöhtem ICP.

Die Hauptkontraindikation ist sehr zähes oder verklumptes Trachealsekret wie z. B. bei einer Mekoniumaspiration oder bei Lungenblutungen, da der Katheter leicht verstopft. Es müsste dann immer das komplette System gewechselt werden.

Bei Verwendung geschlossener Absaugsysteme wird für den Absaugvorgang nur eine Pflegekraft und insgesamt weniger Zeit benötigt, da keine größeren Vorbereitungen zu treffen sind. Eine Präoxygenierung ist meist nicht notwendig, es kommt seltener zu Bradykardien und Sättigungsabfällen und ein Kollaps der Lunge wird vermieden, da der

1.6 · Absaugen

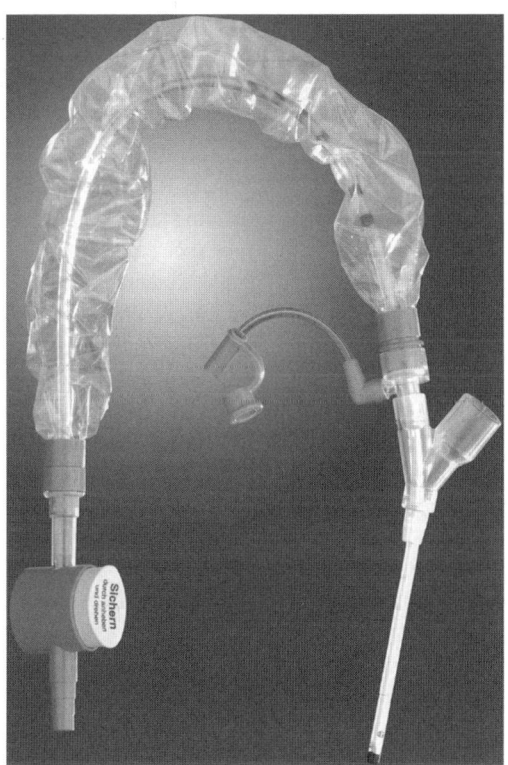

Abb. 1.3 Geschlossenes Absaugsystem *Trach Care* der Firma Kendall/Tyco

PEEP und alle anderen Beatmungsparameter weitgehend unverändert bleiben. Für die Patienten ist der Absaugvorgang wesentlich angenehmer, sie bekommen keine Luftnot und sind weniger gestresst. Bei NO-Beatmung ist die Verwendung eines geschlossenen Absaugsystems unverzichtbar. Auch aus hygienischen Gründen zum Schutz der Patienten vor nosokomialen Infektionen und zum Schutz des Pflegepersonals sollten geschlossene Absaugsysteme in Erwägung gezogen werden. Da z. B. die *Trach-Care*-Systeme (◘ Abb. 1.3) latexfrei sind, können sie bei einer Latexallergie verwendet bzw. es kann eine Immunisierung verhindert werden.

Beim *Trach-Care*-System befindet sich der Katheter in einer reißfesten transparenten Schutzhülle und ist skaliert, so dass ein genaues Einführen möglich ist, ohne dass die Schleimhaut verletzt wird. Um das Absaugsystem an den Tubus anzuschließen, muss evtl. der Tubuskonnektor entfernt und durch einen speziellen Tubusadapter ausgetauscht werden. Die Absaugtiefe muss je nach System der Herstellerangabe entsprechend ermittelt werden. Über einen Spülport mit Rückschlagventil kann der Tubus angespült werden. Das PEEP-Siegel des *Trach-Care*-Systems verhindert einen Druckverlust im Beatmungssystem und reinigt den Katheter beim Zurückziehen von außen. Das Sekret sammelt sich an der Spitze und kann anschließend weggespült werden. Über einen Verbindungsadapter kann der Absaugschlauch mit Fingertip angeschlossen werden. Indem das Sogkontrollventil um 180° gedreht und anschließend gedrückt wird, wird der Sog im Absaugsystem aufgebaut. Über ein Sichtfenster können Menge und Aussehen des abgesaugten Sekretes beurteilt werden.

▪▪ Durchführung mit dem *Trach-Care*-System
- Sogquelle über den Absaugschlauch und den Verbindungsadapter mit dem System verbinden,
- Sog einstellen (–0,3 bar),
- Sogkontrollventil durch 180°-Drehung entsichern,
- ggf. Präoxygenierung des Kindes, Erhöhen niedriger Beatmungs-FQ,
- Spritze mit Spülflüssigkeit (NaCl 0,9 %ig) am Spülport ansetzen,
- Katheter bis zur ermittelten Absaugtiefe einführen (Tubuslänge ab Adapterspitze +5 cm bei Neo-System bzw. 6 cm bei Päd-System; ggf. +0,5–1 cm um über Tubusspitze hinaus abzusaugen),
- ggf. Instillation von Spülflüssigkeit,
- Sogkontrollventil drücken und gedrückt halten, um den Sog aufzubauen,
- Katheter langsam unter Sog herausziehen, ist der Katheter vollständig zurückgezogen (schwarze Markierung muss in der Hülle sichtbar sein), über den Spülport je nach Kathetergröße 3–10 ml Spülflüssigkeit langsam instillieren, dabei das Sogkontrollventil gedrückt lassen, um den Katheter durchzuspülen,
- Sogkontrollventil durch 180°-Drehung sichern,
- System von der Sogquelle entfernen und Verbindungsadapter verschließen,
- System parallel zum Beatmungsschlauchsystem legen (◘ Abb. 1.4),
- verstellte Beatmungsparameter zurückstellen.

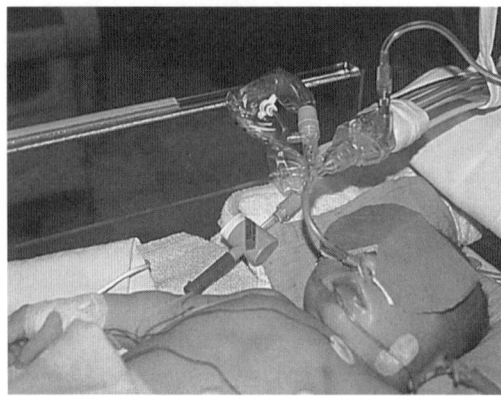

Abb. 1.4 Patient mit angeschlossenem *Trach-Care-System*

Bei Geräten ohne Continuous-Flow muss der Beatmungsmitteldruck während des Absaugens beobachtet werden, da es zu einem Abfall kommen kann. Daher den Sog möglichst nur während der Inspiration für wenige Sekunden aufbauen und intermittierend absaugen. Der Katheter wird dabei langsam unter mehrfachem Sogaufbau aus dem Tubus gezogen.

- **Dokumentation in der Kurve und im Pflegebericht**
- Menge, Konsistenz und Farbe des Trachealsekrets,
- Belastbarkeit des Patienten, Notwendigkeit der Veränderung der Beatmungsparameter,
- Auftreten außergewöhnlicher Komplikationen beim Absaugen.

- **Komplikationen**
- Trachealverletzungen,
- Veränderungen der Kreislaufverhältnisse → Bradykardie,
- Schwankungen des pCO_2/pO_2 und ein Anstieg des Blutdrucks nach dem Absaugen (stressbedingt) sind besonders bei kleinen Frühgeborenen auslösende Faktoren einer Hirnblutung,
- Dislokation des Tubus bis zur Extubation,
- Pneumonie,
- Atelektase,
- Pneumothorax,
- Tubusobstruktion = Verlegung des Tubus mit Sekret: Atemgeräusch ist sehr leise, der Thorax hebt sich kaum, das Kind ist zyanotisch und evtl. auch bradykard → eine erfahrene Pflegeperson und den Arzt rufen, mit Beatmungsbeutel und Sauerstoff beatmen, erneutes Absaugen (evtl. mit Sekretolytika) oder Tubus entfernen, Maskenbeatmung, Reintubation,
- Bronchospasmus = Beatmung kommt nicht mehr an, Thorax hebt sich nicht, kein Atemgeräusch auszukultieren; Kind bietet Zyanose und Bradykardie, eine erfahrene Pflegeperson und den Arzt rufen; Versuch, mit dem Beatmungsbeutel und Sauerstoff zu beatmen; Gabe von Bronchospasmolytika, z. B. Salbutamol (z. B. *Sultanol*) als Dosieraerosol über *Aerochamber* oder Terbutalinsulfat (z. B. *Bricanyl*) s.c.; Sedierung der Kinder.

1.6.2 Orales und nasales Absaugen

Anschließend an das endotracheale Absaugen wird der Nasen-Rachen-Raum abgesaugt. Bei intubierten Patienten ist dies wegen des gestörten Schluckreflexes und der vermehrten Sekretion der Nasenschleimhäute nötig. Bei Früh- und Neugeborenen sowie bewusstseinsgestörten Patienten sollte der Mund möglichst vorsichtig abgesaugt werden, wenn möglich sollte sogar darauf verzichtet werden, um eine orale Irritation zu vermeiden. Diese Patienten könnten später jegliche orale Manipulation ablehnen und dadurch auch die selbstständige orale Nahrungsaufnahme verweigern.

- **Indikation bei nicht intubierten Patienten**
- Gestörter oder fehlender Schluckreflex,
- vermehrte Speichelproduktion,
- fehlende oder eingeschränkte Durchgängigkeit des Ösophagus (z. B. Ösophagusatresie),
- Verlegung der Nasenatmung durch vermehrte Schleimsekretion.

- **Wichtige Hinweise**
- Immer erst oral und dann nasal absaugen.
- Die Größe des Absaugkatheters ist von der Größe der Nasenlöcher und der Menge und Konsistenz des Sekrets abhängig; es kann schonender sein, zähes Sekret einmal mit einem

- dicken Absaugkatheter abzusaugen als mehrere Male mit einem kleinen Katheter.
- Grundsätzlich sollte auch oral/nasal mit Handschuhen abgesaugt werden, es reichen unsterile.
- Katheter immer ohne Sog einführen, um die Schleimhäute nicht zu verletzen.
- Maß für Absaugtiefe:
  - oral: Mundwinkel bis Ohrläppchen,
  - nasal: Nasenspitze bis Ohrläppchen.
- Sog von –0,2 bar aufbauen und den Katheter unter drehenden Bewegungen herausziehen.
- Katheter am Ende des Absaugvorgangs in den Handschuh wickeln, diesen darüber ziehen und entsorgen.
- Absaugschlauch mit Wasser durchspülen.
- Kinder während des Absaugens genau beobachten; auf Bradykardien und Zyanosen achten.
- Den Kindern Erholungspausen einräumen.

1.7 Basale Stimulation

Die *basale Stimulation* wurde von Professor Andreas Fröhlich (Sonderpädagoge und heilpädagogischer Psychologe) vor allem für Kinder mit Wahrnehmungs- und Aktivitätsstörungen entwickelt und ist ein kommunikations- und entwicklungsförderndes Angebot an die Kranken, so dass sie ihre körperliche und geistige Persönlichkeit besser ausleben und ausformen können.
- »basal« = voraussetzungslos, grundlegend,
- »Stimulation« = gefühlsausgerichtete Anregung, Herausforderung für Eigentätigkeit.

Von der Krankenschwester Christel Bienstein wurde dieses Konzept mit Prof. Fröhlich zusammen für Erwachsene fortgeführt und in die Intensivpflege integriert. Außerdem wurden Prinzipien für Frühgeborene entworfen und ihren eingeschränkten Wahrnehmungsmöglichkeiten angepasst, indem versucht wurde, an die frühen elementaren somatischen, vestibulären und vibratorischen Wahrnehmungen im Mutterleib anzuknüpfen.

- **Ziele**
- Förderung der Entwicklung, speziell im Hinblick auf Wahrnehmung, Bewegung und Kommunikation,
- Schutz vor sensorischer Deprivation einerseits, vor Überreizung andrerseits (bei Intensivpatienten meist Reizüberflutung),
- Anbieten positiver Erfahrungen im Gegensatz zum Schmerz z. B. durch Blutentnahmen oder zum Unbehagen durch ständige Lärmkulisse und hohen Lichtpegel.

- **Wahrnehmung**

Scheinbar Bewusstlose oder Komapatienten sind, bedingt durch die Umgebung, kaum fähig zu kommunizieren; sie nehmen wahrscheinlich alles wahr, können aber ihre Wahrnehmungen vielleicht nur nicht zuordnen und fühlen sich deshalb bedroht, weshalb sie nicht reagieren.

Daneben kann die Wahrnehmung beeinflusst werden durch
- Medikamente, z. B.
  - *Nifedipin* → Schwindelgefühl, Tremor,
  - *Atropin* → Verwirrtheit,
  - *Diazepam* → Beeinträchtigung der Koordination,
  - *ASS* → Unruhe, Parästhesien,
  - *Digitoxin* → visuelle Halluzinationen.
- Erkrankungen bzw. Störungen, z. B.
  - Dehydratation,
  - Hyperkaliämie,
  - Hyperkalzämie,
  - Azidose,
  - Harnstoffanstieg,
  - Hypoxie,
  - Hypotonie,
  - extreme Hypo-/Hyperglykämie.

- **Patientenkreis im Intensivbereich**

Die *basale Stimulation* ist z. B. geeignet für
- Frühgeborene,
- immobile, schwerkranke Patienten,
- Bewusstlose, Komapatienten,
- Patienten mit Hirnschädigungen z. B. nach SHT, Hypoxie,
- Patienten mit Einschlafproblemen,
- Patienten mit Schmerzen,

- Patienten mit zentralen Unruhezuständen, Hyperaktivität,
- Patienten mit M. Alzheimer,
- Patienten mit Wahrnehmungsstörungen allgemein.

Wichtigste Voraussetzung für die *basale Stimulation* ist jedoch, dass der Patient und die Pflegeperson bereit sind, sich auf eine Beziehung einzulassen, denn die nonverbale Kommunikation steht im Vordergrund. Dabei werden immer wieder die gleichen Reize über einen gewissen Zeitraum gesetzt, damit der Patient sich an sie erinnern und gewöhnen kann.

- **Möglichkeiten der Stimulation**

Bei der *basalen Stimulation* können Reize auf die verschiedenen Sinne ausgeübt werden. Man unterscheidet daher folgende Arten der Stimulation:
- Auditive Stimulation durch Geräusche, Stimmen oder Musik: Die Reize sollten für den Patienten klar und eindeutig sein, damit er sie gut einordnen kann.
  - Anwendung: pflegerische Maßnahmen immer mit einfachen Worten ankündigen; bekannte Geräusche aus bekanntem Umfeld vorspielen oder Stimmen von Bezugspersonen, den Früh- und Neugeborenen den Herzschlag der Mutter; Lieblingsmusik abspielen; die gezielte Musiktherapie durch entsprechende Therapeuten gehört ebenfalls hierher.
- Taktil-haptische Stimulation (haptisch = greifbar): Der Tast- und Greifsinn kann angeregt werden durch das Erfühlen verschiedener Gegenstände mit unterschiedlichen Formen; dabei sollten die Gegenstände klare Konturen haben. Die Fuß- und Handinnenflächen sind besonders geeignet für diese Art der Reizanbietung.
- Oral gustatorische/olfaktorische Stimulation: Der Geschmackssinn kann angeregt werden, wenn in den Mund vertraute Flüssigkeiten geträufelt werden bzw. bei der Mundpflege die Watteträger entsprechend getränkt sind; da der Mund ein besonders intimer Bereich ist, muss sehr vorsichtig dabei vorgegangen werden. Durch Bestreichen erst der Wange im Bereich des Mundwinkels und dann der Lippen sollte versucht werden, dass der Patient den Mund von sich aus öffnet. Eine olfaktorische Stimulation kann man z. B. durch Verwendung der persönlichen Pflegemittel des Patienten mit dem ihm bekannten Duft erreichen.
- Vibratorische Stimulation: Sie erfolgt über Schwingungen (z. B. vorsichtiges Klopfen), über Vibrationsgeräte bei der physikalischen Therapie und auditiv-vibratorisch durch bestimmte Töne, Stimmen oder Musik, die über Luft- oder Knochenleitung auf den Körper übertragen werden. Es sollte dabei stets von peripher nach zentral, bei Hemiplegie von der nicht betroffenen zur betroffenen Seite gearbeitet werden.
  - Kontraindikation: Hirndruck, evtl. Spastiken.
- Visuelle Stimulation durch Angebote von Farbkontrasten: dabei möglichst wenige, aber klare Farben verwenden. Dazu eignen sich übers Bett gehängte, einfache Mobiles, farbige Zimmerdecken, Poster über dem Bett oder ein Betthimmel, vor allem wenn der Patient ständig in Rückenlage verbleiben muss.
- Vestibuläre Stimulation: Hierbei soll der Gleichgewichtssinn angeregt und eine Orientierung im Raum ermöglicht werden, denn Patienten, die lange bettlägerig sind, verlieren die Fähigkeit, veränderte Körperpositionen einzuordnen; daher die Patienten möglichst häufig umlagern oder in eine andere Stellung bringen, auch einmal in eine sitzende Position, ebenso die Lage der Extremitäten immer wieder verändern. Kleine Kinder, vor allem Neugeborene und Säuglinge, sollten geschaukelt, in einen Wipper gesetzt oder in eine Hängematte gelegt werden, nicht zu vergessen das sog. »Känguruhen«. Vor dem Umlagern sollte zunächst der Kopf vorsichtig bewegt werden, um den Patienten vorzubereiten. Um die Fähigkeiten des Patienten soweit wie möglich auszunutzen, sollte man Bewegungen stets geführt und langsam vornehmen, so dass der Patient Zeit hat zu folgen und sich zu orientieren.
- Somatische Stimulation: Über Streicheln, Massage und Halten von Körperteilen kann der eigene Körper erfahren werden. Ebenfalls

fördert es die Wahrnehmung, wenn man die Patienten ihre eigenen Körpergrenzen spüren lässt, z. B. durch Nestlagerung, durch Kissen an den Seiten und im Rücken und durch abwechselndes Lagern auf einer harten bzw. weichen Unterlage; eine kontinuierliche Weichlagerung (z. B. ADM, *Clinitron-Bett*) führt zum Verlust des eigenen Körpergefühls.

- **Basal stimulierende Pflege**

Die *basale Stimulation* sollte möglichst in die tägliche Pflege integriert werden. Im Voraus sollten Informationen von Angehörigen eingeholt werden hinsichtlich biografischer Anamnese, Körperbild, Lebensgewohnheiten, Bezugspersonen, Tätigkeiten und Umwelt. Hier sind standardisierte Fragebögen hilfreich.

Wichtig ist die Beobachtung des Patienten und seiner Reaktion auf die verschiedenen Reize. Zunächst muss herausgefunden werden, welche Stimulation, welche individuelle Initialberührung oder welche Reihenfolge z. B. bei der Ganzkörperwäsche der Patient als angenehm empfindet. Eine Überstimulation sollte vermieden werden, auf ausreichende Ruhezeiten ist zu achten. Die initiale Berührung und die Stimulationsreihenfolge sollten schriftlich fixiert werden, damit jede Person, die mit dem Patienten zu tun hat, sich danach richten kann (Pflegekräfte, Ärzte, Krankengymnasten etc.).

- **Ablauf**
- Alle benötigten Materialien in Reichweite bereitstellen, um während der Versorgung den Kontakt zum Patienten nicht zu unterbrechen.
- Begrüßung des Patienten verbal und durch Berührung an immer der gleichen Stelle = Initialberührung; geeignet sind Kopf, Thorax und Füße (wenn keine Spastik dadurch ausgelöst wird).
- Alle Maßnahmen mit einfachen Worten ankündigen.
- Während der Versorgung möglichst immer mit einer Hand Kontakt zum Patienten halten (signalisiert dem Patienten, dass etwas mit ihm geschieht und hält die Aufmerksamkeit aufrecht); muss der Kontakt unterbrochen werden, die Hand z. B. durch ein Kuscheltier ersetzen.
- Dem Patienten bei der Versorgung Zeit lassen, auf Kontakte und Bewegungen zu reagieren.
- Alle Berührungen sollten nie flüchtig, sondern flächig umfassend sein, intensiv und langsam erfolgen, damit der Patient seinen Körper erfahren kann.
- Am Ende der Versorgung ein »Nest« mit entsprechenden Lagerungskissen bauen, damit sich der Patient selbst spüren und seine Grenzen wahrnehmen kann.
- Die Versorgung mit der »Initialberührung« beenden.

Den Übergang zur Ruhephase z. B. durch Aufziehen der Spieluhr oder Abspielen einer bestimmten Musik kennzeichnen.

Die meisten Patienten, die so versorgt werden, sind anschließend zufrieden und müde.

Die Eltern sollten möglichst entsprechend angeleitet und in die tägliche Pflege ihres Kindes integriert werden.

- **Ganzkörperwaschung**

Gerade die Körperwäsche bietet eine gute Möglichkeit, die *basale Stimulation* anzuwenden, wobei zwischen verschiedenen Methoden der Ganzkörperwäsche unterschieden wird.

Bei allen Varianten jedoch wird nicht im Gesicht begonnen, sondern am Körperstamm und in Richtung der Peripherie gewaschen bis hin zu den einzelnen Finger- und Fußspitzen. Durch geführte Bewegungen kann der Patient bestimmte Waschhandlungen, evtl. mit Unterstützung, selbst ausführen; dazu wird dem Patienten ein Waschhandschuh oder auch Socken über eine Hand gezogen und seine Hand geführt.

Waschreihenfolge z. B. Thorax, Arme, Kopf, Oberbauch, Beine, Rücken.

- - **Methoden der Ganzkörperwäsche**
- Beruhigende Ganzkörperwaschung (z. B. bei Unruhezuständen, Einschlafstörungen): mit weichem Waschlappen, Wassertemperatur von 37–40°C, Zusatz von Lavendel- oder Rosenöl, waschen in Richtung des Haarwuchses, abtrocknen mit weichem Handtuch → Entspannung des Körpers, Beruhigung der Haut.

- Stimulierende Ganzkörperwaschung (z. B. bei inaktiven, bewusstlosen Patienten): waschen mit rauem Waschlappen gegen die Haarwuchsrichtung unter Zusatz z. B. von Zitronenöl oder Rosmarinmilch, abtrocknen mit rauem Handtuch.
    - Mit atemstimulierenden Einreibungen kann Einfluss auf die Atmung genommen werden (▶ Abschn. 2.12).
- Fiebersenkende Ganzkörperwaschung: gegen die Haarwuchsrichtung mit einer Wassertemperatur von 10°C unterhalb der Körpertemperatur unter Zusatz von Pfefferminztee.
- Schmerzreduzierende Ganzkörperwaschung: nur oberflächlich den Waschlappen führen, um Nerven und Hautsensoren zu stimulieren; Zusatz von »Echt Mädesüss«, das antibakteriell und antirheumatisch wirkt.

1.8 Kinästhetik

Entwicklung und Grundlagen

Das Wort *Kinästhetik* setzt sich aus den griechischen Wörtern *Kinetik*, Lehre von der Bewegung, und *Ästhetik*, Lehre vom Schönen zusammen. Konzept und Praxis wurden vor etwa 25 Jahren von Dr. Frank Hatch und Dr. Lenny Maietta aufgrund von Erkenntnissen der Verhaltenskybernetik entwickelt.

Die *Kinästhetik* beschäftigt sich mit dem sensomotorischen Geschehen im menschlichen Körper; sie ist keine feste Technik, sondern eine Methode, den Menschen seinen Gegebenheiten entsprechend in seiner Bewegungsempfindung und Bewegungsmöglichkeit zu fördern.

Kinästhetik Infant Handling, ein Schulungskonzept für Kinder aller Altersgruppen, wird seit 1985 in den USA und seit 1991 in Deutschland angeboten. Es zeigt Möglichkeiten der Interaktion zwischen Kindern jeglichen Alters, auch behinderten Kindern, und Erwachsenen und unterstützt deren Entwicklung in Hinblick auf ihre Bewegungsfähigkeit und Körperwahrnehmung.

Man erkannte schnell, dass dieses Konzept auch auf die Pflege Erwachsener übertragbar ist, da die Patienten z. B. durch Bettlägerigkeit, Schwäche oder Körperschäden ebenfalls in ihren Bewegungsfähigkeiten eingeschränkt sind und die Körperwahrnehmung durch Bewusstseinsstörungen oder Sedierung beeinträchtigt ist. So wurde das Konzept »Kinästhetik in der Pflege« entwickelt.

Für die Pflege bedeutet *Kinästhetik*, dass die Patienten durch Unterstützung und Förderung ihre eigenen Ressourcen besser einbringen können und daher häufig anschließend zufriedener, ruhiger und entspannter sind. Und die Pflegenden werden durch die neu erworbenen Kompetenzen in die Lage versetzt, nicht nur den Patienten in seiner Mobilität zu unterstützen, sondern auch den eigenen Körper zu erfahren und ihn so einzusetzen, dass sie mit viel weniger Kraftanstrengung und sehr viel rückenschonender arbeiten können.

Die *Kinästhetik* geht davon aus, dass ein so genanntes kinästhetisches System die Sinne untereinander verbindet; denn nur durch Bewegung werden Sinne aktiviert, und differenzierte Sinneswahrnehmungen wiederum basieren allein auf Veränderung, d. h. Bewegung. Entsprechend führt das kinästhetische System Tiefensensibilität, die Stellung der einzelnen Körperteile, das Gleichgewicht (Orientierung im Raum) und vegetative Prozesse zusammen, erkennt Kraftanstrengung, Dauer und Richtung von Bewegungen und ermöglicht so die Orientierung im Körper, ganz gleich in welcher Position er sich befindet.

Funktionale Anatomie

Der menschliche Körper besteht aus:
- Massen: Kopf, Brustkorb, Becken, Arme und Beine; sie sind die stabilen Ebenen, sie werden bewegt und geben das Gewicht an die Umgebung ab,
- Zwischenräumen: Hals, Taille, Hüft- und Schultergelenke; sie sind die instabilen Ebenen, die Bewegungen ermöglichen und das Gewicht im Körper weiterleiten.

Je höher (aufrechter) ein Mensch sich im Raum befindet z. B. beim Stehen, desto tiefer liegt sein Gewichtsschwerpunkt und umso mehr Kontrollfähigkeit für das Gleichgewicht wird bei Bewegungen benötigt; je tiefer (waagerechter) er sich befindet z. B. bei Bettlägerigkeit, desto weniger Hilfe benötigt er, um sich selbstständig bewegen zu können.

1.8 · Kinästhetik

- **Menschliche Bewegungen**

Für Bewegung ist notwendig:
- Orientierung im Körper und
- Orientierung im Raum.

So sollten Richtungsangaben und Bewegungsangebote sich immer am Patienten und dessen Körper orientieren, z. B. *kopfwärts/fußwärts sich bewegen/ »gehen«.*

Bei Bewegungen sind 3 Aspekte zu berücksichtigen:
- Zeit (Geschwindigkeit, Rhythmus, Reihenfolge),
- Raum (äußerer Raum und innerer Raum, abhängig vom Spielraum der Gelenke),
- Anstrengung (Muskelanspannung: Zug und Druck).

Das Zusammenspiel der Bewegungsmöglichkeiten der Gelenke und der Muskelanspannung bestimmt die Zeit, die jemand für Bewegungen benötigt. So braucht ein Spastiker mit einer hohen Muskelanspannung viel Zeit, aber wenig Raum für Bewegungen, ein hypotones Neugeborenes dagegen braucht aufgrund der geringen Muskelanspannung viel Zeit und viel Raum. Pflegende müssen bei der Versorgung entsprechender Kinder ihr Handeln diesen Aspekten anpassen.

Durch das Zusammenspiel der stabilen und instabilen Ebenen werden spiralförmige Bewegungen wie Drehen-Beugen oder Drehen-Strecken ermöglicht. Sie erlauben eine bessere Kontrolle, Massen zu halten und zu bewegen, und erfordern eine geringere Anstrengung, da der räumliche Aspekt von Bewegung besser ausgenutzt wird und das Gewicht von einer Masse zur nächsten fließen kann.

Parallelbewegungen dagegen erfordern mehr Anstrengung, da mehr Gewicht gleichzeitig bewegt werden muss und die räumlichen Ressourcen nicht ausgenutzt werden. So benötigt eine Person z. B. sehr viel Bauchmuskelkraft, um sich aus der Rückenlage gerade aufzusetzen. Einfacher ist es, wenn sie den Oberkörper erst zur Seite dreht und ihn etwas beugt, im Beugen etwas Gewicht auf den unteren Arm verlagert und sich dann mit Unterstützung des Armes aufrichtet.

- **Menschliche Funktionen**

Bei den menschlichen Funktionen unterscheidet man:
- einfache Funktionen: darunter wird z. B. das Halten einer der 7 Grundpositionen verstanden wie Rückenlage, Bauchlage, Sitzen, Hand-Knie-Stand, Einbein-Knie-Stand, Einbeinstand und Stehen,
- komplexe Funktionen: darunter fallen z. B. Bewegungen am Ort und Fortbewegungen,
    - unter Bewegungen am Ort versteht man das Halten einer Position während eine Aktivität ausgeführt wird, z. B. Nahrungsaufnahme, Ausscheiden, Schlafen etc.,
    - unter einer Fortbewegung versteht man das Verlagern von Gewicht von einer Körpermasse auf die andere, wobei der freiwerdende Körperteil an einen anderen Ort verlagert wird, z. B. gehen, sich im Bett kopfwärts bewegen, aufnehmen von Neugeborenen aus dem Bett; auch der Wechsel von einer Grundposition in die nächste ist eine Fortbewegung. Man gelangt zur nächsten Position am einfachsten über Spiralbewegungen, d. h. entweder durch Strecken-Drehen oder Beugen-Drehen.

- **Gestaltung der Umgebung**

Durch eine patientenorientierte Veränderung der Umgebung kann die Wahrnehmung bezüglich des eigenen Körpers verbessert werden. Indem die Massen gezielt unterstützt und die Zwischenräume frei gelassen werden, wird die Mobilität des Patienten gefördert. Um dagegen zu verhindern, dass Kinder sich z. B. den Tubus oder andere Kabel oder Schläuche ziehen, können durch Unterlagerung von Zwischenräumen Bewegungen eingeschränkt werden, wodurch u. U. eine Fixierung oder sogar Sedierung überflüssig wird.

Ebenso werden Zwischenräume durch das Lagern auf einer superweichen Antidekubitusmatratze blockiert, außerdem verliert der Patient dabei jegliches Gefühl für seinen Körper. Aus kinästhetischer Sicht können gefährdete Körperstellen durch Verteilung des Gewichts auf eine größere Auflagefläche entlastet werden.

- **Interaktion**

Gerade im Intensivbereich sind Bewegungen des Patienten fast immer eine Interaktion zwischen dem Pflegenden und dem Patienten.

Es gibt 3 Formen der Interaktion:
- einseitige: bei dieser Interaktionsform werden Bewegungen bzw. Tätigkeiten ausgeführt, ohne die Reaktion des anderen zu beachten, z. B. lesen eines Buches, sich selbstständig anziehen;
  - in der Intensivpflege bedeutet dies, dass die Pflegekraft den Patienten bewegt, der Patient gibt keine Rückmeldung, ist passiv, so z. B. bei vollständig sedierten und relaxierten Patienten;
- schrittweise (sofern der Patient bestimmte Bewegungen selbstständig durchführen kann): hier findet ein »Dialog« zwischen 2 Personen statt;
  - in der Pflege wird z. B. dem Patienten die Bewegung vorgemacht, kleinschrittig erklärt, oder er erhält durch Berührung einen Bewegungsimpuls, die Pflegekraft wartet nach jedem einzelnen Schritt, bis der Patient reagiert, d. h. aktiv wird, anschließend gibt die Pflegekraft weitere Anweisungen und erklärt oder korrigiert die Durchführung des Patienten;
- gleichzeitig-gemeinsame (direkter Austausch zwischen Pflegekraft und Patienten): bei dieser Interaktionsform bleiben Pflegekraft und Patient in ständigem Kontakt miteinander, die Pflegekraft führt die Bewegung durch Berührung; der Patient folgt den Bewegungen, und die Berührungen dienen wiederum dem Patienten als Ressource für die Bewegungsausführung;
  - Kraftanstrengung, Raum und Tempo der Bewegung müssen dabei auf den Patienten abgestimmt sein;
  - diese Interaktionsform wird vor allem dann angewendet, wenn der Patient die Bewegungsprozesse seinen veränderten Ressourcen anpassen muss oder neue erlernen soll;
  - Anstrengungsformen und damit Kommunikationsmittel sind Zug oder Druck, sie bilden die Grundlage für jede Form der Bewegungsanbahnung.

In der Intensivpflege werden die Bewegungen der Kinder dadurch erleichtert, dass nicht mehrere Massen auf einmal bewegt werden, sondern nur jeweils eine nach der anderen, die Bewegung wird also in kleinen Schritten vollzogen. Dies ist für den Patienten nachvollziehbar und für den Pflegenden kräfte- und rückenschonender. Auch Bewegungen in Spiralen erleichtern dem Patienten und der Pflegekraft die Durchführung von Pflegeverrichtungen und Lagewechsel.

Grundsätzlich sollten plötzliche Berührungen und schnelle Bewegungen der Patienten vermieden und dem Patienten die Möglichkeit gegeben werden, sich zu orientieren.

Ziel sollte immer die größtmögliche Eigenbeteiligung und Nutzung der Ressourcen des Patienten bei möglichst geringer Unterstützung durch die Pflegekraft sein.

Bei Früh- und Neugeborenen sollte bei der Lagerung darauf geachtet werden, dass sich das Kind mit dem Fuß aktiv abstützen kann, so dass es das Becken selbstständig bewegen und die Bauchmuskeln einsetzen kann, dieses unterstützt die Darmaktivität und beugt Blähungen vor. Ebenfalls der Prophylaxe dienen die Dreh-/Spiralbewegungen beim täglichen Handling.

Weiterhin muss bei der Lagerung darauf geachtet werden, dass das Gewicht der Massen an die Unterlage abgegeben wird, um Muskelanspannungen zu vermeiden, die zur Verhärtung der Muskulatur und weiter zu Kontrakturen führen können.

Indem ein Kind durch die Nestlagerung seine Körpergrenzen spürt, kann es sich orientieren, erhält Sicherheit und beruhigt sich.

Durch gezielte Lagerung kann die Atmung erleichtert, durch leichten Druck gegen die Fußsohlen vertieft werden.

Gerade im Intensivbereich müssen individuelle Lösungswege für den jeweiligen Patienten bzw. die jeweilige Situation gefunden werden, d. h. genaue Überlegungen und Vorbereitungen sollten vorausgehen, damit jedes Handling dem Zustand, den Bedürfnissen und Fähigkeiten des Patienten angepasst wird und so schonend wie möglich ausfällt; entsprechend müssen alle Zu- und Ableitungen vorbereitet werden, damit sie ausreichend Spiel haben, außerdem sollte die Umgebung optimal den Bedürfnissen des Patienten angepasst werden.

Überprüfen Sie Ihr Wissen

Zu 1.1
- Welche allgemeinen Prinzipien müssen bei Intensivpatienten hinsichtlich der Körperwäsche und des Wiegens beachtet werden?
- Welche Möglichkeiten gibt es, eine Haarwäsche bei Intensivpatienten durchzuführen?
- Wann ist eine Augenpflege notwendig und wie wird sie durchgeführt?
- Nennen Sie die Ziele der Mundpflege!
- Auf welche Veränderungen und Erkrankungen muss bei der Mundinspektion geachtet werden?
- Wie wird die Mundpflege beim beatmeten Patienten durchgeführt?
- Welche allgemeinen Prinzipien müssen bei der Nasenpflege beachtet werden?
- Wann ist eine Nabelpflege notwendig und wie wird sie durchgeführt?

Zu 1.2
- Was ist ein Dekubitus und welche Gradeinteilung gibt es?
- Nennen Sie die Maßnahmen und Möglichkeiten der Dekubitusprophylaxe!
- Nennen Sie die Maßnahmen und Möglichkeiten der Pneumonieprophylaxe!
- Nennen Sie Ziele und Maßnahmen der Kontrakturenprophylaxe!
- Erklären Sie die Virchow-Trias! – Welche Maßnahmen dienen der Vermeidung?

Zu 1.3
- Nennen Sie Ziele der Lagerung und allgemeine Regeln, die dabei zu beachten sind!
- Was wird unter Mikrolagerungen verstanden?

Zu 1.4
- Beschreiben Sie einen Patientenplatz!

Zu 1.5
- Welche Kontrollen sollten nach der Übernahme eines Patienten durchgeführt werden?
- Wie könnte eine übliche Pflegerunde aussehen?

Zu 1.6
- Welche allgemeinen Prinzipien sollten vor und während des endotrachealen Absaugens berücksichtigt werden?
- Nennen Sie die Vorteile eines geschlossenen Absaugsystems und die Indikationen für seine Verwendung!
- Was ist bei nasalem Absaugen zu beachten? Was bei oralem Absaugen?

Zu 1.7
- Welches sind die Ziele der *basalen Stimulation*?
- Welche Möglichkeiten der *basalen Stimulation* gibt es?
- Wie könnte eine Pflegerunde unter Einbeziehung der *basalen Stimulation* aussehen?
- Welche Arten der Ganzkörperwäsche werden nach der *basalen Stimulation* unterschieden, und wie werden sie durchgeführt?

Zu 1.8
- Welches ist das Ziel der Kinästhetik?
- Was sollte aus kinästhetischer Sicht bei der Versorgung von Kindern beachtet werden?

Spezielle Pflege

2.1	Sauerstofftherapie – 32
2.2	Beatmete Patienten – 36
2.3	Relaxierte Patienten – 40
2.4	Blasenkatheter – 42
2.4.1	Einmalkatheter – 42
2.4.2	Dauerkatheter – 43
2.5	Suprapubischer Blasenkatheter – 44
2.6	Peritonealdialyse – 46
2.7	Hämofiltration – 50
2.8	Tracheotomie – 53
2.9	Enterostoma – 56
2.10	Magenspülung – 58
2.11	Gastrostoma – 60
2.12	Atemtherapie – 62

2.1 Sauerstofftherapie

Indikationen

Eine Sauerstofftherapie ist bei Atemnot oder Zyanose durch Hypoxämie (p_aO_2 erniedrigt) indiziert, da sonst die Gefahr einer Hypoxie besteht.
- p_aO_2: bei Erwachsenen <65 mmHg,
  - bei Neugeborenen <50 mmHg.
- Ziel: p_aO_2: bei Erwachsenen 70–100 (–120) mmHg,
  - bei Neugeborenen 50–70 mmHg.

Dabei muss immer die Grunderkrankung berücksichtigt werden. Bei chronischen Lungenerkrankungen mit Hyperkapnie (Asthma, CNL) sollte Sauerstoff nur zurückhaltend verabreicht werden, da hier die Atemtätigkeit über den p_aO_2 gesteuert wird. Die restriktive Verabreichung gilt ebenfalls bei zyanotischen Vitien, da durch den bestehenden Rechts-links-Shunt das Blut in der Lunge nicht oxygeniert werden kann.

Folgen eines O_2-Mangels
- Anaerober Stoffwechsel,
- Laktatazidose,
- Vasokonstriktion der Pulmonalgefäße,
- Myokardinsuffizienz,
- hypoxische Organschäden.

Symptome einer Hypoxämie
- Blässe, Zyanose (erst wenn ca. 5 g/dl Hb nicht gesättigt sind),
- Tachy-/Dyspnoe,
- Tachykardie (später auch Bradykardie und Rhythmusstörungen),
- primär Blutdruckanstieg,
- Unruhe, Verwirrtheit,
- Schwitzen,
- Schläfrigkeit (meist bei gleichzeitiger Hyperkapnie),
- Bei FG/NG: Hypothermie, Muskelhypo-/Hypertonie, Krämpfe.

Ursachen

■■ **Hypoventilation**

Meist verbunden mit einer zusätzlichen Hyperkapnie.

- Zentral:
  - Anästhetika, Sedativa, Hypnotika,
  - SHT,
  - Schlaganfall, Hirnblutung,
  - unreifes Atemzentrum,
  - Meningitis, Sepsis,
  - Vergiftungen.
- Neuromuskulär:
  - Muskelrelaxanzien,
  - Morbus Duchenne, Myasthenia gravis,
  - Störung der nervalen Leitung durch Tetanus, Botulismus, Polio,
  - Thoraxtrauma.
- Obstruktionen:
  - Asthma, chronische Bronchitis,
  - Lungenemphysem.
- Restriktion:
  - Kyphoskoliose.

■■ **Verteilungsstörungen**

Störung des Verhältnisses von Belüftung und Durchblutung mit venöser Beimischung in der Lunge:
- Schlechte Belüftung – normale Perfusion (Blut fließt durch nicht belüftete Alveolen = pulmonaler Rechts-links-Shunt): Obstruktion:
  - Atelektasen,
  - Pneumo-/Hämatothorax, Pleuraerguss,
  - Lungenödem,
  - Pneumonie,
  - ARDS, ANS,
  - Fremdkörperaspiration,
  - Bronchospasmus, Asthma,
  - Emphysem;
  - Restriktion:
  - Kyphoskoliose,
  - Adipositas,
  - interstitielle Lungenerkrankungen.
- Normale Belüftung – schlechte Perfusion (belüftete Alveolen werden nicht durchblutet = Totraumventilation):
  - AV-Fistel,
  - Herzfehler mit intrakardialem Shunt (Fallot, Ductus arteriosus Botalli),
  - Hypovolämie mit Hypotension,
  - Lungenembolie/-thrombose.

2.1 · Sauerstofftherapie

■ ■ Diffusionsstörungen
Durch Veränderungen im Bereich der kapillaralveolären Membran:
- Lungenödem,
- Lungenfibrose,
- Sarkoidose,
- Lungengefäßerkrankungen,
- Emphysem,
- CNL(D),
- Atemstillstand,
- CO-Vergiftung (Brände, Autoabgase), Met-Hb.

■ Verordnung

> Sauerstoff ist ein Medikament und muss ärztlich angeordnet werden.

Dosierung: l/min (Mitte der Kugel entspricht der Dosierung) bzw. in % (z. B. 30 %) oder als FiO_2 (Fraction of inspired Oxygen Concentration, z. B. FiO_2 von 0,3).
- Dauer: intermittierend als Dusche oder kontinuierlich.
- Art der Verabreichung: Maske, Brille etc.
- Überwachung: z. B. Sauerstoffsättigung sowie Angabe der oberen und unteren Grenze.

■ Möglichkeiten der Sauerstoffverabreichung
Es wird zwischen invasiven (Endotrachealtubus/-kanüle) und nichtinvasiven Methoden unterschieden. Bei den nichtinvasiven Methoden ist die Sauerstoffzufuhr zur Lunge immer vom AMV des Kindes abhängig!
Der zugeführte Sauerstoff sollte möglichst angefeuchtet (Ziel 60–70 % Feuchte) und angewärmt (Ziel 36–37°C) werden.
Die Anfeuchtung erfolgt bei den nichtinvasiven Methoden mit Aqua dest. über einen Sprudler (ohne Erwärmung maximal 20 % Feuchte) oder einen Vernebler. Zum besseren Anfeuchten sollte ein möglichst großlumiger Schlauch als Zwischenstück zwischen Anfeuchter und Verabreicher dienen. Die Erwärmung erfolgt über einen Sprudler, Verdunster oder Vernebler mit Heizvorrichtung. Durch das Erwärmen der Atemluft wird die relative Feuchtigkeit wesentlich erhöht.
Bei invasiven Techniken wird die Erwärmung und Anfeuchtung der Atemluft über verschiedene Verdampfer (z. B. Sprudler, Pass-over-Verdampfer) erreicht.

- Brille: Es gibt sie in 4 verschiedenen Größen.
  - Sie eignet sich vor allem zur Dauertherapie.
  - Es können Konzentrationen bis 60 % bei einem Flow von maximal 6 l/min (Erwachsene) erreicht werden.
- Katheter: Eine Magensonde oder ein Absaugkatheter wird bis zum weichen Gaumen vorgeschoben (Abmessung Nasenspitze bis Ohrläppchen minus 1 cm).
  - Diese Methode eignet sich bei Patienten mit vorwiegender Mundatmung, bedingt durch eine Verlegung (z. B. durch Stenosen oder Atresien) oder Verstopfung der Nase.
  - Bei einem Flow von 6–8 l/min können Konzentrationen von 40–50 % erreicht werden.
  - Problem: Der Flow an der Rachenhinterwand wird als unangenehm empfunden, dadurch wird ein Katheter meist schlechter toleriert als z. B. eine Brille. Da der Flow direkt in den Rachenraum gelangt, wird außerdem der Magen eher aufgebläht.
- Nasensonde: Hierbei handelt es sich um einen Kunststoffkatheter, der an der Spitze mit einem Schaumstoffkissen versehen ist, welches der Fixierung in der Nase und dem Anfeuchten der Atemluft dient.
  - Alternativ kann auch eine Magensonde bzw. ein Absaugkatheter 1 cm tief in die Nase vorgeschoben werden.
  - Bei einem Flow von 6–8 l/min können Konzentrationen von 30–50 % erreicht werden.
- Maske: Es gibt sie für Erwachsene und Kinder als Einweg- oder Mehrwegmasken; die Mehrwegmasken haben einen mit Luft gepolsterten Silikonring zur besseren Abdichtung bei größerem Tragekomfort.
  - Durch Masken wird eine genauere Sauerstoffapplikation erreicht, da weniger Luft entweichen kann.
  - Man unterscheidet offene und geschlossene Masken.
  - Offene Masken haben keinen Reservoirbeutel und die Exspirationsluft entweicht über seitliche Öffnungen; bei einem Flow

- von 6–12 l/min sind Konzentrationen von 50–60 % erreichbar.
- Geschlossene Masken haben einen Reservoirbeutel für Sauerstoff und ein Nichtrückatmungsventil, sie sind für den kurzfristigen Gebrauch gedacht; es können Konzentrationen von 70–100 % erreicht werden; dazu ist auf eine gute Füllung des Beutels zu achten, und der Flow entsprechend zu regulieren.
- Venturi-Masken: Sie sind mittels 6 Adaptern bzw. einem variablen Diluter (24 %–60 %) auf bestimmte Sauerstoffkonzentrationen genormt; es sind offene Masken, die jedoch meist einen etwas niedrigeren Flow (4–8 l/min) benötigen.
- Problem: Die Masken werden meist schlecht toleriert, da die Kommunikationsmöglichkeit der Patienten sowie die Nahrungsaufnahme stark eingeschränkt werden; ein Abnehmen der Maske würde sofort die Sauerstoffzufuhr unterbrechen.
- Haube: Hierbei wird entweder nur der Kopf oder der gesamte Oberkörper unter die Haube gelegt.
  - Diese Methode wird wegen der schlechten Toleranz (Platzangst, mangelnde Kommunikation) meist nur bei Säuglingen angewendet.
  - O_2-Zufuhr über externen Anschluss.
  - Anfeuchtung über Sprudler oder durch Vernebler.
  - Überwachung und Regelung der Sauerstoffzufuhr über externe Sauerstoffmessung.
  - Probleme: Abfall des Sauerstoffs bei Manipulationen, hoher Flow zur Vermeidung einer Hyperkapnie mit Gefahr einer Hypo- (bei kalter Luft) bzw. Hyperthermie (bei warmer Luft); schlechte Beobachtung des Kindes durch Beschlagen der Box bei zu starker Befeuchtung.
- Trichter: er wird dem Patienten vors Gesicht gelegt oder darüber gehängt.
  - Die Dosierung ist durch Veränderung der Kopfstellung sehr ungenau (es empfiehlt sich, den Trichter eher übers Gesicht zu hängen), daher ist diese Methode als Dauertherapie nicht geeignet, sondern nur als Dusche während der Versorgung.
- Einleitung in den Inkubator oder ins Wärmebett: Es sind Konzentrationen von maximal 75 % erreichbar.
  - O_2-Zufuhr über externen Anschluss oder über zentrale Sauerstoffversorgung des Inkubators.
  - Anfeuchtung über Sprudler oder durch Vernebler bei externer Zufuhr, bzw. Anfeuchtung über den Inkubator.
  - Überwachung und Regelung der Sauerstoffzufuhr über externe Sauerstoffmessung bzw. Inkubatormesszelle.
  - Probleme: Abfall des Sauerstoffs beim Öffnen der Klappen (weniger bei Inkubatorsteuerung), schlechte Beobachtung des Kindes durch Beschlagen der Box bei zu starker Befeuchtung.
- Endotrachealtubus/Trachealkanüle/nasaler CPAP: Bei längerem Sauerstoffbedarf über 40 % sind wegen der genaueren Dosierung und zur besseren Erwärmung und Anfeuchtung invasive Maßnahmen zu bedenken.

Bei Verwendung einer Sauerstoffflasche für eine Sauerstofftherapie z. B. während eines Transportes, muss der Inhalt berechnet werden können, um abzuschätzen, für wie viele Minuten der Inhalt ausreicht.
- Berechnung des Inhalts einer Sauerstoffflasche:
  - aktueller Druck (Manometerstand) × Flaschengröße in l = Gesamtliter,
- Berechnung der Minuten für eine Therapie:
  - aktueller Druck (Manometerstand) × Flaschengröße in l dividiert durch l/min.

■ **Pflege**

Probleme und mögliche Maßnahmen:
- Reizung der Nasenschleimhaut mit Schwellung und vermehrter Sekretbildung mit Gefahr der Verstopfung und Entzündung:
  - Reinigen der Nase durch Schnäuzen oder mit Watteträgern,
  - Anfeuchten und Erwärmen des Sauerstoffs, Wechsel der Wasserbehälter und Schläuche alle 24 h wegen der Kontaminationsgefahr durch Pseudomonas aeruginosa; evtl. z. B. *Respiflo* verwenden (geschlossenes System, welches beim Patientenwechsel weiter verwendet werden darf, eine Benutzung über 72 Tage ist möglich),

- Absaugen der Nase (Absauggerät muss beim Patienten vorhanden sein!),
- evtl. Nasentropfen oder NaCl-Nasentropfen nach AVO verabreichen.
- Austrocknung der oberen Luftwege:
  - Anfeuchten und Erwärmen des Sauerstoffs, Kontrolle des Wasserstands und der Temperatur des Sprudlers/Verdampfers,
  - Nasen- und Mundpflege.
- Druckstellen:
  - Pflasterwechsel und Hautkontrolle alle 12–24 h,
  - bei Anwendung von Kathetern oder Sonden alle 12 h das Nasenloch wechseln,
  - Hautpflege,
  - Kontrolle des Maskensitzes, Haubenkanten abpolstern.
- Sauerstoffabfall/-schwankungen:
  - Überwachung durch Sauerstoffsättigung und Sauerstoffmessgerät,
  - Kontrolle der Schläuche und der Nase auf Durchgängigkeit,
  - Manometerkontrolle der O2-Flasche,
  - Sitz von Masken/Sonden kontrollieren.
- Infektionsgefahr durch Feuchte bzw. auch durch zu trockenen Sauerstoff (Störung der Zilientätigkeit und des Selbstreinigungsmechanismus, trockenes Sekret):
  - Wechsel der Systeme alle 24 h, Inkubatorwechsel alle 3 Tage,
  - Verwendung von Aqua dest. bzw. länger haltbaren Sterilwasserbehältern z. B. *Respiflo*,
  - beschlagene Hauben und Inkubatoren regelmäßig trocknen,
  - bei trockenem Sauerstoff mit Störungen des Selbstreinigungsmechanismus: Anfeuchten und Erwärmen der Atemluft, reichlich Flüssigkeit anbieten, NaCl-Inhalationen.
- Bewegungseinschränkung/Platzangst:
  - Wechsel der Methode,
  - für Ablenkung und Beschäftigung sorgen (Sedierung?),
  - Verlängerung der Schläuche.
- Isolation/Kommunikationsprobleme:
  - Wechsel der Methode,
  - für Ablenkung und Beschäftigung sorgen (Sedierung?).
- Gestörte Nahrungsaufnahme:
  - Wechsel der Methode,
  - Reduktion des Flows bei Katheter.
- Intoleranz der Verabreichungsmethode oder des hohen Flows:
  - Wechsel der Methode,
  - Reduktion des Flows bei Katheter,
  - für Ablenkung und Beschäftigung sorgen, (Sedierung?).
- Temperaturprobleme durch kalten/warmen Sauerstoff:
  - regelmäßige oder besser kontinuierliche Temperaturüberwachung,
  - bei Bedarf Wärmclampe bzw. Erwärmung des Sauerstoffs,
  - Änderung der Verdampfertemperatur.
- Schlechte Patientenbeobachtung, vor allem wenn Haube oder Inkubator beschlagen:
  - regelmäßig trocknen,
  - Reduktion der Feuchte.
- Überblähung des Magens durch hohen Flow:
  - dicke Magensonde offen hochhängen,
  - Luft häufiger abziehen,
  - wenn möglich Flow reduzieren.
- Allgemeine Maßnahmen:
  - OK-Hochlagerung,
  - langsam und tief einatmen lassen, evtl. Sedierung,
  - geringe Manipulation und Belastung.

- **Apparative Überwachung**
- Sauerstoffsättigung (Hyperoxämien sind nicht erkennbar),
- transkutane pO_2-Sonde, evtl. in Kombination mit pCO_2-Messung,
  - da die Haut relativ dünn sein muss, ist diese Methode nur bei Frühgeborenen, Neugeborenen und Säuglingen indiziert,
- arterielle BGA,
- Sauerstoffzufuhr (Messung in l/min, als FiO_2 oder in %).

- **Klinische Überwachung**
- Herzfrequenz,
- Blutdruck,
- Atmung (Tiefe, Typ, Frequenz, Einziehungen, Nasenflügeln, Geräusch),
- Bewusstseinslage,
- Aussehen, Beurteilung von Haut und Schleimhäuten.

- **Komplikationen bei der Sauerstofftherapie**
- Lungentoxizität: bei Dosierungen >50 % und einer Verabreichungsdauer >24 h,
  - Konzentrationen <40 % sind auch bei längerer Anwendung wahrscheinlich nicht toxisch,
  - 100 % über 24 h sind wahrscheinlich nicht toxisch, wenn anschließend die Konzentration unter 40 % reduziert wird,
- intraalveolare Blutungen,
- Atelektasen,
- interstitielles und intraalveolares Ödem,
- Verstärkung der Durchblutung der Lungenkapillaren mit Überflutung,
- Verdickung der Alveolarmembran.

Bei Frühgeborenen noch zusätzlich:
- CNL(D) mit Schäden an den Lungengefäßen,
- Retinopathia praematurorum mit Neubildung von Netzhautgefäßen, Einblutungen mit evtl. Netzhautablösung und Erblindung (regelmäßige Augenarztkontrollen!),
- Störungen des Lungenwachstums,
- Surfactantabfall,
- Vasokonstriktion von Hirngefäßen und des Ductus arteriosus Botalli.

2.2 Beatmete Patienten

Die Pflege des beatmeten Patienten teilt sich in mehrere Bereiche auf. Da ist zum einen die besondere Behandlung des Respirationstraktes, die Wichtigkeit der Lagerung und Physiotherapie und die psychische Betreuung des Patienten; zum anderen ist die Überwachung des Beatmungsgeräts und sämtlicher Kontrollparameter wichtig.

> Durch die Beatmung über einen Endotrachealtubus oder eine Trachealkanüle wird der obere Respirationstrakt ausgeschaltet; somit entfallen das Anfeuchten, Reinigen und Erwärmen der Atemluft.

- **Folgen**
- Zunahme der Zähigkeit des Bronchialsekrets,
- Abnahme der Zilientätigkeit; der Selbstreinigungsmechanismus ist gestört,
- Sekretstau in den Atemwegen → Verschluss der Bronchien → Atelektasenbildung → pulmonaler Gasaustausch gestört,
- Zunahme der Infektanfälligkeit der Lunge.

- **Anfeuchten und Erwärmen der Atemluft**

Die aktive Anfeuchtung und Erwärmung der Atemluft erfolgt direkt über das Beatmungsgerät.

- **Möglichkeiten:**
- Vernebler: Düsen-, Ultraschallvernebler,
- Verdampfer: Durchlaufverdampfer (Sprudler), Oberflächenverdampfer (Pass-over-Verdunster), Dampfinjektoren,
- Membrananfeuchter: Wasserdampf tritt durch eine semipermeable Membran.

- **Ziel:**
- 100 % relative Feuchte bei 37°C patientennah,
- die Atemluft darf maximal 41°C (sonst thermische Schäden) bzw. sollte mindestens 32°C betragen.

37°C warme Luft kann maximal 44 g H_2O/m^3 aufnehmen = absolute Feuchte (bzw. 100 % relative Feuchte). Enthält die Atemluft weniger H_2O sinkt die relative Feuchte.

Bei nicht beheizten Teilen des Beatmungssystems (z. B. Gänsegurgel) fällt die Temperatur um 1°C/cm Schlauch ab.

Der Wasserstand (Aqua dest.) und die Temperatur (37–39°C in Abhängigkeit vom Abstand des Temperaturfühlers zur Tubusspitze) müssen regelmäßig kontrolliert werden. Ein leerer Behälter überhitzt sich schnell und führt zur Austrocknung der Atemwege bis hin zu Verbrennungen.

Kondenswasser in den Schläuchen darf niemals in den Befeuchtertopf zurückgegeben werden, gerade in der Exspiration ist es häufig kontaminiert.

Die warme Feuchtigkeit der Schläuche begünstigt das Bakterienwachstum, deshalb müssen diese regelmäßig gewechselt werden.

Als passive Möglichkeit kommen HME-Filter (Heat-Moisture-Exchanger) zum Einsatz (ab 3 kg KG), die zwischen Tubus-/Trachealkanüle und Y-Stück des Beatmungssystems platziert werden. Wärme und Wasserdampf wird bei der Exspiration gespeichert und an das trockene Inspirationsgas abgegeben. Die Filter sollten ein kleines Innenvolumen und einen möglichst geringen Widerstand haben, da es sonst zur Hyperkapnie kommen kann (ggf. muss das AZV erhöht werden). Die Leistung der HME-Filter sollte bei 30 g H_2O/l liegen.

Nach dem gleichen Prinzip funktionieren die »feuchten Nasen« für spontanatmende intubierte/tracheotomierte Patienten.

HME-Filter und »feuchte Nasen« müssen alle 24 h bzw. bei Sekretverlegung oder Durchfeuchtung gewechselt werden.

- **Überwachung des Respirators**

Das Beatmungsgerät wird vom Pflegepersonal zu Schichtbeginn und bei jeder Veränderung kontrolliert. Die dazu nötigen Angaben stehen im Beatmungsprotokoll, das von den Ärzten geführt wird. Zu überwachen sind der eingestellte Beatmungsdruck, die Frequenz, der Flow oder das Volumen (abhängig vom Respirator), der Sauerstoffgehalt, die Temperatur und die Beatmungsform. Die Alarmgrenzen richten sich nach der Grundeinstellung und sollten den Parametern möglichst nahe liegen. Der Wasserstand im Verdampfertopf ist stündlich zu kontrollieren.

- ■ **Atemfrequenz**

Die vom Respirator/Monitor gemessene Atemfrequenz sollte immer anhand der Thoraxexkursionen überprüft werden. Dadurch erhält man zusätzlich Auskunft über Rhythmus, Atemarbeit; Dyspnoezeichen. Ggf. spontane Atemzüge und Atemhübe des Respirators untergliedert dokumentieren.

Obergrenzüberwachung zur Registrierung von Tachypnoe und Hechelatmung einstellen.

- ■ **Druckkontrollierte/gesteuerte Beatmung:**

Bei einer druckkontrollierten/gesteuerten Beatmung ist es entscheidend, dass enge Minutenvolumengrenzen eingestellt werden, um eine Veränderung der Compliance von Lunge und Thorax, des Atemwegswiderstandes (Resistance) sowie Obstruktionen zu registrieren und eine Hypo/Hyperventilation zu vermeiden.

Die Differenz von dem Insp-/Exspirationsvolumen und ein abfallendes Atemminutenvolumen gibt Auskunft über Diskonnektion der Beatmung, Leckagen im Beatmungssystem, undichten Cuff,

Nebenluft bei zu kleinem Tubus oder Verlust über Thoraxdrainagen bei Fistelbildung.

- ■ **Volumenkontrollierte/gesteuerte Beatmung:**

Bei dieser Beatmungsform ist entscheidend, dass ein niedriger Druckbegrenzungsalarm eingestellt wird, um eine Veränderung der Compliance von Lunge und Thorax sowie des Atemwegswiderstandes zu registrieren und Spitzendrücke bzw. eine Hypoventilation zu vermeiden.

> **Anhaltender Druckalarm, z. B. beim Servo, bedeutet auch einen Abbruch des Atemhubes mit unzureichender Ventilation des Patienten.**

Weitere einzustellende Respiratorgrenzen ▶ Abschn. 10.2.

- **Überwachung des Patienten**

Bei jedem beatmeten Patienten wird die Herzfrequenz, die Atemfrequenz und die Sauerstoffsättigung über Monitor kontinuierlich überwacht. Weitere Möglichkeiten sind transkutane Sonden zur pO_2- und pCO_2-Bestimmung und die Kapnometrie zur CO_2-Bestimmung in der Exspiration (Ausführliches ▶ Kap. 11).

Zur Anpassung der Beatmung an den Patienten dient nicht nur die Kontrolle der Monitore, sondern auch als wichtiger Bestandteil die regelmäßige Blutgasanalyse (kapillär oder arteriell).

Das ganze umfangreiche Monitoring gibt nur über einen Teil des Patienten Auskunft. Wichtig ist die genaue Beobachtung durch das Pflegepersonal. Nur so bekommt man eine Aussage über die Toleranz des Patienten gegenüber der Beatmung.

- ■ **Apparative Überwachung:**

Bei der Entwöhnung des Patienten von der Beatmung sind enge Alarmgrenzen einzustellen, um auftretende Hypoxie, Hyperkapnie, Tachydyspnoe/Apnoe, Tachy-/Bradykardie, Unruhe und Blutdruckschwankungen rechtzeitig zu registrieren und entsprechende Maßnahmen zu ergreifen.

Bei kontrolliert beatmeten, sedierten und/oder relaxierten Patienten ebenfalls enge Alarmgrenzen einstellen, um die ausreichende Relaxierung, Sedierung und eine dem Patienten angepasste Beatmung zu garantieren.

- **Klinische Überwachung:**
  - Auskultation,
  - Palpation,
  - Inspektion,
  - Beurteilung des Trachealsekrets,
  - Absaugverhalten,
  - Toleranz der Beatmung.

Tachydyspnoe, Hypoxie, Hyperkapnie, Tachykardie, Hypertonie können Anzeichen von Schmerzen, unzureichender Sedierung, Beatmung bzw. Toleranz der Beatmung sein.

Ursachen für eine unzureichende Anpassung des Respirators an den Patienten:
- Unzureichende Analgosedierung bzw. Muskelrelaxierung,
- erhöhter Energieumsatz, erhöhte CO_2-Produktion durch erhöhten Stoffwechsel (z. B. Fieber, Steigerung der parenteralen Ernährung),
- Stress,
- unzureichende Beatmung, Hypoventilation.

- **Absaugen**

Zur Verminderung des Sekretstaus muss der Patient regelmäßig endotracheal abgesaugt werden. Dies sollte immer unter sterilen Bedingungen und nach Auskultation durchgeführt werden (genaue Ausführung ▶ Abschn. 1.6.1).

Die genaue Beobachtung des Trachealsekrets ist wichtig, besonderes Augenmerk sollte der Konsistenz, der Farbe und der Menge gelten; so kann gelbliches Sekret z. B. auf eine Infektion hinweisen. Es werden einmal wöchentlich bakteriologische Trachealsekretkontrollen durchgeführt.

Sehr zähes Sekret kann man auf verschiedene Weise verflüssigen:
- die Befeuchtung des Atemgases erhöhen, indem die Temperatur im Verdampfer/Vernebler erhöht wird,
- für einen ausgeglichenen Flüssigkeitshaushalt sorgen, Kontrolle über Bilanzierung und Körpergewicht,
- medikamentös mit Sekretolytika (z. B. Azetylzystein),
- Inhalationen über das Beatmungsgerät.

- **Prophylaxen**

Allgemeines zu den Prophylaxen ▶ Abschn. 2.1.

- **Stressulkusprophylaxe:**
  - Psychische Unterstützung des Patienten,
  - Stressfaktoren verhindern bzw. abbauen (Alarme, Geräusche reduzieren),
  - regelmäßige Kontrolle des pH-Werts und auf Blut, Hämatin, Beimengungen achten; ggf. medikamentöse Prophylaxe,
  - frühzeitiger Nahrungsaufbau.

- **Infektionsprophylaxe:**
  - Probleme:
    - fehlende nasale Anfeuchtung und Filtrierung der Atemluft,
    - gestörter Selbstreinigungsmechanismus der Lunge,
    - Reflux von Magenrest,
    - Haut-/Schleimhautschäden,
    - Eindringen von Erreger aus NRR in den Atemtrakt,
    - nosokomiale Infektionen.
  - Ziele:
    - Atemgaskonditionierung,
    - freie Atemwege,
    - intakte Haut und Schleimhäute,
    - physiologische Mund- und Nasenflora.

- **Spezielle Hautpflege**
  - Vermeiden von feuchten Kammern speziell im Halsbereich, wo sich nasales/orales Sekret sammeln kann.
  - Vermeiden von Haut-auf-Haut-Lagerung, ggf. mit Kompressen trennen.

- **Lagewechsel**

Als günstige Lagerung hat sich die Oberkörperhochlagerung erwiesen. Diese führt zur Verbesserung der Perfusions-Ventilations-Verhältnisse.

Allgemein sollte häufig umgelagert werden, sofern dies die Grunderkrankung ermöglicht und der Patient die entsprechende Lagerung toleriert. Das Umlagern ist für eine gleichmäßige Belüftung und Sekretdrainage nötig (▶ Abschn. 1.3).

2.2 · Beatmete Patienten

■ ■ **Komplikationen beim Lagewechsel von beatmeten Patienten:**
– Dislokation des Tubus/Trachealkanüle bis zur unbeabsichtigten Extubation,
– Abknicken der Beatmungsschläuche und des Tubus,
– Reflux von Kondenswasser aus dem Beatmungssystem,
– Dislokationen bzw. Diskonnektion von zu- und ableitenden Systemen,
– Abknicken und evtl. unbeabsichtigtes Ziehen von Gefäßzugängen,
– hämodynamische Verschlechterung,
– respiratorische Verschlechterung,
– Druckstellen durch harte Gegenstände,
– Schmerzen.

■ ■ **Maßnahmen vor einem Lagewechsel:**
– Patienten informieren und, wenn möglich, integrieren,
– Material zur Lagerung bereitstellen: nur das nötigste Material, viele Lagerungshilfsmittel lassen den Patienten immobil werden,
– ggf. Wasser aus den Beatmungsschläuchen entfernen,
– Genaue Absprache, wenn mehr als eine Pflegekraft an der Maßnahme beteiligt ist.

■ ■ **Maßnahmen während des Lagewechsels:**
– Mindestens eine Pflegekraft achtet auf die zu- und ableitenden Systeme,
– Beatmungsschläuche aus der Halterung nehmen bzw. Befestigung lösen,
– Patienten auffordern, soweit wie möglich mitzuhelfen,
– zuerst Kopf lagern, um den Tubus/die Trachealkanüle in die richtige Position zu bringen,
– anschließend Rumpf und Extremitäten in die gewünschte Position legen.

▶ **Durch reduzierten und/oder aufgehobenen Muskeltonus (Medikamente/Erkrankung) auf physiologische Bewegungsmuster achten, um Gelenkluxationen zu vermeiden.**

■ ■ **Maßnahmen nach dem Lagewechsel:**
– Beatmungsschläuche wieder in die Halterung stecken bzw. sichern,
– ggf. Lagerung optimieren. Wenn möglich, Patienten fragen, ob er so liegen kann,
– zu- und ableitende Systeme auf richtigen Sitz und Funktion kontrollieren,
– Patient liegt nicht auf harten Gegenständen wie Schläuche, Falten u. a.,
– Lunge auskultieren, ggf. endotracheales Absaugen,
– Beatmungssituation kontrollieren (AF, AMV, S_aO_2, CO_2),
– Kreislaufparameter kontrollieren (HF, RR),
– Wasserfallen an den tiefsten Punkt hängen,
– das Sichtfeld des Patienten optimieren, evtl. Bilder auf den Nachtschrank stellen,
– ggf. Oberkörper etwas erhöhen z. B. bei enteraler Ernährung.

■ **Physiotherapie**
Gezielte Physiotherapie sollte bei allen beatmeten Patienten regelmäßig von geschultem Personal (Physiotherapeuten) durchgeführt werden. Aber auch vom Pflegepersonal sollten die Grundprinzipien der Atemtherapie beherrscht werden, um sie öfter durchführen zu können (▶ Abschn. 2.12).

■ **Ernährung**
Es sollte möglichst früh mit einer oralen Ernährung zur Magenulkusprophylaxe begonnen werden.

Die Ernährung des intubierten Patienten erfolgt in der Regel über eine Magensonde. Aus psychischen Gründen kann bei einem gut abdichtenden Tubus Nahrung auch oral angeboten werden. Gerade bei größeren Kindern ist darauf zu achten, dass die Nahrung ausgeglichen und der Kalorienbedarf angepasst ist. Bei langzeitbeatmeten Patienten sollte ein Ökotrophologe zu Rate gezogen werden.

■ **Betreuung**
Soweit die Grunderkrankung und die Kooperation des Patienten es zulassen, sollte weitgehend auf Sedativa und Fixierung verzichtet werden, so dass das Kind wach ist und seine Umgebung wahrnehmen kann. Allerdings sollte berücksichtigt werden, dass die ungewohnte Situation Ängste auslösen kann. Gerade der Tubus kann Husten- und Würgereiz hervorrufen, Manipulationen am Tubus Erstickungsängste auslösen. Daher sollte bei speziellen Maßnahmen eine situative Sedierung bzw. Analgosedierung erfolgen.

Die Beschäftigung liegt zum größten Teil in der Hand des Pflegepersonals. Ergotherapeuten und Erzieher unterstützen uns vor allem bei den Langzeitpatienten. Eine wichtige Rolle spielen die Eltern. Diese sollten so weit wie möglich in die Pflege und Betreuung ihres Kindes mit einbezogen werden. Dazu ist es nötig, zunächst den Eltern die Angst vor den Geräten zu nehmen; nur dann können sie hilfreich auf das Kind einwirken.

Das Gesichtsfeld des Kindes sollte abwechslungsreich gestaltet werden durch Bilderbücher, Kuscheltiere usw., die in das Blickfeld gestellt werden sollten. Besonders beim Umlagern ist daran zu denken, die Spielsachen ebenfalls umzustellen und durch andere zu ersetzen. Bei den Kindern ist auch das Hören von Kassetten und das Vorlesen von Geschichten beliebt.

Es sollte viel Wert auf einen regelmäßigen Tagesablauf gelegt werden, dabei sollten Gewohnheiten berücksichtigt und möglichst in den Ablauf integriert werden. Ein Tag-Nacht-Rhythmus sollte so weit wie möglich eingehalten werden, d. h. die Kinder werden nachts mehr in Ruhe gelassen, die Zimmer sollen dunkel gehalten und Lärm vermieden werden.

Durch die Intubation ist die verbale Kommunikation nicht mehr möglich. Von Anfang an muss darauf hingewiesen werden, dass das nur für den Zeitraum der Beatmung der Fall ist. Zur besseren Verständigung mit dem Kind sind, dem Alter angepasst, Bildtafeln oder Schreibtafeln zu empfehlen, über die sich das Kind äußern kann. Der Patient sollte auch eine Möglichkeit haben, sich bemerkbar zu machen. Hierzu dient eine Klingel oder Glocke am Bett.

Auch wenn die Patienten bewusstlos sind oder durch Sedativa ruhig gestellt werden, weiß man nie, ob sie nicht doch die Umwelt wahrnehmen und etwas verstehen. Daher darf am Krankenbett nicht über den Krankheitsverlauf und die Prognose gesprochen werden. Zum anderen sollten sich die Ärzte und das Pflegepersonal wiederholt mit Namen vorstellen, alle Maßnahmen ankündigen und altersentsprechend erklären.

2.3 Relaxierte Patienten

Muskelrelaxanzien sind Substanzen, die eine reversible schlaffe Lähmung der quergestreiften Muskulatur hervorrufen. Sie haben keine Wirkung auf das zentrale Nervensystem, weil sie die Blut-Hirn-Schranke nicht überwinden können. Sie wirken an der motorischen Endplatte des Muskels durch Hemmung der Azetylcholindiffusion.

Durch Relaxierung des Zwerchfells und der Zwischenrippenmuskulatur kommt es zur Atemlähmung.

- **Indikation für eine Relaxierung**
- Intubation,
- Unterdrückung der Eigenatmung,
- Verbesserung der Elastizität des Thorax (Optimierung der Beatmung),
- Status epilepticus, Status asthmaticus,
- Tetanus,
- Entspannung des gesamten Venentonus:
  - schweres RDS oder ARDS,
  - Mekoniumaspiration,
  - Zwerchfellhernie,
- Intraoperative Aufhebung des Muskeltonus,
- Senkung des Narkosebedarfs,
- postoperativ, z. B. Blasenekstrophie, Omphalozele (Bauchpresse ausschalten),
- Immobilisierung bei besonderen Maßnahmen, z. B. ECMO, offener Thorax.

- **Medikamente**

Bei den Muskelrelaxanzien wird zwischen depolarisierenden und nichtdepolarisierenden Relaxanzien unterschieden (Ausführliches ▶ Anhang: Medikamente). Im Intensivbereich kommen zur Dauerrelaxierung üblicherweise nichtdepolarisierende Relaxanzien, z. B. Vecuronium, zum Einsatz. Diese können ggf. mit Cholinesterasehemmern, z. B. Neostigmin antagonisiert werden. Neostigmin sollte immer in Verbindung mit Atropin verabreicht werden. Bei alleiniger Gabe können Bradykardien und Magen-/Darmspasmen als Nebenwirkungen auftreten. Wegen der kürzeren Halbwertszeit des Antagonisten besteht die Gefahr eines Rebounds.

Die Wirkzeit von Relaxanzien ist verlängert bei:
- Leber- und Gallenerkrankungen,
- Hypothermie,

- Niereninsuffizienz,
- Aminoglykosiden,
- volatilen Anästhetika wie Isofluran, Enfluran.

> **Keine Relaxierung ohne Sedierung (und Analgesierung).**

Bewährt hat sich bei relaxierten Kindern eine Midazolam-Dauerinfusion zur Sedierung, bzw. eine *Fentanyl-Midazolam*-Dauerinfusion zur Analgosedierung.

- **Spezielle Pflege**
- Konsequente Grundpflege;
- Dekubitus- und Pneumonieprophylaxe;
- Lagerung:
  - häufiger Lagewechsel,
  - Gelenke in physiologischer Mittelstellung,
  - Extremitäten leicht erhöht,
  - nie Haut auf Haut,
  - Extremitäten durchbewegen;
- Temperatur:
  - kontinuierliche Temperaturüberwachung, da eine Regulation über die Muskelzellen nicht möglich ist;
- Mundpflege:
  - häufiges Absaugen oral/nasal, da der Schluckreflex fehlt;
- Augenpflege:
  - sorgfältige Augenpflege, um fehlenden Lidschlag auszugleichen;
- Ernährung:
  - primär eine enterale Ernährung versuchen,
  - sonst parenterale Ernährung, da die Darmfunktion indirekt von der Lähmung der quergestreiften Muskulatur mit betroffen ist; dann Magenspülungen mit Tee durchführen,
  - ggf. Ulkusprophylaxe mit Antazida oral oder H2-Blockern i. v.,
  - Magen-pH regelmäßig kontrollieren;
- Darm:
  - Darmgeräusche überprüfen,
  - Bauch- und Kolonmassage, um evtl. eine spontane Stuhlentleerung zu ermöglichen,
  - regelmäßige Einläufe oder Klysmen bei fehlender Stuhlausscheidung;
- Blase:
  - spontane Blasenentleerung ist nicht mehr möglich → Blasenkatheter intermittierend oder als Dauerkatheter,
  - genaue Flüssigkeitsbilanz,
  - einmal pro Schicht spezifisches Gewicht des Urins bestimmen.

Monitorüberwachung mit eng eingestellten Alarmgrenzen und gute optische Überwachung sowie Beobachtung des Hautkolorits sind notwendig.

Trotz der Wichtigkeit von Prophylaxen und Pflegemaßnahmen sind diese vom Zustand des Kindes abhängig zu machen. Relaxierte Patienten sind meist sehr krank und instabil, so dass Maßnahmen wie Vibrieren, Waschen oder häufiges Umlagern zu belastend sein können. Hier ist das Nutzen-Schaden-Risiko abzuwägen.

Bei relaxierten Kindern ist die Wahrnehmung stark eingeschränkt, sie können z. B. keine optischen Reize erhalten. Das Gefühl für ihren Körper geht ihnen verloren, da sie sich nicht selbstständig bewegen können und meist wenig Körperkontakt erhalten. Dieses sollte bei der Versorgung berücksichtigt werden, indem dem Kind Anregungen (Streicheln, Massagen, unterschiedliche Unterlagen, Schaffung von Körperbegrenzungen) angeboten werden. Dabei muss man sehr behutsam vorgehen, damit das Kind diese auch verarbeiten kann und nicht überfordert wird (▶ Abschn. 1.7).

- **Überprüfung des Wachzustands der Kinder**
- Pupillen sind eng bei guter Sedierung.
- Tränenfluss und Ansteigen von Herzfrequenz/Blutdruck sind Symptome, die für ein Nachlassen oder eine nicht ausreichende Sedierung sprechen.
- Symptome, die die abnehmende Wirkung der Relaxierung zeigen:
  - Zucken der Augenlider und des Zungengrunds,
  - Zwerchfellkontraktionen,
  - Anstieg des $tcpCO_2$ oder des endexspiratorischen CO_2,
  - Schwitzen,
  - Bauchdecke zieht sich bei Berührung zusammen,
  - Zuckungen der Finger.

Die Pflege eines relaxierten Kindes sollte in einer möglichst leisen Umgebung erfolgen. Laute Geräusche, geräuschvolles, hektisches Hantieren im Zimmer vermeiden. Die Augen sollten vor grellem Licht geschützt werden, Augen ggf. abdecken. Trotz Sedativa kann das Kind evtl. seine Umgebung wahrnehmen, daher sollte man mit ihm sprechen, ihm seine Situation erklären und alle Maßnahmen ankündigen und erläutern. Auch die Eltern sollte entsprechend angeleitet werden.

2.4 Blasenkatheter

Es besteht die Möglichkeit, je nach Indikationsstellung die Blase einmal zu katheterisieren oder einen Dauerkatheter zu legen. Muss ein Patient regelmäßig einmalkatheterisiert werden, übernimmt das Pflegepersonal im Allgemeinen diese Aufgabe, sonst ist der Arzt dafür zuständig.

2.4.1 Einmalkatheter

- **Indikation**
- Harnverhalten, z. B. postoperativ,
- intermittierendes Katheterisieren z. B. bei neurologischen Erkrankungen mit Miktionsstörungen (MMC, Querschnittslähmungen, Reflux etc.),
- sterile Gewinnung von Urin für bakteriologische Untersuchungen,
- Restharnbestimmung (bis 20 % der Blasenkapazität normal),
- Nierenfunktionsprüfung,
- Blasenspülung,
- Medikamenteninstillation.

- **Material**
- 4–6 sterile Tupfer,
- Octenidin,
- 3 sterile Handschuhe,
- evtl. Nierenschale zum Auffangen des Urins,
- Frauenkatheter (der Größe des Patienten entsprechend),
- Gleitgel oder Aqua (bei *LoFric*-Kathetern) als Gleitmittel,
- wasserdichte Unterlage,
- evtl. Urinröhrchen, Medikamente oder weiteres Material je nach Untersuchung.

- **Vorbereitung des Patienten**
- Altersentsprechende Aufklärung,
- für Sichtschutz sorgen,
- Genitalbereich säubern, vor allem von Stuhlresten,
- Patienten lagern: Rückenlage, Beine leicht angewinkelt und gespreizt,
- für gutes Licht sorgen.

- **Vorgehen**
- Katheter bereitlegen (bei *LoFric*-Kathetern Aqua in die Packung geben).
- Tupfer mit Desinfektionsmittel tränken.
- Sterile Handschuhe anziehen.
- Desinfektion bei Mädchen sollte von vorn nach hinten erfolgen:
    - 1. und 2. Tupfer für die großen Schamlippen,
    - 3. und 4. Tupfer für die kleinen Schamlippen,
    - 5. Tupfer für die Harnröhrenmündung,
    - 6. Tupfer als Schutz zwischen die kleinen Schamlippen legen.
- Zur Desinfektion bei Jungen die Vorhaut leicht zurückziehen:
    - 1. und 2. Tupfer für Harnröhrenmündung und Vorhautrand (von innen nach außen),
    - 3. Tupfer für die Harnröhrenmündung,
    - 4. Tupfer zum Ablegen des Penis.
- Den Handschuh, mit dem desinfiziert wurde, wechseln.
- Katheter steril nehmen, evtl. mit Gleitgel gleitfähig machen.
- Katheter ohne großen Druck steril einführen bis Urin kommt (bei Jungen Penis strecken und nach oben vorn halten, die physiologische Enge mit leichtem Druck und drehenden Bewegungen überwinden, anschließend Penis nach unten vorn halten; bei Mädchen Schamlippen spreizen, Tupfer entfernen).
- Urin in die Windel oder eine Nierenschale tropfen lassen, evtl. Urin für Untersuchungen abfüllen.

2.4 · Blasenkatheter

- Bei starkem Blasenhochstand, Urin fraktioniert ablassen, um intraabdominellen Druckausgleich zu ermöglichen → Blutdruckabfall.
- Beobachtung des Urins: Aussehen, Farbe, Ausflockungen, Menge, Geruch.
- Kommt kein Urin mehr, zur vollständigen Entleerung vorsichtig mit einer Hand Druck oberhalb der Symphyse auf die Bauchdecke ausüben (*cave*: nicht bei Reflux).
- Entfernen des Katheters und Entsorgung.
- Genitalbereich vom Desinfektionsmittel reinigen.
- Beim nächsten Spontanurin auf Blutbeimengungen oder Veränderungen des Urins achten.
- Bei regelmäßiger Einmalkatheterisierung erfolgt einmal pro Tag eine Multistix-Kontrolle, einmal pro Woche Urinkontrollen auf Leukozyten und Bakterien.

2.4.2 Dauerkatheter

- **Indikation**

Strenge Indikationsstellung wegen der Gefahr aufsteigender Infektionen, evtl. ist das Einmalkatheterisieren dem Dauerkatheter vorzuziehen. Außerdem besteht die Möglichkeit, einen suprapubischen Katheter (▶ Abschn. 2.5) zu legen, wenn eine länger währende Urinableitung notwendig ist (z. B. nach Operationen im Bereich der ableitenden Harnwege). Es gibt auch Blasenkatheter mit einer integrierten Temperatursonde, die gleichzeitig eine kontinuierliche Temperaturüberwachung ermöglichen und bei entsprechender Indikation verwendet werden sollten.

- Genaue Flüssigkeitsbilanzierung,
- Harnableitung bei tiefer Sedierung bzw. Relaxierung,
- Ruhigstellung der Blase nach operativen Eingriffen,
- Schienung der Urethra nach Operationen,
- Länger andauerndes Harnverhalten.

- **Material**
- 4–6 sterile Tupfer,
- Operationshandschuhe,
- sterile Einmalhandschuhe,
- *Nelathon*-Dauerkatheter (möglichst aus Silikon wegen Allergiegefahr; können 4–6 Wochen liegen bleiben), blockbar, Größe je nach Patient, für sehr kleine Frühgeborene kann alternativ eine NVK Charr 5 verwendet werden,
- Blockerspritze, Aqua oder eine sterile 8–10 %ige Glyzerin-Wasserlösung zum Blocken (*cave*: nicht mit NaCl 0,9 %ig → Kristallisierung möglich mit Abnahme der Blockung),
- Gleitgel,
- Schleimhautdesinfektionsmittel zum Desinfizieren,
- z. B. steriles geschlossenes Urinauffangsystem mit Tropfkammer und Rücklaufventil,
- saubere Unterlage,
- steriles Vogelschälchen für Desinfektionsmittel,
- evtl. sterile Pinzette.

- **Vorbereitung des Patienten**
▶ Abschn. 2.4.1.

- **Vorgehen**
- Der Arzt zieht sich die Operationshandschuhe an, über eine Hand wird der sterile Einmalhandschuh zum Desinfizieren gezogen.
- Desinfektion s. Einmalkatheter.
- Einmalhandschuhe abziehen lassen.
- Überprüfen der Blockung (Flüssigkeit vollständig wieder abziehen).
- Auf die Katheterspitze *Gleitgel* geben, bei Jungen evtl. Gleitmittel direkt in die Urethra einführen.
- Einführen des Katheters s. Einmalkatheter.
- Ziehen des Führungsfadens.
- Wenn Urin fließt, Katheter noch weitere cm einführen.
- Blockung des Katheters mit der auf dem Katheter angegebenen Menge Aqua (bei Neugeborenen und kleinen Säuglingen wird der Katheter wegen der großen Verletzungsgefahr nicht geblockt).
- Zurückziehen des Katheters bis zum Anschlag.
- Anschließen des Urinauffangsystems.
- Befestigung des Katheters zusätzlich mit einem Pflasterstreifen auf dem Unterbauch in Richtung Leiste, um direkten Zug zu vermeiden

(nie am Oberschenkel wegen der Zuggefahr bei Bewegungen).

- **Pflege**
- Beim Umgang mit einem Blasenkatheter sollten immer Handschuhe getragen und alle hygienischen Vorsichtsmaßnahmen beachtet werden.
- Mindestens einmal täglich Reinigung der Harnröhrenmündung und des Katheters an der Eintrittsstelle von Verkrustungen mit Wasser und Seife, bei Infektionszeichen mit Schleimhautdesinfektionsmittel; nach Stuhlgang und bei Bedarf zusätzlich reinigen; Harnröhrenmündung auf Rötung, Schwellung und Verletzungen kontrollieren, auf Sekret- und Eiteraustritt achten.
- Wechsel des Urinauffangsystems alle 2 Wochen bzw. lt. Herstellerangaben, Diskonnektion vermeiden → ggf. Konnektionsstellen desinfizieren, System muss immer unter Niveau des Patienten hängen, damit kein Urin aus dem Schlauch in die Blase zurückläuft, Schlauch darf nicht durchhängen, da infolge der Syphonwirkung der Urin sonst nicht abläuft, Schlangenbildung und Zug auf den Katheter vermeiden.
- Urinkontrolle s. Einmalkatheter; Entnahme an der vorgesehenen Punktionsstelle am Schlauch nach vorheriger Desinfektion mit 17er-Kanüle und Spritze; 1- bis 3-mal/Tag Multistix, Urinentnahme dann aus dem Sammelbehälter.
- Beobachtung des Urins ▶ Abschn. 2.4.1. Bei Verstopfung des Katheters Spülung mit NaCl 0,9 %ig unter sterilen Bedingungen, evtl. neuen Katheter legen.
- Patienten zur Förderung der Selbstreinigung ausreichend Flüssigkeit zuführen.
- Häufiger Wechsel der Bettwäsche.
- Katheter nie abstöpseln → Infektionsgefahr.
- Nach chirurgischen Operationen ist bei den Patienten häufig ein einfacher steriler Auffangbeutel an den Katheter angeschlossen, wegen der einfacheren Handhabung für die chirurgische Station, wenn die Kinder mobilisiert werden. Diese Beutel sollten nicht ausgewechselt werden, um Diskonnektionen zu vermeiden. Der Ablassstutzen darf nicht mit dem Urinauffanggefäß in Berührung kommen und sollte nach dem Ablassen des Urins desinfiziert werden.

- **Ziehen des Katheters**
- So früh wie möglich,
- Blockung vollständig entfernen,
- langsam und vorsichtig ziehen,
- auf die erste spontane Urinausscheidung achten,
- sorgfältige Beobachtung der ersten Urine.

- **Komplikationen**
- Katheterverlegungen,
- Schleimhautläsionen der Urethra,
- Blutungen,
- lokale und aszendierende Infektionen,
- Blasenschrumpfung,
- Harninkontinenz,
- Harnröhrenstriktur beim Jungen,
- Verletzung der Urethra durch falsches Blocken oder Ziehen eines geblockten Katheters.

2.5 Suprapubischer Blasenkatheter

Der suprapubische Blasenkatheter wird perkutan durch die Bauchwand gelegt.

- **Indikation**
- Wenn eine transurethrale Katheterisierung nicht möglich ist oder nicht gelingt,
- bei Harnröhrenverletzungen und -strikturen.

Es sollte grundsätzlich ein suprapubischer Katheter gelegt werden, wenn die Urinableitung über einen längeren Zeitraum erforderlich ist z. B. bei Patienten mit Verbrennungskrankheit, nach Operationen im Urogenitalbereich (dann wird der Katheter intraoperativ gelegt).

- **Kontraindikation**
- Gerinnungsstörungen,
- Aszites,
- Verwachsungen im Unterbauch,
- Ileussymptomatik.

2.5 · Suprapubischer Blasenkatheter

- **Vorteile**
- Verringerung des Infektionsrisikos bei langer Liegedauer,
- Vermeidung von Schleimhautläsionen der Urethra,
- bessere Toleranz; außerdem sind die Patienten leichter zu mobilisieren.

- **Vorbereitung des Patienten**
- Einwilligung der Eltern,
- Patienten altersentsprechend aufklären,
- für Sichtschutz sorgen,
- bei Jugendlichen in der Pubertät ggf. Rasur der Schambehaarung bis zum Nabel,
- Blase auffüllen:
  - viel trinken lassen,
  - schnelle Infusion größerer Flüssigkeitsmengen,
  - Blase (wenn möglich) transurethral katheterisieren und Instillation von NaCl 0,9 %ig, anschließend Blasenkatheter wieder entfernen;
- wenn die Blase voll ist, Patienten in Rückenlage bringen, Becken leicht hochlagern und Beine strecken.

- **Richten des Materials**
- Punktionsbesteck, z. B. *Cystofix*-System (Größe dem Patienten angepasst), bestehend aus:
  - spaltbarem Punktionstrokar, Katheter, Fixierplatte, Urinauffangbeutel, Naht- und Verbandsmaterial, Abfallsack, Lokalanästhetikum, z. B. *Xylocain* 0,5 %ig, 12er-Kanüle und 2-ml-Spritze,
- Hautdesinfektionsmittel,
- Mundschutz, Haube,
- sterile Handschuhe und Kittel,
- steriles Lochtuch,
- steriles Vogelschälchen und Kompressen,
- Einmalskalpell,
- steriler Nadelhalter, sterile Pinzette,
- ggf. geschlossenes Urinablaufsystem zur genauen Bilanzierung.

- **Durchführung**
- Desinfektion,
- Lokalanästhesie und Probepunktion,
- Punktionsstelle 2 Patientenfinger quer oberhalb der Symphyse in Mittellinie,
- Punktionsrichtung senkrecht zur Bauchdecke,
- Hautinzision mittels Skalpell,
- Punktion der Blase mit dem spaltbaren Trokar und Entfernen der inneren Kanüle,
- Einführen des Katheters mit angeschlossenem Auffangbeutel über den Trokar in die Blase bis die Kathetermarkierung auf Hautniveau liegt,
- Zurückziehen und Spalten des Trokars zum Entfernen,
- Fixieren des Katheters an der Bauchwand mit einer Naht,
- Katheter in die beiliegende Fixierplatte einklemmen → verhindert das Abknicken,
- Drainkompresse zwischen Bauchwand und Fixierplatte legen,
- sterilen Verband anlegen,
- evtl. Katheter mit Pflasterstreifen zusätzlich auf der Bauchwand fixieren,
- Auffangbeutel oder Ablaufsystem unter Patientenniveau anbringen.

- **Pflege**
- Verbandwechsel alle 2–3 Tage, bei Durchfeuchten entsprechend häufiger;
  - Reinigen und Desinfizieren der Punktionsstelle, dabei immer von der Eintrittsstelle weg arbeiten,
  - Reinigen der Fixierplatte und des Katheters im Bereich der Eintrittsstelle, Entfernen von Krusten,
  - Beobachtung der Eintrittsstelle auf Entzündungszeichen, Krustenbildung, Hautirritationen, Urinaustritt;
- auf Schmerzäußerungen des Patienten achten; bei Verstopfung des Katheters Spülung mit NaCl 0,9 %ig unter sterilen Bedingungen;
- Urinstix einmal täglich (Spezifisches Gewicht, Blut, Leukozyten, Eiweiß, pH);
- bakterielle Urinkultur einmal pro Woche sowie bei Verdacht auf eine Infektion;
- Bilanzierung und Beurteilung des Urins (Trübung, Hämaturie, Flocken?);
- Umgang mit dem *Urinauffangsystem* (▶ Abschn. 2.4.2);
- Wechsel des Urinablaufsystems lt. Hersteller;

- Wechsel des Katheters über *Seldinger*-Technik, verschiedene Hersteller bieten entsprechende Wechselsets an:
  - Latexkatheter alle 4 Wochen,
  - Silikonkatheter alle 8 Wochen,
  - anstelle des *Cystofix*-Katheters können auch übliche Ballonkatheter verwendet werden, der Ballon verhindert das Herausrutschen aus der Blase;
- Dokumentation:
  - Legen des Katheters,
  - Größe des Katheters,
  - Verbandwechsel, Beobachtungen,
  - Wechsel des Katheters.

- **Entfernen des Katheters**
- Intermittierendes Abklemmen des Katheters, dabei auf spontane Urinausscheidung achten,
- Ziehen des Katheters,
- Anlegen eines sterilen Verbands,
- auf spontane Urinausscheidung achten,
- Verbandwechsel und Beobachtung der Kathetereintrittsstelle, bis sie sich vollständig geschlossen hat.

- **Komplikationen**
- Verletzung der Bauchorgane und/oder Gefäße bei der Punktion,
- Infektionen,
- Dislokation des Katheters,
- Herausrutschen des Katheters,
- Blasentamponade und Urinstau bis in die Niere.

2.6 Peritonealdialyse

Bei der Peritonealdialyse (PD) wird über einen Katheter das Dialysat in den Bauchraum gegeben. Das Peritoneum wird als semipermeable Membran genutzt, um vor allem Wasser, Kalium, Harnstoff, Kreatinin, Ammoniak und Laktat aus dem Körper zu entfernen. Die Oberfläche des Peritoneums ist im Verhältnis zur Körperoberfläche beim Kleinkind und Säugling sehr groß. Daher ist die PD in dieser Altersgruppe das bevorzugte Verfahren; außerdem ist es ohne großen apparativen Aufwand überall durchführbar, z. B. auch zu Hause als CAPD (kontinuierliche ambulante PD).

- **Prinzipien**
- Diffusion: Sie ist das Bestreben der Moleküle vom Ort der höheren zum Ort der niedrigeren Konzentration zu wandern, bis ein Konzentrationsausgleich geschaffen ist. Welche Moleküle die Membran passieren können, hängt von deren Porengröße ab.
- Osmose: Wasser hat das Bestreben von weniger konzentrierten zu konzentrierteren Lösungen zu wandern, um einen Ausgleich der Osmolarität zu schaffen (= Wasserverschiebung entsprechend dem osmotischen Gradienten).
- Konvektion: Wandert Wasser, werden dabei auch darin gelöste Substanzen mitgeführt.

- **Indikation**
- Akutes Nierenversagen mit Harnstoff >100 mg/dl, starke Überwässerung, metabolische Azidose,
- reversible urämische Zustände, z. B. hämolytisch urämisches Syndrom (HUS),
- exogene Vergiftungen mit dialysablen Substanzen, z. B. Barbiturate,
- bestimmte endogene Intoxikationen oder akute Krankheitsbilder, z. B. thyreotoxische Krise,
- Hyperkaliämie >7 mmol/l,
- chronisches Nierenversagen → CAPD.

- **Kontraindikation**
- Peritonitis,
- Blutungsneigung.

- **Zusammensetzung des Dialysats**
- Natrium, Chlor, Kalzium, Magnesium, Laktat (wird im Körper zu Bikarbonat umgewandelt und wirkt der meist vorhandenen Azidose entgegen, evtl. Alkalosegefahr) sind in physiologischen Mengen enthalten.
- Glukose: je höher der Glukoseanteil, desto größer ist die Osmolarität des Dialysats im Verhältnis zum Blut und umso mehr Wasser wird dem Blut entzogen; allerdings kann bei längerer Verweildauer Glukose ins Blut wandern → Hyperglykämiegefahr und Glukosemast.

- Kalium ist nicht enthalten, da es dem Körper entzogen werden soll.
- Heparin wird zu Beginn meist hinzugefügt, damit Blutbeimengungen das Innenlumen des Katheters nicht verstopfen.
- Antibiotika werden in den ersten Tagen nach Eröffnung der Bauchhöhle prophylaktisch, später nur bei evtl. Keimnachweis (Peritonitis) hinzugefügt.

- **Durchführung**

Im Akutfall Durchführung mit einem Stilettkatheter, der auch auf Station gelegt werden kann, oder zur Langzeitdialyse über den chirurgisch eingelegten *Tenckhoff*-Katheter. Der Punktionsort befindet sich im oberen Drittel zwischen Nabel und Symphyse auf der linken Seite (rechts Leber) des Abdomens. Die Katheterspitze muss im Douglas-Raum liegen, dem tiefsten Punkt.

Der *Tenckhoff*-Katheter besteht aus weichem Material (Silikon) und kann bis zu 1 Jahr liegen. Er verläuft in einem subkutanen Tunnel in den Bauchraum und wird an der Subkutis und in der Peritonealhöhle fixiert, so dass die Infektionsgefahr gering ist.

- **Vorbereitung des Patienten**
- Einwilligung;
- altersabhängige Aufklärung;
- sicherer venöser Zugang, vorteilhaft wäre ein zentraler Venenkatheter (ZVK) wegen der flüssigkeitsrestriktiven parenteralen Ernährung;
- offene Magensonde, nach Adaption an die Dialyse ist meist eine normale orale Ernährung möglich;
- Blasenkatheter zur genauen Bilanzierung, falls noch eine Restfunktion vorhanden ist, außerdem muss die Blase bei Punktion leer sein → Sonokontrolle;
- Intubationsbereitschaft, falls die Kinder nicht beatmet sind;
- Darmentleerung zum Schutz vor Verletzungen bei der Punktion;
- Bettenwaage zur kontinuierlichen Gewichtskontrolle aufstellen;
- weiche Lagerung zur Dekubitusprophylaxe, Oberkörperhochlagerung zur Hirnödemprophylaxe und zur Erleichterung der Atmung.

- **Material zur Akutdialyse z. B. über Stilett-/Pigtailkatheter**
- Steriler Kittel, Handschuhe,
- Mundschutz, Haube,
- Hautdesinfektionsmittel, sterile Kompressen,
- steriles Abdecktuch, Lochtuch,
- 1- und 2-ml-Spritzen, 17er- und 1er-Kanülen,
- 20-ml-Spritze und Punktionskanüle,
- Lokalanästhetikum,
- vorgewärmtes NaCl 0,9 %ig,
- Dialysekatheter,
- Skalpell,
- Nahtmaterial, Nadelhalter, Pinzette,
- Verbandsmaterial,
- Wärme- und Lichtquelle,
- steril vorbereitetes Dialysesystem mit Zusätzen, luftleere Schläuche,
- 4 anatomische Klemmen (bezogen),
- Wärmeplatte,
- 1–2 Digitalwaagen (bei Säuglingen und Kleinkindern) oder 1 Federwaage (größere Kinder),
- Infusionsständer,
- Wecker,
- Dialyseprotokoll.

- **Legen eines Dialysekatheters**
- Aufklärung des Patienten,
- Ermittlung des Ausgangsgewichts,
- Sedierung und Analgesie (evtl. Narkose bei beatmeten Patienten),
- Entleeren der Blase über den Blasenkatheter: Sonokontrolle,
- Darmentleerung,
- Rückenlagerung, Oberkörperhochlagerung,
- Fixierung des Kindes, vor allem des Beckenkamms und der Beine,
- Desinfektion der Punktionsstelle,
- Lokalanästhesie bis in die untere Bauchmuskelschicht,
- nochmalige Desinfektion,
- Arzt kleidet sich steril an,
- Abdecken der Punktionsstelle,

Punktion des Bauchraums mit einer dicken Punktionskanüle, darüber wird vorgewärmtes NaCl 0,9 %ig gegeben (ca. 20–30 ml/kg KG) = Erzeugung einer künstlichen Aszites, Kanüle ziehen,
- Hautschnitt, Katheter kurz fassen und unter drehenden Bewegungen durch den Einstichkanal der Kanüle in den Bauchraum vorschieben,
- Trokar entfernen, im Katheter steigt Flüssigkeit auf, dann Vorschieben in den Douglas-Raum (Gefahr der Verletzung des Darms und der Blase),
- Katheter abklemmen und mit einer Naht fixieren,
- Einstichstelle verbinden,
- steriler Anschluss des Dialysesystems und erster Einlauf einer kleinen Menge des erwärmten Dialysats.

- **Ablauf der Dialyse**

Man unterteilt die Dialyse in 3 Abschnitte.
- Einlaufzeit: Das auf 35–37°C angewärmte Dialysat (sonst Reizung des Peritoneums mit Schmerzen sowie Kontraktion der Gefäße bei zu kaltem Dialysat) lässt man über ca. 10 min einlaufen. Das Schlauchsystem muss luftleer sein (sonst Verkleinerung der Peritonealhöhle, schmerzhaft und Förderung des Wachstums aerober Keime), die Einlaufhöhe soll maximal 40 cm betragen.
- Verweildauer: Sehr individuell nach dem Krankheitsbild und den Parametern, die eliminiert werden sollen, zwischen 15–60 min bei der Akutdialyse und 4–6 h bei der CAPD (Verweildauer je nach Elimination: Wasser – kurz, Kalium – mittel, Harnstoff und Kreatinin – lang); nach ca. 30 min weitgehende Sättigung des Dialysats mit kleinen Molekülen (Kalium, Harnstoff), danach könnten Eiweißmoleküle ins Dialysat und Glukose ins Blut wandern.
- Auslaufzeit: Dauer ca. 20–30 min; es muss aber gesichert sein, dass mindestens die Einlaufmenge der Spüllösung wieder ausläuft; der Auslaufbehälter sollte nicht tiefer als 10–15 cm unter Bauchniveau hängen, sonst können Gerinnsel und Netzpartikel angesaugt werden.

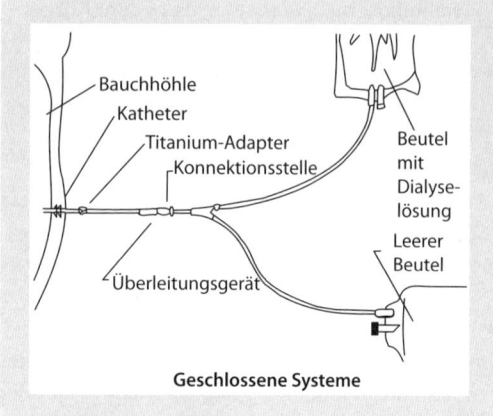

◘ Abb. 2.1 Peritonealdialysesystem der Firma Baxter

- **Dialysesystem als geschlossenes System** (◘ Abb. 2.1)

Zum Dialysesystem gehören:
- Einlaufbeutel, der mit Dialysat in jeweils benötigter Konzentration gefüllt ist,
- leerer Auslaufbeutel,
- Y-Stück mit Schlauch vom Dialysebeutel und Schlauch zum Auslaufbeutel,
- Überleitungsgerät mit Drehklemme: kleiner Verbindungsschlauch vom Y-Stück zum Schraubverschluss, mit dem man das System an den PD-Katheter anschließen kann,
- über die Verbindungsstelle PD-Katheter und Dialysesystem wird z. B. eine *Betaisodona*-Manschette gestülpt, die das Eindringen von Keimen verhindern soll.

Auf der Seite, auf der der PD-Katheter aus dem Körper tritt, muss die Wärmeplatte stehen, mit der der Dialysatbeutel erwärmt wird. Circa 40 cm über Patientenniveau steht die Digitalwaage bzw. ist die Federwaage für den Einlaufbeutel angebracht. Circa 10 cm unterhalb des Patienten steht die andere Waage zum Abwiegen des Auslaufbeutels. Steht keine zweite Waage zur Verfügung, hängt man den Auslaufbeutel unten an einen Infusionsständer und muss ihn vor und nach jedem Auslauf auf der Waage abwiegen. Mit je 2 Klemmen werden die Schläuche für Ein- und Auslauf abgeklemmt, der Zulauf zum Patienten ist durch eine Drehklemme

2.6 · Peritonealdialyse

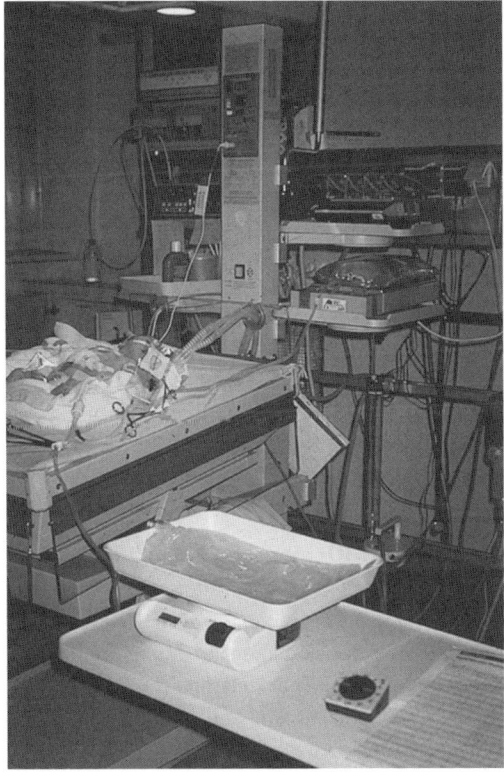

Abb. 2.2 Neugeborenes während der Peritonealdialyse. *Oben rechts*: Waage für den Einlauf; *darunter*: Dialysebeutel auf der Wärmeplatte; *vorne*: Auslaufbeutel auf der Waage

gesichert. Der Dialysebeutel liegt im Allgemeinen auf der Wärmeplatte (Abb. 2.2).

Vor dem Einlauf wird das System gespült, damit der Einlaufschlauch mit angewärmtem Dialysat gefüllt wird und um evtl. Keime aus dem System in den Auslaufbeutel zu spülen. Diese Spülung erfolgt mit mindestens 100 ml. Dazu legt man den Beutel auf die Waage und öffnet die beiden Klemmen, so dass das Dialysat in den Auslaufbeutel fließen kann. Dann wird der Auslaufschlauch abgeklemmt und die Drehklemme zum Patienten geöffnet, und man lässt die vorher definierte Dialysatmenge (10–30 ml/kg KG) in die Bauchhöhle einlaufen; dabei ist eine gute Beobachtung des Patienten notwendig. Anschließend schließt man die Drehklemme und klemmt den Einlaufschlauch ab. Der Dialysatbeutel wird wieder auf die Wärmeplatte gelegt. Es folgt nun die Verweildauer, der Wecker wird entsprechend der geplanten Zeit eingestellt. Zum Auslauf werden die Drehklemme und die Klemmen zum Auslaufbeutel geöffnet. Man muss sicherstellen, dass mindestens die Einlaufmenge wieder abfließt. Nach der festgelegten Auslaufzeit beginnt der nächste Einlauf. Alles muss in dem Dialyseprotokoll dokumentiert werden.

Es gibt die Möglichkeit, bei Kindern, Jugendlichen und größeren Säuglingen die PD mit einer Peritonealdialysemaschine (»Cycler«), wenn möglich über Nacht, durchzuführen.

Systemwechsel

Ist der Dialysebeutel leer oder muss die Konzentration des Dialysats geändert werden, muss das komplette System gewechselt werden.

Das System wird unter sterilen Kautelen mit den angeordneten Zusätzen versehen, die gesamten Schläuche werden luftleer gefüllt und alle abgeklemmt. Die Pflegeperson trägt dazu Mundschutz, Haube und sterile Handschuhe. Das System wird in ein steriles Tuch geschlagen und zum Patienten gebracht. Eine neue Manschette, z. B. *Betaisodona*-Manschette, wird bereitgelegt. Die alte Manschette an der Verbindungsstelle wird entfernt, die Verbindungsstelle wird großzügig mit Desinfektionsmittel abgewischt und auf einer sterilen Unterlage gelagert. Mit neuen sterilen Handschuhen wird das neue System angeschlossen und die neue Manschette um die Verbindungsstelle gelegt. Die Manschette sollte man etwas hin und her drehen, damit sich z. B. das *Betaisodona* verteilt. Der Systemwechsel wird im Protokoll dokumentiert.

Dialyseprotokoll

Zusätzlich zur normalen Intensivkurve wird ein spezielles Dialyseprotokoll geführt:
- Name, Datum, Uhrzeit,
- Art des Dialysats und Zusätze,
- einzelne Einlaufmenge,
- Verweildauer,
- Auslaufmenge mit Bilanz pro Auslauf bzw. 6-/12-/18-/24-h-Bilanz, zur Errechnung der Ultrafiltration,
- Beutelwechsel,
- Kontrollgewicht des Patienten,
- Probleme bei der Dialyse (Schmerzen, schlechtes Ein- bzw. Auslaufen des Dialysats, Aussehen etc.).

- **Überwachung**

Zu Beginn der Dialyse erfolgt eine sehr engmaschige Überwachung aller Parameter um zu sehen, wie der Patient reagiert:
- Herzfrequenz, EKG,
- Atmung (AF, Tiefe, Typ),
- Blutdruck evtl. über arterielle Druckmessung,
- Temperatur (Sonde bei Säuglingen),
- zentraler Venendruck,
- Gewicht,
- Sauerstoffsättigung,
- Aussehen,
- Hautturgor, Ödeme, Schleimhäute,
- Schmerzen, Unruhe,
- evtl. Bewusstsein, Pupillenreaktion, Glasgow-Coma-Scale (GCS),
- Bilanz,
- Stuhl auf Blut untersuchen,
- Katheterlage, Einstichstellen (PD-Katheter, ZVK, Arterie),
- Dialysat (Farbe, Blutbeimengungen, Konsistenz, Mikrobiologie, Leukozyten, Erythrozyten, Elektrolyte),
- Blutzucker zu Beginn alle 1–2 h,
- Blutgasanalyse, Elektrolyte, Harnstoff, Kreatinin alle 6–8 h.

- **Komplikationen**
- Verletzungen von Darm, Blase, Bauchwandarterie, evtl. Leber (wenn Katheter von rechts),
- Reizungen des Peritoneums durch Luft oder kaltes/heißes Dialysat,
- Peritonitis (Fieber, trübes Dialysat, Schmerzen),
- Hyperglykämie,
- Auslaufstörungen (hoher Eiweißgehalt, Gerinnsel, Netzpartikel, Darmschlingen),
- Eiweißmangel,
- Störungen des Wasser- und Säure-Basen-Haushalts,
- Dysäquilibriumsyndrom: durch zu schnellen Entzug von Harnstoff, Natrium und Kalium und zu schnellen Ausgleich des Wasserhaushalts wird Wasser in den Zellen zurückgehalten, es kann zum Hirnödem kommen.
  - Symptome: Krämpfe, Bewusstseinsstörungen, Hypotonie, ventrikuläre Herzrhythmusstörungen.

- **Beenden der Dialyse**

Nach Einsetzen der Diurese und Normalisierung der Blutwerte wird die Dialyse beendet.
- Verweildauer nach und nach verlängern und Einlaufmenge reduzieren,
- Ziehen des Katheters nach dem letzten Einlauf (halbe Menge im Bauchraum belassen, damit der Katheter schwimmt),
- vor dem Ziehen manuelles Freispülen, um das Netz wegzuschwemmen,
- Ziehen unter Sedierung und Analgesie,
- Einstichstelle bei Bedarf mit Tabaksbeutelnaht und Druckverband verschließen,
- Katheterspitze in die Bakteriologie schicken,
- auf Nachsickern achten.

2.7 Hämofiltration

Zur Therapie eines akuten Nierenversagens gibt es neben der Peritonealdialyse auf der Intensivstation auch die Möglichkeit der Hämofiltration. Da diese Maßnahme sehr invasiv und komplikationsreich ist, wird sie insgesamt selten angewendet.

- **Indikation**
- Akutes Nierenversagen,
- Lungenödem durch kardiale Insuffizienz z. B. nach Herzoperationen,
- Entfernung toxischer Stoffwechselprodukte,
- lebensbedrohliche Elektrolytstörungen sowie Störungen des Säure-Basen-Haushaltes,
- Elimination von Mediatoren z. B. bei Sepsis, ARDS, Pankreatitis, Polytrauma.

Die Hämofiltration folgt dem Prinzip der Niere; im externen Hämofilter wird wie beim Glomerulum der Niere ein Ultrafiltrat abgepresst.

Der Hämofilter ist mit vielen Kapillaren ausgestattet und seine semipermeable Membran ist durchlässig für mittelgroße Moleküle.

- **Arten**
- Kontinuierliche arteriovenöse Hämofiltration (CAVHF):
  - Hier wird das arteriovenöse Druckgefälle als treibende Kraft genutzt; die Entnahme des Bluts erfolgt aus einem arteriellen

2.7 · Hämofiltration

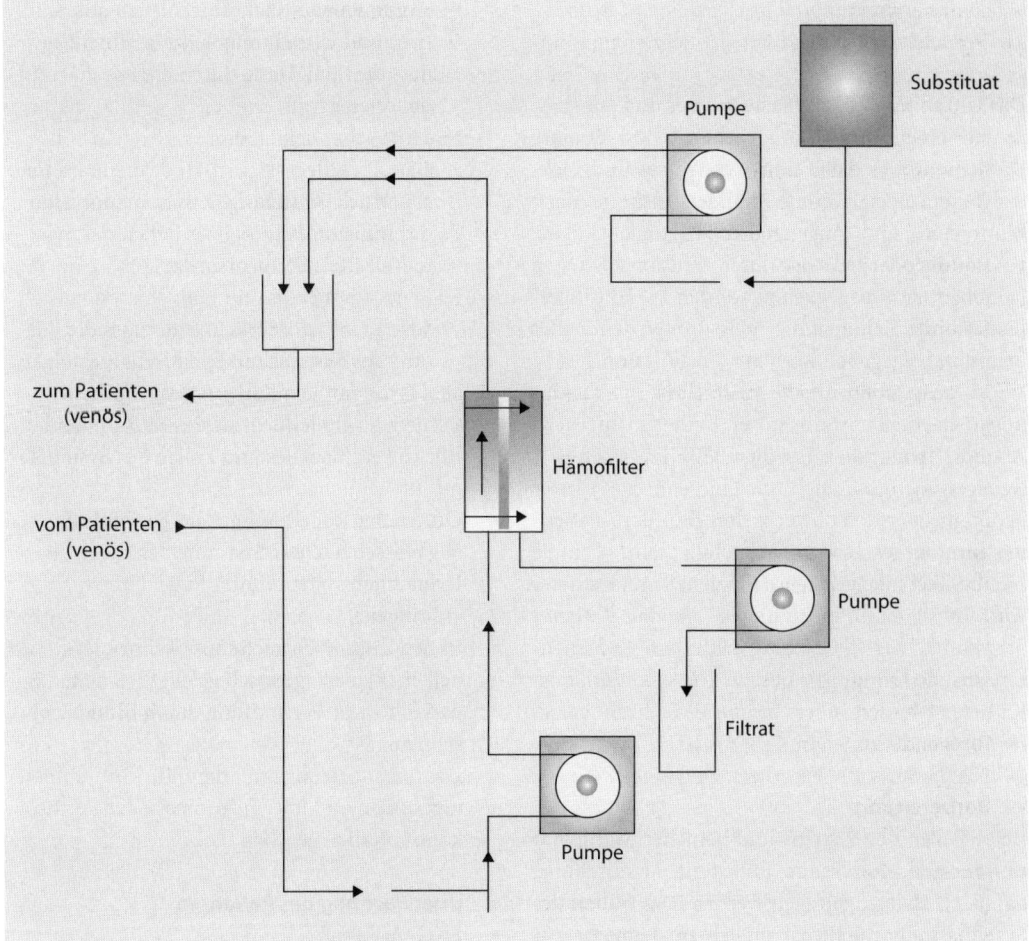

Abb. 2.3 Hämofiltrationssystem. (Aus: Larsen R. (1999) Anästhesie und Intensivmedizin für Schwestern und Pfleger. 5. Aufl. Springer, Berlin Heidelberg New York Tokio)

Katheter, die Rückführung über einen venösen; das Ultrafiltrat entsteht durch Spontanfiltration aufgrund der hydrostatischen Druckdifferenz;
- Vorteil: geringerer technischer Aufwand;
- Nachteil: geringere Effizienz, Komplikationen durch arteriellen Katheter.
- Kontinuierliche venovenöse Hämofiltration (CVVHF ◘ Abb. 2.3):
    - Treibende Kraft für die Filtration ist eine Rollenpumpe vor dem externen Hämofilter, man spricht von pumpengetriebener Filtration, da die Clearancerate relativ unabhängig vom Blutdruck ist; der Transmembrandruck kann erhöht werden, indem durch eine Unterdruck- oder Saugpumpe auf der Ultrafiltratseite die Druckdifferenz zwischen Blut- und Ultrafiltratseite im Filter erhöht wird.
    - Die Pumpen sind mit einem Steuerungsgerät verbunden, über die die Ultrafiltrationsmenge genau gesteuert werden kann; die Therapie ist dadurch gezielter, effektiver und schonender für den Patienten.
    - Bei Kindern wird diese Methode bevorzugt, da die CAVHF mit mehr Komplikationen verbunden ist, der Blutfluss zu gering sowie

das arteriovenöse Druckgefälle meistens nicht stark genug ist.

Das Ultrafiltrat enthält Plasmawasser und Substanzen mit einem Molekulargewicht <10.000–60.000. Da dem Körper dabei sehr viel Wasser und Elektrolyte entzogen werden, müssen diese je nach Blutwerten und angestrebter Flüssigkeitsbilanz vollständig oder teilweise durch Infusionslösungen (= Substituat) ausgeglichen werden (z. B. Ringer-Laktat ohne Kalium), die meist hinter dem Filter dem Blut beigegeben werden = Postdilution.

Voraussetzung für die CAVHF ist ein dicklumiger arterieller und venöser Katheter (meistens A. und V. femoralis). Für die CVVHF werden entweder 2 oder evtl. auch nur ein venöser Katheter benötigt, über den abwechselnd Blut dem Patienten entnommen bzw. zurückgeführt wird = Single Needle-Technik (geringere Effizienz). Als Katheter wird meist ein doppellumiger *Shaldon*-Katheter verwendet, der *Teflon*-beschichtet ist und mehrere distale Öffnungen besitzt. Die erforderlichen Katheter werden über *Seldinger*-Technik gelegt (▶ Abschn. 12.3).

- **Vorbereitung**

Beim Füllen des Systems und bei jeder Manipulation müssen Mundschutz und sterile Handschuhe, ggf. auch Haube, getragen werden. Das Füllen des Systems sollte möglichst unter dem Laminar Air Flow erfolgen.
— Steriles Hämofiltrationsset mit:
  — Kapillarhämofilter,
  — Zufuhrschlauch mit roter Anschlussverbindung und Rollerklemme,
  — Rückführschlauch mit blauer Anschlussverbindung und Rollerklemme,
  — System zur Ableitung des Ultrafiltrats mit gelber Anschlussverbindung und Rollerklemme.

- **Durchführung der CVVHF**
— Verbinden der Systemschläuche mit dem Filter.
  Füllen des Systems vom Zufuhrschlauch aus mit NaCl 0,9 %ig/Heparin-Gemisch; dabei den Filter senkrecht halten und die Luftblase »herausklopfen«.
— Anschließend Rückführschlauch abklemmen und Ultrafiltratableitung öffnen, so dass die Spüllösung durch die Kapillarwände treten kann.
— Es ist sehr wichtig, dass das System vollständig luftleer ist, evtl. ist dazu ein größerer Druck notwendig (Zusammenpressen des Infusionsbeutels bzw. Füllen des Systems mittels Perfusorspritze).
— Je nach System ist ein Füllvolumen von 50–250 ml erforderlich, evtl. muss die Füllung des Systems mit Spenderblut erfolgen.
— Schläuche mit den Kathetern verbinden.
— Öffnen der Rollerklemme des Zufuhr- und Rückführschlauches und Füllen des Systems mit Blut.
— Öffnen der Rollerklemme am Ultrafiltratabgangsschlauch und Sammelbehälter, z. B. Urinauffangsystem (unter Patientenniveau anbringen).
— In den Zufuhrschlauch muss kontinuierlich ein Heparingemisch geleitet werden, das den Filter vor Verstopfung durch Blutkoagel schützt.
— Das Substituat wird mit dem Rückführkatheter verbunden und über Infusomat oder Perfusor kontinuierlich gegeben.

- **Überwachung des Patienten**
— EKG, Atmung,
— ZVD!,
— Temperatur,
— Blutdruck, möglichst art. Messung,
— Aussehen,
— evtl. Körpergewicht über Bettenwaage,
— Kontrolle der Kathetereintrittsstellen,
— Bilanzierung, Hämofiltrationsprotokoll,
— Blutkontrollen: z. B. Harnstoff, Kreatinin, Glukose, Elektrolyte, Gerinnung, Blutgasanalyse, Blutbild, Gesamteiweiß,
— regelmäßige Abnahme einer Blutkultur,
— Spiegelkontrolle von filtrierbaren Medikamenten.

- **Pflege des Patienten** (▶ Abschn. 2.6)
— Systemleitungen müssen gut fixiert sein und dürfen keinen Zug auf den Katheter ausüben,

- Systemwechsel alle 48 h oder bei Bedarf z. B. bei Verstopfung des Filters.

- **Beendigung der Hämofiltration**
- Zufuhrschlauch mit Rollerklemme verschließen und diskonnektieren,
- evtl. Spülen des Systems mit NaCl 0,9 %ig, um einen Teil des Blutes dem Patienten zurückzuführen (*cave*: Volumenüberlastung!),
- Rückführschlauch verschließen und diskonnektieren,
- beide Katheter spülen und Spüllösung bzw. Infusionslösung mit Heparin anschließen, um den Katheter offen zu halten.

- **Komplikationen**
- Dysäquilibriumsyndrom (▶ Abschn. 2.6),
- allergische Reaktionen gegen Membranbestandteile (Bronchospasmus, Nesselsucht, Übelkeit, Erbrechen, Ödeme im Bereich der Luftwege mit Atemnot),
- Infektionen,
- Blutungen durch Heparinisierung.

Bei Kindern wird auf der Intensivstation die Hämofiltration der Hämodialyse vorgezogen, da sie kontinuierlich und dadurch kreislaufschonender ist. Außerdem können auch mittelgroße Moleküle entfernt werden; allerdings werden gerade harnpflichtige Substanzen sowie Kalium nicht so gut eliminiert.

2.8 Tracheotomie

Darunter versteht man die operative Eröffnung der Trachea unterhalb des Kehlkopfes mit anschließender Kanülierung.

- **Indikationen**
- Mechanische Behinderung im Bereich des Larynx und der Trachea z. B. durch Tumor, Schwellung, Tracheomalazie, Tracheastenosen, Lymphangiom, doppelseitige Recurrensparese,
- Verletzungen des Kehlkopfes,
- ausgedehnte Gesichtsverletzungen,
- Verätzungen,
- Langzeitintubation (Zeitraum sehr umstritten) z. B. bei zentraler Atemlähmung, Koma, Undine-Syndrom, Muskeldystrophien,
- Nottracheotomie/Koniotomie bei unmöglicher trachealer Intubation (selten),
- Laryngektomie.

- **Durchführung**

Die Durchführung erfolgt in Intubationsnarkose unter chirurgischen Bedingungen:
- Obere Tracheotomie: zwischen Ringknorpel und 1. Trachealring oder zwischen 1. und 2. Trachealring (seltene Methoden).
- Mittlere Tracheotomie: zwischen 3. und 4. Trachealring, häufigste Form, geringste Komplikationsrate; aber Nachblutungsgefahr, da das Gebiet sehr gefäßreich ist.
- Untere Tracheotomie: äußerst selten, größte Komplikationsrate.

Die Operation wird in Rückenlage durchgeführt, der Hals wird überstreckt, die Haut zwischen Ringknorpel und Jugulum gespalten. Bei Kindern wird Trachealknorpel/-bindegewebe durch eine Inzision quer oder längs gespalten und der Knorpel verdrängt. Bei Erwachsenen und auch bei Kindern, die dauerhaft tracheotomiert bleiben, wird ein Fenster in Trachealknorpel/-bindegewebe geschnitten.

Der Endotrachealtubus wird entfernt und die Kanüle eingeführt; meist entspricht die Kanülengröße der Größe des Trachealtubus, die Kanüle kann aber auch eine Nummer größer sein.

Die Kanülenlage 2–3 cm oberhalb der Bifurkation wird zunächst auskultatorisch und dann röntgenologisch überprüft. Haltefäden werden durch die nach der Längsinzision aufgeklappten Hautseiten nach außen geführt, um die Kanalisation zu sichern (Haut verschließt sich schneller als das Operationsgebiet darunter).

- **Kanülen**
- Beschaffenheit: Silikon, Plastik oder Silber; evtl. mit separater Innenkanüle, die bei Bedarf zum Reinigen entfernt werden kann, ohne dass die äußere gewechselt werden muss,
- ohne bzw. mit Cuff: durch die modernen Niederdruckcuffs sind geblockte Kanülen auch bei kleinen Kindern geeignet,

- Phonationskanülen: sind gefenstert oder gesiebt und haben eine oder mehrere Öffnungen im Bereich der Krümmung der Kanüle, durch die die Luft bei der Ausatmung zu den Stimmbändern gelangt und so die Stimmbildung ermöglicht; die äußere Öffnung der Trachealkanüle wird dabei durch ein Ventil verschlossen (Sprechaufsatz),
- Einwegkanülen oder wieder verwendbare: die in speziellen Behältern mittels speziellem Reinigungspulver gereinigt werden können,
- Längeneinstellbare Kanülen: die äußere Halteplatte ist verschiebbar, so dass die Länge individuell einstellbar ist, mit Hilfe einer Feststellschraube wird die Platte anschließend fixiert,
- Größe: (2,5) 3,0–14 mm Innendurchmesser,
- Länge: 4,5 bis ca. 10 cm.

- **Komplikationen**
- Lokale Blutungen,
- Lageveränderungen der Kanüle: zu tief → einseitige Belüftung,
- spontane Dekanülierung, Verletzung der Trachea,
- Infektionen des Tracheostomas, der Trachea, Pneumonie,
- Hautemphysem, Mediastinalemphysem,
- Drucknekrosen, Stenosen,
- tracheoösophageale Fistel,
- Granulome.

- **Vorteile**
- Der anatomische Totraum wird verkleinert, die Spontanatmung kann erleichtert werden.
- Die Verletzungsgefahr von Nase, Rachen, Kehlkopf und Stimmbändern wird reduziert.
- Orale Nahrungsaufnahme ist möglich, Schluckreflex überprüfen.
- Gesichtsfeld wird erweitert, mehr Bewegungsfreiheit; motorische und visuelle Entwicklung wird gefördert.
- Patient kann ohne große Schwierigkeiten jederzeit wieder beatmet werden.
- Bronchialtoilette wird erleichtert, Absaugvorgang ist kürzer.
- Sprachliche Kommunikation wird möglich.

- **Nachteile**
- Nasen-Rachen-Raum wird umgangen, Erwärmen, Anfeuchten und Reinigen der Atemluft entfällt.
- Veränderung der Viskosität des Trachealsekrets.
- Flimmerepitheltätigkeit ist vermindert.
- Infektionsgefahr ist erhöht, kurzer direkter Weg zur Lunge.

- **Material am Patientenplatz**
- Beatmungsbeutel, Maske, Sauerstoffinsufflation,
- Absaugung und Zubehör, un-/sterile Handschuhe,
- Stethoskop,
- Trachealkanüle in entsprechender Größe und eine Nummer kleiner, ggf. Reinigungsmaterial,
- Nasenspekulum bzw. Trachealspreizer,
- Gleitgel,
- NaCl 0,9 %ig zum Reinigen,
- Schlitzkompressen, sterile Kompressen bzw. Watteträger zum Reinigen, evtl. Hydrokolloidverband, um im Notfall das Stoma zu verschließen und eine Maskenbeatmung durchführen zu können,
- Fixationsmaterial,
- Schere,
- Ggf. »feuchte Nase« oder auch farbige Spezialgazehalstücher (gleicher Effekt, verdeckt das Tracheostoma),
- Cuffdruckmesser bei Kanülen mit Cuff.

- **Pflegerische Versorgung**
- Kanülenwechsel: erster Kanülenwechsel 1 Woche postoperativ durch den Operateur. Da der Kanal noch nicht gefestigt ist, kann eine erneute Kanülierung erschwert sein. Mit einem Nasenspekulum kann das Stoma gespreizt werden, oder die Kanüle kann über eine abgeschnittene Magensonde/abgeschnittener Absaugkatheter bzw. einen Tubuswechsler aufgefädelt und darüber eingesetzt werden (◘ Abb. 2.4).
- Wechsel der Kanüle je nach Hersteller bzw. bei Bedarf, z. B. bei Verlegung des Kanülenlumens.

2.8 · Tracheotomie

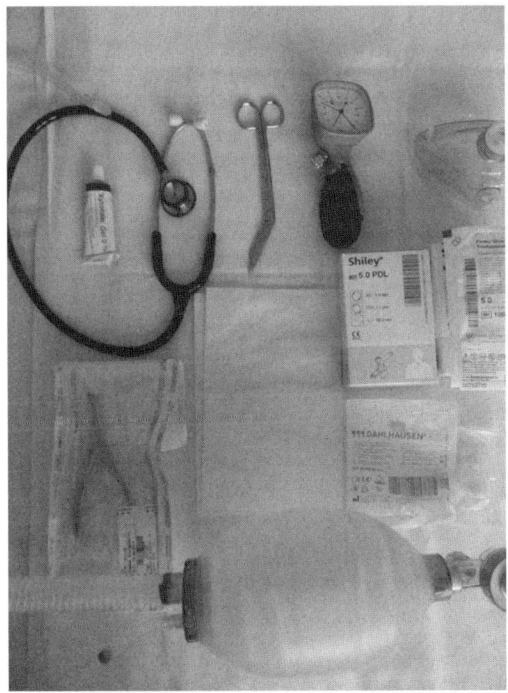

Abb. 2.4 Material zum Trachealkanülenwechsel und zur Stomapflege. (Mit freundlicher Genehmigung von Marco Rien, Fachkinderkrankenpfleger für Anästhesie und pädiatrische Intensivpflege)

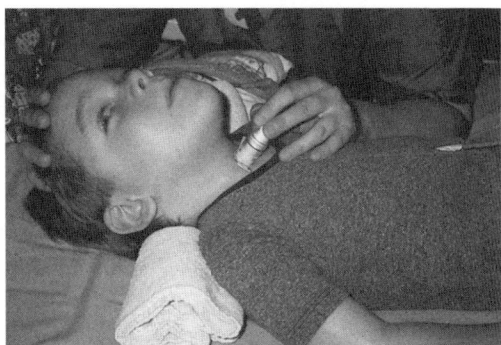

Abb. 2.5 Lagerung zur Stomapflege

- Verbandwechsel (Bändchen und Kompresse) und ggf. der »feuchten Nase« einmal pro Tag, bei Bedarf häufiger.
- Kanülen- und Verbandwechsel immer zu zweit, davon eine erfahrene Person; vorher den Arzt informieren.
- Wechsel immer vor den Mahlzeiten und in Ruhe.
- Patienten vorher altersentsprechend aufklären, evtl. sedieren; lagern (Rolle oder Kissen in den Nacken legen – Hals überstrecken; **Abb. 2.5**) und fixieren; absaugen (oral, nasal, tracheal); Kompresse und Bändchen entfernen, ggf. Cuff entblocken.
- Kanülenwechsel mit sterilem Handschuh durchführen: die eine Hand (unsteril) entfernt die alte Kanüle, die andere Hand (steril) setzt die neue Kanüle ein; oder derjenige, der das Kind fixiert, entfernt die alte Kanüle, und die zweite Person setzt die neue Kanüle steril ein, ggf. Cuff blocken.
- Bei unmöglicher Rekanülierung Versuch mit einer dünneren Kanüle oder mittels einer Schienung (z. B. abgeschnittener Absaugkatheter) bzw. Stoma mit dem Nasenspekulum spreizen und erneuter Versuch, ggf. Stoma steril abdecken und das Kind mit Maske und Beutel beatmen. Inspektion und Reinigung des Halses (mit Wasser und Seife) und des Stomas (NaCl 0,9 %ig, bei Entzündungen mit Schleimhautdesinfektionsmittel); für das Tracheostoma keine Puder oder Salben verwenden, bei Hautreizungen Schutz der Stomaumgebung durch spezielle saugfähige Schaumstoff-Wundkompressen z. B. *Allevyn*; Granulome werden bei Bedarf mit Silbernitrat geätzt, ggf. mit kaltem Stickstoff verödet (Kryotherapie), gelasert bzw. chirurgisch entfernt.
- Stabile Kinder tracheal steril absaugen, bevor die neue Kanüle eingesetzt wird.
- Tracheostoma wird mit Tracheometalline oder nicht fusselnden Kompressen verbunden (z. B. *Medicomp* Drainkompressen).
- Fixierung: zwischen Hals und Bändchen soll genau 1 Finger passen (**Abb. 2.6**).
- Nach Kanülenwechsel auch Beatmungsschläuche, Beatmungsbeutel oder »feuchte Nase« wechseln.
- Auskultation der Lunge nach Kanülenwechsel.
- Regelmäßiges tracheales Absaugen bei fehlendem oder unzureichendem Abhusten von Sekret.

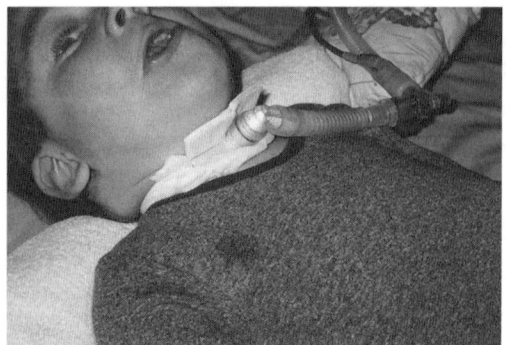

○ Abb. 2.6 Tracheostoma nach der Versorgung

— Erwärmen und Anfeuchten der Einatmungsluft (bei Spontanatmung über »feuchte Nase« oder Spezialgazehalstücher).
— Trachealkanüle nie offen lassen.

- **Dekanülierung**

Abhängig vom Allgemeinzustand und der Atemtechnik des Kindes und von der Grunderkrankung wird dekanüliert.

- **Vorgehen**
— Patienten altersentsprechend gut informieren und nicht allein lassen,
— immer kleinere Kanülen einsetzen,
— Stoma intermittierend mit einem Platzhalter verschließen,
— Physiotherapie zur Unterstützung der Spontanatmung,
— nach Entfernen der Kanüle Tracheostoma mit sterilem Verband abdecken, Tracheostoma schließt sich in der Regel spontan,
— pflegerische Tätigkeit entspricht der nach Extubation, inklusive Verbandwechsel und Wundinspektion.

- **Dokumentation**
— Zeitpunkt der Tracheotomie,
— Kanülengröße, Liegedauer; bei Tracheoflexkanülen: die Länge,
— Verbandwechsel, Haut und Stomazustand beschreiben,
— spezielle Pflegeanweisung,
— Kanülenwechsel,
— Dekanülierung: wie wird die Entwöhnung akzeptiert?,
— Inhalation, Physiotherapie.

2.9 Enterostoma

- **Indikationen**
— Nekrotisierende Enterokolitis,
— anorektale Agenesie,
— Morbus Hirschsprung,
— Tumore,
— Ileus.

- **Arten**
— Doppelläufiges Stoma mit oralem (proximalem) und aboralem (distalem) Schenkel; dabei wird eine Darmschlinge über Hautniveau gelegt; ein Reiter verhindert ein Zurückrutschen; die Darmwand wird eröffnet, die Schleimhaut umgestülpt und mit der Haut vernäht.
— Einläufiges Stoma (kann endständig sein, wenn der untere Darmabschnitt vollkommen lahm gelegt oder entfernt wird). Rektal kann anfangs Stuhl, später noch Schleim abgesetzt werden.

- **Lage (je nach Grunderkrankung)**
— Dünndarm (Stuhl ist dünnflüssig und durch die Verdauungssekrete aggressiv) = Ileostomie,
  – Lage am rechten Unterbauch.
— Dickdarm (Stuhl wird je nach Lage im Dickdarm immer fester), z. B. Zäkostomie (Lage am rechten Unterbauch), Kolostomie (Colon transversum – Lage am rechten oder linken Oberbauch, Sigma – Lage am linken Unterbauch).

- **Postoperative Versorgung**
— Stoma mit Vaseline und fusselfreien Kompressen oder fetthaltiger Gaze abdecken.
— Auf Durchblutung achten, Ödeme und leichte Dunkelfärbung bis zum 2. post-OP-Tag sind normal.
— Eröffnung des Stomas (falls es nicht primär eröffnet wurde) nach 24 h mittels Elektrokauter.
— Hautschutz mit ausgeschnittenen Kompressen, bei sehr empfindlicher Haut mit ausgeschnit-

tener Hautschutzplatte (Gefahr, dass Teilfäden beim Entfernen der Platte gezogen werden); Ringplatte erst auf Anordnung des Chirurgen verwenden, da beim Anbringen des Beutels evtl. ein zu großer Druck auf den Bauch oder die Naht ausgeübt werden könnte → Nahtinsuffizienz, Schmerzen.
- Eventuell ein- oder mehrmaliges Anspülen des Stomas mit Glukose 5 %ig, bis es ausreichend fördert.
- Entfernen des Reiters und der Fäden nach ca. 8–10 Tagen.

- **Beutelsysteme**
- Einteiliges System: besteht aus Hautschutz- bzw. Klebeplatte und Beutel, die fest miteinander verbunden sind; damit bei einem notwendig werdenden Beutelwechsel nicht das komplette System erneuert werden muss, kommen meist Ausstreifbeutel (s. unten) zur Anwendung.
- Zweiteiliges System: besteht aus Hautschutz- bzw. Klebeplatte mit Rastring und einem separaten Beutel, der bei Bedarf gewechselt wird; die Platte muss nur erneuert werden, wenn sie sich von der Haut löst; die Rastringgröße richtet sich nach der Größe des Kindes und des Enterostomas; der Abstand zwischen dem Enterostoma und dem Rastring muss ca. 1 cm betragen.

Die Art des verwendeten Systems richtet sich meist nach Menge und Beschaffenheit des Stuhls sowie nach der Art der Enterostomalage. Die Beutel können geschlossen sein, oder sie sind unten offen (= Ausstreifbeutel) und werden dann mit einer Klammer versehen, um ein Auslaufen zu verhindern. Die Ausstreifbeutel empfehlen sich nur bei sehr dünnflüssigem Stuhl.

- **Material zum Wechseln der Platte**

Es sollte möglichst ein zweiteiliges System oder Ausstreifbeutel verwendet werden, da die Haut besser geschont wird, wenn die Platte nicht so häufig gewechselt werden muss.
- Ringplatte in entsprechender Größe, evtl. zusätzlich ein dünner Hydrokolloid-Verband (= HCV) bei defekter Haut,
- passender Beutel mit oder ohne Öffnung zum Entleeren,
- unsterile Tupfer oder Kompressen,
- Wasser und Seife,
- unsterile Handschuhe,
- Schere,
- Hautschutzpaste, z. B. *Stomahesivepaste, Coloplast*-Modellierstreifen),
- Wattestäbchen,
- zum Hautschutz z. B. *Cavilon* Hautschutzfilm (*Cavilon*-Lolly),
- Abwurfbehälter.

- **Vorgehen**
- Klebende Platte anfeuchten und von oben nach unten vorsichtig lösen.
- Stoma während der Versorgung evtl. mit einem Watteträger verschließen, um ein Nachlaufen von Stuhl zu verhindern.
- Reinigen der Haut mit Wasser und Seife spiralförmig von außen zum Stoma hin.
- Haut nochmals mit klarem Wasser von den Seifenresten reinigen.
- Inspektion der Haut und des Stomas.
- Haut gut abtrocknen, evtl. vorsichtig mit Kaltluft trocken föhnen.
- Bei Bedarf Hautschutzfilm auftragen und trocknen lassen.
- Ringplatte auf der Heizung oder in der Mikrowelle vorwärmen (lässt sich dann besser anpassen).
- Loch der Größe des Stomas entsprechend in die Platte schneiden (Schablonen helfen beim Anpassen); die Kante muss glatt sein, da sonst Verletzungsgefahr besteht.
- Bei defekter Haut HC-Verband zuschneiden und auf die Haut kleben (die Haut muss sauber und trocken sein).
- Evtl. Hautschutzpaste auftragen bzw. Modellierstreifen zur besseren Abdichtung um das Stoma mit feuchtem Finger oder Watteträgern anmodellieren.
- Ringplatte auf die trockene und saubere Haut oder die Hautschutzplatte kleben.
- Beutel gut am Ring befestigen, dabei darauf achten, dass das Stoma nicht eingeklemmt wird (Gefahr der Schleimhautverletzung, Nekrosenbildung, starken Blutungen).

— Bei sehr kleinen Kindern die Platte selbst zuschneiden und den Stuhl mit einem aufgeklebten Urinbeutel auffangen.

- **Allgemeine Pflege**
— Beutelwechsel nach Bedarf,
— Stuhlmengen abwiegen,
— Stuhl auf Konsistenz, Aussehen und Geruch beurteilen,
— Stuhl auf Ausnutzung untersuchen,
— regelmäßige Gewichtskontrollen,
— Beurteilung des Stomas auf Durchblutung und Veränderungen,
— Plattenwechsel nur, wenn sie sich löst oder Stuhl darunter läuft,
— die Patienten können ohne Probleme gebadet werden (bei Hautproblemen z. B. in Kamille oder Kaliumpermanganat),
— Bauchlage ist möglich,
— nicht zu enge Kleidung, Kinder nur locker wickeln,
— Eltern und Kinder altersentsprechend frühzeitig im Umgang mit dem Stoma anlernen.

- **Ernährung**
— Auf Nahrungsunverträglichkeiten achten und entsprechend ernähren (säurearme und nicht blähende Nahrungsmittel).
— Bei sehr hoch liegendem Stoma ist die Resorption unzureichend, es ist evtl. eine zusätzliche parenterale Ernährung erforderlich.
— Bei unzureichender Resorption kann eine hohe Substitution von Elektrolyten, Spurenelementen, Vitaminen etc. notwendig sein.

- **Komplikationen**
— Prolaps,
— Herausrutschen des Reiters und Verlagerung des Stomas unter Hautniveau = Retraktion,
— Nekrosen,
— Verletzungen der Darmschleimhaut mit Blutungen,
— Kurzdarmsyndrom, nur wenn Darmanteile entfernt wurden,
— Pilzinfektionen der Haut,
— Stenosen,
— parastomale Hernie,
— parastomaler Abszess,
— Polypen,
— Allergien auf Beutelfolien und Klebeflächen.

2.10 Magenspülung

Im Kindesalter sind akzidentelle Ingestionen mit Arzneimitteln, Tabak, Haushalts- und Lösungsmitteln am häufigsten, seltener mit Pflanzenschutzmitteln oder Giftpflanzen. Bei Jugendlichen kommen Intoxikationen mit Tabletten in suizidaler Absicht vor, außerdem Alkoholintoxikationen.
— Ingestion: Einnahme eines potentiell gefährdenden Stoffes.
— Intoxikation: Vergiftungserscheinungen nach Aufnahme einer giftigen Substanz.

Eine Magenspülung dient der primären Giftelimination und ist bis zu 4–6 h nach der Giftaufnahme nur bei Vergiftungen sinnvoll, die zur Magenatonie führen (Schlafmittel, Anticholinergika, Psychopharmaka mit Retardwirkung), im Zweifelsfall sollte sie immer durchgeführt werden. Ist die Substanz bekannt, muss immer bei einer der Giftzentralen die adäquate Therapie erfragt werden.

- **Primärmaßnahmen bei oralen Vergiftungen**
— Induziertes Erbrechen nur bei wachen ansprechbaren Patienten mit gut erhaltenem Schluck- und Hustenreflex:
  — durch Reizung der Rachenhinterwand,
  — Einnahme von warmem Salzwasser (1–2 Esslöffel/Glas), *nicht* bei Kindern!,
  — Verabreichung von z. B. Ipecacuanha-Saft, da er eine bessere Wirkung bei vollem Magen hat, anschließend Wasser trinken lassen, die Wirkung tritt nach ca. 20 min ein,
  — Kontraindikation: Säuglinge, Krampfanfälle, Aufnahme von Schaumbildnern, fettlöslichen Substanzen, Säuren, Laugen, Benzin, organischen Lösungsmittel.
— Tabletten, Pflanzen, Substanzen etc. aufbewahren und zur Identifikation mit ins Krankenhaus nehmen.

- **Kurzanamnese**
— Alter, Gewicht des Kindes.
— Was wurde eingenommen?

- Wie viel wurde ca. eingenommen?
- Wann erfolgte die Einnahme?
- Welche Symptome traten bisher auf?
- Welche Maßnahmen wurden schon ergriffen?

- **Kontraindikation**
- Drohende oder bestehende Perforation von Ösophagus oder Magen,
- bestehende Herz- oder Ateminsuffizienz,
- Säure-, Laugenverätzung.

- **Vorbereitung der Magenspülung**
- Möglichst dicke Magensonden bzw. rote Magenschläuche, damit festere Bestandteile die Sonde nicht verstopfen,
- Gleitmittel, evtl. auch ein anästhesierendes Spray zur Lokalanästhesie der Rachenhinterwand,
- Mundkeil, Guedel-Tubus,
- Blasenspritze oder Trichter, Klemme,
- Eimer,
- NaCl 0,9 %ig, 500-ml-Flaschen auf 37°C erwärmen,
- Plastikschürzen,
- Absaugung und Zubehör,
- Intubationsbesteck und -medikamente,
- Röhrchen für die Proben,
- Kohle (wirkt neutralisierend, zur Adsorption von fettlöslichen und wasserlöslichen Giften),
- Glaubersalz (Natriumsulfat) zur Beschleunigung der Magen-Darm-Passage,
- Monitoring: EKG, Atmung, Sauerstoffsättigung, Blutdruck.

- **Vorbereitung des Patienten**
- Altersgerechte Aufklärung,
- venöser Zugang,
- Monitoring, EKG, S_aO_2,
- evtl. Atropingabe; nicht nach Ingestionen von Tollkirschen, Belladonna-Extrakten, Antihistaminika (Anticholinergika),
- Lagerung in stabiler Linksseitenlage, Kopftieflagerung (bei Intubierten) oder aufrechte Haltung (bei wachen Patienten),
- Abnahme von Blut, Urin, Stuhl für toxikologische Untersuchungen.

- **Ablauf**
- Intubation bei Bewusstseinseintrübung oder komatösen Patienten.
- Bei wachen Patienten die Rachenhinterwand mit einem anästhesierenden Spray betäuben, um den Würgereflex zu mindern.
- Magensonde oral schieben, dabei wache Patienten zum aktiven Schlucken auffordern.
- Lagekontrolle durch Aspiration (Mageninhalt für Untersuchungen aufbewahren) oder Luftinsufflation (dann Magengegend mit Stethoskop auskultieren).
- Evtl. Mundkeil oder Guedel-Tubus als Beißschutz.
- Bei Intoxikation mit fettlöslichen Giften muss man Paraffin vor der Spülung geben, bei Schaumbildnern z. B. *Sab-Simplex*-Tropfen.
- Spülung mit ca. 400 ml bei Erwachsenen, 150 ml bei Kindern und 50 ml bei Säuglingen je Spülvorgang.
- Wiederholung der Spülung höchstens bis 20-mal, der Mageninhalt muss klar sein.
- Je nach Vergiftung sollte Kohle zur Giftadsorption (1 g/kg KG) verabreicht werden oder aber spezielle orale Antidote.
- Evtl. Verabreichung von Glaubersalz (0,5 g/kg KG), sofern durch eine forcierte Diarrhö das Gift aus tieferen Darmabschnitten entfernt werden soll.
- Abgeklemmte Magensonde nach vollständiger Entleerung des Magens ziehen.
- Mundpflege.

- **Sekundäre Giftelimination**
- Forcierte Diurese,
- Hämofiltration/-dialyse,
- Plasmaseparation,
- oder Gabe von speziellen Antidoten.

- **Komplikationen**
- Perforation von Ösophagus oder Magen,
- Aspiration,
- Laryngospasmus,
- Herzrhythmusstörungen.

2.11 Gastrostoma

Ein Gastrostoma ist eine Fistel, die vom Mageninneren durch die Magenwand nach außen verläuft und zur enteralen Ernährung unter Umgehung des Ösophagus dient.

- **Möglichkeiten**
- Witzel-Fistel: operative Anlage einer Magenfistel durch eine Laparatomie unter Durchtrennung des Bauchmuskels und Eröffnung des Peritoneums; Bildung der Fistel aus der Schleimhaut; durch die Fistel kann eine Ballonsonde, z. B. *Flocare Gastrotube*, eingeführt werden und als Ernährungssonde dienen, der aufgeblasene Ballon verhindert ein Herausrutschen der Sonde, und die äußere Halteplatte ermöglicht eine knickfreie-Fixierung der Sonde auf der Bauchdecke; der Ballonkatheter kann nach der Wundheilung problemlos nach Bedarf gewechselt werden.
- PEG = perkutane, endoskopisch kontrollierte Gastrostomie: Anlage eines Gastrostomas ohne Laparatomie perkutan, wobei die Sonde endoskopisch platziert und kontrolliert wird. Die Sonde hat eine Halteplatte, die der Mageninnenwand anliegt und ein Herausrutschen aus dem Magen verhindern soll. Wegen der Halteplatte muss die Sonde über den Ösophagus in den Magen eingeführt und von dort durch die Bauchwand nach draußen geführt werden. Vorgehen:
  - Gastroskopie und Luftfüllung des Magens,
  - Markieren der Punktionsstelle auf der Bauchwand und endoskopische Kontrolle (Druck mit einem Finger von außen auf die Magenwand an der geplanten Punktionsstelle, die Fingerbewegung muss durch das Gastroskop gesehen werden),
  - kleine Hautinzision mit einem Skalpell und Einführen des Trokars durch die Bauchwand in den Magen,
  - Entfernen der inneren Kanüle des Trokars und Einführen des Führungsdrahtes über die verbliebene Plastikkanüle in den Magen; das eingeführte Ende des Führungsdrahtes wird mit dem Gastroskop gefasst und durch den Ösophagus nach außen geführt,
  - Befestigen der PEG-Sonde an dem Ende des Führungsdrahtes, welches durch den Ösophagus führt; indem am anderen Ende des Drahtes vorsichtig gezogen wird, wird die Sonde über den Ösophagus in den Magen ein- und weiter durch die Magenwand über die Plastikkanüle nach außen geführt, bis die innere Halteplatte ein weiteres Herausführen verhindert,
  - Anbringen der äußeren und festes Anziehen der inneren Halteplatte zur Adhäsion von Magenwand und Bauchdecke.
  - Die PEG-Sonde kann frühestens nach 8–10 Tagen endoskopisch gewechselt werden.
- Button: kurze transkutane Sonde mit Ballon, die in ein stabil ausgebildetes Stoma zwischen Bauchdecke und Mageninnenwand zur enteralen Ernährung gelegt werden kann; der Ballon verhindert ein Herausrutschen. An den Button kann ein Verabreichungssystem zum Sondieren der Nahrung angeschlossen werden (◘ Abb. 2.7).

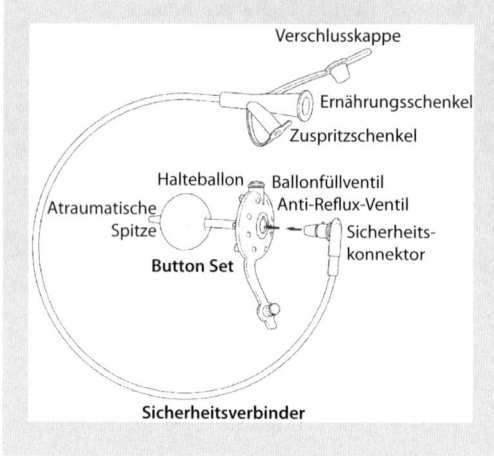

◘ **Abb. 2.7** Button-Set der Firma Pfrimmer Nutricia

Bei einer Witzel-Fistel kann die intraoperativ gelegte Sonde nach der Wundheilung durch einen Button ersetzt werden; die Sonde einer PEG kann frühestens nach 4 Wochen durch einen Button oder eine Ballonsonde, z. B. *Flocare Gastrotube*, ersetzt werden, da sich erst entlang der PEG-Sonde eine stabile Fistel durch Verkleben von Magenaußenwand und innerer Bauchdecke ausbilden muss.

- **Vorteile**
- Nicht sichtbar,
- Bewegungsfreiheit,
- bessere Sprach- und Schluckrehabilitation, da keine mechanische Störung im Bereich des NRR besteht,
- geringere Aspirationsgefahr,
- Vermeiden von Schleimhautirritationen im Bereich der Nase,
- bessere Toleranz,
- geringere Gefahr der akzidentellen Entfernung.

- **Indikation**
- Schwere neurologische Erkrankungen mit Schluckstörungen (Tetraspastik, schwerstbehinderte Kinder, Koma),
- Ösophaguserkrankungen,
- Verletzungen/Operation im Hals-/Gesichtsbereich,
- Dystrophie bei onkologischen Patienten, Patienten mit zystischer Fibrose, chronischer Niereninsuffizienz oder Herzinsuffizienz,
- durch nasogastrale Sonden ausgelöster gastroösophagealer Reflux.

- **Kontraindikation**
- Reflux (vorher Ösophagus-pH-Metrie)!,
- Peritonitis,
- lokale Infektion,
- pathologische Magenwandveränderungen [ggf. vorher Magen-Darm-Passage (MDP)],
- Blutgerinnungsstörungen,
- akute Pankreatitis,
- Ileus (vorher MDP),
- Morbus Crohn,
- Aszites.

- **Postoperative Pflege**
- 24–48 h Nahrungskarenz, anschließend Teegabe und langsamer Nahrungsaufbau;
- Beobachtung des Abdomens und der Wunde;
- erster Verbandwechsel nach 3 Tagen durch den Chirurgen;
- regelmäßige Temperaturkontrolle;
- Duschen und Baden ist bei guter Wundheilung nach 1 Woche möglich;
- auf Stuhlfrequenz und -beschaffenheit achten;
- auf Erbrechen und Würgen achten;
- bei einer PEG vorsichtige Lockerung der äußeren Halteplatte nach 24–48 h, Lösung der Halteplatte frühestens nach 10 Tagen (Angaben des Chirurgen beachten).

- **Täglicher Umgang mit einem Gastrostoma**
- Vor der Nahrungsgabe Sondenlage überprüfen;
- bei der Nahrungsgabe möglichst Oberkörperhochlagerung;
- Verabreichung von spezieller Sondennahrung oder gut pürierter Nahrung am besten durch Nahrungspumpen oder durch Schwerkraftapplikation (offene Blasenspritze etwas über Bauchniveau aufhängen und Nahrung hineinlaufen lassen); keine Spritzen (Gefahr der zu schnellen Verabreichung);
- nach der Nahrungsgabe Spülen der Sonde, um Verstopfungen zu vermeiden, dabei keine säurehaltigen Flüssigkeiten (Frucht- oder Gemüsesäfte, Früchtetees) verwenden, da es zur Ausflockung der Nahrung mit Verstopfungen kommen kann;
- Medikamente möglichst als Tropfen oder Saft geben, Tabletten nur fein gemörsert mit Tee verdünnt verabreichen und gut nachspülen; *cave*: bestimmte Medikamente dürfen nicht gemörsert werden, z. B. *Antra*, *Pankreon*; keine Medikamentencocktails verabreichen.
- bei Sondenverstopfung Spülung der Sonde mit kohlensäurehaltigem Mineralwasser, dabei zu starken Druck vermeiden;
- Verbandwechsel bei unauffälliger Eintrittsstelle alle 1–2 Tage, sonst häufiger;
  - die äußere Halteplatte lösen und hochschieben, um besser an die Eintrittsstelle zu kommen,
  - alte Schlitzkompresse, z. B. *Medicomp*-Drainkompresse, entfernen,
  - Inspektion der Eintrittsstelle (auf Entzündungszeichen und Sekretaustritt achten),

- Eintrittsstelle und Sonde mit NaCl 0,9 %ig reinigen, dabei spiralförmig von der Eintrittsstelle weg arbeiten; bei Entzündungen Eintrittsstelle ggf. mit Schleimhautdesinfektionsmittel reinigen,
- äußere Halteplatte von unten reinigen,
- Sonde unter drehenden Bewegungen ca. 1–2 cm in den Stomakanal schieben, um Verwachsungen zu vermeiden, anschließend bis zum spürbaren Widerstand zurückziehen,
- neue Kompresse auflegen,
- Sonde mit der Halteplatte fixieren;
- Sonde zusätzlich mit Pflasterstreifen fixieren bzw. mit Kompressen und *Fixomull* abdecken, um starken Zug zu vermeiden;
- die Sondenspritze mindestens einmal pro Tag erneuern;
- gute Mundpflege;
- Beobachtung des Abdomens, der Stuhlfrequenz und Stuhlbeschaffenheit (Durchfall durch Infektionen, zu schnelles Sondieren oder zu heiße Nahrung);
- auf Erbrechen und Würgereiz achten (Reflux, Luft im Magen, zu schnelles Sondieren der Nahrung, zu große Nahrungsmengen).
- Besonderheiten bei der PEG-Sonde:
  - mindestens einmal am Tag das Ansatzstück von der Sonde entfernen und unter fließendem Wasser reinigen und abbürsten (z. B. mit einer Zahnbürste).
- Besonderheiten beim Button:
  - Blockung des Ballons lt. Herstellerangaben (5–7,5 ml), wöchentlich kontrollieren;
  - das Zuleitungssystem nach Nahrungsgabe gründlich unter fließendem Wasser reinigen, Beläge im Zuleitungssystem lassen sich am besten mit kohlensäurehaltigem Mineralwasser entfernen;
  - Wechsel des Zuleitungssystems einmal täglich;
  - den Button täglich mit NaCl 0,9 %ig reinigen und einmal um 360° drehen (um Verwachsungen zu vermeiden), eine Unterpolsterung ist nicht nötig;
  - Wechsel des Button, wenn defekt oder unansehnlich;
  - beim Einbringen eines neuen Buttons unbedingt die Steglänge (Bauchwanddicke) berücksichtigen, es gibt Buttons in verschiedenen Stärken (Charr) und unterschiedlichen Steglängen, Button darf kein »Spiel« haben.

Generell sollte die Sonde den Stomakanal ausfüllen und der Ballon bzw. die Halteplatte der Mageninnenwand dicht anliegen, um ein Herauslaufen von Nahrung durch das Stoma zu verhindern → Infektionsgefahr. Rutscht die Sonde heraus, muss zügig eine neue gelegt werden, da sich das Stoma innerhalb von 3–5 h verschließen kann.

- **Komplikationen**
- Blutung intra- bzw. post-OP,
- Magenperforation intraoperativ beim Legen einer PEG,
- Infektionen der Einstichstelle bis hin zur Peritonitis (bei der PEG durch unzureichende Adhäsion von Magenwand und Bauchdecke),
- Verstopfung der Sonde,
- Abriss der inneren Halteplatte bei der PEG,
- innere oder äußere Drucknekrosen durch die Halteplatten,
- Herauspressen/-reißen der Ballonsonden mit Gefahr von Stomaeinrissen,
- Pneumoperitoneum, Bauchwandemphysen,
- Hypergranulation → evtl. mit Silbernitrat ätzen oder mit kaltem Stickstoff veröden (Kryotherapie), ggf. Lasern bzw. chirurgisch entfernen.

2.12 Atemtherapie

Die Atemtherapie wird bei entsprechender Indikation 1- bis 2-mal täglich von speziell ausgebildeten Physiotherapeuten durchgeführt. Trotzdem sollte jede Pflegekraft die Grundprinzipien beherrschen, da eine Atemtherapie regelmäßig prophylaktisch erfolgen und bei bestimmten Erkrankungen sehr häufig durchgeführt werden sollte (z. B. bei CNL, ANS, Dystelektasen, Atelektasen, Obstruktionen, bronchopulmonalen Infekten).

Ggf. sollte an eine adäquate Analgesie gedacht werden.

Ziel der Atemtherapie ist eine Verbesserung der Lungenbelüftung durch:
- Erweiterung der Atemwege,
- Sekretmobilisation,
- Sekrettransport.

- **Möglichkeiten**
- Kontaktatmung: Hand flächig zum Rippenverlauf auf den Thorax legen; während der Einatmung wird durch leichten Gegendruck die Atmung gezielt vertieft. Die Ausatmung wird durch das Mitgehen der Hände ebenfalls unter leichtem Druck verlängert; möglichst im Atemrhythmus des Kindes arbeiten → Vertiefung der Atmung mit Erweiterung der Atemwege und dadurch bessere Sekretmobilisation.
- Vibrationen: Sie dienen der Mobilisierung und dem Transport des Sekrets in die größeren Bronchien, damit es dann abgesaugt bzw. leichter abgehustet werden kann. Es ist darauf zu achten, dass das Vibrieren unter leichtem Druck (nicht über der Wirbelsäule und nicht in Höhe der Nieren) nur während der Exspiration durchgeführt wird. Bei den hohen Atemfrequenzen der Früh- und Neugeborenen ist dies jedoch schwer ausführbar, daher erfolgt eine ständige Vibration ohne Druck. Als Hilfsmittel eignen sich bei Kleinkindern Massage-Tiere; für größere Kinder gibt es ein großflächigeres Vibrationsgerät. Diese Maßnahme ist allerdings nur effektiv, wenn sie für mindestens 20 min durchgeführt wird; eine Kombination mit Drainagelagerungen ist sinnvoll.
  - Kontraindikation: nicht bei Patienten mit erhöhtem Hirndruck, Entmineralisierungsstörungen, Thoraxdrainagen und instabilem Thorax; bei Früh- und Neugeborenen ist an das erhöhte Risiko von Hirnblutungen zu denken.
- Schüttelungen: Mit einer Hand wird das Becken des Patienten stabilisiert, mit der anderen wird der Arm unterhalb des Handgelenks fixiert; ausgehend vom Schultergürtel wird der Arm vorsichtig unter Zug geschüttelt, so dass sich die Schüttelung auf den Brustkorb überträgt.
- Drainagelagerung: Durch spezielle Lagerungen werden bestimmte Lungenabschnitte besser belüftet und damit der Sekretabfluss gefördert. Diese Maßnahme ist nur bei größeren Sekretmengen sinnvoll.
  - Drainagelagerungen sollten nicht direkt vor oder nach der Verabreichung der Mahlzeiten durchgeführt werden. Dauer der Lagerungen mindestens 20–30 min und möglichst 3- bis 4-mal/Tag.
  - Rückenlage und Oberkörperhochlagerung: Die oberen Lungenabschnitte werden besser belüftet, die unteren besser durchblutet; evtl. zusätzliche Dehnung durch Rückenrolle.
  - Rückenlage und Flachlagerung: Die vorderen mittleren Lungenabschnitte werden besser belüftet.
  - Kopftieflage: Die unteren Abschnitte werden besser belüftet; nur anwenden bei Toleranz des Patienten.
  - Seitenlage: Der oben liegende Teil des Lungenabschnittes wird besser belüftet; evtl. zusätzliche Dehnung durch kleines Lagerungskissen unter dem Brustkorb.
  - Bauchlage: Allgemeine Atemerleichterung, wenn das Abdomen frei gelagert wird durch Rolle unter dem Schultergürtel und im Beckenbereich.
- Atemstimulierende Einreibungen nach den Prinzipien der basalen Stimulation: Sie dienen der Vertiefung der Atmung. Dabei liegt der Patient auf dem Bauch oder befindet sich in sitzender Position, so dass der Rücken frei zugänglich ist. Es wird etwas Öl auf den Handflächen und dem Rücken des Patienten verteilt. Beide Hände werden neben die Wirbelsäule im Bereich des Schultergürtels gelegt. Die Hände werden während der Ausatmung unter leichtem Druck an der Wirbelsäule leicht abwärts, dann zu den Thoraxseiten und anschließend während der Einatmung ohne Druck leicht aufwärts wieder in Richtung der Wirbelsäule geführt, so dass ein Kreis gebildet wird. Die Hände werden für den jeweils nächsten »Kreis« etwas tiefer geführt, bis hin zum Steiß. Die Hände werden dann eine nach der anderen wieder nach oben neben die Wirbelsäule gelegt und der Vorgang mehrfach wiederholt. Es wird dabei im Atemrhythmus der Pflegekraft gearbeitet, wobei sich dieser auf die älte-

ren Patienten überträgt. Bei jüngeren Kindern muss man einen für das Kind individuellen Rhythmus finden.
- Förderung des Abhustens: Patienten regelmäßig zum Husten auffordern, möglichst in sitzender Position, ggf. durch flächigen Druck auf Operationswunden/Frakturen Schmerzen beim Husten lindern.
- Lippenbremse bei obstruktiver Erkrankung.
- Schnüffelatmung: Patient auffordern, in mehreren kleinen »Schnüfflern« einzuatmen, 2- bis 3-mal wiederholen → Mobilisation des Thorax, Anregung der Zwerchfellatmung.
- Flutter: kleines pfeifenförmiges Gerät; während der Ausatmung wird eine Metallkugel in Bewegung, und dadurch die bronchiale Luft in Oszillationen versetzt → Ablösen von Sekret, das dann abgehustet werden kann, Relaxation der Bronchialmuskulatur; es sollen 15–20 Exspirationen hintereinander durchgeführt werden; durch Veränderung im Neigungswinkel kann der Ausatemwiderstand verändert werden.

- **Überwachung während der Atemtherapie**
- HF,
- S_aO_2,
- Körpertemperatur (vor allem bei Früh- und Neugeborenen),
- Aussehen,
- Atmung,
- Wachsamkeit.

Überprüfen Sie Ihr Wissen
Zu 2.1
- Was ist eine Hypoxämie, und wie äußert sie sich?
- Nennen Sie die Ursachen einer Hypoxämie, geben Sie dazu einige Krankheitsbeispiele!
- Welche Möglichkeiten der Sauerstoffverabreichung gibt es, und was ist dabei jeweils zu beachten?
- Nennen Sie Pflegeprobleme und mögliche Pflegemaßnahmen bei der Sauerstofftherapie!
- Nennen Sie die Komplikationen der Sauerstofftherapie!

Zu 2.2
- Was entfällt durch das Ausschalten des oberen Respirationstraktes bei der Beatmung, und welche Folgen ergeben sich?
- Nennen und erläutern Sie die pflegerischen Aufgaben bei der Versorgung eines beatmeten Patienten!
- Welche Parameter sollten zu Schichtbeginn an einem Respirator kontrolliert werden?

Zu 2.3
- Wie wirken Muskelrelaxanzien?
- Worin unterscheiden sich die beiden Arten von Relaxanzien?
- Womit können Muskelrelaxanzien antagonisiert werden?
- Was ist bei der speziellen Pflege relaxierter Patienten zu beachten?
- Wie wird der Wachzustand eines relaxierten Patienten überprüft?

Zu 2.4
- Wann ist es sinnvoller, einen Dauerkatheter zu verwenden?
- Erläutern Sie das Vorgehen beim Katheterisieren!
- Worauf ist bei der Pflege eines Dauerkatheters zu achten?

Zu 2.5
- Welches sind die Indikationen und Kontraindikationen eines suprapubischen Blasenkatheters?
- Wie wird der Patient vorbereitet, und welches Material wird benötigt?
- Worauf ist bei der Pflege eines suprapubischen Blasenkatheters zu achten?

Zu 2.6
- Erklären Sie das Prinzip der Peritonealdialyse!
- Welches sind die Indikationen und Kontraindikationen einer Peritonealdialyse?
- Wie wird der Patient zur Peritonealdialyse vorbereitet?

- Beschreiben Sie den Vorgang der Dialyse mit einem geschlossenen System!
- Welches sind die 3 Abschnitte der Dialyse, was ist dabei zu beachten?
- Wie sollte ein Dialysepatient überwacht werden?
- Worum handelt es sich bei einem Dysäquilibriumsyndrom?

Zu 2.7
- Erklären Sie das Prinzip der Hämofiltration!
- Welche Arten der Hämofiltration gibt es?
- Wie wird die CVVHF-Hämofiltration durchgeführt?

Zu 2.8
- Was ist eine Tracheotomie, und welche Möglichkeiten gibt es?
- Wann ist eine Tracheotomie indiziert?
- Nennen Sie Vor- und Nachteile einer Tracheotomie!
- Welche besonderen Materialien sollten bei einer Tracheotomie am Patientenplatz vorhanden sein?
- Wie wird der Kanülenwechsel vorgenommen?
- Wie erfolgt die Dekanülierung?

Zu 2.9
- Welche Arten von Enterostomata gibt es, und wo sind sie lokalisiert?
- Nennen Sie Vor- und Nachteile der beiden Beutelsysteme!
- Erläutern Sie den Plattenwechsel!
- Worauf ist bei der Ernährung zu achten?

Zu 2.10
- Worin besteht der Unterschied zwischen Ingestion und Intoxikation?
- Erläutern Sie die Primärmaßnahmen bei einer oralen Vergiftung!
- Schildern Sie den Ablauf einer Magenspülung!

Zu 2.11
- Nennen Sie die verschiedenen Arten der Gastrostomata!
- Wie wird eine PEG-Sonde gelegt?
- Was ist beim täglichen Umgang mit einem Gastrostoma zu beachten?

Zu 2.12
- Nennen Sie Ziele und Möglichkeiten einer Atemtherapie!
- Welche verschiedenen Drainagelagerungen gibt es, und was bewirken sie?
- Wie wird eine atemstimulierende Einreibung durchgeführt?

Pflege bei pulmonologischen Krankheitsbildern

3.1	Respiratory Distress Syndrome und Surfactantsubstitution – 68	
3.1.1	Respiratory Distress Syndrome – 68	
3.1.2	Surfactantsubstitution – 70	
3.2	Bronchopulmonale Dysplasie – 72	
3.3	Acute Respiratory Distress Syndrome – Akutes Lungenversagen – 74	
3.4	Asthma bronchiale – 78	
3.5	Fremdkörperaspiration – 80	
3.6	Akute stenosierende Laryngotracheobronchitis und Epiglottitis – 82	
3.6.1	Gegenüberstellung beider Erkrankungen – 82	
3.6.2	Akute stenosierende Laryngotracheobronchitis – 82	
3.6.3	Epiglottitis – 83	
3.7	Persistierende pulmonale Hypertension des Neugeborenen – 84	
3.8	Mekoniumaspirationssyndrom (MAS) – 86	

3.1 Respiratory Distress Syndrome und Surfactantsubstitution

3.1.1 Respiratory Distress Syndrome

Das Respiratory Distress Syndrome (RDS) ist ein durch Surfactantmangel bedingtes Atemnotsyndrom, man bezeichnet es auch als Atemnotsyndrom des Neugeborenen (ANS).

- **Ursachen**
- Unreife der Lunge, quantitativer Mangel an Surfactant = primäres/idiopathisches ANS,
- Surfactantverbrauch:
  - Infektionen,
  - Mekoniumaspirationssyndrom,
  - Pneumothorax,
  - Lungenblutung, -ödem,
  - perinatale Asphyxie, Azidose.

- **Pathogenese**

Surfactant ist ein Phospholipid und reich an Lecithin. Der Surfactantfilm hat eine hohe Viskosität und wird von den Mitochondrien der granulierten Pneumozyten (Typ-2-Zellen) gebildet und wahrscheinlich auch gespeichert. Synthese und Speicherung werden vom Grad der Lungendehnung beeinflusst. Surfactant wird durch Flüssigkeitsverschiebung und Diffusion transportiert.

Der Surfactantstoffwechsel ist sehr schnell und hat eine kurze Halbwertszeit (2–24 h).

- **Wirkung**
- Surfactant senkt die Oberflächenspannung an der Luft-Wasser-Grenzschicht,
- während der Exspiration wird das Kollabieren der Alveolen verhindert (Anti-Atelektase-1-Faktor),
- Verbesserung des Gasaustausches,
- Schutz der Epitheloberfläche,
- Verbesserung des Sekrettransports,
- Stabilisierung der kleinen Bronchien.

Surfactant ist ab der 23. SSW im Fruchtwasser nachweisbar, die vollständige Aktivität ab der 34./35. SSW.

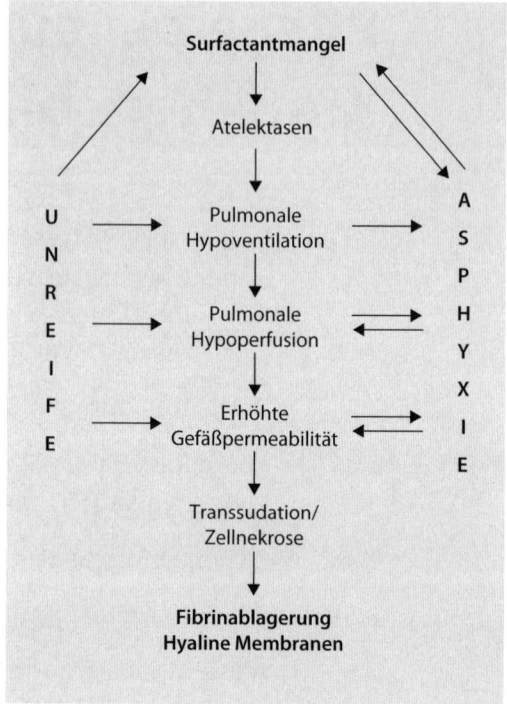

◘ Abb. 3.1 Pathogenese des Respiratory Distress Syndrome (RDS)

- **Faktoren für die Lungenreifung**
- Begünstigend wirken:
  - fetaler Stress durch vorzeitigen Blasensprung → Ausschüttung von Sympathikomimetika,
  - Amnioninfektionssyndrom,
  - Tokolyse,
  - Kortikosteroide,
  - Thyroxin.
- Hemmend wirken:
  - mütterlicher Diabetes,
  - schwere Erythroblastose.

Prophylaktisch kann die Surfactantbildung durch 2-malige Gabe von Betamethason im Abstand von 24 h an Schwangere vor der Geburt gefördert werden. Dieses Verfahren ist ab der 24. SSW effektiv.

Eine schonende Geburtseinleitung bei drohender Frühgeburt mit primärer Reanimation durch ein erfahrenes neonatologisches Team verhindert die Geburtsasphyxie und verringert das Risiko eines ausgeprägten ANS.

Pathophysiologie (□ Abb. 3.1)
Das RDS entwickelt sich in den ersten Lebensstunden. Ist die Oberflächenspannung zu gering, tritt nach der ersten Inspiration ein exspiratorischer Kollaps kleiner Alveolen ein, die sich in größere entleeren, so dass zum einen atelektatische zum anderen auch überblähte Lungenbezirke entstehen. Für die weitere Atmung ist ein hoher Druck nötig, was zu einer schnellen Erschöpfung führt. Es kommt zu einer herabgesetzten Lungencompliance, zu eingeschränkter alveolärer Ventilation (Mikroatelektasen mit intrapulmonalen Shunts), verminderter funktioneller Residualkapazität und kardialem Rechts-links-Shunt (Foramen ovale und Ductus arteriosus Botalli bleiben offen) mit nachfolgender Hyperfusion der Lunge. Dadurch kommt es zur Verminderung der Sauerstoffaufnahme, Hypoxie und Azidose folgen; diese wiederum verschlechtern die Surfactantproduktion und führen zu einer pulmonalen Minderperfusion. Durch Scherkräfte im Bereich der Alveolen und kleinen Bronchien entstehen kleine Einrisse, Plasma aus dem Gefäßsystem kann austreten, was eine Entzündungsreaktion in den Alveolen hervorruft mit weiterer Surfactantinaktivierung. Die proteinreiche Flüssigkeit führt zur Ausbildung der hyalinen Membranen. Durch die hohe Oberflächenspannung der Alveolen kann es zur Überdehnung der Bronchiolen kommen, wodurch das Bronchialepithel beschädigt werden und einreißen kann.

Symptome in den ersten Lebensstunden
- Tachypnoe >60/min,
- Nasenflügeln,
- sternale-, interkostale Einziehungen,
- exspiratorisches Stöhnen,
- abgeschwächtes Atemgeräusch, Entfaltungsknistern (auskultatorisch),
- blassgraues Hautkolorit,
- Zyanose,
- Neigung zur Hyperbilirubinämie,
- Blutzuckerstörungen (stressbedingt),
- Tachykardie,
- Blutdruckabfall,
- Hypoxämie, Hyperkapnie.

Die Symptome entsprechen auch dem Nasse-Lunge-Syndrom (»wet lung«), wobei sich dann allerdings die Atemsituation zunehmend bessert.

Komplikationen
- Pneumothorax,
- Persistierender Ductus arteriosus Botalli,
- Pulmonale Hypertension des Neugeborenen (PPHN),
- Nekrotisierende Enterokolitis (NEC),
- Hirnblutungen, periventrikuläre Leukomalazie,
- Bronchopulmonale Dysplasie bzw. chronische neonatale Lung-Disease.

Diagnostik
Sie erfolgt durch Thoraxröntgen, das erst im Lebensalter von 6 h aussagekräftig ist, da vorher noch nicht resorbiertes Fruchtwasser einen höheren Grad vortäuschen kann.
- Grad 1: feine retikulogranuläre Zeichnung,
- Grad 2: zusätzlich Pneumobronchogramm,
- Grad 3: Verschwimmen der Lungen-Zwerchfell- und Lungen-Herz-Grenze,
- Grad 4: weiße Lunge.

Die Hauptdifferentialdiagnose ist die Infektion (B-Streptokokken).

Prävention
- Pränatale Prävention → Vermeidung einer Frühgeburt, ggf. Induktion der Lungenreifung mittels Betamethason,
- schonende Geburtsleitung,
- postnatale Prävention durch adäquate Primärversorgung/-therapie,
- frühe Surfactantgabe,
- Therapie der Grunderkrankung.

Ziele
- Senken des O2-Verbrauchs,
- adäquate O2-Zufuhr,
- Atemunterstützung,
- Vermeiden von Hypothermie, Hypoglykämie, metabolischer Azidose.

- **Primärversorgung** (▶ Abschn. 9.1.2)
- Schonendes Absaugen des Nasen-Rachen-Raumes,
- Stabilisierung der Luftwege über Masken-CPAP bzw. kontrollierte Maskenbeatmung, z. B. mittels *Perivent* (Frühgeborene mit flüssigkeitsgefüllten Luftwegen und geringer Thoraxcompliance sind nicht in der Lage, die Lunge ausreichend zu entfalten),
- Sättigungsabnehmer möglichst an der rechten Hand (präduktal),
- bei entsprechender Indikation Rachen-CPAP legen, ggf. Intubation und kontrollierte Beatmung,
- bei Frühgeborenen <28. SSW bzw. <1000 g sollte eine prophylaktische Surfactantapplikation bei fehlender Lungenreifebehandlung erwogen werden,
- venöser Zugang,
- schonender Transport, sobald sich das Kind stabilisiert hat.

- **Versorgung auf Station**
- Aufnahmemaßnahmen auf das absolut Notwendigste beschränken: Gewicht, kapilläre BGA, HKT und Blutzucker, alles Weitere frühestens nach ca. 6 h;
- Fortführen der CPAP-/Beatmung; Indikation zur maschinellen Beatmung FIO_2 >0,6, pCO_2 >55–60 mmHg, pH <7,2;
- atemerleichternde Lagerung;
- Temperaturkontrolle über eine Temperatursonde;
- sorgfältige Beobachtung des Patienten einschließlich Auskultation der Lunge;
- Minimal-Handling oder variable angepasste Intensivpflege = Pflegemaßnahmen prioritätsbezogen; Routinemaßnahmen wie Waschen, Betten, Wiegen und Blutentnahmen einschränken;
- ggf. 3- bis 4-malige Wiederholung der Surfactanttherapie nach 6–12 h;
- orales Absaugen evtl. umgehen, Mundpflege mit Wattestäbchen, Mund mit Kompressen abwischen; i. Allg. geringere Sekretproduktion;
- regelmäßige Blutdruckkontrolle → evtl. Katecholamine;

- Blutgasanalysen können eingespart werden, wenn die gemessenen Werte mit der transkutanen Überwachung gut übereinstimmen;
- Sauerstoffzufuhr ist an den aktuellen Bedarf anzupassen → Ziel: p_aO_2 40–70 mmHg bzw. SaO_2 85–95 %;
- tracheales Absaugen nur nach Auskultation, bei Surfactantmangel ist die pulmonale Sekretion eingeschränkt;
- Beatmungsbeutel muss mit einem PEEP-Ventil versehen sein;
- ggf. Antibiotikabehandlung, wenn eine Sepsis nicht ausgeschlossen werden kann;
- Eiweißsubstitution, da durch die erhöhte Gefäßpermeabilität Eiweiß verloren geht;
- sorgfältige Flüssigkeitsbilanz zur adäquaten Flüssigkeitstherapie.

3.1.2 Surfactantsubstitution

- **Indikationen zur Surfactantgabe**

Gilt für die ersten 3 Lebenstage.
- <vollendete 28. SSW oder <1000 g,
  - O_2-Bedarf >21 % innerhalb der ersten 24 h.
- <30. SSW,
  - O_2-Abhängigkeit >40 % für p_aO_2 >50 mmHg,
  - radiologisch RDS 2–3°.
- 30.–34. SSW,
  - O_2-Abhängigkeit >50 % für p_aO_2 >50 mmHg,
  - radiologisch RDS 2–3°.

Die Indikationen werden durch eine fehlende oder unvollständige RDS-Prophylaxe verstärkt.

- **Verabreichung von Surfactant**
- **Vorbereitung**
- Anwesenheit der Pflegeperson und des Arztes, Veränderungen erkennen und entsprechend darauf reagieren.
- Monitoring mit gut übereinstimmender transkutaner Überwachung.
- Blutdrucküberwachung: Die Öffnung der Alveolen und verbesserte Lungendurchblutung führt zur Veränderung der Druckverhältnisse im Körper → Hirnblutungsgefahr und Gefahr eines Blutdruckabfalls!

- Arterieller Zugang ist wünschenswert, um die Blutgase regelmäßig zu kontrollieren.
- Genaue Dokumentation der Beatmungs- und Kreislaufparameter.
- Vor Surfactantgabe tracheal absaugen, nach der Surfactantgabe, wenn möglich, für mindestens 4–6 h nicht absaugen.
- Frühgeborene lagern: leichte Oberkörperhochlagerung, Kopf achsengerecht in Mittelstellung.

■■ Verabreichung
- Surfactant (meist aus Schweine- oder Rinderlungen gewonnen) wird im Kühlschrank gelagert und muss vor der Applikation Raumtemperatur haben.
- Die Ampulle zum Anwärmen vorsichtig schwenken oder in der Hand drehen, nicht schütteln, es bildet sich sonst zu viel Schaum.
- Arzt zieht Surfactant steril aus der Ampulle in eine Spritze, Dosierung ist präparatabhängig.
- Präoxygenierung, da es allgemein zu einer surfactantbedingten Bronchusobstruktion mit Hypoxämie kommt.
- Surfactant kann auf unterschiedliche Weise verabreicht werden:
    - bei »normalen« Tuben über eine vorgefüllte Plastikverweilkanüle 18 G oder eine gekürzte sterile Magensonde;
    - bei Tuben mit einem speziellen »Arbeitskanal« ist eine Applikation ohne Diskonnektion der Beatmung möglich;
    - über einen speziellen ins Beatmungssystem integrierten Applikationskatheter, z. B. *Trach Care Mac* (keine Unterbrechung der Beatmung notwendig, gezielte tiefbronchiale Applikation);
    - bei CPAP-Beatmung: über einen für die Surfactantgabe eingeführten endotrachealen Tubus, der anschließend sofort gezogen wird = INSUREX- (Intubation-Surfactant-Extubation) oder INSECURE-Technik (»cure« = heilen); ▶ Abschn. 9.1.2; oder intubationslos: bei liegendem mononasalem CPAP wird eine auf Intubationstiefe gekürzte Magensonde Charr. 5 bzw. ein Nabelarterienkatheter endotracheal zur Surfactantgabe gelegt, zur Vermeidung von Bradykardien wird eine Atopingabe empfohlen;
- Dokumentation: Vitalparameter, Beatmungsparameter, Präparat, Dosis, Chargennummer.

Dabei das Kind genau beobachten, bei Bradykardie und Zyanose während der Surfactantgabe den Vorgang unterbrechen; wenn sich das Kind nicht wieder erholt, evtl. bereits gegebenes Surfactant wieder absaugen. Der Beatmungsdruck verteilt Surfactant ausreichend. Bis zur endgültigen Verteilung des Surfactant sind grobe Rasselgeräusche der Lunge auskultierbar. Meistens steigt der pCO_2 erst an, verursacht durch eine künstliche Obstruktion der Lunge, ggf. sind kurzfristig höhere inspiratorische Drucke notwendig. Der pO_2 steigt meist rasch an, so dass die Sauerstoffzufuhr reduziert werden kann und muss. Oft kann die Gesamtbeatmung zurückgenommen werden.

■ Komplikationen
- Vorübergehender Blutdruckabfall,
- akute Lungenblutung,
- Schwanken des zerebralen Blutflusses mit Gefahr von Hirnblutungen.

■ Konsequenzen für die Pflege
- Engmaschige klinische Überwachung, besonders auf Thoraxbewegungen achten,
- kontinuierliche Überwachung von Atemfrequenz, Herzfrequenz, $tcpO_2$, $tcpCO_2$ und Sauerstoffsättigung,
- engmaschige Überwachung des Blutdrucks und der Temperatur, Alarmgrenzen eng einstellen,
- Veränderungen erkennen und an den Arzt weitergeben,
- Minimal-Handling,
- Lagerung in 30°-Oberkörperhochlagerung, u. U. mit einer Schulterrolle und Knierolle zur Atemerleichterung; evtl. später auch Bauchlage, damit sich das Surfactant gut verteilt,
- regelmäßige Auskultation der Lunge, endotracheales Absaugen frühestens 4–6 h nach Surfactantgabe über ein geschlossenes Absaugsystem,
- ausreichende Kalorienzufuhr, möglichst orale Ernährung, Magen-pH kontrollieren,
- evtl. Gabe von Sedativa.

3.2 Bronchopulmonale Dysplasie

Die bronchopulmonale Dysplasie (BPD) ist eine chronische Atemwegserkrankung mit typischen röntgenologischen Zeichen, verbunden mit Abhängigkeit von Sauerstoff und/oder CPAP bzw. Beatmung bei Frühgeborenen auch nach Erreichen der 36. SSW bzw. über den 28. Lebenstag hinaus.

- **Pathogenese und Prädisposition**

Die BPD entsteht durch Zusammenwirken von funktioneller und struktureller Unreife der Lunge, Baro- bzw. Volutrauma und toxischer Wirkung des Sauerstoffs.

- **Weitere prädisponierende Faktoren**
  - Gestationsalter <28 Wochen,
  - Flüssigkeitsüberladung,
  - persistierender Ductus arteriosus (PDA),
  - interstitielles Emphysem und Pneumothorax,
  - Beatmung mit hohen Inspirationsdrucken,
  - rezidivierende Infektionen,
  - Surfactantnonresponder,
  - genetische Disposition.

Sauerstofftoxizität und Barotrauma bewirken eine mechanische Verletzung des Lungengewebes und zusätzlich der Bronchialschleimhaut, der Alveolarzellen und Lungengefäße.

Allerdings wird die BPD auch bei Frühgeborenen beobachtet, die postnatal keine/kaum pulmonale Probleme hatten = »neue« BPD. Im Vordergrund steht eine Störung der Lungenentwicklung mit mangelnder Alveolarisierung und pulmonaler Gefäßentwicklung bei sehr unreifen Frühgeborenen. Ein Zusammenhang mit Infektionen (besonders Uroplasmen) und inflammatorischen Zytokinen wird diskutiert.

- **Folgen**
  - Bindegewebiger Umbau des respiratorischen Epithels (Epithelmetaplasien) → Atelektasen,
  - herdförmige Parenchymnekrosen,
  - pulmonale Hypertension durch Intima- und Mediaverdickungen der pulmonalen Gefäße,
  - interstitielles Lungenödem,
  - Hypertrophie der Bronchialmuskulatur,
  - Hyperreagibilität des Bronchialsystems.

Die Lungenbelüftung ist zunächst vermindert, die Atemarbeit gesteigert, die Compliance sinkt → die Belastung für das rechte Herz nimmt zu, Entwicklung eines Cor pulmonale. Das elastische Gewebe der Lungenbläschen geht zugrunde und wird durch steife, bindegewebige Fasern ersetzt. Die Alveolen sind weniger dehnbar (Compliance herabgesetzt), die Austauschoberfläche für Sauerstoff und Kohlendioxid vermindert. Es treten überblähte (Emphysem) und minderbelüftete Lungenbezirke auf (Dystelektasen bis Atelektasen); die Lunge ist anfällig für Infektionen. Durch Hypertrophie und Hyperreagibilität des Bronchialsystems wird der Atemwegswiderstand (Resistance) erhöht.

- **Symptome**
  - Anhaltende Sauerstoffabhängigkeit,
  - chronische Hyperkapnie, oft mit metabolischer Kompensation,
  - Tachy-/Dyspnoe, Einziehungen,
  - vermehrte Sekretproduktion,
  - hypoxische Anfälle, gehäuft Bronchospasmen,
  - graublasses Aussehen,
  - Zeichen der Rechtsherzhypertrophie: Hepatomegalie, verstärkte Venenzeichnung, Ödemneigung,
  - Zeichen der Herzinsuffizienz bei Cor pulmonale: Schwitzen bei Belastung, Ödeme, Kaltschweißigkeit,
  - pulmonale Infekte, Bronchiolitis, Atelektasen,
  - Osteopenie, Gefahr von Frakturen,
  - Entwicklungsbeeinträchtigungen, Dystrophie.

Je nach Symptomatik und Thoraxröntgen werden 3 Schweregrade unterschieden.

- **Präventive Maßnahmen**
  - Bekämpfung der Frühgeburtlichkeit,
  - pränatale Kortikosteroide zur medikamentösen Induktion der Lungenreife,
  - prophylaktische oder frühzeitige Surfactantapplikation bei vorliegendem ANS,
  - frühzeitige Coffeingaben zur Prophylaxe und Therapie eines Apnoe-Bradykardie-Syndroms,
  - Beatmung möglichst schonend mit wenig Druck, kleinen Tidalvolumina, geringem Flow und wenig Sauerstoff, ggf. permissive Hyperkapnie tolerieren,

- frühzeitige Extubation, besser für längere Zeit noch NCPAP,
- korrektes Erwärmen und Anfeuchten des Atemgases,
- schonende Bronchialtoilette,
- Flüssigkeitsrestriktion,
- frühzeitiger Verschluss eines hämodynamisch wirksamen PDA,
- ausreichend Kalorien anbieten,
- in Diskussion Vitamin-A-Prophylaxe bei sehr kleinen Frühgeborenen.

■ **Therapie und Konsequenzen für die Pflege**
Eine spezielle Therapie der BPD ist nicht möglich, deshalb symptomatische Behandlung.

- Sauerstoff: adäquate Oxygenierung mit angewärmtem und angefeuchtetem Sauerstoff bei möglichst geringem Flow; hypoxische Phasen, besonders im Schlaf, lösen Bronchospasmen aus und führen zur Erhöhung des Lungenwiderstands; Ziel: SaO_2 93–98 %.
- Absaugen: endotracheal immer zu zweit bzw. unter Verwendung eines geschlossenen Absaugsystems nach Auskultation, zur Vermeidung von Hypoxämien mit nachfolgenden Bronchospasmen unter ausreichender Präoxygenierung; Beatmungsbeutel muss mit einem PEEP-Ventil versehen sein; evtl. prophylaktische Inhalation mit Salbutamol über z. B. *Aero-chamber*.
- Beatmung: synchronisierte Beatmungsform mit verlängerter Exspirationszeit, um vollständige Exspiration zu ermöglichen; möglichst niedrige Spitzendrücke; Tolerierung höherer pCO_2-Werte = permissive Hyperkapnie, solange der pH-Wert ausgeglichen ist; frühzeitige Extubation und Versorgung mit NCPAP → atemerleichternde Lagerung, evtl. Unterdruckkammer/-weste.
- Ausreichende Kalorienzufuhr bei Flüssigkeitsrestriktion durch kalorienverdichtete Nahrung; Zufuhr von Vitaminen und Spurenelementen; Nahrung auf viele kleine Portionen aufteilen, Nahrungsmenge langsam steigern. Die kleinen Patienten neigen zu rezidivierendem Erbrechen, was häufig zu Gedeihstörungen führt. Trinkversuche machen (strengt die Kinder sehr an), auf gute Stuhlausscheidung achten, die durch die Flüssigkeitsrestriktion häufig erschwert ist → Bauchmassage, ggf. Darmrohr/-spülungen.
- Diuretikatherapie mit niedrig dosiertem Furosemid unter sorgfältiger Kontrolle der Elektrolyte im Serum und von Kalzium und Phosphor im Urin; verbessert die Lungenfunktion schnell, hat aber bei Langzeittherapie erhebliche Nebenwirkungen (Osteopenie, Nephrokalzinose, Ototoxizität); alternativ Gabe von Spironolacton (z. B. *Aldactone*) = kaliumsparendes Diuretikum in Kombination mit Hydrochlorothiazid (z. B. *Esidrix*) → Bilanzierung, tgl. Gewichtskontrolle.
- Bronchodilatatoren:
    - Theophyllin: senkt den Lungengefäßwiderstand, erweitert die Lungengefäße und die Bronchien, hemmt Ödembildung der Bronchialschleimhaut; Theophyllin kann auch durch Koffein ersetzt werden.
    - Inhalation mit Salbutamol.
    - Ergänzende Inhalativa: Ipratropiumbromid (z. B. *Atrovent*) als Vagolytikum und evtl. zusätzlich Fluticason als Kortikosteroid zur Verbesserung des Gasaustausches und der Lungenmechanik. Verabreichung der Dosieraerosole über eine Inhalationskammer (z. B. *Aero-chamber*) zur besseren Vernebelung bei Beatmung und bei spontan atmenden Kindern z. B. über einen *Babyhaler* oder einen Inhalator (bei Kortikosteroiden auf Augenschutz achten und anschließend Gesichtswäsche und Mundpflege durchführen zum Schutz vor Haut- und Schleimhautreaktionen bzw. Pilzinfektionen).
- Bei ausgeprägter BPD evtl. Dexamethasonbehandlung oral/i. v. für 3–7 Tage nach Schema (nicht bei Infektionen, Bauchproblemen und frischen Blutungen); der positiven Wirkung auf die Lungenentwicklung stehen größere Nebenwirkungen wie Hyperglykämie, Hypertonie, Immunsuppressionen, Magenblutung, hypertrophe Kardiomyopathie, Wachstumsverzögerung und als Spätfolgen Diplegie und Tetraspastik entgegen; bei der Pflege und Überwachung müssen diese Nebenwirkungen mit bedacht werden. Manchmal ist in Abhängigkeit vom basalen Kortisolspiegel anschlie-

ßend noch eine Substitution mit Hydrokortison notwendig.
- Eine ausgeprägte pulmonale Hypertonie kann evtl. mit Iloprost-Inhalationen z. B. *Ilomedin* beeinflusst werden → pulmonale Vasodilatation, Steigerung des Schlagvolumens, Abnahme der linksventrikulären Vorlast (Nebenwirkungen; evtl. RR-Abfall, Thrombozytenaggregation) Inhalation möglichst mittels speziellem Ultraschallvernebler (alveolengängige Teilchengröße) integriert mittels Adapter in den Inspirationsschenkel des Beatmungssystems oder als Maskeninhalation.
- In schweren Fällen sollte eine medikamentöse Therapie mit Sildenafil, Beraprost oder Bosentan erwogen werden.
- Physiotherapie: häufige Lagewechsel und Maßnahmen zur Sekretmobilisation wie Vibrieren → *cave:* Gefahr von Rippenbrüchen; Kinder dabei gut beobachten und überwachen, da dies eine große Belastung ist.
- Ggf. Transfusionen: Hb sollte zwischen 11 und 14 g/dl liegen.
- Antibiotika nicht als Dauerprophylaxe, sondern nur bei einem Keimnachweis.
- Bei bestimmten Formen der Herzinsuffizienz wird eine Digitalisierung notwendig.
- Frühzeitiger medikamentöser/operativer Verschluss eines PDA bei sehr unreifen Frühgeborenen.

> **Der Umgang mit Kindern, die eine BPD entwickelt haben, ist schwierig; Geduld, Einfühlungsvermögen und eine große Frustrationstoleranz sind nötig.**

Die Zusammenarbeit mit den Eltern dieser Kinder kann sich als problematisch erweisen, da es immer wieder zu Rückschlägen kommt und die Behandlung lange dauern kann. Es hat sich bewährt, den Kindern und Eltern feste Bezugspersonen aus dem ärztlichen und pflegerischen Bereich zuzuordnen. Allerdings müssen alle Schwestern des Teams in der Lage sein, diese Kinder zu versorgen.

Bei ausgeprägter BPD besteht häufig eine Sauerstoffabhängigkeit über Jahre hinweg. Diese Patienten werden mit Sauerstofftherapie nach Hause entlassen. Bewährt hat sich in diesen Fällen zusätzlich eine häusliche Therapie mit einer Unterdruckkammer/-weste, um Erschöpfungszuständen entgegenzuwirken. Die Kinder liegen nachts, evtl. auch zur Mittagsruhe, in der Kammer/Weste und sammeln so Kräfte für den übrigen Tag. Der Sauerstoffbedarf lässt sich dann meist gut reduzieren. Auch die Nahrungsunverträglichkeit mit Gedeihstörungen kann länger anhalten. Häufig wird die Anlage eines Gastrostomas notwendig und die Nahrungszufuhr erfolgt kontinuierlich über eine Nahrungspumpe. Zur Infektionsprophylaxe wird zusätzlich im Herbst und Winter die passive RS-Viren-Impfung (alle 4 Wochen) sowie die aktive Influenza-Impfung empfohlen. Das SIDS-Risiko ist wesentlich erhöht. Zur adäquaten Förderung ist eine gute Zusammenarbeit zwischen Krankengymnasten, Ergotherapeuten, Ökotrophologen und dem behandelnden Arzt erforderlich. Dies alles erfordert die Mitarbeit und den Einsatz der Eltern im besonderen Maße.

3.3 Acute Respiratory Distress Syndrome – Akutes Lungenversagen

Primär ist das Acute Respiratory Distress Syndrome (ARDS) eine nichtinfektiöse interstitielle Pneumonie, die sich in wenigen Stunden bis zu wenigen Tagen zu einer schweren globalen respiratorischen Insuffizienz entwickelt. Die pulmonale Gasaustauschstörung mit schwerer Hypoxämie wird verursacht durch ein sich entwickelndes interstitielles und alveolares Lungenödem.

Sekundäre Infektionen können das Krankheitsbild beeinflussen und führen dann häufig zu einem Multiorganversagen. Die Mortalität liegt bei ca. 50 % und ist abhängig von der Grunderkrankung und dem Alter des Patienten.

- **Auslösende Faktoren**
- Direkter Lungenschaden:
    - Kontusion (stumpfes Thoraxtrauma),
    - Aspiration/Mikroaspiration,
    - Inhalation toxisch/thermisch,
    - iatrogen: Beatmungstrauma, Überladung des pulmonalen Kreislaufs durch Infusionen etc.,
    - Verbrauchskoagulopathie.

- Indirekter Lungenschaden durch Mediatorenfreisetzung:
  - Hypovolämie → Ischämie,
  - Hypoxämie → Sauerstoffradikale, Azidose,
  - Polytrauma → Endotoxine,
  - Verbrennung → Verbrennungstoxine,
  - Sepsis/Pneumonie → Endotoxine, bakterielle Toxine,
  - Hirnödem → neurogen,
  - Störungen der intestinalen Mukosa → Endotoxine, Bakterien,
  - Ertrinken/Beinahe-Ertrinken,
  - Operationen mit extrakorporaler Zirkulation,
  - Schock (alle Formen),
  - schwere Pankreatitis.

- **Pathophysiologie**

Auslösende Faktoren sind die Aktivierung des
- Gerinnungssystems,
- Fibrinolysesystems,
- Komplementsystems

mit nachfolgender Thrombozyten-, Mastzellen- und Granulozytenaktivierung; dadurch werden unterschiedlichste Mediatoren freigesetzt wie z. B. Histamin, Leukotriene, Prostaglandine, Sauerstoffradikale, Thromboxan, etc.

Durch die Mediatoren kommt es in der Lunge zu einer Vasokonstriktion sowie Mikrothromben- und Mikroemboliebildung mit folgender pulmonaler Hypertension. Durch Endothelschäden kommt es zu einer Permeabilitätsstörung der Kapillarwände, die Kollagenfasern der Basalmembran werden aufgelöst. Es entsteht ein intraalveoläres und interstitielles Ödem, welches protein- und granulozytenreich ist und eine gravierende Störung des Surfactantsystems nach sich zieht. Durch den Surfactantmangel kommt es zum Kollaps der kleinen Atemwege, zu Atelektasen, Emphysembildung, zur Abnahme der funktionellen Residualkapazität und der Compliance. Durch den Endotoxin-bedingten Verlust der hypoxisch-pulmonalen Vasokonstriktion, die normalerweise verhindert, dass nicht belüftete Areale durchblutet werden, nimmt der pulmonale Rechts-links-Shunt zu. Im weiteren Verlauf kommt es zusätzlich zu einer Degeneration der Pneumozyten I. Besonders Serumproteine und Fibrin lagern sich entlang der Alveolarsepten ab und bilden hyaline Membranen. Es bildet sich schließlich eine intraalveoläre und interstitielle Fibrose.

Entsprechend werden pathophysiologisch 3 Stadien unterschieden:
- Initial-/Akutphase: 24–48 h mit meist noch unauffälligem Röntgen-Thorax,
- exsudative Phase: 2–7 Tage,
- proliferative Phase: ab 8. Tag.

- **Unspezifisches klinisches Bild**
- Tachy- und Dyspnoe mit gesteigerter Atemarbeit,
- Blässe, Zyanose,
- Nasenflügeln bis Einziehungen,
- Tachykardie,
- Unruhe bis Verwirrtheit,
- schwacher Hustenstoß,
- diffuse feinblasige Rasselgeräusche über der Lunge.

- **Blutgasanalyse**
- p_aO_2-Abfall (nur geringer Anstieg bei 100 % Sauerstoffzufuhr),
  - Oxygenierungsindex (p_aO_2/FiO_2): <300 mmHg, beim schweren ARDS <200 mmHg,
- p_aCO_2 zunächst niedrig als Zeichen der kompensatorischen Hyperventilation (dadurch primär meist eine respiratorische Alkalose), später als Zeichen der Dekompensation zunehmender Anstieg bis zur schweren Hyperkapnie.

- **Diagnostik:**
- Die Diagnose des ARDS erfolgt aufgrund der Symptomatik und sofern nicht kardiale oder pulmonale Grunderkrankungen die Erklärung für den niedrigen Oxygenierungsindex bieten.
- Thoraxröntgen: bilaterale interstitielle und alveoläre Verschattung,
- ggf. thorakales CT,
- Messung der Compliance,
- ZVD-Messung (▶ Abschn. 11.5)
- ggf. Messung des pulmonalen Verschlussdrucks über Pulmonaliskatheter (▶ Abschn. 12.8),

- ggf. Bestimmung des extravaskulären Lungenwassers (EVLW) über Farbstoff-Temperatur-Verteilungsmethode.

■ **Prophylaxe**

Bei entsprechenden Indikationen, die prädisponierend für ein ARDS sind, sollte Folgendes berücksichtigt werden:
- frühzeitige Schockbehandlung z. B. durch adäquate Volumenzufuhr,
- Vermeidung von Hypoxämien durch gute Oxygenierung, frühzeitig nicht-invasive Beatmungsformen nutzen, ggf. endotracheale Intubation,
- frühzeitige Behandlung von Infektionen, möglichst nach Antibiogramm und in ausreichend hoher Dosierung,
- Pneumonieprophylaxe durch frühzeitige Mobilisation des Patienten und konsequente physiotherapeutische Maßnahmen.

■ **Behandlung**

Eine spezifische Therapie existiert zurzeit nicht. Die Behandlung ist rein symptomatisch.
Im Mittelpunkt der Therapie stehen:
- die Behandlung der respiratorischen Insuffizienz,
- die Bilanzierung des Flüssigkeitsgleichgewichts,
- die Behandlung der auslösenden Grunderkrankung.

■ **Maßnahmen**
- Beatmung: gute Oxygenierung mit S_aO_2 >90 % (p_aO_2 60–80 mmHg) durch Eröffnung nicht belüfteter Alveolen, Reduktion von intrapulmonalen Shunts, Erhöhung der FRC und Compliance,
  - permissiveHyperkapnie: ein Anstieg des p_aCO_2 wird toleriert, sofern der pH >7,2 ist,
  - altersentsprechende Frequenz,
  - bei erhaltener Spontanatmung möglichst assistierte bzw. synchronisierte Beatmungsformen;
  - sonst druckkontrollierte Beatmung mit inspiratorischen Drucken möglichst <30 cmH_2O und kleinen Tidalvolumina von 5–8 ml/kg KG, sonst eher Gefahr der Überblähung noch geöffneter Lungenbezirke,
  - langsame Erhöhung des PEEP bis der Sauerstoff möglichst unter 50 % reduziert werden kann, Werte bis 15 cmH_2O können erreicht werden; Nebenwirkungen wie die Erhöhung der rechtsventrikulären Nachlast und Verminderung des venösen Rückstroms mit Reduktion der Nierendurchblutung können mit Volumen- und Katecholamingaben verringert werden; Best-PEEP = gute Oxygenierung bei möglichst geringer Sauerstoffzufuhr ohne negative PEEP-Effekte, regelmäßige Echokardiographie,
  - weitere Beatmungs- und Behandlungsmöglichkeiten: Hochfrequenzbeatmung, Oszillation, extrakorporale CO_2-Elimination, ECMO (▶ Abschn. 13.5), evtl. Stickstoffmonoxidbeatmung (▶ Abschn. 13.6), Iloprost-Inhalation (▶ Abschn. 3.2),
  - Surfactantgabe.
- Flüssigkeitsrestriktion mit Negativbilanz:
  - Vermeiden von Flüssigkeitsüberladung, rechtzeitige Diuretikagaben, ggf. Hämodialyse oder Hämofiltration (▶ Abschn. 2.7),
  - den hydrostatischen Druck im Plasma niedrig halten zur Verminderung der »Leckage« der Lungenkapillaren, Hkt 40–45 %,
- Infektionsprophylaxe bzw. -therapie durch gezielte Antibiotikagaben nach Antibiogramm,
- ausreichende Nährstoffzufuhr bei möglichst frühzeitiger oraler Ernährung, Ulkusprophylaxe mit Omeprazol,
- Blutdrucke im oberen Normbereich, evtl. Katecholamingaben,
- zunächst gute Analgosedierung über Dauerinfusion, evtl. Relaxierung,
- Optimierung der Lungenbelüftung durch Physiotherapie und Lagewechsel.

■ **Komplikationen**
- Pulmonales Barotrauma (Pneumothorax),
- Lungenschädigung durch zu hohe Sauerstoffkonzentration,
- Pneumonie durch bakterielle Infektionen,
- Rechtsherzinsuffizienz durch pulmonale Hypertonie,
- akutes Nierenversagen,

- Multiorganversagen.

- **Pflege**

> Alle pflegerischen Maßnahmen richten sich maßgeblich nach dem Zustand des Patienten.

Es kann sein, dass nur Minimal-Handling möglich ist. Beim ARDS stehen diejenigen Maßnahmen im Vordergrund, die eine Verbesserung der Lungenfunktion zum Ziel haben.

- Absaugen: nach Bedarf mit einem geschlossenen Absaugsystem unter Präoxygenierung; möglichst vorher Physiotherapie wie vorsichtiges Vibrieren; ggf. zusätzliche Sedierung und evtl. Relaxierung; zur Vermeidung von Bronchospasmen evtl. vorherige Inhalation mit Salbutamol z. B. über *Aero-chamber* oder über einen speziellen Aerosoladapter zur Verabreichung von Dosieraerosolen ohne Unterbrechung der Beatmung;
- Beatmungsbeutel muss ein PEEP-Ventil besitzen;
- Lagewechsel: möglichst frühzeitig, da die Dekubitusgefahr infolge der schlechten Mikrozirkulation (auch bedingt durch Katecholamine) sehr hoch ist, außerdem Lagerung auf einer speziellen Antidekubitusmatratze.
    - Der Lagewechsel beim ARDS ist inzwischen ein wichtiger therapeutischer Bestandteil, um der Störung des Ventilations-Perfusion-Verhältnisses mit nachfolgender Hypoxie entgegenzuwirken und Atelektasen zu öffnen bzw. deren Bildung zu verhindern. Dabei wird auch gerade der Bauchlage eine große Bedeutung zugemessen, da die Atelektasen sich meist in den basalen Lungenabschnitten befinden. Diese Lagerung sollte möglichst über mehrere Stunden (8–10 h) beibehalten werden. Für einen Lagewechsel sind mehrere Pflegekräfte sowie ein Arzt erforderlich. Der Patient sollte dazu gut analgosediert sein und präoxygeniert werden.
    - Eine Lagerung des Patienten in einem Rotationsbett bietet eine Erleichterung hinsichtlich des Pflegeaufwandes und vermindert auch die Belastung des Patienten. Die kinetische Therapie führt nicht nur zu einer Verbesserung des Perfusions-Ventilations-Verhältnisses sondern hat zusätzlich noch eine sekretmobilisierende Wirkung und dient ebenso der Dekubitusprophylaxe.
- Eine Sekretmobilisation wird sonst über spezielle Lagerungsdrainagen erreicht (▶ Abschn. 2.12).
- Prophylaxen (▶ Abschn. 1.2): Alle Prophylaxen sollten bedacht werden. Der Patient ist durch den meist lang andauernden Krankheitsverlauf besonders anfällig gegenüber Kontrakturen. Daher sollte er so früh wie möglich erst passiv und später zunehmend aktiv mobilisiert werden. Dies erfolgt durch das Pflegepersonal sowie durch die Physiotherapeuten. Eine frühe Mobilisation dient auch einer Verbesserung der Lungensituation.
- Infektionsprophylaxe: sekundäre Infektionen können das Krankheitsbild wesentlich verschlechtern, daher ist der Hygiene besondere Aufmerksamkeit zu schenken; regelmäßige bakterielle Kontrollen von Urin, Trachealsekret und Blut.
- Ernährung: möglichst enterale Ernährung über Magensonde, Magen-pH-Kontrolle und ggf. Antazidatherapie.
- Bilanzierung: über Blasenkatheter.
- Stuhlausscheidung: bei fehlender spontaner Stuhlausscheidung Gabe von Laxanzien und evtl. Neostigmin, spätestens alle 2 Tage rektal anspülen.
- Augenpflege: notwendig bei Relaxierung (▶ Abschn. 2.2), bei Bauchlage und bei hohen PEEP-Einstellungen, da sich ein Korneaödem bildet.
- Patientenbeobachtung: Hautfarbe, Ödembildung, Halsvenenstauung, Thoraxbewegungen, Hauttemperatur, Schweißsekretion, Auskultation;
    - bei tiefer Analgosedierung und Relaxierung: GCS, Pupillenkontrolle, Überprüfung der Schutzreflexe.
- Kontinuierliche apparative Überwachung:
    - Herzfrequenz, EKG,
    - Respiration,
    - Sauerstoffsättigung,
    - ZVD-Messung,

- arterielle Druckmessung, auch zur Abnahme arterieller Blutgasanalysen,
- endexspiratorischer CO_2,
- evtl. Temperatursonde (rektal oder über den Blasenkatheter, evtl. über Pulmonalarterienkatheter),
- bei vorhandenem Pulmonalarterienkatheter: Messung des HZV und des PA-Druckes, Messung der gemischt-venösen Sättigung.

> Das ARDS ist ein Krankheitsbild, dessen Behandlung langwierig und noch immer sehr schwierig ist. Es ergeben sich viele Probleme, die das Personal in großem Maße fordern und ein gutes Fachwissen voraussetzen.

Besonderer »Pflege« bedürfen auch die Eltern und Angehörigen dieser Patienten. Der lange Krankheitsverlauf mit unsicherem Ausgang, immer wieder neu auftretenden Problemen und meist nur sehr langsamen Fortschritten bedeuten eine hohe emotionale Belastung. Deshalb sollten den Eltern regelmäßig Gespräche angeboten werden sowie die Unterstützung von Psychologen und Seelsorgern. Dankbar sind die Eltern, wenn sie im Bereich der Grundpflege, Physiotherapie und Mobilisation helfen können, nachdem sie vom Pflegepersonal und den Physiotherapeuten entsprechend angeleitet wurden (▶ Kap. 14).

3.4 Asthma bronchiale

Darunter versteht man eine chronische Erkrankung der kleinen Atemwege (kleine Bronchien und Bronchiolen) mit reversibler Atemwegsobstruktion.

- **Ursachen**
- Entzündung,
- Hyperreagibilität der Atemwege.

- **Asthmaformen**
- Exogen-allergisches Asthma oder Extrinsic-Asthma,
- Infektasthma oder infektallergisches Asthma,
- nicht-allergisches Asthma oder Intrinsic-Asthma,
- medikamentöses Asthma,
- psychogenes Asthma (umstritten).

In den meisten Fällen liegt eine Kombinationsform vor.

- **Möglicherweise anfallauslösende Medikamente**
- Prostaglandininhibitoren, z. B. Azetylsalizylsäure,
- Barbiturate,
- Betablocker,
- Opioide,
- Parasympathomimetika, z. B. Neostigmin (z. B. *Prostigmin*).

Während eines Asthmaanfalls kommt es zu einer akuten Zunahme des Atemwegswiderstands durch:
- Spasmus der Bronchialmuskulatur (bei Säuglingen seltener) → Air-Trapping,
- Bronchialschleimhautödem durch Histaminfreisetzung,
- übermäßige Absonderung von zähem Schleim.

Des Weiteren kommt es zur Erhöhung des pulmonalen Gefäßwiderstands und des Pulmonalarteriendrucks durch Kompression der Pulmonalgefäße mit folgender Rechtsherzbelastung.

- **Differentialdiagnose**
- Fremdkörperaspiration, meist plötzlich auftretend (▶ Abschn. 3.5),
- Bronchiolitis bei Säuglingen,
- akute Laryngotracheitis,
- funktionelle Obstruktion der großen Atemwege (Tracheobronchomalazie),
- akute stenosierende Laryngotracheobronchitis (▶ Abschn. 3.6.2).

- **Status asthmaticus**

Hierunter versteht man einen akuten Asthmaanfall mit über Stunden anhaltender Ruhedyspnoe, die mit den üblichen Medikamenten nicht beherrschbar ist.

3.4 · Asthma bronchiale

Symptome
- Abgeschwächtes Atemgeräusch (bis hin zur »stillen Lunge«),
- evtl. Reizhusten, Hochbringen von zähem Schleim,
- Tachypnoe,
- exspiratorisch betonte Dyspnoe,
- verlängertes Exspirium,
- exspiratorisches Giemen/Brummen,
- Einnahme einer sitzenden Position (»Kutschersitz«),
- Einsatz der Atemhilfsmuskulatur,
- Erstickungsgefühl, Angst,
- starke Erschöpfung durch verstärkte Atemarbeit,
- Tachykardie, evtl. Hypotonie, gestaute Halsvenen,
- zunehmende Verwirrtheit und Bewusstseinstrübung durch Hyperkapnie,
- Zyanose,
- Dehydratation mit Hypovolämie,
- inspiratorischer Stridor (selten, nur wenn obere Luftwege mit betroffen sind).

Thoraxröntgen
- Überblähung der Lunge,
- Rippen stehen horizontal,
- Zwerchfell ist abgeflacht,
- kleines Herz (durch Kompression).

Therapie
- Ruhe, Aufregung vermeiden;
- Sauerstoffzufuhr (mäßige Zufuhr bei starker Hyperkapnie, da sonst der Atemantrieb vermindert werden kann); Ziel: Sauerstoffsättigung >92 %;
- Inhalation: wiederholt mit β2-Mimetika zur Brochodilatation, z. B. Salbutamol (3 Tr./Lebensjahr in 2 ml NaCl 0,9 %ig), ggf. unter Zusatz von Ipratropiumbromid; evtl. Inhalation mit Suprarenin 1:1 ml NaCl 0,5 %ig verdünnt; *cave*: Tachykardie;
- Intravenös:
  - ggf. Magnesiumsulfat als Kurzinfusion bei Nicht-Ansprechen auf inhalative Brochospasmolytika und vor i.v.-Gabe von β2-Mimetika, nur unter EKG-Kontrolle,
  - Theophyllin-DT zur Bronchodilatation und Dilatation der Lungengefäße (Spiegelkontrollen); *cave*: Tachykardie,
  - $β_2$-Mimetika zur Brochodilatation z. B. Reproterol-DT (z. B. *Bronchospasmin*),
- Kortikoide gegen das Ödem, z. B. Prednisolon i. v.; evtl. Terbutalin s. c. (z. B. *Bricanyl*), *cave*: Tachykardie, Hypokaliämie, Hypomagnesiämie;
- Sekretolyse mit Azetylzystein (*cave: nicht* inhalativ wegen der Gefahr eines Bronchospasmus);
- Sedierung z. B. mit Chloralhydrat oder Promethazin (z. B. *Atosil*), *cave*: Verstärkung der Ateminsuffizienz; evtl. Ketamingaben i. v. unter Intubationsbereitschaft, wirkt bronchospasmolytisch (immer in Kombination mit einem Benzodiazepin);
- ausreichende Flüssigkeitszufuhr bei bestehender Dehydratation, *cave*: Vorsicht bei Kleinkindern, inadäquate ADH-Sekretion mit Flüssigkeitsretention;
- Antibiotika nur bei Verdacht auf eine bakterielle Infektion;
- evtl. Intubation und Beatmung, nach Intubation kann die Analgosedierung mit einem Fentanyl-/Midazolam-DT erfolgen, evtl. zusätzliche Relaxierung;
  - Patienten möglichst in OK-Hochlagerung intubieren bzw. erst nach tiefer Sedierung flach lagern;
- evtl. Bronchoskopie (► Abschn. 13.8) mit Bronchiallavage bei sehr zähem Sekret (spezielle Indikationsstellung).

Indikation zur Beatmung
- Atemstillstand,
- Erschöpfung und zunehmende Bewusstseinstrübung,
- Hyperkapnie >60 mmHg,
- pH <7,2,
- anhaltend hoher Sauerstoffbedarf.

> Durch eine frühzeitige Atemtherapie durch erfahrene Physiotherapeuten kann eine Intubation evtl. vermieden werden.

Die Intubation sollte erst nach Gabe von Atropin und unter Ketanest- (s. oben) oder Halothannarkose (bronchospasmolytisch) erfolgen.

- **Beatmung**

> Beatmungseinstellungen werden sehr kontrovers diskutiert.

- Volumenkontrolliert mit Druckregulation, relativ hohes AMV, Ziel: pCO_2 55–60 mmHg, endexspiratorische CO_2-Messung zeigt meist wegen der mangelhaften Exspiration falsche niedrige Werte an,
- niedrige Frequenz,
- normale bis kurze Inspirationszeit und verlängerte Exspirationszeit, I:E=1:3–4,
- PEEP: ca. 5 cmH_2O.

- **Pflegerische Maßnahmen**
- Ruhiges sicheres Arbeiten, Aufregung vermeiden;
- Minimal-Handling;
- Patient in sitzender Position belassen und dies durch Lagerungsmittel unterstützen und erleichtern;
- Patient zur Lippenbremse anhalten (wenn er darin geübt ist);
- Überwachung: EKG, Respiration, Sauerstoffsättigung, evtl. transkutane CO_2-Messung;
- Beobachtung des Aussehens, Verhaltens und der Bewusstseinslage;
- Sauerstoffzufuhr (angefeuchtet) über Maske oder Brille, S_aO_2 >92 % (▶ Abschn. 2.1);
- Inhalation nach Anordnung, evtl. IPPB über Maske (▶ Abschn. 10.8);
- Anwendung des Flutters (wenn der Patient darin geübt ist);
- gute Mund- und Nasenpflege, da die Schleimhäute durch den Sauerstoffflow angegriffen werden;
- häufige kleine Mahlzeiten anbieten, um den Magen nicht zu belasten → drückt auf die Lungen;
- evtl. Sedierung;
- bei Intubierten eine gute Sedierung, vor allem beim Absaugen; vor und nach dem trachealen Absaugen sollte eine Gabe z. B. von Salbutamol (über speziellen Aerosoladapter) oder über eine Inhalationskammer (z. B. *Aerochamber*) erfolgen;
- Physiotherapie (Abklopfen und Vibrationsmassage) bei Beatmeten oder bei nicht zu starker Dyspnoe (auf die Toleranz des Patienten achten);
- Lagerungsdrainage (▶ Abschn. 2.12) nur bei entsprechender Toleranz des Patienten und bei Beatmeten.

- **Komplikationen**
- Hautemphysem,
- Mediastinalemphysem,
- Pneumothorax,
- bakterielle Infektion,
- zerebrale Anfälle (durch Theophyllin),
- Herzinsuffizienz durch Rechtsherzbelastung,
- inadäquate ADH-Sekretion mit Flüssigkeitsretention,
- Hypokaliämie und Hypomagnesiämie (durch Salbutamol), Gefahr von Rhythmusstörungen.

3.5 Fremdkörperaspiration

> Eine Fremdkörperaspiration ist im Kleinkindalter die häufigste Ursache für eine akute Atemnot.

- **Häufige Aspiration**
- Süßigkeiten, Bonbons,
- Nüsse, vor allem Erdnüsse,
- Nahrungsbrocken, z. B. Würstchen, Fleisch, rohe Karotten oder Äpfel,
- kleines Spielzeug,
- Erbsen,
- Knöpfe, kleine Münzen.

- **Lokalisation des Fremdkörpers**
- Bronchialbaum! (meist rechte Seite),
- Hypopharynx (retrolaryngealer Rachenabschnitt),
- Glottis.

Bleibt ein größerer Fremdkörper beim Verschlucken im Ösophagus stecken, kann er auf die Trachea drücken und diese komprimieren.

- **Verlaufsformen**
- - **Akuter Verlauf.**
Dabei kommt es zur Verlegung der Atemwege, evtl. Bronchospasmus und Schleimhautschwellung:

- plötzlicher inspiratorischer (bei Lokalisation im Larynxbereich oder der extrathorakalen Trachea) und/oder exspiratorischer Stridor,
- plötzlicher Hustenanfall,
- Würgreiz,
- Heiserkeit,
- akute Dyspnoe,
- evtl. Zyanose und akute Erstickungsgefahr.

Je nach Lokalisation des Fremdkörpers zusätzlich:
- abgeschwächtes Atemgeräusch auf einer Seite,
- verlängertes Exspirium,
- exspiratorisches Giemen,
- verminderte oder fehlende Atemexkursionen,
- im Thoraxröntgen: Überblähung bei Ventilmechanismus oder Atelektase bei komplettem Verschluss; je nach aspiriertem Gegenstand kann dieser im Röntgenbild sichtbar sein.

■■ **Verschleppter Verlauf.**
Kommt häufig nach Erdnussaspiration vor: Der Fremdkörper führt zu einer Granulombildung und eitrigen Entzündung, evtl. mit Abszessbildung; tritt meist 3–6 Wochen nach Aspiration auf.

Nach einem meist symptomfreien Intervall treten alle Zeichen eines chronischen pulmonalen Infekts auf:
- persistierender Husten,
- anhaltender exspiratorischer Stridor bzw. exspiratorisches Giemen,
- evtl. starke Schleimproduktion.

● **Therapie**
■■ **Bei stabilem Zustand**
- vorsichtiger Transport in die Klinik mit einem NAW (Gefahr, dass der Fremdkörper noch tiefer rutscht),
- evtl. Sauerstoffgabe,
- in der Klinik in Narkose Laryngoskopie oder Bronchoskopie (▶ Abschn. 13.8) und Entfernen des Fremdkörpers.

■■ **Bei akuter Erstickungsgefahr**
- Heimlich-Handgriff, evtl. mehrfach wiederholen:
  - Vorgehen: Den stehenden oder sitzenden Patienten von hinten umfassen und die zu Fäusten geballten Hände ins Epigastrium legen, ein oder mehrere Druckstöße in Richtung Zwerchfell durchführen; beim liegenden Patienten kniet man sich mit gespreizten Beinen über ihn, legt die übereinander gelegten Hände aufs Epigastrium und führt die so genannte Bauchdruckmethode in Richtung Zwerchfell durch.
  - *Cave:* Ruptur von Hohlorganen und Gefäßen, daher ist dieser Handgriff umstritten *und sollte vor allem bei Kindern nicht angewendet werden.*
- Beim Säugling in Kopftieflage: 4 feste Schläge zwischen die Schulterblätter geben und anschließend 4 Thoraxkompressionen wie bei der Herzdruckmassage durchführen.
- Laryngoskopische Inspektion des Rachenraumes und Versuch, mit der Magill-Zange den Fremdkörper aus dem glottischen oder subglottischen Bereich zu entfernen. *Cave:* Laryngospasmus, Bradykardie, Erbrechen; wenn möglich vorher Atropingabe, evtl. sublingual.
- Intubationsversuch, um dabei evtl. den Fremdkörper tiefer zu schieben und wenigstens eine Lungenhälfte zu beatmen.
- Legen eines i. v.-Zugangs und medikamentöse Therapie (▶ Abschn. 3.3).
- Evtl. Koniotomie oder Notfalltracheotomie.
- Nach der Stabilisierung Transport in die Klinik und Bronchoskopie.

Den meisten Kindern geht es nach dem Entfernen des Fremdkörpers schnell wieder besser, selten ist eine Nachbeatmung notwendig. Da es aber häufig zu anschließenden Schleimhautschwellungen kommt, können noch abschwellende Inhalationen notwendig werden (▶ Abschn. 3.6.2). Eventuell kann eine Antibiotikatherapie indiziert sein, vor allem nach Aspiration von Nahrungsmitteln.

● **Überwachung**
- EKG,
- Respiration (AF, Typ, Geräusche, Einziehungen),
- Sauerstoffsättigung,
- Beobachtung (Aussehen, Verhalten).

Kinder mit einem verschleppten Verlauf bieten dagegen eher Probleme. Gerade bei der Erdnuss-

Tab. 3.1 Gegenüberstellung der Symptome

Symptome	Epiglottitis	Pseudokrupp
Alter	2–7 Jahre	6 Monate bis 3 Jahre
Beginn	Akut	Allmählich
Temperatur	Febril	Subfebril
Stridor	Inspiratorisch, evtl. exspiratorisch	Inspiratorisch
Einziehung	Vorhanden	Vorhanden
Husten	Keiner	Bellend
Heiserkeit	Eher kloßige Sprache	Ausgeprägt
Schluckbeschwerden	Starker Speichelfluss	Keine
Atemnot	Ausgeprägt	Mäßig bis stark

aspiration besteht meistens ein schwerer bronchopulmonaler Infekt, evtl. mit Atelektasenbildung und starker Schleimsekretion. Da sich die Erdnuss meist schon zersetzt hat, ist sie bronchoskopisch schwer zu entfernen.

- **Therapie und Pflege**
- Bronchoskopie mit Bronchiallavage (► Abschn. 13.8),
- evtl. Beatmung für einige Tage,
- häufiges endotracheales Absaugen nach Anspülen mit reichlich NaCl 0,9 %ig,
- gute Physiotherapie,
- Lagerungsdrainagen (► Abschn. 2.12),
- Sekretolyse i. v. und über die Inhalation,
- Antibiotikatherapie,
- evtl. wiederholte gezielte Bronchiallavage unter Bronchoskopie.

3.6 Akute stenosierende Laryngotracheobronchitis und Epiglottitis

3.6.1 Gegenüberstellung beider Erkrankungen

- **Epiglottitis**

Dabei handelt es sich um eine akute Entzündung des Kehldeckels. Es besteht die Gefahr, dass es zu einer Verlegung der Atemwege in diesem Bereich kommt.

- **Akute stenosierende Laryngotracheobronchitis (= »Pseudokrupp«)**

Im Rahmen eines Infektes der oberen Luftwege kommt es zur Schleimhautschwellung im Bereich des Larynx und im subglottischen Bereich.

- **Symptome**

In ◘ Tab. 3.1 sind die Symptome der Epiglottitis und des Pseudokrupp gegenübergestellt.

3.6.2 Akute stenosierende Laryngotracheobronchitis

Diese Erkrankung muss in seltenen Fällen intensivmedizinisch behandelt werden.

- **Stadieneinteilung nach klinischem Bild**
- 1. Heiserkeit, bellender Husten, Stridor bei Aufregung oder Anstrengung,
- 2. inspiratorischer, später auch exspiratorischer Stridor, leichte Einziehungen, beginnende Dyspnoe,
- 3. starker Stridor, Atemnot, Unruhe, Tachykardie, ausgeprägte Einziehungen, Blässe,
- 4. Zyanose, Erstickungsgefahr, Somnolenz, evtl. Bradykardien.

- **Ursachen**
  - Viren (Parainfluenza-, RS-, Myxo-, Adeno-, Influenzaviren),
  - Allergien (selten),
  - Bakterien (selten als Sekundärinfektion durch Staphylokokken, Pneumokokken, Haemophilus influenzae, Streptokokken, sehr selten Corynebacterium diphtheriae).

- **Therapie**
  - Ruhe, jede Aufregung vermeiden, möglichst Elternmitaufnahme,
  - Prednison-Zäpfchen (z. B. *Rectodelt*),
  - Ultraschallvernebler,
  - ausreichende Flüssigkeitszufuhr,
  - Inhalation mit Adrenalin und NaCl 0,9 %ig (0,2 ml + 1,8 ml, Erhöhung bis zum Verhältnis 1:1 möglich), *cave*: Tachykardie, nach ca. 30 min Rebound-Gefahr, Wiederholung notwendig,
  - evtl. Kortikosteroide i. v. (3. Stadium),
  - evtl. Sauerstoffgabe (angefeuchtet),
  - evtl. Sedierung mit Chloralhydrat oder Promethazin (z. B. *Atosil*),
  - Antibiotikatherapie nur bei Verdacht auf bakterielle Infektion,
  - eine Intubation und Beatmung ist selten erforderlich (4. Stadium), dann möglichst dünnen Tubus verwenden (Neigung zu subglottischen Stenosen).

- **Überwachung**
  - EKG,
  - Atmung (AF, Stridor, Einziehungen),
  - Sauerstoffsättigung,
  - Hautfarbe, Aussehen, Verhalten.

3.6.3 Epiglottitis

> Bei einer Epiglottitis besteht immer akute Lebensgefahr.

Kinder mit Verdacht auf Epiglottitis müssen daher sofort in Begleitung eines Arztes und unter Intubationsbereitschaft in die nächste Kinderklinik mit einer Intensivstation gebracht werden.

- **Ursachen**
  - Haemophilus influenzae B (am häufigsten),
  - Streptokokken,
  - Staphylococcus aureus.

Seit Einführung der HIB-Impfung tritt dieses Krankheitsbild sehr viel seltener auf.

- **Therapie**
  - Legen eines i. v.-Zugangs und Gabe von Atropin i. v. (Gefahr des Vagusreizes bei der Racheninspektion), evtl. erst nach Einleitung der Narkose; Kind dabei evtl. auf dem Arm der Mutter/des Vaters belassen;
  - Laryngoskopie in Narkose unter Intubationsbereitschaft;
  - bei gesicherter Diagnose erfolgt eine Intubation mit einem meist für die Altersklasse dünneren Tubus, evtl. ist eine orotracheale Intubation einfacher; ist eine Intubation nicht mehr möglich, Versuch der Intubation mit einem flexiblen Bronchoskop (▶ Abschn. 13.8) oder einem Endotracheal-Introducer/Stilett → Atemwege weiten, anschließend richtige Intubation, sonst Notfalltracheotomie bzw. Koniotomie;
  - evtl. Nachbeatmung, sonst ist eine Spontanatmung über eine »feuchte Nase« möglich, Sauerstoffzufuhr nach Bedarf;
  - Antibiotikatherapie;
  - Fiebersenkung;
  - Intubation für mindestens 36–48 h;
  - Extubation erst nach nochmaliger Laryngoskopie und eindeutig verbessertem Befund;
  - Intensivüberwachung nach der Extubation noch für mindestens 24–48 h.

- **Pflege**
  - Kind bei der Aufnahme unbedingt in der selbst eingenommenen sitzenden Position belassen;
  - möglichst ruhig arbeiten, bei Aufregung des Kindes besteht die Gefahr der Atemwegsobstruktion;
  - Monitorüberwachung (EKG, Atmung, Sauerstoffsättigung);
  - evtl. Sauerstoffgabe (angefeuchtet);

- Vorbereitung zur Intubation, Kinder erst nach tiefer Analgosedierung in die richtige Intubationsstellung bringen;
- nach Intubation gute Fixierung des Tubus und des Kindes; Sedierung bei Bedarf;
- Abnahme von Trachealsekret für die Bakteriologie;
- Zimmeranwesenheit (eine Spontanextubation muss *unbedingt* vermieden werden);
- Weiteres ▶ Abschn. 2.1.

In der Regel tolerieren die Kinder den Tubus erstaunlich gut, da er ihnen die Atemnot genommen hat. Sind die Kinder verständig genug, kann auf eine Fixierung unter Aufsicht verzichtet werden, sie dürfen dann auch das Bett zeitweilig verlassen (Toilettengang, Spielen, kurze Rundgänge über die Station). Wichtig ist eine gute Beschäftigung und Ablenkung der Kinder, die sich meist nach einem Tag nicht mehr so krank fühlen.

Nach der Extubation bei Bedarf Inhalation mit einem Adrenalingemisch (▶ Abschn. 3.6.2).

3.7 Persistierende pulmonale Hypertension des Neugeborenen

Die persistierende pulmonale Hypertension des Neugeborenen (PPHN) ist eine postpartale Adaptationsstörung mit schwerer Hypoxämie durch eine fehlende Kreislaufumstellung aufgrund eines erhöhten Lungengefäßwiderstands.

- **Pathophysiologie**

Intrauterin ist der Gefäßwiderstand in der Lunge höher als der im Körperkreislauf. Dies wird u. a. durch hohe Konzentrationen von Prostaglandin E und Thromboxan gewährleistet. Nach der Geburt steigt der pO_2 in den Alveolen und in den Lungengefäßen und führt dort zu einer Dilatation der Pulmonalgefäße. Weitere biochemische Prozesse, wie die Umstellung der Prostaglandinproduktion auf Prostazykline und eine vermehrte endogene Produktion von NO, senken weiter den pulmonalvaskulären Widerstand. Eine persistierende pulmonale Hypertension entsteht dann, wenn dieser Anpassungsprozess entweder aufgrund primärer Probleme der Lungengefäßarchitektur oder aufgrund einer sekundären Störung der o. g. Anpassungsprozesse ausbleibt. Dadurch kommt es zum Rechts-links-Shunt über die fetalen Blutwege (Foramen ovale und Ductus arteriosus Botalli) mit ausgeprägter Zyanose. Meistens sind reife Neugeborene betroffen.

- **Formen**
- Primäre/idiopathische Form: Ursachen unklar
- Familiäre PPHN (sehr selten): biochemische Regulationsstörung der Endothelin- und NO-Produktion,
- Sekundäre Formen: durch funktionelle Auslösung einer pulmonalen Vasokonstriktion oder Lungenentwicklungsstörungen/Fehlbildungen.

- **Ursachen der sekundären PPHN**
- Pulmonale Vasokonstriktion in Folge:
  - peri-/postpartale Asphyxie,
  - chronische intrauterine Hypoxie durch z. B. Plazentainsuffizienz mit Ausbildung einer starken Wandmuskulatur im Bereich der Arteriolen,
  - intrauteriner Verschluss des Ductus arteriosus Botalli,
  - Hyperkapnie,
  - Hypothermie,
  - Hypoglykämie,
  - Polyzythämie mit erhöhter Blutviskosität,
  - Infektionen, z. B. B-Streptokokken,
  - Mekoniumaspiration,
  - Atemnotsyndrom,
  - Hydrops fetalis,
  - Vitien (z. B. Lungenvenenfehlmündungen, TGA);
- Lungenentwicklungsstörungen/-fehlbildungen,
  - Zwerchfellhernie,
  - Lungenhypoplasie,
  - bestimmte Formen der zystisch adenomatoiden Malformation der Lungen.

- **Symptome**
- Zentrale Zyanose, keine Reaktion auf Hyperoxietest,
- Tachy- und Dyspnoe,
- verstärkte Atemarbeit mit Nasenflügeln, Einziehungen, Knörksen, Stöhnen,

3.7 · Persistierende pulmonale Hypertension des Neugeborenen

- Unruhe,
- Azidose,
- Systolikum durch Trikuspidalinsuffizienz bei hohem rechtsventrikulärem Druck,
- niedriger Blutdruck bei fortgeschrittener PPHN.

Diagnostik
- Thoraxröntgen;
- Echokardiographie: rechter Vorhof und Ventrikel sind vergrößert, ausgeprägte Trikuspidalinsuffizienz = Zeichen der pulmonalen Hypertonie (pulmonale Druck ist über die Trikuspidalinsuffizienz abschätzbar), es kann ein Rechts-links-Shunt auf der Vorhofebene und/oder über den Ductus bestehen;
- Hyperoxietest mit 100 % für 5–10 min → Anstieg des p_aO_2 <20 mmHg, prä- und postduktale Differenz >10 mmHg (rechter Arm/Beine, Thorax/Abdomen) bei transkutanen Messungen ist pathologisch;
- Hyperventilationstest unter 100 % Sauerstoff → p_aO_2-Anstieg <20 mmHg.

Therapie
- Vermeidung von Hypoxie, Hyperkapnie, Azidose, Stress und Flüssigkeitsüberladung.
- Behandlung der zugrunde liegenden Störungen, z. B. Azidoseausgleich, Glukosesubstitution, Hämodilution (▶ Abschn. 13.3) bei Polyzythämie, Antibiotikatherapie bei einer Infektion.
- Beatmung:
  - mit 100 % Sauerstoffgabe beginnen (potenter Vasodilatator), p_aO_2 >80 mmHg postduktal,
  - Frequenz initial 60/min, Hyperventilation (pCO_2 30–35 mmHg),
  - Inspirationsdruck erhöhen bis eine sichtbare Thoraxexkursion erfolgt (oft >26 cmH_2O, dann ggf. Oszillationsbeatmung oder NO-Beatmung),
  - PEEP, 3–6 cmH_2O,
  - Oszillationsbeatmung bei sehr hohem Beatmungsdruck und nicht unterdrückbarer Eigenatmung.
- Alkalisierung (pH 7,45–7,5) durch Hyperventilation, zusätzlich evtl. Gabe von Natriumbikarbonat ($NaHCO_3$).
- Medikamentengabe:
  - Sedierung z. B. mit Diazepam oder Midazolam,
  - Analgesierung mit Fentanyl,
  - Relaxierung bei Bedarf mit Vecuronium,
  - Katecholamine (primär Dopamin/Dobutamin, bei ausbleibender Dobutaminwirkung frühzeitig Noradrenalin oder Suprarenin) zur Erhaltung eines ausreichenden systemischen Blutdrucks → MAD >50 mmHg bei Termingeborenen, bei Bedarf Volumensubstitution mit Ringer- oder NaCl 0,9 %iger Lösung, (evtl. bei entsprechender Indikation FFP oder Erythrozytenkonzentrat).
- Nach der Stabilisierung des Neugeborenen kann eine langsame schrittweise Reduktion einzelner Parameter erfolgen.
- Weitere Behandlungsmöglichkeiten:
  - Stickstoffmonoxidbeatmung (▶ Abschn. 13.6) zur selektiven Erweiterung der pulmonalen Gefäße,
  - extrakorporale Membranoxygenierung (ECMO, ▶ Abschn. 13.5), ist nur in wenigen speziellen Zentren möglich und bedeutet eine Verlegung,
  - intermittierende Iloprost-Inhalation (▶ Abschn. 3.2),
  - Surfactantapplikation (▶ Abschn. 3.1.2).

Überwachung und Pflege
- Gute Krankenbeobachtung (Hautkolorit, Atmung, Abdomen);
- EKG;
- transkutane Überwachung von pO_2 präduktal und von pCO_2;
- Sauerstoffsättigung möglichst prä- und postduktal;
- kontinuierliche Blutdruckmessung arteriell über NAK oder Radialiskatheter;
- kontinuierliche Temperaturmessung über eine rektale Temperatursonde (oder über entsprechend ausgerüstete Blasenkatheter);
- regelmäßige Blutzuckerkontrollen, die Intervalle sollten von den Werten und deren Stabili-

tät abhängig sein: eine Hypoglykämie muss unbedingt vermieden werden;
- Ein- und Ausfuhr ggf. über einen Blasenkatheter überwachen (regelmäßige Katheterpflege, (▶ Abschn. 2.3);
- Minimal-Handling, bei Maßnahmen muss unbedingt ein pCO_2-Anstieg und ein pO_2-Abfall unterbleiben und Stress in jeder Form vermieden werden;
- auf gute Sedierung und Analgesierung achten, bei Bedarf Relaxierung (▶ Abschn. 2.2);
- Absaugen nach ausreichender Präoxygenierung unter Verwendung von geschlossenem Absaugsystem zur Vermeidung von passageren Hypoxien oder Hyperkapnien; Reduktion des Sauerstoffs nur in kleinen Schritten, der Beatmungsbeutel muss mit einem PEEP-Ventil versehen sein;
- gute Dekubitusprophylaxe, Weichlagerung z. B. auf Wattekissen; meist ist nur in geringem Maße ein Lagewechsel, z. B. angedeutete Seitenlage, möglich;
- Kopfmittelstellung und Oberkörperhochlage, noch besser ist eine komplette Schräglage;
- Kontrakturenprophylaxe: Extremitäten bei den Versorgungsrunden vorsichtig durchbewegen.

3.8 Mekoniumaspirationssyndrom (MAS)

- Mekoniumaspiration:
grünes Fruchtwasser hinter der Stimmritze nachweisbar, ohne respiratorische Komplikation.
- Mekoniumaspirationssyndrom:
grünes, zumeist zähes Fruchtwasser mit oder ohne Nachweis hinter der Stimmritze, jedoch mit Atemnotsyndrom aufgrund gemischt atelektatischer und obstruierter Lungenbezirke, Obstruktionsemphysem sowie »chemischer« Pneumonie.

- **Epidemiologie**

Mekoniumhaltiges Fruchtwasser findet man bei etwa 10 % aller Neugeborenen.
Eine Aspiration des Mekoniums tritt bei 5–10 % dieser Kinder ein. Ein charakteristisches Mekoniumaspirationssyndrom liegt bei 1–3 % vor. Die Mortalität schwer erkrankter Kinder liegt bei 5 %.

- **Risikofaktoren**
- Übertragung,
- prä- oder peripartale Asphyxie,
- Oligohydramnion (Kompression der Nabelschnur mit nachfolgender Asphyxie, Mekonium ist ggf. konzentrierter im Fruchtwasser).

- **Pathophysiologie**

Mekonium wird zu Beginn des 2. Trimenons aus gastrointestinalen Sekreten, Zellresten, Galle, Pankreasenzymen, Blut, Lanugo und Vernix im Dünndarm des Feten gebildet, der Flüssigkeitsgehalt liegt um 70–80 % und besteht aus Mukopolysacchariden, Proteinen und Lipiden. Bei Geburt enthält der Darm 60–200 g Mekonium.

Ein Mekoniumabgang vor der 37. SSW kommt wegen der noch geringen Darmperistaltik, des erhöhten analen Sphinktertonus und wegen des Verschlusses des Enddarmes durch einen Mekoniumpfropf praktisch nicht vor.

Eine fetale Hypoxie führt zu einer mesenterialen Vasokonstriktion und verursacht eine Darmischämie. Ihr folgt eine transitorische Periode mit Hyperperistaltik, welche in Verbindung mit einer Atonie des Analsphinkters die Entleerung von Mekonium zur Folge hat.

Durch fetale intrauterine oder peripartale Thoraxbewegungen können Mekoniumpartikel bis in die Bronchiolen inspiriert werden.

Folgen davon:
- Surfactantinaktivierung (die freien Fettsäuren des Mekoniums sind die potentesten spezifischen Surfactantinhibitoren),
- subsegmentale Atelektasen durch Verschluss der kleinen Atemwege,
- Obstruktionsemphysem in Lungensegmenten durch Teilverschluss der kleinen Atemwege,
- chemische Pneumonitis mit meist sekundärer bakterieller Infektion,
- erhöhte intrapulmonale Shunts,
- reduzierte Diffusionskapazität,
- erhöhte Resistance,
- herabgesetzte Lungencompliance.

3.8 · Mekoniumaspirationssyndrom (MAS)

Tab. 3.2 Verhalten im Kreißsaal

»Nur« grünes Fruchtwasser	Mekoniumaspiration	MAS
Tracheal kein grünes Fruchtwasser abzusaugen	Tracheal grünes Fruchtwasser abzusaugen	Tracheal dickes, zähes, grünes Fruchtwasser absaugen
Kind ist gut adaptiert, nur Magen gründlich absaugen	Lunge nicht blähen, sofortige Intubation, tracheal gründlich absaugen, Magen absaugen	Lunge nicht blähen, sofortige Intubation, tracheal gründlich absaugen, Sauerstoffgabe bei Zyanose
Sorgfältige Beobachtung	Kind ist stabil: Extubation, offene Magensonde auf Ablauf, Monitoring und sorgfältige Beobachtung	Kontrollierte Beatmung, tracheal gründlich absaugen nach Anspülen mit NaCl 0,9 %ig, offene Magensonde auf Ablauf, Monitoring und sorgfältige Beobachtung

- **Symptome**
- Haut ist bei der Geburt mit Mekonium bedeckt,
- mekoniumhaltiges Rachensekret (beim Absaugen),
- Haut, Fingernägel, Nabelschnur grünlich und/oder gelb verfärbt (wenn der Mekoniumabgang schon etwas länger zurückliegt),
- schwere Atemdepression,
- Schnappatmung,
- grobe Rasselgeräusche,
- Bradykardie,
- Hypotonie,
- Schocksymptomatik.
- Bei einsetzender Spontanatmung:
  - Tachypnoe,
  - interkostale Einziehungen,
  - exspiratorischer Stridor,
  - Giemen,
  - Zyanose.

- **Schweregrad**

Der Schweregrad eines Mekoniumaspirationssyndroms weist starke klinische Schwankungen auf. Neugeborene mit MAS können leichte, mittelschwere oder schwere Atemstörungen aufweisen, die bei Ateminsuffizienz eine künstliche Beatmung erforderlich machen.

Gefürchtete Komplikationen des MAS sind Pneumothoraces durch Teilobstruktionen der Atemwege mit Ventilmechanismus und die persistierende pulmonale Hypertension des Neugeborenen (▶ Abschn. 3.7).

Folgen einer schweren Asphyxie:
- Störung der kardiovaskulären Adaption mit Rechts-links-Shunt,
- PPHN,
- Kardiomegalie (Herzinsuffizienz, Cor pulmonale),
- periphere Hypoperfusion.

- **Radiologie**
- Grobfleckiges Bild mit Überblähung und Atelektasen,
- abgeflachtes Zwerchfell,
- bei 30 % Pleuraergüsse,
- bei 25 % Pneumothorax oder Pneumomediastinum.

- **Verhalten im Kreißsaal** (Tab. 3.2)
- Absaugen (erst Mund und Rachen, dann Nase);
- ggf. Stimmritze einstellen und endotracheal absaugen;
- ist im Glottisbereich mekoniumhaltiges Material sichtbar, wird das Kind intubiert und endotracheal mit einem dicklumigen Absaugkatheter abgesaugt;
- wenn möglich Lunge vorher *nicht* blähen, *nicht* mit dem Beatmungsbeutel beatmen;
- weiteres Verhalten ist abhängig von der ersten Einschätzung des Schweregrades des MAS.

- **Therapie**
- Konventionelle Beatmung: oft hohe Inspirationsdrucke notwendig bis sich der Thorax

hebt, PEEP 4–6 cmH$_2$O, evtl. etwas verlängerte Exspirationszeit,
- Sauerstoffgabe nach Bedarf,
- aktive und gründliche Physiotherapie (kontraindiziert bei Pneumothorax und PPHN),
- Drainagelagerungen (▶ Abschn. 2.12),
- antibiotische Therapie wegen der resultierenden sekundären bakteriellen Pneumonie,
- Vorbereitung auf die wichtigsten Komplikationen des MAS wie Pneumothorax und PPHN: Sauerstoffsättigung >92 % als PPHN-Prophylaxe, frühzeitige Katecholamintherapie bei niedrigen Blutdruckwerten.

Noch in der Diskussion sind folgende Maßnahmen:
- wiederholtes Absaugen nach Anspülen mit körperwarmem und verdünntem Surfactant (1 Ampulle in 10 ml NaCl 0,9 %ig),
- anschließende Surfactantgabe: 100 g/kg KG (vorzugsweise bis zur 6. Lebensstunde) bei entsprechender Indikation (Surfactantapplikation ▶ Abschn. 3.1.2), evtl. höhere Dosierungen, da Mekonium Surfactant inaktiviert,
- evtl. wiederholte Surfactantgaben nach 6–12 h bei weiterem FIO2-Anstieg,
- evtl. Einsatz von HFO oder NO-Beatmung (▶ Abschn. 13.6),
- evtl. Einsatz von ECMO (▶ Abschn. 13.5).

- **Pflege und Überwachung**
Pflege ist abhängig vom Schweregrad des MAS und erfordert ein individuelles Eingehen auf den Patienten, bis hin zum Minimal-Handling (▶ Abschn. 1.3.7).
- Krankenbeobachtung: Hautkolorit, Atmung;
- apparative Überwachung: EKG, Respiration, engmaschige Blutdruckkontrollen ggf. arterielle Druckmessung über Nabelarterienkatheter, transkutane Überwachung von pO$_2$ und von pCO$_2$, Sauerstoffsättigung, ggf. kontinuierliche Temperaturüberwachung;
- Absaugen nur zu zweit nach ausreichender Präoxygenierung; vorher Physiotherapie durchführen und tracheal gut anspülen, solange das Sekret noch sehr zäh und bröckelig ist, sollten keine geschlossenen Absaugsysteme verwendet werden, da sie sonst verstopfen und häufiger ausgewechselt werden müssten;
- Drainagelagerungen;
- initial Magenspülung durchführen bis der Magenrest klar ist;
- vorsichtiger Nahrungsaufbau; meist wird die Nahrung zu Beginn nicht gut vertragen → Magen-pH kontrollieren.

Überprüfen Sie Ihr Wissen
Zu 3.1
- Was ist Surfactant, und wie wirkt es?
- Erklären Sie die Pathophysiologie des RDS!
- Wie äußert sich ein RDS?
- Wie wird Surfactant verabreicht?
- Welche Konsequenzen ergeben sich für die Pflege aus der Surfactantapplikation?

Zu 3.2
- Wie entsteht eine BPD, und welches sind die Folgen?
- Wie äußert sich eine BPD?
- Erläutern Sie die Therapie und die Konsequenzen für die Pflege!

Zu 3.3
- Was ist ein ARDS, und welches können die auslösenden Faktoren sein?
- Erläutern sie die Pathophysiologie eines ARDS!
- Was steht im Mittelpunkt der Therapie? – Schildern Sie die entsprechenden Maßnahmen!
- Worauf ist bei der Pflege besonders zu achten?

Zu 3.4
- Was versteht man unter einem Asthma bronchiale, und welche Formen gibt es?
- Wie äußert sich ein Status asthmaticus?
- Welche therapeutischen und pflegerischen Maßnahmen sind zu beachten?

Zu 3.5
- Es gibt 2 Verlaufsformen der Fremdkörperaspiration, wodurch sind sie gekennzeichnet?
- Welche Interventionsmöglichkeiten gibt es bei akuter Erstickungsgefahr?

Zu 3.6
- Worin unterscheiden sich Epiglottitis und »Pseudokrupp«?
- Schildern Sie die therapeutischen Maßnahmen der akuten stenosierenden Laryngotracheobronchitis!
- Welche therapeutischen und pflegerischen Maßnahmen sind zu beachten?

Zu 3.7
- Was ist eine PPHN, und wodurch wird sie verursacht?
- Welche therapeutischen und pflegerischen Maßnahmen sind zu beachten?

Zu 3.8
- Worin besteht der Unterschied zwischen Mekoniumaspiration und MAS?
- Welches sind die Folgen und Komplikationen einer Mekoniuminhalation in die Bronchiolen?
- Schildern Sie das unterschiedliche Vorgehen im Kreißsaal!

Pflege in der Neugeborenenchirurgie

4.1 Gastroschisis – 92

4.2 Omphalozele – 94

4.3 Ösophagusatresie – 96

4.4 Zwerchfellhernie – 99

4.5 Myelomeningozele – 101

4.6 Blasenekstrophie – 104

4.7 Vesikointestinale Fissur – 106

4.1 Gastroschisis

Die Gastroschisis ist ein Bauchwanddefekt, der immer rechts des Nabels liegt (○ Abb. 4.1). Der Defekt ist in der Regel klein, ein Bruchsack fehlt. Es befinden sich meist Dünndarm und Magen, aber auch Dickdarm und Keimdrüsen außerhalb des Bauchraumes. Die Nabelschnur mündet normal. Die Darmschlingen sind aufgrund der chemischen fetalen Peritonitis ödematös verquollen, mit Fibrin belegt und untereinander verklebt. Der Abdominalraum ist verkleinert, Rotationsanomalien sind immer vorhanden, weitere Fehlbildungen sind selten (5–20 %) und beschränken sich auf den Darm (Perforation, Atresie).

Die Häufigkeit liegt bei ca. 1:8000 bis 1:10.000. Mädchen sind häufiger betroffen als Jungen. Zwei Drittel der Betroffenen sind Frühgeborene, häufig sind die Kinder dystroph.

Die pränatale Diagnose ist mittels Sonographie möglich. Die Schwangeren sollten in einem perinatalen Zentrum mit kinderchirurgischer Versorgungsmöglichkeit entbinden. Eine vorzeitige Entbindung über Sectio ist zu empfehlen, um das Risiko einer Kontamination und/oder Verletzung des Darms zu verringern.

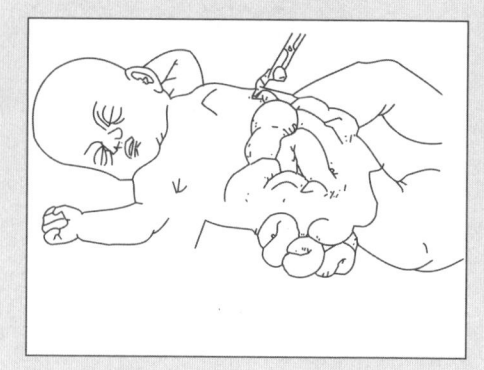

○ **Abb. 4.1** Gastroschisis. (Aus: Obladen M. (1989) Neugeborenenintensivpflege, 4. Aufl., Springer, Berlin Heidelberg New York Tokio)

- **Erstversorgung**
- Das Kind zügig in einen bereitgelegten sterilen Folienbeutel legen (bis zu den Achseln).
- Vorher möglichst die Metallklemme durch eine Nabelklemme ersetzen.
- *Keine* Maskenbeatmung, möglichst primäre Intubation.
- Für gute Wärmezufuhr sorgen, die Kinder kühlen wegen der größeren Körperoberfläche schneller aus.
- Lagerung auf die rechte Seite und evtl. Unterlagerung der herausgetretenen Bauchorgane, um Zug am Mesenterium zu vermeiden → sonst Gefahr von Rupturen und Durchblutungsstörungen durch Abknicken von Gefäßen.
- Sichtbare Torsionen des Darms vorsichtig aufheben, um Durchblutungsstörungen der Darmwand zu vermeiden.
- Effektives orales und nasales Absaugen, auch des Magens, um eine Aspiration, aber auch eine Blähung von Magen und Darm zu verringern.
- Dicke Magensonde legen, offen lassen und intermittierend absaugen oder Dauersog (-0,1 bar).
- Kinderchirurgen und Anästhesie benachrichtigen.
- Venösen Zugang legen, großzügige Volumengabe (Bolus 20 ml/kg KG, dann 120 ml/kg KG/Tag).
- Möglichst Beginn der antibiotischen Behandlung.
- Gespräch mit den Eltern; Operations- und Narkoseeinwilligung einholen.

- **Versorgung auf der Station**
- Wiegen beim Umlagern aus dem Transportinkubator.
- Lagerung weiter auf der rechten Seite, Schräglagerung, auf den Darm achten!
- Magensonde offen ablaufend, evtl. Dauersog von -0,1 bar.
- Vitalzeichenkontrolle dem Zustand des Kindes angepasst (zu Beginn halbstündlich).
- Blutentnahmen einschließlich Blutgruppe.
- Thoraxröntgen: Tubuslage, Magensonde?
- Gegebenenfalls Sedierung/Analgesierung.
- Vitamin-K-Gabe i. v.
- Evtl. einen zweiten i. v.-Zugang legen; eine ZVK-Anlage sollte geplant werden (z. B. Einschwemmkatheter), da der Nahrungsaufbau

sich häufig schwierig gestaltet, dann keinen i. v.-Zugang in den Ellbeugen legen.
— Kind für die Operation vorbereiten:
  — den Standards entsprechend vorbereiten,
  — zum Schutz vor Auskühlung den Kopf mit einer Mütze aus Schlauchverband abdecken.

- **Operation**

Der OP-Zeitpunkt sollte rasch gewählt werden (Infektionsgefahr). Eine primäre Rückverlagerung des Darms ist fast immer möglich. Intraoperativ wird ggf. eine Bauchdeckenerweiterung durchgeführt. Der Darm wird entleert, um das Volumen zu verkleinern. Dabei erfolgt die genaue Inspektion auf Veränderungen des Darms und der Organe (z. B. Darmatresie, -perforation). Nach Reposition des Darms Kontrolle des Beatmungsdrucks und des venösen Rückstroms.

Wenn das Missverhältnis zwischen Kapazität der Bauchhöhle und Volumen des prolabierten Bauchinhalts zu groß ist, ist die Bauchwand nicht primär zu verschließen. Die außerhalb der Bauchhöhle verbleibenden Darmteile werden z. B. in einem künstlichen Bruchsack aus Silastik-Folie oder *Gore-Tex* untergebracht. Dieser Sack wird aufgehängt und dann in 2-tägigen Abständen verkleinert. In der Regel ist es nach 7–10 Tagen möglich, die Bauchwand definitiv zu verschließen.

- **Postoperative Pflege und Überwachung**
— Rückenlagerung, Oberkörper zur Entlastung des Zwerchfells hoch und Beine zur Entlastung des Abdomens leicht angewinkelt lagern; da der intraabdominelle Druck nach dem Bauchdeckenverschluss höher ist, kommt es leicht zum Zwerchfellhochstand mit Verschlechterung der Beatmungssituation.
— Thoraxröntgen.
— Blutentnahme:
  — Blutgasanalyse zur Anpassung der Beatmung,
  — Blutbild, um Hb- und Hkt-Abfall zu erkennen,
  — Blutzucker und Elektrolyte zur adäquaten Glukose- und Elektrolytzufuhr.
— Engmaschige Blutdruckkontrolle, da durch den erhöhten intraabdominalen Druck die V. cava inferior komprimiert werden kann mit Abnahme des venösen Rückflusses = Vena-cava-Kompressionssyndrom; Symptome:
  — Ödeme,
  — Zyanose, Blässe,
  — kühle Beine,
  — Blutdruckabfall,
  — Oligurie, Anurie,
  — Azidose, Laktat-Anstieg;
  — Therapie: ggf. sofortige Flach- und Linksseitenlagerung zur Entlastung der V. cava.
— Temperaturkontrolle (Sonde).
— Blasenkatheter legen, wenn keine spontane Urinausscheidung erfolgt.
— Bilanzierung, da die Nierenperfusion aufgrund des erhöhten abdominellen Druckes abnehmen kann.
— Beobachtung der unteren Extremitäten auf Durchblutung; sinnvoll ist es, den Sättigungsabnehmer am Fuß zu fixieren.
— Beobachtung des Abdomens: Hautkolorit, Venenzeichnung, Ödeme, Spannung, Darmgeräusche.
— Für Sedierung/Analgesierung sorgen; evtl. ist eine Relaxierung nötig, besonders bei starker ödematöser Verquellung des Darms, wenn die Bauchdecke stark unter Spannung steht.
— Magensonde offen ablaufend, bis Magenreste weniger und klarer sind.
— Beobachtung des Magensekrets (Bilanz).
— Evtl. Magenspülungen mit Glukose oder NaCl 0,9 %ig nach chirurgischer Anordnung.
— Zur parenteralen Ernährung ist ein ZVK sinnvoll.
— Nahrungsaufbau, wenn das Magensekret klarer ist und Stuhl abgesetzt wurde.
— Auf Stuhlentleerung achten, die Darmpassage ist meist gestört.
— Rektale Einläufe nach chirurgischer Anordnung (meist mit Glukose 10 %ig, ACC 1 %ig).
— Mund-, Nasen- und Augenpflege lt. Standard.
— Dekubitusprophylaxe.
— Die Extubation sollte möglichst erst erfolgen, wenn auf eine anschließende nicht-invasive Atemunterstützung (Nasen-CPAP) verzichtet werden kann, um eine Aufblähung von Magen und Darm zu vermeiden.

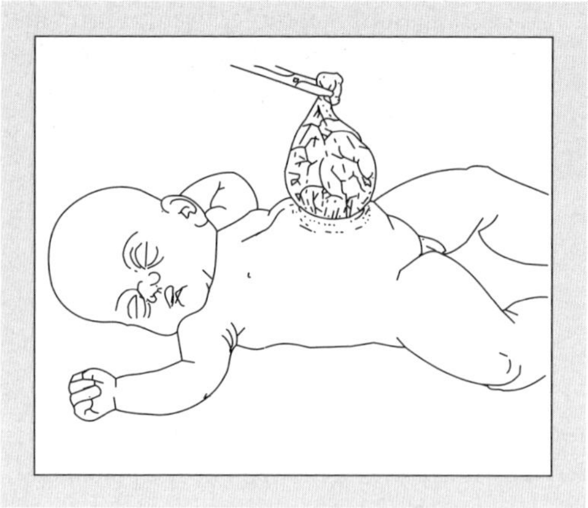

Abb. 4.2 Omphalozele. (Aus: Obladen M. (1989) Neugeborenenintensivpflege, 4. Aufl., Springer, Berlin Heidelberg New York Tokio)

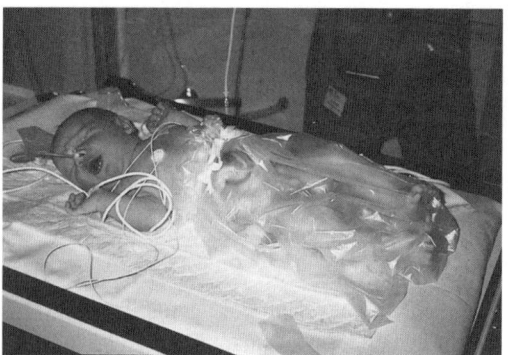

Abb. 4.3 Neugeborenes mit einer Omphalozele in einem sterilen Folienbeutel

Die Prognose für das Überleben und das weitere Leben ist abhängig vom Zustand des Darmes (Letalität 10 %).

- **Komplikationen**
- Darmischämien mit Nekrosen und ggf. Perforationen,
- Ileus,
- Volvulus,
- Infektionen,
- Nierenversagen,
- Zwerchfellhochstand.

4.2 Omphalozele

Die Omphalozele (= Nabelschnurbruch) ist eine Hemmungsfehlbildung der Bauchdecke (Abb. 4.2).

Embryologisch gesehen ragt das Zölom (primäre embryologische Leibeshöhle) in der 6.–10. SSW normalerweise in die Nabelschnur vor. Während dieser Zeit besteht ein physiologischer Nabelbruch. In der 10.–12. SSW kommt es zur Rückbildung des Darms in die Bauchhöhle. Diese Rückbildung ist bei Kindern mit Omphalozele gestört.

Die Bruchpforte ist der Nabelring. Der Bruchsack ist die blutgefäßlose Omphalozelenwand (innen Peritoneum, außen Amnion, dazwischen Wharton-Sulze). Im Bruchsack können sich Dünn- und Dickdarm (mit Darmlageanomalie), Anteile der Leber, aber auch Magen, Milz usw. befinden. Der Nabelschnuransatz befindet sich im Bereich der Omphalozele (an der Kuppe oder seitlich). Man unterscheidet zwischen schmalbasigen (entwicklungsgeschichtlich späten) und breitbasigen (Durchmesser von mehr als 4 cm = frühen) Defekten. Im Gegensatz zu den breitbasigen Defekten enthalten die schmalbasigen meist keine Leberanteile und sind damit prognostisch günstiger. Der Abdominalraum ist verkleinert und es besteht eine angeborene Bauchwandhernie.

Etwa 40–50 % der Kinder weisen weitere Fehlbildungen auf. Diese können Herz, Urogenitalsystem, zentrales Nervensystem (ZNS), Zwerchfell, Skelettsystem und den Gastrointestinaltrakt betreffen. Auch Fehlbildungssyndrome sind nicht selten (Trisomie 13, 18, Wiedemann-Beckwith-Syndrom).

Die pränatale Diagnostik in der Frühschwangerschaft (ab 12. SSW) ist durch Sonographie möglich. Die Schwangeren sollten in einem perinatalen Zentrum mit kinderchirurgischer Versorgungsmöglichkeit entbinden. Entbindung durch Sectio erwägen, um Zelenruptur zu vermeiden.

- **Erstversorgung**

Sie ist mit der Gastroschisis weitgehend identisch:
- für gute Wärmequelle sorgen und vor Wärmeverlust schützen,
- Nabel mit Nabelklemme abklemmen,
- Kind bis zu den Achseln in einen sterilen Folienbeutel legen (Abb. 4.3),

- Absaugen des Magens und dicke Magensonde legen, offen lassen und intermittierend absaugen oder Dauersog anschließen,
- Seitenlagerung und evtl. Unterlagerung des Bruchsacks, um das Abknicken der V. cava inferior bei einem Leberprolaps zu vermeiden,
- Kinderchirurgen und Anästhesisten benachrichtigen,
- venösen Zugang legen, Volumengabe,
- bei Ateminsuffizienz *keine* Maskenbeatmung, sondern primäre Intubation,
- Gespräch mit den Eltern, Operations- und Narkoseeinwilligung einholen.

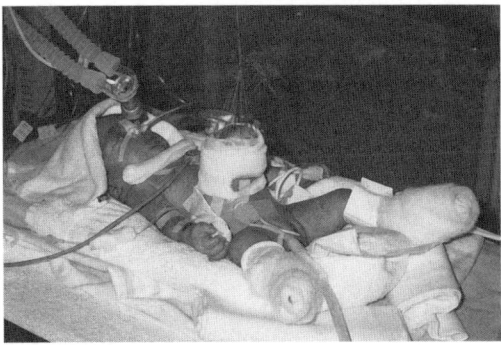

◘ **Abb. 4.4** Neugeborenes mit einer großen Omphalozele nach der Operation und der Aufhängung des Bruchsackes

- **Versorgung auf der Station**
- Wiegen beim Umlagern aus dem Transportinkubator,
- Thoraxröntgen (Herzfehler?),
- Seitenlagerung beibehalten,
- Magensonde (doppelläufig) an Dauersog anschließen,
- Ausschluss weiterer Fehlbildungen (soweit möglich),
- Blutentnahme mit Blutgruppe,
- Vitalzeichenkontrolle dem Zustand des Kindes angepasst,
- Vitamin-K-Gabe i. v.,
- das Kind für die Operation vorbereiten.

- **Operation**

Ist der Bruchsack intakt, besteht keine Indikation für eine notfallmäßige Operation. Kleine Omphalozelen können einfach reponiert und durch Ligatur am Nabelschnuransatz versorgt werden. Es besteht jedoch hierbei die Gefahr, dass noch außerhalb der Bauchhöhle befindliche Darmteile verletzt werden (Nekrosen-, Fistelbildung).

Große Omphalozelen sind oft nicht primär zu reponieren, da die Bauchhöhle im Verhältnis zu klein ist. Zunächst wird die Bauchhöhle manuell erweitert und die Organe weitgehend zurückverlagert. Über die außerhalb verbleibenden Darmteile wird eine Defektdeckung mit Silastik oder *Gore-Tex* vorgenommen. Dieser Bruchsack wird aufgehängt (◘ Abb. 4.4). Durch die Schwerkraft rutschen die Organe langsam in den Bauchraum, der sich weitet. Der Bruchsack wird durch Abnäher immer wieder verkleinert. In der Regel ist es nach 7–10 Tagen möglich, die Bauchwand definitiv zu verschließen.

Beim Primärverschluss wird erst die Bauchdecke erweitert, das Darmlumen durch Entleeren verkleinert und dann die Bauchdecke verschlossen.

Es ist nicht sinnvoll, den Bruchinhalt mit Zwang in den Bauch zu drängen. Komplikationen wie respiratorische Insuffizienz, Darmnekrosen und Druck auf die V. cava mit Nieren-, Leber- oder Herzversagen sind zu erwarten.

- **Postoperative Überwachung und Pflege**

Siehe auch ▶ Abschn. 4.1.

- **Bei Primärverschluss**
- Rückenlagerung, Oberkörper zur Entlastung des Zwerchfells hoch und Beine zur Entlastung des Abdomens leicht angewinkelt lagern, da der intraabdominelle Druck nach dem Bauchdeckenverschluss höher ist, kommt es leicht zum Zwerchfellhochstand mit Verschlechterung der Beatmungssituation,
- Thoraxröntgen,
- Blutentnahmen:
  - Blutgasanalyse zur Anpassung der Beatmung,
  - Blutbild, um Hb- und Hkt-Abfall zu erkennen,
  - Blutzucker und Elektrolyte zur adäquaten Glukose- und Elektrolytzufuhr,
- engmaschige Blutdruckkontrollen (Gefahr des Vena-cava-Kompressionssyndroms),

— Temperaturkontrollen (Sonde),
— Blasenkatheter, wenn keine spontane Urinentleerung erfolgt,
— Bilanzierung,
— Beobachtung der unteren Extremitäten auf Durchblutung; es ist sinnvoll, den Sättigungsabnehmer am Fuß zu fixieren,
— Beobachtung der Bauchdecke.

Bei Defektdeckung
— Aufhängung zur Befestigung des Bruchsackes vorbereiten,
— flache Rückenlage,
— Sedierung und Relaxierung bis das Abdomen geschlossen ist,
— das Kind zur Dekubitusprophylaxe auf einem Wattekissen lagern.

In beiden Fällen
— Magensonde, offen ablaufend,
— genaue Beobachtung des Magensekrets,
— Magenspülungen mit Glukose nach chirurgischer Anordnung,
— auf Stuhlentleerung achten, da die Darmpassage durch eine evtl. notwendige Relaxierung gestört sein kann,
— rektale Einläufe nach chirurgischer Anordnung (meist mit Glukose 10 %ig, ACC 1 %ig),
— Nahrungsaufbau, sobald Stuhl entleert und Magensekret heller wird,
— ggf. parenterale Ernährung, dann ist eine ZVK sinnvoll,
— Mund-, Nasen- und Augenpflege lt. Standard (besonders bei Relaxierung),
— tägliche bzw. 2-tägliche Wundinspektion bei Verbandwechsel durch den Chirurgen,
— Behandlung evtl. assoziierter Fehlbildungen.

Die Prognose für das Überleben und das weitere Leben ist abhängig vom Zustand des Darmes und den weiteren Fehlbildungen. Die Behandlung ist oft langwierig. Dies erfordert nicht nur eine gute Betreuung des Kindes, sondern auch der Eltern (Elterngruppen).

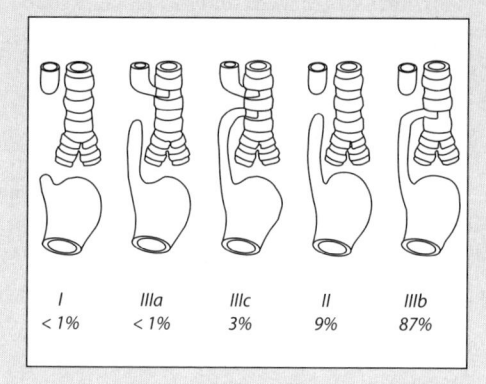

○ **Abb. 4.5** Ösophagusatresiearten und ihre Häufigkeit nach Vogt. (Aus: Dorsch A. (1991) Pädiatrische Notfallsituationen. Mit freundlicher Genehmigung von MMV, München)

4.3 Ösophagusatresie

Darunter versteht man einen angeborenen Verschluss des Ösophagus mit oder ohne Fistelgang zur Trachea. Es handelt sich dabei um eine Störung bei der Entwicklung des tracheoösophagealen Septums in der 4.–6. SSW.

Die Häufigkeit der Fehlbildung beträgt 1:3000–4000; 20 % sind Frühgeburten, familiäre Häufungen kommen vor.

Formen der Ösophagusatresie
Die Klassifizierung erfolgt z. B. nach Vogt (○ Abb. 4.5):
— Typ I: fast vollständiges Fehlen des Ösophagus = <1 %.
— Typ II: Fehlen eines unterschiedlich langen Segmentes (bis zu 8 Wirbelkörper), ohne dass eine Fistel zur Luftröhre vorliegt, auffällig ist das luftleere Abdomen = 9 %.
— Typ IIIa: Fistel des oberen Blindsacks zur Luftröhre = <1 %.
— Typ IIIb: Fistel des unteren Blindsacks zur Luftröhre = 87 %.
— Typ IIIc: Fistel des oberen und unteren Blindsacks zur Luftröhre = 2–3 %.
— Typ IV: tracheoösophageale Fistel ohne Atresie → H-Fistel = 4 %.

4.3 · Ösophagusatresie

- **Weitere Fehlbildungen (40–70 % der Kinder sog. VACTERL-Assoziation)**
  - Herzfehler (z. B. Fallot, VSD, ASD, rechts deszendierende Aorta) = 30 %,
  - anorektale Anomalien,
  - gastrointestinale Fehlbildungen = 12 %,
  - Nierenfehlbildungen,
  - Tracheomalazie (Lungenhypoplasie),
  - Skelettfehlbildungen (insbesondere Extremitätenfehlbildungen) = 10 %,
  - VACTERL-Assoziation (*v*ertebral, *a*nal, *c*ardiac, *t*racheo, *e*sophageal, *r*enal, *l*imbs) = ca. 20 %.

- **Pränatale Diagnostik**
  Eine pränatale Diagnostik mittels Sonographie ist in seltenen Fällen möglich.
  - Hydramnion (kann hinweisend sein),
  - evtl. Fehlen der Magenblase,
  - evtl. oberer Blindsack sichtbar.

- **Symptome**
  - Wegen der gestörten Fruchtwasserresorption beim Fötus liegt in 35 % der Fälle ein Polyhydramnion vor.
  - Große Mengen an schaumigem Speichel → vermehrter Speichelfluss → Gefahr der laryngotrachealen Aspiration.
  - Ösophagus ist nicht sondierbar; federnder Widerstand nach 8–12 cm; Verwendung von dicken Magensonden, dünne können sich leicht aufrollen und falsche Tatsachen vorspiegeln.
  - Husten und Niesen.
  - Zunehmende Dyspnoe (Nasenflügeln, thorakale Einziehungen) = bei Formen mit einer Fistel zum unteren Blindsack kommt es durch Überblähung des Magens zum Zwerchfellhochstand (besonders z. B. bei einer zusätzlich bestehenden Duodenalatresie).
  - Zunehmende Zyanose.
  - Bei ösophagotrachealer Fistel zum unteren Blindsack kommt es zur Überblähung des Magens, z. B. durch Schreien; ist der intragastrische Druck hoch, kommt es zu einem Reflux von Mageninhalt in die Lunge mit nachfolgender chemischer Pneumonie; ein gastroösophagealer Reflux ist bei der Ösophagusatresie sehr häufig → Gefahr wegen hoher Azidität des Magensekrets.

- **Diagnose**
  - Sollte so schnell wie möglich gestellt werden, um eine Aspiration mit folgender Pneumonie möglichst gering zu halten.
  - Sondenprobe schon im Kreißsaal, mit dicker Sonde bei Neugeborenen mit präpartalem Verdacht bzw. bei entsprechender Symptomatik postpartal.
  - Thoraxröntgen und Abdomenröntgen:
    - Kontrastgebende Sonde so weit wie möglich in den oberen Blindsack einführen, die Luft dient als Kontrastmittel; die Darstellung des proximalen Blindsacks mit einem Kontrastmittel ist wegen der möglichen Aspiration riskant;
    - Luftfüllung des Magens ist ein Beweis für eine Fistel zwischen Trachea und dem unteren Blindsack des Ösophagus;
    - Ausschluss weiterer Fehlbildungen (z. B. Herz, Wirbelsäule, Rippen);
    - Ausschluss einer Aspirationspneumonie;
    - Aussage über das Gefäßsystem, z. B. rechts deszendierende Aorta (besser über Dopplersonographie zu sehen).

- **Erstversorgung und Besonderheiten beim Transport**
  - Wenn eine primäre Intubation nötig ist → dann *ohne* initiale Maskenbeatmung, dann Notfall-OP notwendig (Aspirationsrisiko über ösophagotracheale Fistel → möglichst »tiefe« Intubation).
  - Dicke Magensonde, möglichst doppelläufig, in den oberen Blindsack einführen und an den Dauersog (-0,1 bar) anschließen = Schlürfsonde.
  - Lagerung: mit erhöhtem Oberkörper (45°) auf die linke Seite, um den Magensaftreflux zu verhüten und damit der Speichel auslaufen kann; ggf. Bauchlage: zusätzlich wird die Luftinsufflation in den Magen über die Fistel erschwert.

- **Vorbereitung der Kinder zur Operation**
  - Operations- und Narkoseeinwilligung einholen,

- weitere Fehlbildungen sind diagnostiziert bzw. ausgeschlossen,
- stabile Kreislaufverhältnisse,
- ausgeglichener Säure-Basen-Haushalt,
- Körpertemperatur in der Temperaturneutralzone,
- 1–2 periphere Zugänge,
- Vitamin-K-Gabe i. v.,
- Antibiotikatherapie (falls schon eine Aspirationspneumonie besteht),
- Mütze aus einem Schlauchverband aufsetzen zum Schutz vor Auskühlung,
- EKG-Elektroden auf die linke Thoraxseite kleben (OP rechte Thoraxseite).

- **Operation**
- Rechtsseitige Thorakotomie, extrapleural,
- ggf. Fistelverschluss,
- beträgt der Abstand weniger als 3 Wirbelkörper, ist meist eine End-zu-End-Anastomose möglich,
- Legen einer dicklumigen Ernährungssonde über die Anastomose in den Magen zur Schienung und enteralen Ernährung,
- bei langstreckigen Atresien ist meist keine Primäranastomose möglich; hier erfolgt die Anlage eines Gastrostomas (Witzel-Fistel) zur Ernährung (▶ Abschn. 2.11); ggf. Verschluss der tracheoösophagealen Fistel sowie:
    - Dehnungsbehandlung nach *Fokker*: über extrathorakal ausgeführte Haltefäden an den Blindsäcken wird Zug auf die Blindsäcke ausgeübt;
    - Legen eines *Rehbein*-Endlosfadens, der beide Stümpfe verbindet; darüber ist eine spätere Bougierung und Annäherung der Stümpfe in Vorbereitung einer sekundären Anastomosierung möglich (mittlerweile unübliches Verfahren);
    - um den Kindern das ständige Absaugen des oberen Stumpfes zu ersparen und »Scheinfütterungen« durchzuführen, kann zum Speichelabfluss evtl. eine Fistel vom oberen Blindsack an die Halsaußenseite verlegt werden.
- Ist eine Anastomosierung auch zu einem späteren Zeitpunkt nicht durchführbar, besteht die Möglichkeit einer gastrischen Transplantation, wobei der Magen in den Thorax verlegt (Magenhochzug) und direkt mit dem oberen Stumpf im Halsbereich verbunden wird. Alternativ kann eine Verbindung mittels Interponat aus Darmteilen oder Magenwand geschaffen werden.

- **Postoperative Pflege**
- Thoraxröntgen:
    - Ausschluss von Pneumothorax, Atelektasen, Mediastinalverschiebung,
    - Lage der Magensonde.
- Regelmäßiges schonendes Absaugen des oberen Ösophagus → Stau von Speichel und Aspirationsgefahr oberhalb des Operationsbereichs, da der obere Stumpf meist weit, der untere dagegen eng ist; Häufigkeit des Absaugens nach Anordnung des Chirurgen, zu Beginn meistens alle 5–10 min, evtl. Einsatz einer automatischen elektrischen Absaugung, mit Einstellung der FQ, des Sogs und der Sogdauer des Absaugvorgangs; dann kann je nach Sekretmenge und Absprache der Zeitabstand gestreckt werden; der Chirurg gibt an, wie tief der Ösophagus abgesaugt werden soll, da sonst die Gefahr einer Nahtverletzung besteht.
- Stehen die Stümpfe nach der Operation unter Zug, da die Distanz recht groß war, ist evtl. eine tiefe Sedierung (ggf. Relaxierung) bis zu einer Woche notwendig (Verfestigung der Naht).
- Kopf dann achsengerecht und in Mittelstellung lagern.
- Einlauf 24 h postoperativ.
- Magensonde bis zum Breischluck *nicht* ziehen und für 36 h postoperativ offen ablaufend lassen; bei einer akzidentellen Entfernung Magensonde nicht neu legen, wegen der Gefahr einer Perforation, sondern unbedingt Chirurgen informieren.
- Nach 36 h mit dem Nahrungsaufbau über die liegende Sonde beginnen; Sonde weiter offen lassen und hoch hängen (Refluxvermeidung).
- Evtl. bei Reflux Antazidumbehandlung am 1. postoperativen Tag beginnen und für 7 Tage durchführen.
- Lunge optimal mobilisieren: regelmäßiger Lagewechsel, auch Bauchlage.

- Vibrationsmassage des Thorax.
- Mund- und Lippenpflege, die Mundschleimhaut ist durch häufiges Absaugen anfällig für eine Besiedelung mit Bakterien und Pilzen.
- Möglichst Beatmung mit niedrigen Drucken und frühzeitige Extubation (bei Beatmung entsteht ein hoher Druck auf die Fistelnaht).
- Nach Fistelverschluss vorsichtiges tracheales Absaugen (möglichst nur den Tubus), da es sonst zu einem Fistelrezidiv kommen kann.
- Thoraxröntgen mit Kontrastmitteldarstellung des Ösophagus am 7.–10. postoperativen Tag.

- **Komplikationen**
- Nahtinsuffizienz mit Gefahr der Mediastinitis = 5–15 %,
- Stenosen → Bougieren (oder pneumatische Dilatation) des Ösophagus alle 3–6 Wochen = 10–25 %, mindestens für 6 Monate gleichzeitig gastroösophagealen Reflux verhüten,
- Fistelrezidiv = ca. 10 %,
- Schluckstörungen durch Narbenbildung,
- gastroösophagealer Reflux, Folgen: Ösophagitis mit Schluckbeschwerden, Gefahr der Aspirationspneumonie, Anämie, Dystrophie = 35–40 %, ggf. spätere Fundoplikatio notwendig,
- Thoraxdeformitäten, Wirbelsäulenanomalien (Skoliose),
- Tracheomalazie (weiche, kollabierende Trachea → Diagnose über Bronchoskopie) = ca. 10 % bzw. pulsierende Trachea. Da die Trachea dem Aortenbogen eng anliegt, kann eine Fixierung des Aortenbogens an der Sternumrückwand (Aortopexie) zu einer Ausspannung der Trachea führen.

Die Überlebensrate beträgt 85–90 %. Da die Kinder oft über lange Zeit immer wieder zum Bougieren kommen müssen und auch oft Ernährungsprobleme vorhanden sein können, ist eine gute Betreuung der Eltern von Anfang an nötig (z. B. Elterngruppe KEKS).

4.4 Zwerchfellhernie

Es handelt sich um einen Zwerchfelldefekt mit Verlagerung von Magen, Darm und evtl. Leber und

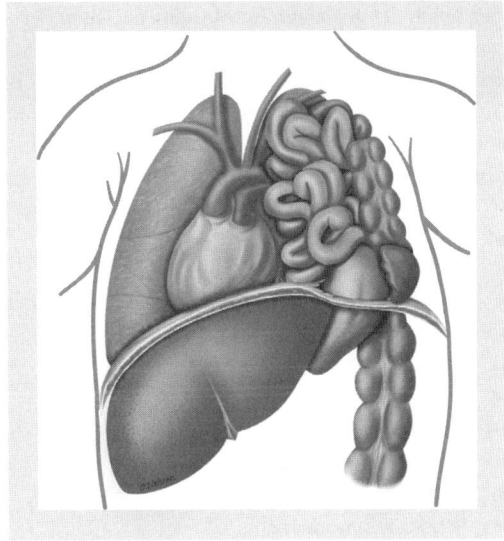

Abb. 4.6 Zwerchfellhernie. (Aus: Siewert J.R. (2006) Chirurgie, 8. Aufl., Springer, Berlin Heidelberg New York Tokio)

Milz in die Thoraxhöhle (**Abb. 4.6**). Häufigkeit 1:2.000–5.000.
- Meist ist kein Bruchsack vorhanden = pleuroperitoneale Eventration, mit Bruchsack = *Bochdalek*-Foramen,
- Hemmungsmissbildung in der 3.–8. SSW,
- zu 80 % linksseitig.

- **Intrauterine Folgen**
- Mediastinalverschiebung,
- Unterentwicklung der Lunge einschließlich des pulmonalen Gefäßsystems → Hypoplasie (auch der »gesunden« Seite),
- Bauchraum zu klein,
- Darmdrehungsanomalien.

Die Prognose hängt vom Grad der Lungenhypoplasie und von Begleitmissbildungen (50 %) ab:
- Herzfehler,
- Störungen im ZNS,
- Fehlbildungen des Aortenbogens,
- Trisomie 13, 18,
- Lungensequester.

Weiterhin wird die Prognose von der pränatalen Diagnostik (Abschätzen des Lungenvolumens über head/lung ratio) und der nachfolgenden Beratung bezüglich der geplanten Entbindung in einem Perinatalzentrum bzw. ggf. sogar in einem ECMO-Zentrum beeinflusst sowie der optimalen Erstversorgung und einer sofort beginnenden kompetenten intensivmedizinischen Betreuung (Vermeidung von Hypoxie, Hyperkapnie und Azidose).

- **Symptome**
- Fassförmig aufgetriebener Thorax,
- eingesunkenes Abdomen,
- einseitige Atemexkursion,
- Atemnot bei paradoxer Atmung,
- rasch zunehmende Zyanose,
- einseitig fehlendes Atemgeräusch vor allem ipsilateral (auch nach Intubation),
- Verlagerung des Herzens (Mediastinal-Shift),
- Schocksymptomatik,
- evtl. Darmgeräusche im Thorax.

- **Erstversorgung**
- *Keine* Maskenbeatmung (*cave*: Lungenhypoplasie); zudem Überblähung von Magen und Darm, Volumen des Enterothorax nimmt zu, und die Lunge wird weiter zusammengedrückt → *primäre* Intubation;
- Legen einer dicken Magensonde und offen lassen; alle 5 min absaugen oder Dauersog mit -0,1 bar;
- Beatmung mit 100 % (F_iO_2 1,0) bis zur ersten arteriellen Blutgasanalyse;
- venösen Zugang legen; Volumengabe;
- großzügige Sedierung;
- Lagerung auf der kranken Seite, Schräglagerung;
- Körpertemperatur um 37°C konstant halten.

Hypoxie und Azidose sowie Hypothermie sind möglichst zu vermeiden, da die Kinder aufgrund der veränderten Lungengefäßstruktur besonders anfällig für ein PPHN (▶ Abschn. 3.7) sind.

- **Versorgung auf der Station**
Im Vordergrund stehen:
- Effektive Beatmung:
    - Hochfrequenzbeatmung 80/min,
    - Inspirationsdruck möglichst niedrig, oft sind jedoch Drucke von 25–30 cmH2O und mehr erforderlich; Best-PEEP niedrig, da der venöse Rückstrom sonst eingeschränkt wird,
    - ggf. HFO,
    - ggf. NO-Therapie (▶ Abschn. 13.6),
    - permissive Hyperkapnie von 50–65 mmHg kann akzeptiert werden, sofern pH >7,2,
    - präduktal p_aO_2 von 60–70 mmHg bzw. S_aO_2 >(90)–94 % anstreben – F_iO_2 von 1,0 kann erforderlich sein,
    - evtl. ist ECMO (▶ Abschn. 13.5) in Erwägung zu ziehen; Verlegung des Kindes nötig, Risiko ist abzuwägen.
- Stabilisierung des Kreislaufs:
    - Volumengabe bei Erstversorgung und Aufnahme,
    - frühzeitige Anwendung von Katecholaminen → MAD >50 mmHg,
    - FFP, wenn indiziert,
    - Volumenersatz, da es infolge der Hypoxämie zu kapillären Membranschäden mit Zunahme des extrazellulären Volumens kommt,
    - bei hohem Sauerstoffbedarf und stabilen Blutdruckwerten Gabe von Prostazyklin (z. B. *Flolan*) → Gefahr des Blutdruckabfalls, evtl. Ilomedininhalation,
    - invasive Maßnahmen wie NAK/NVK bzw. ZVK, Blasenkatheter und arterielle Druckmessung (bei Katecholamintherapie) sind meist notwendig.
- Minimal-Handling – Voraussetzung dafür ist eine gute Pflegeplanung:
    - Vorbereitung des Bettes (offene Einheit): Wattekissen sollte bereits im Bett liegen, da die Kinder längere Zeit auf einer Seite liegen → Dekubitusgefahr,
    - alle Maßnahmen zügig, aber in Ruhe ausführen,
    - Wiegen beim Umlagern aus dem Transportinkubator, wenn es der Zustand des Patienten erlaubt,
    - tracheales Absaugen nur nach Auskultation, geschlossenes Absaugsystem verwenden,
    - dem Zustand des Kindes angepasste Vitalzeichenkontrolle,
    - Mund-, Nasen- und Augenpflege, sonst eingeschränkte Grundpflege,

- rektale Einläufe, um das Darmvolumen zu vermindern.

Anzustreben ist die maximale Stabilisierung des Kindes als Vorbereitung auf die Operation; dies kann Tage dauern (in der Regel 2–7–10 Tage).

- **Weitere Maßnahmen**
- Kontinuierliche Absaugung über doppelläufige Magensonde,
- Dauersedierung mit Fentanyl oder Midazolam,
- oft ist eine Relaxierung nötig: Einzelgaben von Vecuronium,
- transkutane Kombisonde präduktal,
- Temperatursonde,
- Ausgangsblutgasanalyse: Azidoseausgleich bei pH <7,2,
- Routineblutentnahmen mit Blutgruppe,
- Thoraxröntgen,
- Lagerung weiter auf der kranken Seite oder in Rückenlage, Schräglagerung.

- **Operation nach Stabilisierung des Kindes**
Keine Notfall-Operation.
- Laparotomie,
- Reposition des Enterothorax,
- Korrektur evtl. Darmfehlbildungen,
- Verschluss des Zwerchfelldefektes in der Regel durch primäre Naht, ggf. Patch aus *Gore-Tex* bzw. Silastik,
- evtl. Einbringen einer Pleuradrainage, ohne Sog.

- **Postoperative Pflege**
- Weitgehend wie präoperative Pflege;
- Blasenkatheter, da die spontane Urinausscheidung durch Sedierung und Relaxierung eingeschränkt ist → genaue Bilanzierung notwendig;
- dicke Magensonde, offen ablaufend;
- Beobachtung des Abdomens: Venenzeichnung, Hautkolorit, Bauchdeckenspannung, Ödeme, Darmgeräusche;
- Pleuradrainage ohne Sog zugfrei lagern und gut fixieren, ggf. intermittierende Entlastung bei Verschlechterung des Kindes;
- Lagerung weiterhin auf der betroffenen Seite; Beine angewinkelt lagern, zur Entspannung des Abdomens;

- langsamer oraler Nahrungsaufbau;
- auf Darmentleerung achten (Sedierung und Relaxierung), oft sind rektale Einläufe nötig;
- Physiotherapie erst, wenn das Kind stabil ist.

- **Komplikationen**
- In der Frühphase:
  - Pneumothorax.
- In der Spätphase:
  - gastroösophagealer Reflux,
  - eingeschränkte Vitalkapazität der Lunge,
  - Bridenileus,
  - Ileus infolge Rotationsanomalien, da keine normale Darmaufhängung besteht,
  - Rezidiv (besonders bei rechtsseitiger Zwerchfellhernie),
  - Entwicklungsstörungen evtl. bedingt durch Hypoxien.

Die Überlebenswahrscheinlichkeit beträgt 50 %, abhängig von der Lage und Größe des Defekts.

4.5 Myelomeningozele

Die Myelomeningozele (MMC) ist die häufigste Art der Spina bifida. Sie besteht in einem Verschlussdefekt des Neuralrohres mit Beteiligung der Meningen, der Wirbelbögen und der Haut. Das Rückenmark liegt bei Geburt offen in Hautniveau und ist durch einen knöchernen Defekt hindurch mit dem Inhalt des Wirbelsäulenkanals verbunden.

Am häufigsten ist der lumbosakrale Bereich betroffen, von zervikal bis sakral ist jede Lokalisation möglich.

- **Ursachen**
Die Ätiologie ist unbekannt; evtl. genetische, auch exogene Faktoren (Folsäuremangel).

- **Diagnose**
Die Diagnose wird häufig pränatal gestellt:
- Sonographie!
- Erhöhung des α1-Fetoproteins im Fruchtwasser und im mütterlichen Blut,
- Erhöhung der Cholinesterase im Fruchtwasser.

- **Formen der Spina bifida**

Je nach Ausmaß der Verschlussstörung unterscheidet man die folgenden Hauptformen:

- - **Spina bifida occulta**
- Spaltdefekte einer oder mehrerer Wirbelbögen,
- geschlossene Haut über dem Defekt,
- viele unterschiedliche Formen der Missbildungen im Wirbelsäulenkanal (Lipome, Strangbildung, etc.), die zu Verklebungen des Rückenmarks im Wirbelsäulenkanal sowie in der Wachstumsphase zu Funktionsstörungen führen können (Tethered cord),
- häufig Auffälligkeit des darunter liegenden Defekts durch vermehrte Pigmentierung oder Haarbildung der Haut in diesem Bereich,
- schleichend auftretende neurologische Ausfälle wie Urininkontinenz, Skoliosen oder Fußanomalien,
- Diagnose durch MRT.

- - **Meningozele**
- Rückenmark normal geformt,
- Spaltbildung in einem oder mehreren Wirbelbögen,
- zystenartiges Vorwölben der Meningen durch den knöchernen Defekt hindurch, über das Niveau hinausreichend,
- Zele meist mit Haut bedeckt,
- in der Regel keine neurologischen Ausfälle bei Diagnose,
- Operationsindikation bei fehlender Hautabdeckung, neurologischen Ausfällen oder erheblicher Größe,
- sonst operative Korrektur nach dem 3. Lebensmonat möglich.

- - **Myelomeningozele**
- Schwerste und häufigste Form der Spina bifida,
- betroffen sind Rückenmark, Meningen, meist mehrere Wirbelbögen und die Haut,
- der Defekt ist nicht mit Haut bedeckt, die Neuralplatte liegt frei,
- Liquor sickert aus dem Zentralkanal bzw. dem Defekt der Rückenmarkhaut,
- Beobachtung schwerer neurologischer Ausfälle, als Folge der Schädigung des offen liegenden Rückenmarks durch den Kontakt zum Fruchtwasser und der Zugwirkung des Wachstums auf das festgewachsene Rückenmark.

- **Ausfallerscheinungen der MMC**

Je nach Lokalisation der Zele und Schwere der Missbildung kommt es zu unterschiedlich ausgeprägten Ausfallerscheinungen.
- Schlaffe Lähmung der Füße und/oder Beine mit Atrophie der betroffenen Muskulatur,
- paralytischer Klumpfuß, Hackenfuß,
- Kontrakturen der Hüft- und Kniegelenke,
- partielle oder totale Lähmung des Beckenbodens, des Rektums und der Blase → Harn- und Stuhlinkontinenz,
- Sensibilitätsstörungen.

- **Begleitende Fehlbildungen**
- Hydrozephalus – ca. 90 %: Entstehung als Folge der Arnold-Chiari-Missbildung (Enge der hinteren Schädelgrube mit Verschiebung von Kleinhirnanteilen sowie Teilen der Medulla oblongata durch das Foramen magnum in den Spinalkanal);
- Urogenitalsystem: Hufeisennieren, Doppelnieren usw.;
- Wirbelkörperbereich: Keilwirbel, Halbwirbel, Fehlen ganzer Wirbelkörper – Folgen sind Kyphosen und Skoliosen;
- Tethered cord: das Rückenmark ist am unteren Ende angewachsen; durch den während des Wachstums des Kindes entstehenden Zug auf das Rückenmark kann es in der unteren Körperhälfte zu neurologischen Ausfällen kommen (OP-Indikation);
- andere Anomalien: Herzfehler, Omphalozele, Blasenekstrophie.

- **Maßnahmen bei der Erstversorgung**
- Geplante Geburt durch Sectio zur Verhinderung einer Ruptur der Zele;
- Steriles Abdecken des Wundbereichs je nach Ausmaß des Defekts; geschlossene Zele: sterile Kompressen; offene MMC: sterile Kompressen und angewärmtes, steriles NaCl 0,9 %ig, oder Kind bis zu den Achselhöhlen in einen sterilen Folienbeutel legen – Vermeidung einer Austrocknung und Infektion;

- nur latexfreies Material verwenden, um einer späteren Latexallergie vorzubeugen;
- Infektionsprophylaxe;
- bei Intubationsnotwendigkeit Rückenlagerung; als Zellenschutz Verwendung eines sterilen weichen Ringes;
- weitere Maßnahmen je nach Zustand des Kindes;
- Transport in Seiten- oder Bauchlage im Inkubator – bei offener Zele immer Bauchlage, wobei Becken- und Bauchbereich erhöht gelagert werden, um das Abtropfen von Liquor zu verhindern.

- **Weitere Maßnahmen**
- Neurologische Untersuchung,
- Beobachtung hinsichtlich einer Spontanbewegung der Beine,
- klaffender Anus?

- **Präoperative Maßnahmen**
- Benachrichtigung der Kinder- bzw. der Neurochirurgie und der Anästhesie,
- Überwachung der Vitalparameter,
- evtl. Stabilisierung der Kreislaufsituation,
- Anforderung einer Blutkonserve,
- Gabe von Vitamin K i. v.,
- Beobachtung des Kindes, besonders auf Hirndruckzeichen achten,
- Kopfumfangmessung, Beurteilung der Fontanelle,
- Unruhe und Schreien des Kindes vermeiden, es kann dabei vermehrt Liquor austreten,
- Operation bei offenem Defekt meist in den ersten 24 h.

- **Postoperative Versorgung**
- Häufig kurzfristige Nachbeatmung.
- Überwachung der Vitalzeichen – *cave*: Temperaturregulation kann gestört sein.
- Versorgung mit latexfreien Materialien.
- Lagerung flach in Bauchlage auf einem Schaumstoffpodest, so dass die Beine herunterhängen können, Kopf leicht tief lagern, achsengerechte Lagerung (Fixation mit Hilfe von Sandsäcken), das Gesäß kann mit einem gespannten Windelstreifen fixiert werden; diese Lagerung dient zur Prophylaxe einer Hüftbeugekontraktur und gleichzeitig der Spitzfußprophylaxe.
- Wundpflege:
  - Spannung des Defekts vermeiden,
  - mit sterilen Kompressen; zur Vermeidung von Wundverschmutzung wasserdichte Folie in Richtung Anus kleben,
  - regelmäßiger Verbandwechsel durch den Operateur,
  - Beobachtung des Wundgebietes auf Hautnekrosen, Unterhauthämatome, Liquorkissen und Wundinfektion,
  - bei normaler Wundheilung werden am 9.–10. Tag postoperativ teilweise Fäden gezogen (jeder 2.), die restlichen werden 2–3 Tage später gezogen.
- Nabelpflege, ist durch die Bauchlage problematisch:
  - Entfernen der Nabelklemme und Anbringen eines sterilen Baumwollbandes,
  - Abdecken mit sterilen Kompressen,
  - vor Nässe schützen.
- Dekubitus- und Kontrakturenprophylaxe:
  - besondere Beachtung gelähmter Körperpartien,
  - Weichlagerung,
  - Lagerungswechsel erst nach der Fadenentfernung und nach besonderer Anordnung.
- Ernährung:
  - wie beim gesunden Neugeborenen,
  - je nach Allgemeinzustand Nahrungsaufnahme per os oder durch Magensonde,
  - durch die Bauchlage ist das Trinken erschwert.
- Urinausscheidung:
  - die Miktion ist häufig gestört,
  - möglichst früher Beginn der therapeutischen Maßnahmen,
  - evtl. Blasenkatheter legen bzw. steriles intermittierendes Katheterisieren,
  - später, wenn notwendig, sauberes intermittierendes Katheterisieren,
  - Urinkontrollen 2-mal pro Woche.
- Mastdarmlähmung und Lähmung des Schließmuskels tritt häufig auf:
  - Symptome: Obstipation, Stuhlschmieren,
  - Schließmuskellähmung: klaffender Anus, fehlender Analreflex,

- Maßnahmen: adäquate Ernährung (Milchzucker, ausreichende Flüssigkeitszufuhr), Einläufe, manuelle Ausräumung des Rektums, *cave*: Auftreten von Rhagaden, Fissuren oder Rektumprolaps.
- Krankengymnastische Behandlung:
  - Schwerpunkt: Dehnbewegung der innervierten Muskeln, Kontrakturenprophylaxe; bei Gefahr der Fehlstellung Anbringen von Orthesen,
  - anfangs Hüftstreckung, Kniebeugung, Spitzfußprophylaxe.
- Frühzeitige orthopädische Behandlung:
  - ist abhängig vom Ausmaß bestehender Missbildungen, z. B. Klumpfuß, Spitzfuß, Hackenfuß, Wirbelsäulen- oder Hüftgelenksdeformationen.

- **Hydrozephalus – Therapie und Pflege**
- Tägliches Messen und dokumentieren des Kopfumfangs (zirkulär und bitemporal), Kopfumfangskurve führen,
- möglichst keine i. v.-Zugänge am Kopf,
- Kopfform beobachten (weite Schädelnähte, Fontanelle gespannt),
- Hirndruckzeichen (Erbrechen, Ateminsuffizienz, Bradykardien, Sonnenuntergangsphänomen, Müdigkeit, Bewusstseinsstörungen, Krämpfe),
- bildgebende Diagnostik (Schädelsono, MRT, evtl. CCT).

Die Therapie besteht im operativen Einlegen eines ventrikuloperitonealen Shunts mit Ventil.

- **Postoperative Pflege**
- Engmaschige Überwachung der Vitalfunktionen,
- flache achsengerechte Lagerung (Einklemmungsgefahr bei zu schnellem Liquorabfluss),
- Weichlagerung des Kopfes zur Dekubitusprophylaxe, außerdem Kopf nicht auf das Ventil legen,
- Weiteres s. unter »Therapie und Pflege«.

Durch die vielseitige Problematik dieser Kinder kommt es zu häufigen und z. T. langen Krankenhausaufenthalten. Eine gute Betreuung des Kindes ist notwendig und vor allem eine regelmäßige Überwachung der Nieren und des ableitenden Harnsystems. Unterstützung finden betroffene Eltern in Selbsthilfegruppen, z. B. Arbeitsgemeinschaft Spina bifida und Hydrozephalus (ASbH).

4.6 Blasenekstrophie

Ekstrophie: griechisch »ekstrophein« = herauswenden.

- **Pathogenese**

Entstehung zwischen der 4. und 7. SSW.

Die Blasenekstrophie ist eine Fehlbildung der Harnblase. Sie beruht auf einer Entwicklungshemmung im Bereich der vorderen Kloakenmembran. Mit Kloake wird ein Entwicklungsstadium beschrieben, in dem Darm- und Urogenitalkanal in einen gemeinsamen Endkanal münden. Bei der Entstehung einer Blasenekstrophie ist die Kloake nicht ausreichend entwickelt, sie kann aufgrund dessen leichter rupturieren, es entsteht eine Entwicklungsverhinderung der Bauchwand unterhalb des Nabels, der Harnblasenvorderwand, der Genitalhöcker und der Symphyse. Es entsteht ein großer Defekt der Bauchwand. Der Blasenboden liegt mit den Uretermündungen als rötliche Vorwölbung offen zwischen Nabel und Schambein. Der Nabelansatz befindet sich weiter kaudal. Beim Jungen fehlt zusätzlich die Glans des Penis und es besteht eine Epispadie. Die Symphyse schließt sich nicht, diese Kinder haben ein Spaltbecken.

Die Häufigkeit beträgt 1:20.000, 80 % davon sind Knaben.

- **Assoziierte Fehlbildungen**
- Externe Genitalfehlbildungen (Epispadie),
- Diastase (= Auseinanderweichen) der Symphyse,
- fehlender Kontinenzmechanismus für Urin,
- Klaffen der analen Sphinktermuskulatur,
- häufig vesikouretraler Reflux bei fehlerhafter Mündung der Ureteren in der Blase,
- Ureterabgangsstenose,
- Megaureter,
- Leistenhernien sind häufig.

4.6 · Blasenekstrophie

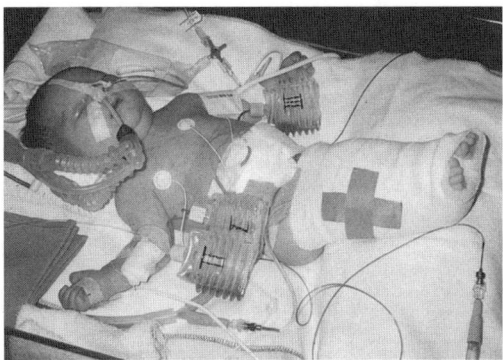

◘ **Abb. 4.7** Lagerung eines Patienten nach Operation einer Blasenekstrophie

■ **Erstversorgung im Kreißsaal**

Ist die Diagnose pränatal in der Sonographie festgestellt worden, ist eine Entbindung per Sectio zu empfehlen, um das Risiko einer Kontamination und/oder Verletzung der offen liegenden Blasenschleimhaut zu verringern.
— Die Metallklemme möglichst durch eine Nabelklemme ersetzen;
— das Kind bis zu den Achseln zügig in einen bereitgelegten sterilen Folienbeutel legen (◘ Abb. 4.7);
— für eine gute Wärmezufuhr sorgen, die Kinder kühlen aufgrund der größeren Körperoberfläche schneller aus;
— venösen Zugang legen;
— Antibiotikagabe zur Harnwegsinfektionsprophylaxe;
— Kinderchirurgen verständigen;
— Gespräch mit den Eltern, Operations- und Narkoseeinwilligung einholen.

■ **Präoperative Versorgung auf Station**
— Wiegen beim Umlagern aus dem Transportinkubator;
— die Blasenschleimhaut wird mit Frischhaltefolie abgedeckt und somit feucht gehalten;
— Vitalzeichenkontrolle dem Zustand des Kindes angepasst;
— Ausschluss weiterer Fehlbildungen mittels Sono und Röntgen (soweit möglich);
— Magensonde legen;
— Blutentnahme einschließlich Blutgruppe und Kreuzblut;
— Vitamin-K-Gabe i. v.;
— evtl. einen zweiten Zugang legen; ist eine ZVK-Anlage geplant, keinen i. v.-Zugang in die Ellbeugen legen;
— Kind für die Operation vorbereiten.

■ **Ziel der chirurgischen Behandlung**
— Verschluss der Harnblase zu einem Hohlorgan,
— Entlastung von Ureter und Urethra mit Hilfe von Schienungen, die den Urin fördern (später Entfernung der Schienen),
— Erreichen der Urinkontinenz,
— Erhalten der Nierenfunktion,
— Verschluss der Abdominalwand,
— Rekonstruktion der Symphyse,
— Rekonstruktion des Genitales kosmetisch und funktionell.

Die operative Korrektur sollte innerhalb der ersten 2 Lebenstage erfolgen, anzustreben ist eine primäre Rekonstruktion der Blase noch vor Manifestation eines Harnwegsinfektes. Die Operation kann, wenn nötig, in 2 Sitzungen erfolgen. Harnblase, Omphalozele, Bauchwanddefekt, klaffende Symphyse (und die Epispadie) sollten zügig verschlossen und die Bauchwand rekonstruiert werden. Eventuell ist dazu eine Beckenosteotomie erforderlich. Der Aufbau des äußeren Genitales kann auf einen späteren Zeitpunkt verschoben werden.

■ **Komplikationen**
— Harnabflussstörung,
— Wunddehiszenz,
— Infektionen,
— Pyelonephritis.

■ **Postoperative Überwachung und Pflege**
— Lagerung auf offener Einheit, Wärmebett oder im Inkubator (wegen des Wärmeverlustes);
— strenge Lagerung auf dem Rücken;
— um die Symphysennaht und das Operationsgebiet zu entlasten und bestmöglich zu schonen, werden die Beine in einer Overhead-Pflasterextension hoch gelagert; eine weitere Möglichkeit ist die Anlage eines Sirenenverbands, bei dem die Beine mittels elastischer Binden zusammengewickelt und anschließend erhöht gelagert werden (◘ Abb. 4.7);

- Thoraxröntgen (Tubuskontrolle) und Abdomenröntgen (Drainagenkontrolle);
- Blutentnahme:
  - Blutgasanalyse zur Anpassung der Beatmung,
  - Blutbild, um Hb- und Hkt-Abfall zu erkennen,
  - Blutzucker und Elektrolyte zur adäquaten Glukose- und Elektrolytzufuhr,
- Temperaturkontrolle (Sonde);
- genaue Beobachtung der unteren Extremitäten (wegen der Hochlagerung): Durchblutung, Sensibilität, Temperatur, evtl. den Sättigungsabnehmer am Fuß fixieren;
- für Sedierung und Analgesierung sorgen, evtl. ist eine Relaxierung notwendig;
- Bilanzierung;
- darauf achten, dass die Drainagen, Ureterschienen und der Blasenkatheter unter Niveau des Kindes und zugfrei gelagert sind (evtl. am Kind fixieren);
- tägliche Wundinspektion durch den Chirurgen;
- bei Bedarf Anspülung der Ureterschienen/Blasenkatheter durch den Chirurgen;
- Dekubitus- und Kontrakturenprophylaxe;
- Nahrungsaufbau je nach Zustand des Kindes;
- Pflege bei relaxierten Patienten (▶ Abschn. 2.3).

4.7 Vesikointestinale Fissur

Es handelt sich hierbei um eine klassische Kloakenekstrophie (◘ Abb. 4.8).

Pathogenese
Die Kloakenekstrophie wird erklärt durch die vorzeitige Dehiszenz (= Auseinanderreißen) der Kloakenmembran beim 5-mm-Embryo, also vor der 4. Embryonalwoche, d. h. vor Ausbildung des Septum urorectale. Die endgültige Ausprägung der Kloakenekstrophie hängt einmal ab von der Ausdehnung der Kloakenmembran zwischen Allantois (embryonaler Harnsack) und der Infraumbilikalregion, zum anderen vom Zeitpunkt der Dehiszenz. Reißt die Kloakenmembran ein, bevor sie vom Septum urorektale erreicht wird, kommt es zur Eventeration (Ektopie eines Organs aus der Bauchhöhle)

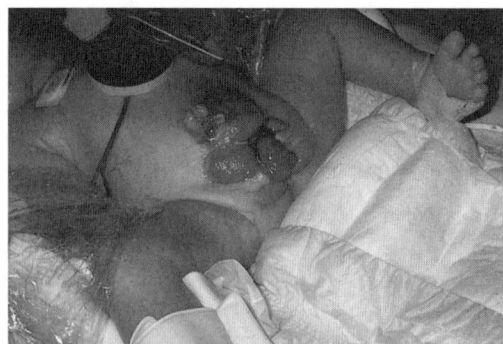

◘ Abb. 4.8 Patient mit vesikointestinaler Fissur

des hinteren Kloakenteils, der dem späteren Enddarm entspricht; dadurch werden gleichzeitig die beiden lateralen Hälften der ventralen Kloake – der späteren Harnblase – nach außen gestülpt. Dieser Vorgang soll die weitere Entwicklung des primitiven Enddarms sowie die Rückbildung seiner kaudalen Fortsetzung, des Schwanzdarmes, hemmen.

Die Häufigkeit beträgt 1:400.000, Knaben sind doppelt so häufig betroffen wie Mädchen.

Begleitfehlbildungen
- Bauchwanddefekt und Omphalozele;
- weit gespaltene Symphyse;
- Blasenekstrophie = 2 ekstrophierte Blasenhälften mit dazwischen liegender ileozökaler Ekstrophie;
- ileozökale Ekstrophie:
  - oben prolabiertes Ileum,
  - unten kurzer blind endender Dickdarm (Kolon, Rektum), gelegentlich doppelt angelegt,
  - Appendix, häufig doppelt angelegt,
  - vereinzelt wurden Fälle beschrieben, bei denen das gesamte Kolon vorhanden war; es lag nur ein anterior ektoper Anus vor (Anus ist nach vorn in Richtung auf das Genitale verlagert);
- imperforater Anus = nicht angelegte Analöffnung;
- Genitalfehlbildungen, häufig schwer:
  - Skrotum gespalten, Penis gespalten, sehr klein,
  - Klitoris und Labien gespalten, atretische Vagina (evtl. doppelt angelegt),

- Hodenhochstand, Leistenhoden;
- doppelte Müller-Struktur (daraus entwickeln sich die weiblichen Geschlechtsorgane, diese sind dann in der Entwicklung nicht vereinigt worden):
  - Uterus doppelt angelegt, doppelte Vagina, exstrophierte Vagina unterhalb der Blase, doppelte Eileiter,
  - Eierstöcke einfach angelegt.

■ **Weitere Fehlbildungen**

Fehlbildungen, die nicht zur Ekstrophie gehören, aber in insgesamt 85 % der Fälle vorkommen.
- Oberer Harntrakt = 40–60 %,
  - z. B. Agenesien, multizystische Niere, Megaureter, Hydronephrose, Fusionsanomalien oder Ektopie;
- Wirbelsäule = 50–75 %,
  - z. B. Skoliose;
- Myelodysplasie = 30–45 %,
  - z. B. MMC;
- Gastrointestinaltrakt = 50 %;
- untere Extremitäten = 25–35 %,
  - z. B. Hüftdysplasie, Klumpfüße.

■ **Diagnostik**
- Laborparameter,
- Sonographie der Nieren und Beckenorgane → weitere Fehlbildungen?
- Sonographie des Kopfes → Hydrozephalus?
- Thorax- und Abdomenröntgen → Fehlbildungen der Wirbelsäule – MMC, des Beckens, der Symphyse?
- Chromosomenanalyse.

■ **Versorgung im Kreißsaal**

▶ Abschn. 4.6.

■ **Präoperative Überwachung auf Station**

▶ Abschn. 4.6.

■ **Ziel der chirurgischen Behandlung**

Die operative Korrektur sollte in den ersten beiden Lebenstagen erfolgen, um die Infektionsgefahr so gering wie möglich zu halten und ein Austrocknen der Schleimhaut zu verhindern.
- Korrektur der Omphalozele,
- Korrektur der Blasenekstrophie,
- wenn möglich Korrektur des Dünn- und Dickdarmes, Anlage eines Anus praeter,
- Rekonstruktion der Symphyse,
- evtl. ist eine Beckenosteotomie erforderlich,
- Verschluss der Abdominalwand,
- Aufbau des äußeren Genitales; wird oft auf einen späteren Zeitpunkt verschoben.

Eine Geschlechtsdifferenzierung kann durch Fehlentwicklung der Wolff- (männliche Prägung) und Müller-Gänge (weibliche Prägung) manchmal nur mittels einer Chromosomenanalyse vorgenommen werden.

■ **Postoperative Überwachung und Pflege**
- ▶ Abschn. 4.6,
- offen ablaufende Magensonde,
- vorerst Nahrungspause,
- Magenspülungen und Nahrungsaufbau nur nach chirurgischer Anordnung.

■ **Versorgung des angelegten Enterostomas**

Während der OP wird meist nur eine Dünndarmschlinge nach außen über Hautniveau gelegt und an der verschlossenen Bauchwand fixiert. Der Darm ist vorerst noch geschlossen, die Schlinge wird mit einem Vaselinetupfer feucht gehalten. Am ersten postoperativen Tag wird sie vom Chirurgen auf der Station (mittels Elektrokauter) geöffnet, es entstehen jetzt ein oraler und ein aboraler Schenkel. Das Enterostoma wird weiterhin mit Vaseline feucht gehalten und mit einem Tupfer abgedeckt, um den Stuhl auffangen zu können (▶ Abschn. 2.9).

Überprüfen Sie Ihr Wissen

Zu 4.1
- Beschreiben Sie das Erscheinungsbild der Gastroschisis!
- Worauf ist bei der Erstversorgung im Kreißsaal zu achten?
- Worauf ist bei der postoperativen Pflege und Überwachung zu achten?

Zu 4.2
- Beschreiben Sie die Entstehung und das Erscheinungsbild der Omphalozele!
- Bei Begleitfehlbildungen können welche Organe betroffen sein?

- Welche Alternative gibt es, falls sich der Defekt nicht primär verschließen lässt?
- Durch den erhöhten intraabdominellen Druck ergeben sich bestimmte Pflegeprobleme. Worauf ist hier speziell zu achten?

Zu 4.3
- Nennen Sie die verschiedenen Formen der Ösophagusatresie!
- Welche weiteren Fehlbildungen treten bei diesem Krankheitsbild häufig auf?
- Welche klinischen Symptome lassen an eine Ösophagusatresie denken?
- Was ist während der Erstversorgung im Kreißsaal zu bedenken?
- Wie sieht die postoperative Überwachung und Pflege aus?
- Zu welchen Komplikationen kann es bei einer Ösophagusatresie nach erfolgter chirurgischer Versorgung in der Spätphase kommen?

Zu 4.4
- Welche intrauterinen Folgen zieht der Defekt des Zwerchfelles nach sich?
- Welche klinischen Symptome lassen an eine Zwerchfellhernie denken?
- Was ist bei der Erstversorgung zu beachten?
- Wie sieht die Behandlung eines Patienten während der Stabilisierungsphase aus?

Zu 4.5
- Welche verschiedenen Formen der Spina bifida gibt es, und wodurch werden sie charakterisiert?
- Welches Ausmaß können Ausfallerscheinungen haben, wodurch sind sie bedingt?
- Welche begleitenden Fehlbildungen sind bekannt?
- Wie sieht die spezielle Versorgung im Kreißsaal aus?
- Worauf ist postoperativ pflegerisch besonders zu achten?

Zu 4.6
- Wie entsteht eine Blasenekstrophie, und welches sind die häufigsten begleitenden Fehlbildungen?
- Wie sieht die Erstversorgung im Kreißsaal aus?
- Welches sind die Ziele der chirurgischen Behandlung?
- Zu welchen spezifischen Komplikationen kann es kommen?

Zu 4.7
- Worin unterscheiden sich eine vesikointestinale Fissur und eine Blasenekstrophie? Nennen Sie weitere Begleitfehlbildungen, die zwar nicht zum Krankheitsbild der vesikointestinalen Fissur gehören, aber doch häufig vorkommen!
- Welches sind die Ziele der chirurgischen Behandlung?

Neurologische Intensivpflege

5.1	**Glasgow-Coma-Scale – 110**	
5.1.1	Pupillenkontrolle – 110	
5.2	**Schädel-Hirn-Trauma – 111**	
5.3	**Ertrinkungsunfall – 120**	
5.4	**Pflegeprobleme querschnittsgelähmter Patienten – 123**	
5.4.1	Atmung – 123	
5.4.2	Nahrungsaufnahme – 124	
5.4.3	Ausscheidung – 124	
5.4.4	Bewegungsapparat (Knochen, Muskeln, Sehnen) – 125	
5.4.5	Haut – 125	
5.4.6	Infektionen – 126	
5.4.7	Temperaturregulationsstörungen – 126	
5.4.8	Schmerzempfinden – 127	
5.4.9	Sprachentwicklung – 127	
5.4.10	Psychische Belastung – 127	

5.1 Glasgow-Coma-Scale

Zur Beurteilung der Bewusstseinslage wurde die Glasgow-Coma-Scale (GCS) entwickelt, die inzwischen weit verbreitet und durch ein Punktesystem leicht anwendbar ist. Die Grundfunktionen des Bewusstseins können schnell und einfach überprüft werden. Schon am Unfallort erfolgt die erste Beurteilung nach der GCS. Durch regelmäßige Kontrollen können Veränderungen der Bewusstseinslage rasch erkannt werden, die GCS dient somit auch der Verlaufskontrolle bezüglich Tiefe und Dauer der Bewusstseinsstörung.

- **Kontrolle (◘ Tab. 5.1)**

Bei der GCS sind insgesamt maximal 15 Punkte erreichbar (◘ Abb. 5.1).

Andere modifizierte Skalen (z. B. nach Ritz) berücksichtigen zusätzlich noch die Augensymptome. Es sind dann maximal 19 Punkte zu erreichen (◘ Tab. 5.2).

- **Beurteilung der Bewusstseinslage**
- 12–9 Punkte: mäßige Bewusstseinsstörung, das Kind ist somnolent;
- 9–6 Punkte: soporös, semikomatös;
- 5–3 Punkte: komatös, apallisch;
- <9 Punkte: Intensivüberwachung erforderlich;
- <8 Punkte: Intubation erforderlich (sehr schonendes Vorgehen, keine nasale Intubation bei Verdacht oder Vorliegen eines Schädelbasisbruchs, *cave*: keine Reklination des Kopfes bei Verdacht auf HWS-Fraktur);
- 8–6 Punkte: Hirndrucksonde zur Überwachung des intrakraniellen Druckes beim bewusstlosen Patienten mit Einklemmungsgefahr des Hirnstammes (▶ Abschn. 11.6).

Die GCS ist für Kinder unter 24 Monaten ungeeignet, da bei ihnen die verbalen Äußerungen noch nicht ausreichend beurteilt werden können. Einige Kliniken verwenden in diesen Fällen entsprechend modifizierte Skalen (◘ Tab. 5.2).

Ebenfalls ungeeignet ist die GCS, wenn der Patient während der Intensivbehandlung sediert und beatmet wird, da seine Reaktionen durch Medikamente und Tubus verfälscht werden. Daher sollte auf dem GCS-Verlaufsbogen vermerkt werden, ob der Patient Sedativa erhält und/oder intubiert ist, da die Bewertung dann meist niedriger ausfällt und der Patient neurologisch schlechter eingeschätzt wird.

Durch die Bewertung bei der GCS kann auch eine Aussage über den ungefähren Ort der Schädigung gemacht werden. Bei der motorischen Reaktion bedeuten z. B. Streckmechanismen meist eine Schädigung des Mittelhirns oder der oberen Brücke, und Beugemechanismen kommen bei Störungen im Bereich der Großhirnhemisphären vor.

5.1.1 Pupillenkontrolle

Zusammen mit der GCS werden immer die Pupillen kontrolliert, und zwar durch plötzliche Belichtung einer Pupille bei geschlossener Gegenseite und nicht zu hellem Raum.

- **Kontrolle**
- Weite: eng, mittel oder weit?
- Form: normal oder entrundet?
- Reaktion: prompt, verzögert oder keine?
- Bulbusstellung: achsengerecht, d. h. in Mittelstellung, oder divergent?
- Blickrichtung: nach oben oder unten, zur Seite?
- Seitendifferenz?

Bei der Größe muss berücksichtigt werden, dass manche Opioide die Pupillen verengen, wie z. B. Fentanyl, Morphin, Pethidin und Piritramid, während Atropin eine Pupillenerweiterung verursacht.

Bei erhöhtem Hirndruck können Hirnanteile und der N. oculomotorius, der 3. Hirnnerv, im Tentoriumschlitz eingeklemmt werden, was zu einer Pupillenerweiterung meist auf der gleichen Seite führt. Eine Erweiterung beider Pupillen erfolgt durch Kompression beider 3. Hirnnerven, durch eine lokale Schädigung des Mittelhirns bzw. sekundäre Kompression des Mittelhirns durch Einklemmung.

Enge Pupillen kommen bei Kompression des Hirnstamms vor. Weite reaktionslose entrundete Pupillen kommen bei irreversiblem Ausfall der Hirnstammfunktion vor, d. h. bei tiefem Koma.

Tab. 5.1 Kontrolle mit der GCS

Bereich	Funktion	Punkte
Augenöffnung	Spontan	4
	Auf Geräusch	3
	Auf Schmerz	2
	Keine	1
Verbale Antwort	Orientiert	5
	Verwirrt, desorientiert	4
	Inadäquate Antwort, Wortsalat	3
	Unverständliche Laute	2
	Keine	1
Beste motorische Reaktion	Folgt Aufforderungen	6
	Gezielte Abwehr auf Schmerz	5
	Ungezielte Bewegungen auf Schmerz	4
	Beugt auf Schmerz	3
	Streckt auf Schmerz	2
	Keine	1

Ein Nystagmus und Koordinationsstörungen weisen auf eine Kleinhirnschädigung hin.

5.2 Schädel-Hirn-Trauma

Unter einem Schädel-Hirn-Trauma (SHT) versteht man die durch Gewaltanwendung verursachte Funktionsstörung und/oder Verletzung des Gehirns. Diese können mit einer Prellung/Verletzung der Kopfschwarte, der Kalotte, der Gefäße und/oder der Dura einhergehen. Bestehen weitere Verletzungen im Bereich von Thorax, Abdomen und Extremitäten und ist eine Einzelverletzung für sich oder die Kombination mehrerer Verletzungen lebensbedrohlich, spricht man vom Polytrauma.

- **Anatomie des Schädels**
- Haut
- Kalotte ◄ Epiduralraum
- Dura mater ◄ Subduralraum
- Arachnoidea ◄ Subarachnoidalraum
- Pia Mater
- Gehirnsubstanz

- **Physiologie der Hirndurchblutung**

Normalerweise ist die Hirndurchblutung kaum abhängig vom arteriellen Blutdruck, solange der mittlere arterielle Druck (MAD) 60 mmHg nicht unter- und 160 mmHg nicht überschreitet. Veränderungen des MAD werden durch Anpassung der präkapillären Sphinkter aufgefangen, so dass der Druck auf der arteriellen Seite der Kapillaren gleich bleibt.

Der zerebrale Blutfluss (CBF) wird im Übrigen über den arteriellen pCO_2, pO_2 und Veränderungen des pH-Wertes reguliert, z. B. führen ein pCO_2-Anstieg, ein pO_2-Abfall und eine Azidose zur Zunahme des CBF. Für die Versorgung der einzelnen Hirnzelle ist allerdings der zerebrale Perfusionsdruck (CPP) entscheidend, er errechnet sich folgendermaßen: CPP = MAD–ICP (oder –ZVD, je nachdem welcher Wert höher liegt) (ICP = intrazerebraler Druck ◘ Tab. 5.3 zeigt die Normalwerte).

- **Ursachen**
- Große Kinder:
  - als Fußgänger oder Fahrradfahrer von einem Auto angefahren,
  - als Beifahrer,
  - Sportunfälle.
- Kleine Kinder:
  - Sturz aus dem Kinderwagen oder vom Wickeltisch,
  - Kindesmisshandlung.

Neuroprotokoll

(C) Brandis April 1994

Name:

Vorname:

Geburtsdatum:

Unfalltag:

Befund in entsprechende Spalte eintragen, im Zweifel bessere Bewertung. Falls nicht prüfbar, vermerken: I = Intubation, B = Beatmung, R = Relaxation, L = Lidschwellung, E = Extr emitätenfixation, S = Sedierung

Datum																		
Uhrzeit																		
Augen-öffnung	spontan	4																
	auf Anruf	3																
	auf Schmerz	2																
	nicht	1																
Beste motor. Antwort	befolgt Aufford.	6																
	gezielte Abwehr	5																
	Beugung	4																
	Beugung (Massenb.)	3																
	Streckung	2																
	keine	1																
Beste verbale Antwort	orientiert	5																
	verwirrt	4																
	Wortsalat	3																
	unverständlich	2																
	keine	1																
Summe	(min. 3, max. 15)																	
			li re	li re	li re	li re	li re	li re	li re	li re	li re	li re	li re	li re	li re	li re	li re	li re
Pupillen:	e, mw, w; Lichtr. +,(+),-																	
Atmung	Respirator																	
	Spontan, intubiert																	
	Spontan, normal																	
Blutdruck:																		
Intrakranieller Druck:																		
Sedierung:																		

Abb. 5.1 Neuroprotokoll des Altonaer Kinderkrankenhauses: GCS und Pupillenkontrolle

Tab. 5.2 Punkteverteilung nach Leitlinie de AWMF (Arbeitsgemeinschaft der wissenschaftlichen medizinischen Fachgesellschaften) für Kinder von 1–24 Lebensmonaten

Bereich	Funktion	Punkte
Augenöffnung	s. GCS	Max. 4
Verbale Antwort	Fixiert, verfolgt, erkennt, lacht	5
	Fixiert und verfolgt inkonstant, erkennt nicht sicher, lacht nicht situationsbedingt	4
	Nur zeitweise erweckbar, isst und trinkt nicht	3
	Ist motorisch unruhig, jedoch nicht erweckbar	2
	Tief komatös, kein Kontakt zur Umwelt	1
Motorische Antwort	s. GCS	Max. 6
Augensymptome	Konjugierte Augenbewegungen möglich, Lichtreaktion der Pupillen auslösbar	4
	Puppenaugenphänomen auslösbar, dabei konjugierte Augenbewegungen	3
	Divergenzstellung der Bulbi, besonders beim Auslösen des Puppenaugenphänomens oder Kaltspülung des Gehörgangs, Augenbewegungen bleiben aus	2
	Weite lichtstarre Pupillen	1

Tab. 5.3 Normalwerte

Druck	Alter	Wert [mmHg]
ICP	Neugeborene	0–5
	Säuglinge	5–10
	Kinder/Erwachsene	6–15
MAD	Neugeborene	45
	Säuglinge	50–60
	Kinder/Erwachsene	>65
CPP (MAD – ICP)	Säuglinge	>40
	Kinder/Erwachsene	>50

Tab. 5.4 Einteilung eines SHT nach der GCS

Grad	GCS	Modifizierte GCS
Leichtes SHT	13–15 Punkte	17–19 Punkte
Mittelschweres SHT	9–12 Punkte	12–16 Punkte
Schweres SHT	8 oder weniger Punkte	11 oder weniger Punkte

- **Entstehungsarten**
- Translationstrauma mit Contre-Coup (Schädigung des Gehirns an der gegenüberliegenden Stelle der Gewalteinwirkung).
- Rotationstrauma mit Zug- und Scherkräften, die zu Einrissen von Gefäßen (meist der Brückenvenen) und der weichen Hirnhaut führen mit nachfolgender subduraler oder subarachnoidaler Blutung, Verletzungen der weißen Substanz und diffusem Hirnödem.
- Impressionsfraktur = Rindenprellung mit Schädeleindellung (Ping-Pong-Effekt), Durazerreißung und Schädigung der darunter liegenden Hirnanteile. Kann durch Einriss einer Arterie zur epiduralen Blutung führen.
- Impakttrauma oder Beschleunigungs- und Verzögerungstrauma mit Schädigung am Stoßpol = Coup und Contre-Coup.

- **Einteilung des SHT**

Es ist eine Einteilung nach verschiedenen Gesichtspunkten möglich.
- Gedecktes SHT ohne Verletzung der Dura, mit oder ohne Fraktur (Kalotten-, Impressions-, Schädelbasisfraktur).
- Offenes SHT mit Eröffnung der Dura und Ausbildung einer Liquorfistel oder einer Pneumatozele bzw. eines Pneumozephalons. Es besteht eine Verbindung zwischen extra- und intrakraniellem Raum über eine Verletzung der Kopfschwarte und der Schädelknochen (direkt) oder über die Eröffnung der Nasennebenhöhlen (indirekt).
- Die Einteilung des SHT erfolgt nach der Glasgow-Coma-Skala (Tab. 5.4). Die Erhebung sollte nach der Erstversorgung am Unfallort, nach Einlieferung ins Krankenhaus und dann weiter 6-stündlich erfolgen.

- **Symptome**
- Bewusstseinsstörung;
- retrograde, evtl. auch anterograde (für die erste Zeit nach Erlangen des Bewusstseins) Amnesie beim schweren SHT;
- subjektive Störungen: Kopfschmerzen, Übelkeit mit/ohne Erbrechen, Schwindel, Benommenheit, Sehstörungen wie Doppelbilder, Schwerhörigkeit;
- objektive Verletzungen: Schwellungen am Kopf, Kopfwunden, Schädeldeformitäten, Blutungen aus Mund, Nase oder Ohr, Austritt von Blut, Liquor oder Hirngewebe;
- Hinweis auf Schädigung des Nervensystems: Amnesie, Orientierungsstörungen, Lähmungen, Reflexauffälligkeiten, Krampfanfälle, Sprach- und/oder Koordinationsstörungen, vegetative Symptome, entsprechende Herdsymptomatik je nach betroffenem Bezirk;
- Schocksymptome: Blässe, Blutdruckabfall, Tachykardie;
- beim schweren SHT massive Störungen der Kreislauf- und Atemfunktion, Pupillenerweiterung, fehlende Lichtreaktion der Pupillen, Paresen, Streck- und Beugesynergismen.

- **Folgen des SHT**

Bei der Schädigung des Gehirns unterscheidet man primäre und sekundäre Läsionen.

- **Primäre Schädigungen**
- Zerstörung von Nervenzellen und Gewebe durch direkte Gewalteinwirkung.
- Schädigung von Gefäßen mit intrakraniellen Blutungen:
    - epidural (A. meningea media oder venöse Dura- bzw. Knochengefäße): initiale Bewusstlosigkeit meist mit anschließendem freien Intervall, dann erneute Bewusst-

losigkeit, Hemiparese kontralateral, weite lichtstarre Pupillen meist auf der Seite der Blutung,
- subdural (venöse Blutung, meist durch Einriss der Brückenvenen): meist langsam einsetzende neurologische Symptomatik mit Kopfschmerzen, Bewusstseinsänderungen, Hemiparese und evtl. Krampfanfällen,
- subarachnoidal (blutiger Liquor),
- intrazerebrale Parenchymblutung.
- Zerreißung von langen Nervenbahnen z. B. beim Rotationstrauma durch Scherwirkung mit schweren neurologischen Defiziten ohne großen ICP-Anstieg.

■ ■ Sekundäre Schädigungen
Sie sind durch eine inadäquate Therapie, häufig auch iatrogen, bedingt.
- Hypoxisch-ischämische Hirnschädigung durch arterielle Hypotension; verminderte Sauerstoffkapazität = niedriges Hämoglobin; respiratorischer Sauerstoffmangel; Verminderung des CPP.
- Posttraumatische Hirnschwellung: Anstieg des CBF bei Störung der Autoregulation durch Mediatorenfreisetzung und schlechtem venösen Abfluss durch Kompression der abströmenden Gefäße.
- Hirnödem:
  - vasogenes Ödem: Flüssigkeitsaustritt aus dem Gefäß ins Interstitium durch Schädigung der Blut-Hirn-Schranke infolge der Freisetzung von neurotoxischen Substanzen oder massiver Sympathikusaktivierung,
  - zytotoxisches Hirnödem: Endothel- und Gehirnzellen quellen auf durch Hypoxie und Substratmangel → Störung der Natrium-Kalium-Pumpe mit Natriumansammlung in den Zellen.
- Behinderung des venösen Abflusses durch interstitielle Flüssigkeitsansammlung.
- Krampfanfälle durch Quetschung des Stammhirns oder der Stammganglien.
- Fettembolie.
- Hirninfarkt.
- Störung der Temperaturregulation.
- Diabetes insipidus.
- Intrakranielle Infektion bei offenen SHT.

Bei geschlossenem Schädel kann maximal eine Volumenzunahme von 6 % durch Verdrängung des Liquors in den Lumbalkanal kompensiert werden, sonst kommt es zur Hirndruckerhöhung.

■ ■ Hirndrucksymptome
- Kopfschmerzen,
- Übelkeit, Erbrechen,
- Nackensteife, Opisthotonus,
- Sehstörungen,
- Wesensveränderungen,
- epileptische Anfälle,
- Bewusstseinstrübung,
- Hypertonie, Apnoen, Bradykardien,
- beim Säugling: gespannte und pulsierende Fontanelle, Sonnenuntergangsphänomen.

■ Primärdiagnostik
- Primäres CCT bei Aufnahme, wenn Bewusstseinsstörungen vorliegen sowie evtl. notwendige neurochirurgische Versorgung (Ausräumung von Blutungen). Evtl. auch MRT, vor allem bei Verdacht auf spinales Trauma oder bei neurologischen Störungen ohne pathologischen CT-Befund.
- Genaue Anamnese bei Übernahme vom Notarzt:
  - Unfallhergang?
  - Art der Verletzungen?
  - Verlauf; Vigilanz?
  - Krämpfe?
  - Halbseitensymptomatik?
  - Beatmung?
  - Blutverluste, Volumenersatz?
  - Bisherige Medikamente, Infusionen, CCT, evtl. neurochirurgische Versorgung?
  - Vorgespräche mit Angehörigen, Telefonnummern?
  - Beim Umlagern Hinterkopf, Rücken und Steiß auf Wunden und Fremdkörper inspizieren.
- Gründliche neurologische Statuserhebung: GCS, Pupillen, Korneal- und Hustenreflexe, Nackensteife, Extremitätenreflexe, Muskeltonus (beidseitig tonuslos = Verdacht auf Rückenmarkverletzung), Augenfundus; neuropädiatrisches Konsil.

- Epileptische Anfälle (Seitenbetonung, Generalisierung, tonisch-klonisch, Streckkrämpfe, obere/untere Extremitäten).
- Hirndrucksymptomatik (Streckreaktionen, Pupillenerweiterung und/oder träge Lichtreaktion, keine Schmerzreaktion, Blutdruckanstieg, Bradykardie).
- Begleitverletzungen, evtl. Hinzuziehen weiterer Ärzte (Chirurg, Hals-Nasen-Ohren-Arzt, Augenarzt).
- Welche Katheter liegen (ZVK, Arterienkatheter, Blasenkatheter, Hirndrucksonde, Drainagen)?
- Transkranielle Dopplersonographie zur Darstellung des arteriellen Blutflusses.
- Weitere Diagnostik (Röntgen: Thorax, Schädel, Extremitäten, HWS; Sono-Abdomen; EEG, evozierte Potentiale (= EP), z. B. AEP (akustische EP), VEP (visuelle EP) zur Beurteilung der Hirnstammfunktion und SEP (somatosensorische EP) zur Beurteilung der Rindenfunktion und bei Verdacht auf Halsmarkschäden, Blutkontrollen, ggf. Blutgruppe und Kreuzblut.

- **Therapeutische Maßnahmen**

Sie dienen vor allem der Verhinderung von Sekundärschäden.
- Erhaltung eines normalen CBF mit einem CPP um 70 mmHg bei evtl. fehlender Autoregulation, ein zu hoher CPP kann eine reaktive arterielle Vasokonstriktion bewirken:
    - durch adäquaten MAD (nicht zu hoch, sonst entsteht ein vasogenes Ödem), evtl. Gabe von Katecholaminen wie Dobutamin, Dopamin oder Arterenol (ist einer Volumengabe vorzuziehen); Schocktherapie mit HAES 6 %ig oder Ringerlösung.
- Senkung des ICP:
    - kontrollierte Beatmung mit mäßiger Hyperventilation (pCO_2 um 35 mmHg) für 3 Tage zur Reduktion des Blutvolumens (durch Senkung des pCO_2 nimmt die Durchblutung der gesunden Hirnanteile ab, im geschädigten Gebiet bleiben die Blutgefäße hingegen dilatiert → Luxusperfusion, da sie auf die pCO_2-Senkung nicht adäquat reagieren);
- Vermeidung von Schmerzen und Aufregung durch Analgesie und Sedierung bei Erhaltung der neurologischen Beurteilbarkeit, die Analgosedierung selber hat keinen ICP-senkenden Effekt, sondern soll Blutdruckanstieg mit einer Zunahme des CBF vermeiden, (z. B. *Fentanyl-Midazolam*-DT evtl. in Kombination mit Clonidin-DT; durch Clonidin kann die Fentanyldosis gesenkt und damit die evtl. später auftretende Entzugssymptomatik gemildert werden); bei Versorgung Thiopental oder *Fentanyl* in Einzeldosen; cave: Opiate können zu einer geringen Steigerung des Hirndrucks führen;
- normale Flüssigkeitszufuhr, bei bestehender Hyperglykämie mit Ringer- oder NaCl 0,9 %iger Lösung (kein Ringer-Laktat, enthält freie Flüssigkeit), insgesamt eher an eine Volumengabe denken;
- sehr selten Gabe von Dexamethason – Wirkung umstritten, ist nur bei spinalem Trauma indiziert;
- medikamentöse Senkung eines Hypertonus, nur sehr vorsichtig mit Nifedipin oder Clonidin, der CPP muss dabei gewährleistet sein.
- Guter venöser Abfluss:
    - 15–30°-Oberkörperhochlage, Kopf achsengerecht in Mittelstellung, darf im Halswirbelbereich nicht abknicken, Extremitäten nicht abfallend lagern, Arme und Hände in Brusthöhe,
    - niedriger mittlerer Atemwegsdruck durch niedrigen PEEP (<5 mmHg),
    - Vermeidung von Husten, keine Bauchpresse (Abführen!).
- Ausreichendes Sauerstoffangebot:
    - Herzzeitvolumen normal bis hoch,
    - normaler Hämoglobin, Transfusionen bei Hb <9 g %, Hkt >30 %,
    - gute Sauerstoffsättigung (95–98 %) bzw. p_aO_2 von 100–150 mmHg.
- Senkung des Sauerstoffverbrauchs:
    - Normothermie (evtl. Kühlungsmaßnahmen, Effekt ist noch nicht erwiesen),
    - Reduktion der elektrischen Aktivität des Gehirns: Unterdrückung von Krampfaktivi-

- täten durch Phenobarbitalgaben mit Spiegeln von 50–100 mg/l.
- Ausreichende Nährstoffversorgung:
  - Vermeidung einer Hypoglykämie, da Glukose der Hauptenergieträger der Hirnzellen ist,
  - Vermeidung eines Katabolismus durch angepasste Kalorienzufuhr, möglichst frühzeitige orale Ernährung.
- Vermeidung einer inadäquaten ADH-Sekretion (antidiuretisches Hormon); meist zentraler ADH-Mangel am 3.–4. posttraumatischen Tag = Diabetes insipidus, erkennbar an der Hypernatriämie und der Hyperosmolarität im Serum bzw. Urin mit einem spezifischen Gewicht <1008, evtl. Gabe von Desmopressinazetat (z. B. *Minirin*); es gibt aber auch das Syndrom der unangemessenen ADH-Sekretion mit Hyponatriämie und Hypoosmolarität im Serum und einer vermehrten Natriumausscheidung über den Urin; hier ist eine strenge Flüssigkeitsrestriktion indiziert.
- Vermeidung eines neurogenen Lungenversagens.
- Ggf. Protektion gegen Stressulkus, frühzeitige orale Ernährung.
- Antibiotikaprophylaxe nur bei offenem SHT.
- Überprüfung des Tetanusschutzes bei offenen Verletzungen.
- Thromboseprophylaxe mit niedermolekularem Heparin s. c. bei Kindern mit beginnenden Pubertätszeichen.
- Bei massivem ICP-Anstieg zusätzlich:
  - Gabe von *Mannit* 20 %ig (Gefahr der Verstärkung des Hirnödems bei Übertritt in den Intravasalraum, wenn die Blut-Hirn-Schranke gestört ist); Nebenwirkungen: Tachykardie, Hypertension; Kontraindikation: gestörte Nierenfunktion, intrazerebrale Blutung,
  - Furosemid zusammen mit dem Mannitol → Effekt wird verstärkt,
  - Hyperventilation bis pCO_2 von 30 mmHg (nur wirksam für wenige Stunden, danach erfolgt eine Adaptierung der Gefäße an den niedrigen CO_2 und der Effekt geht verloren),
  - Oberkörperhochlagerung auf 30°,
- evtl. Hypothermie von 34–36°C durch Kühlsysteme; Probleme: Hypothermie verursacht Schmerzen, Gerinnungsstörungen, verlängert die Wirkung von Sedativa, Hypnotika und depolarisierenden Relaxanzien;
- evtl. Barbituratkoma, *cave* Blutdruckabfall, Beeinträchtigung der neurologischen Beurteilbarkeit,
- evtl. neurochirurgischer Eingriff mit Entlastungstrepanation durch temporäre Hebung oder Entfernung eines Teils des Schädeldaches (Hemikraniektomie), offene Liquorableitung.

- **Apparative und klinische Überwachung**
- **Apparativ (enge Alarmgrenzen!)**
- EKG (HF, Rhythmus),
- Atmung,
- Sauerstoffsättigung (>95–98 %), endexspiratorische CO_2-Messung oder transkutane Kombisonde bei Säuglingen,
- arterielle Druckmessung → MAD so hochhalten, dass der CPP >70 mmHg liegt,
- Temperatursonde: Ableitung möglichst über Blasenkatheter, ggf. rektal → Hyperthermie vermeiden, da die Ischämietoleranz abnimmt, evtl. Ableiten der Kopfhauttemperatur zur Regulierung der zentralen Temperatur (die Hirntemperatur liegt ca. 2° C über der zentralen Temperatur),
- ICP-Messung (▶ Abschn. 11.6) bei GCS <6 (Normalwerte ◘ Tab. 5.3), der ICP sollte möglichst <20 mmHg liegen, vor dem Legen einer Hirndrucksonde müssen ein ausreichender Quick von >60 % und eine ausreichende Thrombozytenzahl gewährleistet sein,
- ZVD-Messung,
- Bedside-EEG, vor allem bei Barbiturat-Narkosen,
- BIS = Bispektral Index: 2-Punkt-EEG zur Beurteilung der Bewusstseinslage/Narkosetiefe, EEG-Aktivitäten werden umgerechnet (100 = wacher Patient, 0 = hirntoter Patient bzw. Rindeninaktivität bei tiefster Sedierung, z. B. Barbituratnarkose),
- $SvjO_2$ = jugularvenöse/Bulbussättigung: Messung mittels Fiberoptik über speziellen Katheter, der im Bulbus der V. jugularis platziert

und mittels Röntgen kontrolliert wird (Normalwert 55–70 %, spiegelt den CBF wider),
- NIRS = transkranielle Nah-Infrarot-Spektroskopie: über eine auf der Haut platzierte Klebeelektrode wird nicht invasiv direkt die regionale Sauerstoffsättigung des Hb im Mikrogefäßsystem gemessen (Problem: Messung hauptsächlich im extrazerebralen Blut des Stirnbereichs, insgesamt anfällig durch Lageveränderungen und Lichteinfluss von außen),
- TCD = transkranielle Dopplersonographie: Messung des CBF im Bereich der basalen Hirnarterien mittels einer stabil positionierten Dopplersonde (Perfusion des Gehirns erfolgt in der Diastole → ist keine Diastole darstellbar, bedeutet dies einen Blutflussstillstand),
- $PtiO_2$ = Messung des pO_2 im Hirngewebe über einen intraparenchymatös platzierten Katheter (Normalwerte 20–30 mmHg)
- Schädelsonographie bei Säuglingen mit offenen Schädelnähten,
- Kontrolle der evozierten Potentiale und des arteriellen Blutflusses zur Verlaufsbeurteilung,
- Kontroll-CCT oder -MRT vor Absetzen der Hirndrucktherapie.

▪▪ Klinisch
- Bilanzierung über Blasenkatheter (mindestens 0,5 ml/kg/h, Bestimmung des spezifischen Gewichtes: 1010–1020), ausgeglichene Bilanz wird angestrebt, *cave*: Diabetes insipidus und SiADH,
- Aussehen,
- Hautturgor, Ödeme,
- auf Krampfbereitschaft bzw. Krämpfe achten,
- Beobachtung der Verbände (Blutung, Liquorkissen),
- auf Liquoraustritt achten (Nase, Ohr, Orbitaschwellung),
- Kontrolle des Magen-pH einmal pro Schicht (pH 3–4),
- regelmäßige Blutzuckerkontrollen, Hyperglykämien von >150 mg/dl **nach** der Akutphase sind zu vermeiden, ggf. Insulintherapie,
- Beurteilung der Pupillen stündlich (Weite, Reaktion, Form, Bulbusstellung, Seitendifferenz, Kornealreflex); sie geben Auskunft über die Funktion des Mittelhirns und des 3. Hirnnervs, Augenarztkontrolle auf Stauungspapille, *cave*: ggf. Medikamente berücksichtigen,
- Glasgow-Coma-Scale stündlich zur Beurteilung der Komatiefe (Augenöffnung, motorische und verbale Antwort), nur bedingt aussagekräftig solange die Analgosedierung läuft,
- bei Säuglingen Messung des Kopfumfangs einmal täglich, Beurteilung der Fontanelle, auf Sonnenuntergangsphänomen achten,
- besonders auf Zeichen einer akuten Hirndrucksteigerung achten,
- weitere Beurteilung von Spontanmotorik, Muskeltonus, Hirnstammreflexen (Korneal-, Husten-, Schluck-, Würg-, Niesreflex), Babinski, auf Nackensteifigkeit achten (bei Blutung in den Subarachnoidalraum),
- Narkosetiefe beurteilen (außer bei BIS): Tränenfluss, Gänsehaut, spontanes Anhusten, Würgen, Bewegungen, Kreislaufveränderungen bei Tätigkeiten am Kind,
- neuropädiatrisches Konsil alle 2–3 Tage.

▪ Pflege des SHT-Patienten
- In den ersten 3 Tagen, je nach Symptomatik evtl. auch länger, strenge Lagerung (s. Therapie), dabei gute Fixierung des Kopfes; dürfen die Kinder schließlich gelagert werden, trotzdem darauf achten, dass der Kopf achsengerecht in Mittelstellung bleibt und nicht abknickt.
- Zur Vermeidung von Druckstellen Lagerung auf Antidekubitusmatratzen; den Kopf am besten auf ein Wattekissen lagern.
- Regelmäßige Inspektion des Hinterkopfes, Durchführung von Mikrolagerungen.
- Jeglichen Stress vermeiden (= ICP-Anstieg und Steigerung des Energiebedarfs), d. h. kein Betten, kein Waschen in den ersten Tagen; für ausreichend Ruhe im Zimmer sorgen, gute Sedierung, vor größeren Manipulationen Bolusgaben von Sedativa.
- Bronchialtoilette nach Bedarf: es können Bradyarrhythmien, pCO_2-Anstiege und S_aO_2-Abfälle auftreten, daher immer zu zweit; evtl. Verwendung von geschlossenen Absaugsystemen, um Nebenwirkungen des Absaugens und damit einen Hirndruckanstieg zu vermeiden; evtl. vorherige Hyperventilation und

- Präoxygenierung, Fentanyl- oder *Thiopental*-Bolusgabe und ggf. Relaxierung, um einen Hustenreflex während der akuten Phase zu vermeiden; später ist vorsichtiges Vibrieren je nach Zustand des Patienten möglich.
- Augenpflege, 4- bis 6-mal pro Tag mit klaren Salben oder *Liquifilm*-Augentropfen zur Beurteilung der Pupillen.
- Nasenpflege, dabei auf Liquorrhö achten (Liquor ist durch einen Blutzucker-Stix schnell nachweisbar), *kein* Absaugen der Nase bei Verdacht auf Schädelbasisfraktur, auch *keine* Magensonde nasal.
- Mundpflege.
- Vorsicht ist bei der Ohrenpflege geboten, wenn Liquor oder Blut aus dem Ohr tritt; dann muss unter sterilen Kautelen gearbeitet und das Ohr mit einem sterilen Verband abgedeckt werden.
- Regelmäßig für Stuhlgang sorgen (medikamentenbedingte Darmatonie), evtl. anspülen (kein Glyzerol verwenden, da es resorbiert werden kann), Bauchpresse vermeiden, da es zum ICP-Anstieg kommen kann; bei Meteorismus Darmrohr legen.
- Regelmäßige Blasenkatheterpflege.
- Thromboseprophylaxe bei entsprechender Indikation.
- Bei Patienten nach kieferchirurgischer Versorgung mit Drähten muss eine Drahtzange für Notfälle am Platz liegen; darauf achten, dass die Drahtenden keine Verletzungen an den Schleimhäuten verursachen → ggf. abpolstern.
- Kontrakturenprophylaxe: Gelenke in Funktionsstellung; keine Spitzfußprophylaxe, da eine Spastik in den unteren Extremitäten erhöht werden kann (später evtl. stundenweises Tragen von Basketballstiefel, wenn eindeutig keine Spastik vorhanden ist); Fingerspreizer (keine kleinen Rollen in den Händen, da dadurch ebenfalls die Spastik erhöht wird); später vorsichtiges Durchbewegen der Gelenke.
- Bei Hyperthermie: ab 38°C Wadenwickel oder Kühlelemente.
- *Nicht* im Zimmer über den Zustand des Patienten reden, da selbst komatöse Patienten etwas mitbekommen können; dagegen sollten dem Patienten alle pflegerischen und therapeutischen Maßnahmen in einfachen Worten angekündigt und erklärt werden; ihm erklären, was passiert ist, wo er sich befindet etc., ruhig die Erklärungen häufig wiederholen.
- Die Eltern in die Pflege einbeziehen, sie ermuntern, mit dem Kind zu reden, ihm seine Lieblingsgeschichte vorzulesen, Kassetten vorzuspielen und ihm sein Kuscheltier oder Lieblingsspielzeug mitzubringen und in die Hand zu geben. Damit versuchen wir, das Kind zu stimulieren und ihm die Angst vor der ungewohnten Umgebung und Situation zu nehmen. Es gibt Patienten, die aus Angst oder völliger Unsicherheit länger im Koma verbleiben (= Dornröschenschlafphänomen).
- Maßnahmen bei akutem ICP-Anstieg: Beutelbeatmung mit Hyperventilation; Sedierung; bei offener Liquorableitung den Liquor ablassen; evtl. Gabe von Osmodiuretika.

Jede Volumenzunahme im Gehirn, die nicht kompensiert werden kann, bewirkt eine Massenverschiebung von Hirnanteilen in Richtung der einzigen größeren Öffnung in der Schädelkapsel, dem Hinterhauptloch. Bei einem größeren Druckanstieg kommt es erst zum Mittelhirnsyndrom (= obere Einklemmung), bei weiterem Druckanstieg zum Bulbärhirnsyndrom (= untere Einklemmung).

- Mittelhirnsyndrom:
  - Anteile des Temporallappens werden im Tentoriumschlitz (zwischen Groß- und Kleinhirn) gegen das Mittelhirn gepresst, wodurch es u. a. zur Schädigung des N. oculomotorius kommt.
  - Symptome: Pupillen mittel bis weit, reaktionslos und entrundet, keine Spontanbewegung der stehenden Bulbi; Streck- bis Beugesynergismen auf Schmerzreiz; Enthemmung vegetativer Funktionen (Maschinenatmung, Blutdruckanstieg, Anstieg der Herzfrequenz, Hyperthermie, Hypersalivation, erhöhte Schweißsekretion); Fehlen einzelner Hirnstammreflexe; Muskeltonus und Reflexe gesteigert.
- Bulbärhirnsyndrom:
  - Anteile des Kleinhirns werden im Bereich des Hinterhauptlochs (Foramen magnum) gegen den Hirnstamm gepresst. Schädigung

und Ausfall wichtiger vegetativer Zentren sind die Folge.
- Symptome: tiefste Bewusstlosigkeit, keine Spontanatmung, Pupillen eng oder weit entrundet, keine Reaktion, Verschwinden der Streckkrämpfe, Muskeltonus ist herabgesetzt, schwerste Dysregulation bis Ausfall vegetativer Funktionen (Hyperthermie, dann Anpassung an die Umgebungstemperatur; Blutdruck normal, dann abfallend; Bradykardie), fehlender Kornealreflex; schließlich Atem- und Kreislaufversagen.

- **Rehabilitation**

Kinder, die stabil und nicht mehr beatmungspflichtig sind, sollten möglichst frühzeitig in spezielle Rehabilitationszentren verlegt werden. Häufig ist dort auch die Mitaufnahme eines Elternteils und evtl. auch von Geschwistern möglich. Nur dort sind meist die therapeutisch notwendigen Bedingungen für die Früh- und die spätere Rehabilitation gegeben, so dass die Kinder entsprechend ihrem Entwicklungspotenzial gefördert werden. Die Fortschritte lassen sich sehr gut mittels der Koma-Remissionsskala beurteilen (KRS). Beurteilt werden:
- Erweckbarkeit, Aufmerksamkeit,
- motorische Antwort,
- Reaktion auf visuelle Reize,
- Reaktion auf taktile Reize,
- sprechmotorische Antwort.

Die motorische Entwicklung kann sehr gut mit dem Barthel-Index (BI) erfasst werden, der allerdings kognitive, kommunikative und soziale Kompetenzen unberücksichtigt lässt. Mit dem erweiterten Barthel-Index (EBI) bzw. der Functional Independence Measure (FIM) werden auch diese Kriterien erfasst.

5.3 Ertrinkungsunfall

Unter Ertrinken versteht man Tod durch Ertrinken innerhalb von 24 h nach dem Ereignis. Beinaheertrinken oder Near-Drowning bedeutet Überleben für mindestens 24 h nach dem Ereignis. Nach diesem Zeitpunkt spricht man im Todesfall vom so genannten sekundären oder »trockenen Ertrinken«.

Man unterscheidet noch Ertrinken bzw. Beinaheertrinken mit oder ohne Aspiration, wobei bei ca. 10–20 % der Betroffenen keine oder nur eine geringe Aspiration nachweisbar ist. Die Altersverteilung ist wie folgt: 96 % <10 Jahre, davon 87 % <5 Jahre.

- **Möglichkeiten**
- Süßwasserertrinken: Flüsse, Bäche, Seen, Schwimmbäder, Zier-, Feuerlöschteiche, Badewanne;
- Salzwasserertrinken: Meer, Salzwasserschwimmbecken;
- Jauche.

- **Pathophysiologie**
- Apnoe.
- Laryngospasmus (reflektorisch, wenn Wasser in Pharynx und Larynx gelangt).
- Respiratorische und metabolische Azidose:
  - pH sinkt um 0,05/min,
  - pCO_2 steigt um 6 mmHg/min,
  - p_aO_2 sinkt von 92 auf 4 mmHg in 5 min.
- Atembemühungen gegen die verschlossene Glottis, wobei Wasser in den Magen gelangt.
- Erhebliche thorakale Druckschwankungen durch die Atembemühungen; es kann zur Pneu- und Emphysembildung kommen.
- Aspiration meist erst bei Bewusstlosigkeit durch Aufheben des Laryngospasmus oder durch Erbrechen bei stark mit Wasser gefülltem Magen:
  - Aspiration erfolgt häufig auch erst unter der Reanimation,
  - bei Aspiration größerer Mengen → Auswaschung (Süßwasser) oder Inaktivierung (Salzwasser) des Surfactant mit Atelektasenbildung und intrapulmonalem Rechts-links-Shunt (d. h., venöses Blut fließt durch nicht belüftete Lungenareale und wird nicht oxygeniert = arterielle Hypoxämie).
- Entstehung eines interstitiellen Ödems durch Schädigung der Membranen der Blutgefäße; die Schädigung der kapillar-alveolaren Membran, mit Austritt von eiweißreicher Flüssigkeit in die Alveolen, führt zu einem intraalveolaren Ödem und Fibrinablagerungen.

- Störungen des Wasserhaushalts und Elektrolytverschiebungen bei:
  - Süßwasserertrinken: Hypervolämie durch Resorption des hypotonen Wassers, evtl. mit Hämolyse und Kaliumanstieg mit anschließendem Nierenversagen,
  - Salzwasserertrinken: Hypovolämie (entsprechend einer hypertonen Dehydratation), da das hyperosmolare Salzwasser das Wasser aus dem Blut und dem Interstitium in den Darm, bei Aspiration in die Lunge zieht.
- Auftreten eines ARDS bis zu 3 Tagen nach Reanimation durch Wiedereinsetzen der Sauerstoffperfusion und Freisetzung von toxischen Sauerstoffradikalen, durch das interstitielle sowie intraalveolare Ödem und durch Ablagerungen von Eiweiß, Fibrin, Leukozyten und Thrombozyten.
- Gehirnschäden durch Hypoxie und Verlust der Autoregulation; durch den anaeroben Stoffwechsel fallen viel Laktat, zytotoxische Substanzen und freie Radikale an; die Azidose und die zytotoxischen Substanzen führen zu einer Membranschädigung und einem generalisierten zytotoxischen Hirnödem (bis zu 2–3 Tagen danach); die Hyperkapnie und die Hypoxie führen zu einer Dilatation der Hirngefäße, wodurch der zerebrale Blutfluss erhöht wird und sich das Hirnödem verstärken kann; es kann evtl. zu Krampfanfällen, sekundärer Bewusstseinseintrübung durch ICP-Anstieg mit Einklemmungsgefahr kommen (▶ Abschn. 5.2).
- Gefahr des sekundären Ertrinkens durch massives Hirnödem und ARDS.
- Pneumonie, falls eine Aspiration vorliegt:
  - Auftreten einer chemischen Pneumonie, wenn im Wasser ätzende Stoffe oder Badezusätze enthalten waren.
- Auftreten einer mesenterialen Ischämie durch die massive Zentralisation mit Durchfällen und Abschilferung der Darmmukosa, Verstärkung durch eine Hypothermie bzw. Katecholamingaben; dieses ist prognostisch meist ungünstig.
- Auftreten eines Ileus durch eine Hypokaliämie oder schockbedingt.
- Auftreten einer disseminierten intravasalen Gerinnung durch eine schockbedingte Freisetzung von Thromboplastin.

- **Abhängigkeit der Prognose**
- Art des Wassers, Temperatur,
- Zeitpunkt des Auffindens,
- Effektivität der Reanimation.

Die Überlebenschance wächst mit sinkender Wassertemperatur, da durch die Reduktion des Stoffwechsels der Sauerstoffverbrauch sinkt und weniger Laktat und andere zytotoxischen Substanzen gebildet werden. Durch plötzliches Eintauchen in kaltes Wasser (= Diving Seal Reflex) und durch Angst kommt es zu einer ausgeprägten Bradykardie und massiver peripherer Vasokonstriktion und damit zur besseren Versorgung der zentralen Organe. Es besteht allerdings die Gefahr der Fehleinschätzung der Situation, weil man meinen könnte, der Patient sei schon tot, da bei einer Körpertemperatur von <28°C Kammerflimmern und bei <22°C eine Asystolie auftritt. Die Überlebenschance beträgt bei warmem Wasser ca. 10 min, bei kaltem Wasser ist ein Überleben ohne Hirnschäden bis zu 40 min möglich.

- **Therapie**
- Mindestens 24 h Intensivüberwachung (Kreislauf-, Atem- und neurologische Überwachung) bei Patienten, die sofort nach Auffinden wieder eine gute Spontanatmung haben und bewusstseinsklar sind. Es muss auf jeden Fall ein Thoraxröntgen (Aspiration?) und evtl. ein EEG durchgeführt werden.
- Wegen der Gefahr des sekundären Ertrinkens mindestens 48 h Intensivüberwachung (s. oben) bei Patienten, die bewusstlos aufgefunden wurden und kurzfristig reanimiert wurden.

- **Primärversorgung**
- Kopftieflage, um das Wasser herauslaufen zu lassen, keine Erbrechen provozieren,
- künstliche Beatmung und Herzdruckmassage (*cave*: Erbrechen und Aspiration),
- Intubation,
- Absaugen,

- Fortführen der Maßnahmen, bis ein ausreichender Kreislauf vorhanden ist, ggf. Transport in die nächste Kinderklinik unter Reanimation (eine tiefe Hypothermie verhindert eine normale Herzaktivität).

- **Therapie in der Klinik**
- Primärdiagnostik ▶ Abschn. 5.2.
- Beatmung mit PEEP (5–15 mmHg zur Vermeidung von Atelektasen und Reduktion von intrapulmonalen Shunts), primär druckkontrollierte Beatmung, zur Hirnödemprophylaxe Hyperventilation mit CO_2-Werten um 35 mmHg für mindestens 3 Tage.
- Thoraxröntgen direkt nach Aufnahme und ca. 4–5 h später (Lungenödem?).
- Azidoseausgleich mit Natriumbikarbonat.
- Ausreichendes Sauerstoffangebot durch normales Hb, gute Sättigung und normales HZV; der p_aO_2 sollte >100 mmHg liegen.
- Ruhigstellung z. B. mit *Fentanyl-Midazolam-*DT, evtl. Relaxierung; bei Maßnahmen Thiopental in Einzeldosen.
- Stabilisierung des Herz-Kreislauf-Systems durch Aufrechterhaltung eines ausreichenden Perfusionsdrucks, ausreichende Volumengabe über Ringer-Lösung, evtl. Gabe von Katecholaminen (auch für einen ausreichenden CPP). Behandlung von eventuellen Herzrhythmusstörungen aufgrund von Azidose, Hypoxie und Hypothermie (z. B. Kammerflimmern → Defibrillation; ▶ Abschn. 8.2.6, dafür muss die Körpertemperatur bei 28–32°C liegen), Ausgleich von Elektrolytstörungen.
- Beseitigung der Hypothermie: bis 30°C möglichst schnelle Erwärmung, anschließend nur um 1°C/h, da es sonst zu Reperfusionsschäden und durch die plötzliche Öffnung der Peripherie zu einem Kreislaufkollaps kommen kann; außerdem besteht die Gefahr der überschießenden Temperatur durch zentrale Regulationsstörungen; evtl. Hypothermiebehandlung mit Körpertemperaturen von 34–35°C (Wirksamkeit noch umstritten).
- Vermeidung einer Hypoglykämie, da Glukose der Hauptenergieträger der Hirnzellen ist.
- Flüssigkeitsrestriktion vor allem bei Süßwasserertrinken, evtl. Gabe von Furosemid oder Katecholaminen mit dem Ziel negativer Bilanzen.
- Phenobarbital-Gabe nach EEG-Befund und Krampfaktivitäten.
- Antibiotikagabe nur bei nachgewiesener Aspiration oder Pneumonie und nicht prophylaktisch.
- Zurückhaltung bei Gaben von Fremdblut oder Blutderivaten wegen der Gefahr eines ARDS (Aggregation von Thrombozyten und Leukozyten); evtl. Gabe von bestrahltem Blut.
- Behandlung einer evtl. IADH-Sekretion.
- Ggf. Magenulkusprophylaxe, frühzeitige orale Nahrungszufuhr.

- **Überwachung**
- ▪▪ **Apparativ (enge Alarmgrenzen!)**
- EKG, auf Rhythmusstörungen achten,
- Respiration,
- Sauerstoffsättigung (95–98 %), Kapnometrie (endexsp. CO_2 um 35 mmHg); bei Säuglingen transkutane Kombisonde,
- arterieller Zugang wegen der häufigen arteriellen Blutgasanalysen und kontinuierlicher Blutdrucküberwachung (MAD!), der Blutdruck sollte normal bis leicht erhöht liegen zur Aufrechterhaltung des CPP (50–60 mmHg),
- Temperatursonde,
- bei ZVK → ZVD-Messung,
- EEG-Kontrollen, evozierte Potentiale, transkranielle Dopplersonographie,
- Schädelsonographie bei Säuglingen mit offener Fontanelle.

- ▪▪ **Klinisch**
- Bilanzierung über Blasenkatheter (mindestens 1 ml/kg KG/h), spezifisches Gewicht,
- Aussehen,
- Hautturgor, Ödeme,
- Krämpfe,
- Magen-pH einmal pro Schicht kontrollieren (3–4),
- Blutzuckerkontrollen,
- Glasgow-Coma-Scale und Pupillenkontrolle (▶ Abschn. 5.1), besonders auf Zeichen der akuten Hirndrucksteigerung achten,
- Neurostatus,

— Kontrolle auf Stauungspapille (evtl. durch Augenarzt).

- **Pflege**
— Lagerung: in den ersten 3 Tagen strenge Rückenlage, Kopf achsengerecht in Mittelstellung, 15°-Schräglage, Gelenke in Mittelstellung zur Kontrakturenprophylaxe; später vorsichtiges Durchbewegen der Gelenke, wenn der Zustand es zulässt; anfangs auf Spitzfußprophylaxe verzichten, um die Entstehung eines Strecktonus nicht zu fördern; keine kleinen Handrollen; Lagerung auf Antidekubitusmatratzen zur Dekubitusprophylaxe; besonders auf den Hinterkopf achten.
— Temperatur: langsame Erwärmung um 1°C/h, dazu das Zimmer gut erwärmen, Kind leicht zudecken; evtl. Lagerung auf einer Gelmatratze, die je nach Bedarf beheizt oder gekühlt werden kann und gleichzeitig der Dekubitusprophylaxe dient; keine Wärmelampe (wegen der Verbrennungsgefahr und der zu schnellen Erwärmung); frühzeitig kühlen, um eine überschießende Temperatur zu vermeiden; beim Beatmungsgerät die Atemgastemperatur nur um 1°C höher einstellen als die Kerntemperatur, um thermische Schäden an der Trachea zu vermeiden.
— Minimal-Handling: d. h. Maßnahmen der Grundpflege auf ein Minimum reduzieren, regelmäßige Mund- und Augenpflege (Augenpflege mit klaren Salben, z. B. mit Paraffin-Augentropfen zur besseren Beurteilung der Pupillen); für Ruhe im Zimmer sorgen, am Bett mit dem Patienten, aber nicht über den Patienten, sprechen.
— Gute Bronchialtoilette, vor allem bei Aspiration (evtl. Bronchiallavage); geschlossenes Absaugsystem verwenden; evtl. zusätzliche Sedierung; je nach Zustand des Patienten vorsichtiges Vibrieren, später gute Physiotherapie.
— Der Patient darf nicht husten oder gegen das Gerät atmen, da es sonst zu einer Hirndruckerhöhung kommen kann; immer für ausreichende Sedierung sorgen.
— Regelmäßige Blasenkatheterpflege.
— Regelmäßig für Stuhlgang sorgen (medikamentenbedingte Darmatonie); Bauchpresse vermeiden, da dies zur Hirndruckerhöhung führen kann.
— Ablaufende Magensonde, evtl. Magenspülung; frühzeitiger Beginn oraler Ernährung.
— Dem Patienten alle Maßnahmen erklären.
— Eltern in die Pflege einbeziehen.

Therapie und Pflege zur Hirnödemprophylaxe (▶ Abschn. 5.2).

- **Rehabilitation**

Zeigen sich bei dem Kind neurologische Schäden, sollte es möglichst frühzeitig in spezielle Rehabilitationszentren verlegt werden (▶ Abschn. 5.2).

5.4 Pflegeprobleme querschnittsgelähmter Patienten

Das Krankheitsbild der Querschnittslähmung bringt unterschiedliche Pflegeprobleme mit sich. Das Ausmaß dieser Pflegeprobleme hängt von der Höhe der Querschnittslähmung ab. Grundlage für die folgende Zusammenstellung war ein Patient, der unterhalb des Segmentes C2–C3 querschnittsgelähmt ist. Durch diese hohe Rückenmarksschädigung ist der Patient beatmungspflichtig.

5.4.1 Atmung

— Keine Eigenatmung bei hoher Lähmung,
— Verlegung der Atemwege durch Sekret, nasal wie tracheal,
— kein selbstständiges Abhusten möglich.

- **Ursache und Folgen**

Durch die hohe Lähmung ist es dem Patienten nicht mehr möglich, selbstständig zu atmen, selbst ein Zwerchfellschrittmacher kommt hier nicht in Frage, weil sich der N. phrenicus nicht ausreichend stimulieren lässt. Nach der Diagnosestellung erfolgt eine Tracheostomie.

- **Pflegemaßnahmen**
— Dauerbeatmung mit einem Heimbeatmungsgerät,

- Kontrolle der Beatmungsparameter, damit der Patient immer ausreichend beatmet und mit Sauerstoff versorgt ist,
- Beatmungsparameter dem Bedarf anpassen,
- Überwachung der Sauerstoffsättigung und evtl. des endexspiratorischen CO_2 in der Nacht durchgehend und am Tage bei Bedarf, wenn keine weitere Person im Zimmer anwesend ist,
- Absaugen nach Bedarf – tracheal wie nasal; tracheal möglichst ohne Anspülen, da sonst die Sekretproduktion verstärkt wird,
- Absaugen unter sterile Kautelen,
- Patient zum Absaugen bei Bedarf an den Beatmungsbeutel nehmen,
  - darauf achten, dass der Patient durch das Beatmen mit dem Beatmungsbeutel nicht hyperoxygeniert und hyperventiliert wird, sonst gewöhnt er sich schnell an die höheren O_2-Werte und die Hypokapnie,
- bewusstes Trainieren der Atempausen, um bei versehentlicher Diskonnektion allzu große Angstzustände zu vermeiden,
- regelmäßiges Umlagern zur Sekretmobilisierung und gleichmäßigen Belüftung.

5.4.2 Nahrungsaufnahme

- Kaum selbstständiges Schlucken,
- schnelles Spucken,
- Nahrungsverweigerung.

- **Ursache und Folgen**

Das Schlucken ist aufgrund der Kanüle sehr ungewohnt und erschwert, kann auch durch evtl. Läsionen hoher Zervikalwurzeln (C1–C4) zustande kommen. Durch den Beatmungsbedarf und die Nebenluft (die Kanüle darf nicht zu groß gewählt werden, die Patienten sollen bewusst Nebenluft haben, um diese zum Sprechen einsetzen zu können) kommt es zur intraabdominellen Luftansammlung; diese bereitet dem Patienten ein Völlegefühl bis hin zur Übelkeit und Erbrechen.

- **Pflegemaßnahmen**
- Frühzeitige Anlage einer PEG (▶ Abschn. 2.11),
- darüber häufige, kleine Mahlzeiten verabreichen,
- auf ausreichende Kalorien- und Flüssigkeitszufuhr achten,
- ausgewogene Nahrung bzgl. Vitaminen, Spurenelementen usw. verabreichen,
- keine blähende, obstipierende und säuernde Nahrung sondieren,
- häufig Luft aus dem Abdomen abziehen, im Bett Magensonde offen hoch hängen,
- Korsett nicht zu eng schnüren, um den Magen nicht zu sehr einzuengen,
- soweit Schlucken möglich ist, oral Nahrung nach Wunsch anbieten, Essen in Gemeinschaft von anderen Personen fördern.

5.4.3 Ausscheidung

- Obstipation durch fehlende Bewegung und mangelnde Darmperistaltik,
- Inkontinenz,
- Nierensteine durch fehlende Mobilisation.

- **Pflegemaßnahmen**
- **Stuhlgang**

Erzielt werden soll eine kontrollierte, nicht spontane Darmentleerung, so dass keine Windeln mehr benötigt werden – Schonung des Hautmilieus im Genitalbereich.

- Einmal täglich, je nach Tagesplan Klistier verabreichen,
- zusätzlich orale Gabe eines Abführmittels je nach Bedarf und ärztlicher Anordnung,
- rektales Fiebermessen vermeiden, um keinen ungewünschten Entleerungsreiz auszulösen.

- **Urinausscheidung**

Erreicht werden soll ein trockener Windelbereich und eine reizlose Haut im Genitalbereich.

- Regelmäßiges Katheterisieren nach Plan, um einer spontanen Entleerung und somit einer Überlaufblase vorzubeugen,
- Katheterisierung unter sterilen Kautelen (▶ Abschn. 2.4.1).

- **Nierensteine**
- Reichlich Flüssigkeit geben (auf Füllung der Blase achten und ggf. häufiger katheterisieren),
- regelmäßige sonographische Kontrollen,

- auf Urinausscheidung achten, ggf. bilanzieren,
- einmal pro Woche Urinstix, besonders auf Blutbeimengungen achten,
- bei Schmerzen oder Unwohlsein an Koliken denken; Nierenkoliken und Bauchschmerzen werden in vollem Ausmaß empfunden, da die Nervenstränge nicht von der Lähmung betroffen sind,
- ggf. Schmerztherapie.

5.4.4 Bewegungsapparat (Knochen, Muskeln, Sehnen)

- **Kontrakturen durch fehlende Motorik und Mobilisation**
- **Pflegemaßnahmen** (▶ Abschn. 1.2.3)
- Regelmäßige Krankengymnastik, passive Mobilisierung durch Physiotherapeuten, Krankenpflegepersonal und die Eltern; der Patient soll passiv gut und weich durchzubewegen sein,
- Lagerung der Gelenke in Funktionsstellung,
- Korsett anziehen zum aufrechten Sitzen – Schonung der Wirbelsäule,
- die noch intakte Kopfkontrolle muss aufrechterhalten und gefördert werden.

- **Spastiken an allen Extremitäten; zum Krankheitsbild gehörend**
- **Pflegemaßnahmen**
- Spastik verringernde Lagerung durch Außenrotation des Oberkörpers in Seitenlage und gestreckte Lagerung der Extremitäten wegen Beugespastiken,
- nicht eingeengt lagern (verstärkt die Spastiken),
- Spastik verstärkende Maßnahmen vermeiden, z. B. Infektionen, Bauchmassage usw.,
- regelmäßiges Umlagern, möglichst bequem lagern.

- **Lagebedingte Ödeme durch verminderte Kreislaufaktivitäten**
- **Pflegemaßnahmen**
- Regelmäßiges Umlagern,
- Krankengymnastik (Durchbewegen),
- regelmäßiges Aufsetzen, evtl. Stehbrett,
- nicht zu lange sitzen (Fußrückenödeme),
- evtl. Stützstrümpfe,
- zum Sitzen ein Korsett anziehen (kreislaufunterstützende Wirkung),
- evtl. Flüssigkeitsbilanz.

- **Osteoporose**
- **Ursache und Folgen**

Aufgrund der Inaktivität kommt es zur sekundären Osteoporose, außerdem fehlt die Knochenstabilisierung durch die Muskeln, so dass die Knochen nicht ausreichend geschützt sind. So kann es durch leichte äußere Einflüsse schnell zu Frakturen kommen, welche unbedingt vermieden werden müssen.

- **Pflegemaßnahmen**
- Vorsichtiges Handling, *cave*: der Körper ist ganz ohne Spannung, so dass Hände und Arme beim Tragen schnell außer Kontrolle geraten; zum Tragen die Hände evtl. kurzzeitig zusammenbinden,
- regelmäßige Kontrolle der Spurenelemente und der Elektrolyte,
- angepasste Nahrung,
- zum Sitzen ein Korsett anziehen (um die Wirbelsäule zu stabilisieren).

5.4.5 Haut

- **Trockene Haut durch fehlende Transpiration über die Hautoberfläche**
- **Pflegemaßnahmen**
- Hautpflege mit z. B. *Panthenol-Lotion* nach Bedarf,
- nicht zu häufiges Baden bzw. je nach Bedarf.

- **Druckstellen**
- **Ursache und Folgen**

Durch fehlende Motorik kommt es zu einer verminderten Kreislaufperfusion, welche eine schlechtere Durchblutung der Peripherie zur Folge hat. Der Patient kann sich spontan nicht umlagern, es kann somit schneller zu Druckstellen kommen. Außerdem hat der Patient kein Schmerzempfinden über die Haut und kann entstehende Druckstellen nicht allein registrieren.

- **Pflegemaßnahmen** (▶ Abschn. 1.2.1)
- Genaueste Inspektion der Haut auf Druckstellen,
- nicht zu enge, nicht zu weite Kleidung, auf Falten achten,
- korrektes Anlegen des Korsetts,
- regelmäßig den Sättigungsabnehmer umkleben,
- Dekubitusprophylaxe durch Antidekubitusmatratze im Bett und Antidekubitussitzkissen im Rollstuhl,
- Regelmäßiger Lagewechsel.

5.4.6 Infektionen

- **Pneumonie**
- **Ursache und Folgen**

Aufgrund der Beatmungssituation und der fehlenden Motorik kann es schneller zu Bronchitiden und Pneumonien kommen.

- **Pflegemaßnahmen**
- Infektionsprophylaxe durch Atemtherapie (▶ Abschn. 2.12),
- steriles Absaugen nach Standard,
- bei Bedarf bakterielle Trachealsekretkontrolle,
- regelmäßiges Umlagern zur Sekretmobilisierung und gleichmäßigen Belüftung,
- ausreichende Erwärmung und Befeuchtung der Beatmungsluft durch Verdampfer am Standgerät und im Rollstuhl durch Anbringen eines Wärme- und Feuchtigkeitsaustauschers zwischen Kanüle und Beatmungssystem (= »HME-Filter«),
- ausreichend Flüssigkeit anbieten.

- **Durch die Kanüleneintrittsstelle**
- **Pflegemaßnahmen** (▶ Abschn. 2.8)
- Stomapflege nach Standard mindestens 1-mal pro Tag,
- Kanülenwechsel je nach Kanüle und Hersteller bzw. nach Bedarf,
- Beatmungssystemwechsel nach Standard 1-mal wöchentlich.

- **An/durch die Eintrittsstelle der PEG-Sonde**
- **Pflegemaßnahmen**
- ▶ Abschn. 2.11,
- Ansatz der PEG-Sonde 1-mal/Tag unter fließendem Wasser mit einer Zahnbürste säubern,
- Sonde nach jeder Mahlzeit gut mit Tee durchspülen, um Nahrungsreste zu entfernen.

- **Harnwegsinfekt (durch häufiges Katheterisieren)**
- **Pflegemaßnahmen**
- Steriles Katheterisieren (▶ Abschn. 2.4.1),
- kontrollierte Ausscheidung erzielen, Überlaufblase vermeiden, damit der Genitalbereich reizlos bleibt,
- ausreichend Flüssigkeit anbieten,
- Urinstix und bakterielle Urinkontrollen bei Bedarf.

- **Konjunktivitis**
- **Ursache und Folgen**

Zu dem Krankheitsbild gehört eine verminderte Tränenflüssigkeitsproduktion, was auch dazu führt, dass der Patient über häufiges Augenjucken klagt.

- **Pflegemaßnahmen**
- Augen 2- bis 3-mal täglich bzw. nach Bedarf mit Kochsalzlösung 0,9 % säubern und mit *Liquifilm*-Augentropfen nach ärztlicher Anordnung feucht halten (▶ Abschn. 1.1.4),
- bei Sonne zum Schutz eine Sonnenbrille tragen lassen,
- Zug vermeiden.

5.4.7 Temperaturregulationsstörungen

- **Ursache und Folgen**

Aufgrund des Krankheitsbildes ist eine Transpiration über die Haut nicht mehr möglich, dadurch kann es leicht zu einem Wärmestau durch inadäquate Kleidung oder durch zu lange Umlagerungsintervalle kommen.

- **Pflegemaßnahmen**
- Angepasste Raumtemperatur,

- im Bett nur leichte Kleidung und leicht zudecken,
- Fußsohlen nicht zudecken, da eine Transpiration zwar nicht über die Haut jedoch über die Fußsohlen möglich ist,
- der Außentemperatur angepasste Kleidung, für Sonnenschutz sorgen,
- axillare Temperaturkontrollen nach Bedarf,
- bei Bedarf Coldpacks oder Ventilator zur Kühlung,
- Lagerungsintervalle nicht zu lang wählen, Umlagern nach Plan,
- genaue Beobachtung,
- nicht zu langes Sitzen im Rollstuhl.

5.4.8 Schmerzempfinden

- **Pflegemaßnahmen**
- Mögliche Schmerzquellen maximal gering halten,
- vorsichtiges Heben in den Rollstuhl,
- auf Druckstellen achten,
- angepasste Wassertemperatur beim Waschen und Baden, um Verbrühungen zu vermeiden,
- angepasst temperierte Nahrung, um Verbrühungen zu vermeiden,
- nicht direkter Sonnenstrahlung aussetzen.

5.4.9 Sprachentwicklung

- **Ursache und Folgen**

Bedingt durch die Beatmungskanüle, aber auch durch das traumatische Ereignis kommt es zur verzögerten Entwicklung der Sprache und zu einer nicht altersentsprechenden Wahrnehmung der Umgebung.

- **Pflegemaßnahmen**
- Gezielte entwicklungsentsprechende Förderung der Sprache und Wahrnehmung,
- bei Bedarf Betreuung durch Logopäden/in und Ergotherapeuten/in,
- Arbeiten mit einem Sprachcomputer,
- Besuch einer behindertengerechten Schule,
- Kontakt zu anderen Kindern ermöglichen.

5.4.10 Psychische Belastung

- **Ursache und Folgen**

Die Folgen der Querschnittslähmung stellen ausreichende Gründe für eine psychische Belastung dar: sich nicht selbstständig bewegen zu können, sich nicht selbstständig beschäftigen zu können, vollständig abhängig zu sein, das Trauma zu verarbeiten, anders zu sein als »alle« anderen.

Erreicht werden sollte, dass der Patient sein Krankheitsbild und dessen Folgen akzeptiert und dass er sich sicher in seiner Person fühlt.

- **Pflegemaßnahmen**
- Beschäftigungstherapie,
- einen festen Stundenplan erstellen, damit sich ein Rahmenprogramm ergibt, an dem sich der Patient orientieren kann,
- gewohnte Dinge belassen und nur langsam an Neues gewöhnen,
- feste Bezugspersonen (nicht ständig wechselndes Pflegepersonal),
- immer alles genau erklären,
- alle gewünschten und notwendigen Tätigkeiten für den Patienten ausführen,
- Kontakt zu anderen Kindern ermöglichen,
- Teilnahme in einer behindertengerechten Einrichtung,
- Eltern in die Pflege frühestmöglich mit einbeziehen,
- ihn schnellstmöglich in den normalen familiären Alltag integrieren.

Überprüfen Sie Ihr Wissen
Zu 5.1
- Wofür wird die Glasgow-Coma-Scale eingesetzt?
- Was wird über die GCS im Einzelnen beurteilt, und was sagen die Werte aus?
- Was umfasst die Pupillenkontrolle?
- Welche Medikamente beeinflussen die Pupillengröße?
- Erläutern Sie die zerebralen Ursachen der Pupillenveränderungen.

Zu 5.2
- Was versteht man unter einem Schädel-Hirn-Trauma?
- Beschreiben Sie die Anatomie des Schädels.
- Erläutern Sie die Physiologie der Hirndurchblutung!
- Nach welchen Gesichtspunkten wird ein SHT eingeteilt?
- Nennen Sie primäre und sekundäre Schädigungen bei einem SHT!
- Erklären Sie vasogenes und zytotoxisches Hirnödem!
- Wodurch kann der intrazerebrale Druck niedrig gehalten oder gesenkt werden?
- Wie wird ein Patient mit einem SHT gelagert?
- Worauf ist bei der Pflege eines SHT-Patienten zu achten?
- Welche Maßnahmen können bei akutem ICP-Anstieg ergriffen werden?
- Erklären Sie Mittelhirnsyndrom, und nennen Sie Symptome!
- Erklären Sie Bulbärhirnsyndrom, und nennen Sie Symptome!

Zu 5.3
- Erklären Sie den Unterschied zwischen Ertrinken und Beinaheertrinken!
- Wie sieht die Pathophysiologie beim Ertrinkungsunfall aus?
- Wie unterscheidet sich Ertrinken im Süßwasser vom Ertrinken im Salzwasser in Bezug auf die Störungen des Wasserhaushaltes und die Elektrolytverschiebungen?
- Wovon ist die Prognose abhängig?
- Welche Probleme ergeben sich durch eine Hypothermie, und wie sollte die Hypothermie behandelt werden?
- Worauf ist bei der Pflege zu achten?

Zu 5.4
- Welche einzelnen Probleme können sich bei einer hohen Querschnittslähmung ergeben?
- Was kann man prophylaktisch tun, um diese Probleme zu vermeiden oder sie so gering wie möglich zu halten?

Sonstige Erkrankungen

6.1 Nekrotisierende Enterokolitis – 130

6.2 Diabetisches Koma – 133

6.3 Verbrennung, Verbrühung – 135

6.1 Nekrotisierende Enterokolitis

Die nekrotisierende Enterokolitis (NEC) ist eine hämorrhagisch-nekrotisierende und ulzerierende Entzündung des Dünn- und Dickdarms, die punktuell auftritt oder einen längeren Abschnitt betreffen kann. Meist sind terminales Ileum und Colon ascendens betroffen, selten auch Magen und/oder Rektum.

Abzugrenzen davon sind fokale intestinale Perforation (FIP) sowie die singuläre intestinale Perforation (SIP) ohne größere Nekroseherde. Die betroffenen Kinder sind meist unreifer, aber weniger krank und erkranken meist schon in der ersten Lebenswoche im Gegensatz zur NEC, die eher ab der zweiten Lebenswoche beobachtet wird.

- **Risikofaktoren**
- Frühgeburtlichkeit: 1–2 % aller Frühgeborenen sind betroffen (aber auch reife Kinder können erkranken); je jünger das Kind, umso häufiger und später tritt eine NEC auf,
- RDS,
- Hypoxämie,
- erhöhte Viskosität des Blutes z. B. durch Polyglobulie,
- Austauschtransfusionen,
- Nabelarterienkatheter, Nabelvenenkatheter mit Folgen für die Darmdurchblutung, mesenteriale Blutdruckveränderungen, Flussumkehr in der V. portae,
- perinatale Stresssituationen (Hypoxie, Hypothermie, Asphyxie),
- symptomatische Herzfehler mit Rechts-links-Shunt (Ventrikelseptumdefekt, Fallot) und begleitender Hypoxämie,
- persistierender Ductus arteriosus Botalli mit Links-rechts-Shunt und niedrigen diastolischen Blutdruckwerten,
- vorzeitiger Blasensprung,
- hyperosmolare Nahrung oder orale Medikamente (z. B. Theophyllin),
- jahreszeitliche Häufung (Winter).

- **Prävention**
- Frühzeitiger oraler Nahrungsaufbau möglichst mit Muttermilch (enthält Immunglobuline),
- Dexa- oder Betamethasongaben an Schwangere bei drohender Frühgeburt,
- ggf. Gabe von Probiotika.

- **Pathophysiologie**
- Schleimhautläsionen im Darm, lokale Minderdurchblutung des Darms durch:
  - Stresssituationen = Zentralisation zugunsten anderer Organe,
  - Thrombosen im Mesenterialkreislauf (z. B. nach Nabelvenenkatheter),
  - disseminierte intravasale Gerinnung (bei Sepsis),
  - reduziertes arterielles Blutangebot bei Herzfehlern,
  - diastolisches »Steal-Phänomen« = in der Diastole erfolgt eine Flussumkehr im Mesenterialkreislauf z. B. beim PDA: Blut läuft zum Herzen zurück und nicht in die Peripherie,
  - Vasokonstriktion;
- entzündliches Geschehen; infrage kommen aerobe und anaerobe Bakterien sowie Viren als Auslöser:
  - Staphylokokken,
  - Clostridien,
  - Klebsiella species,
  - E.-coli,
  - Rotaviren,
  - große Keimvielfalt, häufig Epidemien; allerdings kann auch oft kein Keim nachgewiesen werden;
- Zeit und Art der enteralen Ernährung:
  - gestillte Kinder erkranken seltener, da die Muttermilch IgA und IgG enthält sowie Lymphozyten und Makrophagen,
  - hyperosmolare Milch (Formuladiäten),
  - Allergie gegen Nahrungsbestandteile,
  - Verschluss des Darms durch geronnene Milch (nicht genügend eiweißauflösende Enzyme, zu wenig Magensäure, besonders bei Frühgeborenen),
  - zu schnelle Steigerung der oralen Ernährung.

- **Klinik**
- Nahrungsunverträglichkeit, gallige, hämatinhaltige Magenreste,

- Erbrechen,
- aufgetriebener, berührungsempfindlicher Bauch,
- schleimige, blutige Stühle,
- Durchfälle,
- fehlende Darmgeräusche,
- stehende, sicht- und tastbare Darmschlingen,
- Temperaturinstabilität,
- Apnoen, Dyspnoe durch das hochgedrängte Zwerchfell, evtl. stöhnende Atmung bzw. Verschlechterung der Beatmungssituation,
- reduzierter Allgemeinzustand (»schlaffes Kind«),
- Bauchwandödem (Flankenödem), welches auf die Labien und das Skrotum übergehen kann,
- die Bauchdecke ist verfärbt, glänzend,
- evtl. Spannungsblasen oder Bauchwandphlegmone,
- Hepatosplenomegalie,
- starke Venenzeichnung im Bereich des Abdomens,
- Oligurie durch verminderte Nierendurchblutung,
- septisches Bild (Zentralisation, Tachy-/Bradykardien, Blässe, verlängerte Kapillarfüllzeit, Blutdruckabfall) bis hin zum Multiorganversagen.

- **Labor**
- Hyponatriämie (Frühzeichen),
- Leukozytose oder -penie mit Linksverschiebung,
- CRP-Anstieg,
- verschlechterte Gerinnungssituation,
- Thrombozytensturz,
- metabolische Azidose.

- **Diagnostik**
- Abdomenröntgen – am besten in linker Seitenlage, da Spiegel bzw. Luft zwischen der Bauchwand und der Leber besser zu sehen sind:
  - stehende und aufgetriebene Darmschlingen,
  - verdickte Darmwände,
  - Spiegelbildung,
  - pathologische Darmgasverteilung,
  - Pneumatosis intestinalis (Gas in der Darmwand, erst vereinzelt, dann Bläschenketten), Bakterien sind bereits in die Darmwand eingedrungen und produzieren Gas,
  - Gas im Mesenterialkreislauf und im freien Abdomen, Luft in der Pfortader;
- Sonographie des Abdomens:
  - Gasblasen im Pfortadersystem,
  - verdickte Darmwände,
  - Gas in der Darmwand,
  - Beurteilung der Darmdurchblutung und -motilität.

- **Stadien**

Die Diagnostik muss ggf. alle 3–6 h wiederholt werden, um den Verlauf zu verfolgen und ggf. die notwendige Therapie einzuleiten.
- I. Klinische Zeichen/Symptome wie Temperaturinstabilität, Apnoe-Bradykardie-Syndrom, Lethargie, Magenreste, Erbrechen oder blutige Stühle, röntgenologisch unauffälliges Abdomen oder geringe Dilatation bzw. geringgradiger Ileus.
- II. Klinische Zeichen/Symptome wie bei I. sowie fehlende Darmgeräusche, abdominelle Schmerzzeichen, Bauchwanderythem, Röntgen-Abdomen: Pneumatosis intestinalis und ggf. portalvenöses Gas sowie beginnender Aszites, Ileus mit dilatierten stehenden Darmschlingen.
- III. wie II. sowie kritisch krank mit ausgeprägten Sepsiszeichen und generalisierter Peritonitis mit hochgradiger abdomineller Distension und Verfärbung, Aszitesnachweis sowie drohender bzw. klinisch nachgewiesener Perforation (Pneumoperitoneum).

- **Therapie**
- Nahrungskarenz,
- offene dicke Magensonde, ablaufend,
- antibiotische Behandlung (erweitert mit Metronidazol),
- Nabelarterienkatheter (NAK), Nabelvenenkatheter (NVK) ziehen,
- Volumengabe, Ausgleich von Elektrolyt- bzw. Glukose-Verschiebungen,
- Analgesie,
- Sicherung und Erhaltung des mesenterialen Perfusionsdrucks, u. U. Dopamin 2,5 µ/kg KG/min über einen ZVK,

- chirurgisches Konsil,
- bei Ateminsuffizienz keinen CPAP, sondern primäre Intubation.

- **Operationsindikation**
- Harte Indikation = Darmperforation,
- relative Indikation = Peritonitis, portalvenöses Gas,
- Misserfolg der konservativen Behandlung nach 12–24 h, weitere Verschlechterung.

- **Operation**
- Evtl. Resektion bei kurzstreckig befallenen Darmanteilen und anschließende End-zu-End-Anastomose.
- Sonst Enterostomaanlage mit endständigem oralem und aboralem Schenkel oberhalb der veränderten Darmschlingen oder an der perforierten Stelle.
- Primäre Resektion nur von absolut avitalen Darmabschnitten, in der Hoffnung, dass befallene Darmanteile sich erholen → Second-look-OP.
- Peritonealspülung und evtl. -drainage bei Perforation und Peritonitis.
- Primär sollte es ein möglichst kleiner Eingriff sein, da in der Regel der Allgemeinzustand schlecht ist.

- **Pflege**
- **Präoperativ**
- Schonende Pflege, Minimal-Handling,
- Nahrungskarenz,
- dicke offen ablaufende Magensonde,
- regelmäßig Magensekret aspirieren,
- gute Krankenbeobachtung, besonders des Abdomens,
- idealerweise Isolationspflege,
- bei Zimmerpflege NEC-Patienten am Ende einer Runde versorgen,
- Inkubator- und Handschuhpflege,
- engmaschige Vitalzeichenkontrolle,
- keine rektale Fiebermessung,
- keine Spülungen und Einläufe,
- keine Bauchmassage und nicht die Blase ausdrücken,
- Rückenlage = Beine und Oberkörper leicht erhöht zur Entspannung der Bauchmuskulatur,
- transkutane Sonden nicht auf den Bauch kleben,
- Stuhl auf Blut untersuchen und in die Bakteriologie schicken,
- Bauchumfangskontrolle (umstritten).

- **Postoperativ**
- Engmaschige Vitalzeichenkontrolle und gute Krankenbeobachtung,
- Temperatur weiterhin nicht rektal messen,
- Minimal-Handling,
- Lagerung auf einer Gelmatte oder einem Wattekissen zur Dekubitusprophylaxe,
- ableitende Drainagen so lagern, dass die Ablaufbeutel unter dem Niveau des Kindes liegen und gut ablaufen können, Zug vermeiden und Rücklauf verhindern,
- Menge und Aussehen des Sekrets beobachten,
- Oberkörperhochlagerung und Beine anwinkeln (Entlastung der Bauchdecke),
- Seitenlage sollte relativ schnell wieder möglich sein (häufiger Lagewechsel wird oft chirurgisch angeordnet, um Verwachsungen zu vermeiden und die Darmfunktion schneller in Gang zu bekommen),
- auf regelmäßige Stuhlausscheidung achten, ggf. oralen Schenkel des Enterostoma anspülen (*cave:* keine Bauchmassage), Beurteilung des Stuhls,
- ab 8.–10. postoperativem Tag Spülung des aboralen Schenkels mit Glukose 5 %ig oder ACC 1 %ig, bei guter Passage Stuhltransfer aus oralen in aboralen Schenkel erwägen (je nach Angabe des Chirurgen),
- Bilanzierung,
- Blase nicht ausklopfen, meist wird ein Blasenkatheter gelegt → Blasenkatheterpflege (▶ Abschn. 2.4),
- Analgesie,
- weiterhin Nahrungskarenz und offen ablaufende Magensonde für ca. 10 Tage (Magensonde intermittierend aspirieren), anschließend schonender Nahrungsaufbau,
- Mundpflege,
- Enterostomaversorgung (▶ Abschn. 2.9).

- **Ernährung**
- Zunächst parenterale Ernährung (Kinder brauchen zumeist einen ZVK, da der Nahrungsaufbau oft nicht komplikationslos verläuft);
- Beginn der oralen Ernährung bei unauffälligem Abdomen und Abführen nach chirurgischer Anordnung, möglichst mit Muttermilch, vorsichtig steigern.

- **Komplikationen**
- Strikturen,
- Kurzdarmsyndrom durch Darmresektion bei irreversiblen Nekrosen oder multiplen Perforationen,
- s. auch Pflege bei Enterostoma (▶ Abschn. 2.9).

- **Enterostomarückverlegung**
- Nach ca. 12 Wochen; vorher sollte sichergestellt werden, ob der Darm durchgängig ist (Röntgenkontrast).

6.2 Diabetisches Koma

Im Kindesalter handelt es sich meist um Diabetes des Typ I, wobei zwei Formen unterschieden werden:
- Typ-Ia: immunologische vermittelte Form mit genetischer Prädisposition,
- Typ-Ib: idiopathische Form.

- **Ursachen Typ-Ia**
- Antikörper gegen die insulinproduzierenden Inselzellen der Bauchspeicheldrüse = Inselzell-Antikörper; die Antikörper können schon Jahre vor dem Krankheitsausbruch produziert worden sein, die Krankheit bricht erst aus, wenn 80–90 % der Inselzellen zerstört sind.
- Antikörper gegen Insulin = Insulin-Autoantikörper.

Der Typ-II-Diabetes kann bei stark übergewichtigen Kindern auftreten, dabei kommt es zu einem relativen Insulinmangel aufgrund einer Erschöpfung der B-Zellen durch Überbeanspruchung, oder es entsteht eine periphere Insulinresistenz durch Abnahme der Insulinrezeptoren an der Zelloberfläche.

Des Weiteren gibt es den sekundären Diabetes als Folge einer Pankreaszerstörung (z. B. bei chronischer Pankreatitis, zystischer Pankreasfibrose) oder bei hormonellen Überfunktionszuständen (Cushing-Syndrom, Phäochromozytom, Glukagonom).

- **Symptome**
- Starker Durst, Polydipsie,
- Polyurie mit nachfolgender Exsikkose (es liegt eine intrazelluläre Dehydratation vor, da durch den extrazellulären Glukoseanstieg dem Intrazellulärraum Wasser entzogen wird),
- nächtliches Einnässen,
- Gewichtsabnahme durch Exsikkose und Fettabbau,
- Konzentrationsstörungen bis Bewusstseinseintrübung (durch Elektrolytverschiebungen, intrazelluläre Dehydratation und Hypoxie durch Minderdurchblutung),
- Wangenrötung,
- Übelkeit, Erbrechen,
- Bauchschmerzen (Pseudoperitonitis),
- Kussmaul-Atmung und Azetongeruch beim Ausatmen bedingt durch Ketoazidose,
- Tachypnoe,
- Haut und Schleimhäute sind trocken,
- Tachykardie,
- Hypotonie,
- träge Reflexe,
- Furunkel durch Infektabwehrschwäche, Pilzinfektionen im Genitalbereich bei Mädchen.

- **Laborwerte**
- Glukosurie bei Hyperglykämie >ca. 170 mg/dl,
- Ketonurie durch Abbau freier Fettsäuren,
- spezifisches Gewicht des Urins erhöht,
- Azidose: diabetische Ketoazidose (Ketonkörperbildung beim Fettabbau) mit Hyperglykämie >250 mg/dl, art. pH <7,35 und Serum-Bikarbonat <15 mmol/l, Laktatazidose (durch anaerobe Glykolyse bei Hypoperfusion und hypovolämischem Schock), hyperchlorämische Azidose (durch renale Bikarbonatverluste),
- Hyponatriämie (renale Verluste),

- Hyperkaliämie (durch Azidose, Insulinmangel und Abnahme der glomerulären Filtrationsrate im fortgeschrittenen Koma),
- Hyperosmolarität (durch Hyperglykämie und Harnstoffanstieg),
- Hyperchlorämie (durch Ketonverlust).

- **Ursachen eines diabetischen Komas**
- Diabeteserstmanifestation,
- Fieberhafte Infektionen (erhöhter Insulinbedarf),
- keine regelmäßigen Blutzuckerkontrollen,
- Auslassen der Insulingaben,
- Diätfehler,
- Ende der Remissionsphase.

- **Differentialdiagnose**
- Hypoglykämischer Schock,
- Intoxikation (Azetylsalizylsäure, Alkohol),
- Reye-Syndrom,
- angeborene Stoffwechselerkrankungen,
- Meningoenzephalitis,
- Trauma.

- **Therapie**
- Legen von 2 großlumigen venösen Zugängen (einer für die häufigen Blutentnahmen);
- Volumengabe (normaler Bedarf und Dehydratationsausgleich über 48 h) erst mit NaCl 0,9 %ig oder Ringer-Laktat, bei Blutzucker (BZ) <300 mg/dl Beginn mit Glukosesubstitution z. B. mit *Tutofusin HG-5*, zur Vermeidung eines zu raschen Glukoseabfalls und zur Deckung des intrazellulären Glukosebedarfs;
- Insulindauerinfusion (48 ml NaCl 0,9 %ig + 0,4 IE Normalinsulin/kg) initial mit 0,1 IE/kg KG/h = 12 ml/h, der BZ sollte in der ersten Stunde um maximal 100 mg/dl/h und dann um 50 mg/dl gesenkt werden, ein zu schneller Abfall kann zur Hirnödembildung führen;
- Kaliumsubstitution nach Einsetzen der Diurese, da mit der Insulingabe außer Glukose auch Kalium in großen Mengen in die Zellen geschleust wird;
- Azidoseausgleich mit Natriumbikarbonat bei pH <7,0–7,1; Infusion über 1–2 h;
- eine Intubation und Beatmung ist bei schwerem Koma, GCS <8, notwendig.

- **Überwachung**
- EKG,
- Respiration (AF, Typ, Geruch),
- Blutdruck,
- Temperatur (Neigung zur Hypothermie),
- GCS, Pupillenreaktion stündlich, Beobachtung des Verhaltens, auf Kopfschmerzen achten wegen der Gefahr eines Hirnödems,
- Bilanzierung, evtl. Ausfuhr über Blasenkatheter,
- Urin auf Glukose, Azeton und spezifisches Gewicht stixen,
- BZ stündlich bis <250 mg/dl, dann 2-stündlich; bei BZ <100 mg/dl alle 30 min Kontrollen; bei BZ-Werten >250 und <50 mg/dl arbeiten Glukometer evtl. ungenau, daher ggf. im Labor gegenkontrollieren lassen,
- BGA bis pH 7,30 und Elektrolyte (Kalium!) anfangs 2-stündlich,
- Harnstoff und Kreatinin 12-stündlich,
- Gewichtskontrollen.

- **Pflege**
- Hautpflege (meistens trockene Haut),
- Dekubitusprophylaxe (schlechter AZ und reduzierter Hautturgor),
- Verletzungen vermeiden (schlechte Wundheilung),
- Mundpflege,
- Thromboseprophylaxe bei entsprechender Indikation,
- Hirnödemprophylaxe mit Oberkörperhochlagerung,
- bei Erbrechen oder Magenatonie muss evtl. eine Magensonde offen ableitend gelegt werden,
- oral frühzeitig ungesüßten Tee anbieten (wenn er vertragen wird).

- **Komplikationen**
- Hirnödem durch Hyperosmolarität, im weiteren Verlauf durch zu schnelles Absenken des Glukosespiegels und des Natriums extrazellulär,
- Lungenödem,

- Herzrhythmusstörungen (bei Hyperkaliämie, Hypokaliämie und Hypokalzämie).

6.3 Verbrennung, Verbrühung

Durch lokale Hitzeeinwirkung (bei Temperaturen über 50°C) kommt es zur teilweisen oder vollständigen Zerstörung der Haut und deren Anhangsgebilde. Bei schweren Verbrennungen ab 10 % Körperoberfläche (KOF) kommt es zur Verbrennungskrankheit mit z. T. schweren Veränderungen im Wasser- und Elektrolythaushalt, im Stoffwechselsystem, im kardiopulmonalen System und im Immunsystem.

Der Schweregrad der Verletzungen ist abhängig von der Temperatur und der Dauer der Hitzeeinwirkung. Die Verbrühung steht bei Kleinkindern (0–3 Jahre) im Vordergrund, Elektroverbrennungen durch Spiel mit Kabeln und Steckdosen überwiegen bei Kleinkindern, und bei Schulkindern sind es wiederum Verbrennungen durch Spiel mit Feuer und Sprengkörpern. Jungen sind häufiger betroffen als Mädchen.

- **Tiefe**

Die Tiefe einer Verbrennung wird in Grad angegeben:
- Grad 1: Rötung, Schmerzen, keine Blasen, Spontanheilung ohne Narben, Epidermis betroffen.
- Grad 2a: Blasenbildung, nasser, roter, gut durchbluteter Wundgrund, schmerzhaft bei Berührung, Hautanhangsgebilde bleiben erhalten, Spontanheilung innerhalb von 14 Tagen, keine Narbenbildung, oberflächlich dermal.
- Grad 2b: Blasenbildung, feuchter, heller, schlecht durchbluteter Wundgrund, Nervenenden sind verletzt, mäßig schmerzhaft, keine gute Spontanheilung, immer Narbenbildung, meist ist eine Hauttransplantation nötig, tief dermal bei erhaltenen Hautanhangsgebilden.
- Grad 3: blass-weißer bis schwarzer Wundgrund, keine Blasenbildung, keine Durchblutung, keine Schmerzen, lederartige Oberfläche, vollständige Zerstörung der Haut und deren Anhangsgebilde, Defektheilung, Hauttransplantation ist notwendig.
- Grad 4: Verkohlung mit Zerstörung des Unterhautfettgewebes, evtl. auch von darunter liegenden Muskeln, Sehnen, Knochen und Gelenken, schwarzer trockener Wundgrund, lederartig, keine Schmerzen.

- **Ausdehnung**

Die Ausdehnung wird in Prozent KOF angegeben. Gute Orientierungshilfe ist die modifizierte Neuner-Regel nach Wallace:
- Beim Säugling:
  - Kopf = 19 % der KOF,
  - Rumpf vorn und hinten = je 15 % der KOF,
  - Arm = 10 % der KOF,
  - Bein = 15 % der KOF.
- Beim Kind (ca. 5 Jahre alt):
  - Kopf = 16 % der KOF,
  - Rumpf vorn und hinten = je 16 % der KOF,
  - Arm = 9 % der KOF,
  - Bein = 17 % der KOF.

Ab dem 10. Lebensjahr ist die für Erwachsene geltende Neuner-Regel anwendbar.
- Beim Erwachsenen:
  - Kopf und jeder Arm = je 9 % der KOF,
  - Rumpf vorn und hinten = je 18 % der KOF,
  - Bein = 18 % der KOF.

Als zusätzliche Hilfe: die Handfläche des Patienten entspricht 1 % der KOF. Meist wird das Ausmaß (Körperoberfläche) überschätzt und die Schwere (Verbrennungsgrad) unterschätzt.

- **Indikation zur stationären Behandlung**
- Säuglinge: >5 % der KOF, zweit-/drittgradig,
- Kinder: >5 % der KOF, drittgradig oder >10 % der KOF, zweitgradig,
- Tiefe: zweitgradig und drittgradig,
- Gesicht, Hände, Füße, Gelenke, Anogenitalbereich, zirkuläre Verbrennungen,
- Inhalationstrauma (auch bei Verdacht).

> Patienten mit großflächigen und tiefgradigen Verbrennungen sollten immer in Spezialkliniken für Schwerbrandverletzte von erfahrenem und speziell ausgebildetem Personal behandelt werden.

- **Verbrennungskrankheit**

Bei Schwerbrandverletzten kommt es nachfolgend zur »Verbrennungskrankheit«, die in folgenden Stadien abläuft:
— Schock- und Ödemphase: 24–48 h,
— Resorptions- und Intoxikationsphase: 2.–10. Tag,
— Infektionsphase: ab 4.–5. Tag,
— Heilungsphase: ca. ab 14. Tag.

- **Komplikationen**
— Schock: durch eine erhöhte Durchlässigkeit der Kapillarmembranen und hohen Flüssigkeitsverlust in den Extravasalraum und durch massive Ödembildung, evtl. auch in nicht betroffenen Bereichen und an inneren Organen; außerdem kann über die Wundflächen viel Exsudat verloren gehen;
— Wundinfektionen: sekundäre Infektion der offenen Wundflächen;
— Sepsis: Entwicklung aufgrund von Wundinfektionen und allgemeiner Abwehrschwäche (Mangel an Immunglobulinen, bedingt durch hohen Eiweißverlust);
— Pneumonie: durch Ruhigstellung und bei Inhalationstrauma;
— ARDS: durch Inhalationstrauma und/oder Eiweißablagerung, bedingt durch das Kapillarleck bzw. Freisetzung verschiedener Mediatoren (▶ Abschn. 3.3);
— Nierenversagen: durch Hämolyse thermisch geschädigter Erythrozyten mit nachfolgender Hämoglobinurie;
— Verbrennungskrankheit: führt zu Hirnödem, Schockleber, disseminierter intravasaler Gerinnung (DIC), Nierenversagen, ARDS und paralytischem Ileus;
— Multiorganversagen (MOV): meist aufgrund einer schweren Verbrennungskrankheit.

Eine vollständige Heilung ist auch bei maximalem Aufwand nicht möglich. Es bleiben immer Narben mit all ihren Folgen.

- **Erstversorgung am Unfallort**
— Entfernen von der Hitzequelle;
— Löschen noch brennender Kleidung;
— vorsichtiges Entfernen verbrühter/verbrannter Kleidung, nur wenn diese nicht mit der Haut verklebt ist;
— Kühlung nur betroffener Körperstellen innerhalb der ersten 30 min nach der 20er-Regel = maximal 20 % der KOF für maximal 20 min mit 20°C warmem Wasser (Wasserqualität spielt keine Rolle) → Verhinderung des »Second Burn«; cave: Gefahr der Unterkühlung vor allem bei Säuglingen, daher anschließend nasse Kleidung ausziehen und vor weiterer Auskühlung schützen (Hypothermie kann sonst zu zusätzlichen Komplikationen führen);
— Schmerzbehandlung beginnt mit der Kühlung; Analgetika, z. B. Ketamin und Midazolam bzw. Opiate möglichst i. v.; i. m.- oder rektale Gabe ist im Notfall möglich;
— Infusionstherapie mit Ringer-Laktat-Lösung sollte möglichst in den ersten 30 min nach dem Unfall beginnen (ca. 10 ml/kg KG/h); falls keine periphere Verweilkanüle gelegt werden kann → intraossäre Kanüle;
— Abdecken der Verbrennung mit Metallinefolie oder mit NaCl 0,9 %ig getränkten Kompressen;
— Intubation bei entsprechender Indikation z. B. bei Schock, Bewusstseinsstörung, Inhalationstrauma, Gesichts- und Thoraxverbrennungen, ausgedehnten Verbrennungen (benötigen starke Analgosedierung);
— Sauerstoffgabe bei Verdacht auf Kohlenmonoxidvergiftung;
— Untersuchung auf Begleitverletzungen, die evtl. auch einer Primärversorgung bedürfen.

- **■ Symptome eines Inhalationstraumas**
— Verbrennungen im Gesicht,
— Heiserkeit,
— Dyspnoe,
— rußiges Sekret,
— Rasselgeräusche über der Lunge.

- **Therapie und Pflege**

Es gibt in Deutschland Krankenhäuser mit speziellen Brandverletzteneinheiten, die von der übrigen Intensivstation abgetrennt sind und nur über eine Schleuse betreten werden dürfen. In den Schleusen wird spezielle Bereichskleidung, OP-Schuhe, Mundschutz und Haube angelegt. Die Einheiten bestehen im Allgemeinen aus einem oder mehreren Patientenzimmern/-boxen, einem speziell ausgestatteten Bade-/Behandlungszimmer (mit Beatmungs-/Narkosegerät, Monitor, Infusionsgeräten, Notfallzubehör, Verbandswagen), Lager- und Schmutzraum. Die Einheiten sind mit Klimaanlagen ausgestattet, die eine individuelle Einstellung der Zimmertemperatur und -luftfeuchtigkeit erlauben. Zusätzlich kann ein Über- oder Unterdruck eingeschaltet werden, um eine Luftwirbelung zu vermeiden.

- **Vorbereitung des Zimmers (falls keine Verbrennungseinheit vorhanden ist)**
  - Übliche Ausstattung eines Intensivplatzes (▶ Abschn. 1.4).
  - Bett auf eine Bettenwaage stellen, Matratze mit steriler Metallinefolie abdecken oder spezielle Schaumstoffmatratze, bestehend aus mehreren Lagen, verwenden → Sekret kann direkt ablaufen, Patient liegt trocken; alternativ kann ein Spezialbett verwenden werden (z. B. *Clinitron*: Patient »schwebt« auf einer mit Segeltuch bespannten und mit Quarzkügelchen gefüllten Matratze – kein Wundliegen, Sekret kann ablaufen).
  - Zur Reinigung der Wunden wird ein Tisch benötigt mit sterilen Materialien wie Tupfern, Stoffwindeln, Waschlappen, Handtüchern, Waschschüsseln sowie desinfizierenden Lösungen, z. B. Octenidin, 0,02- oder 0,04 %ige *Lavasept*-Lsg., *Prontosan*-Wundspüllsg.
  - Zur Wundversorgung ist ein Tisch notwendig mit sterilen Kompressen, Gaze, sterilen Scheren, sterilen Pinzetten und unterschiedlichen Wundtherapeutika je nach Wundstadium,
    - desinfizierende Lokaltherapeutika: z. B. *Lavasept*-Gel, *Prontosan*-Wundgel, evtl. Silbersulfadiazin-Creme (z. B. *Flammazine* 1 %, bildet keinen Schorf, jedoch schwer entfernbare Pseudomembranen → keine Wundbeurteilung, tgl. aufwendige und schmerzhafte Verbandwechsel),
    - enzymatische Wundreinigung: z. B. *Iruxol*-Salbe, *Varidase*-Gel,
    - epithelisierte Wunden: z. B. Panthenolsalbe.
  - Ablage mit sterilen Kitteln, sterilen Handschuhen, Mundschutz, Hauben.
  - Raumtemperatur 30–38°C, relative Luftfeuchtigkeit 35–55 %.
  - Zimmer möglichst mit Vorschleuse.

- **Erstversorgung in der Klinik und Wundreinigung**

Bei großflächigen/tiefgradigen Verletzungen:
- Ermittlung des Körpergewichtes (ist wichtig für die Infusionstherapie und Medikamentendosierung);
- Analgesierung und Sedierung, z. B. Ketamin und Midazolam bzw. Opiate; bei notwendiger Dauertherapie evtl. Clonidin zur Senkung des Opiatbedarfs;
- Anlage eines möglichst mehrlumigen ZVK, häufig im Wundgebiet, da es primär steril ist → sicherer Zugang, ZVD-Überwachung möglich;
- Durchführen der Blutentnahmen;
- gezielte Infusionstherapie mit Ringer- oder Ringer-Laktat-Lösung nach speziellem Infusionsschema:
  - Grundbedarf plus einer der verbrannten KOF entsprechenden zusätzlichen Menge, Azidoseausgleich, Eiweißersatz (in der Regel nicht in den ersten 24 h, da hohes Kapillarleck),
  - für die ersten 24 h gilt: Grundbedarf über 24 h, 50 % des Ersatzes in den ersten 8 h und 50 % in den folgenden 16 h,
  - zu Beginn besteht die Gefahr eines Volumenmangels durch das Kapillarleck und die Exsudation über die Wundflächen (nicht bei drittgradigen Verbrennungen), ab dem 3. Tag kommt es zur Rückresorption der Ödeme mit Gefahr der Flüssigkeitsüberladung;
- Legen einer arteriellen Verweilkanüle zur invasiven Druckmessung;
- Legen eines suprapubischen Katheters (▶ Abschn. 2.5) → gute Bilanzierung, niedriges Infektionsrisiko;
- endotracheale Intubation, ggf. Umintubation auf nasal und Beatmung bei entsprechender Indikation;
- ggf. Legen einer Magensonde;
- die Fixierung über Pflaster kann z. T. problematisch sein, so dass Katheter, Tubus sowie

Magensonde evtl. mit Spezialfixierbändern fixiert oder sogar angenäht werden müssen;
- Überprüfen des Tetanusschutzes;
- Hinzuziehen von weiteren Spezialisten, z. B. Augenarzt, HNO-Arzt;
- Rasur von Körperhaaren (nicht Wimpern und Augenbrauen) in der Umgebung der betroffenen Hautbezirke;
- evtl. Abnahme von Wund- und Rachenabstrichen;
- Ganzkörperwäsche z. B. mit *Kamillosan*, medizinischer Seife oder Polyvidon-Jod;
- Debridement:
  - Abtragen von Hautfetzen und totem Gewebe,
  - alle Blasen werden eröffnet und abgetragen,
  - Beurteilung der Wunden (Grad, Tiefe, Ausdehnung),
  - ein ebener vitaler Wundgrund wird angestrebt (erkennbar an punktförmigen Blutungen),
  - Reinigung der Wundflächen mit desinfizierenden Lösungen;
- bei allen weiteren Reinigungen nur die Wunden mit desinfizierenden Lösungen säubern, neu entstandene Blasen eröffnen und Hautreste und nekrotisches Gewebe entfernen;
- Entlastungsschnitte (= Escharotomie) bis auf die Muskelfaszie, ggf. auch Fasziotomie bei tiefen zirkulären Verbrennungen mit Gefäßkompression und Deckung mit Kunsthaut (s. u.);
- Wunddeckung.

- **Wundversorgung**
- - **Offene Versorgung**
- Wunden bleiben offen und werden ausschließlich mit desinfizierenden Lokaltherapeutika abgetupft bzw. gecremt, bis sich Schorf gebildet hat; evtl. lockere Abdeckung der Wunden mit sterilen Kompressen oder Fettgaze;
- nach 6–10 Tagen werden die Wunden täglich gewaschen und der Schorf vom Rand her abgetragen;
- Vorteile:
  - gute Beurteilung der Wunden,
  - keine schmerzhaften Verbandwechsel;
- Nachteile:
  - Isolation,
  - starker Flüssigkeitsverlust,
  - Immobilität.

- - **Geschlossene Versorgung**
- Primär werden antibakterielle Lokaltherapeutika dick auf fetthaltige Gaze oder sterile Kompressen aufgetragen und auf die Wunden gelegt, bei nicht sedierten Patienten bzw. Stellen an Händen, Füßen, Armen und Beinen wird ggf. alles mit synthetischer Watte abgepolstert und elastischen Binden unter leichtem Druck fixiert;
- Verbandwechsel ca. alle 1–2 Tage bis zur Demarkierung tiefer 2-gradiger Verbrennungswunden (meist nach 4–6 Tagen) → anschließend Wundversorgung mit enzymatisch wirksamen Wundtherapeutika zur Wundreinigung und Lösung von Fibrinbelägen;
- Vorteile:
  - Unterstützung der Wundheilung,
  - Mobilisierung möglich,
  - keine Isolation;
- Nachteile:
  - häufige Verbandwechsel, meist in Kurznarkose,
  - Beurteilung der Wunde nur bei VW,
  - Regulation der Körpertemperatur schwierig.

- - **Hydrotherapie**
- Wird vor allem in den Verbrennungszentren durchgeführt;
- Verbandwechsel erfolgen im Rahmen eines Voll-/Teilbads oder einer Reinigungsdusche mit desinfizierenden Lösungen (s. o.);
- Ziele:
  - Körper- und Wundreinigung,
  - schmerzarme Lösung von Verbänden,
  - Fördern der Wundheilung,
  - Bewegungstherapie.

- - **Verschorfung/Gerbung**
- Wird nur noch selten durchgeführt,
- ist bei kleinflächigen nicht zirkulären Verbrennungen möglich, außer sie befinden sich im Gesicht, an Händen, im Genitalbereich oder über Gelenken,

6.3 · Verbrennung, Verbrühung

- Durchführung in Narkose oder tiefer Analgosedierung,
- Auftragen von z. B. Tannin 0,5 %ig und Silbernitrat 10 %ig und kalt trocken föhnen.

Hauttransplantation
- Alle drittgradigen und tief zweitgradigen Wunden müssen chirurgisch versorgt und transplantiert werden.
- Der Zeitpunkt liegt beim 3.–5. Tag nach Demarkierung der Nekrosen.
- Operativ erfolgt eine Nekrosektomie mit anschließender Deckung; pro Operation können ca. 15–25 % der KOF behandelt werden.
- Möglichkeiten:
  - autologe nichtexpandierte Spalthaut: wird bevorzugt wegen des guten funktionellen und kosmetischen Ergebnisses; Entnahmestelle ist meist die behaarte Kopfhaut, der Vorteil ist die rasche Heilungstendenz (nach 7–10 Tagen kann erneute Entnahme erfolgen), außerdem ist nach dem Nachwachsen der Haare die Entnahmestelle nicht mehr sichtbar; weitere Entnahmestellen sind der Rücken, Ober- und Unterschenkel; evtl. wird die Haut »gestichelt«, um den Abfluss von Wundsekret und Blut zu ermöglichen;
  - Mesh-graft-Technik: meist bei stärker sezernierenden Arealen; Maschenhauttransplantation, dabei wird der Spalthautlappen durch eine Messerwalze gitterförmig geschlitzt → Oberflächenvergrößerung 1:1,5;
  - Micrografting-Technik nach *Meek*: Maschenhauttransplantation mit Oberflächenvergrößerung 1:3–4, Vorteile sind ein einfacheres Transplantieren und die bessere Modellierbarkeit des Transplantats;
  - allogene konservierte Leichenhaut: als vorübergehender Ersatz; sie wird von körpereigenen Zellen durchwachsen und vaskularisiert, nach 8–12 Tagen erfolgt dann die Abstoßung → Spalthautdeckung;
  - Kunsthaut: z. B. *Biobrane*, *Integra*; besteht aus zwei Schichten (Rinderkollagenfasern als Dermisersatz, Silikonschicht als Epidermisersatz), die Kollagenschicht wird von körpereigenen Zellen durchwachsen und vaskularisiert, nach ca. 14 Tagen wird die Silikonschicht entfernt und mit Spalthaut gedeckt, das Einwachsen kann durch eine Vakuumbehandlung beschleunigt werden.
- Steht nicht genügend Haut zur Verfügung, besteht die Möglichkeit, Zellkulturen aus Keratinozyten (hornhautbildende Zellen) anzulegen. Kleine Hautflächen lassen sich so innerhalb von ca. 3 Wochen um das Tausendfache vergrößern.
- Transplantate werden in der Regel nicht angenäht, ggf. nur mit Fibrinkleber befestigt; Maschenhauttransplantate werden meist mit einem nicht haftenden Silikonnetz und anschließend mit fetthaltiger Gaze sowie Kompressen abgedeckt und elastischen Binden bzw. Netzgaze fixiert.
- Entnahmestellen werden mit Fettgaze belegt und anschließend verbunden. Nach 7–10 Tagen werden die Verbände entfernt und die Stellen mit Fettsalbe gepflegt.
- Der Patient wird tief sediert und fixiert, um jede Bewegung zu vermeiden.
- Der erste Verbandwechsel erfolgt meist nach 3–5 Tagen unter Narkose, die weiteren dann tgl. bzw. alle 2 Tage meist unter guter Analgosedierung.
- Nach ca. 7 Tagen sollten die Transplantate angewachsen sein und benötigen keinen Verband mehr.
- Verheilte Areale mehrmals täglich mit Fettcreme massieren.

Allgemeine pflegerische Maßnahmen
- Es sollte auf eine gute Analgosedierung geachtet werden, anfangs über Dauerinfusion, später über Einzelgaben zur Versorgung der Patienten.
- Grundpflege und Prophylaxen müssen wie bei jedem Intensivpatienten durchgeführt werden, angepasst an die Bedürfnisse und Besonderheiten des Brandverletzten (s. entsprechende Abschnitte in ▶ Kap. 1 und 2).
  - Die Ganzkörperwäsche wird in Verbindung mit dem Verbandwechsel durchgeführt. Anschließend sollte eine Umlagerung des Patienten in ein frisches Bett erfolgen.

- Verheilte Hautareale sollten mit Fettcreme bzw. Panthenolsalbe versorgt werden → vorsichtig einmassieren, um Elastizität zu erreichen!
- Endotracheales Absaugen bei Bedarf, bei Inhalationstrauma häufige Lavage und anfangs stündliches Absaugen. *Cave*: Surfactantauswaschung!
- Lagerung:
    - möglichst nicht auf der verbrannten Haut,
    - Gelenke in Funktionsstellung,
    - Lagewechsel in regelmäßigen Abständen, sofern möglich,
    - Hochlagerung der verbrannten Extremitäten, vor allem bei starker Ödembildung,
    - bei Verbrennungen im Bereich der Gelenke erfolgt eine Lagerung auf maßgefertigten Schienen.
- Regelmäßige bakteriologische Kontrollen (Abstriche, Urin-, Blutkultur, endotracheales Sekret etc.), um Infektionen rechtzeitig zu erkennen.
- Ulkusprophylaxe und möglichst frühzeitige hochkalorische eiweißreiche orale Ernährung (Wunschkost).
- Pneumonie- und Thromboseprophylaxe, da die Patienten häufig länger ruhig gestellt werden.
- Auf regelmäßigen Stuhlgang achten, ggf. Klysma oder Einläufe verabreichen.
- Täglicher Wechsel der Materialien, die direkten Kontakt mit dem Patienten haben, z. B. Blutdruckmanschette, Fixierungsmaterial, etc.

- **Überwachung**

In der Schockphase erfolgt die Überwachung stündlich:
- EKG,
- Blutdruck (möglichst arteriell),
- Sauerstoffsättigung,
- Kapnometrie bei Beatmung,
- Temperatur über Sonde (während der Resorptionsphase Fieberanstieg),
- ZVD zur Regulierung der Volumensubstitution,
- Gewicht (Bettenwaage),
- Bilanzierung über Blasenkatheter oder suprapubischen Katheter, Urinmenge (1–2 ml/kg KG/h), spezifisches Gewicht,
- Elektrolyte (Natrium, Kalium, Kalzium),
- BGA,
- Blutwerte: Hkt, Hb, BZ, Gerinnung, Kreatinin, Gesamteiweiß,
- Sedierungs- und Analgesiegrad,
- auf Entzündungszeichen achten: Rötung von Wundrändern, gelb/grünliche Belege, schmierige Wunden, auffällige/unangenehme Gerüche.

- **Rehabilitation**
- Der Beginn der Mobilisation zur Funktionserhaltung bzw. -verbesserung erfolgt schon in der Akutphase durch Physiotherapeuten und Pflegepersonal.
- Die Kompressionstherapie sollte beginnen, sobald alle Wunden abgeheilt sind. Bei allen tiefgradigen und deshalb chirurgisch versorgten Verbrennungen kommt es zu hypertrophen Narbenbildungen, die sich mit der Zeit kontrahieren, besonders nach einem Wachstumsschub des Kindes. Deshalb werden alle Kinder mit maßgeschneiderten Kompressionsbandagen oder -anzügen (z. B. *Jobst*) versorgt, die 24 h/Tag und 12–18 Monate lang getragen werden müssen.
- Eine operative Nachbehandlung mit z. B. einer Lappenplastik ist bei kontrakten Narben mit drohendem Funktionsverlust oder chronischen, nicht heilenden Wunden indiziert.
- Eine psychosoziale (Verarbeitung des Unfallgeschehens und der folgenden Problematik wie Entstellungen, Funktionseinschränkungen) und schulische Betreuung (der Krankenhausaufenthalt ist meist sehr lang) muss gewährleistet sein. Die Betreuung, ggf. auch der Eltern und Geschwister, sollte über die Entlassung hinaus erfolgen. Unterstützung können Betroffene und Eltern auch über Selbsthilfegruppen erhalten, z. B. *Paulinchen*e. V.

Überprüfen Sie Ihr Wissen

Zu 6.1
- Was ist eine NEC, und welche Risikofaktoren begünstigen sie?
- Erläutern Sie die Pathophysiologie der NEC!
- Welche klinischen Symptome lassen an eine NEC denken?
- Nennen Sie die therapeutischen und pflegerischen Maßnahmen!
- Worin unterscheidet sich eine isolierte Darmperforation von einer NEC?

Zu 6.2
- Worin unterscheiden sich Typ I und Typ II eines Diabetes?
- Wie äußert sich die Hyperglykämie eines Diabetikers?
- Welche metabolischen Störungen können auftreten, wie werden sie behandelt?

Zu 6.3
- Welche Grade der Verbrennung gibt es, wie werden sie charakterisiert?
- Wie sieht die Erstversorgung am Unfallort aus?
- Wie sieht die Ausstattung eines Patientenzimmers aus, wenn keine Brandverletzteneinheit vorhanden ist?
- Welche Möglichkeiten der Wundversorgung gibt es bei Verbrennungen?
- Welche verschiedenen Transplantationsmöglichkeiten stehen zur Verfügung?
- Schildern Sie die möglichen Komplikationen!
- Welche pflegerischen Besonderheiten sind bei Verbrennungspatienten zu beachten?

Kardiologie

7.1	**Angeborene Herzfehler – 144**	
7.1.1	Angeborene Herzfehler ohne Zyanose – 144	
7.1.2	Angeborene Herzfehler mit Zyanose – 147	

7.2 **Herzinsuffizienz – 150**

7.3 **Herzrhythmusstörungen – 152**
7.3.1 Bradykarde Rhythmusstörungen – 152
7.3.2 Tachykarde Rhythmusstörungen – 153

7.4 **Herzkatheteruntersuchung – 155**

7.5 **Pflege bei Neugeborenen mit Prostaglandin-E-Therapie – 159**

7.6 **Pflege eines kardiochirurgischen Patienten – 160**

7.7 **Postoperative Schrittmachertherapie – 163**

7.1 Angeborene Herzfehler

7.1.1 Angeborene Herzfehler ohne Zyanose

- **Ventrikelseptumdefekt (VSD)**

Defekt in der Herzkammerscheidewand, der membranös oder muskulär sein kann, auch mehrere Defekte sind möglich. Begleitfehlbildungen finden sich bei 50 % der Patienten. Bei größeren Defekten besteht ein Links-rechts-Shunt mit Lungenüberflutung. Folgen sind eine Volumenbelastung und Hypertrophie vor allem des rechten Ventrikels, Dilatation des Pulmonalarteriensystems und Zunahme des Gefäßwiderstands im Pulmonalkreislauf. Kleine Defekte schließen sich häufig im 1. Lebensjahr spontan; bei großen Defekten kann es bei längerem Krankheitsverlauf zu Veränderungen der Lungengefäße und zur Erhöhung des Lungenwiderstands kommen. Diese Patienten sind z. T. nur unter großem Risiko zu operieren bzw. sogar inoperabel, wenn es zur Eisenmenger-Reaktion mit Shuntumkehr gekommen ist (s. u.).

Symptome
Die Symptomatik ist abhängig von der Defektgröße und den Widerständen im Lungen- und Körperkreislauf; häufig bestehen primär keine Symptome.
- Systolikum, evtl. präkordiales Schwirren,
- Dyspnoe,
- geringe Belastbarkeit, Schwitzen,
- häufige pulmonale Infekte,
- mangelnde Gewichtszunahme,
- periphere Zyanose (Ausschöpfungszyanose),
- evtl. Ödeme.

Therapie
- Primär: konservative Behandlung der Herzinsuffizienz,
- nicht-operativ: je nach Größe und Lage Verschluss mittels eines »Schirmchens« während einer Herzkatheteruntersuchung,
- operativ unter Herz-Lungen-Maschine (HLM): durch Raffung und Zusammennähen des Geweberandes bzw. bei größeren Defekten durch Einsetzen eines Patch (aus körpereigenem Perikard oder Kunststoff, z. B. *Dacron*).
- evtl. Banding-OP (Bändelung) der Pulmonalarterie zur Verringerung der Lungenüberflutung und Schutz des Pulmonalsystems bei ungünstiger Defektlage und begleitenden Fehlbildungen,

- **Atriumseptumdefekt (ASD)**

Defekt in der Scheidewand der Vorhöfe, tritt häufig in Kombination mit anderen Herzfehlern auf.
- ASD I: (Primum-Typ/Endokardkissendefekt): Defekt im unteren Teil des Vorhofseptums; häufig verbunden mit Veränderungen an den AV-Klappen.
- ASD II (Secundum-Typ/Fossa-ovalis-Defekt): Defekt im mittleren oder oberen Teil des Vorhofseptums (im Bereich des Foramen ovale).
- Persistierendes Foramen ovale (PFO): hämodynamisch meist keine Auswirkungen.
- Sinus-venosus-Defekt (oberer/unterer): Defekt im Einmündungsbereich der oberen oder unteren Hohlvene, meist mit Fehleinmündungen der Pulmonalvenen verbunden.
- Spontanverschlüsse von kleineren Defekten sind häufig.

Symptome
Die Symptomatik ist davon abhängig, ob ein Links-rechts-Shunt besteht.
- Systolikum durch relative Pulmonalstenose,
- geringe Belastbarkeit,
- Belastungsdyspnoe,
- häufige pulmonale Infekte,
- mangelnde Gewichtszunahme,
- Herzrhythmusstörungen.

Therapie
- Nicht-operativ: Verschluss eines isolierten ASD II mit ausreichendem Randsaum mittels Amplatzer-Septal-Occluder während einer Herzkatheteruntersuchung,
- operativ unter HLM: durch Raffung und Zusammennähen des Geweberandes bzw. bei größeren Defekten durch Einsetzen eines Patch.

- **Atrioventrikulärer Kanal (AV-Kanal)/AV-Septumdefekt (AVSD)**

Hemmungsmissbildung des Endokardkissens an der Stelle, wo Septum primum, Ventrikelseptum und die AV-Klappen zusammentreffen. Bei Kindern mit Trisomie 21 kommt vor allem der komplette AV-Kanal gehäuft vor.
- Inkompletter oder partieller AV-Kanal: ASD I plus Spaltbildung eines Mitral- und/oder Trikuspidalsegels mit entsprechender Klappeninsuffizienz.
- AV-Defekt vom Intermediärtyp: ASD I plus kleiner VSD (evtl. membranös verschlossen), es gibt eine gemeinsame AV-Klappe, das Mitralsegel ist gespalten.
- Kompletter AV-Kanal: zusätzlich besteht ein VSD, wobei ASD und VSD ineinander übergehen, so dass ein großer Defekt besteht; es gibt nur einen AV-Klappenring und eine gemeinsame Klappe; es kommt zum Links-rechts-Shunt.

■■ **Symptome**

Sie entsprechen weitgehend denen eines VSD.

■■ **Therapie**
- Präoperativ: konservative Therapie; Pneumonieprophylaxe, da die Kinder zu Pneumonien neigen.
- Meist frühe operative Korrektur unter HLM, da sich sehr schnell eine pulmonale Hypertonie mit Gefahr der Shuntumkehr entwickeln kann. Verschluss des ASD und VSD mittels Patch, Zunähen des Schlitzes im Bereich der AV-Klappen und ggf. Rekonstruktion der Klappen;
    - häufige Komplikationen: Restdefekte, AV-Klappeninsuffizienzen und -stenosen, Herzrhythmusstörungen, persistierender pulmonaler Hochdruck.

- **Pulmonalstenose (PS)**

Einengung im Bereich des Pulmonalarterienstammes oder der beiden Pulmonalarterien mit Behinderungen des Lungenzuflusses.
- Supravalvuläre Stenose: Hypoplasie des Pulmonalarterienstammes oberhalb der Klappe,
- valvuläre Stenose: Pulmonalklappensegelstenose durch Verdickung der Segel und unvollständige Öffnung, Hypoplasie des Klappenringes, häufigste Form,
- subvalvuläre oder Infundibulumstenose: Hypoplasie des muskulären Trichters unterhalb der Klappe, der in den Pulmonalarterienstamm mündet; es kommt zur Rechtsherzhypertrophie, da der rechte Ventrikel gegen einen erhöhten Widerstand arbeiten muss; Symptomatik je nach Grad der Verengung,
- periphere Stenosen: im Bereich der beiden Pulmonalarterien.

■■ **Symptome**

Abhängig vom Schweregrad, allerdings wird das HMV meistens durch eine Rechtshypertrophie aufrechterhalten,
- Systolikum,
- evtl. Dyspnoe und geringe Belastbarkeit,
- ventrikuläre Rhythmusstörungen,
- Belastungszyanose bei kritischer Pulmonalstenose mit stark verminderter Lungendurchblutung.

■■ **Therapie**
- Ballondilatation über Herzkatheter bei valvulären (Valvuloplastie) und evtl. peripheren Stenosen,
- operative Therapie unter HLM:
    - valvuläre PS: Durchtrennen der verschmolzenen Klappenränder, ggf. Exzision,
    - subvalvuläre PS: Entfernen von einengendem und überschüssigen Muskelgewebe, ggf. Patch-Erweiterung oder Ersatz mittels Pulmonalishomograft,
    - supravalvuläre PS: Patch-Erweiterung oder Resektion des betroffenen Segments und End-zu-End-Anastomose.

- **Aortenisthmusstenose (ISTA)**

Gefäßfehlbildung mit Einengung der Aorta descendens nach Abgang der A. subclavia sinistra im Bereich des Aortenisthmus (natürliche Enge zwischen A. subclavia und Ductuseinmündung), es kommt zur Linksherzhypertrophie durch die vermehrte Arbeitsbelastung. Im weiteren Verlauf bilden sich

Kollateralkreisläufe mit erweiterten und stark geschlängelten Arterien. Die Aortenklappe kann bikuspidal verändert sein, und ein persistierender Ductus arteriosus Botalli kann bestehen. Bei 80 % finden sich weitere Herzfehler.

- Präduktale oder infantile ISTA: Verengung vor der Ductuseinmündung, häufig kombiniert mit einem hypoplastischen Aortenbogen im Bereich vor der Stenose. Symptome treten im Neugeborenenalter nach Verschluss des Ductus arteriosus Botalli auf, z. B. Zyanose in der unteren Körperhälfte (Harlekin-Phänomen), Fuß- und Femoralispulse nicht oder abgeschwächt tastbar, Blutdruck an den Beinen und evtl. auch am linken Arm niedriger, Bluthochdruck in der oberen Körperhälfte. Prostaglandin-E1-Therapie (z. B. *Minprog*) zum Offenhalten des Ductus bei Zeichen der Herzinsuffizienz und stark verminderter Durchblutung der unteren Körperhälfte.
- Postduktale oder Erwachsenen-ISTA: Symptomatik tritt erst später auf; der Ductus ist immer verschlossen; es bestehen gute Kollateralkreisläufe zur Versorgung der unteren Körperhälfte.
- Juxtaductale ISTA: Verengung auf der Höhe der Einmündungsstelle, selten, Symptome treten meistens im Erwachsenenalter auf.

■■ **Therapie**
- Evtl. Versuch der Ballondilatation,
- operative Resektion der Stenose und Verbindung beider Gefäßenden direkt oder mittels Patch ohne/mit HLM; ggf. erweiterte Resektion des gesamten veränderten Aortenbogens und Verbinden der Aorta ascendens direkt mit der Aorta descendens,
    - selten Erweiterung des Bereichs der Stenose mittels Patch oder unter Einbeziehung der linken A. subclavia.

■ **Aortenstenose (AS)**
Durch eine Verengung im Bereich der Ausstrombahn des linken Ventrikels kommt es durch den ständigen Arbeitsdruck gegen den erhöhten Widerstand zur Linksherzhypertrophie. Je nach Grad der Stenose kann die koronare Durchblutung vermindert sein mit Gefahr der Koronarinsuffizienz.

- Valvuläre AS: Aortenklappenstenose durch Verdickung der Klappensegel und/oder Unterentwicklung der Aortenwand, evtl. findet sich eine bikuspidal angelegte Klappe;
- subvalvuläre AS: fibröser Ring, Muskelhypertrophie;
- supravalvuläre AS: oberhalb der Aortenklappe durch fibröse Einschnürung, findet sich häufiger beim Williams-Beuren-Syndrom und in Kombination mit peripheren Pulmonalstenosen.

■■ **Symptome**
Symptomatik je nach Schweregrad der Stenose.
- Systolikum,
- zunehmende Ermüdbarkeit,
- Angina pectoris,
- Synkopen: kurze Bewusstlosigkeit in Folge einer zerebralen Minderdurchblutung,
- kritische AS: postpartial Zeichen einer Herzinsuffizienz.

■■ **Therapie**
- Bei hochgradiger Stenose erfolgt eine Therapie mit Prostaglandinen, z. B. Minprog, zum Offenhalten des Ductus bis zur operativen Korrektur,
- operative Korrektur unter HLM: Durchtrennen der verschmolzenen Klappenränder = Kommisurotomie, evtl. Ballondilatation bei valvulären Stenosen.

■ **Persistierender Ductus arteriosus Botalli**
▶ Abschn. 9.4.12.

■ **Pulmonale Hypertonie, Eisenmenger-Reaktion**
Durch ständige Druckerhöhung in den Pulmonalgefäßen z. B. durch Einwirkung des hohen linksventrikulären Druckes bei Herzfehlern mit großem Septumdefekt (VSD, AV-Kanal), kommt es zur pulmonalen Hypertonie. Bei längerem Bestehen dieser Hypertonie kommt es zur Intimaproliferation und Mediahypertrophie, wodurch der pulmonale Hochdruck irreversibel wird, es kommt zur Shuntumkehr, d. h. zum Rechts-links-Shunt mit Zyanose (= Eisenmenger-Reaktion).

- **Lungenüberflutung durch Links-rechts-Shunt**
- **Symptome**
- Tachypnoe, evtl. Dyspnoe mit interkostalen Einziehungen,
- Trinkschwäche,
- Gewichtsstillstand bzw. ungenügende Gewichtszunahme,
- Hepatomegalie,
- Ödeme,
- Tachykardie,
- Unruhe, Schwitzen,
- kühle Extremitäten, Akrozyanose.

- **Konservative Maßnahmen**
- Flüssigkeitsrestriktion,
- Diuretikagaben,
- Digitalisierung,
- Oberkörperhochlagerung,
- Belastungen vermeiden, evtl. Ernährung über Magensonde,
- bei Unruhe evtl. leichte Sedierung,
- *cave*: keine Sauerstoffgaben (weitet die Lungengefäße mit Shuntzunahme).

7.1.2 Angeborene Herzfehler mit Zyanose

- **Zyanose**
- **Zentrale Zyanose**

Wird bedingt durch eine zu geringe Aufsättigung des Blutes mit Sauerstoff. Die arterielle Sauerstoffsättigung ist erniedrigt.

Eine zentrale Zyanose wird erst sichtbar, wenn mindestens 5 g/dl Hb nicht mit Sauerstoff beladen sind, daher ist eine Zyanose bei anämischen Kindern meistens nicht sichtbar. Polyglobule Kinder dagegen sehen sehr schnell zyanotisch aus, wobei bei ihnen kaum die Gefahr einer Hypoxie besteht, da sie insgesamt reichlich Sauerstoffträger besitzen.

Ursachen: Die zentrale Zyanose entsteht durch Mischblut in der Aorta in Folge intrapulmonaler oder kardialer Mischung von venösem und arteriellem Blut (= Mischungszyanose):
- pulmonal: schlechte Oxygenierung in Folge Diffusionsstörung (durch Pneumonie, Lungenödem, hyaline Membranen) oder Missverhältnis zwischen Ventilation und Perfusion = pulmonaler Rechts-links-Shunt,
- kardial: Rechts-links-Shunt bei Herzfehlern mit kardialen Kurzschlüssen.

- **Periphere Zyanose**

Auch Ausschöpfungszyanose, bedingt durch einen Sauerstoffmangel in der Peripherie → Akrozyanose. Die Schleimhäute und die Zunge sind im Gegensatz zur zentralen Zyanose rosig. Die arterielle Sauerstoffsättigung ist im Normbereich, die arteriovenöse Sauerstoffdifferenz vergrößert.

Ursachen:
- Geringes Herzminutenvolumen mit peripherer Minderdurchblutung, z. B. Volumenmangelschock, Kälte, Herzinsuffizienz, kardiogener Schock,
- erhöhter peripherer Sauerstoffverbrauch, z. B. septischer Schock, extrem hohes Fieber,
- lokal durch arterielle und venöse Verschlüsse.

- **Fallot-Tetralogie (TOF)**

Sie ist eine Kombination aus:
- Pulmonalstenose (valvulär oder subvalvulär),
- VSD,
- reitender Aorta über dem VSD (die Aorta entspringt untypisch weit rechts, es gelangt Blut aus dem rechten und linken Ventrikel in die Aorta),
- rechtsventrikulärer Hypertrophie, da der Arbeitsdruck genauso hoch ist wie in der linken Kammer (es kommt zum Rechts-links-Shunt),
- Fallot-Pentalogie: zusätzlich besteht noch ein ASD,
- Pink-Fallot: es besteht keine Zyanose, da die Pulmonalstenose geringgradig und die überreitende Aorta nicht signifikant ist, wodurch der Rechts-links-Shunt gering ist.

- **Symptome**
- Systolikum,
- Tachydyspnoe,
- Zyanose = Mischungszyanose,
- Auftreten von hypoxämischen Anfällen mit Zunahme der Zyanose durch Kontraktion der Muskulatur im Bereich der Ausflussbahn des

rechten Ventrikels oder durch körperliche Betätigung mit Absinken des peripheren Widerstands → Knie des Kindes gegen die Brust pressen zur Erhöhung des systemischen Widerstands (= Hockstellung), Sauerstoffgabe zur Senkung des pulmonalen Widerstands, Anxiolyse (Morphin), Gabe von β-Rezeptorenblocker z. B. *Dociton*,
- in Abhängigkeit der Hypoxie: Trommelschlegelfinger und Uhrglasnägel,
- im weiteren Verlauf Zeichen einer chronischen Herzinsuffizienz.

■■ **Therapie**
- Palliative Operation bei hochgradiger Hypoplasie der Pulmonalarterie:
    - Aortopulmonaler Shunt mit Hilfe einer Kunststoffprothese;
    - modifizierte *Blalock-Taussig*-Anastomose: Verbindung einer A. subclavia mit einer Pulmonalarterie mittels einer Kunststoffprothese,
    - bei subvalvulärer Stenose: Resektion des Infundibulums.
- Totalkorrektur unter HLM:
    - Verschluss des VSD mittels Patch;
    - Erweiterung der Pulmonalstenose evtl. mittels Patch = Patch-Erweiterungsplastik, Infundibulektomie bei subvalvulärer Stenose.

■ **Transposition der großen Gefäße (TGA)**
Die Pulmonalarterie entspringt der linken Kammer und die Aorta der rechten (= Parallelschaltung des Lungen- und Körperkreislaufs, eine Verbindung besteht nur über das offene Foramen ovale und/oder den PDA).
- Komplexe TGA: zusätzlich besteht ein VSD, eine Aortenisthmusstenose und evtl. eine Pulmonalstenose.
- CTGA (korrigierte TGA): keine Zyanose, da zusätzlich zur Transposition der Gefäße eine Vertauschung der Ventrikel besteht, so dass es zur Korrektur des Herzfehlers kommt.

■■ **Symptome**
- Generalisierte zentrale Zyanose,
- evtl. Zeichen einer Herzinsuffizienz.

■■ **Therapie**
- Ggf. z. B. *Minprog*-Therapie zum Offenhalten des Ductus bis zur operativen Korrektur;
- evtl. Ballonatrioseptostomie über Herzkatheter zur Erweiterung des Foramen ovale (= *Rashkind*-Manöver);
- Totalkorrektur unter HLM: *Arterial-Switch-OP* (Umsetzen der Koronararterien und anschließend der Pulmonalarterie und der Aorta);
- bei komplexer TGA: primäre Palliativ-OP, z. B. Vorhofumkehr nach *Mustard* (nach Entfernung des Vorhofseptums wird das Blut der Hohlvenen über einen Tunnelpatch in den linken Ventrikel geleitet, das Blut der Pulmonalvenen fließt über den Vorhof um den Tunnel herum in den rechten Ventrikel), später Korrektur-OP.

■ **Double Outlet Right Ventricle (DORV)**
Die Aorta und der Pulmonalarterienstamm entspringen beide aus dem rechten Ventrikel. Es besteht ein obligater VSD, und es kann zusätzlich eine Pulmonal-, Aorten- oder Aortenisthmusstenose bestehen sowie ein ASD.

■■ **Symptome**
- Systolikum bei Aorten- bzw. Aortenisthmusstenose,
- generalisierte Zyanose bei hochgradiger Pulmonalstenose durch Lungenminderdurchblutung,
- Zeichen einer Herzinsuffizienz durch Lungenüberflutung, wenn keine Pulmonalstenose besteht.

■■ **Therapie**
- Operative Totalkorrektur unter HLM.
- Palliativoperationen:
    - bei schwerer Herzinsuffizienz infolge vermehrter Rezirkulation in der Lunge: pulmonale Bändelung ggf. mit Atrioseptostomie;
    - bei hochgradiger Zyanose infolge verminderter Lungendurchblutung bei Pulmonalstenose: Anlage eines aortopulmonalen Shunts;
    - *Arterial-Switch*-OP, Vorhofumkehr-OP nach *Mustard*, *Fontan*-OP (Verbindung

vom rechten Vorhof mit der Pulmonalarterie unter Umgehung des rechten Ventrikels).

- **Hypoplastisches Linksherzsyndrom (HLHS)**
Der linke Ventrikel ist hochgradig hypoplastisch oder überhaupt nicht angelegt. Die Aorten- und Mitralklappe sowie die Aorta ascendens sind ebenfalls hypoplastisch (evtl. auch Atresie der Klappen). In der Vorhofebene besteht ein Links-rechts-Shunt. Der Systemkreislauf wird über den offenen Ductus versorgt, evtl. auch die Koronararterien.

Symptome
Sie treten meist nach Verschluss des Ductus auf:
- Zyanose,
- Zeichen der Herzinsuffizienz,
- schwächer werdende periphere Pulse.

Therapie
- Offenhalten des Ductus über Prostaglandin-E-Infusion, evtl. Atrioseptostomie nach *Rashkind*; Diuretika und pharmakologische Vasodilatation z. B. mit Nitroprussidnatrium (→ Dilatation der Arteriolen) oder Phentolamin (α-Rezeptorenblocker → Dilatation von Arterien und Venen) zur Senkung der systemischen Nachlast und Vorlast; keine O_2-Zufuhr, um den Lungenwiderstand nicht zu senken;
- Herztransplantation;
- operative Therapie: es sind mindestens 2 Operationen notwendig:
  - *Norwood*-OP wird im Neugeborenenalter durchgeführt: Durchtrennung und Verschluss der Pulmonalarterie im distalen Bereich des Pulmonalarterienstammes; Verschluss des Ductus arteriosus Botalli; Verbindung der PA mit der Aorta im Bereich des Aortenbogens über einen Kunststoffpatch; Verbindung der Aorta ascendens mit dem proximalen Teil des Pulmonalarterienstammes, so dass der Systemkreislauf vom rechten Ventrikel versorgt wird; der Lungenkreislauf wird aus der Aorta über den Shunt zur Pulmonalarterie versorgt; die Kinder haben anschließend noch eine Mischzyanose.
  - Modifizierte *Fontan*-OP erfolgt entweder in 2 Einzelschritten (Hemi-*Fontan* und totale cavopulmonale Anastomose = TCPC) im Alter von 6 bzw. von 12–18 Monaten oder in einer Operation nach 12–18 Monaten. Entfernen des Patches zwischen Aorta und Pulmonalarterie; Verbindung von Pulmonalarterie und V. cava superior; durch einen Kunststoffpatch im rechten Vorhof wird das Blut der V. cava inferior zur Verbindung von PA und V. cava superior geleitet, so dass das Blut aus beiden Hohlvenen unter Umgehung des Ventrikels direkt in den Pulmonalkreislauf gelangt, meist wird allerdings noch ein kleines Fenster als »Überlaufventil« bei Anstieg des PA-Druckes, z. B. beim Schreien, belassen, das später im Rahmen einer Herzkatheteruntersuchung mit einem Schirmchen verschlossen wird; das Blut aus dem Pulmonalkreislauf gelangt über den Links-rechts-Shunt in der Vorhofebene in den rechten Ventrikel; dieser versorgt jetzt nur noch den Systemkreislauf; da beide Kreisläufe getrennt sind, haben die Patienten auch keine Mischzyanose mehr.

- **Weitere Herzfehler**
- Singulärer Ventrikel: Es ist funktionell nur ein Ventrikel vorhanden, der andere ist hypoplastisch angelegt; die Vorhöfe münden beide in diesen Ventrikel (z. B. Double Inlet Left Ventricle).
- Lungenvenenfehleinmündung, partielle oder komplette: Mündung einzelner oder aller Lungenvenen in Körpervenen oder den rechten Vorhof mit unterschiedlichem Schweregrad der Fehlbildung.
- Tricuspidalatresie: Verschluss der AV-Segelklappe zwischen rechtem Vorhof und Ventrikel.
- Ebstein-Anomalie: Die Segel der Trikuspidalklappe sind fehlgebildet und setzen zu tief an bzw. sind mit der rechten Ventrikelwand verklebt, so dass ein Teil des ursprünglichen Ventrikels zum Vorhof wird → supraventrikuläre Tachykardie durch Reentry-Mechanismus.
- Truncus arteriosus communis (TAC): Aorta und Pulmonalarterie entspringen normal aus

dem linken bzw. rechten Ventrikel, bilden jedoch ein Gefäß, welches sich erst später teilt.

7.2 Herzinsuffizienz

Das Herz fördert ein für den Bedarf des Organismus zu geringes Herzminutenvolumen, was zu einer Sauerstoffminderversorgung der Organe führt. Das insuffiziente Herz kann das Blut nur unzureichend auswerfen, so dass am Ende der Systole ein Rest im Ventrikel verbleibt, wodurch der Druck und das Volumen ansteigen; dies kann schon unter Ruhebedingungen, aber auch nur bei Belastung der Fall sein. Das in der Diastole der Ventrikel aus den Vorhöfen nachfolgende Blut trifft auf einen schon vorgefüllten Ventrikel, so dass sich das Blut in die Vorhöfe und in die vorgeschalteten Venen zurückstaut.

- **Ursachen**
- Erhöhte Vorlast z. B. durch zu großes Blutvolumen bei Herzfehlern mit Kurzschlussverbindung zwischen beiden Kreisläufen und Klappeninsuffizienzen,
- erhöhte Nachlast, d. h. erhöhter Gesamtwiderstand gegen den das Herz pumpen muss, z. B. bei AS, PS, arteriellem oder pulmonalem Hochdruck,
- Kardiomyopathien (chronisch verlaufende Erkrankungen des Herzmuskels) mit herabgesetzter Kontraktilität des Herzmuskels, angeborene Stoffwechselerkrankung oder in Folge einer Myokarditis,
- entzündliche Herzkrankheiten wie Endo-, Peri-, Myokarditis,
- spezielle Medikamente, die negativ inotrope Auswirkungen haben,
- Herzrhythmusstörungen,
- extrakardiale Ursachen: hochgradige Anämie, Hypovolämie/Schock, Hypoxämien, pulmonale oder neuromuskuläre Erkrankungen, Intoxikation.

- **Formen**

Man unterscheidet die Rechts- und Linksherzinsuffizienz; meist handelt es sich jedoch um eine Insuffizienz des gesamten Herzens = globale Herzinsuffizienz. Es werden 4 Grade unterschieden.

- Rechtsherzinsuffizienz: das Blut staut sich vor dem rechten Herzen (ZVD-Anstieg) → Hepatomegalie (Stauungsleber), gestaute Halsvenen, Ödembildung durch erhöhten hydrostatischen Druck in den Kapillaren, Aszites, später Pleura- und Perikarderguss, Cor pulmonale.
- Linksherzinsuffizienz: das Blut staut sich in der Lunge vor dem linken Herzen (Anstieg des PV-Drucks) → Atemstörungen durch Lungenüberflutung und interstitielles Lungenödem, systemische Hypotension mit Minderdurchblutung aller Organe.

- **Folgen**

Organdysfunktionen durch:
- generalisierte Ödembildung in allen Organen,
- Reduktion des HMV mit systemischer Hypotension → Minderdurchblutung der Koronararterien und Gefahr der myokardialen Dysfunktion mit Zunahme der Herzinsuffizienz,
- Freisetzen von Renin, Angiotensin und Aldosteron (sekundärer Hyperaldosteronismus) durch verminderte Nierendurchblutung mit entsprechenden Folgen:
  - Erhöhung der NaCl-Rückresorption,
  - Erhöhung des Plasmavolumens und des Venendrucks,
  - Verdünnung der Plasmaproteine,
  - Abnahme des intrakapillaren kolloidosmotischen Drucks,
  - Begünstigung der kapillären Filtration.

- **Kompensationsmöglichkeiten des Herzens**
- Frank-Starling-Mechanismus: durch ein größeres enddiastolisches Volumen und die Erhöhung des enddiastolischen Kammerdrucks wird der Herzmuskel stärker vorgedehnt → Erhöhung der Vorspannung der Myokardfasern und der gesamten Wandspannung → proportionale Zunahme der Auswurfkraft der Kammer pro Herzschlag bis zu einem Maximum,
- Erhöhung des Sympathikotonus durch Freisetzung von Adrenalin und Noradrenalin → positive Inotropie, positive Chronotropie, Vasokonstriktion,
- Steigerung der Myokardkontraktilität,
- Hypertrophie und Dilatation des Myokards.

- **Symptome**
  - Tachypnoe, Dyspnoe durch Lungenüberflutung → basale Rasselgeräusche bei Auskultation des Thorax, Tachykardie zur Erhöhung des HMV,
  - gehäufte Atemwegsinfekte, Stauungsbronchitis, evtl. fleischwasserfarbenes Sekret,
  - allgemeine Schwäche,
  - Herzgeräusch, evtl. Galopprhythmus des Herzens,
  - bei Säuglingen: Gedeihstörungen, Trinkschwäche, vermehrtes Schwitzen,
  - Ödeme, evtl. Aszites, Pleura-/Perikardergüsse,
  - Hepatomegalie mit hepatischer Funktionsstörung (Gerinnungsstörung, Anstieg der Leberwerte),
  - kalte, marmorierte Extremitäten, Rekapillarisierungszeit >3 s,
  - Hypotension,
  - Oligurie,
  - niedrige S_aO_2-Werte, evtl. Zyanose je nach Herzfehler bzw. durch pulmonale Oxygenierungsstörung,
  - funktionelle Darmstörungen durch Darmwandödem (Resorptionsstörung), NEC-Gefahr,
  - metabolische Azidose, Spätsymptome: Uhrglasnägel und Trommelschlegelfinger und -zehen durch chronischen Sauerstoffmangel.

- **Diagnostik**
  - Klinische Untersuchung:
    - Hautfarbe (Zyanose?),
    - Auskultation (Herzgeräusche?),
    - periphere Durchblutung,
    - Atmung,
    - Belastbarkeit,
    - Ödeme,
    - Abdomen,
    - Pulsqualität,
  - Blutuntersuchungen: BGA, Hb (meist Polyglobulie), Leberwerte, Herzenzyme, Elektrolyte,
  - apparative Untersuchung:
    - prä- und postduktale Sauerstoffsättigung,
    - Blutdrucke an allen Extremitäten,
  - EKG,
  - Thoraxröntgen,
  - Echokardiographie!, Doppler, Farbdoppler → Blutstromgeschwindigkeit; evtl. mit Kontrastmitteln,
  - MRT, CT,
  - Herzkatheteruntersuchung,
  - Angiokardiographie.

- **Therapie**
  - Behandlung der Grunderkrankung bzw. symptomatische Therapie,
  - Diuretika (Furosemid, Spironolacton) und Flüssigkeitsrestriktion zur Verminderung des Volumens und Senkung der Vorlast,
  - Digitalis (z. B. Digoxinpräparate), Katecholamine oder Phosphodiesterasehemmer (z. B. Milrinon), zur Verbesserung der Kontraktilität des Herzmuskels,
  - Kalziumantagonist z. B. *Adalat* und Phosphodiesterasehemmer zur Nachlastsenkung,
  - ACE-Hemmer (z. B. Captopril) → Hemmung der Aldosteronausschüttung und Dilatation der Venolen und Arteriolen,
  - Prostaglandin E1 (z. B. *Minprog*) zum Offenhalten des Ductus,
  - Antiarrhythmika bei Rhythmusstörungen, ggf. Kardioversion/Defibrillation (▶ Abschn. 8.2.6) oder Schrittmachertherapie (▶ Abschn. 7.7),
  - evtl. β-Blocker → reduzieren zirkulierende Katecholaminkonzentration und damit Reduktion der schädlichen myokardialen Effekte,
  - Senkung des Lungenwiderstands durch Sauerstoffzufuhr, Hyperventilation, NO-Beatmung (▶ Abschn. 13.6), Iloprost-Inhalation,
  - Transfusion bei Anämie.

- **Allgemeine Pflege**
  - Minimal-Handling zur Senkung des Sauerstoffverbrauchs,
  - Ruhe, evtl. Sedierung der Kinder,
  - Oberkörperhochlagerung, häufige Lagewechsel zur Mobilisation der Ödeme und zur Dekubitus- und Pneumonieprophylaxe,
  - häufige kleine Mahlzeiten, evtl. Sondieren der Nahrung,
  - auf regelmäßige Stuhlentleerung achten,
  - evtl. Sauerstoffzufuhr (angefeuchtet) über Brille oder Nasensonde (▶ Abschn. 2.1) je nach Ursache der Herzinsuffizienz,
  - Einhaltung der Flüssigkeitsrestriktion,
  - bei starkem Schwitzen Kleidung bzw. Bettwäsche wechseln.

- **Überwachung**
- Klinische Überwachung:
  - Hautfarbe,
  - Ödeme,
  - Stauungszeichen,
  - Schwitzen;
- apparative Überwachung:
  - EKG, Herzfrequenz,
  - Atmung,
  - prä- und postduktale Sauerstoffsättigung oder tcpO$_2$,
  - Blutdruck an allen 4 Extremitäten,
  - Gewichtskontrolle;
- regelmäßige BGA- und Blutzuckerkontrollen;
- Bilanzierung.

7.3 Herzrhythmusstörungen

Herzrhythmusstörungen kommen im Kindesalter häufig vor, nur wenige sind jedoch behandlungsbedürftig. Man unterscheidet bradykarde und tachykarde Rhythmusstörungen sowie Arrhythmien.

- **EKG**
- P-Welle: Erregungsausbreitung in den Vorhöfen,
- QRS-Komplex: Erregungsausbreitung in der rechten und linken Kammer = ventrikuläre Depolarisation,
- ST-Strecke: vollständige Erregung der Kammern,
- T-(U-)Welle: Erregungsrückbildung in den Kammern = ventrikuläre Repolarisation.

7.3.1 Bradykarde Rhythmusstörungen

- **Sinusbradykardie**
- Dabei kommt es zu einer Verlangsamung der Herzschlagfolge, der Rhythmus ist regelmäßig. Die Ursachen sind:
- Hypoxämie,
- Hypothermie,
- Hyperkalzämie,
- Vagusreiz z. B. durch Absaugen oder Intubation,
- Störungen des Säuren-Basen-Haushaltes, z. B. Azidose,
- Vergiftungen, z. B. Digitalis, Nikotin,
- ICP-Erhöhung.

Medikamentöse Therapie mit Atropin oder Orciprenalin (z. B. *Alupent*), sonst richtet sich die Therapie nach der Ursache.

- **Asystolie**

Die Asystolie (Ausbleiben der Herzkontraktion) kann bedingt sein entweder durch den vollständigen Verlust an elektrischer Aktivität, durch Blockade der elektrischen Reizleitungen oder bei Arbeitsmyokardschaden.

- **Ursachen**
- Hypoxie,
- Azidose,
- *Adam-Stokes*-Syndrom (Rhythmusstörungen mit plötzlich auftretender Bewusstlosigkeit durch starke Abnahme des HZV),
- Herzmuskelschäden.

Die Therapie besteht im sofortigen Beginn der kardiopulmonalen Reanimation (CPR, ▶ Kap. 8) und Therapie der auslösenden Ursachen. Evtl. ist eine vorübergehende oder auch dauerhafte Schrittmachertherapie indiziert, wie etwa beim *Adam-Stokes*-Syndrom mit immer wieder auftretenden Asystolien (▶ Abschn. 7.7).

- **AV-Block**

Der AV-Block stellt eine Störung der Reizleitung zwischen Sinusknoten und Ventrikelmyokard dar. Es gibt 3 verschiedene Grade:
- Grad 1: Verlängerung der PQ-Zeit, keine hämodynamische Beeinträchtigung, erstes Zeichen einer Digitalisüberdosierung oder verursacht durch Vagusreiz oder Herzmuskelschaden; ist meistens nicht behandlungsbedürftig, evtl. Reduktion der Digitalisdosis.
- Grad 2: entweder zunehmende Verlängerung der PQ-Zeit bis ein QRS-Komplex ausfällt (Typ Wenckebach-Mobitz) oder Ausfall eines QRS-Komplexes in einem bestimmten Rhythmus, z. B. 1:2, 1:3 (Typ Mobitz II). Ursache

kann eine Digitalisüberdosierung oder ein organischer Muskelschaden sein. Medikamentöse Therapie mit Atropin oder z. B. *Alupent*, evtl. Reduktion der Digitalisdosierung.
— Grad 3: vollständige Unterbrechung der Reizweiterleitung zwischen den Vorhöfen und den Herzkammern, sie schlagen zeitlich unabhängig voneinander; die Kammern werden von einem Ersatzschrittmacher (meist in der Nähe des AV-Knotens) innerviert; der Rhythmus ist stark verlangsamt, was hämodynamisch eine Abnahme des HZV bewirkt → es kann zur plötzlichen Bewusstlosigkeit kommen (*Adam-Stokes*-Anfälle).

■■ Ursachen
- Angeborene Herzfehler: Ebstein-Anomalie der Trikuspidalklappe, CTGA;
- angeboren z. B. bei Erkrankungen der Mutter mit Lupus erythematodes;
- Entzündungen (Myokarditis) mit Zerstörungen des Reizleitungssystems;
- Medikamente (z. B. Digitalisintoxikation);
- nach Herzoperationen durch Läsionen des Reizleitungssystems (AV-Kanal, TOF, VSD).

■■ Therapie
- Atropin,
- Orciprenalin z. B. *Alupent*,
- Herzschrittmacher.

7.3.2 Tachykarde Rhythmusstörungen

- **Supraventrikuläre Tachykardie (SVT)/paroxysmale supraventrikuläre Tachykardie (pSVT)**

Die pSVT wird durch die sogenannte kreisende Erregung (Reentry-Mechanismus) verursacht, wobei der AV-Knoten oder andere Reizleitungsherde immer wieder erregt werden. Sie tritt häufig bei Neugeborenen und Kleinkindern auf. Es kommt zur anfallsweisen Erhöhung der Herzfrequenz. Sie kann bis zu 300 Schläge/min erreichen, wobei der Rhythmus meistens regelmäßig ist. Je länger die Tachykardie dauert bzw. je höher die Frequenz und je älter das Kind ist, desto eher kommt es zur Herzinsuffizienz mit Symptomen wie Blässe, Unruhe, Dyspnoe und Tachypnoe, Kaltschweißigkeit und kühlen Extremitäten.

■■ Ursachen
- Angeborene Herzfehler,
- Sepsis,
- Schock,
- Wolff-Parkinson-White-Syndrom (WPW-Syndrom): hierbei handelt es sich um anomale zusätzliche muskuläre Überleitungsbündel (= Kentbündel) zwischen Vorhof und Kammer, wobei der AV-Knoten umgangen wird und es zu einer verfrühten Erregung bestimmter Kammerareale kommt.

■■ Therapie
- Vagusstimulation:
  - bei Säuglingen: mit Eiswasser gefüllten Plastikbeutel für 10–15 s auf das Gesicht drücken (= Tauchreflex),
  - Trinken von eiskaltem Mineralwasser,
  - Spateldruck auf den Zungengrund,
  - bei älteren Kindern: einseitige Karotissinusmassage für etwa 20 s,
  - evtl. Valsalva-Manöver: Exspiration gegen die geschlossene Glottis unter Bauchpresse und Betätigung der Exspirationsmuskeln nach tiefer Inspiration.
- Medikamente:
  - Digitalisierung mit Metyldigoxin (z. B. *Lanitop*), nicht bei WPW-Syndrom (→ *cave*: Tachykardie, Kammerflimmern);
  - Antiarrhythmika: Adenosin! Wird am häufigsten verwendet; es durchbricht den Reentry-Mechanismus, Wirkungseintritt nach 10 s, Verapamil = Kalziumantagonist, vorher Kalziumgabe; nicht bei Kindern unter 1 Jahr verwenden; Nebenwirkung: myokardiale Depression und periphere Vasodilatation mit Hypotension, Propafenon (z. B. *Rytmonorm*), für Säuglinge geeignet.
- Kardioversion sofort bei Herzinsuffizienz.
- Bei komplexen Herzfehlern und rezidivierenden SVT ösophageale oder transthorakale Schrittmachertherapie (▶ Abschn. 8.2.6) mit Overdrive Pacing (Einstellen einer FQ, die

über der herzeigenen FQ liegt, nach dem Ausstellen übernimmt meistens der Sinusknoten wieder die Führung).
- Bei WPW-Syndrom: Unterbindung der pathologischen Leitungsbahnen über Herzkatheter = Hochfrequenzkatheterablation.

- **Vorhofflattern**

Die Vorhoffrequenz beträgt 250–300/min, im EKG sind sägezahnartige Flatterwellen sichtbar. Die AV-Überleitung ist teilweise blockiert, deshalb ist die Ventrikelfrequenz wesentlich niedriger.

■■ **Ursachen**
- Nach Herzoperationen (ASD-Verschluss, Vorhofumkehroperation bei TGA),
- rheumatische Herzerkrankungen,
- Hypovolämie,
- Hyperkaliämie.

■■ **Therapie**

Sie richtet sich nach der Höhe der Ventrikelfrequenz, nach der hämodynamischen Wirkung und der Grunderkrankung.
- Digitalisierung, dadurch wird die AV-Blockierung verstärkt,
- zusätzlich Gabe von Antiarrhythmika: Verapamil oder Propafenon,
- Kardioversion in Notfallsituationen (Schrittmachertherapie nach Herzoperationen),
- Volumensubstitution,
- Kaliumsubstitution.

- **Vorhofflimmern**

Es kommt dabei zu einer unkoordinierten Depolarisation vieler atrialer Herde mit Vorhoffrequenzen von >350/min, es werden nicht alle Impulse an den Ventrikel weitergegeben.

■■ **Ursachen**
- Angeborene Herzfehler (VSD, Ebstein-Anomalie der Trikuspidalklappe),
- Perikarditis,
- rheumatische Herzerkrankungen,
- Hypovolämie,
- Hyperkaliämie.

■■ **Therapie**
- Kardioversion in Notfallsituationen,
- Antiarrhythmika: Disopyramid (z. B. *Rythmodul*) oder Propafenon,
- Digitalisierung,
- Volumensubstitution,
- Kaliumsubstitution.

- **Ventrikuläre Tachykardie**

Die Kammerkomplexe sind verbreitert, die Ventrikelfrequenz beträgt 120–250/min. Die ventrikuläre Tachykardie ist im Kindesalter selten, sie tritt meistens akut auf, das HZV nimmt ab. Die ventrikuläre Tachykardie kann zum akuten Herzversagen durch Kammerflimmern oder kardiogenem Schock führen.

■■ **Ursachen**
- Myokarditis,
- Kardiomyopathie,
- Hypoxie,
- Hyperkaliämie/Hypokaliämie.

■■ **Therapie**
- Kardioversion in Notfallsituationen,
- Betablocker: z. B. Sotalol, wirkt negativ inotrop (Kontraktionskraft des Herzens wird herabgesetzt), daher kann es zu einer Situation kommen, die eine Reanimation erfordert,
- Antiarrhythmika: Amiodaron oder Lidocain,
- Implantation eines Herzschrittmachers bei medikamentös nicht einstellbarer ventrikulärer Tachykardie.

- **Ventrikuläre Extrasystolen (VES)**

Dabei handelt es sich um eine Kontraktion des Ventrikels, dessen Reizimpuls nicht aus dem Sinusknoten stammt, sondern aus den Ventrikeln (Purkinje-Fasern). Die P-Welle fehlt, und der QRS-Komplex ist verformt, anschließend folgt eine kompensatorische Pause. Tritt die Extrasystole nach jedem Sinusimpuls auf, spricht man vom Bigeminus und nach je 2 normalen Sinusimpulsen vom Trigeminus. Es besteht die Gefahr, dass mehrere Extrasystolen aufeinander folgen (Couplets = 2 VES) bis hin zu Salven von Extrasystolen. Der Impulsursprung kann aus einem Gebiet (monofokale VES) oder aus verschiedenen (polyfokale VES) stammen.

■■ Ursachen
- Mitralvitien,
- Elektrolytstörungen,
- Myokarditis,
- Digitalis.

■■ Therapie
Eine Behandlung ist nur notwendig, wenn bei der Ergometrie bzw. bei Belastung Extrasystolen gehäuft auftreten.
- Antiarrhythmika: Lidocain, Propafenon,
- Betablocker.

● Kammerflimmern und -flattern
Es kommt zu einer schnellen unregelmäßigen Depolarisation der Kammern mit FQ von 250–300 bzw. >300/min; dies ist gleichbedeutend mit einem Herzstillstand.

■■ Ursachen
- Digitalisintoxikation,
- Hypoxie,
- ventrikuläre Extrasystolen.

■■ Therapie
- Sofortiger Beginn der CPR (▶ Kap. 8),
- Defibrillation (▶ Abschn. 8.2.6),
- Amiodaron bzw. Lidocain zur Rhythmusstabilisierung.

● Allgemeine Überwachung und Pflege
- EKG: auf guten Elektrodensitz achten;
- peripherer Puls: regelmäßige Palpation (Pulsqualität);
- Blutdruck: blutige oder periphere Messung je nach Therapie und Grunderkrankung;
- gute Beobachtung der Atmung (Dyspnoe, Tachypnoe);
- auf Dekompensationszeichen achten (Kaltschweißigkeit, kühle Extremitäten, Trinkschwäche);
- Sauerstoffsättigung;
- eine spezielle Pflege bei Rhythmusstörungen gibt es nicht, sie ist von den Ursachen (angeborene Herzfehler, nach Herzoperationen) abhängig;
- grundsätzlich ist für eine ruhige Umgebung und ruhiges prioritätsbezogenes Arbeiten zu sorgen.

7.4 Herzkatheteruntersuchung

Bei der Herzkatheteruntersuchung (HKU) wird ein spezieller Katheter unter Röntgendurchleuchtungskontrolle über eine Vene und evtl. über eine Arterie bis in die Herzhöhlen und herznahen großen Gefäße vorgeschoben. Diese Untersuchung findet in speziellen Herzkatheterlaboratorien in Sedierung oder Vollnarkose statt.

● Ziel
- Bestimmung des Herzfehlers,
- Bestimmung der anatomischen und hämodynamischen Verhältnisse,
- Therapie von einfacheren Fehlbildungen des Herzens und der großen Gefäße,
- Ermöglichen einer Herzoperation oder Verbesserung der Chancen dafür.

● Diagnostik
- Mechanische Austastung einzelner Herzabschnitte,
- direkte Druckmessungen im Bereich der Herzkammern und der großen Gefäße mit Darstellung von Rückzugskurven,
- Bestimmung der Blutgase in den einzelnen Abschnitten zur Shuntberechnung,
- Messung des Herzminutenvolumens über Thermodilution (▶ Abschn. 12.8),
- Bestimmung des pulmonalen Gefäßwiderstands,
- Kontrastmitteldarstellung der Herzhöhlen und Gefäße (Angiographie),
- Biopsie,
- Überprüfung der Herzklappenfunktion und der Myokardbewegung.

Insgesamt hat die diagnostische Bedeutung durch verbesserte nicht-invasive Möglichkeiten abgenommen, dafür jedoch sind die therapeutischen Möglichkeiten im Rahmen einer HKU gestiegen.

- **Therapiemöglichkeiten**
  - Sprengung des Foramen ovale nach *Rashkind* (Ballon-Atrioseptostomie) bei einer TGA,
  - Sprengung oder Erweiterung von stenosierten Herz-, Pulmonal- und Aortenklappen (Valvuloplastie),
  - Einsatz der *Melody*-Klappe in die kranke Pulmonalklappe,
  - Rekanalisation von thrombotisch verschlossenen Gefäßen bzw. Erweiterung von Gefäßengen durch Ballondilatation,
  - Implantation von Gefäßstützen (Stents), wenn die Ballondilatation nicht ausreichend war,
  - Öffnung und Erweiterung von Gefäßverschlüssen auf normalen Umfang durch einen speziellen Hochfrequenzkatheter,
  - Verschluss mit Schirmchen, *Cook-PDA-Coil* oder *Amplatzer-PDA-Occluder* des Ductus Botalli, von Angiomen und Fisteln,
  - Verschluss mit Schirmchen oder *Amplatzer-Septal-Occluder* von Defekten in der Vorhof- und Kammerscheidewand,
  - Verschluss mit Coil oder *Amplatzer-Vascular-Plug* von abnormen Gefäßverbindungen,
  - Verschluss von Kollateralen mittels Embolisationsspirale,
  - Einbringen von Schrittmacherelektroden,
  - Abtragen von pathologischen Leitungsbahnen mittels Hochfrequenzapplikation (= Katheterablation) bei therapieresistenten supraventrikulären Tachykardien z. B. bei WPW-Syndrom,
  - Entfernen von intraluminalen Fremdkörpern aus dem Herzen bzw. Gefäßsystem (z. B. abgerissene ZVK).

- **Vorteile der Herzkathetertherapie**
  - Kein allgemeines Operationsrisiko, evtl. Verzicht auf Operationen mit einer Herz-Lungen-Maschine,
  - kürzerer Krankenhausaufenthalt,
  - geringere Kreislaufbelastung,
  - wenig invasiver Eingriff, kleine Punktionsstellen,
  - weniger Schmerzen,
  - geringerer Bedarf an Blutkonserven,
  - geringere psychische Belastung für Eltern und Kind,
  - kostengünstige Therapie.

- **Relative Kontraindikation**
  - Kontrastmittelunverträglichkeit,
  - Niereninsuffizienz,
  - extreme Herzinsuffizienz,
  - pulmonale Erkrankungen,
  - entzündliche Erkrankungen.

- **Zugangswege**
  - Der Katheter wird über *Seldinger*-Technik (▶ Abschn. 12.3) oder Venae sectio gelegt.
  - V. und A. femoralis!,
  - Nabelvene und -arterie (NG),
  - V. und A. brachialis,
  - V. und A. axillaris.

Der venöse Katheter wird über die untere oder obere Hohlvene in den rechten Vorhof geführt. Von dort aus kann die andere Hohlvene und über die Trikuspidalklappe die rechte Kammer erreicht werden. Von der Kammer gelangt man in den Stamm der Lungenschlagader und weiter in die rechte oder linke Pulmonalarterie. Besteht ein offenes Foramen ovale oder ein Vorhofscheidewanddefekt, kann man ohne eine arterielle Punktion ins linke Herz gelangen. Im Übrigen gelangt man durch eine arterielle Punktion über die Aorta in die linke Kammer und über die Mitralklappe in den linken Vorhof.

- **Voruntersuchungen**
  - Genaue Anamnese (Patient muss infektfrei und der Leisten- und Windelbereich reizlos sein),
  - Inspektion des Patienten,
  - Ermitteln der Vitalparameter mit Blutdruck an allen 4 Extremitäten,
  - Ermitteln von Gewicht und Größe zur Berechnung der Medikation,
  - Palpation von Herzschlag und Pulsen,
  - Auskultation,
  - aktuelles EKG, Herzsonographie und Thoraxröntgen,
  - Blutentnahmen: Blutbild, Elektrolyte, Nierenwerte, Gerinnung, CRP, Blutgruppe und Kreuzblut.

- **Vorbereitungen**
- Altersentsprechende Aufklärung des Kindes,
- Einwilligung der Eltern, auch eine Narkoseeinwilligung,
- venöser Zugang mit 3-Wege-Hahn in Kopfhöhe,
- Patient muss nüchtern sein, evtl. Magensonde offen ableitend,
- Infusion bei kleineren Kindern,
- Rasur des Leistenbereichs bei Jugendlichen,
- Kontrolle der Fußpulse und Markieren der Kontrollpunkte,
- Blutkonserve muss vorhanden sein,
- Verabreichung der Prämedikation am Abend vorher und kurz vor der Untersuchung den Angaben des Anästhesisten entsprechend,
- ggf. Antibiotikagabe nach AVO z. B. bei geplanter Fremdmaterialimplantation.

- **Vorbereitung des Katheterlabors**

Je nach Klinik gibt es spezielles Katheterlaborpersonal (OP-Fachkraft und Pflegekraft), die bei der HKU assistieren und auch die Überwachung des Kindes übernehmen. Die Pflegekraft kann aber auch von der Station gestellt werden.
- Bei kleinen Kindern den Raum aufwärmen und Wärmematte vorbereiten, Material zum Einwickeln der Extremitäten bereit legen (Watterollen);
- zur Intubation richten;
- Absaugung überprüfen;
- Beatmungsbeutel, Maske und Stethoskop bereitlegen;
- Beatmungsgerät überprüfen;
- Sauerstoffanschluss überprüfen;
- Defibrillator überprüfen;
- Monitor (EKG, Sauerstoffsättigung, Blutdruck, evtl. Temperatursonde bei kleinen Kindern) vorbereiten;
- Perfusoren und Infusomaten bereitstellen;
- System für Druckmessung vorbereiten (▶ Abschn. 11.4);
- Material für Bluttransfusion bereitlegen (Blutfilter, evtl. Blutwärmer);
- Röhrchen für Blutuntersuchungen bereitlegen, für ausreichend Patientenaufkleber sorgen;
- Manschetten zur Fixierung des Kindes;
- Medikamententablett vorbereiten (Dosierungen dem Medikamentenblatt des jeweiligen Patienten entsprechend): z. B. zur Sedierung: Diazepam, Promethazin (z. B. *Atosil*), Pethidin, Ketamin (z. B. *Ketanest*), Etnomidate, Midazolam, Fentanyl; zur Lokalanästhesie: Mepivacain 1 %ig; Furosemid, Vecuronium, Heparin, Prednisolon, NaCl 0,9 %ig; ausreichend Spritzen und Kanülen;
- Reanimationsmedikamente vorbereiten: Adrenalin, z. B. *Atropin*, Lidocain 2 %ig, Orciprenalin, Natriumbikarbonat 1:1 mit Glukose 5 %ig, Kalziumglukonat 10 %ig, Dobutamininfusion, Plasmaersatzmittel z. B. HAES;
- Materialien zum Legen des Herzkatheters und für die speziellen Untersuchungen (wird von der OP-Fachkraft vorbereitet);
- wird die HKU in Narkose durchgeführt, ist immer ein Anästhesist und eine Anästhesiefachkraft anwesend, die das Narkosegerät und alles für die Narkose vorbereiten und kontrollieren;
- während der HKU muss das gesamte Personal Bereichskleidung, Haube, Mundschutz und Bleischürzen tragen; der Katheterarzt sowie die OP-Fachkraft kleiden sich steril ein.

- **Ablauf der Untersuchung**
- Sedierung des Kindes,
- Lagerung und Fixierung des Kindes,
- Legen des venösen Katheters für die Untersuchung,
- Untersuchung unter intermittierender Durchleuchtung,
- bei entsprechender Indikation Legen eines arteriellen Katheters für weitere Untersuchungen,
- evtl. Wechsel des Katheters über *Seldinger*-Technik für spezielle Interventionen (Ballondilatation, Implantierung von Stents, Schirmchen etc.),
- Sicherstellung der genauen Platzierung über Durchleuchtung oder transösophageales Echo! (dadurch geringere Belastung durch Röntgenstrahlen),
- Ziehen der Katheter und Anlegen von Druckverbänden,

- die Katheter können auch belassen werden z. B. bei denjenigen Kindern, die bald operiert werden.

- **Aufgaben der Pflegekraft**

Die Überwachungspflegekraft darf sich nur im Kopfbereich des Patienten bewegen, da dieser Bereich unsteril ist.
- Lagerung des Kindes in Rückenlage, Arme nach oben (für seitliche Durchleuchtung),
- bei Kleinkindern: Einwickeln der Extremitäten mit Watte,
- Fixierung des Kindes,
- Überwachung des Kindes und Dokumentation auf HKU-Protokoll alle 15 min:
    - HF, EKG,
    - Blutdruck,
    - Atmung,
    - Sauerstoffsättigung,
    - Temperatur,
    - Aussehen,
    - evtl. Pupillenreaktion,
    - Sedierungsgrad,
- Medikamentengabe, z. B. Sedativa, Heparin zur Thromboseprophylaxe nach Einführen des Katheters, nach Kontrastmitteluntersuchung Furosemid,
- Geräteüberwachung,
- Anreichen von sterilen Materialien,
- Dokumentation.

- **Nachsorge des Patienten**
- Überwachung: anfangs alle 30 min für 2 h, anschließend stündliche Kontrollen,
    - HF, EKG,
    - Blutdruck, evtl. am Unterschenkel der punktierten Extremität,
    - Sauerstoffsättigung, evtl. tcpO$_2$-Messung,
    - Atmung,
    - Temperatur,
    - Aussehen,
    - Bewusstsein,
    - Farbe und Temperatur der punktierten Extremität,
    - Fuß- bzw. Fingerpuls der punktierten Extremität (Sättigungsabnehmer entsprechend anbringen),
- Bilanzierung,
- auf Nachblutungen achten.
- Je nach Dauer und Ausmaß der HKU weitere Heparinisierung über DT für 12–24 h und evtl. antibiotische Prophylaxe.
- Laborkontrollen: Blutbild, Elektrolyte, Gerinnung, Nierenwerte, CRP.
- Oberkörperhochlagerung.
- Punktierte Extremität muss gestreckt gelagert werden, damit die Zugwirkung auf den Druckverband für eine zusätzliche Kompression sorgt; außerdem bei venöser Punktion Extremität hochlagern (verbessert den Rückfluss), evtl. Ruhigstellung auf einer Schiene, ggf. die Kinder sedieren, damit sie nicht strampeln.
- Auf Einblutungen achten, Abdomen und Punktionsstelle vorsichtig abtasten.
- Lockerung des Druckverbands bei venöser Punktion nach 2–3 h, bei arterieller nach 12 h (bei Stauung früher).
- Nahrungsaufnahme nach 4–6 h.
- Wurden die Kinder nur zur HKU aufgenommen, können diese nach einer gründlichen Nachuntersuchung und unauffälligem Verlauf am nächsten Tag entlassen werden.

- **Komplikationen**
- Herzrhythmusstörungen,
- Atemdepression durch Sedativa,
- Herz-/Atemstillstand,
- Blutdruckabfall,
- Unterkühlung,
- Thrombosen, Embolien,
- Blutungen durch Verletzungen von Gefäß- oder Herzwand,
- lokale Infektionen, Sepsis, Endokarditis,
- hypoxische Anfälle,
- allergische Reaktionen bis zum anaphylaktischen Schock auf Kontrastmittel und Medikamente,
- Hämatome und Blutungen an der Einstichstelle,
- Stenosen an der arteriellen Punktionsstelle mit peripheren Durchblutungsstörungen.

7.5 Pflege bei Neugeborenen mit Prostaglandin-E-Therapie

Bei Herzfehlern (z. B. Pulmonalatresie, kritische Pulmonalstenose), bei denen die Lungenperfusion ductusabhängig ist, kommt es beim Verschluss des Ductus zur hochgradigen Hypoxie. Als Sofortmaßnahme wird eine Prostaglandin-E-Therapie (hormonähnliche Substanz) eingeleitet, mit z. B. Minprog. Meist kommt es nach ca. 15–30 min zum Anstieg der Sauerstoffsättigung. Eine Prostaglandin-E-Therapie ist außerdem indiziert bei Herzfehlern, bei denen die Systemdurchblutung ductusabhängig ist, z. B. bei hochgradigen Aortenstenosen/-atresien, kritischen präduktalen Aortenisthmusstenosen und unterbrochenem Aortenbogen. Die Prostaglandin-E-Therapie muss weitergeführt werden, bis der Herzfehler ausreichend diagnostiziert und notwendige chirurgische Eingriffe erfolgt sind. Die anfängliche hohe Startdosis kann häufig nach wenigen Stunden langsam auf die Erhaltungsdosis reduziert werden. Die Therapie erfolgt i. v. über eine Dauerinfusion, schon kurze Unterbrechungen können die Lungenperfusion evtl. negativ beeinflussen. Die Verabreichung muss über einen separaten Zugang erfolgen, der regelmäßig kontrolliert werden sollte, da *Minprog* stark venenreizend ist.

- **Nebenwirkungen**
  - Hypoventilation bzw. Apnoeneigung mit CO_2-Anstieg, evtl. mit Bradykardie → evtl. NCPAP oder Intubation,
  - Blutdruckabfall → evtl. Volumengabe,
  - NEC-Gefahr durch abdominelle Minderperfusion,
  - Hautrötung durch Vasodilatation der Hautgefäße,
  - Ödembildung durch erhöhte Gefäßpermeabilität und verminderte Diurese,
  - Temperaturerhöhung (zentral bedingt),
  - Unruhe, Zittrigkeit, Muskelzuckungen (zentral bedingt),
  - Durchfall durch verstärkte Darmperistaltik,
  - zähes Trachealsekret,
  - Übelkeit, Erbrechen, Bauchschmerzen,
  - Knochenschmerzen,
  - Berührungsempfindlichkeit.

Die Nebenwirkungen sind abhängig von der Dosis und Therapiedauer.

- **Überwachung**
- ■■ **Apparativ**
  - EKG/Respiration,
  - Blutdruck peripher, evtl. arteriell,
  - S_aO_2 (ca. 80 %),
  - endexspiratorischer CO_2 oder transkutane Kombisonde ($TcpO_2$/$TcpCO_2$),
  - evtl. Temperatursonde,
  - BGA und Blutkontrolle (BB, Thrombos, Elektrolyte, Blutzucker, Nieren-/Leberwerte).

- ■■ **Klinisch**
  - Aussehen des Kindes,
  - Beobachtung des Stuhls,
  - Auskultation der Lunge,
  - Atmung (Tiefe, FQ, Rhythmus),
  - Beurteilung des Abdomens,
  - Bilanzierung ist durch den Durchfall z. T. schwierig, daher Gewichtskontrolle.

- **Pflege**

Bestimmte pflegerische Maßnahmen sind schon durch die Grunderkrankung, den Herzfehler, bedingt:
  - Minimal-Handling.
  - Physiotherapie und Inhalationen zur Sekretolyse und Mobilisierung des Sekrets;
    - bei intubierten Kindern ist das Sekret aufgrund seiner Zähigkeit nicht auszukultieren, daher müssen diese Patienten regelmäßig gut endotracheal angespült und abgesaugt werden.
  - Vorsichtiger oraler Nahrungsaufbau; evtl. über Magensonde, wenn die Kinder nicht belastbar sind; bei Zeichen von Übelkeit oder Erbrechen Nahrung auf 12 Mahlzeiten verteilen; die Nahrung muss aufgrund der Flüssigkeitsrestriktion evtl. kalorisch angereichert werden;
    - ggf. Nahrungspause und parenterale Ernährung.
  - Atemstimulation, z. B. Kontaktatmung (▶ Abschn. 2.12).
  - Einbeziehen der Eltern in die Pflege; wenn möglich Känguruhen; den Eltern erklären, dass die mögliche Unruhe und das Unwohl-

sein der Patienten auf dem Arm zurückzuführen sind auf die Nebenwirkungen des Prostaglandins (Schmerzen, zentral bedingte Unruhe).
- Patienten häufig wickeln und gute Hautpflege im Genitalbereich, da die Durchfälle stark hautreizend sind.
- Patienten regelmäßig umlagern, dabei jedoch wegen der Berührungsempfindlichkeit und der Knochenschmerzen sehr vorsichtig vorgehen;
  - Weichlagerung zur Vermeidung von Schmerzen und zur Dekubitusprophylaxe.
- Anpassen der Inkubator- bzw. Wärmebetttemperatur entsprechend der Körpertemperatur, evtl. bei wundem Gesäß auf rektale Temperatursonde oder rektale Temperaturmessung verzichten und oral oder axillar messen.
- Oberkörperhochlagerung zur Atemerleichterung.
- Für ruhige Umgebung sorgen, da Unruhephasen und Zittrigkeit sonst verstärkt werden können; in seltenen Fällen Gabe von Sedativa.

Cave: keine Parazetamolgabe bei Schmerzen oder Fieber, da es den Prostaglandinstoffwechsel beeinflusst.

7.6 Pflege eines kardiochirurgischen Patienten

- **Richten eines Patientenplatzes**
- Bett dem Alter entsprechend mit einer Antidekubitusmatratze, möglichst mit Wärme-/Kühlfunktion,
- Beatmungsgerät dem Alter entsprechend,
- Monitoring: EKG, Atmung, Temperatur (periphere und rektale Sonden, Messung der Kerntemperatur z. B. über Blasenkatheter oder Thermistor des PA-Katheters), Sauerstoffsättigung (evtl. 2 Aufnehmer für prä- und postduktale Messung), endexspiratorischer CO_2 oder transkutane Kombisonde, Non Blood Pressure (NBP), Druckmessungen und Spülsysteme (auf Beschriftung achten!) für Pulmonalarteriendruck (PAP), für arteriellen Blutdruck, für ZVD (ohne Spülung) und evtl. für linksatrialen Druck (LAP), evtl. NIRS (▶ Abschn. 5.2)
- Sauerstoffinsufflation,
- Beatmungsbeutel, Maske und Stethoskop,
- Absaugung und Zubehör,
- mindestens 6 Perfusoren, Infusomaten bei größeren Kindern,
- externer Herzschrittmacher (Pacer) mit Ersatzbatterien,
- Drainagesystem (evtl. geschlossenes System zur besseren Bilanzierung) für Pleuradrainage und Mediastinaldrainage, 2 Klemmen, 1 Rollenklemme zum »Melken«,
- evtl. Wasserschloss für Perikarddrainage, Sogquelle muss vorhanden sein,
- Urinablaufsystem zur Bilanzierung,
- Ablaufbeutel für die Magensonde,
- Fixierungsmanschetten,
- Pflegetablett,
- Dokumentationsmaterial (Kurve, Verordnungsbogen, Beatmungsprotokoll, Bilanzbogen),
- Defibrillator,
- Medikamententablett (z. T. fertig aufgezogen: Sedativa, Analgetika, Reanimationsmedikamente, Relaxanzien etc.),
- Medikamentenblatt mit den dem Patienten entsprechenden Dosierungen,
- Thorakotomie-Notfallset,
- Infusionen: z. B. Adrenalin, Kaliumchlorid, Dopamin, Dobutamin, z. B. *Inzolen cor*, Glyzeroltrinitrat (z. B. *Trinitrosan* → PE-Leitung), Heparin, Volumenersatzlösungen,
- Bettenwaage,
- Anwärmen des Bettes; evtl. Gelmatratze, die bei Bedarf erwärmen oder kühlen kann und gleichzeitig der Dekubitusprophylaxe dient.

- **Aufnahme auf der Station**
Die Aufnahme sollte überlegt und in Ruhe erfolgen, es sollten mindestens 2 Pflegepersonen und ein Arzt anwesend sein.
- Ausführliche Übergabe:
  - Diagnose postoperativ,
  - Operationsverlauf (Besonderheiten, Operation mit oder ohne Herz-Lungen-Maschine, Komplikationen, Aortenabklemmzeit, Zeit der extrakorporalen Zirkulation, Hypothermiezeit),
  - Beatmungssituation,

- Katheter und Drainagen (z. B. mehrlumiger ZVK, arterielle Kanüle, PA-Katheter, retrosternale Drainage, Perikarddrainage, Pleuradrainage, Blasenkatheter, Schrittmacherdrähte, evtl. LA-Katheter),
- laufende Infusionen, Katecholaminbedarf.
- Umlagern des Patienten (unter Beibehaltung der Transportüberwachung!), Flachlagerung.
- Überwachung durch den Stationsmonitor einstellen: Diese muss schrittweise und nach genauer Absprache durch den Stationsmonitor vom Transportmonitor übernommen werden, sie darf dabei niemals komplett unterbrochen werden!
- Reihenfolge der Anschlüsse:
  - Respirator, anschließend Auskultation der Lunge,
  - arterielle Druckmessung, Nullabgleich,
  - EKG,
  - übrige Überwachungsparameter,
  - übrige Druckmessungen (PA-, ZVD-, LA-Messung), Nullabgleich,
  - Infusionen (möglichst Übernahme des Infusionsturms aus dem OP, um ein Umhängen zu vermeiden),
  - Drainagen; Sogeinstellung der Pleuradrainage ca. -15 cmH$_2$O, die Perikarddrainage auf Ablauf bzw. mit geringem Sog und Mediastinaldrainage (retrosternal) mit Sog von -7 bis -10 cmH$_2$O,
  - Schrittmacher (Einstellung und Funktionskontrolle),
  - Magensonde und Blasenkatheter.
- Einstellung der Alarmgrenzen.
- Arterielle Blutentnahmen (BB, Elektrolyte, Gerinnung, Nieren-, Leberwerte, BZ, CRP, Laktat, Gesamteiweiß, CK, CK-mb und BGA), ebenfalls zentralvenöse BGA.
- Kaliumperfusor dem Wert entsprechend einstellen.
- Thoraxröntgenkontrolle, EKG, Herzecho evtl. transösophageal, da durch die Verbände eine Untersuchung von außen schwierig sein kann.
- Pupillenkontrolle, anschließend Augenpflege mit klaren Salben.

- **Auswirkungen der extrakorporalen Zirkulation**
- Herzkreislauf:
  - Kontraktionsstörungen durch Ischämie, Ödem oder unzureichende Myokardprotektion,
  - pulmonale oder systemische Widerstandserhöhung,
  - Herzrhythmusstörungen u. a. durch Hypokaliämie,
  - Volumenmangel durch Blutung oder Flüssigkeitsverschiebungen in Folge eines Kapillarlecks,
  - Herztamponade durch Blutung, Erguss oder kleinen Thorax,
  - Mikrozirkulationsstörungen mit Gasaustauschstörungen und Azidose,
  - Ödembildung.
- Lunge:
  - Atelektasen,
  - Ödem,
  - Ergüsse,
  - Sekretbildung.
- Niere:
  - prärenale Insuffizienz durch Volumen-/Eiweißmangel und geringe Auswurfleistung des Herzens (Low-output-Syndrom),
  - renale Insuffizienz durch Hypoxie, Schock und durch Crushniere nach Hämolyse mit Gefahr von Funktionsstörungen → mangelnde Konzentrationsfähigkeit, Eiweißverlust oder Überwässerung,
  - postrenale Insuffizienz durch venöse Stauung infolge Rechtsherzinsuffizienz.
- Blut:
  - Hämolyse,
  - Anämie,
  - Gerinnungsstörungen,
  - allgemeine Abwehrschwäche.
- ZNS:
  - Krampfanfälle,
  - neurologische Schäden mit unterschiedlichsten Ausfallerscheinungen,
  - Fieber.
- Darm:
  - mangelnde Peristaltik.

- **Überwachung**

Wegen der engmaschigen Kontrollen und der zahlreichen Komplikationsmöglichkeiten sollte in den ersten 24 h postoperativ eine Zimmeranwesenheit gesichert sein. Zu kontrollieren sind:
- HF, EKG (auf Rhythmusstörungen achten!),
- Atmung, Lungenbelüftung,
- arterielle Sauerstoffsättigung,
- endexspiratorischer CO_2 bzw. transkutaner pCO_2,
- arterieller Blutdruck,
- ZVD,
- ggf. Pulmonalarteriendruck (PAP) und linksatrialer Druck (LAP),
- Temperatur: peripher und rektal bzw. Kerntemperatur; das Delta-T sollte <5°C sein und die Körpertemperatur <38,0°C, evtl. Hypothermiebehandlung für 24–48 h,
- evtl. Messung des Herzminutenvolumens über Thermodilution durch den PA-Katheter,
- gemischtvenöse Sauerstoffsättigung über den PA-Katheter,
- Bestimmung der arteriovenösen Sauerstoffdifferenz ($avDO_2$, Normwert 4 %),
- Hautfarbe, Hautbeschaffenheit, Beurteilung der peripheren Durchblutung, auf Ödeme achten,
- Beurteilung des Abdomens,
- Bilanzierung (auch der Drainagensekrete); getrennte Flüssigkeits- und Blut- bzw. Eiweißbilanz; die Urinausscheidung sollte mindestens 1 ml/kg KG/h betragen; es werden negative oder zumindest ausgeglichene Bilanzen angestrebt,
- Aussehen und Beurteilung der Sekrete,
- Bewusstseinslage, Pupillenkontrolle, evtl. GCS in den ersten 24 h,
- Beobachtung der Katheter- und Drainageneinstichstellen und der Wunden auf Nachblutungen,
- engmaschige Blutzucker-, Elektrolyt- und BGA-Kontrolle,
- tägliche Gewichtskontrolle.

- **Spezielle Pflege**
- Minimal-Handling!
- Erwärmung des Patienten um 1°C/h auf Normaltemperatur, danach rechtzeitige Kühlung mit Eispackungen im Stammbereich; ab 38°C Parazetamolgabe, um eine überschießende Temperaturreaktion zu vermeiden (hoher Sauerstoffverbrauch!); Peripherie mit Wattepackungen und evtl. »Hot Packs« erwärmen.
- Nach Kreislaufstabilisation Oberkörperhochlagerung zur Verbesserung der Ventilation und des Ablaufs der Drainagensekrete, möglichst frühzeitig regelmäßiger Lagewechsel und kurzes Aufsetzen.
- Absaugen nach Bedarf, möglichst unter Verwendung eines geschlossenen Absaugsystems oder zu zweit unter ausreichender Oxygenierung und Hyperventilation, wenn möglich vorsichtige Physiotherapie; nach dem Absaugen Lunge evtl. vorsichtig blähen.
- Die Drainagenschläuche dürfen nicht abknicken oder durchhängen, regelmäßig »melken« und intermittierend Koagel unter sterilen Bedingungen mit dem Absaugkatheter absaugen; täglicher Verbandwechsel; genaue Bilanzierung: zu Beginn dürfen maximal 8–12 ml/kg KG/h und ab der 4. Stunde postoperativ maximal 6 ml/kg KG/h gefördert werden, ggf. Rethorakotomie wegen der Nachblutungen.
- Sedierung und Analgesierung nach Bedarf, Schmerzskalen führen.
- Beim Umhängen der Infusionen darauf achten, dass die Katecholaminzufuhr nicht unterbrochen wird (neue Infusion vorlaufen lassen und erst dann umhängen).
- Magensonde offen ablaufend; Magen-pH-Kontrolle, ggf. Antazidatherapie; Teespülungen, wenn der Magenrest hämatinhaltig ist; möglichst frühzeitige orale Ernährung; Abführen am 2. Tag nach der Operation.
- Nach manchen Operationen wird der Thorax nicht primär verschlossen, um im Notfall sofort direkt ans Herz zu gelangen; bis zum Verschluss nach 2–3 Tagen bleibt der Defekt mit Kunsthaut verschlossen; die Versorgung erfolgt entsprechend den Angaben des Chirurgen.

- **Extubation**
- Patient sollte wach sein,
- Sauerstoffbedarf unter 40 %,
- normale Atemarbeit unter CPAP,

- stabile Herz-Kreislauf-Situation, keine größeren Nachblutungen,
- keine Untertemperatur.

- **Komplikationen**
- Herzrhythmusstörungen,
- verminderte Herzleistung durch Arrhythmien, zu geringe Vorlast oder zu hohen Systemdruck,
- verstärkte Hämolyse,
- Thrombosierung und Stenosen im Bereich von Conduits,
- Stoffwechselimbalancen und Elektrolytverschiebungen,
- Nachblutungen,
- Herzbeuteltamponade,
- Pneumothorax/Hämatothorax,
- Atelektasen,
- Infektionen,
- Luftembolie,
- Organschäden (Niere, Gehirn, Darm),
- Pneumo-/Chylothorax,
- Verletzungen des N. phrenicus mit Zwerchfelllähmung,
- bei längerer Zufuhr z. B. von *Trinitrosan* Met-Hb-Bildung (regelmäßig kontrollieren),
- bei Zufuhr von z. B. *Nipruss* in höherer Dosierung Gefahr der Zyanidvergiftung, daher muss dann z. B. *Na-Thiosulfat* gegeben werden.

- ■■ **Mechanische Kreislaufunterstützung**
Bei schwerer Herzinsuffizienz muss ggf. auch postoperativ eine mechanische Kreislaufunterstützung erfolgen.
- Zentrifugalpumpe: extrakorporale Blutbeschleunigung mit Hilfe einer Zentrifugalpumpe für 1–2 Wochen; Voraussetzung ist eine gute Lungenfunktion,
- ECMO: ▶ Abschn. 13.5,
- Berlin Heart (BH): pneumatisches pulsatile Assist Device für eine längerfristige rechts-, links- oder biventrikuläre Unterstützung, vor allem als Überbrückung bei geplanter Herztransplantation; Vorteil: gute Erholung des Patienten und Mobilisierung sind möglich,
- intraaortale Ballonpumpe bei Linksherzversagen und postoperativem Low-output-Syndrom → Nachlastsenkung und Verbesserung der Koronardurchblutung.

Die Eltern sollten frühzeitig in die pflegerische Versorgung eingebunden werden. Sie müssen sehr behutsam an ihr Kind herangeführt werden, da die vielen Kabel, Drainagen und Schläuche erschreckend auf die Eltern wirken.

Auch an eine gute psychologische Betreuung der Eltern sollte man denken, da mit der Operation die Krankheitsgeschichte der Kinder in den seltensten Fällen abgeschlossen ist. Häufig sind noch weitere Operationen notwendig, die Kinder sind nicht voll belastbar und Probleme mit Geschwisterkindern kommen hinzu. Der Hinweis auf Elternselbsthilfegruppen sollte selbstverständlich sein. Bei vielen kardiologischen Zentren gibt es spezielle Gästehäuser für die Familien der Patienten, da diese häufig von weiter entfernten Orten an die Zentren verlegt werden.

Die heranwachsenden Patienten und evtl. auch die mitbetroffenen Geschwisterkinder bedürfen ebenfalls einer begleitenden Betreuung durch speziell geschulte Personen.

7.7 Postoperative Schrittmachertherapie

Nach kardiologischen Eingriffen kann es häufiger zu Herzrhythmusstörungen kommen; daher werden intraoperativ prophylaktisch Schrittmacherelektroden (sind bipolar) epikardial angenäht und die Schrittmacherdrähte subkutan nach außen geleitet. Es werden meist 2 Elektroden im Bereich des Vorhofes und im Bereich des Ventrikels angebracht. Auf der Station werden die Schrittmacherdrähte an den externen Herzschrittmacher angeschlossen. Der Pacer wird patientengerecht eingestellt, getestet und anschließend sicher am Bettrahmen fixiert. Ersatzbatterien müssen griffbereit liegen. Haben die Patienten einen stabilen Sinusrhythmus, wird der Schrittmacher nicht angestellt.

- **Indikationen für eine Schrittmachertherapie**
- Asystolie,
- Sinusbradykardie,
- AV-Block III. oder IV. Grades,

- Vorhofflattern/-flimmern,
- supraventrikuläre Tachykardien/Kammertachykardie.

- **Auslösende Ursachen, postoperativ**
- Postoperative Hypothermie,
- Elektrolytverschiebungen,
- intraoperative Verletzungen des Reizleitungssystems,
- Ödembildung im Wundbereich,
- Hypoglykämie,
- Hypoxie,
- bestimmte Medikamente.

- **Schrittmachereinstellung**
- Stromstärke zur Vorhofstimulation in mA = Output,
- Stromstärke zur Ventrikelstimulation in mA = Output,
- Intervall zwischen Vorhof und Ventrikelstimulation in ms für eine sequentielle Stimulation,
- Ventrikelfrequenz in Schlägen/min,
- Ventrikel-Sensitivity in mV zum Registrieren von elektrischer Eigenaktivität der Ventrikel (QRS-Komplex) = Sensing,
- Vorhof-Sensitivity in mV zum Registrieren von elektrischer Eigenaktivität der Vorhöfe (P-Welle) = Sensing.

Die Schrittmachereinstellung muss schriftlich fixiert sein und von jeder Schicht überprüft und evtl. neu angepasst werden.

Es gibt unterschiedliche Schrittmachergeneratoren und Möglichkeiten der Einstellung. Die Kennzeichnung erfolgt nach einer internationalen Kennung:
- 1. Buchstabe = Ort der Stimulation:
  - A = nur Vorhofstimulation;
  - V = nur Ventrikelstimulation;
  - D = Dual, Stimulation von Vorhöfen und Ventrikel nach vorgegebenem Intervall = sequentielle Vorhof-, Ventrikelstimulation.
- 2. Buchstabe = Ort der Wahrnehmung elektrischer Eigenaktivität:
  - A = im Bereich der Vorhöfe (P-Welle);
  - V = im Bereich der Ventrikel (QRS-Komplex);
  - D = Dual, im Bereich der Vorhöfe und der Ventrikel;
  - O = keine Wahrnehmung.
- 3. Buchstabe = Art der Steuerung:
  - I = Inhibition: registriert der Schrittmacher elektrische Eigenaktivität des Herzens, wird der Schrittmacherimpuls unterdrückt;
  - T = Triggerung: bei Abfall der patienteneigenen Herzfrequenz unter eine vorher bestimmte Frequenz wird je nach Einstellung nur der Ventrikel oder Vorhof bzw. der Vorhof und anschließend nach vorgegebem Zeitintervall der Ventrikel stimuliert = sequentielle Stimulation;
  - D = Inhibition und Triggerung: Eigenaktivität des Herzens wird registriert und nur bei fehlender elektrischer Aktivität und Abfall der Herzfrequenz, und einem vorher bestimmten Wert setzt die Triggerung durch den Schrittmacher ein. Wird nach Triggerung des Vorhofes eine patienteneigene R-Zacke registriert, wird die Impulsabgabe zum Ventrikel unterdrückt;
  - O = keine Steuerung.

- **Häufige Schrittmachertypen**
- VVI: Stimulation der Kammer bei Abfall der Herzfrequenz unter einen bestimmten Wert; sofern elektrische Eigenpotenziale der Kammer registriert werden, wird der Schrittmacherimpuls inhibiert.
- DVI: sequentielle Vorhof- und Kammerstimulation; werden elektrische Eigenpotenziale der Kammer registriert, wird der Schrittmacherimpuls inhibiert.
- DDD: sequentielle Vorhof- und Kammerstimulation; es werden elektrische Eigenpotenziale im Bereich des Vorhofes und Ventrikels registriert und entsprechend Vorhöfe und Ventrikel stimuliert bzw. der Schrittmacherimpuls unterdrückt.
- Weitere Kombinationen sind möglich.

- **Überwachung**
- Kontrolle der Schrittmachereinstellung und der Funktion (Ersatzbatterien griffbereit?),
- EKG möglichst mit Pacer-Erkennung (gute Ableitung, enge Alarmgrenzen!); der Schritt-

macherimpuls ist an einem typischen »Spike« erkennbar, anschließend folgt ein verbreiteter QRS-Komplex,
- S_aO_2,
- Blutdruck, möglichst arteriell,
- periphere Durchblutung/Pulse,
- periphere Temperatur (Hautsensor),
- Bilanzierung mit Urinausscheidung von mindestens 1 ml/kg KG/h,
- Beobachtung der Eintrittsstellen der Schrittmacherdrähte; auf Entzündungszeichen achten,
- Atmung, evtl. kann das Zwerchfell durch die Schrittmacherimpulse stimuliert werden,
  - evtl. kann ein Schluckauf auftreten.

Bei einer notwendig werdenden Defibrillation oder Kardioversion muss der Schrittmacher ausgeschaltet sein, und die Drähte dürfen keinen Kontakt mit den Paddles haben. Ist der Schrittmacher nicht defibrillationsgeschützt, müssen die Drähte vom Generator getrennt werden, da er sonst beschädigt werden kann.

Die Schrittmacherdrähte werden bei komplikationslosem Verlauf meist am 5. postoperativen Tag gezogen, indem sie durch vorsichtiges Ziehen vom Epikard gelöst und dann herausgezogen werden.

Liegende Drainagen sollten evtl. erst später gezogen werden, da es zu Nachblutungen mit der Gefahr der Perikardtamponade kommen kann.

Wird ein Batteriewechsel bei arbeitendem Schrittmacher notwendig, sollte dieser, falls vorhanden, durch einen zweiten mit gleicher Einstellung ersetzt werden. Ist dies nicht möglich, kann vorübergehend ein transthorakaler oder ösophagealer Schrittmacher (gesteuert z. B. über den Defibrillator) eingesetzt werden. Es muss immer ein Arzt anwesend sein, und alle Notfallmedikamente müssen vorbereitet sein.

- **Probleme bei der Schrittmachertherapie**
- Der Schrittmacher gibt keine Impulse ab z. B. bei verbrauchter Batterie, Defekten oder Dislokation der Schrittmacherdrähte → vorübergehender Einsatz eines ösophagealen oder transthorakalen Schrittmachers (▶ Abschn. 8.2.6).
- Trotz Impulsabgabe erfolgen keine Herzkontraktionen z. B. bei unzureichenden Kontakten der Schrittmacherdrähte mit dem Myokard oder bei zu geringer Impulsabgabe (der Strombedarf kann sich erhöhen durch Fibrinbeläge an den Elektroden bzw. durch Thromben- oder Narbengewebsbildung nach Gewebeverletzungen).
- Elektrische Eigenaktivitäten des Herzens werden nicht erkannt, und der Schrittmacher arbeitet ständig z. B. bei zu niedrig eingestellter Sensitivity oder unzureichendem Kontakt der Schrittmacherelektroden.
- P- oder T-Wellen des Herzens werden als QRS-Komplex (Ventrikelaktivität) registriert, obwohl keine Ventrikelkontraktion erfolgt ist, und der Schrittmacherimpuls zum Ventrikel wird unterdrückt z. B. bei zu hoch eingestellter Sensitivity.
- Komplikationen: Infektionen, Myokardperforation, Stimulation von Muskeln und Nerven.

Überprüfen Sie Ihr Wissen
Zu 7.1
- Nennen Sie die häufigsten angeborenen Herzfehler!
- Wodurch entsteht eine pulmonale Hypertonie, welche Komplikationen können sich daraus ergeben?
- Schildern Sie die Symptome bei einer Lungenüberflutung durch Links-rechts-Shunt!
- Welches können die Ursachen einer Zyanose sein?
- Welche Fehlbildungen gehören zur Fallot-Tetralogie?

Zu 7.2
- Nennen Sie Ursachen und Formen der Herzinsuffizienz!
- Wie äußert sich eine Herzinsuffizienz?
- Welche Möglichkeiten der Behandlung gibt es?

Zu 7.3
- Nennen Sie die Ursachen einer Sinusbradykardie!
- Was ist ein AV-Block, welche Schweregrade gibt es?
- Wie sehen die Behandlungsmöglichkeiten einer SVT aus?

Zu 7.4
- Welche diagnostischen und therapeutischen Möglichkeiten bietet eine HKU?
- Wie wird ein Katheterlabor vorbereitet?
- Wie wird der Patient während und nach der Katheteruntersuchung überwacht?

Zu 7.5
- Wann und warum ist eine Prostaglandin-E-Therapie bei angeborenen Herzfehlern indiziert?
- Schildern Sie die Nebenwirkungen und die sich daraus ergebenden pflegerischen Maßnahmen!

Zu 7.6
- Wie wird der Patientenplatz für einen kardiochirurgischen Patienten vorbereitet?
- Schildern Sie die Aufnahme eine kardiochirurgischen Patienten!
- Welches sind die Auswirkungen der extrakorporalen Zirkulation?
- Wie sieht die Überwachung und Pflege eines kardiochirurgischen Patienten aus?
- Nennen Sie postoperative Möglichkeiten der mechanischen Kreislaufunterstützung!

Zu 7.7
- Nennen Sie Indikationen für eine postoperative Schrittmachertherapie!
- Worauf sollte bei der Überwachung und Versorgung geachtet werden?
- Welche Probleme können bei einer Schrittmachertherapie auftreten?

Reanimation

8.1 Allgemeines – 168

8.2 Ablauf einer kardiopulmonalen Reanimation – 169
8.2.1 ABC-Schema – 169
8.2.2 Komplikationen der Reanimation – 179
8.2.3 Ausrüstung eines Notfallplatzes – 179
8.2.4 Koordination einer Reanimation – 179

8.3 Hirntod – 180
8.3.1 Definition – 180
8.3.2 Hirntoddiagnostik – 181
8.3.3 Zweifel am Hirntod – 186

8.4 Explantation – 187
8.4.1 Transplantationsgesetz – 187
8.4.2 Betreuung eines hirntoten Patienten bis zur Organentnahme – 187

8.1 Allgemeines

Der Atem- und Herzstillstand ist eine Situation, in der sofort und gezielt gehandelt werden muss. Ziel der Wiederbelebungsmaßnahmen ist es, eine minimale Organperfusion so lange aufrecht zu erhalten, bis stabile Ventilations- und Herz-Kreislauf-Verhältnisse wiederhergestellt sind, damit zerebrale Schäden vermieden oder so gering wie möglich gehalten werden.

Durch den Atemstillstand kommt es zusammen mit dem Kreislaufstillstand zu einer schweren Zellstoffwechselstörung, die über Hypoxie und Azidose zum Zelluntergang führt. Voraussetzung für eine erfolgreiche Reanimation ist unter anderem der Beginn der kardiopulmonalen Reanimation (CPR) innerhalb der Wiederbelebungszeit. Dies ist die Zeitspanne vom Eintritt des Kreislaufstillstands bis zum Auftreten irreversibler Schäden am Gehirn und an anderen Organen. Diese Zeit beträgt für das Gehirn 3–5 min.

Der Ablauf einer Reanimation sollte jeder Pflegeperson und jedem Arzt bekannt sein und regelmäßig systematisch trainiert werden. Optimal ist eine Reanimation mit 3–4 Personen, wobei einer aus dem Team die Leitung übernehmen muss und die Anweisungen gibt.

> Aber auch eine Person kann eine Reanimation effektiv in Gang bringen.

■ **Ursachen**
Im Kindesalter tritt in den meisten Fällen primär ein Atemstillstand ein, dem nach 3–5 min der Herz-Kreislauf-Stillstand folgt. Einem primären Kreislaufstillstand folgt nach 30–60 s der Atemstillstand.
— Respiratorisch:
    — Infektionen der Atemwege (Pseudokrupp, Epiglottitis),
    — Aspiration,
    — Verlegung der Atemwege durch Fremdkörper,
    — Status asthmaticus,
    — Probleme bei beatmeten und tracheotomierten Patienten,
    — zentrale Atemstörungen (Intoxikation).
— Kardial:
    — angeborene Herzfehler,
    — Rhythmusstörungen,
    — Endo-, Perikarditis,
    — Perikardtamponade.
— Schock:
    — anaphylaktischer,
    — septischer,
    — Volumenmangel (Trauma, Exsikkose).
— Endokrin:
    — Elektrolytentgleisungen,
    — Störungen im Säure-Basen-Haushalt,
    — endokrine Entgleisungen.
— Neurogen:
    — Schädel-Hirn-Trauma, erhöhter Hirndruck,
    — Hirnblutung,
    — Krampfstatus,
    — Querschnitt.

> Der Intensivpatient ist durch die Komplexität seiner Erkrankung prädisponiert für eine CPR.

■ **Erkennen eines Herz- und Atemstillstands**
Wichtig für die CPR ist grundsätzlich das Erkennen eines Herz- und Atemstillstands.

■ ■ **Bewusstseinslage**
Bei primär bewusstlosen, analgosedierten und relaxierten Patienten gibt es Schwierigkeiten bei der Beurteilung der Bewusstseinslage.
— Der Patient ist nicht ansprechbar, zeigt keine Reaktion auf Berührungs- und Schmerzreize (ins Nasenseptum kneifen, Sternum kräftig reiben),
— eine Bewusstlosigkeit tritt 6–12 s nach dem Herzstillstand auf,
— Beurteilung der Pupillenweite: weite lichtstarre Pupillen treten 60–90 s nach einem Kreislaufstillstand auf,
— Muskelzucken, krampfähnliche Bewegungen.

■ ■ **Atemstillstand**
— Vollständiger Atemstillstand:
    — keine sichtbare Zwerchfellaktivität,
    — blasses, livides oder zyanotisches (nicht bei einer Anämie) Hautkolorit, *cave*: bei CO-Intoxikation rosiges Aussehen,
    — keine hör- oder fühlbare Luftströmung an Mund und Nase,

- kein Atemgeräusch auskultierbar,
  - evtl. noch Schnappatmung, aber bei beatmeten Patienten schwer zu erkennen.
- Komplette Verlegung der Atemwege:
  - noch vorhandene Zwerchfellaktivität,
  - sichtbare Einziehungen subklavikulär und interkostal,
  - sichtbare Atembemühungen, aber keine hör- oder fühlbare Luftströmung an Mund und Nase.
- Partielle Verlegung der Atemwege:
  - geräuschvolle Luftströmung, Stridor, Schnarchen, Gurgeln, Giemen,
  - Einziehungen subklavikulär, sternal, interkostal.

■■ Herz-Kreislauf-Stillstand
Wird in der Laienreanimation nicht mehr beurteilt.
- Hautfarbe, Kapillarpuls (Akren)?,
- kein zentraler Puls tastbar z. B. an der Halsschlagader beim Kind oder Erwachsenen, beim Säugling tastbar an der Axillaris (Innenseite des Oberarms zwischen Schulter und Ellenbogen) oder an der Femoralis,
  - bei fehlenden peripheren Pulsen z. B. an der A. radialis kann eine Herzaktion trotzdem vorhanden sein, die Pulskontrolle sollte maximal 10 s dauern (in der Laienreanimation wird keine Pulskontrolle mehr empfohlen, stattdessen soll nach allgemeinen Zeichen einer Kreislauffunktion wie Schlucken, Husten oder Bewegungen gesucht werden),
- keine Herztöne auskultierbar,
- bei monitorüberwachten Kindern Monitorparameter beurteilen und überprüfen (Plausibilitätskontrolle).

8.2 Ablauf einer kardiopulmonalen Reanimation

8.2.1 ABC-Schema

- A = Atmung, freie Atemwege sichern,
- B = Beatmung,
- C = Circulation/Herzmassage,
- D = Drugs/Medikamente,
- E = Elektrizität – EKG-Monitor/-Gerät, Defibrillator,
- F = Fluids – Infusion/Plasma,
- G = Gespräch,
- H = Hypothermie,
- I = Intensivüberwachung und -behandlung.

> Das klassische ABC-Schema findet bei Erwachsenen keine Anwendung mehr.

■ Notruf/Alarmierung des Reanimationsteams
Nach Feststellen eines kardiopulmonalen Stillstands sollte nach folgenden Regeln gehandelt werden: derjenige, der den Patienten auffindet, ruft direkt eine weitere Person (evtl. Notfallknopf betätigen) und beginnt sofort mit den Wiederbelebungsmaßnahmen.

■ Notruf/Alarmierung außerhalb der Klinik
Der ideale Zeitpunkt zum Absetzen eines Notrufes beim Auffinden eines bewusst- bzw. reaktionslosen Patienten ist abhängig vom Erscheinungsbild:
- Patienten mit Pubertätszeichen = Erwachsene: »phone first«, d. h. Absetzen des Notrufes vor Beginn der Wiederbelebungsmaßnahmen in der Annahme eines primären Herz-Kreislauf-Stillstands, Ziel ist der möglichst frühe Einsatz eines automatisierten externen Defibrillators (AED), der bei Kindern jenseits des Säuglingsalters einsetzbar ist.
- Patienten ohne Pubertätszeichen = Kinder: »phone fast«, d. h. Beginn mit den ABC-Maßnahmen unter Annahme einer primären Atemstörung (s. o.).

■■ Ausnahmen in Bezug auf die Alarmierung
- Bei klar erkennbaren primären respiratorischen Störungen wie Ertrinkungsunfall, Trauma, Medikamenten-/Drogen-Intoxikation gilt für alle Altersgruppen »phone fast«, d. h. Beginn mit den respiratorischen Maßnahmen und ggf. nach 1 min CPR-Notruf starten (Regel »phone fast«).
- Bei Patienten mit bekannten Herzfehlern bzw. klarer kardialer Problematik gilt für alle Altersgruppen »phone first« und dann Beginn der CPR mit Thoraxkompressionen.

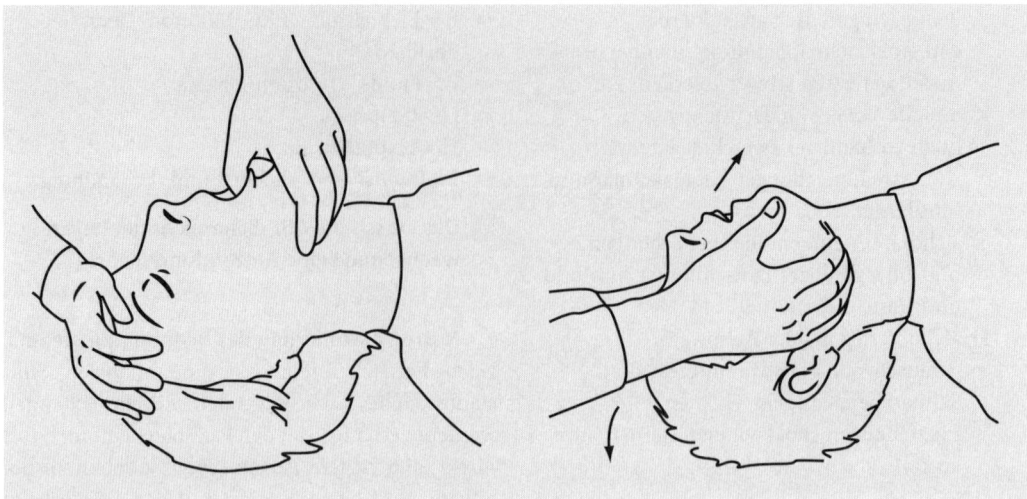

Abb. 8.1 Esmarch-Handgriff. (Aus: Larsen R. (1999) Anästhesie und Intensivmedizin für Schwestern und Pfleger. 5. Aufl. Springer, Berlin Heidelberg New York Tokio)

- **A – Atemwege frei machen**
- Patienten flach lagern, und ggf. Oberkörper freimachen.
- Kopf so lagern bzw. halten und Kinn nach vorn ziehen (dabei nicht auf die Weichteile drücken), dass die Zunge nicht zurückfallen kann (entspricht der Intubationsstellung).
- Bei Verdacht auf HWS-Verletzungen nur Esmarch-Handgriff anwenden ◘ Abb. 8.1).
- Bei Verdacht auf Verlegung der oberen Atemwege durch einen Bolus, Maßnahmen ▶ Abschn. 3.5.
- Nasen-Rachen-Raum (NRR) inspizieren.
- Beim nicht intubierten Patienten: Nasen-Rachen-Raum mit einem möglichst dicken Katheter über den Mund absaugen, falls keine Absaugung vorhanden ist, Mund mit den Fingern säubern.
- Setzt die Spontanatmung anschließend wieder ein, Patienten zum Aspirationsschutz in die stabile Seitenlage bringen und per Monitor überwachen.
- Bei intubierten/tracheotomierten Patienten: endotracheal absaugen, Tubus/Trachealkanüle auf Durchgängigkeit und Lage überprüfen, auskultatorische Kontrolle

- **B – Beatmung**
- **Beatmung ohne Hilfsmittel**

Beim Beatmen ohne Hilfsmittel ist die eigene Position seitlich des Patienten. Bei der Exspiration des Patienten wird der Thorax beobachtet, dazu dreht man den eigenen Kopf zum Patienten, gleichzeitig kann frische Luft eingeatmet werden.

Möglichkeiten
- Neugeborene und Säuglinge: Mund-zu-Mund-und-Nase,
- Kinder und Erwachsene:
  - Mund-zu-Nase: einfach zu praktizieren (◘ Abb. 8.2), der Mund des Patienten muss bei der Inspiration geschlossen sein, dazu das Kinn hochziehen, andernfalls könnte die Zunge die Atemwege verschließen,
  - Mund-zu-Mund: dazu muss die Nase mit Daumen und Zeigefinger zugehalten werden, der Mund wird leicht geöffnet und das Kinn hochgezogen,
- Patienten mit Tubus/Kanüle: Mund-zu-Tubus bzw. -Kanüle.

Wegen des geringeren Atemzugvolumens eines Kindes, darf kein voller Atemzug gegeben wer-

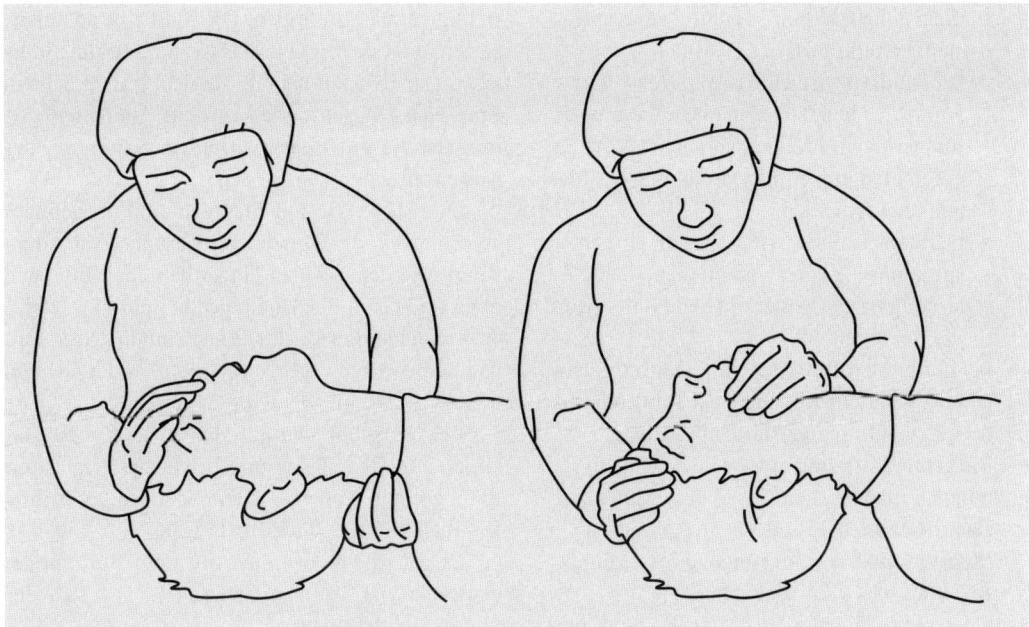

Abb. 8.2 Mund-zu-Nase-Beatmung. (Aus: Larsen R. (1999) Anästhesie und Intensivmedizin für Schwestern und Pfleger. 5. Aufl. Springer, Berlin Heidelberg New York Tokio)

den. Neugeborene und Säuglinge bis 1 Monat haben ein AZV von ca. 20–50 ml (6–10 ml/kg KG) = 1 Schnapsglas oder einen Mund voll.

Lagerung
Den Patienten flach lagern und den Kopf in Mittelstellung halten. Die eine Hand auf die Stirn des Patienten legen und damit den Kopf fixieren.
Die weitere Haltung des Kopfes richtet sich nach dem Alter des Kindes.
- Säuglinge: Kopf nicht überstrecken, sondern in eine gerade Stellung bringen = Schnüffelstellung.
- Kleinkinder und Kinder bis 10 Jahre: Kopf nur leicht überstrecken.
- Kindern ≥10 Jahre: Kopf zunehmend überstrecken.

Zur Unterstützung kann eine Rolle aus Tüchern unter die Schultern gelegt werden, bei kleineren Kindern in den Nacken.

> Cave: Bei Verdacht auf HWS-Fraktur möglichst keine Überstreckung des Kopfes vornehmen.

Beutelbeatmung
Beatmungsbeutel
- Babybeutel für Säuglinge/Kleinkinder bis ca. 12 kg KG (wegen Leckagen sollte bei einer Maskenbeatmung eher ein größerer Beutel verwendet werden als bei intubierten Patienten),
- Beatmungsbeutel muss mit Reservoirschlauch/-beutel und Schlauch zum Anschluss von Sauerstoff versehen sein (nur so kann annähernd eine O_2-Konzentration von 100 % erreicht werden),
- bei Neugeborenen/Frühgeborenen bzw. Patienten mit respiratorischen Problemen (z. B. ARDS) ist ein PEEP-Ventil erforderlich.

Vorgehen
- Bei spontanatmenden Patienten: Maskenbeatmung mit Sauerstoff, evtl. dabei einen Guedel-Tubus zur Hilfe nehmen (Längenmaß: Mund-

winkel – Ohrläppchen). Haltung des Kopfes s. oben. Inspirationszeit:
- bei Kindern wird eine Inspirationsdauer von 1–1,5 s bzw. langsame Insufflationszeit mit geringem Atemzugvolumen (AZV) empfohlen, um eine Überblähung des Magens zu vermeiden,
- bei Erwachsenen wird nur noch eine Inspirationszeit von 1 s empfohlen, die Beatmung tritt insgesamt in den Hintergrund der Reanimation.

— Bei intubierten Patienten: mit Beatmungsbeutel und Sauerstoff beatmen, bei Tubusobstruktion: Extubation und Maskenbeatmung.
— Falls eine Beatmung mit dem Beutel nicht möglich ist: Mund-zu-Mund oder Mund-zu-Nase beatmen bei Kindern, und Mund-zu-Mund-und-Nase beim Säugling bzw. Mund-zu-Tubus bzw. -Kanüle beatmen.
— Flowmeter: Aufgrund der Toxizität des Sauerstoffs sollte nur so viel Sauerstoff wie notwendig verabreicht werden. Daher sollte möglichst schnell eine Überwachung der Sauerstoffsättigung erfolgen und die Sauerstoffzufuhr entsprechend angepasst werden. Je nach Klinik wird primär mit 100 % bzw. 21 % Sauerstoffzufuhr begonnen und die Zufuhr entsprechend nach unten bzw. oben nachreguliert. Um ca. 100 % Sauerstoff verabreichen zu können, muss das Flowmeter folgendermaßen eingestellt werden:
- Schulkind = 10 l,
- Kleinkind = 8 l,
- Säugling = 6 l,
- Frühgeborene/Neugeborene = 4 l.
— Frequenz (FQ) ist altersabhängig:
- Neugeborene ca. jede Sekunde beatmen (FQ 40–60/min),
- Kleinkinder alle 2 s (FQ 30/min),
- Schulkinder alle 3 s (FQ 20/min).
— Beatmungstiefe: deutliche thorakale Exkursionen müssen sichtbar sein, entweicht die Exspirationsluft?

Das Beatmen mit dem Beatmungsbeutel erfordert einige Übung. Schwierig kann es schon werden, die richtige Maske zu finden. Die Maske ist so aufzusetzen, dass sie Mund und Nase gut umschließt. Es ist einiger Druck nötig, um sie richtig abzudichten. Eine dicke Magensonde kann das Abdichten verhindern, sie muss nach vorheriger Aspiration des Magensaftes gezogen werden.

Die Maske ist mit Daumen und Zeigefinger zu umfassen, der Mittelfinger zusammen mit dem Ring- und dem kleinen Finger hält das Kinn nach oben = C-Griff. Bei Säuglingen besteht die Gefahr, dass man die Halsweichteile nach innen drückt und dabei die Atemwege verschließt; darauf achten, dass die Maske nicht auf die Augen drückt.

Bei Neugeborenen gilt als Anhalt für das Beatmen mit dem Beatmungsbeutel die Regel: pro 1000 g einen Finger + Daumen (z. B. 2000 g = Daumen + Zeige- und Mittelfinger).

Es wird beim Beatmen mit dem Beatmungsbeutel so viel Druck aufgewendet, dass sich der Thorax sichtbar hebt.

Der Umgang mit einem großen Beutel ist noch schwieriger, da er kaum mit einer Hand zu umfassen ist, geschweige denn komprimiert werden kann. Um dieses zu erleichtern, kniet man sich so hin, dass der Kopf des Patienten zwischen den Oberschenkeln liegt. Jetzt hat man die Möglichkeit, den Beutel auf die Oberschenkel zu legen und ihn so mit einer Hand gut zu komprimieren. Leichter geht es zu zweit, wenn einer die Maske hält (=doppelter C-Griff) und der Zweite den Beutel komprimiert.

Bei der manuellen Beutelbeatmung gelangt leicht Luft in den Magen. Dies führt zur Überblähung und zur Gefahr der Regurgitation von Mageninhalt mit evtl. folgender Aspiration. Daher sollte man möglichst bald den Magen kurz absaugen. Ein weiteres Problem ist der Zwerchfellhochstand durch den aufgeblähten Magen und die eingeschränkten Atemexkursionen der Lunge, d. h. die Beatmungssituation wird verschlechtert. Abhilfe schafft intermittierendes Absaugen des Magens oder das Legen einer Magensonde, die dann offen und ablaufend bleibt.

Durch Anwendung des Sellick-Handgriffs (Druck auf den Ringknorpel zur Kompression des Ösophagus) kann die Luftinsufflation in den Magen sowie die Regurgitation von Mageninhalt bei vollem Magen vermieden werden. Dieser Handgriff ist Geübten vorbehalten.

Kann keine Ventilation erzielt werden, ist die Ursache meist eine zu großen Leckage oder aber eine Atemwegsverlegung.

Fehlerbehebung
- Andere Maske wählen bzw. Neupositionierung (häufigstes Problem),
- Position bzw. Überstreckung des Kopfes verändern,
- doppelter C-Griff, wenn entsprechende Anzahl an Personen anwesend,
- Guedel-Tubus einbringen,
- Laryngoskopie zum Ausschluss einer Atemwegsverlegung,
- Intubation, ggf. Notfalltracheotomie,
- bei intubierten oder tracheotomierten Patienten mit Verdacht auf Tubusobstruktion/Trachealkanülenverlegung versuchen, den Tubus bzw. die Kanüle freizusaugen, ggf. Extubation und Maskenbeatmung bzw. Kanülenwechsel.

▪ C – Thoraxkompressionen

Zur Beurteilung der Kreislaufsituation entfällt in der Laienreanimation das Tasten nach dem Puls, es wird dann nur nach allgemeinen Zeichen wie Husten, Atmen, Würgen geschaut.

Beginn der Herzdruckmassage bei Säuglingen bei einer Herzfrequenz unter 60/min.

Liegt bei einem Atemstillstand zusätzlich ein Herzstillstand vor, erfolgen zusätzlich zur Beatmung die Thoraxkompressionen. Bei einem rein kardial bedingten Herz-Kreislauf-Stillstand (Erwachsene bzw. Kinder mit bekannten kardialen Problemen) haben die Thoraxkompressionen eine höhere Priorität vor der Beatmung (evtl. noch Schnappatmung, gewisse Sauerstoffreserve).

▪▪ Wirkung
- Kompression des Sternums und des teilweise darunter liegenden Herzens,
- Erzeugung von Druckunterschieden.

Maximal werden 20–30 % (–50 %) des normalen Herzminutenvolumens erreicht. Der maximale

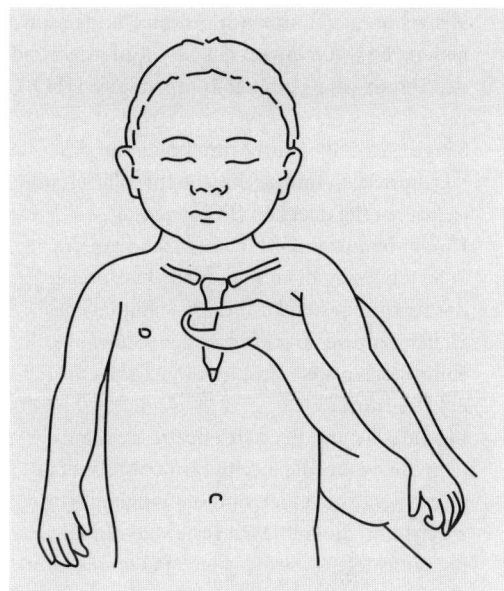

○ **Abb. 8.3** Druckpunkt für die HDM beim Neugeborenen. (Aus: Larsen R. (1992) Anästhesie und Intensivmedizin für Schwestern und Pfleger. 3. Aufl. Springer, Berlin Heidelberg New York Tokio)

Blutdruck liegt bei Werten um 60–80 mmHg systolisch (Erwachsener). Ein diastolischer Wert wird nicht erreicht.

Zu Beginn den Oberkörper frei machen, um den optimalen Druckpunkt zu finden, und den Patienten auf eine harte Unterlage legen (Fußboden, Brett, Tablett, Wickeltisch ohne Auflage).

▪▪ Auffinden des Druckpunktes

Druck auf das untere Drittel bzw. bei Säuglingen auf die untere Hälfte des Sternums ist immer effektiv. Keinesfalls Druck unterhalb des Sternumendes ausüben → Verletzungsgefahr, Gefahr des Erbrechens (○ Abb. 8.3).

Um das Sternumende zu finden, fährt man mit einem Finger am Rippenbogen entlang bis zum Winkel, wo die Rippen auf das Sternum treffen.

▪▪ Kompressionstiefe und Frequenz

Drucktiefe: ein Drittel des anterior-posterioren Thoraxdurchmessers bzw. so tief, bis ein Puls tastbar ist. Dieses wird folgendermaßen erreicht:

- Neugeborene: Thorax mit beiden Händen umfassen, die Daumen auf das Sternum legen und der Thorax ca. 1,5 cm tief komprimieren (FQ 120/min).
- Säuglinge: Zeige- und Mittelfinger auf das Sternum legen und senkrecht zur Wirbelsäule ca. 2,5 cm tief drücken (FQ 100/min).
- Kinder bis zur Pubertät: eine Hand auf das Sternum legen, die Finger sind abgespreizt, der Arm ist gestreckt und die Schultern des Helfers sind senkrecht über dem Sternum, die Kompressionstiefe liegt hier bei 2,5–4 cm (FQ 80–100/min).
- Jugendliche und Erwachsene: beide Hände nehmen, wobei die zweite Hand auf die erste gelegt wird, auch hier sind die Finger abgespreizt und die Arme ausgestreckt, die Kompressionstiefe ist hier 4–5 cm (FQ 60–80/min).

▪▪ Durchführung der Thoraxkompressionen

Der Druck wird vom Oberkörper des Helfers ausgeübt und nicht allein von den Armen (hoher Kraftaufwand). Kräfte schonend einsetzen, da es sonst früh zu einer Erschöpfung des Helfers kommt. Arbeitet man mit 2 Helfern, steht oder kniet man sich gegenüber, auf derselben Seite würde man sich gegenseitig behindern.

Verhältnis der Thoraxkompression zur Relaxation beträgt 1:1.

Während der Relaxationsphase erfolgt die koronare Durchblutung.

▪▪ Erfolgskontrolle

- Beobachtung des EKG,
- intermittierende Pulskontrolle,
- Verbesserung der Haut- und Schleimhautdurchblutung,
- Verengung der Pupillen.

Wenn der Herzschlag wieder einsetzt, soll die Beatmung noch weitergeführt werden.

▪ Verhältnis Thoraxkompression und Beatmung

Je nachdem, ob an der Reanimation Laienhelfer oder professionelle Helfer beteiligt sind, unterscheidet man die **Einhelfer- oder Zweihelfermethode.** Für Laien gilt unabhängig von der Anzahl der Helfer der Rhythmus der Einhelfermethode. Bei mehreren professionellen Helfern wird die Zweihelfermethode angewendet. Bei dieser zählt derjenige den Rhythmus vor, der die Thoraxkompressionen durchführt. Die Entscheidung, ob es sich um ein Kind oder einen jungen Erwachsenen handelt, obliegt allein dem Retter. Seine Entscheidung zählt.

> **Einhelfer- oder Zweihelfermethode.**
> - **Erwachsene:** Bei Erwachsenen behält man den Rhythmus der Einhelfermethode auch mit zwei Helfern bei. Beginn mit 30 Thoraxkompressionen – dann 2 Beatmungen.
>   - Einhelfer-/Zweihelfer-Methode: 30:2 Nach jedem 4. Intervall beim Erwachsenen bzw. 1 min den Puls tasten.
> - **Kinder und Säuglinge:** Initial beginnt man bei Kindern und Säuglingen unabhängig von der Helferzahl mit 5 Atemzügen, davon müssen 2 effektiv sein.
>   - Einhelfer-Methode: 30:2
>   - Zweihelfer-Methode: 15:2 Abwechselnd 2 langsame Atemzüge und 15 bzw. 30-mal die Thoraxkompressionen, nach jedem 8. Intervall bzw. 2 min den Puls tasten.
> - **Neugeborene**
>   - Einhelfer-Methode: 30:2
>   - Zweihelfer-Methode: 3:1

Vor allem bei Erwachsenen wird ein regelmäßiger Tausch der Helferposition empfohlen, um eine Erschöpfung zu vermeiden, ohne die Reanimation jedoch auch nur kurz zu unterbrechen.

Dem »Kreislauf-Ersatz« wird eine höhere Priorität zugeschrieben in Situationen, in denen Beatmung und Thoraxkompressionen nicht zusammen umgesetzt werden können oder aber eine Beatmung nicht durchgeführt werden mag (z. B. Ekelgefühl).

Durch längere kontinuierliche Phasen der Thoraxkompression wird ein besseres koronares und zerebrales Perfusionsniveau über eine längere Zeit erreicht.

Zur Optimierung der Beatmung sollten spontan atmende Patienten intubiert werden. Die Intubation wird durchgeführt, sobald ein Arzt oder eine Person sie durchführen kann und das Zubehör vorhanden ist. Sie kann auch ohne Medikamentengabe (venöser Zugang) durchgeführt werden.

Nach einer Intubation werden die Thoraxkompressionen kontinuierlich durchgeführt und eine Ventilation in einem asynchronen Verhältnis (ca. nach jeder 5. Kompression). Alternativ zur Beutelbeatmung kann eine altersentsprechende druckkontrollierte Beatmung mit 100 % Sauerstoff über ein Beatmungsgerät eingesetzt werden. Eine Addition beider Drucke kann zu einer Steigerung des Herzzeitvolumens führen.

Wenn zusätzliche Helfer vorhanden sind, folgt Maßnahme D.

- **D – Drugs/Medikamente**

Dazu muss ein i. v.-Zugang liegen oder gelegt werden. Gelingt dieses nach 3 min nicht, sollte eine intraossäre Kanüle oder ein ZVK gelegt werden.

- Volumengabe:
  - Indikation: Blutverlust, Volumenmangelschock,
  - primär kristalloide isotonische Lösung z. B. Ringerlösung, evtl. HAES 6 %ig in einer Dosierung von 15 ml/kg KG i. v. über 30–60 min,
  - Höchstdosis: maximal 30 ml/kg KG (Überschreiten dieser Dosis nur auf Anweisung des Arztes),
  - cave: Volumengabe ist kontraindiziert bei kardiogenem Schock, keine Bolusgaben bei Neugeborenen wegen der Hirnblutungsgefahr.
- Adrenalin (z. B. *Suprarenin*):
  - Indikation: Bradykardie, Asystolie, schwere anaphylaktische Reaktionen,
  - Ampulle = 1 mg/ml 1:1000 verdünnen auf 1:10.000 = 1 ml + 9 ml NaCl 0,9 %ig/Aqua,
  - Dosis: 0,01–0,03 mg/kg KG i. v. = 0,1–0,3 ml/kg KG i. v. (Halbwertszeit 2 min),
  - Wiederholung alle 3–5 min,
  - zeigen wiederholte Gaben keinen Erfolg frühestens nach ca. 7 min Dosis auf 0,1 mg/kg KG i. v. = 1 ml/kg KG i. v. erhöhen, dann evtl. auch pur verabreichen,
  - nicht gleichzeitig mit Natriumbikarbonat verabreichen, da Adrenalin im alkalischen Milieu nicht wirken kann,
  - endotracheale Gabe von 0,1 mg/kg KG, wenn kein i. v.-Zugang vorhanden ist.
- Amiodaron (z. B. *Cordarex*)
  - Indikation: defibrillationsresistentes Kammerflimmern, Vorhofflimmern, pulslose ventrikuläre Tachykardie,
  - Ampulle = 150 mg/3 ml verdünnen auf 15 ml mit Glukose 5 %ig → 5 mg/kg KG i. v. = 0,5 ml/kg KG i. v. über mindestens 3 min, 2. Gabe frühestens nach 15 min, evtl. anschließend Dauerinfusion möglichst über einen ZVK,
  - bei Neugeborenen kontraindiziert,
  - bei Erwachsenen: 300 mg als Bolus, ggf. Wiederholung mit 150 mg gefolgt von Infusion von 900 mg/24 h,
  - Alternativ Lidocaingabe (nicht, wenn Amiodaron schon einmal gegeben wurde).
- Atropin
  - Indikation: bradykarde Rhythmusstörungen, z. B. Sinusbradykardie! AV-Block,
  - Ampulle = 0,5 mg/ml → 0,01 (-0,03) mg/kg KG, bzw. 0,02(-0,06) ml/kg KG i. v. alle 3–5 min, s. l., endotracheal doppelte Dosis,
  - nicht zusammen mit Adrenalin und Noradrenalin verabreichen.
- Kalziumglukonat 10 %ig:
  - eine routinemäßige Gabe von Kalzium wird heute nicht mehr empfohlen, sie ist vielmehr auf spezielle Indikationsstellungen begrenzt: Hypokalzämie, Hyperkaliämie und Überdosierung von Kalziumantagonisten,
  - 1 ml/kg KG langsam i. v. bzw. Dosierung bis eine Wirkung auftritt,
  - nicht zusammen mit Natriumbikarbonat verabreichen.
- Natriumbikarbonat:
  - Natriumbikarbonat hat bei der primären Reanimation keinen Stellenwert, sondern erst bei einem prolongierten Verlauf (>15 min), frühzeitige Gabe allerdings bei nachgewiesener Hyperkaliämie, Hypermagnesiämie, Intoxikation mit trizyklischen

- Antidepressiva und vorbestehender Azidose,
- Ampulle = 8,4 %ig, 1 ml = 1 mmol, 1:1 mit Aqua verdünnen = 4,2 %ig = 0,5 mmol/ml → 1 mmol/kg KG = 2 ml/kg KG der verdünnten Lösung langsam i. v. bei Blindpufferung, besser nach BGA-Kontrolle, erst bei 2- bis 3-maligem Nichtansprechen auf Adrenalin,
- beste Azidosetherapie ist die optimale Perfusion der Organe durch Beatmung, Herzmassage und Adrenalingabe,
- Folgen der Azidose:
  - unterdrückte Spontanaktivität des Herzens,
  - verminderte Kontraktionskraft,
  - Funktionsbeeinträchtigung des Myokards,
  - Ansprechbarkeit von Katecholaminen und Defibrillation ist reduziert,
- Gabe von Natriumbikarbonat erfolgt langsam über den Perfusor, nie gemeinsam über einen Zugang mit Katecholaminen und Kalzium, möglichst allein verabreichen, darf nie gleichzeitig mit Adrenalin gegeben werden (s. o.).
- Glukose:
  - Indikation: bei nachgewiesener Hypoglykämie, 2–4 ml/kg KG Glukose 10 %ig.
- Orciprenalin (z. B. *Alupent*):
  - spezielle Indikation: schwerer Bronchospasmus,
  - Ampulle = 0,5 mg/1 ml 1:9 verdünnen → 10–30 µ/kg KG bzw. 0,2–0,6 ml/kg KG als Bolus.
- Naloxon (z. B. *Narcanti*):
  - spezifisch als Antidot für alle Opiate und Opioide (z. B. *Dipidolor, Dolantin*, Fentanyl, Morphin) bei medikamentös verursachten Atemstörungen,
  - Ampulle = 0,4 mg/1 ml 1:3 verdünnt → 0,01 mg/kg KG = 0,1 ml/kg KG i. v.,
  - Achtung: kürzere Halbwertszeit als Opiate.

Notfallmedikamente

Folgende Verabreichung wird empfohlen:

- Über einen venösen Zugang, es reicht ein peripherer Zugang, möglichst in der oberen Körperhälfte.
- Nach jeder i. v.-Medikamentengabe müssen ausreichende Mengen NaCl 0,9 %ig (5–10–20 ml, je nach Alter) nachgespritzt werden.
- Intratracheal, 2- bis 3fache Gabe der i. v.-Dosis, dann Verdünnung mit NaCl 0,9 %ig auf 0,5 ml bei NG, 1 ml bei Säuglingen, 2 ml bei Kleinkindern und 5–10 ml bei Kindern bzw. analoge Menge wie beim Anspülen fürs endotracheale Absaugen, evtl. tiefe Instillation über eine in den Tubus eingeführte Magensonde.
- Sublingual, z. B. Adrenalin und Atropin, wird im venenreichen Unterzungengebiet schnell resorbiert.
- Intrakardial, nur noch in verzweifelten Notfallsituationen.
- Injektion i. m. oder s. c. ist nicht sinnvoll, die schlechte Mikrozirkulation bzw. der schlechte Gewebsstoffwechsel bedeutet eine nicht berechenbare Wirkung.
- Intraossär (▶ Abschn. 12.9) über den Tibiakopf (Gefäßschwamm), auch eine Volumengabe ist möglich (über spezielle Kanülen). Wird inzwischen bevorzugt, wenn kein regulärer i. v.-Zugang gelegt werden kann.
- Sterilität nicht vernachlässigen.
- Alle aufgezogenen Medikamente werden beschriftet.
- Medikamente und leere Spritzen bis zum Ende der Reanimation aufbewahren.
- Verabreichungen auf dem Reanimationsprotokoll dokumentieren, ggf. nachträglich.

E – Elektrizität

EKG

- EKG über Extremitätenableitung kann sinnvoll sein, da sich häufig bei der Herzdruckmassage die Elektroden lösen,
- Systolenton am EKG-Monitor laut stellen.

Formen des Herzstillstands

- Asystolie: elektrische Aktivität ist nicht vorhanden.

- Elektromechanische Entkoppelung: im EKG sind Herzaktionen zu erkennen, u. U. normaler QRS-Komplex, aber kein Auswurf, zentraler Puls ist nicht zu tasten (Perikarderguss, Herzbeuteltamponade, Pneumothorax).
- Kammerflimmern: vollkommen unkoordinierte elektrische Aktivität, funktionell keine Auswurfleistung des Herzens.

Defibrillation
- Wirkung: asynchrone Depolarisation aller Myokardfasern, erlaubt dem Sinusknoten die Kontrolle zu übernehmen, eine Defibrillation bei einer Körpertemperatur <32°C ist wirkungslos, da das Herz keinen normalen Rhythmus aufweisen kann, es verbleibt im Kammerflimmern, daher muss immer erst eine Erwärmung des Patienten stattfinden.
- Indikation:
  - Kammerflimmern,
  - bestimmte tachykarde Rhythmusstörungen z. B. polymorphe ventrikuläre Tachykardien,
  - Asystolie.
- Voraussetzung: bestmögliche Oxygenierung.
- Technik:
  - Wahl der richtigen Elektroden, bei Kindern <10 kg KG Kinderelektroden verwenden,
  - Wahl der richtigen Energie (s. u.),
  - Elektroden mit Gel oder Paste bestreichen,
  - Elektroden entsprechend der Beschriftung auflegen, negative Elektrode (APEX) unterhalb des rechten Schlüsselbeins, positive Elektrode (STERNUM) unterhalb der linken Brustwarze,
  - während der Defibrillation darf niemand Kontakt zum Patienten und zum Bett haben, Ausführender muss auf trockenem Boden stehen,
  - Elektroden laden, freischalten, fest andrücken und in der Exspiration defibrillieren,
  - Effektivitätskontrolle am EKG,
  - Erwachsene: einmalige Defibrillation mit 150–200 Joule und anschließende 2-minütige Reanimation, bei Erfolglosigkeit Wiederholung mit 150–350 Joule und ggf. Gabe von 1 mg Adrenalin,
  - Kinder: einmalige Defibrillation mit 4 Joule/kg KG und anschließende 2-minütige Reanimation, erst bei weiterer Erfolglosigkeit erneute Defibrillation und ggf. Adrenalingabe.

Kardioversion
R-Zacken-gesteuerte Defibrillation bei paroxysmalen supraventrikulären Tachykardien, monomorphen ventrikulären Tachykardien und Vorhofflimmern, dazu muss die Synchronisationstaste des Defibrillators eingeschaltet sein.
- EKG-Ableitung über den Defibrillator ist notwendig,
- sonstiges Vorgehen wie bei der Defibrillation, Synchronisationstaste aktivieren (sie muss bei jedem Versuch erneut aktiviert werden),
- 1. Dosis: 2 Joule/kg KG, 2. Dosis: 4 Joule/kg KG,
- nur in i. v.-Kurznarkose z. B. Etnomidat/*Hypnomidate* 0,2–0,3 mg/kg KG, Ampulle mit 20 mg/10 ml 1:1 mit Aqua verdünnen → 0,15–0,3 ml/kg KG; Fentanyl 0,5 µ/kg KG = 0,1 ml/kg KG, Thiopental/*Trapanal* 5 mg/kg KG, evtl. ist eine kurzzeitige Maskenbeatmung erforderlich.

Eine Alternative zur Kardioversion bei supraventrikulären Tachykardien bietet heute das Medikament Adenosin (z. B. *Adrekar*), Dosierung: initial 0,1 mg/kg KG i. v., möglichst schnelle Injektion, Wiederholungen alle 2 min bis zu einer Dosierung von 0,25 mg/kg KG i. v.

Pacing
Mit dem Defibrillator ist auch ein externes Pacen möglich. Dazu müssen die Paddles entfernt und die Kissenelektroden für das transthorakale Pacen bzw. die Ösophaguselektrode mit dem entsprechenden Anschluss am Defibrillator verbunden werden.

Indikation
- Sinusbradykardie,
- AV-Block,
- paroxysmale supraventrikuläre Tachykardie (externes Overdrive Pacing, ▶ Abschn. 7.7),
- ventrikuläre Tachykardie (externes Overdrive Pacing).

Einstellungen
- Art: Fixed- (ständig) oder Demand-Pacing (bei Unterschreiten einer vorgegebenen Herzfrequenz),
- Impulsintensität: initial 2 mA/kg KG, erhöhen bis Herzkontraktion erfolgt,
- FQ: alterabhängig.

- **F – Fluids**

Infusionen werden gegeben, um Volumenmangel auszugleichen, s. auch unter Punkt D:
- Ringer-Lösung,
- NaCl 0,9 %ig,
- HAES 6 %ig,
- rasche Transfusion bei hämorrhagischem Schock,
- s. auch unter Punkt D.

- **G – Gespräch**
- Grunderkrankung des Patienten,
- Ursache des Herz-Kreislauf-Stillstands,
- Zwischenbilanz, Verlauf, Dauer, Prognose,
- Abbruch der Reanimation? Dazu außer dem Reanimationsteam die Beteiligten (Eltern) und Verantwortlichen (Oberarzt, diensthabender Arzt) hinzuziehen.

- **H – Hypothermie/therapeutische Hypothermie**
- Fieber nach einem Kreislaufstillstand muss aggressiv behandelt werden, da sich dadurch die Ischämietoleranz des Gehirns verringert.
- Hypothermiebehandlung (sollte innerhalb von 6 h nach dem Ereignis begonnen werden):
  - bei Erwachsenen mit fortbestehender Bewusstlosigkeit nach einer Reanimation kontrollierte Ganzkörperkühlung für 12–24 h auf 32–34°C mittels Kühlmatten/-systemen, anschließend Erwärmung 0,25–0,5°C/h (Gefahr, plötzliche Öffnung der Peripherie, Volumen versackt → Kreislaufversagen),
  - bei Kindern gibt es noch keine definitiven Empfehlungen, Studien laufen derzeit mit Ganzkörperkühlung von ca. 33–35°C bzw. isolierter Kühlung nur des Kopfes über Kühl-/Gelhauben für 72 h und anschließender Erwärmung um 0,5°C/h,
- Komplikationen: Bradyarrhythmien, arterielle Hypotension, Gerinnungsstörungen.
- Atemgastemperatur 1°C über der Kerntemperatur einstellen und entsprechend nachregulieren (*cave*: thermische Schäden an der Trachea).
- Kontinuierliche Temperaturüberwachung über Temperatursonde.

Sonst muss ein Wärmeverlust vermieden werden:
- Temperatur der offenen Einheit, des Inkubators oder des Raumes erhöhen,
- Wärmestrahler (*cave*: Verbrennungen), Wärmematten, Decken,
- Zugluft vermeiden, Türen und Fenster geschlossen halten,
- Magenspülungen mit warmen Lösungen,
- Infusionslösungen über Blutwärmer erwärmen.

- **I – Intensivtherapie und Überwachung**

Jeder erfolgreich reanimierte Patient wird zunächst auf einer Intensivstation weiter überwacht und behandelt. Die Behandlung zielt darauf ab, hypoxische Folgeschäden, vor allem die hypoxisch-ischämische Enzephalopathie, zu vermeiden oder zu lindern.
- Kreislaufüberwachung:
  - EKG, Herzfrequenz, Herzrhythmus kontinuierlich über Monitor,
  - Blutdruck – guter MAD, Aussehen, Hautfarbe.
- Überwachung der Körpertemperatur:
  - Patienten langsam erwärmen, 0,5–1°C/h Kontrolle über Temperatursonde, reaktive Hyperthermie vermeiden.
- Neurologische Überwachung:
  - Das Gehirn reagiert am empfindlichsten auf den Sauerstoffmangel, je nach Dauer der Hypoxie kann der Patient sofort nach der Reanimation wieder erwachen, nach kurzer Wachphase wieder eintrüben oder nach der Reanimation bewusstlos bleiben,
  - gefürchtetste Komplikation ist das Hirnödem → engmaschige Überwachung der

zerebralen Funktion u. a. über GCS, Neurostatus, Pupillengröße und Pupillenreaktion,
- Weiteres ▶ Abschn. 5.2.

8.2.2 Komplikationen der Reanimation

- Fehlintubation,
- Rippenfrakturen, Pneumothorax → Legen einer Thoraxdrainage (▶ Abschn. 12.4),
- falscher, zu tiefer Druckpunkt: Leber-, Milzruptur, Magenverletzungen.

> Voraussetzung für eine geringe Komplikationsrate und eine effektive Reanimation ist, dass sie regelmäßig unterrichtet und trainiert wird und dass sie entschlossen begonnen und durchgeführt wird.

8.2.3 Ausrüstung eines Notfallplatzes

- Absauggerät mit Zubehör,
- Notfallwagen mit Medikamenten, Spritzen, Kanülen,
- Beatmungsbeutel mit Sauerstoffanschluss und Reservoirschlauch/-beutel, Masken,
- Intubationszubehör in verschiedenen Größen,
- Monitor für EKG, Atmung, Blutdruck (peripher/invasiv), Sauerstoffsättigung, endexsp. CO_2, Temperaturmessung, entsprechendes Zubehör in verschiedenen Größen,
- Stethoskop,
- Defibrillator,
- Infusionszubehör,
- Perfusoren, Infusomat,
- Pflaster zum Fixieren von venösen Zugängen und Tuben,
- Guedel-Tuben,
- Herzbretter in verschiedenen Größen,
- Pleuradrainage,
- intaossäre Kanüle,
- Notfalltracheotomie-Set,
- Reanimationsprotokoll, Kurven,
- Röntgengerät.

Die für eine Reanimation benötigten Instrumentarien müssen regelmäßig kontrolliert werden.

8.2.4 Koordination einer Reanimation

Wichtig ist, dass es stationsinterne Absprachen zum Ablauf und den Zuständigkeiten gibt und diese trainiert werden.

> Zu Beginn der Maßnahmen auf die Uhr sehen!

- **Ablauf auf unseren Intensivstationen**
- Die erste Person (z. B. Pflegeperson 1) ruft direkt eine weitere Person (oder drückt den roten Notfallknopf) und beginnt sofort mit den Wiederbelebungsmaßnahmen nach der Einhelfer-Methode. Ist der Patient schon beatmet und der Tubus/die Kanüle durchgängig, Sauerstoff auf 100 % stellen, altersgerechte Frequenz, Druck bzw. AMV einstellen und nur die HDM durchführen.
- Die zweite Person (z. B. Pflegeperson 2) gibt den Notfall weiter und eilt anschließend sofort zu Hilfe, Reanimationswagen und Herzbrett mitnehmen.
- Sind weitere Pflegepersonen oder ein Arzt auf der Station, diese benachrichtigen (Rufen über Station = die anwesenden Eltern bedenken!).
- Ist kein Arzt da, über die Zentrale den Stationsarzt und Intensivoberarzt herbeirufen und ihnen gleichzeitig die Information über den Zustand des Kindes (z. B. Herzstillstand) geben.
- Verständigen: Kann Volumenmangel herrschen? Bei Blutung: sofern vorhanden, Infusion aufdrehen – was einläuft ist zunächst egal (s. auch Punkt D und F). Bei leerem Kreislauf nützt keine Herzdruckmassage!
- Nach Eintreffen der Ärzte optimale Bedingungen schaffen, z. B. Oberkörper des Kindes frei machen, Herzbrett unterlegen.
- Ein Arzt übernimmt die Beatmung (führt ggf. die Intubation durch) und übernimmt die Teamleitung. Es muss entschieden werden, ob noch weitere Personen (evtl. Spezialisten, z. B.

Anästhesisten, Kardiochirurgen) hinzu gerufen werden müssen.
- Der 2. Arzt übernimmt die Herzmassage, nachdem er vorher den evtl. notwendigen i. v.-Zugang gelegt hat, in dieser Zeit kann eine Pflegeperson die Herzmassage weiterführen, bei Schwierigkeiten, einen peripheren Zugang zu finden, kann meist noch die Jugularis externa punktiert werden bzw. wird eine intraossäre Kanüle gelegt.
- Die 2. Pflegeperson bereitet Medikamente und Infusionen vor, beschriftet diese, sorgt für Nachschub und dokumentiert (Reanimationsprotokoll), erleichtert wird die Dosierung durch Medikamentenlisten, die an jedem Patientenplatz hängen und die für den jeweiligen Patienten berechneten Medikamentendosierungen enthalten.
- Die 1. Pflegeperson arbeitet am Bett, verabreicht die angeordneten Medikamente und Infusionslösungen über den i. v.-Zugang (Ansage an Pflegeperson 2, damit diese alles dokumentieren kann), assistiert bei der Intubation oder anderen Maßnahmen, saugt ab etc.
- Alle Spritzen müssen aufbewahrt werden, um evtl. später nachzuvollziehen, welche Medikamente gegeben wurden.
- Für die Bereitstellung weiterer Geräte und Materialien muss gesorgt werden:
  - Blutgasanalyse-Bestimmung,
  - Blutzuckergerät bzw. -analyse,
  - Defibrillator, falls erforderlich,
  - Wärmematte/-lampe.
- Die anderen Patienten der Station dürfen auf keinen Fall vernachlässigt werden, auch sie sind vital gefährdet, und es können jederzeit Komplikationen auftreten. Sind die Eltern des Patienten anwesend, muss dafür gesorgt werden, dass sich jemand um sie kümmert.

8.3 Hirntod

8.3.1 Definition

- **Hirntod**

Die Feststellung des Hirntodes als Tod eines Menschen wurde in Deutschland nach einer Empfehlung des wissenschaftlichen Beirats der Bundesärztekammer von 1998 mit folgender Definition festgelegt:

»Der Hirntod wird definiert als Zustand der irreversibel erloschenen Gesamtfunktion des Großhirns, des Kleinhirns und des Hirnstamms. Dabei wird durch kontrollierte Beatmung die Herz- und Kreislauffunktion noch künstlich aufrechterhalten. (…) Mit dem Hirntod ist naturwissenschaftlich-medizinisch der Tod des Menschen festgestellt.« (Bundesärztekammer »Richtlinien zur Feststellung des Hirntodes, 3. Fortschreibung 1997 mit Ergänzungen gemäß Transplantationsgesetz [TPG])

Eine weltweit einheitliche Definition gibt es in der Medizin nicht, jedoch sind die klinischen Symptome des Hirntodes uneingeschränkt gültig, und deren Nachweis wird als sicheres Todeszeichen anerkannt.

Der Zeitpunkt des Todeseintritts ist nicht eindeutig feststellbar, daher gilt als Zeitpunkt die endgültige Feststellung des Hirntodes, der in den amtlichen Totenschein eingetragen wird.

- **Teilhirntod**

Hier liegen schwere Hirnschädigungen vor, die jedoch nur in einzelnen Hirnregionen zum Funktionsverlust führen. Andere Bereiche können dabei uneingeschränkt funktionieren, daher wird dieser Zustand als »Neurologisches Defekt-Syndrom« oder »pseudo-komatöser Zustand« bezeichnet:
- Apallisches Syndrom: Läsionen im Bereich der Großhirnrinde bzw. der afferenten Bahnen → Augenbewegung ohne Fixieren, ungezielte Bewegungen, orale Automatismen, Zähneknirschen, Kaubewegungen, Schluckreflex; Wachheit, aber kein bewusstes Wahrnehmen → keine Reaktion auf akustische, visuelle oder somatosensibel evozierte Potentiale (AEP/VEP/SSEP) ▶ Abschn. 5.2 »Primärdiagnostik«,
- Hirnrindentod: irreversibler Ausfall des Großhirns → kein Bewusstsein, Nulllinien-EEG, Augenbewegungen sind möglich, Reflexe und Atmung sind vorhanden,
- Hirnstammtod: Großhirnrinde noch aktiv → VEP positiv, Teile der Hirnstammfunktion können intensivmedizinisch aufrechterhalten werden, z. B. Atmung,

- Locked-in-Syndrom: Schädigung im Bereich der Brücke, ähnelt einer hohen Querschnittslähmung; Bewusstsein, Wahrnehmung (Sehen, Hören, Schmerzreize) und Atmung (nicht beeinflussbar durch den Patienten) sind vorhanden, aber außer Augenbewegungen sind keine motorischen Äußerungen möglich (Schluckstörungen, Lähmung der Zunge) → Kommunikation über Augenbewegungen ist möglich,
- Akinetischer Mutismus → Schädigung des Frontallappens mit Sprach- und motorischem Zentrum, Patient kann bei geöffneten Augen für längere Zeit fixieren oder Augenbewegungen durchführen, Schlaf- und Wachphasen sind erkennbar; der Patient ist durch Schmerzreize erweckbar, ohne dass er eine Abwehrreaktion zeigt; reversibel,
- Anenzephalie: Neugeborene mit meist nur angelegtem Hirnstamm → zu Beginn häufig noch Eigenatmung vorhanden; Mortalität 95 %,
- Alzheimer Demenz: irreparabler Zellumbau des Gehirns mit nachfolgender Hirnatrophie.

- **Pathophysiologie**

Zum Hirntod kommt es aufgrund einer Hypoxie der Gehirnzellen in Folge einer primären (z. B. SHT, Hirnblutung, -tumor, Entzündungen) und/oder sekundären Schädigung des Gehirns (z. B. Herz-Kreislauf-Versagen, Ertrinken, Verlegung der Atemwege, Atemlähmung, Vergiftung).

Folgen einer länger andauernden Hypoxie:
- Ausfall des Zellstoffwechsels mit Zusammenbruch der Na^+-K^+-Pumpe und damit des Membranpotentials,
- Natrium strömt in die Zelle → Aufnahme extrazellulärer Flüssigkeit in den Hirnzellen,
- Entstehen eines Zellödems,
- Kompression der Liquorräume durch die daraus resultierende Raumforderung und Begrenzung durch die knöchernen Schädelstrukturen,
- Steigerung des intrakraniellen Drucks,
- Hirnmassenverschiebung in das Hinterhauptloch mit Einklemmsymptomatik ▶ »Bulbärhirnsyndrom« und Kompression der Hirngefäße (Tamponade),
- Durchblutungsstopp, da der arterielle Blutdruck den hohen intrakraniellen Druck nicht überwinden kann,
- Nekrose der Hirnzellen mit Ausfall der Hirnfunktion.

Die Dauer des Ausbleibens der Hirndurchblutung ist entscheidend dafür, ob ein endgültiger Durchblutungsstillstand eintritt oder nur Teile des Gehirns zerstört werden = Teilhirntod.

8.3.2 Hirntoddiagnostik

Die Hirntoddiagnostik (Ablauf ◘ Abb. 8.4) kann auf jeder Intensivstation ohne weitere apparative Zusatzdiagnostik durchgeführt werden. Die Symptome sollten unabhängig voneinander von zwei Ärzten mit entsprechender Intensivbehandlungserfahrung und neurologischen Kenntnissen für ergänzende Untersuchungen übereinstimmend festgestellt und auf dem Hirntodprotokoll (◘ Abb. 8.5) dokumentiert werden. Im Fall einer geplanten Organexplantation dürfen diese Ärzte nicht dem Transplantationsteam angehören oder einem Mitglied gegenüber weisungsgebunden sein. Der erforderliche Untersuchungsabstand beträgt bei einer primären Hirnschädigung 12 h, bei einer sekundären 72 h. Zusätzliche apparative Diagnostik kann diese Abstände überflüssig machen (▶ s. u.).

Zusätzliche technische Untersuchungen sind nur in besonderen Fällen, wie z. B. bei Kindern vor dem vollendeten 2. Lebensjahr, erforderlich.

Als Todeszeit wird die Uhrzeit registriert, zu der Diagnose und Dokumentation des Hirntods abgeschlossen sind, d. h. mit Beendigung der 2. Hirntoddiagnostik. Mit dem Feststellen des Todes wird jegliche Therapie beendet, sofern nicht eine Organentnahme vorgesehen ist.

Ist bei einem Patienten mit akuter Hirnschädigung absehbar, dass eine Hirntodbestimmung durchgeführt werden muss, sollte die Möglichkeit einer Organexplantation geprüft werden. Dazu sollte Kontakt mit Transplantationszentren bzw. Eurotransplant aufgenommen werden. Hat eine Klinik keine Erfahrung mit dem Ablauf, können Mitarbeiter der Deutschen Stiftung für Organ-

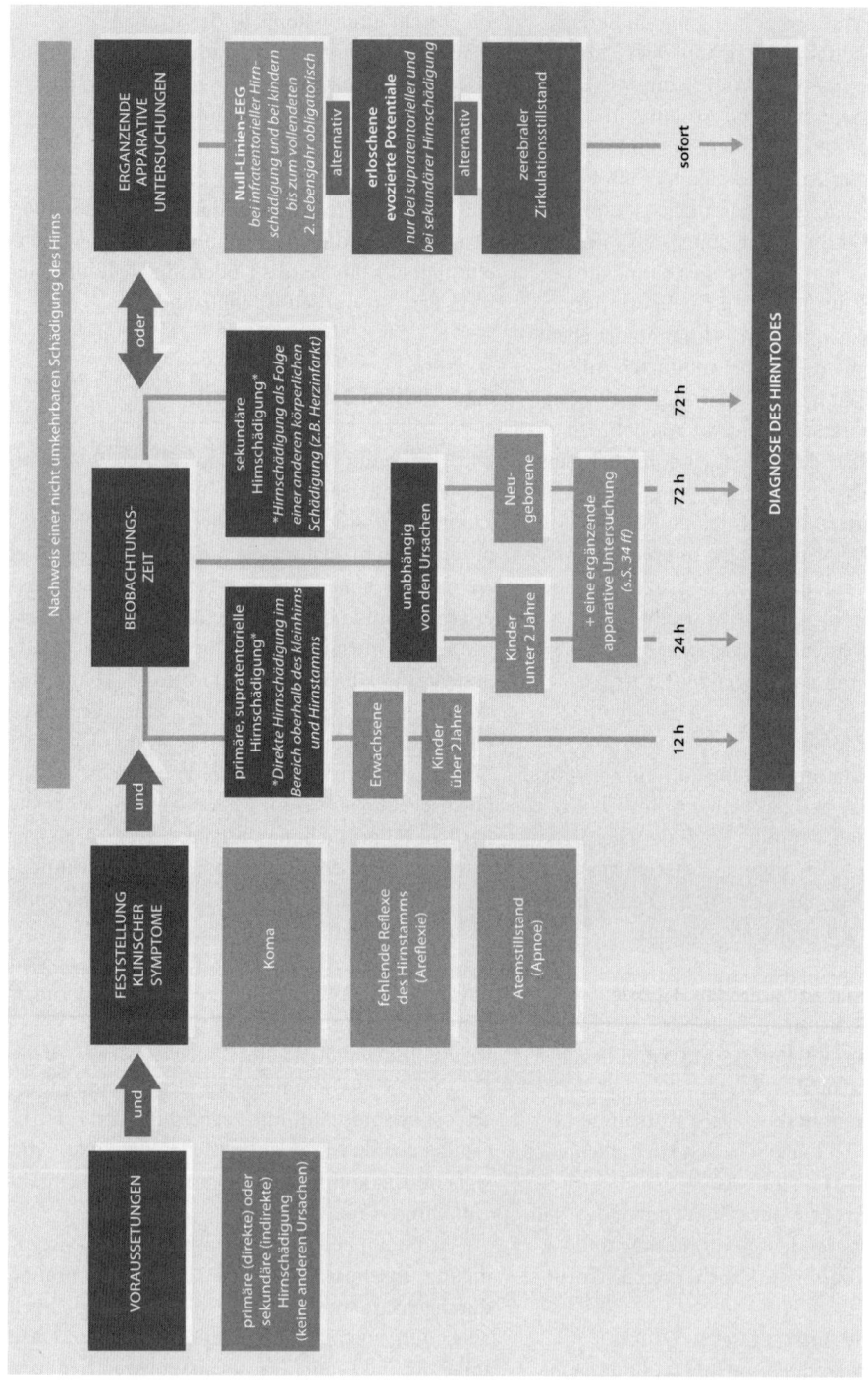

Abb. 8.4 Hirntoddiagnostik

8.3 · Hirntod

Protokoll zur Feststellung des Hirntodes

Name_____ Vorname_____ geb.:_____ Alter:_____
Klinik:_____
Untersuchungsdatum:_____ Uhrzeit:_____ Protokollbogen-Nr.:_____

1. Voraussetzungen:

1.1 Diagnose_____
    Primäre Hirnschädigung:_____ supratentoriell_____ infratentoriell_____
    Sekundäre Hirnschädigung:_____
    Zeitpunkt des Unfalls/Krankheitsbeginns:_____

1.2 Folgende Feststellungen und Befunde bitte beantworten mit Ja oder Nein
    Intoxikation   ausgeschlossen:_____
    Relaxation   ausgeschlossen:_____
    Primäre Hypothermie   ausgeschlossen:_____
    Metabolisches oder endokrines Koma ausgeschlossen:_____
    Schock   ausgeschlossen:_____
    Systolischer Blutdruck   _____ mmHg

2. Klinische Symptome des Ausfalls der Hirnfunktion

2.1 Koma_____

2.2 Pupillen   weit / mittelweit
                 Lichtreflex beidseits   fehlt_____

2.3 Okulo-zephaler Reflex (Puppenkopf-Phänomen) beidseits   fehlt_____

2.4 Korneal-Reflex beidseits   fehlt_____

2.5 Trigeminus-Schmerz-Reaktion beidseits   fehlt_____

2.6 Pharyngeal-/Tracheal-Reflex   fehlt_____

2.7 Apnoe-Test bei art. $p_a CO_2$ _____ mmHg   erfüllt_____

3. Irreversibilitätsnachweis durch 3.1 oder 3.2

3.1 Beobachtungszeit:
    Zum Zeitpunkt der hier protokollierten Untersuchungen bestehen die oben genannten Symptome seit_____ Std.
    Weitere Beobachtung ist erforderlich   ja_____ nein_____
    mindestens 12 / 24 / 72 Stunden

3.2 Ergänzende Untersuchungen:

3.2.1 Isoelektrisches (Null-Linien-) EEG,
      30 Min. abgeleitet: ja   nein   Datum   Uhrzeit   Arzt

3.2.2 Frühe akustisch evozierte Hirnstamm-
      potentiale, Welle III-V, beidseits erloschen   ja   nein   Datum   Uhrzeit   Arzt

      Medianus-SEP beidseits erloschen   ja   nein   Datum   Uhrzeit   Arzt

3.2.3 Zerebraler Zirkulationsstillstand beidseits festgestellt durch:
      Doppler-Sonographie:_____Perfusionsszintigraphie:_____Zerebrale Angiographie:_____

      Datum_____ Uhrzeit_____ untersuchender Arzt_____

Abschließende Diagnose:
Aufgrund obiger Befunde, zusammen mit den Befunden der Protokollbögen Nr._____, wird
der Hirntod und somit der **Tod des Patienten** festgestellt am:_____ um_____ Uhr

Untersuchender Arzt:_____
                                  Name   Unterschrift

Gemäß den Richtlinien zur Feststellung des Hirntodes des Wissenschaftlichen Beirats der Bundesärztekammer (BÄK), 3. Fortschreibung 1997 mit Ergänzungen gemäß Transplantationsgesetz (TPG), Deutsches Ärzteblatt 95, Heft 30 (24. 07.1998), Seite A-1861-1868

Abb. 8.5 Hirntodprotokoll. (Aus: http://www.bundesarztekammer.de. Mit freundlicher Genehmigung der Deutschen Stiftung für Organtransplantation (DSO))

transplantation (DSO) Hilfestellung beim weiteren Vorgehen leisten.

Bestehen bei einem für hirntot erklärten Kind primär keine Kontraindikationen für eine Organexplantation, sollte der zuständige Oberarzt, ggf. mit Unterstützung eines Mitarbeiters der DSO, mit den Angehörigen diesbezüglich ein Gespräch führen. In einem Gesprächsprotokoll sollte ein mündlich erteiltes Einverständnis der Eltern dokumentiert und von mind. 2 Personen mit Unterschrift bezeugt werden.

Die weitere Organisation sollte von erfahrenen Mitarbeitern übernommen werden. Sofern sich aus den empfohlenen weiteren diagnostischen Maßnahmen keine Kontraindikationen für eine Organentnahme ergeben, erfolgt gemeinsam mit dem OP-Management sowie dem/den Explantationsteam/s die Planung der genauen Abfolge der vorgesehenen Explantation.

In der Zwischenzeit muss die Intensivtherapie und -pflege so weitergeführt werden, dass eine adäquate Kreislauf- und Organfunktion gewährleistet ist (▶ Abschn. 8.4).

- **Voraussetzungen**

Mit einer Hirntoddiagnostik kann nur begonnen werden, wenn folgende Punkte geklärt sind:
- Vorliegen einer akuten primären oder sekundären Gehirnschädigung,
- Ausschluss von reversiblen Hirnfunktionsstörungen in Folge von:
  - Intoxikation, ggf. toxikologisches Screening,
  - dämpfender Medikamenteneinwirkung z. B. Sedativa, ggf. Spiegelkontrollen,
  - neuromuskulärer Blockade,
  - primärer Unterkühlung (Hypothermie),
  - Kreislaufschock/Hypovolämie,
  - endokriner, metabolischer oder entzündlicher Erkrankung,
- tiefe Bewusstlosigkeit,
- keine Reaktion auf äußerliche und schmerzhafte Reize,
- keine gezielten Bewegungsabläufe mehr möglich,
- keine Laute mehr möglich,
- kein Tagesrhythmus des Stoffwechsels vorhanden.

- **Nachweis der tiefen Bewusstlosigkeit**

Der Patient zeigt keine bewussten Reaktionen auf äußere Reize wie Augenöffnen oder Abwehrbewegungen auf Schmerzreize bzw. Spontanlaute = Glasgow-Coma-Scale von 3 (▶ Abschn. 5.1).

- **Prüfung der Hirnstammreflexe**

Die Prüfung der Hirnstammareflexie erfolgt auf fünf verschiedenen Ebenen:
- Pupillen-Licht-Reflex (*cave* : Augentropfen, Adrenalin und Atropin können einen Ausfall des Pupillen-Licht-Reflexes vortäuschen): fehlende Pupillenreaktion auf Lichteinfall, mittelweite bis weite und meist entrundete Pupillen,
- Kornealreflex: kein unwillkürlicher Lidschluss bei sanftem Bestreichen der Kornea beider Augen mit einem Zellstofftupfer,
- Okulozephaler Reflex: bei rascher, passiver Bewegung des Kopfes in vertikaler oder horizontaler Richtung bleiben die Augen starr in Mittelstellung = Puppenkopfphänomen (darf bei Patienten mit Verdacht auf HWS-Fraktur oder RM-Verletzungen nicht durchgeführt werden); normal: Augen bewegen sich in die entgegengesetzte Richtung,
- Trigeminus-Schmerz-Reaktion: beim Setzen eines Schmerzreizes an der Nasenschleimhaut fehlen physiologische Abwehrreaktionen, Muskelzuckungen oder Grimassieren,
- Pharyngeale Reflexe: kein Husten, kein Schlucken, kein Würgen z. B. beim Absaugen oder durch Druck mit dem Spatel auf den Zungengrund.

Zusätzliche Untersuchungsmöglichkeiten, die allerdings selten angewendet werden:
- Vestibulookulärer Reflex: der äußere Gehörgang wird mit kaltem Wasser gespült → Nystagmus mit langsamer Bewegung zur Gegenseite, die 2–3 min anhält,
- Bulbovagalreflex: durch Druck auf die Augäpfel (Bulbi) wird der N. vagus aktiviert und es kommt zu einer vorübergehenden Bradykardie (Gefahr des Herztodes),
- Atropin-Test: wenn der Hirnstamm (parasympathische Vaguskerne) intakt ist, kommt es durch die Injektion dieses Medikaments zu

einer Steigerung der Herzfrequenz um ca. ein Drittel der Ausgangsfrequenz.

- **Prüfung des Ausfalls der Spontanatmung**

Der Apnoe-Test sollte wegen der Gefährdung des Patienten als letztes und möglichst in Anwesenheit der beiden Untersuchenden durchgeführt werden, um eine Wiederholung zu vermeiden.
— Normoventilation mit Sauerstoffzufuhr von 100 % für 10–20 min, um eine maximale Sättigung des Blutes zu erreichen,
— dann Hypoventilation über mehrere Minuten, um eine Hyperkapnie zu erreichen, die normalerweise einen starken Atemreiz bietet; eine ausreichende Sauerstoffversorgung muss mittels Sauerstoffsättigung überwacht werden,
— bei Erreichen eines $paCO_2$ von mind. 60 mmHg (BGA-Nachweis) Beatmungsgerät auf Spontanatemmodus stellen bzw. dekonnektieren, weiterhin 100 % Sauerstoff in den Tubus einleiten,
— wenn nach 30 s keine Eigenatmung nachweisbar ist (Auskultation, Anzeige Monitor bzw. Beatmungsgerät), ist der Ausfall der Spontanatmung erwiesen.

Bei Patienten mit chronischer Hyperkapnie oder bei Thoraxtraumen darf der Apnoe-Test nicht durchgeführt werden, stattdessen sind zusätzliche apparative Untersuchungen notwendig.

- **Ausfall weiterer Hirnstammfunktionen**

Als weiteren Nachweis für den Ausfall von Hirnstammfunktionen können folgende Regulationsstörungen herangezogen werden:
— Temperatur: Körpertemperatur hängt von der Umgebungstemperatur ab = Poikilothermie, vorerst können normale oder erhöhte Körpertemperaturen vorliegen (Homoisothermie = Warmblüter, Gegenteil der Poikilothermie = Kaltblüter),
  — Körpertemperatur kann nicht mehr aufrechterhalten werden,
  — konstante Abnahme der Körperkerntemperatur, sie nähert sich der Raumtemperatur,
— Blutdruck: durch Ausfall des Sympathikuszentrums sinkt der periphere Widerstand → Abfall des systemischen Blutdrucks, später Eigenregulation des Blutdrucks durch sympathische Strukturen im Rückenmark, teilweise therapieresistent oder medikamentös nur wenig beeinflussbar.

- **Apparative Diagnostik**

Apparative Diagnostik ist nur bei infratentorieller Hirnschädigung und bei Kindern bis zum vollendeten 2. Lebensjahr zwingend notwendig und nur im Zusammenhang mit den Verlaufsbeobachtungen der zweimaligen klinischen Untersuchung als Ergänzung aussagekräftig. Sie dient dem Nachweis der Irreversibilität der klinischen Ausfallsymptome und ermöglicht die Verkürzung des Beobachtungszeitraumes.
— EEG: obligatorisch bei infratentorieller Hirnschädigung und bei Kindern,
  — Nadelableitung aufgrund der niedrigen Elektrodenwiderstände, Ableitungsdauer 30 min mit mindestens 8 Kanälen und einer Empfindlichkeit von 2 µV/mm,
  — es sollte keine Hirnaktivität vorliegen = isoelektrisches Kurvenbild (Nulllinie).
Hinweis: Bei Säuglingen und Kleinkindern sollte das EEG wegen der Unreife des Gehirns nach 24 h wiederholt werden.
— Zerebrale Angiografie:
  — Kontrastmitteldarstellung der A. carotis und vertebralis,
  — Kontrastmittel bleibt in der Hirnbasis oder am Anfang der großen Hirnarterie stehen → Hirnperfusion findet nicht mehr statt = irreversibler Zustand.
— Zerebrale Perfusionsszintigrafie oder PET (Positronenemissionstomografie):
  — i. v.-Applikation einer radioaktiven Substanz, die normalerweise die Blut-Liquor-Schranke durchtritt,
  — bei Perfusionsstillstand keine Anreicherung der Substanz im Gehirn.
— Transkranielle Dopplersonografie (TCD):
  — Messung des Hirnarterienflusses extra- und intrakranieller Gefäße: Pendelfluss (»spike flow«) = Durchblutungsstopp, völliger Stillstand (»zero flow«),
  — Wiederholung nach 30 min notwendig.
— Funktionelles MRT: bildgebendes Verfahren zur Darstellung der Hirndurchblutung.

- Evozierte Potentiale: spezielle EEG-Ableitung filtert Reizpotentiale von spezifischen Nervenbahnen; aussagekräftig bei supratentorieller und sekundärer Hirnschädigung, nicht anwendbar bei Hirnstammläsionen,
    - somatosensibel evozierte Potentiale (SSEP): Halsmarkläsionen mit Querschnitt müssen ausgeschlossen sein; keine Anwendung bei Früh- und Neugeborenen, da hier zu wenige Erfahrungen vorliegen,
    - frühe akustisch evozierte Potentiale (FAEP): äußere Schallreize werden im Verlauf der Hörbahn gemessen und führen zu Schwankungen in der EEG-Ableitung, Hörnerv und Hörorgan dürfen nicht geschädigt sein, Kurvenausschläge (Peaks) sind beim hirntoten Patienten nicht mehr nachweisbar.

Der Nachweis des zerebralen Perfusionsstillstands ist bei der Hirntoddiagnostik verwertbar, auch wenn noch erhöhte Medikamentenspiegel von Sedativa im Blut nachweisbar sind. Bei Säuglingen (offene Schädelnähte) bzw. nach neurochirurgischen Operationen mit Entfernen von Anteilen der Schädeldecke kann, trotz vorliegendem Hirntod, aufgrund der veränderten Druckverhältnisse ein Perfusionsstillstand nicht nachgewiesen werden. Daher müssen alternative apparative Untersuchungsmethoden gewählt werden.

- **Besonderheiten bei Kindern <3 Jahren**

Unabhängig von der Ursache des Hirntods beträgt die Beobachtungszeit zwischen den beiden klinischen Untersuchungen bei:
- reifen Neugeborenen mindestens 72 h,
- Säuglingen und Kleinkindern mindestens 24 h.

Der Nachweis der Irreversibilität der klinischen Ausfallsymptome wird durch eine zusätzliche apparative Untersuchung zu jeder klinischen Feststellung erbracht, wie z. B.:
- Null-Linien EEG,
- fehlende FAEP's,
- zerebraler Perfusionsstillstand (dopplersonografisch),

oder durch einmaliges Perfusionsszintigramm nach der zweiten klinischen Feststellung der Ausfallsymptome.

8.3.3 Zweifel am Hirntod

Angehörige können Zweifel äußern, wenn sie bei hirntoten Patienten Bewegungen, Veränderungen der Vitalzeichen und das Erhalten bestimmter Organfunktionen wahrnehmen. Dann ist es wichtig zu erklären, dass diese Bewegungen, Veränderungen bzw. Organfunktionen nicht durch Hirnaktivität gesteuert, sondern durch unterschiedliche Mechanismen außerhalb des Gehirns ausgelöst werden.

- **Erhaltene Hormonregulation**
    - Erhaltung der Schilddrüsen- und Nebennierenfunktion durch Freisetzung von Steuerungshormonen z. B. ACTH, TSH aus dem Hypophysenvorderlappen (Hirnanhangsdrüse):
        - räumliche Trennung vom Gehirn und die knöcherne Schädelbegrenzung schützt die Hypophyse vor Hirndruck,
        - Durchblutung und Hormonabgabe bleiben vorerst auch bei zerebralem Perfusionsstillstand über die innere Halsschlagader (A. carotis interna) erhalten,
        - bei Durchblutungsstopp erfolgt die Hormonabgabe in die Blutbahn bis zum Aufbrauchen des Speichers.

- **Diabetes insipidus**

Überschießende Urinproduktion durch Mangel an ADH/Vasopressin (antidiuretisches Hormon) bei Schädigung des Hypothalamus.

Der Diabetes insipidus tritt auf, wenn das im Hypophysenhinterlappen oder in den Nieren (Erfolgsorgan) gespeicherte ADH zur Regulation des Wasserhaushaltes verbraucht ist.
- Urinmenge >5 ml/kg/h,
- Spezifisches Gewicht im Urin <1005,
- Hyponatriämie im Serum.

- **Spinale Reflexmechanismen**

Ein hirntoter Patient kann spontan oder als Reaktion auf äußere Reize typische Bewegungen der Extremitäten zeigen, wie z. B.:
- Hochbewegen der Arme,
- Gehbewegungen der Beine (= »Lazarus-Zeichen« s. Johannes 11, 44 »… und der Verstorbene kam heraus«),
- Bewegungen des Rumpfes.

- ■ **Ursache:**

aktivierende oder hemmende Neurone des Gehirns beeinflussen normalerweise das Rückenmark. Beim eingetretenen Hirntod findet diese Beeinflussung nicht mehr statt, so dass es zur »Enthemmung« spinaler Reflexe kommt. Diese Reflexe können auch durch Reizung der Neurone bei einem akuten Sauerstoffmangel auftreten.

- **»Schmerzreaktionen«**

Durch Stimulation des Patienten kann sich der Muskeltonus erhöhen und es zu einem vorübergehenden Blutdruck- und Pulsanstieg kommen. Ursache dafür sind viszero-motorische Reflexmechanismen des Rückenmarks, die aufgrund fehlender hemmender Einflüsse des Gehirns eine überschießende Reizantwort mit gleichzeitiger Stimulation der Nebennierenrinde und entsprechender Katecholaminausschüttung bewirken.

8.4 Explantation

8.4.1 Transplantationsgesetz

Die Organspende und -transplantation ist im Transplantationsgesetz (TG) von 1997 geregelt. In Deutschland gilt die erweiterte Zustimmungslösung. Liegt ein Organspendeausweis vor oder wurde zu Lebzeiten mündlich der entsprechende Wille geäußert, ist damit die Einwilligung zur postmortalen Organspende gegeben. Fehlt die ausdrückliche Zustimmung, kann die Einwilligung zur Organentnahme durch Personen erfolgen, die in den letzten 2 Jahren engen Kontakt mit dem Verstorbenen gehabt haben:
- Ehegatten oder eingetragene Lebenspartner,
- volljährige Kinder,
- Eltern Minderjähriger bzw. Erziehungsberechtigte oder Vormund,
- volljährige Geschwister,
- Großeltern.

Die Organvergabe erfolgt in der Regel über Eurotransplant aufgrund eines Punktesystems.

- **Lebendspende**

Die Lebendspende ist ebenfalls im Transplantationsgesetz geregelt. Diese ist nur unter Verwandten ersten oder zweiten Grades, wie Ehegatten, Lebenspartnern, Verlobten oder Personen, die dem Spender persönlich nahe stehen, möglich. Liegt nach einer umfassenden ärztlichen Aufklärung die schriftliche Einverständniserklärung vor, muss eine Ethikkommission die endgültige Zustimmung zur Lebendspende geben.

Eine Lebendspende ist möglich bei:
- paarig oder segmenthaft angelegten Organen oder Organen mit einer hohen Regenerationsfähigkeit wie Nieren oder Leber,
- reproduzierbaren Zellen oder Gewebe wie Blut, Knochenmark oder Eizellen.

- **Totspende**

Folgende Organe oder Gewebe sind postmortal transplantierbar:
- Bauchspeicheldrüse,
- Leber,
- Lunge,
- Niere,
- Darm,
- Blutgefäße,
- Gehörknöchelchen,
- Haut, Teile der Hirnhaut,
- Herz, Herzklappen,
- Hornhaut der Augen,
- Knochengewebe, Knorpelgewebe,
- Sehnen.

8.4.2 Betreuung eines hirntoten Patienten bis zur Organentnahme

Wurde der Hirntod festgestellt und sind die Voraussetzungen für eine Organentnahme gegeben, wie Einwilligung der Angehörigen, ggf. Freigabe durch die Staatsanwaltschaft bei nicht natürlichem Tod, ist es Aufgabe des ärztlichen und pflegerischen Teams, die Therapie und Pflege des Patienten so weiter zu führen, dass die Organe nicht geschädigt werden. Da die Organentnahme möglichst durch spezielle Teams der Kliniken durchgeführt werden sollte, die auch die Transplantation durchführen, ist eine Koordination der verschiedenen Teams häufig sehr aufwendig und benötigt Zeit. Diese Aufgabe übernimmt in der Regel die Deutsche Stiftung Organtransplantation (DSO). Es kann sein, dass zwischen Hirntodfeststellung und Organentnahme z. T. mehrere Tage vergehen, was für Angehörige und das betreuende Team sehr belastend sein kann. Eine spezielle seelsorgerische oder psychologische Betreuung kann dann sehr hilfreich sein.

- **Diagnostik**

Die Diagnostik dient der Kontrolle der Organfunktion und damit der Eignungsklärung zur Transplantation sowie dem Empfängerschutz.
- Regelmäßige Blutkontrollen: BGA, Blutbild, Blutzucker, Gerinnung, Leber- und Nierenwerte, CRP, Urinstatus, Elektrolyte, ggf. Herzenzyme,
- Blutgruppe, Gewebetypisierung,
- Infektionsdiagnostik: Virusserologie (HIV, Hepatitis, CMV, EBV, Lues, Toxoplasmose), Blutkultur und ggf. Urinkultur, Trachealsekret bei schwerer Infektion/Sepsis,
- Apparativ: EKG, Thorax-Röntgen, Sono-Abdomen, Herzechokardiografie, ggf. Bronchoskopie und Koronarangiografie je nach Indikation und Anforderung der Transplantationsteams.

- **Kontraindikationen einer Organtransplantation**

Bei folgenden Erkrankungen wird in der Regel von einer Organspende abgesehen:
- HIV-Infektion,
- aktive Tuberkulose,
- Infektion mit multiresistenten Erregern,
- schwere Sepsis,
- Malignome mit Neigung zur Metastasenbildung,
- Tollwut,
- Creutzfeld-Jakob-Erkrankung.

- **Therapeutische Maßnahmen**

Die therapeutischen Maßnahmen dienen dem Aufrechterhalten einer ausreichenden Sauerstoffversorgung und Durchblutung der Organe.
- Beatmung: meist druckkontrolliert, PEEP (mind. 5 mmHg), normales AZV mit normalen CO_2, I:E von 1:2,
- angepasste Sauerstoffzufuhr,
- Kreislaufunterstützung mittels Infusions-/Volumentherapie, ggf. Einsatz von Katecholaminen.

Die Patienten sollten möglichst mit einem mehrlumigen ZVK bzw. mehreren großlumigen peripheren Zugängen, einem arteriellen Zugang, Blasenkatheter und ggf. mit einem PA-Katheter versorgt sein.

- **Angestrebte Parameter**
- HF altersentsprechend, Erwachsene <100/min,
- MAD altersentsprechend (normal hoch), Erwachsene 70–90 mmHg,
- P_aO_2 >80–100 mmHg, S_aO_2 ≥95 %,
- Temp. >35°C,
- Diurese 1–2 ml/kg KG/h,
- ZVD 7–9 mmHg,
- Elektrolyte, BGA im Normbereich,
- BZ <180 mg/dl,
- HKT 20–30 %.

- **Monitoring**
- EKG,
- Respiration,
- invasiver Blutdruck,
- ZVD,
- Sauerstoffsättigung,
- endexsp. CO_2,
- rektale/ösophageale Temperatursonde (ggf. Thermistor PA-Katheter, BK-Katheter),
- Bilanzierung.

- **Komplikationen**
- Hypotension, Hypovolämie,
- Hypothermie,
- Diabetes insipidus,
- Elektrolyt-Entgleisungen,

- Hyperglykämie,
- Gerinnungsstörungen,
- Organdysfunktionen.

Pflegerische Versorgung

Die pflegerische Betreuung eines Hirntoten erfolgt genauso wie bei jedem Intensivpatienten.
- Grundpflege: Waschen, Betten, Haarpflege, Rasieren,
- sorgfältige Augenpflege bei geplanter Cornea-Entnahme,
- regelmäßiger Lagewechsel zur Aufrechterhaltung des Ventilation-Perfusions-Verhältnisses,
- Freihalten der Atemwege durch endotracheales Absaugen, geschlossenes Absaugsystem verwenden,
- Bilanzierung,
- Vermeiden einer Hypothermie, ggf. Wärmematten, -lampen oder Warmluftgeräte einsetzen,
- Versorgung von Kathetern und Sonden,
- Infektionsprophylaxe.

> Die Betreuung der Angehörigen in dieser schwierigen Situation erfordert viel Einfühlungsvermögen und gehört zu den schwierigsten Aufgaben einer Pflegekraft. Sie ist nur in Zusammenarbeit mit den Ärzten, dem pflegerischen Team, Seelsorgern und Psychologen zu leisten.

Organentnahme

Sind alle notwendigen diagnostischen Maßnahmen getroffen und der Ablauf der Organentnahme bis ins Detail geklärt worden, wird der hirntote Patient unter Fortführen der Beatmung und der organprotektiven Therapie in den OP gebracht. Der Umfang der Operation richtet sich danach, welche Organe entnommen werden sollen. Vor der eigentlichen Entnahme werden die Organe zur Senkung des Stoffwechsels gekühlt und mittels einer Perfusionslösung blutleer gespült. Die Beatmung wird bis zum Beginn der Perfusion weitergeführt. Soll auch die Lunge entnommen werden, wird diese vor Entnahme manuell mittels Beatmungsbeutel maximal gebläht.

Ablauf der Organentnahme im OP:
- keine Narkose, aber Relaxierung, um Spontanbewegungen zu unterdrücken, ggf. auch Einsatz von Opioiden zur Dämpfung spinaler Reflexe,
- Vermeiden von Blutdruckschwankungen und Herzfrequenzanstieg, ggf. Einsatz von kurz wirksamen Vasodilatatoren und β-Blockern,
- Durchführen einer Laparotomie und Sternotomie bei geplanter Entnahme abdomineller und thorakaler Organe,
- Präparation der Gefäße der Organe,
- Kanülierung der Aorta und der V. cava für die Applikation der kalten Perfusionslösung sowie dem Abfluss des Blutes und der Perfusionslösung,
- vor Beginn der Perfusion Gabe von Heparin und eines Vasodilatators zur Blockade eines kältebedingten Gefäßspasmus,
- Kühlen der Organe mit Eiswasser von außen und über die kalte Perfusionslösung, die dazu dient, die Organe blutleer zu spülen,
- nach Aortenabklemmung Entnahme der thorakalen und anschließend der viszeralen Organe,
- Verschließen von Thorax und Abdomen und Anlegen eines Verbandes,
- Entnahme der Kornea durch einen Augenarzt, die Augenhöhlen werden mit Prothesen versorgt,
- Entfernen aller Zu- und Abgänge.

Vor der Organentnahme sollte mit den Angehörigen abgesprochen werden, ob der Tote anschließend noch aufgebahrt werden soll. Für die Verarbeitung der Situation kann dieses hilfreich sein, da der hirntote Patient »scheinbar lebend«, d. h. warm und mit erhaltenen Vitalwerten in den OP geht. Der Anblick des nun kalten Körpers ohne jegliche Lebenszeichen kann den Angehörigen evtl. helfen, den Tod anzunehmen.

Die entnommenen Organe müssen zügig unter sterilen Bedingungen und ständiger Kühlung in der Perfusionslösung zu den Transplantationszentren transportiert werden, da die Ischämiezeiten der Organe z. T. nur wenige Stunden betragen.

Ischämiezeiten:
- Herz und Lunge ca. 4–6 h,
- Leber und Pankreas ca. 10–12 h,
- Nieren ca. 24 h.

Überprüfen Sie Ihr Wissen

Zu 8.1
- Was wird unter dem Begriff Wiederbelebungszeit verstanden?
- Nennen Sie mögliche Ursachen, die eine Reanimation zur Folge haben könnten!
- Auf welche Weise erfolgt die Beurteilung der Bewusstseinslage?
- Woran kann man erkennen, dass es sich um eine Verlegung der Atemwege handelt und nicht um einen Atemstillstand?
- Wie kann ein Herz-Kreislauf-Stillstand festgestellt werden?

Zu 8.2
- Das ABC-Schema lässt sich bis I fortsetzen – wofür stehen die einzelnen Buchstaben?
- Welche Maßnahmen fallen unter A?
- Erläutern Sie die Beatmung ohne Hilfsmittel!
- Was muss bei der Beatmung mit dem Beatmungsbeutel alles beachtet werden?
- Was bewirkt der Sellick-Handgriff?
- Was bewirkt die Herzdruckmassage, wie wird sie durchgeführt?
- Welche Rhythmen für Beatmung und Thoraxkompressionen gelten in den verschiedenen Altersgruppen?
- Nennen Sie die wichtigsten Reanimationsmedikamente, ihre Indikation und Dosierung!
- Was ist bei Verabreichung von Notfallmedikamenten zu berücksichtigen?
- Welche Formen des Herzstillstands gibt es?
- Wann wird eine Defibrillation durchgeführt, und wie wirkt sie?
- Wie unterscheidet sich eine Defibrillation von einer Kardioversion, wann wird letztere eingesetzt?
- Wie kann eine Hypothermie während der Reanimation vermieden werden?
- Wie sollte ein Patient nach einer Reanimation überwacht werden?

- Wie sollte ein Notfallplatz ausgerüstet sein?
- Schildern Sie den Ablauf einer Reanimation auf Ihrer Station!

Zu 8.3
- Nennen Sie die klinischen Zeichen des Hirntods.
- Nennen Sie die 5 Untersuchungen zur Prüfung der Hirnstammfunktion.
- Welche Besonderheiten sind bei der Hirntoddiagnostik bei Kindern bis zum vollendetem 2. Lebensjahr zu berücksichtigen?
- Nennen Sie apparative Untersuchungsmöglichkeiten zur Feststellung des Hirntods.

Zu 8.4
- Welche Regelung zur postmortalen Organentnahme gilt in Deutschland?
- Erläutern Sie die Betreuung eines für hirntot erklärten Patienten bis zur Organentnahme.
- Schildern Sie den möglichen Ablauf einer Organentnahme im OP.

Früh- und Neugeborenenpflege

9.1	**Neonatologischer Transport und Erstversorgung – 192**	
9.1.1	Neonatologischer Transport – 192	
9.1.2	Erstversorgung des Kindes – 194	
9.2	**Aufnahme von Früh- und Neugeborenen – 197**	
9.3	**Betreuung von Früh- und Neugeborenen – 198**	
9.4	**Probleme des Frühgeborenen – 200**	
9.4.1	Hypothermie (<36°C Rektaltemperatur) – 200	
9.4.2	Hyperthermie (>37,5°C Rektaltemperatur) – 201	
9.4.3	Instabilität der Atmung – 201	
9.4.4	Instabilität des Herz-Kreislauf-Systems – 202	
9.4.5	Infektionsgefahr – 202	
9.4.6	Hypoglykämie – 203	
9.4.7	Hyperbilirubinämie – 204	
9.4.8	Elektrolytentgleisung, Flüssigkeitsverlust über die Haut – 204	
9.4.9	Akutes Nierenversagen in der Neonatalperiode – 204	
9.4.10	Nahrungsunverträglichkeit bei hohem Energiebedarf – 205	
9.4.11	Hirnblutung und Leukomalazie – 206	
9.4.12	Persistierender Ductus arteriosus Botalli – 207	

9.1 Neonatologischer Transport und Erstversorgung

9.1.1 Neonatologischer Transport

Fast alle Frühgeburten und ca. drei Viertel der neonatalen Verlegungsfälle sind vor der Geburt vorhersehbar, so dass eine rechtzeitige Verlegung der Mutter in ein Perinatalzentrum durchgeführt werden kann. Diese werden je nach Versorgungsmöglichkeiten in 3 Levels unterteilt:
- Level 1: Zentren mit Maximalversorgung,
- Level 2: Versorgung von FG ab einem Gestationsalter von 29. + 0 Wochen bzw. >1250 g,
- perinataler Schwerpunkt: unproblematische FG ab der 32. + 1 SSW bzw. >1500 g.

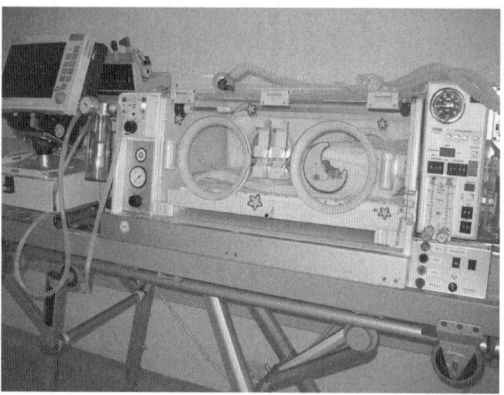

Abb. 9.1 Transportinkubator mit F-120-Mobil-Beatmungsgerät (Stephan), Monitor (Dräger) und doppelläufiger Infusionsspritzenpumpe (B&D)

Es gibt allerdings Fälle, bei denen Risiken und Komplikationen akut auftreten und ein Transport der werdenden Mutter nicht mehr möglich ist.

> Für kranke Neugeborene und besonders für unreife Frühgeborene birgt der Transport nach der Geburt viele Risiken, die die postnatale Anpassungsphase stören und eine intensivmedizinische Behandlung u. U. verlängern können.

■ **Voraussetzungen**

Eine optimale Erstversorgung im Kreißsaal und ein sicherer Transport der Früh- und Neugeborenen aus externen Kliniken in die Kinderklinik müssen durch einen Arzt und eine Pflegeperson der neonatologischen Intensivstation durchgeführt werden. Beide müssen Erfahrung in der Primärversorgung und ausreichende Sicherheit in der klinischen Beurteilung haben. Von Vorteil wäre es, wenn die Pflegeperson, die den Transport begleitet, auch das Kind später aufnimmt und versorgt.

■ **Technische Ausstattung**

Zur technischen Ausstattung eines Früh- oder Neugeborenentransportes gehört eine mobile Intensivpflegeeinheit = Transportinkubator (■ Abb. 9.1). Dieser sollte mit folgenden Geräten und Zubehör ausgestattet sein:
- Monitor und Zubehör für EKG, Sauerstoffsättigungs- und Blutdruckmessung,
- Infusionsspritzenpumpe,
- Absauggerät und Absaugkatheter, Mekoniumabsaugadapter,
- Möglichkeit zur Handbeatmung mit Sauerstoff,
- Beatmungsbeutel mit PEEP-Ventil und Masken in verschiedenen Größen (s. u.),
- Gasflaschen in gesicherter Halterung, Möglichkeit zum Umschalten auf die Gaszufuhr des Rettungswagens (RTW),
- Respirator mit längenadaptierten Schläuchen und Sauerstoffmessgerät,
- steriler Foliensack,
- Set zum Legen eines NAK/NVK,
- Digitalfieberthermometer, evtl. Temperatursonde zur kontinuierlichen Messung über den Monitor,
- Zwillingsschlauchsystem,
- vorgewärmte, saugfähige Tücher,
- Transportprotokoll, Narkose- und OP-Einwilligung falls postnatal ein sofortiger operativer Eingriff notwendig ist, z. B. bei bestimmten angeborenen Fehlbildungen (▶ Kap. 4).

Alle Geräte müssen netzunabhängig arbeiten. Der Transportinkubator sollte immer komplett einsatzbereit, auf 37°C aufgeheizt und an das Stromnetz angeschlossen sein. Der Standort muss gut zugänglich sein.

- **Notfallkoffer/Transportkoffer**

Der Notfallkoffer enthält alle Medikamente, Infusionslösungen und weitere Materialien, die zur Erstversorgung und Reanimation benötigt werden wie z. B. Blutzuckermessgerät, Pneumothoraxbesteck, Nabelgefäßkatheter, Naht- und Verbandsmaterial, sterile Utensilien. Zur Intubation muss ein Laryngoskop, verschiedene Spatel (Größen 00, 0, 1), Magill-Zange, Beatmungsmasken (0, 0/1, 1) und ein Babybeatmungsbeutel enthalten sein. Bei entsprechender Indikation sollte Surfactant und/oder eine Notfallkonserve in einem Styroporbehälter mitgenommen werden.

- **Regeln für den Transport**
  - Hin so schnell wie möglich,
  - Stabilisierung des Kindes in der Geburtsklinik so lange wie nötig,
  - zurück so schonend wie möglich.

- **Indikationen für einen Transport**
  - Neugeborene nach primärer Reanimation und Intubation,
  - Früh- und Neugeborene mit respiratorischen Problemen,
  - Frühgeborene unter der 35. SSW und <2500 g,
  - hypotrophe Neugeborene mit einem Geburtsgewicht <2000 g (abhängig von der pädiatrischen Betreuung vor Ort),
  - Früh- und Neugeborene mit Adaptationsstörungen,
  - Neugeborene mit Infektionsanamnese,
  - Neugeborene mit Fehlbildungen:
    - der Bauchdecke: Gastroschisis, Omphalozele,
    - Myelomeningozelen,
    - Pierre-Robin-Syndrom,
    - Hydrozephalus,
    - Vitien,
  - Neugeborene mit Narkoseüberhang,
  - Früh- und Neugeborene mit Anämie, Hyperbilirubinämie,
  - Hydrops fetalis,
  - Anamnese der Mutter, z. B. HELLP-Syndrom, Diabetes, Drogen- oder Alkoholabhängigkeit, HIV-Infektion,
  - Früh- und Neugeborene mit zentralen Störungen, Krämpfen, Apnoen, intrakraniellen Blutungen.

- **Anmeldung und Informationen vor dem Transport**

Die Anmeldung erfolgt über ein spezielles Notruftelefon, das nicht anderweitig benutzt werden darf. Während des Telefonats sollten gezielte Fragen gestellt bzw. gezielte Informationen gegeben und dokumentiert werden:
  - Geburtsgewicht, SSW,
  - falls das Kind schon geboren ist:
    - Wie alt?
    - Allgemeinzustand?
    - Beatmet?
  - Risikofaktoren: Schwangerschaft, Geburtsverlauf, Mehrlinge,
  - Verdachtsdiagnose,
  - Name des Anmeldenden, Geburtsklinik, Kreißsaal oder Operationssaal,
  - Uhrzeit des Anrufs.

Erste therapeutische Maßnahmen können telefonisch von einem Pädiater und einem Gynäkologen besprochen werden.

- **Organisation des Transports**
  - Rettungswesen (Feuerwehr) informieren über:
    - anfordernde Klinik,
    - Transport mit Pflegeperson, Arzt und Transportinkubator,
    - Zielklinik;
  - Dienst habenden Arzt informieren,
  - Teamabsprache darüber, wer fährt,
  - Transporteinheit und Notfallkoffer überprüfen.

Optimalerweise trifft das Team vor der Geburt ein und hat Zeit, den Reanimationsplatz vorzubereiten. Ist das Kind bereits geboren, beginnt sofort nach Ankunft die Erstversorgung.

- **Überprüfung und Vorbereitung des Reanimationsplatzes in der Geburtsklinik**
  - Wärmestrahler, Licht und evtl. zusätzliche Wärmequelle vorbereiten;
  - ausreichend warme saugfähige Tücher bereitlegen, bei kleinen Frühgeborenen evtl. Mütze aus Schlauchverband vorbereiten; Raum anwärmen, Zugluft vermeiden;

- Absaugung auf -0,2 bar einstellen und Katheter bereitlegen (für Neugeborene Charr 8 und 10, bei sehr kleinen Frühgeborenen Charr 5–8);
- Beatmungsbeutel mit Reservoir und PEEP-Ventil an die Sauerstoffinsufflation anschließen, passende Maske auf den Beutel setzen;
- optimal ist die Ausstattung der Notfalleinheit mit einem einfachen Beatmungsgerät, über das eine kontrollierte Maskenbeatmung bzw. invasive Beatmung möglich ist, z. B. *Perivent* → Einstellung von Sauerstoff, Bläh- und Beatmungsdrucken;
- Intubationsbesteck, Tuben in verschiedenen Größen, Gleitgel und Pflasterstreifen richten;
- Stethoskop bereitlegen;
- Richten für einen i. v.-Zugang;
- Magensonden, digitales Thermometer u. a. bereitlegen;
- zur Bestimmung der APGAR-Werte sollte eine Stoppuhr vorhanden sein;
- Infusionslösung und bei entsprechender Anamnese Notfallmedikamente aufziehen;
- Handschuhe zum Eigenschutz bereitlegen;
- wenn vorhanden, Überwachungsgeräte einschalten (EKG-Monitor, Sauerstoffsättigungsmessgerät, evtl. Blutdruckmessgerät);
- Fahrer des RTW sorgen für Stromanschluss des Transportinkubators.

9.1.2 Erstversorgung des Kindes

Wärmeproduktion entsteht im Körper durch Verbrennung unter Sauerstoffverbrauch → niedrige Temperatur bedeutet erhöhten Sauerstoffverbrauch zur Erhaltung der Körpertemperatur.

Die Verdunstung von 1 ml Wasser erfordert 560 cal. Das kleine Frühgeborene verliert über die dünne Haut ca. 6-mal stärker Wasser und damit Wärme, Kalorien und Sauerstoff.

- APGAR-Uhr starten und Kind in Rückenlage mit dem Kopf zum versorgenden Arzt auf die Rea-Einheit legen.
- Das grüne Operationstuch sofort entfernen, und das Kind mit warmen, saugfähigen Tüchern abtrocknen; dabei erfolgt gleichzeitig eine mechanische Atemstimulation, Auskultation.
- Anschluss der Sauerstoffsättigung möglichst präduktal.
- Kalte und nasse Tücher durch neue ersetzen, das Kind zudecken und evtl. Mütze aufsetzen.
- Atemwege frei machen, Absaugen des Rachen- und Nasenraumes (Maß: Mundwinkel/Nasenspitze bis Ohrläppchen); meistens wird der Arzt das Kind abtrocknen (gleichzeitig manuelle Stimulation des Kindes) und die Herztöne kontrollieren, die Pflegeperson saugt in dieser Zeit das Kind ab (zuerst gründlich den Rachenraum wegen der Aspirationsgefahr, anschließend die Nase); Absaugen ist gezielte Therapie, sie stresst das Kind; zu heftiges und tiefes Absaugen kann zu Schleimhautläsionen, Schwellungen mit sekundärer Verlegung der Atemwege, Auslösung einer Bradykardie oder eines Bronchospasmus durch Vagusreiz führen; *das Absaugen sollte nicht länger als 5–10 s dauern*. Tiefes Absaugen ist notwendig bei trübem, bluthaltigem oder mekoniumhaltigem Fruchtwasser. Evtl. »Sondenprobe« bei Symptomen, die auf eine Ösophagusatresie hinweisen.
- Bei guten Vitalwerten HF >100/min, rosigem Hautkolorit Kind beobachten und warm halten.
- Ggf. Sauerstoffzufuhr von 50 % mit Flow von 6 l/min über den Beatmungsbeutel (Flow wirkt atemstimulierend) und Atemstimulation z. B. durch Reiben der Fußsohlen oder des Rückens. Reicht das nicht aus, dann Maskenbeatmung, 10 s blähen mit Druck von 20–30 cmH_2O, wenn notwendig mit einer Frequenz von ca. 40–60/min weiter beatmen mit PEEP von 5 cmH_2O; der aufgewendete Druck ist abhängig von der Thoraxexkursion und dem Zustand des Kindes, dabei weiterhin Herztöne auskultieren, Sauerstoffbedarf der Sättigung anpassen und bei einsetzender Spontanatmung kontinuierlich gegen PEEP atmen lassen.
- Bei Problemen mit der Maskenbeatmung prüfen:
  - Sitzt die Maske richtig?
  - Kopfhaltung des Kindes korrekt?

- Sekret in Mund und/oder Nase?
- Beatmungsdruck ausreichend?
- Stabilisiert sich das Kind, weiter beobachten und dann evtl. zur Mutter bringen; ist der Zustand weiterhin eingeschränkt, wird ein i. v.-Zugang gelegt, um eine Infusion (Glukose 5- oder 10 %ig, evtl. mit Ringer-Lösung gemischt) zu verabreichen; wenn möglich dabei die bei Aufnahmen routinemäßigen Blutentnahmen machen.
  - Das Kind wird weiter beobachtet; im Verlauf wird dann entschieden, ob ein NCPAP oder ggf. doch eine Intubation notwendig ist.
  - Ein NCPAP frühzeitig gelegt, kann evtl. eine spätere Intubation vermeiden.
- Stabilisiert sich das Kind nicht, ist bradykard mit einer FQ von 80–100/min ohne bzw. mit insuffizienter Eigenatmung, hat einen schlaffen Muskeltonus und wird nicht rosig → Maskenbeatmung zur Präoxygenierung mit anschließender Intubation.
  - Nach der Intubation Magensonde legen und offen ableiten.
- Bei einer Herzfrequenz von 60–80/min und nicht ansteigender FQ trotz Maskenbeatmung mit der Herzdruckmassage beginnen (3:1).
- Bei einer initialen Herzfrequenz <60/min oder weiterem Abfall der FQ trotz Intubation → sofortiger Beginn der Herzdruckmassage (3:1) bzw. gleichzeitige Inspiration und Druckmassage (Ziel: 100 Thoraxkompressionen/min und 40 Beatmungen/min), um intrathorakalen Druck maximal zu erhöhen.
- Bleibt das Kind weiterhin bradykard, wird z. B. *Suprarenin* 1:10.000 intratracheal gegeben; meistens hat sich ein Früh-/Neugeborenes jetzt erholt und kann weiter stabilisiert und beobachtet werden, ein fehlender i. v.-Zugang wird jetzt in Ruhe gelegt, die vorbereitete Infusion angeschlossen.
- Hat die Mutter Opioide erhalten → Naloxongabe (i. m., i. v., i. t.).
- Bei schwerer Anämie → Gabe von Erythrozytenkonzentrat 0 Rh negativ.
- Bei Schmerzen des Kindes z. B. durch eine Klavikulafraktur oder ein großes Kephalhämatom → niedrig dosiert z. B. *Piritramid* i.m. verabreichen; evtl. kann dadurch auch eine Intubation vermieden werden.
- In seltenen Fällen bessert sich der Zustand des Kindes nicht, es bleibt bradykard, schlaff, blass/zyanotisch: Überprüfen:
  - technischer Fehler?
  - Beatmungsdruck ausreichend?
  - Pneumothorax?
  - Tubuslage?
  - Fehlbildung?
- Lässt sich kein peripherer venöser Zugang legen, alternativ NVK oder intraossäre Kanüle legen.

> **Sofortige Intubation ohne Maskenbeatmung bei:**
> - **Mekoniumaspiration,**
> - **Blutaspiration,**
> - **Verdacht auf Zwerchfellhernie,**
> - **Gastroschisis oder Omphalozele,**
> - **Hydrops,**
> - **Ösophagusatresie.**

Kinder mit Gastroschisis, Omphalozele, Myelomeningozele, Blasenekstrophie und ähnlichen Defekten unmittelbar nach der Geburt bis zu den Achseln in einen sterilen Foliensack stecken (◘ Abb. 4.3).

- **Spezielles Vorgehen bei Frühgeborenen <28. SSW bzw. <1500 g**
- **· Vorbereitung**
- Gerät zur CPAP-Applikation mit Heizung,
- Bereithalten von Surfactant,
- gekürzte sterile Magensonde (Charr 6, graduiert → die letzte Markierung entspricht dem proximalen Ende der schwarzen Tubusmarkierung) bzw. kleiner Tubus zur Surfactantapplikation,
- vorbereiteter mononasaler CPAP (Gesamtlänge ca. 10 cm),
- Atropin 2,5–10 mg/kg KG und Koffeinzitrat 2 %ig 1 mg/kg KG bereithalten.

- **· Erstversorgung**
- S. o., statt Rückenlage evtl. Seitenlage (Embryohaltung),
- Masken-CPAP mit Flow von 5–6 l/min, PEEP 4–6 cmH$_2$O,

- bei ausreichendem Atemantrieb 15–20 min Beobachtung und Ruhe für das Kind,
- Anlage einer peripheren Verweilkanüle, Legen einer Magensonde,
- mononasalen Rachen-CPAP legen und an *Perivent* anschließen.

- **Wichtige Medikamente**
- Sauerstoff,
- Ringer-Lösung zum Volumenersatz: 10 ml/kg KG in 5–10 min,
- *Suprarenin* 1:10.000 intratracheal (2- bis 3fache Dosis wie i. v., ggf. 10fache Dosierung) oder i. v. 0,01–0,03 mg/kg KG = 0,1–0,3 ml/kg KG.

- **Selten benötigte Medikamente**
- Ungekreuztes Universalspenderblut (0 Rh negativ),
- Naloxon 0,01 mg/kg KG,
- Atropin i. v., s. l. 0,01–0,03 mg/kg KG,
- Kalziumglukonat 10 %ig 1 ml/kg KG,
- Natriumbikarbonat 8,4 %ig verdünnt 1:1 mit Aqua:
  - 2–4 ml/kg KG der verdünnten Lösung nur in Ausnahmefällen, da es hochosmolar ist, besonders bei kleinen Frühgeborenen (Hirnblutungsgefahr, Hypernatriämie, Alkalose, Arrhythmieneigung und Depression der Myokardfunktion);
  - die beste Azidosetherapie ist eine optimale Oxygenierung und Perfusion der Organe durch Ventilationsmaßnahmen, Herzdruckmassage und Adrenalingabe.

Ausführliches zur Reanimation ▶ Kap. 8.

- **Weitere Maßnahmen vor Transportbeginn**
- Blutzucker bestimmen,
- septische Kinder → Blutentnahmen mit Blutkultur, Beginn der antibiotischen Behandlung,
- Legen einer Magensonde, offen ableitend; es ist besonders wichtig nach einer Maskenbeatmung und/oder Intubation, Luft aus dem Magen entweichen zu lassen zur Verbesserung der Lungenentfaltung und Vermeidung einer Aspiration,
  - bei spontanatmenden Kindern Magensonde möglichst oral legen, um die Nasenatmung nicht zu behindern,
- gleichzeitig wird eine Ösophagusatresie ausgeschlossen,
- Kinder evtl. vor Transportbeginn sedieren (z. B. Diazepam, Midazolam),
- Körpertemperatur messen,
- Elektroden anlegen,
- Respirator der Transporteinheit wird vom Arzt eingestellt,
- Kind sicher im Transportinkubator lagern, zudecken (Kind muss aber zu beobachten sein) und Beatmungsschläuche zugfrei mit dem Tubus verbinden,
- nach Umlagerung die Lunge auskultieren,
- Monitor einschalten (Alarmgrenzen einstellen),
- Sättigungsabnehmer fixieren,
- Perfusorspritze einspannen und Laufgeschwindigkeit einstellen,
- Anmeldung auf der Station.

Vor der Abfahrt spricht der Arzt mit den Eltern und übergibt ihnen eine Visitenkarte oder ein Informationsblatt der Station/Klinik. Je nach Zustand des Kindes wird es den Eltern gezeigt oder auf den Arm gegeben, evtl. Polaroidfoto für die Mutter machen. Während der ganzen Fahrt muss das Kind gut beobachtet werden (→ Aussehen, Atmung, Herzfrequenz, Sauerstoffsättigung). Bei akuter Verschlechterung muss der RTW gestoppt und das Kind wieder stabilisiert werden.

Der Arzt füllt das Transportprotokoll aus: Name, Geschlecht des Kindes, Geburtsdatum und Zeit, Ablauf der Erstversorgung, Transportverlauf, Abfahrtszeiten, Ankunftszeiten bei der Kinderklinik und Frauenklinik. Technische Probleme, falls sie aufgetreten sind, müssen dokumentiert werden; ferner die Namen des Transportteams.

Auf der Station wird das Kind aufgenommen. Übernimmt eine andere Pflegeperson das Kind, erfolgt eine ausführliche Übergabe mit Anamnese, Erstversorgung und Transportverlauf. Wichtig ist die Information über verabreichte Medikamente.

- **Nachsorge von Transportinkubator und Notfallkoffer**
- Nach jedem Transport den Inkubator wieder an die Stromversorgung anschließen, aufwärmen, desinfizieren und nach der Einwirkzeit wieder beziehen,

- Gasflaschen überprüfen und ggf. wechseln,
- gebrauchte Beatmungsschläuche entsorgen, neue Schläuche anschließen und den Respirator überprüfen,
- gebrauchten Absaugschlauch und -behälter austauschen und überprüfen,
- alle gebrauchten Materialien entsorgen und ersetzen, auf Vollständigkeit kontrollieren,
- alle aus dem Koffer entnommenen Materialien und Medikamente ersetzen, anschließend Koffer mit Pflasterstreifen »versiegeln« und mit Datum und Name der kontrollierenden Pflegekraft versehen,
- Transport im dafür vorgesehenen Buch eintragen.

9.2 Aufnahme von Früh- und Neugeborenen

> Die Aufnahme eines Frühgeborenen oder eines Neugeborenen sollte in Ruhe erfolgen und sich auf das Wesentliche beschränken.

Dazu gehören eine optimale Vorbereitung und die Anwesenheit von 2 Pflegepersonen. Die Kinder sind nach der Geburt und dem Transport extrem gestresst, deshalb muss für ausreichende Erholungsphasen gesorgt werden. Routinemaßnahmen, z. B. das Messen von Kopfumfang und Länge, sollten bei instabilen Patienten auf einen späteren Zeitpunkt verschoben werden.

- **Maßnahmen nach der Anmeldung**
- Patientenplatz kontrollieren und evtl. fehlende Materialien ergänzen,
- Absaugung auf Funktion überprüfen, Behälter mit Wasser füllen,
- Doppelwandinkubator für FG <32. SSW, (möglichst mit integrierter Waage) offene Einheit für Kinder >32. SSW (möglichst mit Schublade für Röntgenplatte),
- Waage vorbereiten,
- Transkutane Sonde und evtl. endexspiratorische CO_2-Sonde anwärmen und kalibrieren,
- Röntgenplatte im Bett anwärmen,
- Vorbereitung und Überprüfung des Respirators durch den Arzt.

- **Maßnahmen nach Ankunft des Transportteams**
- Informationsweitergabe durch das Transportteam;
- Übernahme des Kindes aus dem Transportinkubator, dazu das Kind von der Sättigung, dem Monitor und Perfusor diskonnektieren; Beatmungsschläuche erst lösen, wenn alle anderen Schläuche geordnet und gesichert sind;
- Kind wiegen; instabile Kinder müssen dazu mit dem Beatmungsbeutel beatmet werden, ggf. wird auf das Wiegen verzichtet;
- Kind mit dem Respirator konnektieren;
- Atemgeräusch auskultatorisch überprüfen;
- Überwachung anschließen;
- Perfusorspritze wieder einspannen und in verordneter Geschwindigkeit laufen lassen;
- kleine FG und asphyktische Kinder zur Hirnblutungs- und Hirnödemprophylaxe möglichst achsengerecht (Kopf in Mittelstellung, Oberkörperhochlagerung) lagern.

Um die Kinder nach dem Transport nicht noch mehr zu belasten, werden direkt bei der Aufnahme möglichst nur folgende Maßnahmen durchgeführt:
- Einmal Blutdruck messen (in den ersten 24 h einmal an allen 4 Extremitäten);
- Körpertemperatur messen, evtl. ist eine kontinuierliche Temperaturüberwachung notwendig;
- Temperatur des Bettes an die des Kindes anpassen;
- Vitamin-K-Gabe;
- Magensonde offen ableiten, einmal aspirieren;
- Urinbeutel kleben (nicht bei sehr kleinen FG), um Urin genau zu bilanzieren und zu stixen;
- verordnete Medikamente geben, Infusion ggf. ändern;
- BGA frühestens 1 h nach Beatmungsbeginn, gleichzeitig Blutzucker- und Hämatokritkontrolle.

Alle weiteren Maßnahmen erst nach ausreichender Ruhephase innerhalb der ersten 24 h ausführen:
- Erstuntersuchung;
- Thoraxröntgen, Kopf in Mittelstellung bringen, um die Tubus- und Magensondenlage zu überprüfen, Sonden und Elektroden aus dem Thoraxbereich entfernen → evtl. Tubus- und Magensondenlage korrigieren;
- Aufnahmeblutentnahmen, sofern nicht schon bei der Erstversorgung abgenommen: Blutkultur bei Verdacht auf eine Infektion, Blutgruppe, großes Blutbild, Thrombozyten und Retikulozyten, Elektrolyte, Harnstoff, Kreatinin, Gesamteiweiß, C-reaktives Protein (CRP), Bilirubin, IgM;
- Wechsel des initialen Rachen-CPAPs bei Frühgeborenen auf binasale Prongs bei der ersten Versorgungsrunde, ggf. erst nach 24 h;
- Kopfumfang und Länge messen;
- Gonokokken-/Chlamydien-Augenprophylaxe, z. B. mit Erythromycin-Augentropfen;
- Trachealsekret steril abnehmen, besonders vor antibiotischer Behandlung oder Surfactantgabe;
- weitere Maßnahmen hängen vom Zustand des Kindes ab (z. B. NAK, ZVK);
- Vitalzeichenkontrolle angepasst an den Zustand des Kindes, zu Beginn mindestens stündlich,
- Sono-Schädel bei Frühgeborenen.

■ **Dokumentation**
- Alle Werte, Maßnahmen, Veränderungen und Krankenbeobachtungen in der Tageskurve und im Pflegebericht dokumentieren,
- Verordnungsbogen ausarbeiten,
- Wochenkurve und Pflegeplan anlegen,
- das Kind in der Aufnahme anmelden, im Stationsbuch eintragen und eine Akte anlegen.

9.3 Betreuung von Früh- und Neugeborenen

Bei der Versorgung Frühgeborener werden Konzepte integriert, die den Fokus nicht nur auf die pflegerische/medizinische Betreuung, sondern vor allem auf die neurologische Entwicklung haben. Dieses beinhaltet die Minimierung der intensivmedizinischen Intervention auf ein notwendiges Minimum.
- NIDCAP = Newborn Individualized Developmental Care and Assessment Program: dieses Konzept wurde in Boston entwickelt und beruht auf einer genauen Beobachtung des Verhaltens der Frühgeborenen und der entsprechend angepassten Interaktion mit dem Kind.
- EFIB = Entwicklungsfördernde familienzentrierte individuelle Betreuung von Frühgeborenen: dieses auf dem NIDCAP basierende Konzept wurde von der Universitätsklinik Heidelberg entwickelt und beinhaltet die frühe und intensive Integration der Eltern in die Versorgung, die Schulung aller an der Versorgung Beteiligten sowie die frühe Organisation des poststationären Aufenthalts.

Die folgenden Punkte finden Eingang in alle Versorgungskonzepte.
- Minimal-Handling/Optimal Handling: Versorgungsrunden dem Rhythmus der Kinder entsprechend alle 3–4 h (nachts evtl. auch alle 6 h),
- Tag-Nacht-Rhythmus ermöglichen durch längere Ruhephasen nachts, Kinder während der Ruhephasen nicht wecken, auch nicht durch die Eltern,
- Vermeidung von ständigem Lichteinfluss durch Abdecken des Inkubators mit farbigen (rosa, grünen) Tüchern und bei starker Sonneneinstrahlung durch Herablassen von Jalousien oder Rollos, die Augen bei Interventionen abdecken,
- Vermeiden von Lärm: Alarmton des Monitors so laut wie nötig – so leise wie möglich einstellen, Alarmton von Monitor oder Beatmungsgerät vor Manipulationen unterdrücken bzw. rasches Quittieren von Alarmen, keine Sachen auf dem Inkubator abstellen, keine Spieluhren im Inkubator oder in Ohrnähe des Kindes abspielen, lautes Hantieren und Sprechen im Zimmer vermeiden, bei Zimmeranwesenheit Tür zum Flur schließen,
- Absaugen nach Bedarf, immer zu zweit oder ein geschlossenes Absaugsystem verwenden,

- Kombinieren von ärztlichen und pflegerischen und/oder anderen therapeutischen Maßnahmen,
- ruhiges, koordiniertes und prioritätsbezogenes Arbeiten,
- nur wirklich notwendige Überwachungen durchführen, Blutdruckmessintervalle so weit wie möglich strecken, bei Temperaturinstabilität evtl. rektale Temperatursonde (*cave:* Fissuren),
- bei der Versorgung Auskühlen verhindern → ggf. vor Maßnahmen die Inkubatortemperatur erhöhen bzw. Wärmestrahler höher einstellen, komplettes Abdecken der Kinder vermeiden, beim Wiegen angewärmte Tücher als Unterlage verwenden, Bettwäsche zum Wechseln vorher anwärmen,
- Schmerzen vermeiden bzw. lindern:
  - Non-nutritives Saugen,
  - Swaddling: Einwickeln des Kindes in ein Tuch,
  - Facilitated tucking: Halten des Kindes in Froschhaltung mit Fixierung des Kopfes und Halten der Beine in angewinkelter Position,
  - Multisensorische Stimulation: Kombination aus zarter taktiler, vestibulärer und evtl. gustativer, olfaktorischer, auditiver und visueller Stimulation wie Streicheln, Schaukeln, beruhigendes Reden, etc.,
  - ggf. Analgesie bzw. Analgosedierung, evtl. 1–2 min vor kleineren schmerzhaften Manipulationen Glukose 20 %ig oral zur Analgesie verabreichen,
- BGA arteriell nur bei Sauerstoffbedarf abnehmen, sonst kapillär; möglichst gut anzeigende transkutane pCO_2- und pO_2-Sonden,
- engmaschige Blutzuckerkontrollen nur bei großen Schwankungen,
- bei nichtbeatmeten Frühgeborenen (sind Nasenatmer) zur Atemerleichterung und bei binasalem CPAP Magensonde oral legen,
  - Fixierung der Sonde im lateralen Mundwinkel mit einem Pflasterstreifen, der in Richtung des oberen Ansatzes der Ohrmuschel geklebt wird; lockere Führung der Sonde an der Unterlippe und dem Kinn entlang zur anderen Wange; zweite Fixierung der Sonde auf der Wange mit hautfreundlichem Pflaster.

- **Lagerung** (s. auch ▶ Abschn. 1.3)
- Regelmäßiger Lagewechsel,
- enge Begrenzung schaffen durch Nestlagerung und Zudecken → Förderung der Abstoß- und Stützaktivität, Gefühl der Geborgenheit.

- **Ernährung**
- Während des Sondierens wache Frühgeborene an Saugern oder Wattestäbchen saugen lassen, Kinder wenn möglich auf den Arm nehmen,
- frühe Trinkversuche und früh kleine Mengen füttern (ärztl. Absprache),
- frühes Anlegen an die Brust, auch wenn die Frühgeborenen noch nicht trinken können,
- möglichst Muttermilch füttern.

- **Stimulation** (s. auch ▶ Abschn. 1.7)
- Eigene Hand-Mund-Stimulation durch entsprechende Lagerung ermöglichen → Anregung der Gesichtsmimik, Koordinationsübung zwischen Saugen, Schlucken, Lutschen und der Atmung.
- »Känguruhen« zur Förderung der Eltern-Kind-Beziehung, dadurch wird bei der Mutter auch die Milchbildung gefördert, außerdem erhält das Frühgeborene durch den engen Hautkontakt taktile und kinästhetische sowie auditive Stimulationen über die Stimme und den Herzschlag des Elternteils. Die Dauer sollte mindestens 1 h betragen, da sonst die Belastung evtl. größer ist als die positiven Effekte. Bei sehr kleinen Frühgeborenen ist dabei evtl. eine Mütze und Zusatzwärme erforderlich.
- »Kontaktatmen zur Atemstimulation (s. auch ▶ Abschn. 2.12) durch Krankengymnasten üben.
- Frühgeborene möglichst baden,
  - bei Apnoeneigung evtl. abduschen, dadurch die Atmung stimuliert wird.
- Orale Stimulation während des Sondierens oder der Mundpflege; dabei verschiedene Geschmacksrichtungen anbieten, z. B. verschiedene Tees oder Muttermilch/Nahrung.
- Taktile Stimulation 3-mal 10 min/Tag durch Streicheln, Schaukeln, Bürsten mit Pinsel oder

weicher Bürste, Fußmassage mit Öl, Überstimulation vermeiden; die Mütter darin anleiten und von ihnen durchführen lassen. Die taktile Stimulation ist wichtig für die gesamte Nervenentwicklung.
- Krankengymnastik zur Förderung der Körperwahrnehmung und motorischen Entwicklung.
- Auditive Stimulation: leises Sprechen, leise Musik oder Stimme der Mutter vorspielen, evtl. über Walkman.
- Vestibuläre Stimulation z. B. durch Schaukeln der Kinder und häufiges Umlagern, ist notwendig für die spätere Steuerung von Bewegungen und Erlernen des aufrechten Ganges.
- Babymassage (z. B. nach Frederik Leboyer oder die indische Babymassage) zur Stimulation des gesamten Körpers. Diese Techniken müssen vom Pflegepersonal oder den Eltern in entsprechenden Kursen erlernt werden.

- **Eltern**
▶ Kap. 14.

9.4 Probleme des Frühgeborenen

9.4.1 Hypothermie (<36°C Rektaltemperatur)

Durch die im Verhältnis zur Körpermasse relativ große Körperoberfläche und den Wärmeverlust durch Verdunstung ist die Gefahr einer Hypothermie groß. Sinkt die Körpertemperatur um 1°C ab, bedeutet dies einen Energieverlust von 900 kcal/kg KG und eine Steigerung des Sauerstoffbedarfs um das Dreifache. Die Sauerstoffabgabefähigkeit in das Gewebe ist vermindert. Die Thermoregulation ist noch nicht ausgereift.

Die Wärme kann nicht durch Muskelzittern gebildet werden, sondern wird fast ausschließlich über die Lipolyse im »braunen« Fettgewebe erzeugt. Diese Form reicht oft nicht zum Ausgleich des postnatalen Wärmeverlustes aus.

- **Ursachen**
- Asphyxie,
- Schock,
- Sepsis,
- mangelhafte Reanimation,
- Luftzug,
- zu kalte Umgebung.

- **Folgen**
- Metabolische Azidose,
- gesteigerter Sauerstoffverbrauch,
- Hypoxämie,
- Hypoglykämie,
- Hirnschädigung,
- Surfactantinaktivierung,
- Gewichtsverlust,
- erhöhte Sterblichkeit.

- **Überwachung und Beobachtung**
- Rektale Temperaturkontrolle 1- bis 4-stündlich je nach Stabilität der Temperatur,
- bei starken Schwankungen kontinuierliche Überwachung mit Temperatursonde,
- regelmäßige Kontrolle der Temperatureinstellung des Bettes,
- Beobachtung der peripheren Durchblutung, Hautfarbe und Temperatur der Akren.

- **Maßnahmen**
- Pflege im Thermoneutralbereich (Umgebungstemperatur, in der das Kind seine Körpertemperatur mit minimalstem Energieeinsatz und damit Sauerstoffverbrauch halten kann; ist abhängig vom Alter und Gewicht der Kinder),
- Zugluft vermeiden,
- koordiniert und zügig arbeiten,
- Verdunstungskälte vermeiden, sorgfältiges Abtrocknen nach der Geburt und dem Baden,
- kleinen Frühgeborenen eine Mütze aufsetzen (auch im Inkubator),
- angewärmte Bett- und Patientenwäsche verwenden,
- Beatmungsluft anwärmen (36,5–37°C),
- <32. SSW: möglichst Pflege im Doppelwandinkubator mit einer Luftfeuchtigkeit von 70 % (bis sie angezogen werden).

9.4.2 Hyperthermie (>37,5°C Rektaltemperatur)

- **Ursachen**
- Zu große Wärmezufuhr (Inkubatortemperatur, Phototherapie),
- Sepsis oder Meningitis,
- Hirnschädigung,
- Dehydratation.

- **Folgen**
- Erhöhter Flüssigkeitsverlust mit Hypernatriämie und Hyperosmolarität,
- Gewichtsverlust,
- Hyperbilirubinämie,
- Apnoe-Anfälle,
- erhöhter Sauerstoffbedarf,
- Verstärkung von Reperfusionsschäden und postasphyktischen Gehirnschäden nach Reanimation,
- erhöhte Sterblichkeit.

- **Beobachtung**
- Herzfrequenz erhöht,
- gerötete Haut.

- **Maßnahmen**
- Regelmäßige Temperaturkontrollen,
- angepasste Einstellung der jeweiligen Betttemperatur.

9.4.3 Instabilität der Atmung

Sie ist bedingt durch die Umstellung zur selbstständigen Atmung. Atemstörungen sind bei allen Frühgeborenen zu erwarten.

- **Ursachen**
- Unreife des Atemzentrums,
- Surfactantmangel,
- Infektionen,
- Krampfanfälle,
- Stoffwechselstörungen,
- Fehlbildungen der Atemwege,
- Hypothermie,
- Azidose,
- Anämie,
- Hyperlipidämie (parenterale Ernährung),
- PDA.

Unser Ziel ist es, eine ruhige und gleichmäßige Atmung mit einer Frequenz zwischen 30 und 60/min, ausgeglichene Blutgasanalysen und ein rosiges Aussehen zu erreichen.

- **Überwachung**
- Hautfarbe: Zyanose, Munddreieck.
- Atmung: Nasenflügeln; Einziehungen sternal, interkostal, jugulär; Tachypnoe; Apnoe; exspiratorisches Stöhnen; Stridor; Schaukelatmung; Schnappatmung; periodische Atmung.
- Auskultation der Lunge.
- Blutgasanalysen möglichst kapillär, arteriell nur bei Sauerstoffbedarf: im Ruhezustand vor der Versorgung abnehmen; bei Verschlechterung des Allgemeinzustands; nach Veränderung der Beatmungseinstellung; zur Kontrolle der transkutanen Sonden.
- Transkutane Sonden ($tcpO_2$, $tcpCO_2$).
- Sauerstoffsättigung.

- **Maßnahmen**
- Minimal-Handling,
- bei Apnoen vorsichtiges Anschubsen,
- Oberkörperhochlagerung, Thoraxdehnung durch Schulterrolle, unterstützte Bauchlage,
- Inhalationen,
- Theophyllin oder Koffeinzitrat oral bzw. i. v., bei ausbleibender Wirkung evtl. Doxapram,
- orales/nasales Absaugen,
- binasaler CPAP (bei primärem CPAP können hohere pCO_2-Werte tolriert werden, wenn pH >7,3),
- Intubation und maschinelle Beatmung (möglichst frühe Extubation, lieber Nasen-CPAP),
- ausreichendes Anfeuchten und Erwärmen der Atemluft,
- Surfactantgabe,
- endotracheales Absaugen nach Auskultation der Lunge,
- Diagnostik, um die Ursache für die Atemstörung zu finden.

Die Beatmung beeinflusst sehr stark den Verschluss des Ductus arteriosus Botalli. Durch die Vergrößerung des Links-rechts-Shunts kommt es zur vermehrten Durchblutung der Lunge, dadurch werden die Atemstörungen stärker.

9.4.4 Instabilität des Herz-Kreislauf-Systems

- **Ursachen**
- Umstellung des Herz-Kreislauf-Systems, da sich die intrauterinen Kurzschlüsse verschließen müssen,
- angeborene Herzfehler,
- Vagusreiz z. B. ausgelöst durch Absaugen,
- Hypovolämie,
- Schock,
- schwere Anämie,
- niedriger Blutdruck, da durch den offenen Ductus arteriosus Botalli ein Links-rechts-Shunt besteht.

- **Ziel**
- Herzfrequenz 100–160/min,
- stabiler Herzrhythmus,
- Blutdruck im Normbereich,
- gute periphere Durchblutung.

- **Überwachung**
- EKG-Monitor,
- regelmäßige Kontrolle des Blutdrucks,
- Auskultation der Herztöne,
- Krankenbeobachtung, Hautdurchblutung: marmoriert, zentralisiert, Akrozyanose, Blässe.

- **Maßnahmen**
- Bradykardie → Stimulation durch vorsichtiges Anstoßen, evtl. beatmen mit dem Beatmungsbeutel, Ursache klären.
- Tachykardie → Körpertemperatur erhöht? Medikamentös bedingt? Schmerzen? Nachlassende Sedierung?
- Niedriger Blutdruck → Volumengabe (z. B. Ringer-Lösung) oder medikamentöse Therapie (Versuch mit Hydrocortison i. v. sonst Dobutamin-Dauerinfusion).
- Hoher Blutdruck → medikamentös bedingt, Analgetika bei Schmerzen, Sedativa bei starker Unruhe.

9.4.5 Infektionsgefahr

- **Ursachen**
- Schwaches Immunsystem, Immunglobuline noch nicht vollständig ausgebildet (= eine Art Antikörpermangelsyndrom),
- sehr vulnerable und dünne Haut,
- Eintrittspforten über die invasiven Zugänge,
- nosokomiale Keime.

- **Ziel**
- Sekundärinfektionen vermeiden,
- Infektionssymptome rechtzeitig erkennen.

- **Typische Erreger**
- Konnatale Infektionen (TORCH):
  - Toxoplasmose,
  - Röteln,
  - Cytomegalie,
  - Herpes simplex,
  - Syphilis.
- Neugeborenensepsis, perinatal erworben:
  - β-hämolysierende Streptokokken der Gruppe B,
  - E.-coli,
  - Staphylococcus aureus,
  - selten Pneumokokken, Listerien, β-hämolysierende Streptokokken der Gruppe A.
- Typische Hospitalkeime auf Intensivstationen, nosokomiale Infektion, nach dem 3.–5. Lebenstag erworben:
  - koagulasenegativer Staphylococcus epidermidis,
  - Pseudomonas aeruginosa,
  - Serratien,
  - Citrobacter.

> Es gibt zunehmend Probleme durch therapieresistente Keime.

- **Sepsis des Frühgeborenen**

Die Erreger stammen in der Regel aus den Geburtswegen. Durch Infektionen der Feten kommt es häufig zum vorzeitigen Blasensprung und dadurch zur Frühgeburt. Primär infizierte Eihäute produzieren Arachidonsäure, dies regt die Prostaglandinproduktion an (→ wehenauslösend).

- **Typische Symptome der Sepsis**

Die Symptome sind Ausdruck der systemischen Entzündungsreaktion (SER, engl. SIRS = systemic inflammatory response syndrome). Von einer Sepsis ist die Rede, wenn Krankheitserreger als Ursache nachgewiesen wurden.

> Je kleiner die Frühgeborenen, desto geringer sind ihre Möglichkeiten, Symptome auszubilden.

- Temperaturimbalancen,
- Atemstörungen (Apnoen, Tachypnoe),
- Gedeihstörung – häufig Nahrungsunverträglichkeiten,
- aufgetriebenes Abdomen,
- blassgraues, ikterisches Hautkolorit,
- Marmorierung, kalte Extremitäten,
- Hepatosplenomegalie,
- Hypotonie,
- zerebrale Anfälle,
- unter Intensivbehandlung oft schleichende und unspezifische Symptome,
- oft nur allgemeine Verschlechterung, Schlaffheit, Nahrungsunverträglichkeit, Anstieg des Beatmungsbedarfs, Spontanbradykardien, bei Belastung instabil,
- Blutbild:
  - Linksverschiebung + Leukozytopenie (<6000/ml),
  - Thrombozytopenie (kein sicheres Frühzeichen),
  - leicht verzögerter CRP-Anstieg.

- **Überwachung**
- Routinemäßige bakterielle Untersuchung des Trachealsekrets, besonders bei Verschlechterung,
- bakterielle Kontrolle von Katheter- und Drainagespitzen,
- regelmäßig Blutbild und CRP kontrollieren,
- Blutkultur abnehmen bei Verdacht auf Sepsis,
- bakterielle Untersuchung der Muttermilch,
- sorgfältige Krankenbeobachtung.

- **Maßnahmen**
- Sauberes Arbeiten, Händedesinfektion,
- Hautverletzungen vermeiden,
- sterile Handhabung von invasiven Zugängen und Kathetern,
- genaue Beobachtung von Katheter- und Drainageeinstichstellen,
- sterile Zubereitung von Infusions- und Injektionslösungen,
- regelmäßiges Wechseln von Absaugvorrichtung, Beatmungs-, Infusions-, Inhalations- und Verneblersystem, feuchter Sauerstoffinsufflation,
- steriles endotracheales Absaugen,
- gezielte Antibiotikabehandlung nach Antibiogramm,
- räumliche Trennung von Frühgeborenen und älteren Kindern.

9.4.6 Hypoglykämie

Der Blutzucker ist <40 mg/dl. Glukose ist die Hauptenergiequelle für das Wachstum und den Stoffwechsel des Gehirns.

- **Ursachen**
- Unreife der Leber und hoher Energiebedarf,
- verminderter Glykogenspeicher,
- anaerobe Glykolyse (z. B. bei RDS, Sepsis),
- Stoffwechselerkrankung,
- Diabetes der Mutter,
- unzureichende Glukosezufuhr über die Infusionslösung.

- **Ziel**
- Blutzuckerwerte von 45–100 mg/dl.

- **Überwachung**
- Blutzuckerkontrollen abhängig von den Werten,
- Urinstix auf Glukose,
- Krankenbeobachtung: Tremor, Muskelhypotonie, Blässe, Hyperexitabilität, Konvulsionen, Brady-/Tachykardien; z. T. sind die Symptome unspezifisch.

- **Maßnahmen**
- Konzentration der Infusionslösung nach den gemessenen Blutzuckerwerten richten;

- bei Hypoglykämie Einzelgaben von Glukose 10 %ig (*cave:* hoch konzentrierte Bolusinjektionen vermeiden: Gefahr von Hyperglykämien mit anschließenden Rebound-Hypoglykämien);
- bei anhaltenden Hypoglykämien Ernährung mit vielen kleinen Mahlzeiten;
- Ernährung zusätzlich mit Glukose oder z. B. *Dextroneonat.*

9.4.7 Hyperbilirubinämie

- **Ursachen**
- Unreife der Leber → durch mangelnde Glukuronsäureaktivität wird das indirekte Bilirubin nicht gebunden und kann nicht ausgeschieden werden,
- Resorptionsikterus durch Geburtstraumata, Hämatome (Vermeidung durch schonende Geburt),
- verzögerte Mekoniumausscheidung und damit erhöhte enterohepatische Bilirubinzirkulation,
- Polyglobulie nach z. B. maternofetaler oder fetofetaler Transfusion,
- Sepsis,
- niedrige Albuminwerte/-bindung.

- **Ziel**

Ein Kernikterus muss verhindert werden. Dieser wurde bei sehr unreifen Frühgeborenen schon bei 5–10 mg/dl indirektem Bilirubin festgestellt.

- **Überwachung**
- Bilirubinbestimmung (indirektes),
- Hautfarbe und Skleren beobachten,
- Grenzen für Bestrahlung oder Austausch sind alters- und gewichtsabhängig.

- **Maßnahmen**
- Phototherapie: kontinuierlich oder intermittierend (Augenschutz),
- Diurese fördern, ausreichend Flüssigkeit anbieten,
- Glukoseeinläufe,
- evtl. Infusion, da Patient oft zu schlapp zum Trinken,
- ggf. Austauschtransfusion (▶ Abschn. 13.3).

9.4.8 Elektrolytentgleisung, Flüssigkeitsverlust über die Haut

- **Ursachen**
- Unreife der Nieren, die Niere hat noch nicht die volle Konzentrationsfähigkeit, Rückresorption von H_2O, Na^+, Bikarbonat sowie Sekretion von K^+ und H^+ sind vermindert → Hyponatriämie, metabolische Azidose, Hyperkaliämie.
- Flüssigkeitsverlust über die dünne Haut; 75–80 % des Körpergewichts besteht aus Wasser.
- Insensibler Wasserverlust wird erhöht durch:
  - offenen Wärmestrahler 50–100 %,
  - Phototherapie 15–30 %,
  - erhöhte Körpertemperatur 30 %/1°C,
  - Aktivität, Nahrungszufuhr,
  - erhöhte Atemfrequenz,
  - Luftfeuchtigkeit <50 % 20–200 %.
- Insensibler Wasserverlust wird vermindert durch:
  - Intubation und Beatmung 30 %,
  - Relaxierung,
  - Luftfeuchtigkeit >80 % 30 %,
  - Pflege im Doppelwandinkubator oder unter Plastikfolie 30–50 %.

- **Ziel**
- Ausgeglichene Elektrolyte,
- Flüssigkeitsverlust reduzieren,
- Urinausscheidung mindestens 1 ml/kg KG/h,
- Gewichtsverlust <15 % des KG.

9.4.9 Akutes Nierenversagen in der Neonatalperiode

- **Symptome**
- Diurese <1 ml/kg KG/h über 24 h nach dem 1. Lebenstag,
- Serumkreatinin >1,5 mg/dl nach dem 1. Lebenstag bzw. Anstieg des Serumkreatinins,
- fehlender kontinuierlicher Serumkreatininabfall (>50 % des Ausgangswertes) bei Früh-/Neugeborenen nach dem 1. Lebenstag.

- **Ursachen**
- Hauptursache prärenal durch Hypovolämie oder renale Hypoperfusion,

- Hypotension,
- Herzinsuffizienz,
- Schock, auch bei Sepsis, Blutung, Ischämie,
- Dehydrierung (z. B. Flüssigkeitsrestriktion, Phototherapie),
- Hypoxie und Azidose,
- nephrotoxische Schädigung (Aminoglykoside, Indometacin),
- Nierenvenen-/Nierenarterienthrombose z. B. nach NVK/NAK.

- **Komplikationen**
- Überwässerung bis Lungenödem,
- therapierefraktäre Entgleisungen des Elektrolyt- und Säure-Basen-Haushalts,
- urämisch bedingte Erscheinungen wie Tremor, vermehrte Myoklonien, Hypotonie, Apathie, Herzrhythmusstörungen,
- Hyperkaliämie 6–7 mmol/l,
- Anurie.

- **Überwachung**
- Elektrolytkontrollen (anfangs 6-stündlich),
- genaue Bilanzierung,
- Gewichtskontrollen,
- spezifisches Gewicht im Urin,
- EKG-Veränderungen erkennen,
- gute Krankenbeobachtung einschließlich Hautturgor, Ödeme, stehende Hautfalten, eingesunkene Fontanelle,
- Hämatokritkontrollen,
- Serumkreatinin täglich bestimmen.

- **Maßnahmen**
- Verbesserung der Nierendurchblutung (Volumenversuch und Furosemidgaben),
- Katecholamingabe,
- Substitution von Kalium abbrechen,
- Infusion mit Glukose/Insulin (Kalium wird mit der Glukose in die Zelle transportiert) oder Glukose/Salbutamol (*cave:* Tachykardie),
- EKG-Veränderungen: Kalziumglukonat 10 % langsam intravenös (ärztliche Tätigkeit),
- Peritonealdialyse bei therapieresistenter Anurie.

9.4.10 Nahrungsunverträglichkeit bei hohem Energiebedarf

- **Ursachen**
- Weniger Magensäure,
- nicht vollständig ausgebildete Dünndarmzotten,
- Mangel an Enzymen zur Spaltung von Eiweißen und Fetten,
- geringe gastrointestinale Peristaltik.

- **Normaler Energiebedarf**
- Frühgeborene 120 kcal/kg KG/Tag,
- Säuglinge 110–120 kcal/kg KG/Tag.

- **Gründe für erhöhten Energiebedarf**
- Vermehrtes Wachstum,
- im Verhältnis zur Körpergröße stoffwechselaktivere Organe (Leber, Gehirn),
- niedrige Energiereserven,
- Wärmeregulation,
- Kinder mit BPD (140 kcal/kg KG/Tag).

- **Ziel**
- Kompletter Nahrungsaufbau,
- optimale Magen-Darm-Passage,
- gutes Gedeihen.

- **Überwachung**
- Regelmäßige Magenrestbestimmung (Menge, Aussehen), 2–5 ml/kg KG (nach Absprache auch größere Mengen) vor einer Mahlzeit können toleriert werden, sofern die Reste unauffällig oder nur leicht gallig sind, die Kinder nicht spucken und das Abdomen unauffällig ist,
- gute Beobachtung des Abdomens (geblähtes Abdomen, stehende Darmschlingen, Darmgeräusche, Erbrechen, Stuhl: Qualität, Quantität, bakterielle Untersuchungen),
- bakterielle Untersuchungen der Muttermilch,
- Gewichtskontrolle.

- **Maßnahmen**
- Vorsichtiger Nahrungsaufbau nach ca. 6 Lebensstunden;
- Beginn mit 8–12 Mahlzeiten;

- Nahrungsbeginn mit Glukose 5 %ig, bei guter Verträglichkeit Muttermilch bzw. Frühgeborenennahrung (evtl. 1:1 mit Aqua verdünnt); langsame Mengensteigerung;
- bei Muttermilchernährung von Kindern <1500 g sollte eine CMV-Infektion der Mutter ausgeschlossen werden, ggf. Pasteurisieren der Muttermilch oder Einfrieren bis das Kind ein Körpergewicht von 1500 g erreicht hat.
- Änderung der Nahrungsart (Frühgeborenennahrung pur) und der Nahrungsmenge richtet sich nach der Verträglichkeit;
- bei akuten Problemen Rückgang auf kleinere Mengen oder weniger Mahlzeiten mit Unterstützung durch Infusion; wenn keine Besserung eintritt Nahrungskarenz und parenterale Ernährung;
- Stress vermeiden;
- bei fehlendem Mekoniumabgang erster Einlauf mit Glukose 5 %ig oder Azetylzystein 1 %ig nach 48–72 h,
  - bei Bedarf alle 2 Tage wiederholen,
  - bei fehlender spontaner Stuhlausscheidung mit Ileussymptomatik maximal einmal pro Tag,
- Der Nutzen von Probiotika wird derzeit diskutiert.

9.4.11 Hirnblutung und Leukomalazie

- **Periventrikuläre Leukomalazie**

Infolge einer Minderdurchblutung bei zu niedrigem Blutdruck sowie Hypoxie/Ischämie kommt es zur Nekrose der weißen Marksubstanz um die Ventrikel herum. Bei Frühgeborenen kommen auch freie Sauerstoffradikale, Zytokine durch Infektionen oder evtl. Hyperoxien als Ursache in Betracht. Hierbei werden häufig die Pyramidenbahnen besonders der Beine geschädigt → Zerebralparese. Es entsteht eine spastische Diplegie bis hin zur Tetraparese, evtl. kombiniert mit einer Epilepsie.

Die Autoregulation der intrazerebralen Durchblutung ist schon bei Frühgeborenen vorhanden. Bei einem mittleren arteriellen Druck von 25–50 mmHg wird die Durchblutung konstant gehalten. Blutdruckspitzen vor allem durch Stress oder zu schnelle Volumengabe sowie Störungen der Autoregulation z. B. durch Hypoxie, Hypoglykämie oder Hyperkapnie können zu Hirnblutungen führen. Es kann umso leichter zu intrakraniellen Hämorrhagien (ICH) kommen, je unreifer das Frühgeborene ist.

- **Einteilung in 4 Grade**
- Grad 1: subependymale ICH,
- Grad 2: subependymale ICH + Einbruch in normal große Ventrikel (oder weniger als 50 % Ventrikeleinblutung),
- Grad 3: subependymale ICH + Einbruch in erweiterte Ventrikel (oder mehr als 50 %),
- Grad 4: Grad 3 + Parenchymeinblutung.

Ein posthämorrhagischer Hydrozephalus kann Shunt-pflichtig werden; vorübergehend kann eine externe Ventrikeldrainage notwendig sein, ggf. Anlage eines Rickkam-Reservoirs, das regelmäßig punktiert wird (▶ Abschn. 12.5).

- **Ursachen**
- Blutungsneigung durch Thrombozytopenie oder Unreife des Gerinnungssystems,
- erhöhte Gefäßpermeabilität durch Unreife,
- Erhöhung der zerebralen Durchblutung durch Stress mit Hypertension, rasche Volumengabe, Hyperkapnie, Hypoglykämie und niedrigen Hkt,
- Verminderung der zerebralen Durchblutung durch Hypotension und Hypokapnie,
- zerebrale Abflussstörungen durch hohen intrathorakalen Druck bei massiver Überdruckbeatmung oder Pneumothorax,
- starke Schwankungen der Hirndurchblutung bei fehlender oder unzureichender Autoregulation aufgrund von Blutdruckschwankungen, rasch wechselnder Oxygenierung (z. B. durch Apnoen, Bradykardien, endotracheales Absaugen) oder Beatmung (intrathorakale Druckschwankungen).

- **Überwachung**
- Regelmäßige Schädelsonographien,
- Kontrolle von Hkt, Hb und BZ, bei Blutungsneigung Kontrolle der Gerinnung,
- Allgemeinzustand und Aussehen der Kinder beurteilen.

- **Maßnahmen**
- Minimal-Handling (▶ Abschn. 1.7.2),
- Vermeiden von Infektionen, Azidose, Hyperkapnie, Hypoxie, raschen Veränderungen des CO_2, Blutdruckspitzen (durch Oberkörperhochlagerung), Hypervolämie,
- Gabe von Vitamin K s. c. oder i. v., Fresh Frozen Plasma (FFP), Gerinnungsfaktoren,
- Kopf in Mittelstellung lagern bzw. achsengerechte Lagerung.

9.4.12 Persistierender Ductus arteriosus Botalli

Der Ductus schließt sich normalerweise reflektorisch nach Entfaltung der Lunge und Anstieg des Sauerstoffpartialdrucks im aortalen Blut. Weiterhin werden vasodilatierende Prostaglandine verstärkt abgebaut. Bei Frühgeborenen reagiert die unreife Muskulatur des Ductus schwächer auf die Kontraktionsreize.

- **Pathophysiologie**

Der höhere Druck im Körperkreislauf führt dazu, dass Blut aus der Aorta über den Ductus in die A. pulmonalis und damit zurück in den Lungenkreislauf fließt (Links-rechts-Shunt), sobald der Strömungswiderstand im Lungenkreislauf nach Entfaltung der Lunge abgesunken ist. Dies führt zur Überflutung der Lunge mit Blut. Das rechte Herz wird mehr belastet, es muss einen höheren Druck aufbauen, um das Blut in die Pulmonalarterien zu pumpen. Zusätzliche respiratorische Schwierigkeiten sind möglich, weil durch kapilläre Lecks Flüssigkeit aus dem Kapillarnetz der Lunge in das Lungeninterstitium austreten und den Gasaustausch behindern kann.

Der schnelle Druckabfall in der Aorta führt zu niedrigen diastolischen Blutdruckwerten und einer großen Blutdruckamplitude. Der mittlere arterielle Druck (MAD) ist niedrig, die Perfusion der Niere dadurch schlecht, es kommt zu Ödemen. Durch die Minderperfusion im Intestinalbereich besteht die Gefahr einer Nekrotisierenden Enterokolitis. Im weiteren Verlauf ist die Volumenbelastung für das linke Herz groß, dadurch kommt es zur Vergrößerung des linken Vorhofs und damit zum Rückstau des Blutes in die Lunge. Besteht ein Ductus über längere Zeit, kann dies zur Veränderung der Lungengefäße und zur Shuntumkehr (Rechts-links-Shunt) führen.

- **Ursachen**
- Pathologische Wandstruktur des Ductus,
- Unreife,
- Hypoxie,
- Beatmung setzt Prostaglandine frei, die den Ductus offen halten.

- **Symptome**
- Springende Pulse, Tachykardie,
- große Blutdruckamplitude,
- Systolikum,
- Kinder sind instabiler z. B. beim Absaugen, bieten Bradykardien, werden wieder sauerstoffabhängig bzw. der Sauerstoffbedarf steigt wieder an,
- Zeichen einer Herzinsuffizienz,
- Nahrungsunverträglichkeit (Magenreste, NEC-Gefahr).

- **Überwachung**
- Auskultation der Herzgeräusche,
- Bilanzierung der Urinausscheidung.

- **Diagnostik**
- Kardiologisches Konsil,
- Thoraxröntgen: großes Herz, vermehrte Lungengefäßzeichnung, vermehrt Flüssigkeit im Interstitium,
- EKG, evtl. Linksherzbelastung,
- Herzecho, Gefäßdopplersonographie.

- **Maßnahmen**
  - **Bei nicht-hämodynamischen PDA**
- Flüssigkeitsrestriktion,
- Verbesserung der Oxygenierung, da eine Hypoxie die Prostaglandinproduktion steigert,
- frühe Extubation.

  - **Bei hämodynamisch wirksamen PDA**
- Medikamentöse Behandlung mit Indometacin oder Ibuprofen → hemmt die Prostaglandinsynthese,

- Ductusligatur bei Kontraindikation oder Versagen der Indometacintherapie.

■■ Medikamentöser Verschluss der PDA
- Indometacin als Kurzinfusion über 30 min, umfasst 6 Gaben im Abstand von 12 bzw. 24 h; Nebenwirkung: Einschränkung der zerebralen, mesenterialen und renalen Durchblutung, Hemmung der Thrombozytenaggregation → keine Flüssigkeitsrestriktion während der Therapie,
- Ibuprofen als Kurzinfusion über 30 min, 3 Gaben im Abstand von 24 h; keine Einschränkung der Organdurchblutung, jedoch Verdrängung von Bilirubin aus der Eiweißbindung, höhere CNLD-Raten.

■ **Nekrotisierende Enterokolitis**
▶ Abschn. 6.1.

■ **Gestörter Eltern-Kind-Kontakt**
▶ Kap. 13.

- Nennen Sie Ursachen und typische Erreger von FG- und NG-Infektionen!
- Nennen Sie die typischen Symptome einer Sepsis beim Frühgeborenen!
- Welche metabolischen Störungen können bei FG auftreten?
- Was ist bei der Ernährung von Frühgeborenen zu beachten?
- Nennen Sie Ursachen für intrakranielle Hämorrhagien!
- Erläutern Sie die Pathophysiologie eines persistierenden Ductus!
- Welche Behandlungsmöglichkeiten eines PDA gibt es?

Überprüfen Sie Ihr Wissen

Zu 9.1
- Wie sollte ein Transportinkubator ausgestattet sein?
- Schildern Sie die Erstversorgung eines Neugeborenen im Kreißsaal!
- Was ist vor und während eines Transportes zu beachten?

Zu 9.2
- Schildern Sie die Aufnahme eines Früh- und Neugeborenen!

Zu 9.3
- Was muss beim Minimal-Handling bei Neugeborenen berücksichtigt werden?
- Stimulation bei Neugeborenen – welche Möglichkeiten gibt es?

Zu 9.4
- Welche Probleme können in den Bereichen Atmung, Temperatur und Kreislauf bei Frühgeborenen auftauchen?

Beatmung

10.1	Grundlagen der Beatmung – 210	
10.2	Begriffe und Respiratorparameter – 211	
10.3	Beatmungsformen – 213	
10.4	Blutgasanalyse – 215	
10.5	**Umgang mit endotrachealen Tuben – 218**	
10.5.1	Endotracheale Intubation – 218	
10.5.2	Tuben mit Niederdruckcuff – 222	
10.5.3	Kleben des Tubuspflasters – 222	
10.6	Extubation – 223	
10.7	Nasen- und Rachen-CPAP – 225	
10.8	Maskenbeatmung – 228	
10.9	Unterdruckbeatmung – 230	

10.1 Grundlagen der Beatmung

- **Spontanatmung**

Bei der normalen Atmung wird die Lunge durch die Kontraktion des Zwerchfells nach unten gezogen. Durch die Kontraktion der Atemhilfsmuskulatur stellen sich die Rippen auf und ziehen die mit ihnen verbundene Pleura nach außen. Dadurch erweitert sich die Lunge. Der Druck in der Lunge sinkt unter den Umgebungsdruck, die Luft kann entlang dieses Druckgefälles in die Lunge strömen, bis es zum Druckausgleich kommt. Dies ist ein aktiver Vorgang. Die Exspiration hingegen erfolgt passiv. Durch Erschlaffen der Muskulatur werden die Lungen komprimiert, und die Luft strömt nach außen bis zum Druckausgleich.

- **Maschinelle Beatmung**

Sie dient als Ersatz der Spontanatmung und zur Behandlung einer respiratorischen Insuffizienz. Es ist meist eine Überdruckbeatmung, die dann über einen endotrachealen Tubus oder eine Trachealkanüle erfolgen muss. Eine Unterdruckbeatmung ist mit einer entsprechenden Kammer oder Corpus-Weste möglich (► Abschn. 10.9); es ist eine Beatmung, die weitgehend die physiologischen Abläufe bei der Atmung unterstützt und weniger invasiv und komplikationsreich ist.

- **Indikation**
- Störung der pulmonalen Funktion durch Gasverteilungs- oder Gasaustauschstörungen mit Minderbelüftung und Beeinträchtigung der Diffusion (Erkrankungen der Lunge und der Atemwege),
- Störungen des Ventilations-Perfusions-Verhältnisses durch geringe Lungendurchblutung (z. B. schwere Hypovolämie, pulmonale Hypertonie, kardialer Rechts-Links-Shunt),
- periphere Atemlähmungen (Poliomyelitis, Querschnitt),
- Störungen der Atemmechanik (Thoraxtrauma, Muskeldystrophie/-atrophie),
- schwere Erschöpfungszustände (bei schweren Erkrankungen mit evtl. auch erhöhtem Ventilationsbedarf, z. B. Sepsis, alle Formen des Schocks),
- Störungen des Atemzentrums (SHT, Vergiftungen, unreifes Atemzentrum bei Frühgeborenen).

> Eine Indikationsstellung sollte sehr streng erfolgen, da jede Beatmung ein Trauma darstellt und erhebliche Nebenwirkungen hat.

- **Ziel**
- Verbesserung der Oxygenierung,
- Verbesserung der CO_2-Abgabe,
- Reduktion der Atemarbeit.

- **Auswirkungen auf den Organismus**
- Durch den Überdruck in der Lunge ist der venöse Rückstrom vermindert, dadurch verringert sich das Herzzeitvolumen und der arterielle Blutdruck sinkt ab, was Auswirkungen auf die Organdurchblutung haben kann; durch einen möglichst geringen mittleren Atemwegsdruck werden diese Probleme vermindert,
- Rechtsherzbelastung durch Druckerhöhung im Lungenkreislauf; bei Dauerbeatmung kann sich ein Cor pulmonale entwickeln,
- Ventilations-, Perfusionsstörungen → Atelektasen, Totraumventilation,
- Verminderung des Harnvolumens durch niedriges Herzzeitvolumen, dadurch ADH-Ausschüttung mit Natrium- und Wasserretention und Gefahr von Magenbluten,
- Erhöhung des ICP durch hohen intrathorakalen Druck mit Gefahr von intrakraniellen Blutungen (bei FG),
- pulmonales Barotrauma oder Volutrauma → Pneumothorax,
- Pneumonie und Sepsis,
- Schleimhauterosionen,
- Stenosenbildung,
- interstitielles Emphysem,
- Tubusverlegungen,
- Spontanextubation,
- falsche tiefe Beatmung mit Atelektasenbildung,
- BPD (Membran- und Endothelschäden) ► Abschn. 3.2,
- Retinopathia praematurorum bei Früh- und Neugeborenen.

10.2 Begriffe und Respiratorparameter

- Compliance: Dehnbarkeit von Lunge und Thorax (Muskel, Sehnen, Knochen), Angabe in ml/cmH$_2$O; die Compliance ist altersabhängig und kann auch durch abdominelle Dehnungswiderstände beeinflusst werden, mit abnehmender Compliance nimmt die Atemarbeit zu → Energieverbrauch steigt, verändert sich bei einer volumenkontrollierten Beatmung der Plateaudruck während der Spitzendruck konstant bleibt, hat sich die Compliance verändert.
- Elastance = Steifigkeit der Lunge, reziproker Wert der Compliance,
- Resistance: Maß des Widerstands gegen die Luftströmung in den Atemwegen; der Atemwegswiderstand kann während der Inspiration und Exspiration unterschiedlich sein, Angabe in cmH$_2$O/l/s; verändert sich bei einer volumenkontrollierten Beatmung der Spitzendruck, während der Plateaudruck konstant bleibt, hat sich die Resistance verändert.
- AZV: Atemzugvolumen = Tidalvolumen; die Menge Luft, die pro Atemzug eingeatmet wird:
  - normal: 5–7 ml/kg KG,
  - bei der Beatmung spricht man auch von AHV (Atemhubvolumen).
- Anatomischer Totraum: Atemluft im Bereich der oberen Atemwege, Luftröhre, Bronchien und Bronchiolen, nimmt nicht am Gasaustausch teil, ca. 2 ml/kg KG (30 % des AZV) → Totraumventilation bei niedrigem AZV und hoher AF.
- Alveoläre Ventilation: Luft in den Alveolen, die effektiv am Gasaustausch teilnimmt [AF x (AZV – Totraum)].
- AMV: das Atemminutenvolumen errechnet sich aus AZV x AF; Beispiel: Kind, 2-jährig, 20 kg,
  - AZV = 20 kg x 10 ml = 200 ml,
  - AMV = 200 ml x 20 AF = 4 l.
- AF: die Atemfrequenz ist abhängig vom Alter,
  - Kinder: 10–30/min,
  - Neugeborene: 25–60/min.
- PIP: Inspirationsdruck; Druck, der am Ende der Inspiration in den Atemwegen erreicht wird; Ziel: Erreichen des gewünschten AZV, möglichst <35 cmH$_2$O.
- PEEP: positiver endexspiratorischer Druck; Druck, der während der Exspiration zur Stabilisierung der Alveolaren aufrechterhalten wird (meist 2–5 cmH$_2$O bei Frühgeborenen):
  - Kollapsvermeidung bzw. Atelektasenöffnung,
  - Verbesserung der funktionellen Residualkapazität (verbleibendes Gasvolumen in der Lunge nach einer normalen Exspiration) → Verbesserung der Oxygenierung,
  - Verbesserung der Compliance, da bei der nächsten Inspiration weniger Druck gebraucht wird, um die Lunge zu öffnen,
  - Reduktion eines Lungenödems,
  - Gefahr: venöser Rückstrom, glomeruläre Filtration und die allgemeine Durchblutung der Organe (vor allem Gehirn und Leber) werden gedrosselt, Rechts-links-Shunt bei Vitien möglich.
- MAP/MAD: mittlerer Atemwegsdruck; errechnet sich aus dem PIP und PEEP; dieser Wert sollte möglichst niedrig sein, um die negativen Auswirkungen der Beatmung auf den Kreislauf und den Hirndruck möglichst gering zu halten (s. »Auswirkungen auf den Organismus«).
- Flow: Gasfluss/min, der durch die Beatmungsschläuche fließt; Flowarten je nach Beatmungsgerät:
  - Continuous-Flow: kontinuierlich während der In- und Exspiration, meist bei reinen Pädiatriegeräten, z. B. *Stephanie, Babylog, allerdings ist dieser Flow unphysiologisch und kann leichter zu einer Überblähung gesunder (und damit dehnbarer) Alveolen führen,*
  - Demand-Flow: fließt nur während der Inspiration des Gerätes bzw. wenn der Patient von sich aus einatmen möchte (dazu muss ein Trigger eingestellt sein), die Flusskurve kann dabei konstant, akzelerierend oder dezelerierend sein; der dezelerierende Flow ist der physiologischere und verhindert eine Umverteilung der Luft aus weniger dehnbaren (»kranken«) in dehnbarere Alveolen,

- neuere Geräte aus dem Erwachsenenbereich verbinden den Demand-Flow mit einem geringen Continuous-Flow, um sensibler und schneller auf die Einatembemühungen des Patienten zu reagieren und damit universeller (auch bei Säuglingen und Neugeborenen) einsetzbar zu sein,
- Insp t: Inspirationszeit; sie ist abhängig vom Gerät (0,3–2 s), bei Neugeborenen meist 0,3–0,5 s, und abhängig vom AZV, von der Flussgeschwindigkeit des Gases = Flowrate (25–200 ml/s; 1,5–12 l/min) und der AF;
  - die insp t ändert sich bei Veränderung dieser Parameter,
  - bei den Beatmungsgeräten, die im Neu- oder Frühgeborenenbereich eingesetzt werden (*Stephanie, Babylog*), wird die insp t fest eingestellt; und über die Veränderung der exsp t wird die Atemfrequenz eingestellt.
- I:E: Verhältnis Inspiration zu Exspiration; normalerweise ist insp t <exsp t;
  - normales Verhältnis 1:2–1:1,
  - der Intrathorakaldruck fällt in der Exspirationszeit ab; dies ist wichtig, um die negativen Einflüsse der Beatmung möglichst gering zu halten,
  - ist insp t >exsp t, besteht die Gefahr der Luftansammlung in der Lunge (Pneumothoraxgefahr),
  - Ausnahme z. B. ARDS: wegen verminderter Lungencompliance und hoher Resistance muss zur Verbesserung der Oxygenierung die insp t verlängert werden, bis evtl. die insp t > exsp t ist (IRV; Inverse Ratio Ventilation); es sollte dann ein dezelerierender Flow gewählt werden, um hohe Spitzendrücke zu vermeiden.
- Plateau = inspiratorische Pause: vor Exspirationsbeginn → Umverteilung des Volumens in der Lunge mit geringem Druckabfall.
- Trigger = Sensitivity: über einen Druckabfall in den Atemwegen, geringe Volumenverschiebungen bzw. Flowänderungen kann der Patient einen Atemhub auslösen;
  - Ein Trigger sollte auch bei einer kontrollierten Beatmung immer für den Patienten erreichbar sein, da eigene Atembemühungen, z. B. bei unzureichender Sedierung,

nicht mit einem entsprechenden Atemhub beantwortet werden würden → Gefühl der Atemnot, evtl. Todesangst.
- Arbeitsdruck: Druck, der im Gerät aufgebaut werden kann, um die pulmonalen Zieldrücke/-volumina verabreichen zu können, kann bei einigen Geräten (z. B. *Stephanie*) verändert werden, abhängig von der Patientengruppe (Baby, Kind, Erwachsener).

- **Auswirkungen der Beatmungsparameter**

Die einzelnen Beatmungsparameter müssen bei jedem Patienten individuell eingestellt und kombiniert werden, um die optimale Wirkung bezüglich der Oxygenierung und/oder Ventilation (CO_2-Abatmung) zu erzielen. Insgesamt diffundiert O_2 langsamer, daher ist die Oxygenierung vor allem von der Gasaustauschfläche und Kontaktzeit in den Alveolen abhängig. CO_2 diffundiert schnell und ist primär vom AMV abhängig. Weiterhin müssen die Beatmungsschläuche dem Alter des Kindes und der Beatmungssituation entsprechend gewählt werden, z. B. kurzes starres System bei HF-Oszillation, Kindersystem mit geringerem kompressiblen Volumen (z. B. beim *Servo*) bei einem Gewicht <15 kg.

- ■ ■ **Erhöhung des Sauerstoffpartialdrucks**
- Erhöhung des F_iO_2 (Werte über 40 % länger als 24 h sollten wegen der Lungentoxizität vermieden werden),
- Erhöhung des PEEP → die FRC wird erhöht, da die Alveolen während der Ausatmung offen gehalten werden, es steht während der Exspiration eine größere Fläche für den Gasaustausch zur Verfügung,
- Verlängerung der t_{insp} → Verlängerung der Kontaktzeit für den Gasaustausch,
- Erhöhung des PIP → Öffnen größerer Lungenbezirke und damit Vergrößerung der Austauschfläche,
- Neben der Einflussmöglichkeiten über die Beatmung sollte daran gedacht werden, dass ausreichend Sauerstoffträger zur Verfügung stehen → ggf. Transfusion von Erythrozyten.

- ■ ■ **Senkung des Kohlendioxidpartialdrucks**
- Erhöhung des AMV durch Erhöhung der AF und/oder des Tidalvolumens → besserer »Auswascheffekt«.

Die einzelnen Beatmungsparameter sollten einfach einzustellen und das Display übersichtlich angeordnet sein. Hilfreich zur Beurteilung der Respiratoreinstellung auf den Patienten und Optimierung der Beatmung sind die Darstellung der Druck-, Volumen- und Flowkurven sowie der Druck-Volumen- bzw. Flow-Volumen-Beziehung und die Messung von Compliance und Resistance. Für eine optimale Überwachung der Beatmung sind bestimmte Alarmfunktionen (akustischer und optischer Alarm) notwendig, die individuell auf die Beatmungsverhältnisse und den Patienten abgestimmt sein sollten. Manche Alarme sind vom Hersteller fest integriert und vorgegeben.

- **Alarmfunktionen**
  - Ausfall der Gaszufuhr (auch nur eines Gases);
  - Apnoealarm;
  - AMV mit oberer und unterer Grenze (ca. 10 % über oder unter dem eingestellten bzw. bei druckkontrollierter Beatmung gewünschten Wert);
  - Maximaldruck: sollte wenige cmH$_2$O oberhalb des PIP stehen; bei Erreichen dieser Grenze z. B. durch Husten des Patienten wird automatisch die Exspiration geöffnet, um einen Pneumothorax zu vermeiden;
  - Mindestdruck: ist gleichzeitig auch ein Diskonnektionsalarm; sollte wenige cmH$_2$O unterhalb des PIP oder PEEP (bei reinen Spontanatmungsformen) eingestellt werden;
  - O$_2$: ca. 10 % über oder unter dem eingestellten Wert; wird je nach Gerät auch automatisch eingestellt;
  - AF: Einstellung einer Obergrenze, um eine Hyperventilation oder Hecheln zu verhindern, evtl. ist auch eine untere Grenze einstellbar.

10.3 Beatmungsformen

- **Kontrollierte Beatmungsformen (CMV; Controlled Mandatory Ventilation)**
  - Volumenkontrollierte Beatmung (VC): feste Einstellung von AMV bzw. AZV und AF, der PIP schwankt und ist vor allem abhängig von der Compliance der Lunge; eine Eigenatmung des Patienten ist unerwünscht – ggf. Sedierung und Relaxierung (Trigger trotzdem nicht zu hoch einstellen → Luftnot und Todesangst falls die Patienten doch atmen wollen); evtl. zusätzlich getriggerte Atemhübe werden genauso wie ein kontrollierter Hub verabreicht (Gefahr der Hyperventilation). Diese Beatmungsform eignet sich vor allem für lungengesunde Patienten (Nachbeatmung).
  - Druckkontrollierte Beatmung (PC): auch IPPV (Intermittent Positive Pressure Ventilation); feste AF, Inspiration mit konstantem Druck, dadurch wechselndes AZV und AMV in Abhängigkeit von der Compliance, es sollte möglichst ein dezelerierender Flow gewählt werden; eine Eigenatmung des Patienten ist unerwünscht (s. auch volumenkontrollierte Beatmung); es besteht ebenfalls die Gefahr der Hyperventilation.
  - Druckregulierte-volumenkontrollierte Beatmung (PRVC): Wird der Patient an das Beatmungsgerät angeschlossen, wird über wenige Testatemzüge mit einem dezelerierenden Flow versucht, das Atemzugvolumen so zu verabreichen, dass der PIP so niedrig wie möglich liegt. Bei den Testatemzügen werden die mechanischen Eigenschaften von Lunge und Thorax bestimmt. Der Druck bleibt während der gesamten Inspiration konstant, eine Pausendauer wird daher nicht eingestellt. Die Beatmung passt sich einer Änderung der Compliance während der Beatmung an, indem der PIP stufenweise nachreguliert wird.

Über einen Automode (z. B. *Servo 300A*) ist ein automatischer Wechsel zwischen kontrollierter und assistierter Spontanatmung möglich. Vom kontrollierten Modus wird bei 2-maliger Triggerung durch den Patienten in den unterstützten Modus umgeschaltet und umgekehrt bei Apnoe des Patienten wieder in den kontrollierten Modus zurück.

- **Assistierte Beatmungsformen**
  - IMV (Intermittent Mandatory Ventilation): intermittierende kontrollierte Beatmung; kontrollierte Atemzüge durch das Gerät; zusätzliche Atemzüge auf PEEP-Niveau sind in der Exspirationsphase möglich. Die kontrollierten

Atemzüge können druck- oder volumenkontrolliert erfolgen, je nach Einstellung.
- SIMV: synchronisierte IMV; die kontrollierten Atemzüge können durch den Patienten während eines Zeitfensters getriggert werden, dadurch ergibt sich eine bessere Koordination der kontrollierten und der spontanen Atemzüge. Diese Beatmungsform wird bei wachen Patienten und während der Entwöhnung bevorzugt. Die spontanen Atemzüge können druckunterstützt werden.
- SIPPV (Synchronized Intermittent Positive Pressure Ventilation)/A/C (Assist Control): Atembemühungen werden bei Erreichen der Triggerschwelle mit kontrollierten Atemzügen beantwortet → Gefahr der Hyperventilation bei hoher AF; bei fehlender Triggerung entspricht diese Form einer DC- bzw. evtl. auch VC- (möglich bei A/C) Beatmung.
- BIPAP: Biphasic Intermittent Positive Airway Pressure; bei dieser Beatmungsform werden 2 unterschiedliche Druckniveaus eingestellt, deren Dauer individuell vorgegeben wird. Der Patient hat die Möglichkeit auf beiden Niveaus spontan zu atmen → CPAP-Atmung auf 2 Niveaus. Atmet er überhaupt nicht selbstständig, entspricht die Beatmung einer druckkontrollierten Form. Atmet er nur auf dem unteren Niveau, entspricht sie einer druckkontrollierten IMV-Beatmung. Diese Beatmungsform wird vorwiegend zur Entwöhnung des Patienten vom Beatmungsgerät verwendet, wobei das obere Druckniveau langsam gesenkt wird, bis eine reine CPAP-Atmung vorliegt.
- Druckunterstützte Beatmung (ASB oder PS/DU): Spontanatmungsform, bei der bei jedem Inspirationsversuch der Druck in den Atemwegen auf das eingestellte Niveau gebracht wird (Unterstützung bei flacher Atmung). Die Druckunterstützung sollte immer ca. 4–6 cmH$_2$O über dem PEEP stehen zur Überwindung der Widerstände im Tubus. Der Patient bestimmt Beginn und Ende der Inspiration. Bei manchen Geräten z. B. *Babylog 8000 plus* wird bei Apnoe automatisch auf druckkontrollierte Beatmung umgestellt.
- Volumenunterstützte Beatmung (VS/VU/MMV = Mandatory Minute Volume): Spontanatmungsform, bei der der Patient ein definiertes AZV/AMV spontan erreichen muss bzw. über eine variable Druckunterstützung appliziert bekommt; bei niedriger AF besteht die Gefahr eines Volutraumas durch hohe Atemzugvolumina; spontane Atemzüge sollten druckunterstützt werden; bei Apnoealarm erfolgt je nach Gerät eine Umstellung auf VC-Beatmung.
- CPAP: Continuous Positive Airway Pressure; reine Spontanatmungsform mit gleichem erhöhten Atemwegsdruck in der Inspiration und der Exspiration; sollte nur kurzfristig eingesetzt werden, da der Patient viel Atemarbeit leisten muss, um den Totraum des Tubus/Gänsegurgel und Widerstände des Beatmungssystems zu überwinden (s. o. ASB, PS/DU).
- PAV (Proportional Assist Ventilation): der Beatmungsdruck wird proportional zum ermittelten insp. AZV erhöht, mit dem Ziel die Atemarbeit zu reduzieren; eingestellt wird die Druckerhöhung je ml AZV (z. B. 2 cmH$_2$O/ml) zur Überwindung der elastischen Rückstellkraft der Lunge; kann mit SIMV der CPAP kombiniert werden.

- **Sonderformen**
- HFV: Hochfrequenzbeatmung mit AF zwischen 60–100(–150)/min. Kommt als druckkontrollierte Beatmung bei Frühgeborenen z. B. mit RDS zum Einsatz.
- HFO: High Frequency Oscillation; FQ 600–3000/min (Angaben auch in Hertz: 1 Hz = 60 Schwingungen/min), die Schwingungen erfolgen mit einer bestimmten Amplitude, die Lunge wird konstant offen gehalten; das Atemzugvolumen ist dabei kleiner als der Totraum, und der Druck in den Alveolen schwankt kaum; der Druck entspricht dem mittleren Atemwegsdruck, und es sind keine Thoraxexkursionen sichtbar;
    - die Ventilation wird über die Amplitude und die Schwingungsfrequenz beeinflusst und die Oxygenierung über den inspiratorischen Sauerstoffgehalt und den MAP;

- Indikationen: Zwerchfellhernie, PPHN, schweres RDS, Pneumothorax, Lungenemphysem;
- die Oszillation kann mit einer druckkontrollierten Beatmung kombiniert werden;
- die HFO kann nur mit bestimmten Beatmungsgeräten (z. B. *Stephanie Babylog 8000 plus, Infant Star, Sensor medics 3100* = reines Oszillationsgerät) durchgeführt werden; es sind dazu meistens kurze starre Schläuche oder spezielle Systeme notwendig, damit eine Druckdämpfung und Verwirbelungen im System vermieden werden, es darf auch kein Kondenswasser in den Schläuchen stehen; der Tubus sollte eher großlumig sein und keine Nebenluft haben (evtl. Umintubation);
- zum Absaugen sollten geschlossene Systeme verwendet werden; durch die Oszillation wird die Sekretolyse verbessert, es muss daher gerade zu Anfang häufiger abgesaugt werden, zumal schon geringe Sekretmengen die Effektivität negativ beeinflussen; auskultatorisch ist das Sekret durch die Oszillation schlecht zu hören, es muss auf andere Hinweise geachtet werden, wie geringere Thoraxvibrationen und CO_2-Anstieg; eine gute Atemluftanfeuchtung muss gewährleistet sein;
- durch die kurzen Schläuche ist ein Umlagern z. T. nur eingeschränkt möglich, daher muss auf eine gute Dekubitusprophylaxe geachtet werden.
- IVR = Inverse Ratio Ventilation: Kontrollierte Beatmung mit umgekehrtem Atemzeitverhältnis, z. B. statt I:E = 1:2 → 3:1; Einsatz bei schweren Oxygenierungsstörungen z. B. ARDS.
- Manuelle Beatmung: jedes Beatmungsgerät sollte die Möglichkeit haben, einzelne kontrollierte Beatmungszüge gezielt zu verabreichen, z. B. nach dem Absaugen, bei Bradykardien etc.
- Seitengetrennte Beatmung: Durch spezielle Doppellumentuben können beide Lungenhälften unabhängig voneinander über 2 Beatmungsgeräte beatmet werden;
  - Indikation: Emphysembildung, Atelektasen oder Kontusion einer Lungenhälfte.

10.4 Blutgasanalyse

Die Blutgasanalyse (BGA) dient der Beurteilung des pulmonalen Gasaustauschs und des Säure-Basen-Haushalts (SBH), genaue Aussagen erhält man allerdings nur über die arterielle BGA. Sie ist notwendig zur Steuerung der Beatmung und der Puffertherapie.

Parameter
- pH: 7,36–7,44; negativer Logarithmus der Wasserstoffionenkonzentration (H^+-Maß für das Gesamtsäureverhältnis des Blutes).
- pCO_2: 36–44 mmHg (Neugeborene: bis 55 mmHg); Kohlendioxydpartialdruck; Maß für die pulmonale Ventilation (AF, Tiefe, AMV), teilweise auch für die Diffusionskapazität.
- pO_2: ist sehr altersabhängig; Neugeborene: 60 mmHg; Erwachsene: 90 mmHg; Sauerstoffpartialdruck; Maß für die Diffusionsfähigkeit der Lunge, teilweise für die Ventilation, wichtigste Größe zur Beurteilung von intra- und extrapulmonalen Shunts.
- HCO_3^-: 22–26 mmol/l; Standardbikarbonat; Maß für metabolische Kompensation des Säure-Basen-Gleichgewichts, ist eine errechnete Größe.
- BE (Base Excess): ± 3 mmol/l; Überschuss oder Mangel an Pufferbasen, Titrationsmenge bis zu einem pH von 7,4; Rechengröße, die vom Standardbikarbonat abgeleitet wird; gibt Auskunft über die metabolische Seite.
- SO_2: 96–100 %, Sauerstoffsättigung des Hb; ermöglicht zusammen mit dem pO_2 Aussage über die Sauerstoffdissoziationskurve (◘ Abb. 10.1).

Normalerweise erfolgen die Messungen bei 37°C; weicht die Körpertemperatur erheblich ab, sollte diese am Analysegerät nachgestellt werden, da es sonst zu Abweichungen besonders beim pO_2, pCO_2 und pH kommen kann.

Probengewinnung
- Verwendung von heparinisierten Kapillaren.
- Keine Luftblasen.

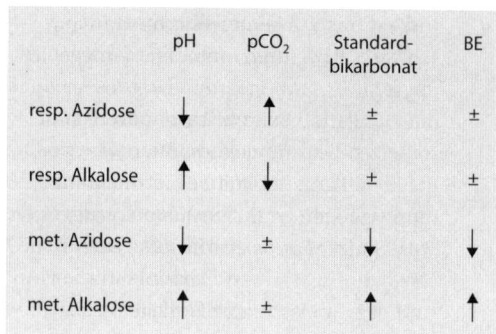

Abb. 10.2 Störungen des Säure-Basen-Haushalts

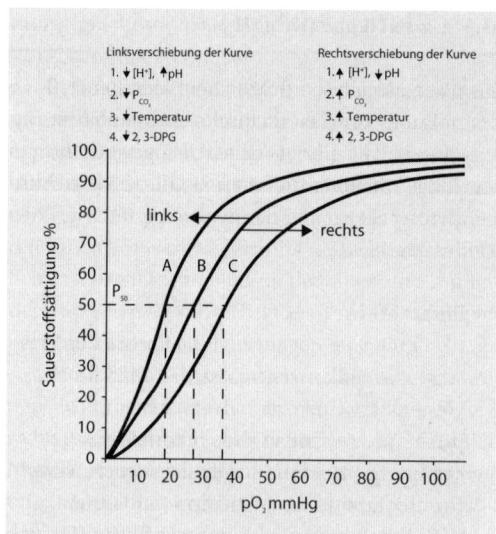

Abb. 10.1 Sauerstoffdissoziationskurve und ihre Verschiebungen. (Aus: Larsen R. (1992) Anästhesie und Intensivmedizin für Schwestern und Pfleger. 3. Aufl. Springer, Berlin Heidelberg New York Tokio)

- Messung innerhalb von 5 min, da das Blut einen Eigenstoffwechsel hat und noch Sauerstoff verbraucht und CO_2 abgegeben wird (evtl. sonst Lagerung bei 4°C).
- Arterielle BGA: Abnahmeort A. radialis, wichtig vor allem bei hohen Sauerstoffgaben, nur verwertbar bei Abnahmezeit unter 30 s, da sonst der pO_2 abfällt; bei häufigen Abnahmen ist das Legen einer arteriellen Verweilkanüle oder eines Nabelarterienkatheters sinnvoll.
- Kapilläre BGA: arterialisiertes Kapillarblut kann man an der Ferse, dem Ohrläppchen, der Fingerbeere und an der Großzehe entnehmen, wenn sie warm und gut durchblutet sind. Der pH stimmt mit den arteriellen Werten überein, der pCO_2 annähernd, der pO_2 aber überhaupt nicht.
- Venöse BGA: nur der pH lässt sich einigermaßen verwerten.

Der Organismus ist bestrebt, den pH-Wert möglichst konstant zu halten. Beeinflusst wird der pH durch den Stoffwechsel, vor allem durch die Nierenfunktion und durch die Atmung. Störungen auf der einen Seite, z. B. im metabolischen Bereich, versucht der Organismus durch Veränderungen im respiratorischen Bereich zu beheben und umgekehrt. Gelingt dieser Ausgleich, d. h., bleibt der pH annähernd im Normbereich, sprechen wir von einer kompensierten Störung; weicht der pH ab, spricht man von einer dekompensierten Störung.

■ **Regulation des SBH**
- Lunge: Regulation der Atemarbeit übers Atemzentrum (pH, pCO_2) → Abatmen von flüchtigen Säuren (Kohlensäure bzw. CO_2), dadurch schnelle Regulation des pH, Kompensation metabolischer Störungen.
- Niere: Regulation des pH über die Rückresorption und Ausscheidung von Bikarbonat und Säuren (d. h. durch H^+-Abgabe oder -Resorption, entsprechend Kaliumresorption oder -abgabe), Kompensation respiratorischer Störungen.

■ **Störungen des SBH (** Abb. 10.2)
- Azidose: pH <7,36
  - Auswirkungen: Blutdruckabfall, vermindertes Herzzeitvolumen mit verminderter Nieren- und Leberdurchblutung, Hyperkaliämie mit Herzrhythmusstörungen, Anstieg des peripheren und pulmonalen Widerstands mit Rechtsherzbelastung, Verwirrtheit bis Koma, Muskelschwäche;
  - respiratorische: durch Hypoventilation infolge mechanischer Störungen des Atemapparats (Zwerchfellhochstand bei Ileus und Peritonitis, Pleuraergüsse, Rippenserienfraktur, neuromuskuläre Störungen), Schädigungen des Lungenparenchyms [Lungenödem, Pneumonie, Emphysem,

CNL(D)], Störungen des Atemzentrums [(Schädel-Hirn-Trauma, Frühgeborene, Medikamente), chronisch obstruktive Erkrankungen (Asthma)];
- metabolische: durch vermehrte endogene Säureproduktion bei Schock, Hypoxie, Diabetes, Verbrennungen, Hungerzuständen, Hypothermie, verminderte Säureausscheidung; bei Nierenschäden und schwerem Leberversagen; durch Vergiftungen mit z. B. Ethanol, ASS; durch Verlust körpereigener Basen bei Durchfall;
- kombinierte, d. h. respiratorische und metabolische Störungen.
— Alkalose: pH >7,44
- Auswirkungen: Hypoventilation, Tetanie, Hypoxie, Abfall des ionisierten Kalziums und Hypokaliämie mit Herzrhythmusstörungen und Darmatonie, Adynamie, Blutdruckabfall;
- respiratorische: bei psychogener Hyperventilation (Hysterie, Neurose, Angst, Schmerz, Schwangerschaft), bei organischen Erkrankungen (des zentralen Nervensystems, Schädel-Hirn-Trauma, Fieber), bei bestimmten Medikamenten (Phenole, Salicylate) → Hyperventilation;
- metabolische: durch Verlust körpereigener Säuren (Erbrechen, Diuretika-, Laxanziengabe, Hyperaldosteronismus), durch Überangebot alkalischer Substanzen (Überpufferung, Massentransfusion, natrium- und kaliumhaltige Antibiotika, Furosemid);
- kombinierte, d. h. respiratorische und metabolische Störungen.

Es ist wichtig, die Ursache der Störung herauszufinden, da eine respiratorische bzw. metabolische Störung entsprechend behandelt werden muss. Dazu ist es wichtig, sich nicht nur die BGA anzusehen, vielmehr muss auch die Klinik des Patienten berücksichtigt (z. B. Hydratation, medikamentöse Therapie) und im Zusammenhang mit der BGA gesehen werden. Auch andere Laborparameter müssen beachtet werden, z. B. Blutzucker, K^+, Cl^-, Laktat, Urin pH, Aceton im Urin. So bewirkt eine Hyperglykämie eine metabolische Azidose, d. h. eine Therapie der Hyperglykämie beim Diabetiker mit Insulin, und das Ersetzen des Flüssigkeitsverlustes mit NaCl-Lösung behebt auch die metabolische Azidose. Eine Hyperkaliämie führt durch Aufnahme von K^+ in die Zelle bei gleichzeitiger Ausschleusung von H^+ zur Azidose und eine Hypokaliämie entsprechend zur Alkalose.

- **Therapie**

> Im Vordergrund sollte die Therapie der Grunderkrankung stehen.

Bei dekompensierten Störungen des Säure-Basen-Haushalts muss man versuchen, den pH in den Normbereich zu bekommen, bis die Therapie der Grunderkrankung anschlägt;
— Respiratorische Azidose: Hyperventilation (evtl. *TRIS*-Puffer).
— Respiratorische Alkalose: Sedierung (evtl. Relaxierung), kontrollierte Normoventilation.
— Metabolische Azidose: Gabe von $NaHCO_3$ 8,4 %ig (BE × 0,3 × kg KG) mit Glukose 5 %ig, 1:1 verdünnt;
- Komplikation: Natriumanstieg im Extrazellulärraum, wodurch Wasser aus dem Intrazellulärraum gezogen wird → Gefahr des Hirnödems; Bildung von CO_2, welches vermehrt abgeatmet werden muss: $H^+ + HCO_3^- = H_2CO_3 = CO_2 + H_2O$;
    - Natriumbikarbonat wird bevorzugt, da es ein natürlicher Puffer ist;
    - TRIS-/THAM-Puffer: Bindung von Kohlensäure, Bikarbonat fällt als Nebenprodukt an, CO_2 fällt ab mit Gefahr der Hypoventilation; wird renal ausgeschieden; ist stark venenreizend; Gefahr der Hyperkaliämie und Hypoglykämie, da TRIS in die Zelle wandert und dabei Glukose mitnimmt und Kalium dabei aus der Zelle geschleust wird, $Tris + H_2CO_3 = TrisH^+ + HCO_3^-$.
— Metabolische Alkalose: Therapie erst bei einem pH >7,6 oder einem BE >+6 mval/l:
    - leichte Form: Volumengabe, evtl. Kalium- und Chlorgabe;
    - schwere Form: Gabe von Lysinhydrochlorid 18,6 %ig verdünnt mit Glukose 5 %ig als Kurzinfusion (*cave*: Hämolyse, Gewebsnekrosen, intrazelluläre Azidose, Hyperventilation).

10.5 Umgang mit endotrachealen Tuben

10.5.1 Endotracheale Intubation

Hierunter versteht man die Einführung eines Tubus über den Kehlkopf in die Trachea.

- **Ziel**
- Sicherung der Atemwege,
- Möglichkeit der maschinellen Beatmung,
- Schutz vor Aspiration,
- Absaugen von Bronchialsekret wird erleichtert.

- **Indikationen**
- Pulmonal: alle Arten von Lungenerkrankungen, z. B. RDS, Surfactantmangel, Aspiration, Pneumonie, Atelektasen; Zufuhr hoher Sauerstoffkonzentration;
- Verlegung der Atemwege z. B. durch Fremdkörper, Epiglottitis, Granulome;
- zentral: Schädel-Hirn-Trauma, zerebrale Krampfanfälle, Störungen des Atemzentrums (z. B. schwere Infektionen);
- kardial: Entlastung bei Vitien;
- diagnostisch und therapeutisch: Bronchoskopie, Bronchiallavage;
- Sicherung der Atemwege, Aspirationsschutz bei z. B. Operationen, Magenspülungen.

- **Anatomische Grundbegriffe**
- Glottis: Raum zwischen den Stimmbändern (Stimmritze und Stimmbänder).
- Kehlkopf: wird aus verschiedenen Knorpeln gebildet (z. B. Schildknorpel); im Kehlkopf befinden sich die Stimmbänder.

Die anatomischen Unterschiede im erweiterten Rachenbereich zwischen Erwachsenen und Kindern müssen bekannt sein, um die Bedingungen einer Intubation zu verstehen. Die Epiglottis beim kindlichen Larynx ist im Verhältnis länger und schmaler, hat eine Omega-Form (Ω) und ist weicher. Der Kehlkopfeingang ist enger und kann bei bestimmten Erkrankungen sehr leicht und rasch zuschwellen. Die Stimmritze liegt in Höhe der Wirbelkörper C3–C4 (bei Erwachsenen C5–C6). Die Trachealknorpel beim Kind sind weicher und die

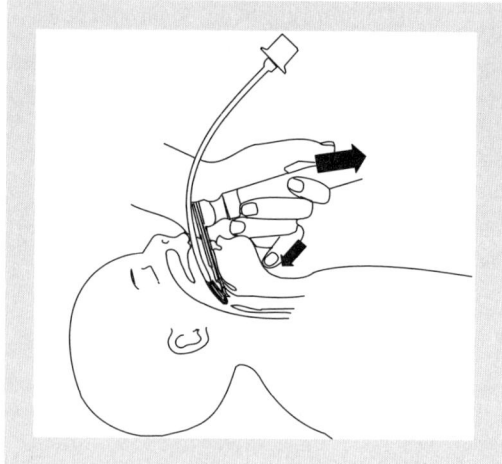

Abb. 10.3 Orotracheale Intubation. (Aus: Dorsch A. (1991) Pädiatrische Notfallsituationen. Mit freundlicher Genehmigung von MMV, München)

Trachea verläuft mehr nach dorsal. Die Trachealschleimhaut ist lockerer und reagiert sensibler mit Schwellungen. Die engste Stelle beim Erwachsenen ist die Glottis. Die engste Stelle kann beim Kind 1 cm unterhalb der Stimmbänder (= subglottisch) liegen. Der Hals bei Kindern ist insgesamt kürzer, außerdem muss bei der Lagerung zur Intubation der größere Hinterkopf berücksichtigt werden.

Die anatomischen Verhältnisse beim Kind machen deutlich, dass bei zu starker Überstreckung des Kopfes die Atemwege verlegt werden, deshalb sollten Säuglinge und Neugeborenen immer in »Schnüffelposition« zur Intubation gelagert werden, erst mit zunehmenden Alter wird der Kopf mehr und mehr überstreckt. Die Kopfstellung bei der Intubation entspricht derjenigen bei der Maskenbeatmung bzw. Beatmung ohne Hilfsmittel (s. auch ► Abschn. 2.3).

- **Möglichkeiten**
- Orotracheale Intubation: wird in Akutsituationen durchgeführt, da sie einfacher ist, und vor Operationen, sofern keine längere Nachbeatmung geplant ist, ebenso bei bestimmten Fehlbildungen der Nase (Choanalatresie) sowie bei Vorliegen von Kontraindikationen einer nasalen Intubation (◘ Abb. 10.3); bei oral intubierten Patienten ist ein Beißschutz (z. B. Guedel-Tubus) notwendig.

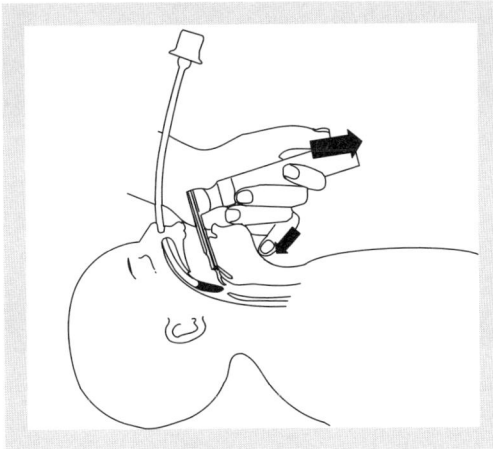

Abb. 10.4 Nasotracheale Intubation. (Aus: Dorsch A. (1991) Pädiatrische Notfallsituationen. Mit freundlicher Genehmigung von MMV, München)

Tab. 10.1 Auswahl des richtigen Tubus

Alter	Gewicht	Tubusgröße
Frühgeborene	>1000 g <1500 g >1500 g	ID 2,0–2,5 ID 2,5 ID 3,0
Neugeborene	–	ID 3,0–3,5
6–24 Monate	–	ID 4,0–4,5
>2 Jahre	–	ID (Alter÷4)+4

- Nasotracheale Intubation bei allen langzeitintubierten Patienten;
    - Kontraindikationen: Schädelbasisbruch, Frakturen im Bereich des Mittelgesichts, evtl. Gerinnungsstörungen;
    - Vorzüge: die Fixierung ist sicherer und einfacher, die Mundpflege ist einfacher durchzuführen, angenehmer für den Patienten, Würg- und Hustenreize werden vermieden, evtl. ist eine orale Nahrungsaufnahme möglich (Abb. 10.4);
    - Nachteil: Sinusitis, Druckstellen an Nasenflügeln und -septum.

- **Vorbereitung und Material**

An Material wird benötigt:
- Tubus in entsprechender Größe wählen, außerdem eine Nummer kleiner und eine Nummer größer (Tab. 10.1, ca. Kleinfingerdicke des Patienten).
- Bei Kindern über 10 Jahre können Tuben mit Blockung (Cuff) verwendet werden. Die Blockung vorher zur Probe blocken und anschließend wieder vollständig entblocken.
- Tubuslänge bis 2 Jahre: Körperlänge (in cm) × 0,2 cm;
    - ab 2 Jahre: (Alter: 2) + 15 cm.
- Laryngoskop = Handgriff inkl. Lichtquelle (Kaltlicht), auf Funktionstüchtigkeit und Lichtintensität überprüfen.
- Spatel: gerader Spatel für Früh-/Neugeborene und Säuglinge (Foregger, Miller), gebogener Spatel für Kleinkinder, Schulkinder und Erwachsene (Macintosh) (Abb. 10.5). Die Größe (Größe 00–4) des Spatels muss der Größe des Kindes entsprechend gewählt werden;
    - während die Kehlkopfeinstellung beim Foregger-Spatel durch direktes Anheben der Epiglottis erfolgt, wird mit dem Spatel nach Macintosh die Epiglottis durch Bewegen des Zungengrunds nach vorn angehoben.
    - Bei Erwachsenen führt die Benutzung eines geraden Spatels zur Verletzung der Zähne, gebogene Spatel passen sich der Zunge besser an und folgen leichter der Rachenform.
- Magill-Zange, sollte an das Alter und die Größe des Kindes angepasst sein.
- NaCl 0,9 %ig zum Anfeuchten und um den Tubus gleitfähig zu machen, evtl. Gleitgel verwenden.
- Stethoskop.
- Magensonde und Fixierungsmaterial.
- Absaugung (funktionsüberprüft) und entsprechende Katheter.
- Handbeatmungsbeutel, dazu passende Maske.
- Möglichkeit, Sauerstoff zuzuführen, entweder über das Beatmungsgerät oder über eine zusätzliche Sauerstoffinsufflation.
- Während der Intubation muss die Herzfrequenz und die Sauerstoffsättigung über einen Monitor überwacht werden.

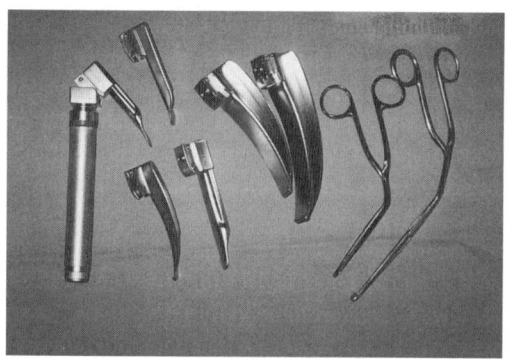

Abb. 10.5 Laryngoskop mit Spatel nach Miller und Macintosh, Magill-Zangen

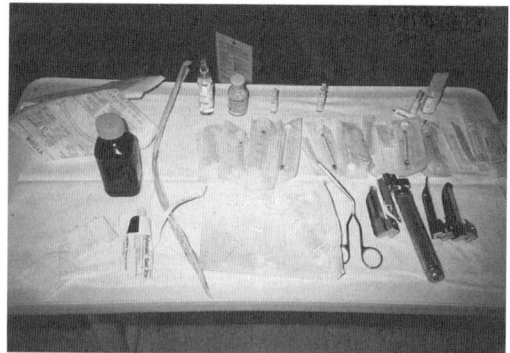

Abb. 10.6 Material zur endotrachealen Intubation

- Der Respirator muss vollständig aufgerüstet und funktionsüberprüft sein.
- Guedel-Tubus, besonders für größere Kinder.
- Evtl. Führungsstab, um die Krümmung des Tubus bei Bedarf zu ändern und um z. B. weiche Tuben leichter durch die Stimmritze in die Trachea einzuführen.
- Evtl. Absaugkatheter als Einfädelungshilfe, wenn die Nasenlöcher recht eng sind.
- Lagerungsrolle (nur für große Kinder).
- Cuffdruckmesser für Tuben mit Blockung.
- Tubuspflaster.
- I. v.-Zugang.
- Medikamente: Welche Medikamente gegeben werden, hängt vom Intubateur und der Situation ab (◘ Abb. 10.6):
  - Fentanyl (Analgetikum) 5 µg/kg = 0,1 ml/kg KG (ist bei bestimmten Krankheitsbildern wie z. B. Status asthmaticus, Herzinsuffizienz kontraindiziert),
  - Thiopental 0,5 mg/kg KG = 0,2 ml/kg KG (500 mg/20 ml),
  - Vecuronium (Muskelrelaxans),
  - Atropin (Parasympathomimetikum) 0,015 mg/kg KG = 0,03 ml/kg KG s. l. oder i. v.

- **Durchführung**
- Für eine Intubation sollten neben dem Arzt idealerweise 2 Pflegekräfte zur Verfügung stehen. Während eine den Patienten hält, assistiert die andere dem Arzt, reicht z. B. das Material an, spritzt die Medikamente.
- Information des Patienten.
- Zahnspangen entfernen, auf lose Zähne achten (können bei der Intubation gelöst und aspiriert werden).
- Monitorüberwachung (EKG, S_aO_2) gewährleisten, evtl. QRS-Ton laut stellen.
- Magensaft abziehen oder absaugen, evtl. vorhandene Magensonde anschließend entfernen. Ein mögliches Erbrechen mit nachfolgender Aspiration kann auch durch Anwendung des Sellick-Handgriffs (Druck auf Ringknorpel in Richtung der Wirbelsäule → mechanischer Verschluss des Ösophagus) nicht sicher verhindert werden.
- Lagerung: Der Patient wird in eine stabile und zur Intubation günstige Lage gebracht (flache Rückenlage). Ausnahmen: bei akuter Atemnot, z. B. Status asthmaticus, Epiglottitis, und evtl. bei abdominellen Krankheitsbildern, da durch einen Zwerchfellhochstand z. B. bei Ileus oder Peritonitis, eine Atemnot ausgelöst werden kann; diese Patienten werden erst nach Analgosedierung flach gelagert.
- Atropingabe, vor allem bei Frühgeborenen.
- Analgosedierung mit Fentanyl (*cave*: Atemdepression).
- Oral absaugen, bei Umintubation auch endotracheal.
- Maskenbeatmung (*nicht* bei Zwerchfellhernien, Ileus, Gastroschisis, Omphalozele) und Präoxygenierung für 3 min (Frühgeborene 1 min) mit 100 % Sauerstoff.
- Kurznarkose, z. B. mit *Thiopental* (Wirkdauer etwa 3 min).

- Relaxierung nur nach Bedarf, sie zieht eine suffiziente Maskenbeatmung oder Intubation nach sich.
- Zur nasalen Intubation wird der Tubus über die Nase bis in den Rachen eingeführt. Bei engen Nasenlöchern kann ein Absaugkatheter oder eine Magensonde durch den Tubus geführt werden, so dass sie über das Tubusende hinausragen. Jetzt wird erst der Katheter oder die Sonde durch die Nase eingeführt und anschließend der Tubus vorsichtig über die Führung geschoben. Die Führung wird danach entfernt.
- Das Laryngoskop wird über den rechten Mundwinkel in den Mund eingeführt und unter leichtem Zug in Richtung Gaumen tiefer geschoben. Durch diskreten Zug des Laryngoskops zur Decke und fußwärts des Patienten (*cave*: nicht hebeln) wird die Epiglottis eingestellt.
- Schleim, der die Sicht behindert, wird abgesaugt; der Tubus wird vor der Stimmritze platziert und mit drehender Bewegung in die Stimmritze eingelegt und vorsichtig vorgeschoben, bis das Ende der schwarzen Markierung auf Stimmbandebene liegt; ist die Epiglottis schwer einzustellen, kann es hilfreich sein, von außen den Kehlkopf nach oben, hinten und rechts zu drücken (BURP-Manöver). Evtl. muss die Krümmung des Tubus durch einen Führungsstab verändert werden.
- Über den Tubus mit dem Beatmungsbeutel beatmen und auskultieren: Die Lunge muss seitengleich belüftet sein, symmetrische Thoraxexkursionen.
- Gelingt die Intubation nicht, bei Verschlechterung des Patienten (Bradykardie, Sättigungsabfall) oder bei Intubation des Ösophagus, muss die Intubation abgebrochen bzw. der Tubus gezogen werden. Der Patient wird mit der Maske beatmet und wieder stabilisiert, anschließend erneuter Versuch.
- Tubus fixieren und ggf. blocken (es soll gerade eben keine Nebenluft mehr entweichen).
- Respirator anschließen.
- Legen und Fixieren der Magensonde, Aspiration von Luft.
- Thoraxröntgenkontrolle mit Kopf in Mittelstellung, der Tubus soll 1–2 cm oberhalb der Bifurkation liegen, da es sonst durch Bewegungen des Kopfes zu Verletzungen der Karina oder zur einseitigen Intubation kommen kann. Evtl. muss die Tubuslage anschließend korrigiert werden.

Gelingt eine Intubation nicht auf herkömmliche Weise, muss sie evtl. fiberoptisch mit Hilfe eines Bronchoskops erfolgen. Besteht Lebensgefahr, da eine Maskenbeatmung unmöglich oder ineffektiv ist, muss notfallmäßig eine Koniotomie durchgeführt werden. Ein entsprechendes Set gehört in den Notfallwagen der Station. Bei der Koniotomie erfolgt mit einem Skalpell eine Inzision zwischen Ring- und Schildknorpel, über die erst eine Dilatationskanüle und anschließend eine Trachealkanüle in die Trachea eingeführt wird. Eine Koniotomie ist nur eine Übergangslösung und es muss ggf. ein Tracheostoma operativ angelegt werden. Alternativ kann auch eine retrograde Intubation durchgeführt und die Inzisionsstelle anschließend wieder verschlossen werden.

- **Dokumentation**
- Zeitpunkt der Intubation,
- Tubusart und -größe,
- nasale oder orale Intubation,
- Fixierungspunkt des Tubus (Nasenloch bzw. vordere Zahnreihe),
- zur Abdichtung der Atemwege erforderlicher Cuffdruck bzw. Luftmenge,
- Komplikationen während der Intubation,
- verabreichte Medikamente während der Intubation,
- Liegedauer des Tubus fortlaufend dokumentieren,
- Zeitpunkt jeder Tubusfixierung,
- Zeitpunkt des endotrachealen Absaugens,
- Medikamente zum Anspülen,
- Beschreibung des Trachealsekrets: Menge, Farbe, Konsistenz,
- bakteriologische Untersuchungen des Trachealsekrets,
- Extubationszeitpunkt,
- Umintubation.

- **Komplikationen**
  - Tubusfehllage: in einem Hauptbronchus; im Ösophagus; auf der Karina; evtl. kein oder nur einseitiges Atemgeräusch zu hören.
  - Verletzung von Zähnen, Hornhaut, Schleimhaut, Rachenmandeln, Tracheahinterwand, Ösophaguswand, Kehlkopf, Lippen, Stimmbänder; z. T. mit Blutungsgefahr.
  - Auslösen eines Vagusreizes mit Bronchospasmus, Glottisspasmus, Asystolie, Blutdruckabfall.
  - Steigerung des Hirndrucks.
  - Bei mangelnder Sedierung Husten- und Würgereiz mit Erbrechen (Aspirationsgefahr), Tachykardie.
  - Infektion durch unsteriles Arbeiten.
  - Tuben mit Cuff: Ballonhernie, Cuff schiebt sich über das Tubuslumen, Blockmanschette befindet sich oberhalb der Stimmbänder.
  - Spätschäden: Stenosen, Stimmbandlähmungen, Granulombildung.

10.5.2 Tuben mit Niederdruckcuff

- **Ziel**
  - Abdichtung des Raumes zwischen Tubus und Trachealwand, so dass keine Luft kehlkopfwärts entweichen kann,
  - Fixierung des Tubus in der Tracheamitte,
  - Schutz vor Aspiration.

Der Niederdruckcuff übt an jeder Stelle der Trachea den gleichen Druck aus und soll mit einem minimalen Druck die Trachea abdichten.

Die Blockmanschette wird über einen gesonderten Zuleitungsschlauch geblockt. Tuben mit Cuff dürfen über längere Zeit nie komplett ohne Blockung sein, da der Ballon dann Falten wirft und Schleimhautschäden verursachen kann.

- **Vorgehen**
  - Cuff vor der Intubation überprüfen, aber die Luft wieder vollständig abziehen.
  - Nach der Intubation den Cuff aufblasen, bis keine Nebengeräusche mehr zu hören sind, dazu Stethoskop an den Mund halten.
  - Überwachung und Dokumentation des Cuffdrucks mit »Cuffwächter«, der Druck sollte maximal 15–20 cmH_2O betragen (besteht weiterhin Nebenluft, sollte ggf. eine Umintubation auf einen größeren Tubus erfolgen, da durch höhere Drücke die Gefahr von Trachealwandschäden zunimmt).
  - Dokumentation der zur Blockung notwendigen Menge Luft.

- **Entblocken des Tubus mit Niederdruckcuff**
  - Ein regelmäßiges Entblocken des Cuffs zur Vermeidung von Trachealschleimhautschäden ist nicht notwendig, wenn der Cuffdruck <20 cmH_2O beträgt.
  - Vor dem Entblocken sollte oral abgesaugt werden (Aspirationsgefahr).
  - Unmittelbar bei der Entblockung oder kurz danach muss nochmals endotracheal abgesaugt werden, da Sekret, welches oberhalb des Cuff sitzt, in Richtung Lunge läuft.
  - Patient bei entblocktem Tubus anfangs engmaschig überwachen und im Zimmer bleiben.
  - Bei geöffneter Blockung kann Nebenluft entweichen und der Patient evtl. nicht mehr optimal beatmet sein; es kann notwendig sein, die Beatmungsparameter zu verstellen; nach erneuter Blockung daran denken, die Beatmung wieder zurückzunehmen.

10.5.3 Kleben des Tubuspflasters

- **Allgemeines**
  - Es gibt verschiedene Methoden der Tubusfixierung.
  - Pflasterwechsel nie aus kosmetischen Gründen vornehmen.
  - Den Tubus mit hautfreundlichen, luftdurchlässigen Pflastern fixieren.
  - Für Patienten ab dem Kleinkindalter gibt es fertige Fixierungssysteme, z. B. *TuBo-Fix*.

- **Material**
  - Tubus- und Magensondenpflaster,
  - Benzin oder Alkohol zum Entfetten der Haut,
  - Kompressen,

- zum Hautschutz bei empfindlicher Haut evtl. ein entsprechend zugeschnittenes Stück eines Hydrokolloidverbands oder einer atmungsaktiven Platte zwischen Haut und Tubuspflaster kleben bzw. einen Hautschutzfilm auftragen (z. B. *Cavilon*).

- **Durchführung**
- Immer zu zweit den Tubus neu fixieren: Einer hält den Kopf des Kindes und den Tubus, die zweite Person entfernt das alte Pflaster und klebt das neue.
- In Ausnahmefällen können sehr unruhige Kinder sediert werden.
- Bei instabilen Kindern evtl. vorher die Beatmungsfrequenz und/oder die Sauerstoffkonzentration erhöhen.
- Die haltende Person muss das Kind gut fixieren, evtl. das Kind einwickeln oder die Arme festbinden.
- Darauf achten, dass der Tubus an der richtigen Markierung am Naseneingang bzw. der vorderen Zahnreihe fixiert wird.
- Tubus ruhig halten (Trachealschleimhaut kann verletzt werden).
- Die klebende Person löst das alte Pflaster vorsichtig von der Haut, evtl. Pflaster vorher mit Öl oder Alkohol einweichen; Haut mit Benzin entfetten und alte Pflasterreste vollständig entfernen, Kompressen nicht zu nass machen und Benzin nicht mit den Augen oder Lippen in Kontakt kommen lassen.
- Bei oral liegendem Tubus den Mundwinkel wechseln, auf Läsionen achten.
- Beim Kleben keine Hautfalten des Kindes zukleben.
- Nicht auf Zug kleben, Tubus soll im Lumen der Nase liegen und nicht an der Nasenscheidewand scheuern; die Nase darf nicht weiß werden.
- Evtl. veränderte Beatmungsparameter wieder zurückstellen.

- **Komplikationen**
- Hautläsionen und Trachealschleimhautverletzungen,
- Druckstellen an der Nasenscheidewand und der Nase,
- Dislokation des Tubus,
- Bradykardien,
- Sättigungsabfälle,
- Bronchospasmus.

10.6 Extubation

Hierunter versteht man die Entfernung eines endotrachealen Tubus.

- **Voraussetzungen**

Das Kind sollte während der Pflegerunde, des Absaugens und Umlagerns gut belastbar sein:
- keine extremen Bradykardien (bei Frühgeborenen),
- keine Atemstörungen,
- gute Eigenatmung,
- Husten beim Absaugen oder spontan,
- keine Belastungszyanosen,
- ausgeglichene Blutgasanalyse,
- keine Sättigungsabfälle in Ruhe,
- möglichst guter oder befriedigender Ernährungszustand (ausreichende Energiereserven).

- **Entwöhnung**
- Bei Frühgeborenen wird die Beatmungsfrequenz auf 8–10(–12)/min reduziert, sind die Kinder weiterhin stabil und die Blutgasanalysen ausgeglichen, werden sie extubiert.
- Neugeborene werden bei einer Beatmungsfrequenz von ca. 6–8/min extubiert.
- Große Kinder werden über eine SIMV-Beatmung (evtl. mit Druckunterstützung), die immer weiter verringert wird, entwöhnt; nach kurzfristiger CPAP-Beatmung erfolgt die Extubation.

Alle Kinder müssen während der Entwöhnungsphase gut überwacht und beobachtet werden. Zur technischen Überwachung gehört die regelmäßige Kontrolle der Blutgase, die Überwachung der Herz- und Atemfrequenz sowie der Sauerstoffsättigung über den Monitor. Wünschenswert wäre ein erweitertes Monitoring mit transkutaner Sauerstoff- und Kohlendioxidüberwachung, besonders nach der Extubation.

> Für die Extubation sollte ein guter Zeitpunkt gewählt werden, d. h. nicht während oder vor Übergaben und Visiten.

- **Vorbereitung**
- Kinder immer informieren.
- Alle Materialien für eine erneute Intubation sowie Handbeatmungsbeutel und passende Maske bereitlegen. Der Beatmungsbeutel muss an eine Sauerstoffinsufflation angeschlossen sein. Die Absaugung muss funktionsüberprüft und das Absaugzubehör griffbereit sein.
- Bei Kindern, die länger intubiert waren oder bei entsprechender Indikation (keine Nebenluft), Inhalationsgerät mit angeordneter abschwellender Lösung vorbereiten (▶ Abschn. 3.6.2). Evtl. werden Kortikosteroide i. v. zum Abschwellen verabreicht.
- I. v.-Zugang muss vorhanden sein.
- Evtl. O_2-Brille oder –Maske bereitlegen oder nichtinvasive Beatmungsmöglichkeit vorbereiten (z. B. Maskenbeatmung).
- Für größere Kinder evtl. Nasentropfen vorbereiten.
- Mahlzeit vor der Extubation ausfallen lassen, Magensonde offen ablaufend, evtl. Infusion höher stellen.
- Keine aufwendigen und belastenden pflegerischen bzw. diagnostischen Maßnahmen vorher durchführen.
- Magenrest abziehen, Magensonde entfernen.
- Endotracheal (evtl. Trachealsekret abnehmen), oral und nasal absaugen.
- Dem Kind eine Erholungspause einräumen.
- Entblocken des geblockten Tubus, anschließend nochmals tracheal absaugen.
- Tubuspflaster entfernen, neuen Absaugkatheter vorbereiten.
- Lunge über Handbeatmungsbeutel 3- bis 4-mal blähen.
- Tubus ziehen, bei kleinen Kindern in der Inspirationsphase, damit in nachfolgender Exspiration Sekret abgehustet werden kann; bei großen Kindern evtl. während des endotrachealen Absaugens, um gleichzeitig Sekret mit abzusaugen.
- Sofortiges Absaugen des Nasen-/Rachenraums; besonders aus dem Tubusnasenloch lässt sich häufig viel Sekret absaugen.
- Lunge auskultieren (gut und seitengleich belüftet).
- Beruhigung des Kindes.
- Atemaktivität unterstützen, das Kind z. B. in Bauchlage oder Oberkörperhochlage legen.
- Bei Bedarf abschwellende Inhalationen oder Nasentropfen verabreichen, Sauerstoffzufuhr bei entsprechender Indikation.
- Gute Krankenbeobachtung, besonders der Atmung.
- Alarmgrenzen am Monitor überprüfen und eng einstellen.
- Blutgasanalysekontrollen, die erste ca. 1 h nach der Extubation.

- **Weiteres Vorgehen**
- 6 h Nahrungspause, die Infusionsgeschwindigkeit erhöhen bzw. eine Infusion anhängen;
- Sauerstoffzufuhr nur nach Bedarf, sie sollte abhängig sein vom aktuellen pO_2;
- je nach Notwendigkeit folgen physikalische Therapie oder weitere Inhalationen;
- evtl. gezielte Atemtherapie durch Physiotherapeuten;
- Vermeidung von Belastungen;
- der Respirator sollte erst einmal am Patientenplatz belassen werden, bis das Kind ganz stabil ist;
- Thoraxröntgen erfolgt nach der Extubation im Verlauf des nächsten Tages, bei Verschlechterung des Patienten (Atelektasen?) früher.

- **Komplikationen**
- Kehlkopf oder Trachealschleimhautschwellungen mit Stridor bis hin zu Atemnot;
- Atelektasen;
- Apnoe- und Bradykardieneigung, vor allem bei Frühgeborenen;
- Sekretverhalten durch mangelndes Abhusten;
- flache unzureichende Atmung mit Hyperkapnie und evtl. Hypoxämie vor allem bei neurologisch auffälligen Patienten (z. B. nach SHT, Ertrinkungsunfall) oder bei Erschöpfung des Patienten;

- Blutungen im Bereich des NRR durch Schleimhautverletzungen beim Ziehen des Tubus;
- Aspiration, wenn der Magen des Patienten nicht sorgfältig entleert war.

Indikation zur Reintubation
- Hyperkapnie und Entwicklung einer respiratorischen Azidose,
- evtl. hoher anhaltender Sauerstoffbedarf >40 %,
- Erschöpfung des Patienten mit starken Einziehungen, Nasenflügeln und Apathie des Patienten,
- starker Stridor, der sich inhalativ oder durch Kortikosteroide i. v. nicht bessert, mit zunehmender Atemnot,
- Sekretverhalten, welches durch Atemtherapie nicht in Griff zu bekommen ist,
- ausgeprägte Atelektasenbildung.

Es sollten alle Maßnahmen ausgeschöpft werden, um eine Reintubation zu vermeiden, jedoch darf auch nicht zu lange abgewartet werden. Bei Früh- und Neugeborenen kann eine Intubation durch Legen eines nasalen CPAP evtl. umgangen werden. Bei größeren Kindern kann versuchsweise eine Maskenbeatmung durchgeführt werden, wenn die Kinder dies tolerieren.

10.7 Nasen- und Rachen-CPAP

Außer durch einen endotrachealen Tubus, kann CPAP auch durch eine Atemhilfe erzeugt werden. Hierbei wird ein Tubus bzw. Nasenprongs in den Nasen- oder Rachenraum vorgeschoben und mittels eines Beatmungsgeräts ein positiver Druck in den Atemwegen aufgebaut. Diese Methode ist nur für Früh- und Neugeborene geeignet, da sie ausschließlich Nasenatmer sind.

Es besteht die Möglichkeit, zusätzlich zum PEEP eine Beatmungsfrequenz (maximal 12/min) einzustellen. Diese Einstellung ist bei Frühgeborenen mit häufigen Apnoen sinnvoll.

Wirkung
Durch positiven Atemwegsdruck und Widerstand in der Exspiration:
- Verhinderung eines Alveolarkollaps → Atelektasenprophylaxe,
- Erhöhung der FRC (funktionelle Residualkapazität: Volumen, welches nach normaler Ausatmung in der Lunge verbleibt → Gleichgewicht zwischen den elastischen Kräften der Lunge bzw. des Thoraxes) → Vergrößerung der Gasaustauschfläche → Verbesserung des pulmonalen Gasaustausches → Erhöhung des pO_2 und Verringerung des O_2-Bedarfs,
- vermehrte Ausschüttung von Surfactant → Verbesserung der Diffusion → Abnahme des pulmonalen Rechts-links-Shunts,
- Alveolardehnung → Reizung pulmonaler und thorakaler Rezeptoren → Stimulation des Atemzentrums → Verbesserung der Spontanatmung,
- Offenhalten der Atemwege → Verbesserung der Compliance → Reduktion der Atemarbeit → Verringerung von obstruktiven Apnoen und Bradykardien,
- Reduktion des Totraumes.

Indikation
- Primäre Atemhilfe bei FG zur Vermeidung einer Intubation (Early-CPAP),
- Umgehen einer Intubation bzw. Reintubation bei Früh- und Neugeborenen:
  - mit Oxygenierungsstörungen (nicht Hyperkapnie),
  - bei Erschöpfung z. B leichtem RDS, leichter Mekoniumaspiration, Pneumonie, transitorischer Tachypnoe bei Wet-lung-Syndrom oder bei Adaptationsstörungen.
- schonendes Abtrainieren vom Beatmungsgerät,
- Verhinderung von Atelektasenbildung, z. B. bei Säuglingen mit leichten Muskeldystrophien,
- Vermeidung von Apnoen bei Früh- und Neugeborenen mit Apnoeneigung und/oder häufigen Bradykardien,
- Offen-/Freihalten der Atemwege, z. B. bei Säuglingen mit Pierre-Robin-Syndrom oder Tracheo-/Bronchomalazie.

- **Gefahren**
- Überblähung → Emphysem,
- Pneumothorax,
- Volutrauma,
- erschwerte Ausatmung mit CO_2-Retention,
- negative kardiovaskuläre Wirkung (Verminderung des venösen Rückstroms → RR-Abfall, Ödembildung, etc.),
- Überblähung des Magens.

- **CPAP-Geräte**

Die Atemunterstützung kann teilweise durch herkömmliche Beatmungsgeräte bzw. über spezielle CPAP-Geräte (z. B. *Infant-Flow von Heinen & Löwenstein, Fisher & Paykel Bubble CPAP-System*) erfolgen.

- **Spezielle Einstellungen der Beatmungsgeräte**
- *Infant-Star*: Flow von 4 l/min, möglichst Demand-Flow, evtl. mit FQ, günstig evtl. Buckup-CPAP-Modus, Triggersensor muss gut kleben,
- *Babylog 8000*: Flow-Sensor entfernen und Blindstopfen einsetzen oder Stecker des Sensors ziehen, sonst ständig Alarm → Meldung »Störung Flowmessung – Messung aus« bestätigen, dann CPAP-Modus wählen,
- *Stephanie*: Pneumotachographen entfernen, Trigger auf »druckgesteuert« umstellen.

- **CPAP-Geräte**
- High-Flow-Systeme (mindestens 8 l/min): sind meist lauter und führen eher zu einer Überblähung des Magens,
  - beim *Infant-Flow* ändert sich in der Exspiration durch ein Ventil die Strömungsrichtung des Flows, wodurch der überschüssige Flow abgeleitet wird → Verringerung des Ausatemwiderstands und der Überblähung des Magens, Schalldämpfer verwenden,
- Low-Flow-Systeme (4–7 l/min): evtl. kann es Schwierigkeiten geben, einen höheren PEEP zu erreichen und CO_2 ausreichend abzuatmen.

- **Arten**
- Mononasal: Nasen- oder Rachen-Tubus,
- binasal: Prongs z. B. *Infant-Flow, Hudson, Babyflow, Schaller, INCA, Medijet*,

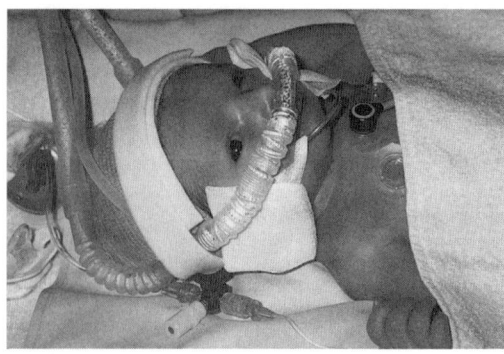

○ Abb. 10.7 Patient mit binasalem CPAP (*Inca*-Flow) und oraler Magensonde

- Nasenmaske,
- binasale Tuben.

- **Nasen-CPAP = hoher CPAP**

Der schwarz markierte Teil eines gekürzten Endotrachealtubus wird in ein Nasenloch bis kurz über die Choanen hinaus eingeführt. Durch den Flow werden die Rezeptoren des hinteren Rachenraums angeregt, das Atemzentrum stimuliert.

- **Rachen-CPAP = tiefer CPAP**

Der Tubus wird über ein Nasenloch in den Nasen-Rachen-Raum bis kurz vor den Kehlkopf eingeführt. Bei jedem Atemzug entsteht ein positiver Druck im hinteren Rachenraum, dies bewirkt eine Blähung der Lunge. Außerdem wird die Zunge durch den Tubus daran gehindert, zurückzufallen.

Der Rachen-CPAP wird vom Arzt unter Sicht gelegt und die angegebene Länge in der Kurve dokumentiert.

- **Binasaler CPAP = Prongs**

Die beiden kurzen Nasentuben, die über eine Brücke/Steg miteinander verbunden sind, werden in die Nasenlöcher eingeführt. Der Durchmesser der Nasentuben sowie die Steglänge zwischen den Nasenlöchern müssen individuell ausgesucht werden. Die Fixierung erfolgt über spezielle Mützen mit Klettbändern, die durch die Ösen des Nasenteils gezogen werden (○ Abb. 10.7). Prongs und Mützen gibt es in verschiedenen Größen. Die Magensonde muss bei Verwendung von Prongs oral gelegt werden. Es gibt inzwischen diverse Modelle (z. B. *Inca*,

Hudson, Medijet), die über mitgelieferte Verbindungsschläuche mit herkömmlichen Beatmungssystemen verbunden werden können.

- - **Vorteile der Prongs**
  - Da die Nasentuben recht kurz sind und die Fixierung nicht mit Pflaster erfolgt, werden Haut und Nasenschleimhaut sowie die Choanen geschont.
  - Es wird weniger Sekret gebildet, daher muss weniger abgesaugt werden. Das nasale Absaugen und der Wechsel sind einfacher möglich und daher insgesamt nicht so belastend, da nur die Klettbänder gelöst werden müssen.
  - Der PEEP kann besser aufrechterhalten werden, da der Druck über die abgedichteten Nasenlöcher nicht verloren geht.
  - Durch die 2 Tuben wird das Septum nicht in eine Richtung verdrängt und es entstehen keine unterschiedlich großen Nasenlöcher.
  - Insgesamt werden die Prongs besser toleriert.

- - **Nachteile der Prongs**
  - Die Prongs verrutschen leicht bei mobilen Kindern, wodurch es zu Leckagen kommt.
  - Gefahr der Druckstellen vor allem im Bereich des vorderen Nasenseptums und im Gesicht.
  - Austrocknung der Nasenschleimhaut.
  - Das Gesicht der Kinder wird durch die Schläuche und die Klettbänder weitgehend verdeckt.
  - Durch die Mützen können periphere venöse Zugänge am Kopf nur in Ausnahmefällen gelegt werden, außerdem können sie zu Verformungen des Kopfes führen.
  - In Notfällen ist eine Beutelbeatmung nicht so schnell möglich, da erst die Klettbänder gelöst und die Prongs entfernt werden müssen.
  - Da das Lumen beider Nasenlöcher verlegt ist, muss die Magensonde oral gelegt werden, was gerade von älteren Frühgeborenen oder Neugeborenen schlechter toleriert wird.
  - Das Fixieren der Prongs sowie die Lagerung des Kindes erfordert einige Übung.
  - Es wird spezielles Material benötigt, verbunden mit entsprechenden Kosten.

- **Nasenmasken**

Manche Hersteller liefern neben den Prongs auch kleine Nasenmasken, die bei größeren Schäden am Nasenseptum eingesetzt werden. Sie können an Stelle der Prongs mit dem Beatmungssystem verbunden werden. Sinnvoll ist ein regelmäßiger Wechsel zwischen Prongs und Nasenmaske, um Schäden zu vermeiden bzw. zu minimieren.

- **Material**
- - **Allgemein**
  - Funktionsbereites Beatmungsgerät bzw. CPAP-Gerat mit Möglichkeit zur Anfeuchtung und Erwärmung der Atemluft.

- - **Mononasaler CPAP**
  - Weicher, zur Totraumreduzierung gekürzter Endotrachealtubus, Innendurchmesser von 2,5–3,0–3,5; größere Tuben können besser abgesaugt werden als kleinere und müssen dadurch weniger oft gewechselt werden,
  - Pflasterstreifen zur Fixierung des Endotrachealtubus,
  - NaCl 0,9 %ig, Panthenol oder Gleitgel, um den Tubus gleitfähig zu machen,
  - evtl. Hautschutz mit z. B. Hydrokolloidverband oder *Cavilon*-Hautschutzfilm.

- - **Binasaler CPAP**
  - Individuell angepasste Prongs,
  - Mütze oder Stirn-/Kopfbänder zur Fixierung,
  - ggf. passende Ansatzstücke zur Verbindung mit dem Beatmungssystem.

- **Durchführung und Überwachung**
  - Tubusspitze gleitfähig machen, vorsichtig in die Nase einführen und unter drehenden Bewegungen so weit wie gewünscht vorschieben, ggf. Hautschutz auftragen und Tubus mit Pflaster fixieren oder Prongs vorsichtig in die Nase einführen und mit den Fixierbändern so fixieren, dass der Steg keinen Kontakt mit dem Nasenseptum hat,
  - mit den Beatmungsschläuchen verbinden,
  - positiven Druck, in der Regel zwischen 3 und 5 cmH_2O, einstellen,
  - Floweinstellung je nach Gerät,

- gute Monitorüberwachung, sinnvoll eingestellte Alarmgrenzen,
- sorgfältige Krankenbeobachtung,
- Blutgasanalysekontrollen,
- regelmäßiger Wechsel bzw. Reinigung des Tubus/der Prongs.

- **Komplikationen**
- Belastung der Nasenschleimhäute und des Nasenseptums, evtl. Nekrosenbildung,
- Unruhe, schlechte Toleranz,
- Nahrungsunverträglichkeit durch Überblähung des Magens und des Darms; evtl. erhöhte Neigung zum Spucken oder Erbrechen,
- beim Rachen-CPAP Verlegung der Atemwege durch zu tiefe Lage,
- evtl. Steigerung der Sekretproduktion,
- Tubusverlegungen durch Sekret,
- Dislokationen.

- **Pflege**
- Sorgfältiges Absaugen des Nasen-Rachen-Raumes, um Sekretansammlungen vor dem Tubus/den Prongs zu verhindern.
- Regelmäßige Lagekontrolle.
- Tubus zum Absaugen nie anspülen, da Aspirationsgefahr besteht!
- Prong/vorbereiteter Tubus zum Wechseln am Platz!
- Wechsel des Nasentubus alle 4–6–8 h je nach Menge des Sekrets, evtl. auch das Nasenloch wechseln. Nasenprongs werden nur gereinigt und bei Bedarf ausgetauscht.
- Wechsel des Rachentubus je nach Menge des Sekrets mindestens 1-mal/Tag.
- Sorgfältige Mund-, Nasen- und Lippenpflege; bei Prongs sollte keine Nasensalbe, sondern z. B. nur NaCl 0,9 %ige Lösung zur Nasenpflege verwendet werden, da sonst die Prongs hin- und hergleiten können, was die Schleimhaut irritieren würde; außerdem verträgt sich Panthenol nicht mit Silikon und verhärtet die Prongs.
- Auf Hautschutz achten.
- Bei High-Flow-Systemen zum Lärmschutz Schalldämpfer und ggf. Ohrpolster einsetzen.
- Gute Befeuchtung und Erwärmung der Atemluft.

- Sauerstoffzufuhr erfolgt abhängig von den Sättigungswerten.
- Durch den ständigen Luftstrom gelangt viel Luft in den Magen, deshalb möglichst eine dicke Magensonde, offen hochhängend (regelmäßige Bauchmassage, bei Bedarf Darmrohr); leichte Oberkörperhochlagerung.
- Bei offenem Mund der Kinder baut sich kein positiver Druck auf; es kann daher sinnvoll sein, den Kindern einen Schnuller anzubieten.

Kinder mit nasalen CPAP können z. T. trinken und evtl. auch gestillt werden. Dieses muss vorsichtig ausprobiert werden und erfolgt nur unter genauer Überwachung, da die Gefahr der Aspiration erhöht ist.

Sind die Kinder über einen längeren Zeitraum stabil, kann mit der Entwöhnung begonnen werden. Es werden anfangs kurze NCPAP-Pausen gemacht, die langsam gestreckt werden, wenn die Kinder weiterhin stabil sind. Alternativ kann eine Flowvorlage zur Atemanregung in den Pausen dienen.

10.8 Maskenbeatmung

Die Maskenbeatmung ist eine nichtinvasive Beatmungsform (NIV = Noninvasive Ventilation) und erfolgt i. d. R. über eine industriell vorgefertigte oder individuell angepasste Nasenmaske. Bei Patienten mit Mundatmung bzw. ungenügendem Mundschluss (Druckverlust) muss ggf. eine Nasen-Mund-Maske oder sogar Gesichtsmaske (Full-Face-Maske) verwendet werden. Allerdings ist dabei die Aspirationsgefahr im Falle eines Erbrechens stark erhöht und die Kommunikation sowie Nahrungsaufnahme erschwert. Insgesamt wird diese Maske von den Patienten schlechter toleriert.

Hauptziel dieser Beatmungsform ist, die erschöpfte Atemmuskulatur zu entlasten, Atelektasen zu verhindern und eine Erhöhung der funktionellen Residualkapazität zu erreichen. So kann in der Klinik evtl. eine Intubation umgangen bzw. eine frühe Extubation ermöglicht werden, z. B. postoperativ nach Herz- oder Skolioseoperationen bzw. bei Patienten mit Muskeldystrophie oder reduzierter Lungenkapazität. Ist eine postoperative

Maskenbeatmung geplant, sollte eine präoperative Anpassung und Gewöhnung durchgeführt werden. Moderne Beatmungsgeräte ermöglichen ein direktes Umstellen von einer invasiven Beatmungsform auf eine nichtinvasive, so dass kein Wechsel des Geräts notwendig ist. Als Beatmungsformen sind CPAP, PSV, BIPAP, kontrollierte sowie synchronisierte Beatmungsformen möglich.

Die Maskenbeatmung eignet sich besonders als nächtliche intermittierende positive Druckbeatmung (NIPPB oder NIPPV = Non Invasive Positive Pressure Breathing/Ventilation) zu Hause bei chronisch pulmonalen Problemen zur Vermeidung von Erschöpfung und Atelektasen. Die Anpassung der Maske und Gewöhnung an den Respirator erfolgen im Allgemeinen in der Klinik.

Für die Heimbeatmung stehen meist einfachere kleinere Geräte, z. B. *Breas, Ultra, Elisee*, zur Verfügung, die für Notfälle und Transporte auch mit einem Akku versehen sind. Eine Sauerstoffzumischung sowie die Erwärmung und Befeuchtung der Atemgase über einen Heiztopf oder speziellen Wärmefeuchtigkeitsaustauscher (wird zwischen Maske und Beatmungsschläuchen angebracht) müssen möglich sein. Als Beatmungsformen kommen CPAP, aber auch assistierte und sogar kontrollierte Formen in Frage, je nach Grunderkrankung und Bedarf. Die Geräte sind mit einer Tastensperre versehen, so dass ein Verstellen der Parameter durch nicht autorisierte Personen ausgeschlossen ist.

- **Indikationen**
- **Heimbeatmung**
  - Muskelerkrankungen,
  - neuromuskuläre Störungen,
  - Undine-Syndrom,
  - Schlafapnoe-Syndrom,
  - hohe Querschnittslähmung,
  - Thoraxdeformitäten,
  - Tracheo-/Broncho- oder Laryngomalazie.
- **Klinikbeatmung**
  - Dekompensation bei Asthma bronchiale,
  - Thoraxtrauma,
  - Lungenödem,
  - schwere Pneumonien,
  - Atelektasen,
  - postoperativ nach Thoraxeingriffen,
  - Erschöpfungszustände nach Extubation.

- **Voraussetzungen**
  - Maske:
    - Sie sollte durchsichtig sein, um Erbrechen erkennen zu können,
    - muss gut abdichten und gut abgepolstert sein (zur Vermeidung von Druckschäden),
    - Befestigung z. B. über eine Kopfhaube mit Klettverschlüssen,
    - geringer Totraum,
    - bei einer reinen Nasenmaske muss gewährleistet sein, dass nur wenig Luft über den Mund entweicht, evtl. ist eine spezielle Mundstütze erforderlich.
  - Patienten müssen kooperativ sein, deshalb ist meist ein gewisses Alter und geistige Reife erforderlich.
  - Atemantrieb und Schutzreflexe wie Husten und Schlucken müssen erhalten sein.
  - Es dürfen keine Verletzungen im Gesicht oder HNO-Bereich vorliegen.
  - Monitorüberwachung:
    - HF, Respiration, Sauerstoffsättigung, evtl. endexspiratorischer CO_2.
  - Absaugung und Möglichkeit zur Sauerstoffgabe.
  - Im Klinikbereich muss bei Akutpatienten die Möglichkeit der Intubation und invasiven Beatmung gegeben sein.
  - Patient und Angehörige bzw. Pflegepersonen müssen sorgfältig eingewiesen werden.

- **Gewöhnung**

Die Gewöhnung sollte behutsam und in kleinen Schritten erfolgen. Der Patient bestimmt das Tempo, da es sonst zu einer Ablehnung kommen könnte. Es muss eine gute Beobachtung und Überwachung des Patienten erfolgen:

- Geeignete Maske suchen (eine individuell angepasste Maske sollte erst angefertigt werden, wenn die Maskenbeatmung vom Patienten als Dauertherapie akzeptiert ist);
- Verfahren dem Patienten in einfachen Worten erklären;
- Maske erst einmal vorsichtig aufsetzen, bis er sich daran gewöhnt hat;

- Kopfhaube aufsetzen und die Maske so befestigen, dass sie abdichtet;
- Anschluss des Beatmungsgerätes und Beginn der Beatmung mit einer niedrigen Einstellung für einen kurzen Zeitraum;
- Beatmungszeiten langsam steigern, ebenso die Einstellung (Blutgaskontrollen!);
- Kontrolle der Haut auf Druckstellen;
- bei Heimbeatmung wird meist eine Beatmung während der Nacht angestrebt, so dass der Patient sich tagsüber frei bewegen kann; evtl. kann auch tagsüber stundenweise eine Beatmung notwendig sein.

- **Komplikationen und Probleme**
- Undichte Maske → Sitz kontrollieren, andere Größe oder Modell auswählen bzw. individuell anfertigen lassen; *cave*: Maske nicht fester fixieren, da dadurch meist nur die Dekubitusgefahr erhöht wird),
- Druckstellen im Gesichtsbereich, vor allem Nasenwurzel → ggf. Hautschutz mit Hydrokolloidgel, Masken mit Gelrand,
- Überblähung des Magens mit Gefahr des Erbrechens und der Aspiration,
- Bindehautentzündung durch Luftzug,
- Intoleranz, Ängste und Unruhe des Patienten,
- Schlafstörungen,
- ausgetrocknete Schleimhäute → Nasen- und Mundpflege,
- Unterbrechung für die Nahrungsaufnahme und zum Sprechen bei der Full-Face-Maske.

10.9 Unterdruckbeatmung

- **Allgemeines**

Bei dieser nichtinvasiven Beatmungsform wird ein negativer Druck (NPV; Negative Pressure Ventilation) von außen auf den Brustkorb erzeugt und damit der Thorax und die damit verbundene Lunge gedehnt. Analog zu den invasiven Beatmungsformen besteht die Möglichkeit der CNPV (kontinuierliche negative Druckbeatmung) bzw. INPV (intermittierende negative Druckbeatmung).

- **Indikation einer NPV**

Sehr häufig wird die Unterdruckbeatmung angewendet, um Frühgeborene mit einer schweren chronischen neonatalen Lungenerkrankung von der Beatmung oder dem Nasen-CPAP abzutrainieren oder um bereits extubierten Frühgeborenen bei instabil werdender Atmung evtl. eine Reintubation zu ersparen. Sie dient als Atemhilfe bei
- Zustand nach Zwerchfellhernie,
- Zwerchfellparese,
- bronchopulmonaler Dysplasie,
- Atelektasen,
- Überblähung einzelner Bezirke,
- zentraler Partialinsuffizienz (z. B. Undine-Syndrom, Arnold-Chiari-Fehlbildungen),
- bestimmten Formen der Muskeldystrophie,
- neuromuskulären Erkrankungen mit erhaltenem Atemantrieb und Schutzreflexen,
- Schlafapnoe-Syndrom.

- **Effekte der Unterdruckbeatmung**
- Erhöhung der funktionellen Residualkapazität,
- Erhöhung der Ventilation,
- Vergrößerung der Gasaustauschfläche und bessere Sauerstoffaufnahme,
- Reduktion der Atemarbeit.

- **Vorteile**
- Keine Intubation bzw. keine Tracheotomie oder Maskenbeatmung,
- physiologischere Form der Beatmung,
- freies Gesichtsfeld,
- Verringerung oder Vermeidung von Sauerstoffgaben,
- Vermeidung von pulmonalen Infekten, Atelektasen, Emphysemen,
- bessere Belastbarkeit der Kinder in den Pausen durch Verringerung der Atemarbeit,
- Verbesserung der kardialen Funktion, da die negativen Auswirkungen einer Überdruckbeatmung wegfallen,
- die Eltern können sehr frühzeitig in die Pflege mit einbezogen werden, somit ist eine raschere Heimtherapie möglich.

- **Unterdruckkammer**

Mittels einer Unterdruckkammer kann eine nichtinvasive Beatmung durchgeführt werden. Diese

10.9 · Unterdruckbeatmung

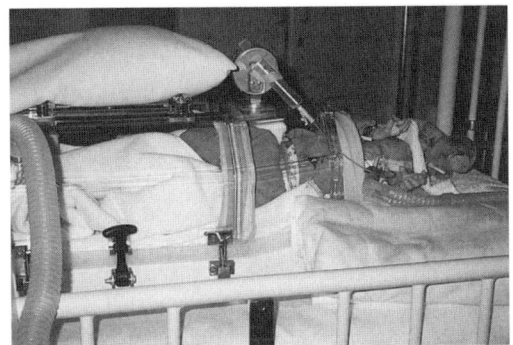

Abb. 10.8 Patient in der Unterdruckkammer und mit NCPAP

Beatmungsform erinnert an die Anfänge der künstlichen Beatmung in der »eisernen Lunge« aus den Jahren 1940/50 und arbeitet nach einem ähnlichen Prinzip. Sie ist physiologisch, außerdem mit weniger Komplikationen verbunden, allerdings weniger effektiv, und während der Versorgung des Patienten muss die Beatmung unterbrochen werden. Kleinen Patienten wird dabei eine Gummimanschette eng um den oberen Thoraxbereich gelegt, dann werden sie mit dem gesamten Körper in die Kammer gelegt, nur Arme, Hals und Kopf bleiben außerhalb (Abb. 10.8).

Das Gehäuse besteht aus einer Basisplatte mit Matratze und einer abnehmbaren Plexiglashaube. Über eine Klappe in der Haube, die sich bei Bedarf rasch öffnen lässt, kann die Versorgung des Patienten erfolgen, ohne dass dieser aus der Kammer genommen werden muss.

- **Funktionsweise der Kammer**

Die Kammer wird nach der Größe des Patienten ausgesucht. Innerhalb der Kammer wird Unterdruck erzeugt, indem ihr mittels einer Vakuumpumpe (= Motor) Luft entzogen wird. Der Kammer und dem Motor ist ein Beatmungsgerät zwischengeschaltet; hier kann der Sog eingestellt und über ein Druckmanometer an der Kammeraußenwand abgelesen werden (Abb. 10.9). Durch den entstehenden Unterdruck wird der Oberkörper des Patienten gedehnt, so dass Luft in die Lunge gezogen wird. Die Druckverhältnisse können so eingestellt werden, dass der negative Druck kontinuierlich in der Kammer bestehen bleibt (CNPV; Continuous Negative Pressure Ventilation). Über das zwischengeschaltete Beatmungsgerät kann der Unterdruck auch mit einer Frequenz aufgebaut werden. Der negative inspiratorische Druck (NIP; Negative Inspiratory Pressure) und der endexspiratorische Druck (NEEP; Negative Endexpiratory Pressure) sowie das I:E-Verhältnis können dabei individuell eingestellt werden. Es gibt einen akustischen und optischen Alarm bei Druckabfall, Strom- oder Vakuumausfall.

- **Nachteile**
- Der Patient ist für die Diagnostik, Pflege, Überwachung und Therapie schwer erreichbar,
- die Manschette im Brustkorbbereich wirkt einengend auf den Patienten,
- Bewegungseinschränkung durch die Lage im Plexiglasgehäuse,
- durch den Unterdruck wird die Nahrung evtl. schlechter vertragen, das Abdomen kann verstärkt gebläht sein,
- durch den vermehrten Luftzug ist eine Auskühlung des Patienten möglich (Gegensteuerung mit entsprechender Kleidung, Decken oder Wärmestrahler),
- venöse Zugänge im Bereich der unteren Körperhälfte sind schlecht zu beobachten.

- **Richten eines Patientenplatzes mit Unterdruckkammer**
- Bett dem Alter des Kindes entsprechend; wenn es sich platztechnisch einrichten lässt, bekommt der Patient 2 Betten, eines in dem die Unterdruckkammer steht und eines für die Aufenthalte außerhalb der Kammer (erleichtert das »In-die-Kammer-Legen und Herausnehmen«),
- Unterdruckkammergehäuse der Größe des Kindes entsprechend,
- Zubehör für die Unterdruckkammer: Motor, Respirator, Verbindungsschläuche, Druckschlauch, Manschette, Sandsäcke,
- Absaugung sowie Absaugkatheter und weiteres Zubehör,
- Sauerstoffinsufflation,
- Beatmungsbeutel und Maske je nach Alter des Kindes,

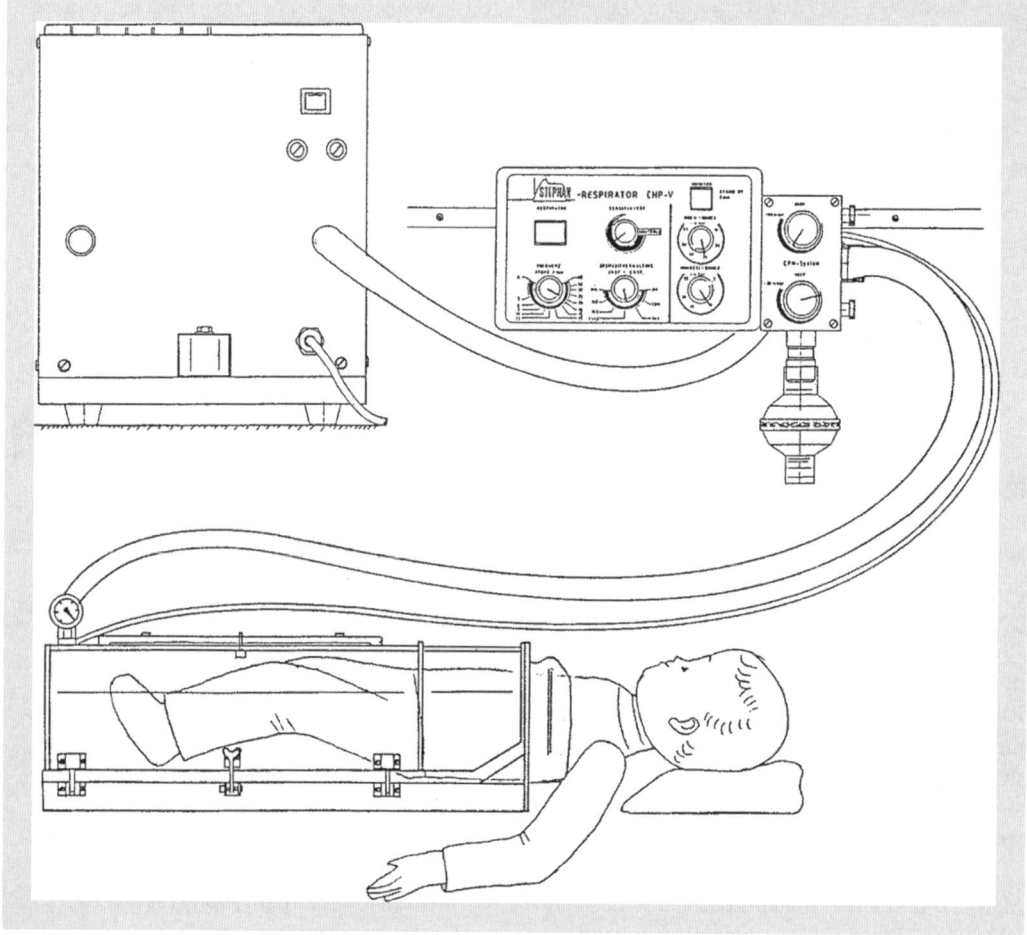

Abb. 10.9 Aufbau für die Beatmung in der Unterdruckkammer über das CNP-V-Steuergerät der Firma Stephan

— Monitoring zum Überwachen des Kindes je nach Allgemeinzustand und Bedarf; zu Beginn der Therapie empfiehlt sich eine Temperatursonde für die Kammeraufenthalte, da die Kinder durch den Luftzug in der Kammer leicht auskühlen,
— eine Wärmelampe, falls benötigt,
— Pflegetablett nach Standard,
— Lagerungsutensilien,
— bei Kindern, die zusätzlich noch mit NCPAP versorgt sind:
  — aufgerüstetes Beatmungsgerät,
  — vorbereiteter gekürzter Tubus, um diesen bei Verstopfung zügig wechseln zu können (s. auch ▶ Abschn. 10.7).

• **Patientenvorbereitung**
— Oberkörper nur mit einem eng anliegenden, langärmeligen, dünnen Hemdchen oder Body bekleiden, darauf achten, dass möglichst wenig Falten entstehen;
— keinen Strampler anziehen, der auf den Schultern geknöpft wird, da der Patient sonst nur schwer innerhalb der Kammer gewickelt werden kann, ohne die Manschette auszuziehen;
— Sättigungsabnehmer an der Hand anbringen;
— Manschette zu zweit von den Füßen her über den Körper streifen und gut unterhalb der Achseln auf dem Thorax positionieren;
— EKG-Kabel möglichst eng an den Körper anlegen und zwischen Manschette und Kör-

per nach außen führen, ggf. abpolstern, um Druckstellen zu vermeiden;
- bei Bedarf Temperatursonde legen und ebenfalls nach oben aus der Kammer führen;
- Beine und Füße warm einpacken;
- auf eine bequeme Lagerung achten, dazu so viel wie nötig und so wenig wie möglich Lagerungsmaterial verwenden,
    - untere Kammeröffnung gut abpolstern und die Kopfunterlagerung der Körperhöhe anpassen;
- bei kleinen bzw. leichten Patienten einen Sandsack kaudal des Gesäßes legen, da die Kinder sonst durch den Sog in die Kammer hineingezogen werden;
- Patienten gut zudecken;
- Unterdruckkammergehäuse schließen und fest mit dem Boden mittels Gummischlaufen verbinden,
    - darauf achten, dass kein Lagerungsmaterial oder Wäschestück zwischen Boden und Gehäuse eingeklemmt ist;
- kleine Versorgungsklappe schließen;
- mit dem unteren Teil der Patientengummimanschette die Öffnung der Kammer luftdicht verschließen;
- Motor anstellen, Einstellung des Steuerungsgerätes und der Alarme nach ärztlicher Anordnung,
    - in der Regel: FQ 10–12/min, Druck –16/–8 (bis –10) bar,
    - Unterdruckkammergehäuse auf Dichtigkeit überprüfen, falls der Sog zu niedrig ist;
- bei sondierten Patienten die Magensonde offen hochhängen, damit Luft gut entweichen kann;
- zwischen Oberarme und Plexiglasgehäuse ein Wattepolster legen, um Druckstellen zu vermeiden.

- **Wie kann ich mir helfen, wenn die Kammer keinen oder nicht ausreichend Druck aufbaut?**
    - Versuchen, das Leck zu finden! Dazu mit der Hand an der Verbindungsstelle zwischen Plexiglasgehäuse, Kammerboden und Manschette entlang fahren, um einen Luftstrom zu erspüren.
    - Die kleine Versorgungsklappe öffnen und überprüfen, ob nicht evtl. zwischen dem Kammerboden und dem Plexiglasgehäuse Kleidung oder Bettlaken eingeklemmt sind → Stoff entfernen und Kammer gut schließen.
    - Auf die kleine Versorgungsklappe einen schweren Sandsack legen, um die Dichtung fester anzudrücken.
    - Überprüfen, ob das Plexiglasgehäuse mit dem Kammerboden mittels Gummischlaufen fest verbunden ist.
    - Alle Dichtungen überprüfen, evtl. erneuern.
    - Die Schlauchverbindung zwischen Kammer und Respirator sowie zwischen Respirator und Motor überprüfen.
    - Gummimanschette überprüfen:
        - Ist die Manschette eingerissen oder porös? → Versuchen, sie abzudichten oder eine neue Manschette verwenden.
        - Dichtet die Manschette nicht ab? → Hat der Patient zu dicke Kleidung an? → Versuchen, um die Manschette herum gebräuchliche Frischhaltefolie zu legen oder sie mit Watte und z. B. *Pehahaft* abzudichten, evtl. den Patienten dünner anziehen.
        - Können die EKG-Kabel besser positioniert werden? → Der Sättigungsabnehmer sollte an der Hand festgeklebt sein.
    - Baut die Pumpe nicht ausreichend Druck auf? Ist der Respirator defekt? → Techniker verständigen.

- **Kammergewöhnung**

Die Patienten müssen an die Unterdruckbeatmung langsam gewöhnt werden. Die Gewöhnung kann stattfinden, wenn sie noch beatmet oder mit NCPAP versorgt sind und es absehbar ist, dass eine Kammerbeatmung notwendig und sinnvoll sein kann. Schon instabile Kinder können sich noch weiter verschlechtern, da das Anziehen der Manschette belastend ist, und die Kinder sich aufgrund der ungewohnten Enge zu Beginn meist sehr aufregen.
- Patient das erste Mal in möglichst stabilem Zustand in die Kammer legen;
- dies sollte in Ruhe und nicht unter Zeitdruck erfolgen;

- der Patient sollte müde sein, sodass er evtl. schnell einschläft;
- gute Beobachtung und Überwachung des Patienten, BGA-Kontrolle;
- manche Patienten regen sich zu Beginn sehr auf, ggf. Sedativa z. B. Chloralhydrat verabreichen.

Die meisten Patienten gewöhnen sich schnell an die Unterdruckkammer, da sie merken, dass es ihnen besser geht. Sie schlafen bald entspannt in der Kammer und sind in den Beatmungspausen besser belastbar.

Intubierte Kinder können nach der Gewöhnung in der Kammer liegend extubiert werden. Eine Kombination mit NCPAP kann anfangs sinnvoll sein.

- **Pflege**
- Während die Kinder in der Kammer liegen, wird versucht, ihnen so viel Ruhe wie möglich zu lassen; über die kleine Versorgungsklappe kann bei Bedarf eine Umlagerung oder ein Windelwechsel vorgenommen werden.
- Die großen Versorgungsrunden dürfen nur bei entsprechender Belastbarkeit durchgeführt werden und müssen ggf. sehr kurz ausfallen; es kann sein, dass Patienten gerade zu Beginn der Therapie 24 h/Tag in der Kammer verbleiben.
  - Für große Versorgungsrunden müssen die Kinder aus der Kammer genommen werden.
- Bei jeder Versorgungsrunde auf Druckstellen achten, besonders im Thoraxbereich und unter den Achseln; in der Regel können die Kinder durchaus 6–8 h in der Unterdruckkammer schlafen, ohne versorgt zu werden.
- Auf das Abdomen achten; bei starker Blähung Bauchmassage, evtl. Darmrohr legen, Sonde offen hochhängen oder häufiger Luft über die Magensonde abziehen.
- Auf die Körpertemperatur achten.

- **Zusätzliche Pflegemaßnahmen bei Bedarf und auf ärztliche Anordnung**
- Inhalation mit NaCl 0,9 %ig oder verschiedenen Zusätzen,
- regelmäßige Atemtherapie und Krankengymnastik durch Physiotherapeuten,
- Atemtherapie und Durchbewegen des Patienten durch das Pflegepersonal,
- leichte Oberkörperhochlagerung, regelmäßiges Umlagern,
- NaCl 0,9 %ig als Nasentropfen,
- Nasen-CPAP-Versorgung,
- orale Magensonde.

- **Kammerentwöhnung**

Dies sollte nur in kleinen Schritten erfolgen. Die Kammerpausen können nach Verträglichkeit langsam gesteigert werden, dabei besonders auf das Allgemeinbefinden des Patienten achten.
- Atmung: Tachypnoe, thorakale Einziehungen, Nasenflügeln, Apnoen?
- Sauerstoff: steigender Bedarf, vermehrte Sättigungsabfälle?
- Hautkolorit: blassgrau bis zyanotisch?
- Sekret: vermehrtes Sekret, zäh oder locker in der Konsistenz?
- BGA: Hyperkapnie? Azidose? Hypoxie?
- Allgemeinzustand: Erschöpft? Angestrengt? Instabil? Wird außergewöhnlich viel Schlaf benötigt? Vermehrte Bradykardien?

Erscheint einer der Parameter auffällig, braucht der Patient noch etwas mehr Zeit, die Entwöhnung muss noch langsamer stattfinden oder sogar verschoben werden. Bei Verschlechterung trotz Kammerbeatmung besteht die Möglichkeit der Maskenbeatmung oder der endotrachealen Intubation.

Ist absehbar, dass der Patient die Unterdruckbeatmung als Dauertherapie benötigt, wird angestrebt, dass er die Nacht in der Kammer verbringt und evtl. noch für einen kurzen Mittagsschlaf tagsüber. Ist der Patient soweit stabil, kann eine Entlassung nach Hause erfolgen. Die Eltern müssen vollständig eingewiesen sein und mit den notwendigen Überwachungsgeräten, dem Kammer- und Notfallzubehör ausgestattet sein. Auf evtl. Probleme und Notfälle müssen sie vorbereitet und in Erstmaßnahmen eingewiesen sein.

- **Kürass (cuirass)**

Es gibt auch die Möglichkeit, die Kammer durch eine so genannte Corpus-Weste oder einen Kü-

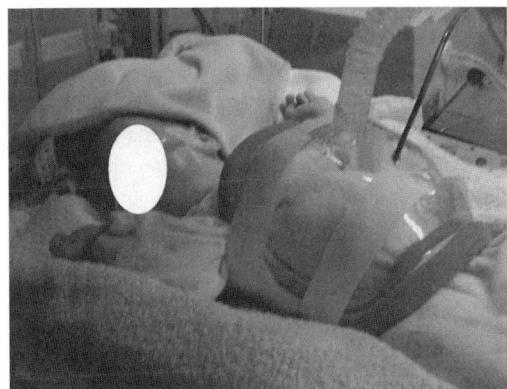

● Abb. 10.10 Corpus-Weste/Kürass

rass = (Brustschild) zu ersetzen (● Abb. 10.10). Dabei handelt es sich um eine starre durchsichtige »Korsettweste« aus Kunststoff, die um Thorax und Abdomen angelegt und in der ebenfalls ein Unterdruck erzeugt wird. Der Kürass wird über der Bekleidung angebracht, die Ränder sind zusätzlich mit Schaumstoff abgepolstert. Die Fixierung erfolgt über 2 Klettbänder, die um Thorax und Abdomen herumgeführt werden. In der Mitte ist der Kürass über einen dicklumigen Schlauch mit dem Beatmungsgerät verbunden, die Druckmessung erfolgt über einen dünnen Schlauch. Den Kürass gibt es in verschiedenen Größen, der kleinste ist ab ca. 3 kg KG einsetzbar. Bei körperlichen Abnormitäten muss eine individuelle Anpassung erfolgen. Neben CNPV und INPV sind assistierte und synchronisierte Beatmungsformen möglich. Je nach Beatmungsgerät kann der Kürass auch zur Atemtherapie, z. B. bei Patienten mit zystischer Fibrose, genutzt werden, z. B. über einen Vibrationsmodus oder eine Hustenunterstützung.

■■ Vorteile
- Das Anlegen des Kürass ist einfach und schnell möglich und dadurch die Belastung des Kindes gering.
- Alle allgemein üblichen Überwachungsparameter können ohne Probleme abgeleitet werden.
- Da die Extremitäten frei zugänglich sind, können dort auch periphere Verweilkanülen gelegt werden.
- Die Kinder können sich freier bewegen und auf den Arm genommen werden; ältere Kinder können sich aufsetzen oder sogar stehen.
- Die pflegerische Versorgung ist einfacher, zum Wickeln muss die Beatmung nicht unterbrochen werden.
- Der Halteapparat des Patienten wird unterstützt.
- In Notfallsituationen sind alle Maßnahmen schnell möglich.

■■ Nachteile
- Die Bauchlage ist nicht möglich.
- Auskühlung von kleinen Patienten durch Luftzug → evtl. eine Wärmelampe einsetzen.
- Luftleck bei schlecht abdichtender Weste und zu dicker Kleidung.
- Luftansammlung in Magen und Darm → Magensonde offen hochhängen, ggf. Darmrohr legen.
- Im Vergleich zur Unterdruckkammer kann der Effekt etwas geringer ausfallen.

Überprüfen Sie Ihr Wissen

Zu 10.1
- Worin unterscheidet sich die maschinelle Beatmung von der Spontanatmung?
- Nennen Sie Indikation und Ziele der Beatmung!
- Welche Auswirkungen hat eine Überdruckbeatmung auf den Organismus?

Zu 10.2
- Was versteht man unter Compliance und was unter Resistance?
- Nennen Sie die wichtigsten Respiratorparameter und Alarmfunktionen!

Zu 10.3
- Erläutern Sie die häufigsten Beatmungsformen!
- Welche Sonderformen der Beatmung gibt es?

Zu 10.4
- Welche Parameter erhält man bei der Blutgasanalyse? – Geben Sie die Normwerte an!

- Welche Störungen des SBH gibt es, nennen Sie Ursachen und Behandlungsmöglichkeiten?

Zu 10.5
- Nennen Sie Indikationen und Ziele der endotrachealen Intubation!
- Erläutern Sie die anatomischen Unterschiede des erweiterten Rachenraumes zwischen Kleinkindern und Erwachsenen!
- Nennen Sie Vor- und Nachteile der beiden Intubationsmöglichkeiten!
- Welches Material muss für eine Intubation vorbereitet werden?
- Schildern Sie die Durchführung einer Intubation!

Zu 10.6
- Unter welchen Voraussetzungen und Bedingungen kann ein Kind extubiert werden?
- Was muss während und nach der Extubation beachtet werden?
- Wann kann eine Reintubation notwendig werden?

Zu 10.7
- Welche Möglichkeiten der Atemhilfe beim NG gibt es?
- Welche Vor- und Nachteile bieten die Prongs gegenüber dem Nasen- oder Rachen-CPAP?
- Nennen Sie Ziele und Indikationen für eine Atemhilfe!
- Was muss bei der Pflege beachtet werden?

Zu 10.8
- Nennen Sie Indikationen für eine Heimbeatmung über eine Maske!
- Unter welchen Voraussetzungen ist eine Maskenbeatmung möglich?
- Wie kann man einen Patienten an die Maskenbeatmung gewöhnen?

Zu 10.9
- Nennen Sie die Indikationen und positiven Effekte einer NPV!
- Erläutern Sie den Aufbau und die Funktionsweise einer Unterdruckkammer!
- Wann ist eine Behandlung mit einer Unterdruckkammer zu empfehlen?
- Erläutern Sie die Vor- und Nachteile einer Behandlung mit der Unterdruckkammer!
- Was ist bei der Kammerentwöhnung zu beachten?
- Wie ist ein Kürass aufgebaut und wie wird er fixiert?
- Nennen Sie die Vor- und Nachteile einer Beatmung mit einem Kürass im Vergleich zur Unterdruckkammer!

Apparative Überwachung

11.1	**Standardüberwachung – 238**	
11.1.1	Allgemeines – 238	
11.1.2	EKG-Überwachung – 238	
11.1.3	Atmung – 239	
11.1.4	Blutdruckmessung – 239	
11.1.5	Temperatur – 240	
11.2	**Transkutane Überwachung – 240**	
11.2.1	Allgemeines – 240	
11.2.2	Pulsoxymetrie – 241	
11.2.3	Transkutane Sauerstoffpartialdruckmessung – 242	
11.2.4	Transkutane Kohlendioxidpartialdruckmessung – 243	
11.3	**Kapnometrie – 243**	
11.4	**Arterielle Druckmessung – 244**	
11.5	**Zentraler Venendruck – 248**	
11.6	**Intrakranielle Druckmessung – 250**	

11.1 Standardüberwachung

11.1.1 Allgemeines

Neben der klinischen Beobachtung und Überwachung spielt die apparative Überwachung auf den Intensivstationen eine überaus wichtige Rolle. Die Überwachung muss geplant und gezielt erfolgen. Sie dient der frühzeitigen Erkennung von physiologischen Störungen. Die Ergebnisse müssen zuverlässig sein. Dies alles setzt einen geübten und bewussten Umgang mit den Geräten voraus. Jeder neue Mitarbeiter auf einer Intensivstation muss zu Beginn in die Funktion aller Geräte eingewiesen werden (MedGV).

In der Regel sind die Monitore mit mehreren Überwachungsmöglichkeiten ausgestattet. Neben der EKG-Überwachung ist der zweite Überwachungsparameter eines jeden Monitors die Atmung, die in unmittelbarem Zusammenhang mit der Herzfrequenz zu sehen ist. Bei modernen Monitoren lässt sich das Monitoring durch spezielle Einschübe beliebig erweitern. Die Monitore sollten defibrillationsgeschützt sein, so dass eine Defibrillation unter laufender Monitorüberwachung erfolgen kann.

- **Mögliche Überwachungsparameter**
- EKG,
- Atmung,
- Blutdruck, peripher (NBP),
- Sauerstoffsättigung,
- tcpO$_2$, tcpCO$_2$,
- endexspiratorischer CO$_2$,
- Temperatur,
- arterielle Druckmessung,
- zentraler Venendruck,
- intrakranieller Druck.

> Die Funktionen EKG und Atmung werden bei jedem Intensivpatienten kontinuierlich überwacht. Alle weiteren Überwachungsparameter sind vom Zustand des Patienten abhängig.

11.1.2 EKG-Überwachung

Die Überwachung der Herz- und Kreislauffunktion erfolgt immer kontinuierlich. Hierzu gehören die Herzfrequenz, der Rhythmus, der Blutdruck, evtl. der zentrale Venendruck und die Messung des Herzzeitvolumens (HZV) über einen Pulmonalarterienkatheter.

- **EKG-Monitor**

Er ermöglicht eine Beurteilung der Herzfrequenz, des Herzrhythmus sowie deren Störungen (Bradykardie, Tachykardie, Asystolie, Kammerflimmern, supraventrikuläre und ventrikuläre Extrasystolen = Arrhythmieerkennung), Medikamentenwirkungen und Elektrolytentgleisungen (z. B. Hyperkaliämie).

Die Frequenz kann durch Lautstellen des QRS-Tons akustisch überwacht werden. Dies kann wichtig sein bei vom Kind abgewandten Tätigkeiten und bei besonderen Eingriffen wie Intubation, Punktionen oder Absaugen. Im Normalfall ist der Ton leise gestellt, um eine unnötige Geräuschkulisse zu vermeiden. Die Herzfrequenz wird digital angezeigt. Die Alarmgrenzen werden dem Alter entsprechend eingestellt.

Für die Ableitung der Herzfrequenz werden Klebeelektroden unterschiedlicher Größe aus hautfreundlichen Materialien verwendet, die bereits mit Elektrodengel versehen und möglichst röntgendurchlässig sind. Bei Verwendung von 3 Elektroden wird je eine im Bereich der rechten (rot) und linken (gelb) Klavikula sowie die Dritte oberhalb des linken Rippenbogens aufgeklebt. Ist eine genauere EKG-Überwachung erforderlich, erfolgt die Ableitung über 5 Elektroden: rot, gelb und grün wie beschrieben, schwarz – oberhalb des rechten Rippenbogens, weiß – links neben dem Sternumende. Die Haut sollte vorher entfettet werden. Um die Haut zu schonen, erfolgt ein Wechsel der Elektroden nur, wenn sie nicht mehr gut haften. Dann sollten die Klebestellen gewechselt und es sollte auf Läsionen oder allergische Reaktionen geachtet werden.

Die Monitore verfügen über einen 24-h-Speicher, so dass alle Begebenheiten zurückverfolgt werden können. Einige Monitore sind mit einem Schreiber ausgestattet. Dieser zeichnet entweder kontinuierlich oder alarmaktiviert das EKG oder

Kardiorespirogramm (vor allem bei Frühgeborenen) des betreffenden Patienten auf.

Auf kardiologischen Stationen sollten die Monitore mit einer Pacer-Erkennung ausgestattet sein, um Schrittmacherimpulse zu registrieren.

- **Mögliche Fehlerquellen der EKG-Überwachung (Auswahl)**
- Grundlinie wackelt oder fehlt:
    - evtl. ist die Sensibilität des Geräts zu niedrig eingestellt,
    - kein richtiger Kontakt zwischen Patienten- und Elektrodenkabel,
    - unruhiger Patient,
    - ungenügende Vorbereitung der Haut,
    - Elektrodengel ist ausgetrocknet.
- EKG-Amplitude zu klein:
    - ungünstige Ableitung gewählt,
    - Größe falsch eingestellt.
- Ständiger Alarm, Artefakte:
    - Patientenkabel oder Elektrodenkabel defekt,
    - Alarmgrenzen sind nicht dem Patienten angepasst,
    - schlechte Ableitung gewählt,
    - Elektroden falsch angebracht.
- Bewegungsartefakte.

Neben der EKG-Überwachung sollte regelmäßig manuell der Puls hinsichtlich Qualität, Rhythmus und Frequenz kontrolliert und beurteilt werden.

11.1.3 Atmung

Veränderungen des transthorakalen Widerstands während der Atembewegung werden über 2 Elektroden aufgezeichnet = Impedanzmessung. Am Monitor wird die Empfindlichkeit so eingestellt, dass die angezeigte Atemfrequenz der aktuell am Kind beobachteten entspricht. Ist die Empfindlichkeit zu hoch eingestellt, werden auch EKG-Impulse registriert; andererseits sollen auch flache Atemzüge erfasst werden. Die obere Alarmgrenze richtet sich nach der Atemtätigkeit des Patienten, die untere wird durch die Apnoezeit bestimmt (im Allgemeinen 20 s).

Die Atemmodule geben keine Auskunft über die Qualität der Atmung (Rhythmus, Tiefe, Geräusche, Einziehungen, Nasenflügeln, Unruhe, Schwitzen, Angst, Zyanose). Hinweise für das Vorliegen einer Atemnot können nur mittels Beobachtung durch das Pflegepersonal erfasst werden. Durch Auskultation der Lungen mit dem Stethoskop kann die Lungenbelüftung festgestellt werden.

Die weitere Kontrolle der Atmung und des Gasaustauschs ist über Blutgasanalysen (möglichst arteriell), transkutane Sonden und endexspiratorische CO_2-Messung möglich (s. entsprechende Kapitel).

11.1.4 Blutdruckmessung

Der arterielle Blutdruck ergibt sich aus der Auswurfleistung der linken Herzkammer im Zusammenspiel mit dem Gefäßwiderstand und der Speicherkapazität des Gefäßsystems.

Die manuelle Messung des Blutdrucks erfolgt im Allgemeinen nach Riva-Rocci. Wichtig bei der Blutdruckmessung ist die richtige Manschettengröße, die Manschette sollte zwei Drittel des Oberarmes bedecken. Die Manschettenbreite kann auch folgendermaßen berechnet werden: Oberarmumfang $\times$ 0,6–1,2 cm.

Die arterielle unblutige Messung kann über spezielle Blutdruckmessgeräte auch in festen Zeitintervallen erfolgen. Diese Geräte zeigen neben den systolischen und diastolischen Werten auch den Mitteldruck an, der meist der genaueste Wert ist und als Maß für die Organdurchblutung gilt. Bei diesen Geräten wird die Oszillationsmethode angewendet. Hierbei wird die Manschette über den systolischen Wert aufgeblasen, beim Ablassen des Drucks werden die Amplituden der pulsatorischen Druckschwankungen zur Bestimmung der Werte herangezogen.

Im Allgemeinen erfolgt die Messung am Oberarm, andere Möglichkeiten sind der Ober-/Unterschenkel. Die Blutdruckmanschette sollte zur Vermeidung von Druckstellen nach jeder Messung wieder entfernt werden. Sind häufige Messungen notwendig, kann die Manschette umgelassen werden, damit das Kind nicht jedes Mal gestört wird. Am Monitor kann dann eine automatische Intervallmessung mit unterschiedlichen Zeiträumen eingestellt werden. Es muss der Messort aber regelmäßig gewechselt werden und als Schutz kann ein dünner Schlauchverband über die Extremität gezogen werden (darf keine Falten werfen).

- **Mögliche Fehlerquellen**
  - Zu große bzw. kleine Manschette → falsche niedrige bzw. hohe Werte,
  - Muskelanspannung während der Messung → falsche hohe Werte,
  - zu niedriger Manschettendruck (»Aufblasdruck«) → keine Messung möglich,
  - falscher Patientenmodus am Monitor, z. B. Neonatenmodus statt Pädiatrie → keine bzw. falsche Messwerte.

Siehe dazu auch ▶ Abschn. 11.4.

11.1.5 Temperatur

Neben der Intervallmessung mittels digitalen Thermometers gibt es auch bei der Temperaturüberwachung die Möglichkeit der kontinuierlichen Messung über eine rektale Temperatursonde, deren ermittelte Daten digital am Monitor abzulesen sind. Des Weiteren gibt es Hauttemperatursensoren, die in Kombination mit rektalen Sonden verwendet werden. Ein Vergleich beider Temperaturen (= Delta-T, normal <3°C) gibt zusätzlich Auskunft über die Kreislaufsituation (Zentralisation). Die Messung mit dem Infrarot-Tympanon-Thermometer hat sich in den Kinderkliniken noch nicht durchgesetzt, da sie vor allem bei kleinen Kindern Übung erfordert, denn sonst kann sie leicht falsche Werte liefern.

Die Indikation für eine kontinuierliche rektale Temperaturüberwachung sollte eng gestellt werden, da die Sonden aus relativ hartem Material bestehen und gerade bei Frühgeborenen leicht zu Nekrosen führen.

Eine etwas teurere Methode der kontinuierlichen Temperaturüberwachung ist die mittels einer im Blasenkatheter integrierten Thermistorsonde, die vor allem bei kardiochirurgischen Patienten und Patienten mit Verbrennungen zum Einsatz kommt. Ferner wird in seltenen Fällen die Temperatur über die Thermistorsonde einer Ösophagussonde oder eines Pulmonalarterienkatheters überwacht (z. B. bei kardiochirurgischen oder polytraumatisierten Patienten).

- **Indikation für eine kontinuierliche Überwachung**
  - Patienten mit starken Temperaturschwankungen (z. B. Sepsis),
  - Schock, Verbrennungen,
  - Schädel-Hirn-Trauma,
  - Ertrinkungsunfall,
  - neurologische Störungen,
  - kleine Frühgeborene, besonders bei der Aufnahme.

Eine regelmäßige Gegenkontrolle der rektalen Sonde mit dem Digitalthermometer zu Beginn und dann einmal pro Schicht ist anzuraten.

11.2 Transkutane Überwachung

11.2.1 Allgemeines

- **Indikation**
  - Beatmung,
  - Sauerstoffbedarf,
  - instabiler Allgemeinzustand,
  - Abfall des Sauerstoffpartialdrucks,
  - Apnoen,
  - Narkosen,
  - postoperativ.

- **Grundbegriffe**
  - Hypoxämien = Sauerstoffmangel im Blut; Folgen:
    - Ductus arteriosus Botalli des Früh-/Neugeborenen bleibt offen,
    - Lungengefäße, besonders des Neugeborenen, verengen sich → fetale Kreislaufverhältnisse bleiben erhalten (PPHN).
  - Hypoxie = Sauerstoffmangel in den Zellen; Folgen:
    - anaerober Zellstoffwechsel → Bildung von Laktat → Azidose → Zelluntergang auch von Hirnzellen; Gefahr von Hirnschädigungen; anaerober Stoffwechsel verbraucht viel Energie.

- Hyperoxie nur möglich, wenn F_iO_2 >21 %; Folgen:
    - bei Frühgeborenen Retinopathia praematuorum,
    - Entwicklung einer CNL(D),
    - Schädigung des Flimmerepithels von Trachea und Bronchien.
- Hyperkapnie = hoher Kohlendioxidgehalt des Blutes; Folgen:
    - Steigerung der Hirndurchblutung und des Hirndrucks → Krämpfe, CO_2-Narkose,
    - Erhöhung des Lungengefäßwiderstands,
    - Azidose,
    - Ausschüttung von Adrenalin und Noradrenalin.
- Hypokapnie: niedriger Kohlendioxidgehalt des Blutes; Folgen:
    - Senkung der Hirndurchblutung und damit auch des Hirndrucks,
    - Verminderung des Lungengefäßwiderstands,
    - Atemdepression,
    - Alkalose.

■ **Partialdruck**

Die Luft besteht aus einem Gasgemisch: Stickstoff, Sauerstoff, Kohlendioxid, Edelgase und Wasser. Diese Gase liegen in unterschiedlichen Konzentrationen vor und üben jeweils einen spezifischen Druck aus, den Teildruck oder Partialdruck (Luftdruck: ca. 760 mmHg=100 %, Partialdruck des Sauerstoffes: 159 mmHg=21 %).

In den Alveolen sind die Gase des Luftgemischs durch Membranen vom Lungenkapillarblut getrennt. Sie diffundieren aufgrund des Partialdruckgefälles zwischen Alveolen und Blut, bis ein Gleichgewichtszustand zwischen den Gasen der Alveolarluft und des Lungenkapillarblutes eingetreten ist.

Die Konzentration der im Blut gelösten Gase hängt nicht nur von der Partialdruckdifferenz ab, sondern auch von der Diffusionsfähigkeit der Gase, so z. B. diffundiert Sauerstoff schlechter durch die kapillaralveoläre Membran hindurch. Ein weiterer Faktor ist die Löslichkeit der Gase im Blut, Kohlendioxid z. B. löst sich besser als Sauerstoff.

■ **Abkürzungen**
- p_aO_2 – partieller Sauerstoffdruck im arteriellen Blut,
- p_aCO_2 – partieller Kohlendioxiddruck im arteriellen Blut,
- F_iO_2 – Sauerstoffgehalt der Inspirationsluft (Fraction of Inspired Oxygen),
- $tcpO_2$ – transkutaner Sauerstoffpartialdruck,
- $tcpCO_2$ – transkutaner Kohlendioxidpartialdruck,
- S_aO_2 – arterielle Sauerstoffsättigung.

11.2.2 Pulsoxymetrie

Das Pulsoxymeter zeigt die arterielle Sauerstoffsättigung des Blutes an und wird über verschiedene, dem Anlageort angepasste Hautsensoren gemessen: Ohr-, Finger- und Fußsensoren. Neben der Pulsoxymetrie kann die Sauerstoffsättigung auch über andere Methoden gemessen werden (▶ Abschn. 5.2).

Die Sonde besteht aus einer Lichtquelle, die im raschen Wechsel Licht zweier unterschiedlicher Wellenlängen, roter (660 nm) und infraroter (940 nm) Bereich, aussendet, und aus einem Detektor, der die durch das strömende Blut absorbierte Lichtmenge einfängt und in ein elektrisches Signal umwandelt. Um zuverlässige arterielle Sättigungswerte zu erreichen, müssen Störungen ausgefiltert werden, die durch den venösen Anteil des Blutes und durch andere Einflüsse (Gewebe, Streulicht) entstehen.

Oxyhämoglobin und reduziertes Hämoglobin lassen unterschiedliche Lichtmengen zum Fotodetektor. Oxy-Hb absorbiert dabei rotes Licht kaum bzw. infrarotes stark, bei ungesättigtem bzw. desoxygeniertem Hb ist es umgekehrt. Arterielles Blut verursacht eine pulssynchrone Volumenänderung des durchstrahlten Gewebes und dadurch eine pulssynchrone Änderung der Lichtabsorption. Das Pulsoxymeter verstärkt das empfangene elektrische Signal, die Information wird durch rechnerische Verarbeitung im Gerät in Werte für Sättigung und Puls umgewandelt und im Display des Pulsoxymeters digital angezeigt.

Bei der Interpretation der gewonnenen Werte ist zu beachten, dass bei schlechter peripherer

Durchblutung, peripherer Vasokonstriktion oder erheblicher Anämie die so gemessenen Werte eingeschränkt verwertbar sind.

Lichtsensor und Detektor müssen sich gegenüberliegen und so fixiert werden.

- **Vorteile**
  - Schnelle Reaktion bei Veränderung des Sauerstoffgehalts,
  - schmerzlos, keine Verbrennungsgefahr,
  - lange Liegedauer,
  - sofort einsatzbereit, kalibrieren nicht notwendig,
  - hypoxische Zustände werden sicher angezeigt,
  - zusätzlich durch Plethysmographie: Überwachung der Pulsfrequenz; über den Vergleich zum EKG ist eine Aussage über ein peripheres Pulsdefizit möglich.

- **Nachteile**
  - Störung bei Bewegungen des Patienten (Bewegungsartefakte) und bei Lichteinfall (Fototherapie, Infrarotheizröhren) → Abdunkeln des Sensors;
  - Hyperoxien sind nicht sicher zu erkennen;
  - falsche Messergebnisse bei starker peripherer Vasokonstriktion, peripherer Minderdurchblutung und Anämien → die Pulswelle und die Pulsfrequenz im Vergleich zur Herzfrequenz helfen bei der Beurteilung;
  - fälschlich hohe Werte bei Met-Hb, CO-Hb oder HbF (fetalem Hb);
  - anomale venöse Pulsationen können falsche niedrige Werte erzeugen, z. B. Trikuspidalinsuffizienz, arteriovenöse Shunts;
  - Druckstellen → Wechsel der Messstelle alle 4 h, evtl. häufiger, ggf. Hydrokolloid-Platte als Hautschutz verwenden, Fixierung nicht zirkulär anbringen, Kabel unterpolstern;
  - Messfehler → sichere Fixierung des Senders und Empfängers genau gegenüber, auf gute Durchblutung der Extremität achten (Fixierung, Mikrozirkulation), zeigt Messwerte an, auch wenn sich der Abnehmer gelöst hat.

- **Alarmgrenzen**

Eine enge situationsangepasste Einstellung der Alarmgrenzen ist notwendig.

- Früh-/Neugeborene:
  - in den ersten Lebenstagen unter Sauerstofftherapie: untere Alarmgrenze 85 % – obere Alarmgrenze 95 %;
  - ohne zusätzlichen Sauerstoffbedarf: untere Alarmgrenze 85 % – obere Alarmgrenze 100 %;
  - wird die Sauerstoffkonzentration auf >21 % erhöht, muss die obere Alarmgrenze neu eingestellt werden. In Diskussion sind höhere untere Grenzwerte (88–90 %).
- Kinder:
  - mit Pneumonien unter Sauerstofftherapie: untere Alarmgrenze 90 % – obere Alarmgrenze 98 %;
  - mit Schädel-Hirn-Trauma unter Sauerstofftherapie: untere Alarmgrenze 95 % – obere Alarmgrenze 99 %.

11.2.3 Transkutane Sauerstoffpartialdruckmessung

Die Elektrode (= Clark-Elektrode) zur Messung des $tcpO_2$ wird auf 43–44 °C aufgeheizt. Die Temperatur der Elektrode ist abhängig von der Dicke der Epidermis des betreffenden Kindes. Bei kleinen Frühgeborenen können schon 43 °C zu Verbrennungen der Haut führen. Durch die lokale Erwärmung der Haut wird die Durchblutung gesteigert, Sauerstoff diffundiert durch die Haut und kann an der Elektrode gemessen werden. Erfahrungswerte zeigen, dass die Werte der transkutanen Sauerstoffmessung gut mit den arteriellen Blutwerten übereinstimmen.

- **Gründe für ungenaue Messergebnisse**
  - Gestörte Mikrozirkulation,
  - Vitien,
  - Therapie mit Vasodilatatoren,
  - ausgeprägte Ödeme,
  - Hypothermie,
  - zerkratzte Elektroden, aufgebrauchte Elektrolytlösung,
  - Luft unter der Elektrodenmembran,
  - nicht entfettete Haut.

- **Durchführung**
  - Messtemperatur wählen;

- Luftkalibrierung;
- geeignete Messstelle auswählen: nicht über Knochen, Gelenken, Ödemen, Hautdefekten;
- Kontaktgel auftragen und Sensor auf der entfetteten Haut mit dem Klebering so befestigen, dass keine Luft dazwischen ist;
- Anlaufzeit des Sensors abwarten, erst nach der Stabilisierungszeit sind die gemessenen Werte aussagekräftig;
- Wechsel der Messstelle spätestens nach 4 h bzw. nach Bedarf früher; bei Verbrennungen der Haut, evtl. niedrigere Temperatur wählen oder Sonde häufiger umkleben (<43°C werden die Messungen ungenau);
- Sonde nie vor Manipulationen am Kind wechseln;
- genaue Dokumentation;
- Alarmgrenzen sollten dem Kind angepasst eingestellt werden:
  - Frühgeborene unter Sauerstofftherapie: untere Alarmgrenze: 30 mmHg – obere Alarmgrenze: 50 mmHg;
  - Neugeborene unter Sauerstofftherapie: untere Alarmgrenze: 40 mmHg – obere Alarmgrenze: 60 mmHg.

- **Vorteile**
- Erkennen von Hypoxien und Hyperoxien,
- BGAs sind seltener notwendig,
- kontinuierliche Überwachung.

- **Nachteile**
- Lange Stabilisationszeit,
- langsame Reaktion auf Veränderung,
- lokale Verbrennungen,
- Rekalibrierung ist häufig notwendig.

Es empfiehlt sich, die gemessenen Werte in Abständen durch eine arterielle Blutgasanalyse überprüfen zu lassen. Die Sonde zur Messung des transkutanen Sauerstoffpartialdrucks wird mindestens einmal pro Schicht kalibriert.

11.2.4 Transkutane Kohlendioxidpartialdruckmessung

Das Vorgehen ist dem der transkutanen Sauerstoffmessung ähnlich.

Je nach Gerätetyp muss die Elektrode nur auf 41°C geheizt werden, die Verbrennungsgefahr ist geringer, die Sonde muss nicht so häufig umgeklebt werden.

Die Sonde wird mit einem Gas geeicht. Der transkutan gemessene $tcpCO_2$ ist durch die Hyperämisierung höher als der p_aCO_2 bei einer Körpertemperatur von 37°C. Der gemessene Wert muss daher mit einem Korrekturfaktor umgerechnet werden, der sich aus der Heizleistung der Elektrode ergibt. Die Kapnode lässt auch eine transkutane CO_2-Überwachung bei älteren Kindern zu.

Es reicht, die Werte durch eine kapillare Blutgasanalyse zu überprüfen.

Verschiedene Firmen bieten kombinierte Sonden an, so dass zur Messung des $tcpO_2$ und $tcpCO_2$ nur eine Sonde notwendig ist. Die Haut gerade sehr kleiner Frühgeborener wird so geschont.

Die Kalibrierung der Kapnode oder Kombisonde ist bei jedem Umkleben notwendig sowie bei großen Abweichungen der gemessenen Werte.

- **Alarmgrenzen**
- Früh-/Neugeborene:
  - mit Duktussymptomatik: untere Alarmgrenze 28 mmHg – obere Alarmgrenze 35 mmHg;
  - mit CNL(D): untere Alarmgrenze 40 mmHg – obere Alarmgrenze 55 mmHg.
- Kinder mit Schädel-Hirn-Trauma: untere Alarmgrenze 30 mmHg – obere Alarmgrenze 40 mmHg.

Stimmen die Werte der transkutanen Messungen nicht mit den Blutwerten überein und lassen sie sich nicht mehr entsprechend kalibrieren, muss der Sondenkopf neu bezogen werden; dafür gibt es spezielle Beziehsets.

11.3 Kapnometrie

Messung des endexspiratorischen CO_2 am Ende des Tubus. Dadurch ist ohne eine Blutgasanalyse eine Aussage über die Ventilation des Patienten möglich. Die CO_2-Konzentration am Ende der Exspiration entspricht bei Lungengesunden der CO_2-Konzentration in den Alveolen. Diese wiederum

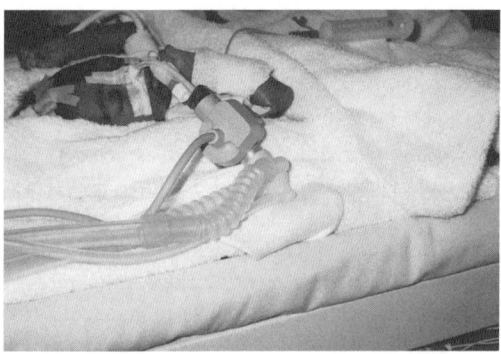 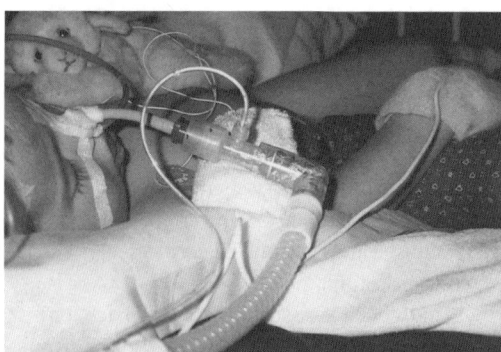

◘ Abb. 11.1 Adapter zur Messung des endexspiratorischen CO_2 im Hauptstrom

◘ Abb. 11.2 Adapter zur Messung des endexspiratorischen CO_2 im Nebenstrom

entspricht dem arteriellen CO_2 (maximal 1 mmHg Unterschied). Die Messung erfolgt über Infrarotspektroskopie, dabei wird infrarotes Licht einer Wellenlänge von 426 nm ausgesandt, das von CO_2-Molekülen absorbiert wird → $FeCO_2$-Wert (Fraction expired CO_2).

- **Möglichkeiten**
- Im Hauptstrom: Messküvette wird direkt zwischen Tubus und Beatmungssystem patientennah angebracht (◘ Abb. 11.1);
    - Nachteil: Messküvetten sind schwer; der Totraum ist relativ groß; falsche Werte entstehen, wenn sich Wasserdampf niederschlägt → Erwärmung der Messküvette; Nullkalibrierung erfolgt in der Inspiration.
- Im Nebenstrom: ein Adapter wird patientennah angebracht, über den ständig über einen dünnen Schlauch ein Teil der Ausatmungsluft (20–200 ml Atemgas/min) in ein Analysegerät gesaugt wird (◘ Abb. 11.2);
    - Vorteil: leichter Adapter mit geringem Totraum; höhere Genauigkeit durch Referenzgasmessung, da es 2 Messkammern mit CO_2-Gemischen in bestimmten Konzentrationen gibt; externe Kalibrierung durch Ansaugen externer Luft;
    - Nachteil: Verstopfung der Leitung durch Ansaugen von Feuchtigkeit, daher muss der Abgang der Gasleitung immer nach oben zeigen.

- **Gründe für ungenaue Messwerte**
- Verstopfte Messleitung bzw. verschmutzte Küvette (Messfenster),
- fehlende Rekalibration (1-mal/Schicht),
- gestörtes Ventilations-Perfusions-Verhältnis (Pneumothorax, Sekret, Rechts-links-Shunt),
- eingeschränkte alveokapilläre Diffusion (Lungenödem),
- Atemwegsobstruktionen,
- Verwendung von Lachgas → falsche hohe Werte.

11.4 Arterielle Druckmessung

Messung des Blutdrucks direkt im Gefäßsystem über einen flüssigkeitsgefüllten Katheter oder eine Kanüle in Verbindung mit einem Druckaufnehmer. Der arterielle Blutdruck ist ein Indikator für die Durchblutung der Organe und ist abhängig vom Herzzeitvolumen und vom peripheren Gesamtwiderstand.

- **Vorteile**
- Kontinuierliche Blutdruckmessung ohne wiederholte Belästigung des Patienten,
- rasches Erkennen hämodynamischer Störungen,
- Messgenauigkeit auch bei niedrigen Werten,
- Zugang für arterielle Blutgasanalysen.

- **Indikation**
- Alle Schockformen,
- hypertensive Krisen,

- Gabe von Katecholaminen oder Vasodilatatoren,
- nach Reanimation,
- nach großen Operationen, z. B. einer Herzoperation.

- **Zugangswege**
- A. radialis (am häufigsten),
- A. ulnaris,
- A. brachialis (nur über *Seldinger*-Technik punktierbar),
- A. dorsalis pedis (Puls gegenüber der A. radialis um 0,1 s verzögert und der Druck um 5–10 mmHg höher, Pulskurve zeigt keine Inzisur, nicht punktieren bei peripheren Durchblutungsstörungen oder Diabetes),
- A. femoralis (nur in Ausnahmefällen, z. B. bei langer Liegedauer oder Verbrennung des Armbereichs; Nachteile: schlechte Beurteilbarkeit, Infektions- und Thrombosegefahr),
- Nabelarterie bei Neugeborenen.

Vor der Punktion muss der Kollateralkreislauf geprüft werden: an der A. radialis durch den Allen-Test (A. radialis und ulnaris werden manuell komprimiert Handfläche wird weiß bei Freigabe der A. ulnaris folgt eine gute Durchblutung der Handfläche innerhalb von 7–10 s, sonst handelt es sich um eine unzureichende Funktion des Umgehungskreislaufs). Zur Prüfung der A. ulnaris benutzt man ein entsprechendes Vorgehen mit Freigabe der Radialis. Bei der A. dorsalis pedis wird der Kollateralkreislauf über die A. tibialis posterior geprüft.

- **Messverfahren**

Der Druck in der Arterie wird über eine Flüssigkeitssäule auf einen Druckaufnehmer oder Druckwandler übertragen. Eine Membran nimmt die Druckschwankungen auf, indem sie sich durchbiegt. Diese Bewegung ist proportional zum einwirkenden Druck. Im Druckwandler werden diese Bewegungen in elektrische Signale umgewandelt, verstärkt und im Monitor zu einem analogen Kurvenzug und einer digitalen Druckanzeige umgewandelt.

- **Drucksystem** (◘ Abb. 11.3)
- Einmalsystem bestehend aus:
  - Infusionsbesteck ohne Belüftung (A),

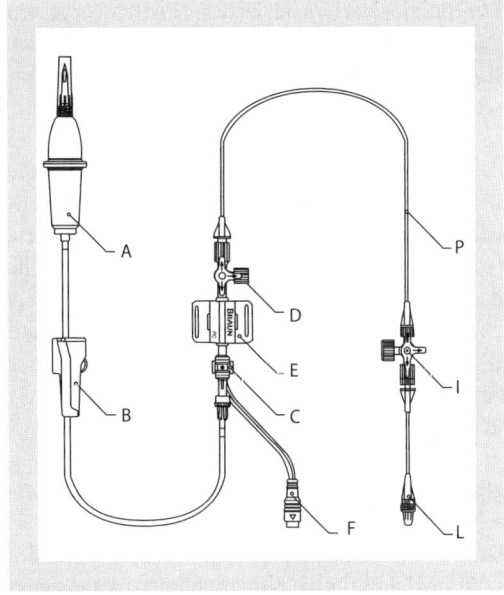

◘ Abb. 11.3 Arterielles Drucksystem der Firma Braun (Erklärungen s. Text)

- Rollerklemme (B),
- Intraflow, bewirkt eine Durchflussreduzierung z. B. auf 3 ml/h bei 300–400 mmHg (C),
- Flushventil, erlaubt Spülungen mit ca. 1,5 ml/s (C),
- Druckdom mit Druckaufnehmer = Transducer (E),
- Anschluss für das Druckkabel zum Monitor (F),
- rotem 3-Wege-Hahn druckdomnah zum Nullabgleich (D),
- Druckschlauch aus PVC, flexibel, aber steif und nicht dehnbar (P),
- rotem 3-Wege-Hahn patientennah zur Blutentnahme (I),
- kleinem Verbindungsschlauch zum Anschluss an die Verweilkanüle oder Katheter (L),
- elektronisches Verbindungskabel zum Monitor,
- Monitor mit Einschub für eine Druckmessung,
- Infusionsbeutel mit NaCl 0,9 %ig und Zusatz von 1 IE Heparin/ml,
- Druckmanschette mit Manometer.

Der pulmonalarterielle Druck (PAP) über einen Pulmonaliskatheter sowie der linksatriale Druck (LAP) über einen während einer kardiochirurgischen Operation transthorakal gelegten Katheter werden über gleiche Systeme gemessen.

Bei Säuglingen und Neugeborenen, für die die Durchflussrate mit 3 ml/h eine zu große Volumenbelastung darstellt, kann man eine Perfusorspritze (50 ml NaCl 0,9 %ig mit 50 IE Heparin) anstelle des Spülsystems an den Druckdom anschließen. Die Laufgeschwindigkeit des Perfusors kann auf 1–2 ml/h gestellt werden. Ein kurzfristiges stärkeres Spülen des Systems z. B. nach Blutentnahmen ist über die Bolusfunktion möglich.

Für den Pädiatriebereich werden vollständig geschlossene Systeme angeboten, die nur gewechselt werden müssen, wenn die Spüllösung (NaCl-Beutel oder Perfusorspritze) leer ist. An Stelle des 3-Wege-Hahns für die Blutentnahmen gibt es einen Blutentnahmeport, der mit Hilfe spezieller Adapter punktiert wird. Um den Vorlauf anzuziehen und zurückzugeben, ist vor dem Druckdom eine 3-ml-Spritze fest in das System integriert.

- **Vorbereitung des Intraflowsystems**
- Vorbereitung unter aseptischen Bedingungen,
- der NaCl-Beutel wird mit 1 IE Heparin je ml Lösung versehen,
- Anschließen des speziellen Infusionssystems an den NaCl-Beutel,
- evtl. Druckmanschette um den Beutel legen und leicht aufpumpen (System lässt sich dann leichter füllen),
- Füllen des Systems durch Drücken des Flushventils; dabei darauf achten, dass keine Luftblasen im System zurückbleiben, speziell am Druckdom; dazu das System und den Druckdom senkrecht halten und reichlich Spülflüssigkeit verwenden; auch alle 3-Wege-Hähne durchspülen; Schlauchklemme schließen und Manschette auf 300–400 mmHg aufblasen.

- **Richten**
- Sterile Handschuhe,
- sterile Tupfer,
- Desinfektionsmittel,
- Pflaster zum Fixieren,
- Aufkleber rot beschriftet mit »Arterie«,
- 5-ml-Spritze mit NaCl 0,9 %ig,
- Verweilkanüle (kleine Kinder 20–22 Gauge, Erwachsene 18 Gauge),
- evtl. Schiene und Fixationspflaster,
- fertig vorbereitetes arterielles Drucksystem an das Kabel anschließen,
- Monitor mit Druckmodul und Kabel,
- Schlauchklemme.

- **Vorgehen**
- Information des Patienten,
- Überprüfung des Kollateralkreislaufs, z. B. Allen-Test,
- Hautdesinfektion,
- Punktion der A. radialis unter aseptischen Bedingungen (dabei das Handgelenk überstrecken),
- Ziehen des Mandrins,
- durchspülen mit NaCl 0,9 %ig,
- sichere Fixierung der Kanüle und Kennzeichnung des Zugangs mit dem Aufkleber,
- Anschluss des Drucksystems und Öffnen der Rollerklemme,
- evtl. Fixierung des Handgelenks in Supinationsstellung auf einer Schiene oder freie Lagerung, dabei das Handgelenk leicht überstrecken,
- 3-Wege-Hahn unterpolstern zur Vermeidung von Druckstellen,
- Fixierung des Druckaufnehmers in Patientenhöhe,
- Nullabgleich des Systems am druckdomnahen 3-Wege-Hahn: Öffnen des 3-Wege-Hahns zur Luft und zum Druckdom, Taste Null drücken,
- Öffnen des 3-Wege-Hahns zum Patienten und zum Druckdom → Druckkurve erscheint,
- Einstellen der Alarmgrenzen,
- Dokumentation.

- **Blutentnahme**
- Stets unter sterilen Bedingungen vornehmen, d. h. mit sterilen Handschuhen und sterile Tupfer unter den 3-Wege-Hahn legen;
- patientennahen 3-Wege-Hahn zur Spülung schließen;
- 2 ml Vorlauf aus der Arterie abziehen und mit einer anderen Spritze Blut für Blutentnahmen abziehen; den abgezogenen Vorlauf über die

Arterie oder den ZVK (nicht Silastik) dem Patienten zurückgeben;
— Spülung des 3-Wege-Hahns nach außen durch Betätigung des Flushventils (Reinigung des Konus und Entfernung von Luftblasen);
— Spülung des Verbindungsschlauchs zum Patienten (maximal für 1 s, sonst entsteht Spasmus; lieber mehrmals spülen).

- **Klinische Überwachung**
— Zimmeranwesenheit wegen der Blutungsgefahr,
— Hand und Druckdom müssen gut sichtbar sein, nicht abdecken,
— Beobachtung der Punktionsstelle (Schwellung, Rötung, Schmerzen),
— Beobachtung der Finger (rosig, warm),
— sichere Fixierung,
— System: luftleer, Diskonnektion, Druckmanschette,
— Dokumentation der Fingerpulse (Sättigungsabnehmer an den Fingern),
— Beurteilung der Druckkurve,
— Wechsel des gesamten Drucksystems alle 24 h (außer bei geschlossenen Systemen),
— Nullpunkteichung einmal pro Schicht, nach dem Wechsel des Systems und bei falschen Werten bzw. untypischer arterieller Druckkurve,
— Klemme für Notfälle muss griffbereit liegen.

- **Wechsel des Drucksystems**
Es sollte immer zu zweit gearbeitet werden.
— Drucksystem vorbereiten,
— Rollerklemme vom alten Spülsystem und patientennahen 3-Wege-Hahn zum Patienten schließen,
— Manschettendruck ablassen,
— Druckmanschette um neuen Beutel legen und auf 300 mmHg aufpumpen,
— Abdrücken der Arterie,
— zügiges Diskonnektieren des alten Systems und Anschließen des neuen Systems an die Verweilkanüle,
— Rollerklemme öffnen und kurzes Spülen der Verweilkanüle,
— evtl. Wechsel des Systems bis auf den Verbindungsschlauch zum Patienten, um die Manipulation an der Verweilkanüle gering zu halten,
— Öffnen des 3-Wege-Hahns zum Patienten und zum Druckdom,
— neue Nulleichung.

- **Störungen der Druckmessung**
— Schleuderzacken: verschmutzter 3-Wege-Hahn; kleine Kanüle; überlange Zuleitung; pflegerische Maßnahmen (z. B. Betten).
— Gedämpfte Kurve: Luftblasen; Blutgerinnsel in der Kanüle oder dem System, Arterienspasmus, anliegende Kanülenspitze, nachgiebige Leitungen.
— Druck zu niedrig: Kurve gedämpft (Luft im System); Transducer über Patientenniveau platziert; kein korrekter Nullabgleich.
— Druck zu hoch: Transducer unter Patientenniveau platziert; kein korrekter Nullabgleich; evtl. Beeinflussung durch die Spülflüssigkeit (der Druck wird zwar durch das Intraflowsystem erheblich reduziert, es kann aber bei einem Druck von 300 mmHg und einem Blutdruck von 100 mmHg eine 2- bis 3 %ige höhere Darstellung bewirkt werden).

Bei lageabhängigen Kanülen ist generelles Misstrauen angesagt.

- **Vergleich zum NBP**
Die direkte Messung erfolgt anders als beim NBP, daher stehen beide Messverfahren in keinem Verhältnis zueinander. Der Manschettendruck kann nicht zur Überprüfung des arteriellen Blutdrucks herangezogen werden. Bei guter Kurve ist die direkte Messung genauer, besonders bei Hypotension, niedrigem Herzzeitvolumen und peripherer Vasokonstriktion. Allerdings können hohe Katecholamingaben die Messung beeinflussen (Druck in der A. radialis ist niedriger als zentral).

- **Komplikationen**
— Blutungen bei Diskonnektion,
— Hämatome nach dem Entfernen der Verweilkanüle,
— Thrombosen (können durch möglichst kleine Verweilkanülen und kurze Verweildauer vermieden werden),

- Ischämien mit notwendiger chirurgischer Intervention,
- Arterienspasmus,
- Infektion,
- Aneurysma,
- arteriovenöse Fistel,
- Gangrän nach versehentlicher arterieller Injektion (Katheter *auf keinen Fall* entfernen, damit gefäßerweiternde Medikamente anschließend injiziert werden können),
- Luftembolie.

- **Entfernung der arteriellen Kanüle**
- Möglichst früh,
- ziehen unter Aspiration (kleine Thromben werden mit entfernt),
- manuelle Kompression für 3–5 min,
- Druckverband,
- Pulskontrolle und -dokumentation noch über 24 h,
- Beobachtung hinsichtlich möglicher Nachblutungen.

11.5 Zentraler Venendruck

Das ist der Druck in den herznahen, intrathorakal gelegenen klappenlosen Hohlvenen, der in etwa dem Füllungsdruck der rechten Herzkammer gleichzusetzen ist. Er ist abhängig vom intravasalen Volumen, von der Funktion und Dehnbarkeit der rechten Herzkammer, vom intrathorakalen Druck und vom Venentonus. Zur Messung ist ein zentraler Venenkatheter (ZVK) oder Nabelvenenkatheter (NVK) nötig.

- **Indikation**
- Überwachung und Steuerung einer Volumensubstitution bei Störungen des Flüssigkeitshaushalts, z. B. Verbrennungen, Niereninsuffizienz, septischer Schock, hypovolämischer Schock, Hydrops;
- Störung der Myokardfunktion z. B. bei dekompensierten Herzvitien, postoperativ, kardiogenem Schock.

- **Normalwerte**
- 1 mmHg = 1,36 cmH$_2$O,
- 1 cmH$_2$O, = 0,74 mmHg,
- Neugeborene: 0–4 cmH$_2$O oder 0–3 mmHg,
- Kinder: 3–8 cmH$_2$O oder 1–5 mmHg,
- Erwachsene: 6–12 cmH$_2$O oder 1–10 mmHg.

- **Anstieg**
- Hypervolämie z. B. bei rascher Infusionstherapie, Niereninsuffizienz,
- Herzbeuteltamponade, z. B. Perikarderguss,
- Rechtsherzinsuffizienz, z. B. nach einer Operation am rechten Herzen, fixiertem pulmonalen Hochdruck,
- intrathorakale Drucksteigerung, z. B. Überdruckbeatmung, PEEP, Spannungspneu,
- intraabdominelle Drucksteigerung,
- Lungenembolie,
- gesteigerter Venentonus bei Noradrenalin- und Dopamingabe.

- **Abfall**
- Hypovolämie,
- akuter oder chronischer Blutverlust,
- Gabe von Vasodilatatoren.

- **Messmöglichkeiten**

Die Messungen sollten immer in der gleichen Lage durchgeführt werden, am besten in Rückenlage und Flachlagerung sowie während der Exspirationsphase. Der Nullpunkt des Thorax liegt in Höhe des rechten Vorhofs und in Mamillenhöhe bei 2/5:3/5 zwischen Sternum und Rücken.

- **Venotonometrie**

Prinzip der kommunizierenden Röhren mit Messlatte und Steigleitung (◘ Abb. 11.4).
- Material:
  - steriles ZVD-Besteck,
  - Infusionsständer,
  - Messlatte, Graduierung von –10 bis +25 cmH$_2$O,
  - Infusionsflasche mit NaCl 0,9 %ig.
- Durchführung:
  - Messlatte am Infusionsständer befestigen,
  - Nullpunkt der Messlatte mit dem Nullpunkt am Thorax auf das gleiche Niveau bringen,

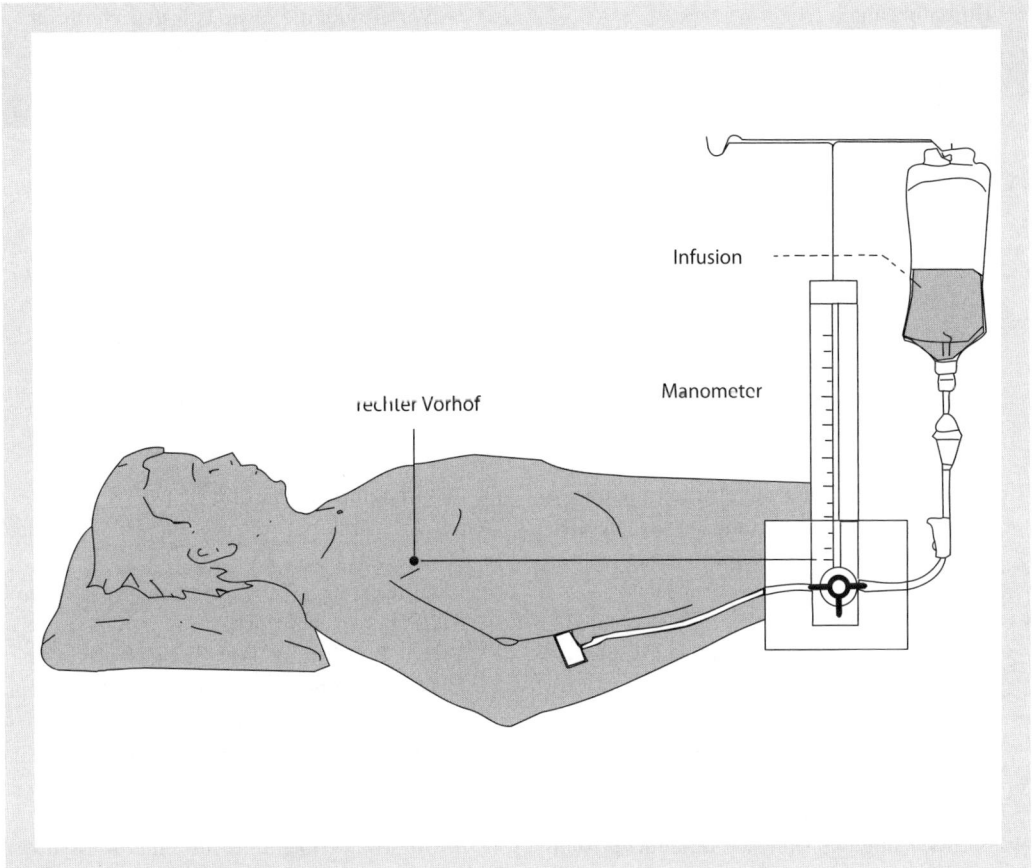

Abb. 11.4 ZVD-Messung über Venotonometrie. (Aus: Larsen R. (1992) Anästhesie und Intensivmedizin für Schwestern und Pfleger. 3. Aufl. Springer, Berlin Heidelberg New York Tokio)

- ZVD-System an der Messlatte befestigen und Infusionsflasche anstechen,
- Leitungssystem mit NaCl füllen,
- Anschluss des Systems möglichst zentral an den ZVK über einen 3-Wege-Hahn,
- 3-Wege-Hahn zur Hauptinfusion schließen,
- Katheter mit NaCl-Spüllösung durchspülen,
- 3-Wege-Hahn zwischen ZVK und Messschenkel öffnen, abwarten, bis die Säule sich eingependelt hat und in Exspiration ablesen,
- 3-Wege-Hahn zur Infusion öffnen und zum Messschenkel schließen.
- Vorteil: technisch einfach, kein spezielles Monitoring.
- Nachteil: Volumenbelastung, zeitaufwendig, es sind keine genauen Bilanzen möglich.

▪▪ Druckwandler
- Material:
  - Monitor mit Druckeinschub;
  - Druckkabel als Verbindung zwischen Druckdom und -einschub;
  - blaues ZVD-System mit Druckdom; eine Spülung ist meist wegen der Volumenbelastung bei Kindern nicht erwünscht, daher gibt es entsprechende Systeme, die nur einmalig mit NaCl 0,9 %ig gefüllt werden;
  - hat der Patient eine arterielle Druckmessung, kann anstelle eines eigenen Drucksystems der ZVK über eine blaue Druckleitung mit dem arteriellen System verbunden werden, so dass darüber auch punktuell der ZVD gemessen werden kann.

- Durchführung:
  - ZVD-System luftfrei mit NaCl 0,9 %ig füllen und über einen 3-Wege-Hahn patientennah am ZVK anschließen;
  - Druckaufnehmer in Höhe des thorakalen Nullpunktes am Bett befestigen;
  - Nullpunkteichung: 3-Wege-Hahn zur Luft öffnen und zum Patienten schließen;
  - zur Messung den 3-Wege-Hahn zur Infusion schließen und zum Druckaufnehmer öffnen;
  - Druckwert am Monitor ablesen.
- Vorteil: Eine kontinuierliche Messung ist möglich, keine Volumenbelastung, da keine Spülung.
- Nachteil: Ein Monitor mit Druckaufnehmer ist nötig, keine genaue Messung bei parenteralen Lösungen.

- **Fehlerquellen**
- Fehllage der Katheterspitze (nicht klappenloser Teil),
- fehlerhafte Nullpunktbestimmung,
- Thrombosierung der Katheterspitze,
- Abknicken des Katheters,
- Lageveränderungen des Patienten,
- Berücksichtigung von PEEP und hochprozentigen Lösungen (wenn keine Spülung),
- vorzeitiges Ablesen ohne Druckausgleich,
- Luftblasen oder Blutkoagel im Schlauchsystem.

11.6 Intrakranielle Druckmessung

- **Messmöglichkeiten (◘ Abb. 11.5)**

Hirndruckzeichen und neurologische Überwachung ► Kap. 5.

- **Intraparenchymatöse Druckmessung**

Ist die am häufigsten angewendete Methode und lässt sich auch auf der Station durchführen. Evtl. Platzierung von 2 Sonden jeweils eine im gesunden und eine im geschädigten Bereich.
- Inzision der Galea präcoronar und paramedian, Anbringen eines Bohrloches mittels eines Handbohrers;
- Durchstechen der Dura und Platzierung des Transducerkatheters im Hirnparenchym;
- Vorteil: gibt die zuverlässigsten Werte, da die Messung direkt in der Gehirnsubstanz erfolgt;
- Nachteil: Infektionsgefahr durch Eröffnung der Dura;
- benötigtes Material:
- steriler Handbohrer,
- intraparenchymatöse Hirndrucksonde,
- Vogelschälchen mit sterilem NaCl 0,9 %ig zur Nulleichung der Sonde,
- Hautdesinfektionsmittel, sterile Kompressen,
- Nahtmaterial und Nadelhalter,
- Verbandsmaterialien.

- **Ventrikeldruckmessung**

Gemessen wird bei offener Ventrikeldrainage (► Abschn. 12.5).
- Einbringen eines Katheters in einen Seitenventrikel über ein Bohrloch;
- Vorteil: Bei Hirndruckerhöhung ist gleich eine Druckentlastung möglich; Liquorentnahme zur Diagnostik möglich;
- Nachteil: hohes Infektionsrisiko (Ventrikulitis); Verlegung des Katheters durch Blut und Gewebe;
- die Messung erfolgt mit Hilfe einer Messlatte (in cmH_2O) oder über ein mit dem Monitor verbundenes Drucksystem in mmHg.

- **Epidurale Druckmessung**

Häufigste Methode ist z. B. die Spiegelberg-Sonde.
- Anbringen eines Bohrlochs und Einbringen des Druckaufnehmers in den Epiduralraum (zwischen Kalotte und Dura);
- Vorteil: geringe Infektionsgefahr; gute Übereinstimmung der Werte mit intraventrikulären Messungen;
- Nachteil: es ist keine Liquorentnahme möglich; Transducer darf die Dura nur berühren und nicht eindrücken.

- **Subdurale oder subarachnoidale Schraube**

Es handelt sich dabei um eine Hohlschraube mit Gewinde.
- Anbringen eines Bohrlochs und Fixierung der Schraube in der Kalotte; nach Eröffnung der Dura ragt das distale Ende 1 mm in den Sub-

11.6 · Intrakranielle Druckmessung

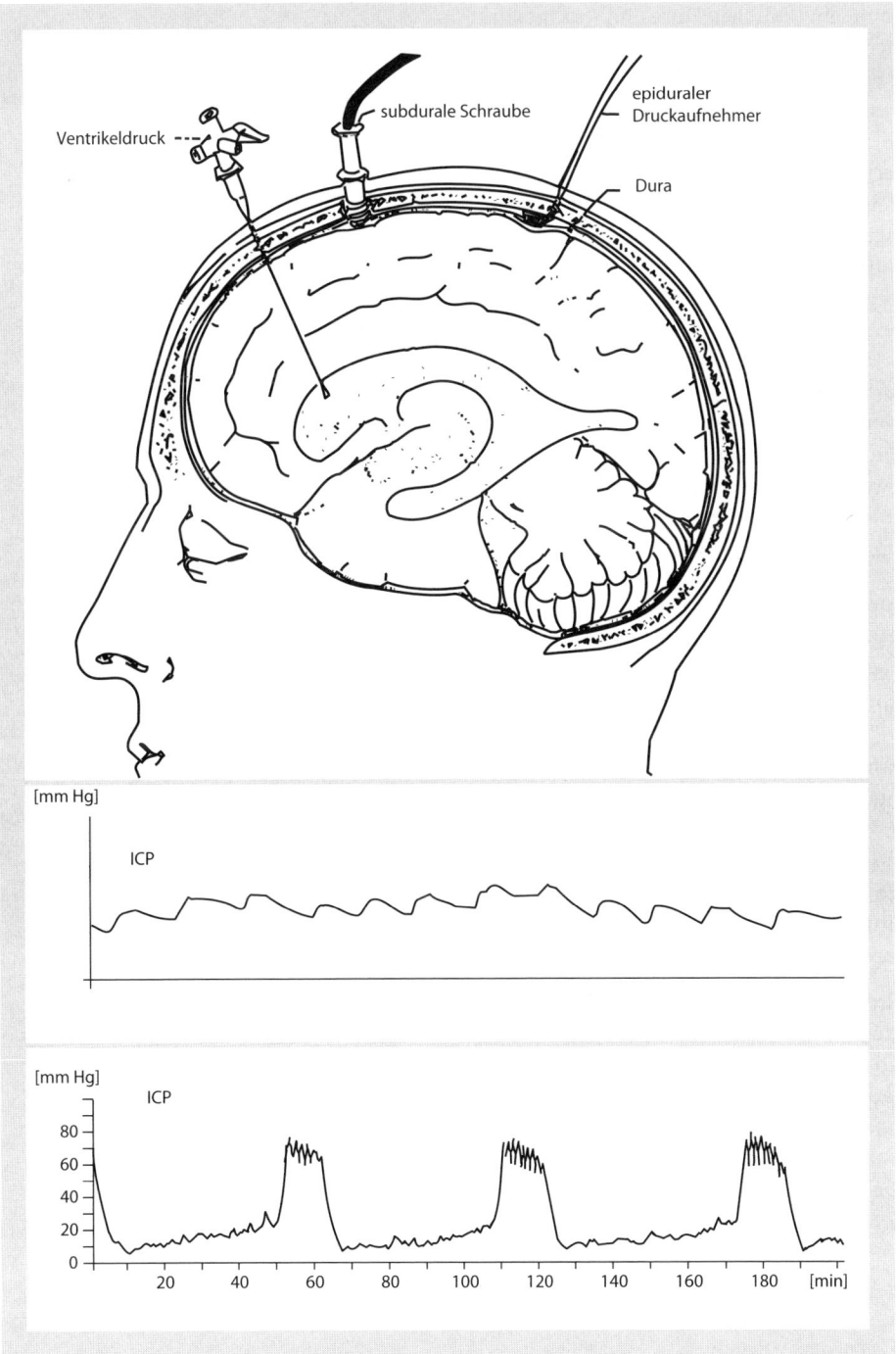

◘ **Abb. 11.5** *Oben*: Möglichkeiten zur intrakraniellen Druckmessung, *Mitte:* normale intrakranielle Druckmessung mit Atem- und arteriellen Blutdruckschwankungen, unten: pathologische Kurve mit Plateauwellen. (Aus: Larsen R. (1992) Anästhesie und Intensivmedizin für Schwestern und Pfleger. 3. Aufl. Springer, Berlin Heidelberg New York Tokio)

duralraum (zwischen Dura und Arachnoidea) oder in den Subarachnoidalraum (Arachnoidea und Pia mater) hinein;
- Vorteil: bei der Subarachnoidalschraube ist eine Liquorentnahme möglich;
- Nachteil: hohes Infektionsrisiko durch die Eröffnung der Dura; für Kinder unter 6 Jahren ungeeignet, da die Kalotte eine bestimmte Stärke aufweisen muss; eine Messung ist nur bei geschlossenem Schädel möglich;
- Messung: s. o.

- **Normalwerte**
- Neugeborene: 0–5 mmHg,
- Kinder: 5–10 mmHg,
- Erwachsene: 6–15 mmHg,
  1 mmHg=1,36 cmH$_2$O bzw.
  1 cmH$_2$O=0,74 mmHg.

Die ICP-Kurve ist abhängig vom Blutdruck und der Atmung. Die Amplitude beträgt normalerweise 2–4 mmHg, bei hohem ICP auch 10–40(–100 mmHg) (◘ Abb. 11.5).

- **Pathologische Werte**

Für Kinder gelten folgende Werte:
- >11–20 mmHg = leicht erhöht,
- 21–40 mmHg = stark erhöht,
- >40 mmHg = extrem erhöht mit Gefahr der Hirnstammeinklemmung und bei akuter Lebensgefahr.

> Wird der ICP und gleichzeitig der mittlere arterielle Blutdruck gemessen, kann bei den modernen Monitoren der CPP automatisch errechnet und angezeigt werden.

Überprüfen Sie Ihr Wissen

Zu 11.1
- Nennen Sie mögliche Überwachungsparameter!
- Welche Möglichkeiten der Temperaturüberwachung gibt es?

Zu 11.2
- Erläutern Sie Hypoxämie, Hypoxie, Hyperoxie, Hyperkapnie und Hypokapnie mit ihren Folgen!

- Erläutern Sie die Vor- und Nachteile der Pulsoxymetrie!
- Was ist bei der tcpO$_2$- und tcpCO$_2$-Messung zu beachten?

Zu 11.3
- Welche Möglichkeiten der Kapnometrie gibt es?

Zu 11.4
- Erläutern Sie das Messverfahren der arteriellen Druckmessung!
- Wie wird der Kollateralkreislauf geprüft?
- Erläutern Sie die Überwachung eines Patienten mit einer arteriellen Druckmessung!

Zu 11.5
- Welche Faktoren beeinflussen den zentralen Venendruck, wo wird er gemessen?
- Wie kann der ZVD gemessen werden?
- Welches sind die Normwerte, wodurch kann es zu einem Anstieg bzw. Abfall der Werte kommen?

Zu 11.6
- Welche Messmöglichkeiten gibt es, und welches sind die Vor- und Nachteile?

Invasive Maßnahmen

12.1   Nabelarterienkatheter – 254

12.2   Nabelvenenkatheter – 256

12.3   Zentraler Venenkatheter – 257

12.4   Thoraxdrainage – 259

12.5   Externe Ventrikeldrainage – 264

12.6   Fontanellenpunktion – 266

12.7   Lumbalpunktion – 267

12.8   Pulmonalarterienkatheter – 268

12.9   Intraossärer Zugang – 271

12.1 Nabelarterienkatheter

Bei diesem Prinzip wird ein Katheter von einer Nabelarterie aus über die A. iliaca interna bis in die Aorta geschoben. Ein Nabelarterienkatheter (NAK) kann meist in den ersten Lebensstunden recht leicht gelegt werden, wenn der Nabel noch feucht ist. Ist der Nabel eingetrocknet, kann ein NAK ca. bis zum 4. Lebenstag unter Sondierung des Nabels gelegt werden.

- **Indikation**
- Kontrolle der arteriellen Blutgasanalyse bei zusätzlichem Sauerstoffbedarf (>40 %) über mehrere Stunden,
- arterielle Druckmessung.

Ist ein NAK gelegt, kann man ihn zusätzlich für schonende Blutentnahmen und, sofern keine arterielle Druckmessung angeschlossen ist, zur parenteralen Ernährung und zur Verabreichung von Katecholaminen nutzen.

- **Katheterposition**

In sicherem Abstand zum Nierenarterienabgang:
- zwischen dem 6. und 8. Brustwirbel = hohe Lage, Länge bei 1500 g: 15 cm und je ±300 g: ±1 cm,
- zwischen dem 3. und 4. Lendenwirbel = tiefe Lage.

- **NAK-Set** (◘ Abb. 12.1)
- 1 große anatomische Pinzette,
- 1 gebogene anatomische Irispinzette,
- 1 kleine chirurgische Pinzette,
- 1 feine anatomische Pinzette,
- 1 Stickschere,
- 1 scharfes Klemmchen,
- 1 gebogene Schere, spitz-stumpf,
- 1 anatomischer Nadelhalter,
- 1 Nabelbändchen,
- 1 kleines Vogelschälchen,
- mehrere Kompressen,
- evtl. Doppelknopfsonden und Metallmaßband.

- **Richten**
- Abstelltisch,
- steriles NAK-Set,

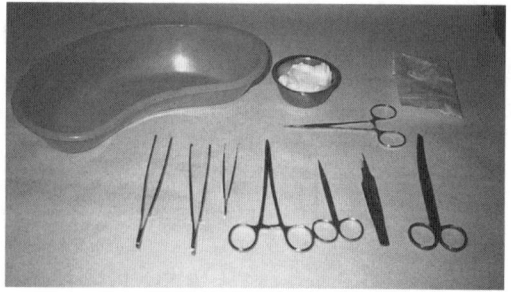

◘ Abb. 12.1 NAK-Set

- steriles Lochtuch und Abdecktuch,
- Mundschutz und Haube, auch für die Pflegekraft,
- steriler Kittel, sterile OP-Handschuhe,
- NAK, Größe je nach Kind,
- 5-ml-Spritze, Aufziehkanüle,
- NaCl 0,9 %ig oder Glukose 5 %ig, Heparin,
- Hautdesinfektionsmittel,
- Nahtmaterial oder Pflasterstreifen zur Fixierung,
- roter 3-Wege-Hahn, steriler zur Blutentnahme geeigneter Ventilverschlussstopfen,
- Aufkleber, beschriftet in rot mit »NAK«,
- vorbereitetes arterielles Drucksystem (▶ Abschn. 11.4) verbunden mit einer mit 50 ml NaCl 0,9 %ig und 15 IE Heparin gefüllten Perfusorspritze als Spülung, Laufgeschwindigkeit 0,5–1 ml/h,
- sofern kein Drucksystem angeschlossen wird: steril aufgezogene Infusion mit Y-Verbindungsstück mit Rückschlagventil und NAK-Spülflüssigkeit (100 ml Glukose 5 %ig mit 100 IE Heparin) für Spülungen nach Blutentnahmen.

- **Vorbereitung**
- Gute Lichtquelle, z. B. OP-Lampe,
- ausreichende Wärmequelle,
- Vermeiden von Zugluft,
- Sedierung und Analgesierung des Kindes,
- automatische Blutdruckmessung in kurzen Intervallen,
- EKG, zusätzliche Überwachung mit S_aO_2 oder $tcpO_2$, evtl. Temperatursonde,
- keine Elektroden oder andere Überwachungssensoren im Bereich des Nabels oder über dem linken Thorax,

12.1 · Nabelarterienkatheter

- Urinbeutel ankleben, oberen Rand vom Nabel weg kleben,
- Fixieren des Kindes in der Rückenlage an allen 4 Extremitäten,
- Röntgenplatte unter das Kind legen,
- Tubus muss gut fixiert sein.

- **Vorgehen**
- Desinfektion des Nabels (*cave*: Verbrennungsgefahr bei Verwendung von zu nassen Kompressen bei offenen Einheiten oder bei Verwendung von farbigen Desinfektionsmitteln in Verbindung mit Phototherapie);
- Nabelbändchen um den Hautnabel legen und leicht festziehen;
- Abschneiden des Nabels 0,5–1 cm vom Hautrand, nicht unter Spannung abschneiden, da die Arterien spiralig gedreht im Nabel liegen;
- Arzt zieht sich steril an;
- Nabel mit dem Lochtuch abdecken;
- Katheterisierung des Nabels mit dem vorgefüllten Katheter, dabei den Nabel nach oben ziehen;
- Röntgenkontrolle;
- Fixierung des NAK mit einer Tabaksbeutelnaht und Knoten des Fadens mit »NAK-Pflaster« am Katheter fixieren; alternative Fixierung mit Pflasterstegen re und li vom Nabel und einer Pflasterquerverbindung ca. 1 cm über Hautniveau;
- Anschluss des arteriellen Systems bzw. des roten 3-Wege-Hahns und der neuen Infusion;
- Dokumentation.

- **Pflege und Überwachung**
- Zimmeranwesenheit wegen der Blutungsgefahr;
- keine Bauchlage, außer bei entsprechender ärztlicher Anordnung;
- Beobachtung der Beine und des Rumpfes (Durchblutung, Farbe, Temperatur), Beine nicht abdecken;
- auf Nachblutungen und Rötungen im Bereich des Nabels achten;
- Fußpulse stündlich kontrollieren und dokumentieren; Aufnehmer der Sauerstoffsättigung am Fuß anbringen;
- Lage des Katheters kontrollieren;
- auf Diskonnektion und Luft im System achten;
- Wechsel des arteriellen Systems alle 24 h (► Abschn. 11.4),
  - sofern ein geschlossenes arterielles System verwendet wird, wird es nur bei Bedarf gewechselt,
  - evtl. Wechsel der Infusion und des 3-Wege-Hahns alle 24 h,
  - Wechsel des Verschlussstopfens nach jeder Blutentnahme, vorher den Katheter und den 3-Wege-Hahn über das arterielle Spülsystem bzw. mit der speziellen NAK-Spülflüssigkeit gut durchspülen und säubern,
  - Manipulationen am System und am Katheter nur unter aseptischen Bedingungen (Non-touch-Methode);
- Schlauchklemme muss für Notfälle am Bett sein, beim Wechsel des Systems Katheter abklemmen;
- bei Kindern <1500 g Blutentnahme sehr langsam durchführen – Verschiebung von intravasalen Volumina ist ein Risikofaktor für Hirnblutungen;
- *wichtig*: über den NAK kein FFP, Humanalbumin oder Blut geben, keine Medikamenteninjektion, keine Blutzuckerbestimmung.

- **Komplikationen**
- Fehlsondierung der Nabelvene,
- Fehllagen,
- Gefäßperforation,
- periphere Ischämie durch Arterienspasmus mit prärenalem Nierenversagen und Gangrän der unteren Extremitäten,
- Thrombose oder Embolie,
- Luftembolie,
- Blutung bei Diskonnektion,
- intraarterielle Injektion,
- systemische Infektion,
- Katheterabriss,
- nekrotisierende Enterokolitis,
- renovaskuläre Hypertension.

- **Entfernen des Katheters**
- So früh wie möglich, spätestens am 5. Tag,

- Abstöpseln des NAK, Infusion an den peripheren Zugang hängen (auf Konzentration achten),
- Katheter mit einer Pinzette langsam bis auf 2 cm herausziehen → es kommt zum Spasmus der Arterie nach ca. 2–5 min,
- wenn im Katheter keine Pulsationen zu sehen sind bzw. sich kein Blut mehr aspirieren lässt → Katheter ziehen,
- Spitze in die Bakteriologie schicken,
- Nabelbändchen noch nicht entfernen,
- auf Nachblutungen achten, ggf. mit Adrenalin getränkten Kompressen stillen,
- Fußpulse noch für 24 h kontrollieren und dokumentieren,
- keine Bauchlage für 24 h.

12.2 Nabelvenenkatheter

Beim Nabelvenenkatheter (NVK) wird ein Katheter von der Nabelvene aus in die Pfortader und über den Ductus venosus Arantii in die untere Hohlvene vorgeschoben. Eine Katheterisierung der Nabelvene kann auch noch einige Tage postpartal gelingen, wenn der Nabel vor der Mumifizierung geschützt wird.

Soll auch die Nabelarterie katheterisiert werden, erst den NAK legen, da die Nabelarterien leicht spastisch werden.

- **Indikation**
- Blutaustauschtransfusion,
- Notfallversorgung im Kreißsaal,
- keine Möglichkeit eines peripheren Zugangs,
- ZVD-Messung bei schweren Erkrankungen,
- Herzkatheter,
- Angiographie,
- Gabe von Katecholaminen,
- parenterale Ernährung, hochosmolare Lösungen.

- **Richten**
- ▶ Abschn. 12.1,
- Silastikkatheter oder ein- oder doppellumiger Nabelvenenkatheter,
- Aufkleber mit blauer Aufschrift »NVK«,
- Infusion evtl. mit Heparinzusatz, Y-Verbindungsstück mit Rückschlagventil und Einspritzmuffe oder blauem 3-Wege-Hahn.

- **Vorbereitung des Patienten**
- ▶ Abschn. 12.1.

- **Vorgehen**
- ▶ Abschn. 12.1,
- Vorschieben des Katheters über den Ductus venosus Arantii in die V. cava inferior, dabei Nabel nach unten ziehen, die Katheterspitze sollte ca. 1 cm oberhalb des Zwerchfells liegen.

- **Überwachung und Pflege**
- Keine Bauchlage, außer bei entsprechender ärztlicher Anordnung,
- Beine beobachten auf Durchblutung, Hautfarbe und Temperatur,
- Rücken und Katheterumgebung auf evtl. Perfusionsstörungen kontrollieren,
- auf Nachblutungen achten,
- Katheterlage kontrollieren,
- auf Diskonnektion achten, Infusion alle 24 h wechseln, ggf. Heparinzusatz,
- Injektionen von Medikamenten über einen Partikel- und Luftfilter,
- Manipulationen am System und am Katheter nur unter aseptischen Bedingungen (Nontouch-Methode),
- Katheteransätze auf einem sauberen Tuch lagern,
- Klemme am Bett für Notfälle anbringen, beim Wechsel der Infusion Katheter abklemmen,
- *wichtig*: kein Blut oder leicht ausfallende Medikamente über den NVK geben, keine Blutentnahmen bzw. FFP/HA Gaben über den Silastikkatheter.

- **Komplikationen**
- Infektion, Sepsis,
- Fehlsondierung der Arterie,
- Fehlpositionen vor der Leberpforte mit Lebernekrosen, Pfortaderthrombosen und späterer portaler Hypertension,
- Katheterabriss,
- Blutungen nach Diskonnektion.

- **Entfernen des Katheters**
- So früh wie möglich, evtl. einen ZVK als »Ersatz« legen,
- Katheter abstöpseln und Infusion umhängen (auf die Konzentration achten),
- vorsichtig ziehen,
- Spitze in die Bakteriologie einschicken,
- Tabaksbeutelnaht zuziehen,
- sterilen Druckverband anlegen,
- auf Nachblutungen achten.

12.3 Zentraler Venenkatheter

Der zentrale Venenkatheter (ZVK) ist ein Dauerkatheter, dessen Spitze im klappenlosen Teil der oberen Hohlvene liegt, unmittelbar vor der Einmündung in den rechten Vorhof.

- **Indikation**

Wegen schwerwiegender Komplikationen sollte er nur nach strenger Indikationsstellung gelegt werden:
- parenterale Ernährung (wegen hoher Osmolarität),
- Zufuhr hochwirksamer Medikamente, z. B. Katecholamine, Zytostatika,
- sicherer venöser Zugang über längere Zeiträume bei schlechten Venenverhältnissen,
- häufige Blutentnahmen,
- Messung des ZVD bei Schockzuständen etc.,
- sofern ein anderer Zugang nicht möglich ist z. B. bei starker Zentralisation, Verbrennung.

- **Katheterarten**
- Silastikkatheter (Frühgeborene und Neugeborene) → Blutentnahmen und ZVD-Messung sind nicht möglich;
- einlumige Katheter in verschiedenen Größen;
- mehrlumige Katheter mit 2–4 Lumen (nur bei besonderer Indikationsstellung wie z. B. viele verschiedene nicht kompatible Infusionslösungen); das distale Lumen mit der endständigen Öffnung sollte dann für die ZVD-Messung und Blutentnahmen verwendet werden.

- **Zugangswege**
- V. jugularis interna und externa,
- V. subclavia,
- V. femoralis,
- V. anonyma (Neugeborene, Achsel),
- V. cephalica (Neugeborene, Oberarm),
- V. basilica (Ellbeuge),
- V. saphena magna (Knöchel),
- Nabelvene (Neugeborene).

- **Vorbereitung**
- Information des Patienten,
- gute Sedierung und Analgesierung,
- Überwachung (EKG → QRS-Ton laut stellen, S_aO_2, peripherer Blutdruck auf Intervallmessung einstellen, bei Frühgeborenen evtl. Temperatursonde),
- evtl. Fixierung mit Manschetten oder eine Pflegekraft zum Halten,
- evtl. schon Röntgenplatte unterlegen,
- Abmessen der ungefähren Länge vom Punktionsort zum Vorhof,
- Lagerung des Patienten.

- **Besondere Lagerungen**
- V. jugularis: Kopftieflage wegen der Emboliegefahr; Schulter unterpolstern, Kopf zur Gegenseite; zur besseren Füllung die Vene fingerbreit über der Klavikula abdrücken.
- V. subclavia: Oberkörper tieflagern wegen der Emboliegefahr; Schultern unterpolstern, Kopf leicht zur Gegenseite, evtl. beim Vorschieben des Katheters in Richtung der Punktionsseite drehen; Anheben der Schulter und leichte Außenrotation des dem Thorax anliegenden Arms.
- V. basilica, cephalica und axillaris: Kopf zur Punktionsseite, Schulter leicht überstrecken.

- **Richten**
- Steriles Katheterset,
- steriler Kittel und OP-Handschuhe,
- Mundschutz und Haube,
- steriles Lochtuch und 2 Abdecktücher,
- sterile Kompressen und Hautdesinfektionsmittel,
- NaCl 0,9 %ig oder bei Frühgeborenen Glukose 5 %ig; Heparin (20 IE auf 2 ml),
- Spritze je nach Größe des Kindes; Aufziehkanüle,

- evtl. steriles Zentimetermaß,
- evtl. Lokalanästhetikum (Mepivacain 0,5 %ig), Spritze und 17er-Kanüle,
- sterile Pinzette und Klemme,
- Nahtmaterial und Nadelhalter (nicht bei Silastikkatheter); Verbandsmaterial,
    - zur Fixierung vom Silastikkatheter z. B. *Steristrips* und Folienverband zum Abdecken der Punktionsstelle,
- Kontrastmittel, Spritze, Aufziehkanüle,
- gute Lichtquelle, z. B. OP-Lampe.

Direkt benötigtes Material wird auf einem Tisch auf einem sterilen Tuch gerichtet.

- **Vorgehen bei Silastikkatheter/Einschwemmkatheter**
- Gute Hautdesinfektion,
- Arzt zieht sich steril an,
- nochmalige Desinfektion,
- Lochtuch auflegen,
- Stauung der Vene,
- Punktion mit spezieller Punktionskanüle,
- Vorschieben des Katheters über die Punktionsnadel und anschließendes »Einschwemmen« bis ca. 1–2 cm über die gemessene Länge hinaus, dabei auf Extrasystolen achten (QRS-Ton am Monitor laut stellen),
- einige Katheter haben zum besseren Einführen einen Führungsdraht, der erst nach radiologischer Kontrolle und evtl. notwendiger Lagekorrektur gezogen wird,
- Punktionskanüle ziehen,
- provisorische Fixierung z. B. mit *Steristrips*,
- Thoraxröntgen mit Kontrastmittel zur Lagekontrolle und Abflussrichtung, dabei Sterilität wahren (Kontrastmittel möglichst wieder abziehen),
- evtl. Lagekorrektur,
- Fixierung z. B. mit *Steristrips*,
- Folie erst auf die Punktionsstelle kleben, wenn sie absolut trocken ist, sonst bildet sich eine feuchte Kammer,
- Anschluss eines sterilen Y-Ansatzstücks,
- Heparin in der Infusion nur bei geringen Laufgeschwindigkeiten.

- **Legen eines Katheters über Seldinger-Technik**
- Punktion mit der Kanüle,
- Vorschieben eines feinen Drahts,
- Entfernen der Kanüle über den Draht, der Draht verbleibt als Führung,
- evtl. Vergrößern der Punktionsstelle mit Hilfe eines Dilatators, der über den Draht geschoben wird,
- Vorschieben des Katheters über den Draht,
- Draht entfernen und Infusion anschließen (mit Heparin; steriles Y-Stück),
- provisorische Fixierung des Katheters mit z. B. *Steristrips*,
- Röntgenkontrolle (Katheter sind röntgendicht); Spritzen von Kontrastmittel ist nur zur Darstellung der Abflussrichtung notwendig,
- evtl. Lagekorrektur,
- Fixierung mit einer Naht,
- Verband anlegen.

- **Venae sectio**

Eine Venae sectio wird immer dann gemacht, wenn es nicht möglich ist, eine Vene perkutan zu punktieren, um eine Verweilkanüle oder einen ZVK zu legen.

Die Venae sectio wird von Chirurgen durchgeführt, wobei über einen kleinen Hautschnitt, der quer zur Vene liegt, diese freipräpariert wird. Die Vene wird dann unter Sicht mit einer Gefäßschere eröffnet und ein Katheter eingeführt. Dieser kann nur wenige Zentimeter (= periphere Lage) oder bis vor den rechten Vorhof (= zentrale Lage) vorgeschoben werden. Liegt der Katheter korrekt, wird er über eine Schlinge locker an der Vene fixiert, ohne dass dabei dessen Lumen eingeengt werden darf. Die Lagekontrolle erfolgt über Thoraxröntgen, evtl. Lagekorrektur. Anschließend wird der Hautschnitt zugenäht und mit einem Verband abgedeckt.

- **Zugangswege:**
- V. basilica,
- V. cephalica,
- V. antebrachii radialis,
- V. supramalleolaris tibialis,
- V. saphena magna.

- **Pflegerische Maßnahmen**
- Tägliche Wundinspektion (auf Rötung, Schwellung, Stauungen und Sekret achten);

- Kontrolle der Katheterlage;
- es darf kein Zug auf den Katheter ausgeübt werden, deshalb ist eine zusätzliche Fixierung am Patienten nötig;
- Katheter dürfen nicht abknicken;
- Lagerung der Katheteransätze auf einem sauberen Tuch;
- Pflasterverbände alle 2 Tage erneuern,
  - Wechsel der Verbandsfolie 1-mal pro Woche bzw. wenn sich eine feuchte Kammer gebildet hat oder bei grober Verunreinigung;
- 1 Klemme muss immer am Bett vorhanden sein für den Fall einer Diskonnektion;
- Manipulationen unter sterilen Kautelen; Wechsel der Infusion, dabei Katheter bei spontanatmenden Kindern abklemmen, da bei der Inspiration ein negativer Druck im Thorax erzeugt wird, wodurch Luft angesaugt werden kann;
- Wechsel der Infusion alle 24 h;
- *wichtig*: kein Blut oder leicht ausfallende Medikamente (z. B. Phenytoin) über den ZVK geben und keine Blutentnahmen bzw. FFP/HA-Gaben über einen Silastikkatheter vornehmen.

- **Dokumentation**
- Legen des Katheters,
- Lokalisation,
- Liegedauer,
- Manipulationen, z. B. Flicken des Silastikkatheters,
- Inspektionsbefund, Verbandwechsel,
- Grund für die Entfernung.

- **Komplikationen**
- Fehllagen,
- Infektionen,
- Blutungen, Hämatothorax,
- Pneumothorax, Infusionsthorax,
- Arterienpunktion,
- Rhythmusstörungen,
- Kathetersepsis,
- Thrombosen, Embolien,
- Katheterabriss,
- Vorhofperforation,
- Chylothorax,
- Nervenschädigungen,
- Luftembolien,
- Katheterverschluss.

- **Entfernen des Katheters**
- So früh wie möglich,
- bei Verdacht einer Infektion aufgrund des Katheters z. B. bei unklarem Fieber,
- bei Rötung, Schwellung, Sekretaustritt aus der Einstichstelle,
- Einschicken der Katheterspitze in die Bakteriologie,
- Einstichstelle gut komprimieren, sterilen Verband anlegen.

12.4 Thoraxdrainage

- **Indikation**
- Absaugen von Luft beim Pneumothorax,
- Ableiten von Blut (Hämatothorax), Wundsekret, Eiter (Pleuraempyem), Chylus (Chylothorax),
- nach thoraxchirurgischen Eingriffen mit dem Ziel, einen negativen Druck zu erzeugen, um die Lunge zu entfalten.

Ein Pneumothorax kann sowohl spontan auftreten als auch als Folge einer Verletzung am Thorax (Thoraxtrauma) entstehen, z. B. durch einen Messerstich oder ein Geschoss, als Folge chronischer Lungenerkrankung, nach thoraxchirurgischen Eingriffen oder als Folge der positiven Druckbeatmung.

- **Physiologie und Anatomie**

Die Lunge ist im Thorax nicht fest fixiert; sie ist mit der Pleura pulmonalis/visceralis (Brustfell), die umliegenden Organe (Rippen und Zwerchfell) sind mit der Pleura parietalis (Rippenfell) überzogen. Zwischen den beiden Pleuren befindet sich der Pleuraspalt, der mit einem dünnen Flüssigkeitsfilm gefüllt ist. Aufgrund der Eigenelastizität der Lunge (sie enthält elastische Fasern) hat sie das Bestreben, sich zusammenzuziehen. Durch den Flüssigkeitsfilm bleibt die Lunge jedoch an der Brustkorbinnenseite haften und erzeugt einen Sog im Pleuraspalt (negativer Druck gegenüber der Umgebung). Der negative intrapleurale Druck beträgt ca. -4 mmHg, bei der Inspiration bis -12 mmHg.

- **Pneumothorax**

Durch Lungenverletzungen (Beatmung, Infektionen, Operationen) oder äußere Brustkorbverletzungen gelangt Luft in den Pleuraspalt. Aufgrund der Eigenelastizität der Lunge kollabiert die betroffene Seite.

- **Spontanpneumothorax**

Im Pleuraspalt befindet sich Luft ohne nachweisbare Ursache. Es besteht keine Verbindung zwischen Pleuraraum und Außenluft. Im Thoraxröntgenbild ist oft ein dünner Saum Luft entlang des gesamten Pleuraspalts zu sehen (= Mantelpneu). Häufig gibt es eine Spontanheilung durch Resorption der Luft. 1–2 % aller Neugeborenen sind betroffen.

Der Mantelpneu kann konservativ behandelt werden, wenn keine relevanten Symptome vorliegen, d. h., wenn das Kind stabil ist.

■■ **Konservative Therapie**
- Konsequente Lagerung auf der betroffenen Seite,
- Erhöhung der inspiratorischen Sauerstoffkonzentration auf ca. 30 % über Einleitung von Sauerstoff in das Wärmebett oder den Inkubator bzw. über Flowvorlage → bessere Pneuresorption,
- evtl. Sedierung der Kinder mit z. B. *Chloralhydrat* zur Erleichterung der Atemarbeit.

■■ **Pflege und Überwachung**
- Überwachung der Sauerstoffzufuhr;
- apparative Überwachung: EKG, Atmung, Sauerstoffsättigung, tcpO$_2$/tcpCO$_2$, Blutdruck;
- Beobachtung von Atmung, Aussehen, Schmerzreaktionen;
- Minimal Handling → Stressminimierung, evtl. Nahrung auch sondieren und nicht füttern;
- gute Dekubitus- und Pneumonieprophylaxe, da einseitige Lagerung.

- **Spannungspneumothorax** (Abb. 12.2)

Luft tritt bei jeder Inspiration in die Pleurahöhle und kann dort durch einen Ventilmechanismus in der Exspiration nicht entweichen. Durch die

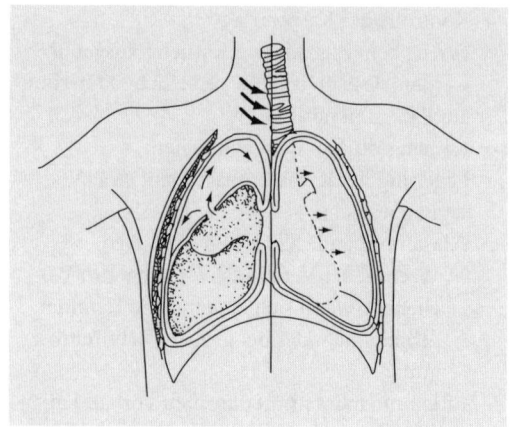

Abb. 12.2 Spannungspneumothorax mit Mediastinalverschiebung. (Aus: *Thoraxdrainage richtig verstehen der Firma Deknatel*)

Luftansammlung im Pleuraraum steigt der Druck im Pleuraspalt an, die betroffene Lungenseite kollabiert und verschiebt das Mediastinum, in dem sich das Herz und die großen Gefäße befinden, zur Gegenseite, wodurch das Herz und die gesunde Lunge komprimiert werden. Die Folgen sind schwerste Störungen der Atmung und der Herz-Kreislauf-Funktion.

- **Ursachen eines Pneumothorax**
- Wiederbelebungsmaßnahmen,
- Aspiration (Blut, Schleim, Mekonium),
- unkontrollierte Beatmung mit dem Beatmungsbeutel,
- CPAP-Beatmung,
- kontrollierte Beatmung mit hohen Drücken bzw. verlängerter Inspirationszeit – Air Trapping,
- Gegenatmen bei Beatmeten,
- einseitige Intubation,
- Staphylokokkenpneumonie,
- Zwerchfellhernie,
- Lungenhypoplasie,
- Legen eines ZVK (Subclavia),
- endotracheales Absaugen,
- Lungenunreife, ANS, Surfactantgabe,
- Thoraxtrauma bzw. thoraxchirurgische Eingriffe.

- **Symptome**
- Plötzliche Verschlechterung,

- Dyspnoe oder Tachypnoe, Apnoe,
- paradoxe Atmung,
- Einziehungen,
- asymmetrische Thoraxstellung, betroffene Seite steht hoch,
- p_aO_2-Abfall, $paCO_2$-Anstieg, endexspiratorisches CO_2 fällt ab, da CO_2 nicht abgeatmet werden kann,
- Stöhnen,
- Tachykardie, evtl. Bradykardie,
- Blässe bis Zyanose,
- geblähtes Abdomen,
- Unruhe, Angstzustände, stechender Schmerz im Brustkorb,
- Stauung der Halsvenen,
- Verlagerung der Herztöne,
- abgeschwächte Herztöne,
- Blutdruckabfall,
- ZVD-Anstieg,
- erhöhter Inspirationsdruck bei volumenkontrollierter Beatmung bzw. Volumenabfall bei druckkontrollierter Beatmung.

■ **Diagnosestellung**

Tubusobstruktion oder andere Ursachen für die Verschlechterung müssen ausgeschlossen sein. Während der diagnostischen Maßnahmen muss man ausreichend Sauerstoff zuführen.
- Auskultation: fehlendes oder abgeschwächtes Atemgeräusch, hörbare Seitendifferenz, Verlagerung der Herztöne bei Lokalisation links.
- ThorakaleDiaphanoskopie (Ohrenspiegel, Kaltlicht): betroffener Hemithorax leuchtet; bei sehr kleinen Frühgeborenen unzuverlässig, da der gesamte Thorax noch sehr durchscheinend ist.
- Probepunktion (NaCl 0,9 %ig, 5-ml-Spritze, 14er-Kanüle oder 24er-Verweilkanüle):
  - Aspiration: Luftblasen steigen auf = Befund positiv.
- Thoraxröntgen = sichere Diagnose, Ausdehnung der Luftansammlung ist gut erkennbar. Ein Thoraxröntgenbild ist bei jedem Kind mit einer Atemstörung notwendig, um einen Pneumothorax auszuschließen. Die Entscheidung, ein Röntgenbild zu machen, hängt vom Zustand des Patienten ab, evtl. wird sofort eine Probe- und Entlastungspunktion durchgeführt. Stabilisiert sich der Patient, kann dann in Ruhe eine Thoraxdrainage gelegt werden.

■ **Material**
- Sterile OP-Handschuhe, Kittel,
- Mundschutz, Haube,
- sterile Kompressen, Desinfektionsmittel,
- steriles Lochtuch, Abdecktuch,
- Sedativum, Analgetikum,
- Lokalanästhetikum, Spritze, Kanüle,
- Trokarkatheter, Charr. je nach Größe des Patienten,
- spitzes Einmalskalpell,
- Nadelhalter, Nahtmaterial,
- sterile Schere, anatomische und chirurgische Pinzette,
- 2 Schlauchklemmen,
- sterile 10-ml- und 20-ml-Spritze,
- *Fixations- und Verbandsmaterial,*
- Pflasterstreifen zur zusätzlichen Fixierung,
- Schraubsteckverbindung oder Ansatzstücke je nach Katheter und Ableitungssystem,
- sterilen Drainageschlauch mit etwas NaCl füllen, damit man sehen kann, ob Luft gefördert wird, sofern kein geschlossenes System mit Wasserschloss verwendet wird,
- auf Funktion überprüfte Saugdrainage (◘ Abb. 12.3), gefüllt mit Aqua dest.,
- evtl. geschlossenes 3-Kammer-System, z. B. *Pleur-evac*-Einheit (◘ Abb. 12.4), Vorteil gegenüber dem offenen 2-Kammer-System: genaue Bilanzierung des geförderten Sekrets, Wasserschloss verhindert Lufteintritt in den Pleuraspalt bei einem Sogausfall bzw. während eines Transports (Drainage braucht nicht abgeklemmt zu werden),
- Sogmöglichkeiten:
  - Vakuumanschluss für zentrale Vakuumanlage,
  - Injektorpumpe = Druckumwandler für zentrale Druckluftanlage → Sogaufbau über Venturi-Prinzip,
  - Elektropumpe.

■ **Aufbau des 3-Kammer-Systems**
- Sekretsammelkammer:
  - zum Sammeln der Drainagenflüssigkeit,

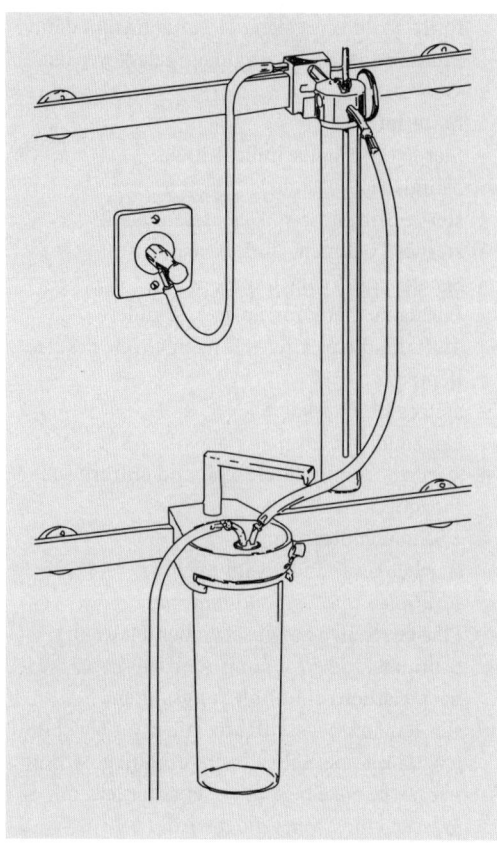

Abb. 12.3 Saugdrainage nach dem 2-Kammer-System der Firma Medap

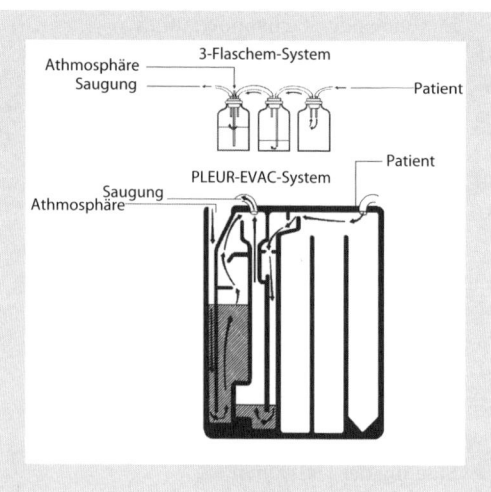

Abb. 12.4 Funktionsprinzip der Pleur-evac-Einheit der Firma Deknatel nach dem 3-Flaschen-System. *Rechts:* Sekretkammer, *Mitte:* Wasserschloss, *links:* Saugkontrollkammer

- skaliert zum exakten Abmessen,
- Sekretentnahmestelle für diagnostische Zwecke;
- Wasserschloss/Wasserverschlusskammer:
  - muss mit Wasser bis 2 cmH$_2$O aufgefüllt werden,
  - ermöglicht das Entweichen von Luft aus dem Pleuraspalt →Luftblasen steigen auf,
  - verhindert, dass Luft von außen beim Einatmen in den Pleuraspalt gelangt → ein Abklemmen der Drainage beim Transport ist nicht notwendig,
  - visuelles Erfassen von Leckagen des Systems → »Sprudeln« im Wasserschloss,
  - Ablesen des negativen intrapleuralen Drucks am Manometer,
- Saugkontrollkammer:
  - wird über einen Schlauch an die Sogquelle angeschlossen,
  - Wasserpegel regelt den Sog (– cmH$_2$O) → Auffüllen nach ärztlicher Anweisung; durch positives Wasserschloss ist der effektive Sog um 2 cmH$_2$O geringer,
  - je nach Art des Systems sollte hier ein mäßiges Sprudeln sichtbar sein (1 Luftblase/s),
  - sofern kein Sog erwünscht ist, Verbindungsschlauch zur Sogquelle diskonnektieren und dann unbedingt offen lassen → sonst kann Luft aus dem geschlossenen System/vom Patienten nicht nach außen entweichen.

- **Durchführung**
- Ältere Kinder informieren;
- Analgosedierung verabreichen;
- Elektroden evtl. umkleben, vorzugsweise auf die nicht betroffene Thoraxseite;
- Kind fixieren (Rückenlage, Arm der zu punktierenden Seite nach oben, Schultergürtel und Beckenkamm stabilisieren, Oberkörper hochlagern);
- Desinfektion der Punktionsstelle;
- Lokalanästhesie;
- Arzt zieht sich steril an;
- Punktionsstelle steril abdecken (Lochtuch):
  - bei Pneumothorax 2.–3. oder 3.–4. Interkostalraum (ICR) in Medioklavikularlinie → Drainagespitze wird zur Pleura-

12.4 · Thoraxdrainage

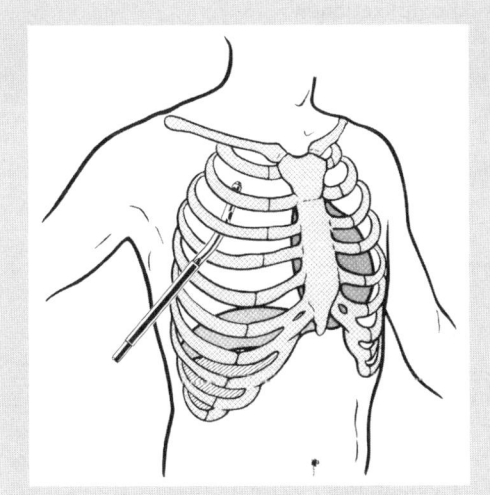

Abb. 12.5 Punktionsrichtung bei einem Pneumothorax. (Aus: Larsen R. (1992) Anästhesie und Intensivmedizin für Schwestern und Pfleger. 3. Aufl. Springer, Berlin Heidelberg New York Tokio)

kuppel vorgeschoben = Monaldi-Drainage (Abb. 12.5),
— bei einem Erguss: 4.–5. ICR in der hinteren oder mittleren Axillarlinie → Drainage wird nach hinten oben bzw. unten geschoben = Bülau-Drainage;
— Arzt prüft, ob der Mandrin leicht im Trokar gleitet;
— Hautinzision am Oberrand der den ICR nach unten begrenzenden Rippe, ca. 2–3 mm tief, sonst besteht die Gefahr der Gefäßverletzung;
— Stabilisierung des Thorax durch Halten und Gegendruck durch die Pflegekraft;
— Trokarkatheter kurz fassen, senkrecht die Muskelwand durchstoßen (Gefahr der Organverletzung bei ruckartigem Durchstoßen – Hand sorgfältig abstützen);
— Mandrin entfernen, Spritze aufsetzen;
— Katheter vorschieben;
— Kontrolle der richtigen Lage durch Aspiration von Luft;
— liegt ein großer Erguss vor, muss das Sekret fraktioniert abgezogen werden, da die Kreislaufbelastung sonst zu groß sein kann;
— Anschluss an die Saugdrainage über einen sterilen Schlauch (evtl. kürzen, muss aber lang genug bleiben, um das Kind lagern zu können), Sogstärke nach Anordnung des Arztes (ein zu großer Sog kann den Defekt offen halten, es reicht aus, wenn im Sogkontrollgefäß 1 Luftblase/s aufsteigt), Steckverbindungen zusätzlich mit Pflaster sichern;
— Fixierung durch Naht oder z. B. mit *Steristrips*, Verband;
— äußere Fixierung am Patienten und am bzw. im Bett (Vorsicht beim Lagern und Betten);
— radiologische Kontrolle zur Lageüberprüfung.

- **Überwachung und Pflege**
— Aussehen des Kindes, auf Schmerzäußerungen, Unruhe, Angstzeichen achten.
— Überwachung:
  — Atmung,
  — Herzfrequenz und Rhythmus,
  — Blutdruck,
  — Sauerstoffsättigung,
  — evtl. transkutane pO_2-/pCO_2-Messung bzw. bei Beatmung endexspiratorischer CO_2.
— Ableitende Schläuche dürfen nicht abknicken oder durchhängen, um den Abfluss zu gewährleisten, und müssen sicher fixiert sein.
— Förderung von Luft beobachten; bei Ergüssen den Sekretfluss, die Konsistenz, Menge und das Aussehen des Sekrets beobachten, evtl. bakteriologische Untersuchungen veranlassen.
— Ableitendes System regelmäßig durchkneten und »melken« (mit Rollenklemme Drainagenschlauch von Patienten weg entlangfahren), um Koagelbildung zu vermeiden; beim »Melken« wird ein hoher Sog aufgebaut und verursacht Schmerzen, daher System in Richtung Patienten abklemmen.
— Vorsichtiges Anspülen der Drainage mit NaCl 0,9 %ig unter sterilen Kautelen, wenn der Verdacht besteht, dass sie verstopft ist.
— Einstichstelle beobachten, regelmäßiger Verbandwechsel.
— Sogeinstellung und Wassermenge im Wasserschloss regelmäßig kontrollieren, ggf. Stab tiefer stecken oder Wasser auffüllen.
— 2 Schlauchklemmen müssen immer griffbereit liegen.
— Manipulation an der Drainage nur unter strenger Asepsis.

- Wechsel des Sekretauffangtopfes je nach Sekretmenge bzw. alle 2 Tage (Datum anbringen), geschlossene Systeme sollte man nur bei Bedarf wechseln; dabei den Schlauch bei spontanatmenden Kindern abklemmen, dagegen bei kontrollierter Beatmung nicht.
- Die Patienten neigen häufig zur Schonatmung, daher schonende Atemtherapie durchführen, Oberkörperhochlagerung und regelmäßiger Lagewechsel, beim Husten Druck auf die Punktionsstelle ausüben → Schmerzreduktion; ggf. für ausreichende Analgesierung sorgen.
- Sorgfältige Dekubitusprophylaxe, da die Bewegungsmöglichkeiten eingeschränkt sind.

- **Dokumentation**
- Zeitpunkt des Legens der Drainage,
- Lage der Drainage,
- Liegedauer fortlaufend dokumentieren,
- Sogstärke,
- Verbandwechsel,
- bakteriologische Untersuchungen,
- Manipulationen an der Drainage, z. B. Anspülen,
- Menge, Beschaffenheit, Farbe des geförderten Sekrets,
- Zeitpunkt des Entfernens der Drainage.

- **Entfernen der Drainage**
- Die Drainage sollte entfernt werden, wenn nur wenig oder keine Luft mehr gefördert wird, bzw. Sekret abläuft.
- Abklemmen der Drainage frühestens 24 h nach Legen der Drainage.
- Thoraxröntgen ca. 4 h nach Abklemmen.
- Bei unauffälligem Befund den Katheter unter Sog und während der Exspiration ziehen.
- Sterilen Dachziegelverband anlegen, oder das Loch mit Tabaksbeutelnaht bzw. Salbenkompresse verschließen.
- Nach Ziehen der Drainage sollte weiterhin eine gute Beobachtung des Patienten erfolgen.
- Engmaschige Atem- und Kreislaufüberwachung.
- Thoraxröntgen ca. 12 h nach dem Entfernen der Drainage, bei klinischer Verschlechterung sofort.

- **Komplikationen**
- Perforation von Lunge, Zwerchfell, Mediastinum, Ösophagus und Herz,
- Verletzung der Interkostalgefäße mit Blutungen,
- Infektion,
- Lage im Bronchus → anhaltende, sehr heftige Förderung von Luft,
- Fehllagen (wenn der Pneumothorax nach dem Anlegen der Drainage nicht beseitigt ist),
- Verstopfung,
- Ansaugen von Luft von außen bei Diskonnektion,
- Herzrhythmusstörungen bei Kontakt der Drainage mit dem Herzen bei links liegender Pleuradrainage,
- Chylothorax bei Verletzung von Chylusgefäßen.

12.5 Externe Ventrikeldrainage

Dabei handelt es sich um einen Katheter, der intraoperativ über ein Bohrloch in einen Seitenventrikel eingesetzt und über einen subkutanen Tunnel (Infektionsschutz, Fixation) nach außen geführt wird. An den Katheter wird ein geschlossenes Liquorauffangsystem angeschlossen:

- Leitung, die lang genug ist, um Spielraum bei der Lagerung zu haben,
- patientennahe Klemme/3-Wegehahn zum Abklemmen/temporären Schließen des Systems,
- Möglichkeit der sterilen Liquorentnahme für Diagnosezwecke und für intrathekale Injektionen (selten!),
- 3-Wege-Hahn zum Anschluss einer kontinuierlichen intraventrikulären Druckmessung, z. B. ZVD-System zum Anschluss an ein Druckmodul,
- skalierte Tropfkammer zur genauen Abmessung der Liquormenge, mit einem Ventil zur Atmosphäre zum Druckausgleich (mit Schlauchklemme und einem Filter versehen), über Antirefluxventil entleerbar,
- entleerbarer Auffangbeutel (evtl. auch mit Druckausgleichsventil),
- Zentimetermaß am System zur Fixierung auf richtigem Niveau.

12.5 · Externe Ventrikeldrainage

- **Indikation**
  - Hydrozephalus mit Infektionen des VP-Shuntsystems (zur vorübergehenden Liquordrainage bis zum Ausheilen der Infektion und Einsetzen eines neuen VP-Shuntsystems),
  - postoperativ nach Operationen im Bereich der hinteren Schädelgrube, z. B. Medulloblastom (vorübergehende Schwellung mit Abflussbehinderung),
  - posthämorrhagischer Hydrozephalus (bis Liquoreiweiß Implantation eines Ventils zulässt),
  - Hydrozephalus mit erhöhtem Liquoreiweiß (bis Liquoreiweiß Implantation eines Ventils zulässt),
  - intrakranielle Druckentlastung bei SHT oder Hirnschwellung anderer Genese,
  - vorübergehende Senkung des Liquordrucks zur Behandlung einer Liquorfistel (nasal, aus dem Ohr, spinal).

- **Angaben der Chirurgen**
  - Niveau der Drainage zur Flusssteuerung – Angaben erfolgen in cm über dem Nullpunkt (meist 5–20 cm über Nullpunkt), Nullpunkt des Patienten kann die Nasenwurzel (NW), der äußere Gehörgang oder das Ventrikelniveau (Mittellinie des Patientenkopfs) sein (je nach Neurochirurg), der aktuelle Hirndruck lässt sich ermitteln, indem das Niveau des Liquorspiegels im Ableitungsschlauch über dem Nullpunkt gemessen wird,
  - Lagerung des Patienten: Flachlagerung oder Oberkörperhochlagerung,
  - Liquormenge, die abfließen darf (ggf. über Niveauänderung Flussmenge steuern),
  - spezielle Therapie.

- **Pflege und Überwachung**
  - Sichere Fixierung des Auffangbehälters auf angegebenem Niveau; die Drainage darf nie unter Niveau befestigt sein, da Gefahr der Überdrainage besteht,
  - bei Lageänderungen das Niveau neu anpassen,
  - Zug und Abknicken des ableitenden Systems vermeiden,
  - Abklemmen des Systems nur bei Manipulationen am Patienten, die zu größeren Höhendifferenzen führen, z. B. Heben, Wiegen, da sonst zu viel Liquor abläuft (aber dann auch auf Hirndruckzeichen achten),
  - Liquormenge dokumentieren, auf Mengenvorgaben der Chirurgen achten (normale Liquorproduktion: Neugeborene: 30 ml/Tag, Kinder: ca. 10 ml/kg KG/Tag),
  - beim Ablassen des Liquors aus der Tropfkammer in den Auffangbeutel, Drainage patientennah abklemmen – sonst Sogwirkung,
  - Filter zur Atmosphäre an der Tropfkammer und dem Auffangbeutel dürfen nicht feucht werden → kein Druckausgleich möglich,
  - Beobachtung von Aussehen und Konsistenz des Liquors,
  - regelmäßige Laborkontrollen des Liquors, bakteriologische Untersuchung,
  - Beurteilung der Fontanelle bei Neugeborenen und Säuglingen,
  - gute neurologische Beurteilung des Patienten (Pupillenreaktion und GCS),
  - Manipulation an der Drainage nur unter strenger Asepsis,
  - auf Leckagen und Bildung von Liquorkissen achten,
  - Verbandwechsel an der Eintrittsstelle bei unauffälliger Wunde alle 5 Tage → auf Infektionszeichen und Liquoraustritt achten,
  - regelmäßige Kontrolle der Vitalzeichen und der Temperatur,
  - Kontrolle der Infektionsparameter,
  - antibiotische Behandlung i. v.,
  - bei ICP-Messung: regelmäßiger Nullabgleich – besonders nach Lagewechsel, Beobachtung der Druckkurve (atem- und pulssynchrone Schwankungen sollten sichtbar sein), Dokumentation der Werte, Kennzeichnung von Druckspitzen im Rahmen pflegerischer Maßnahmen,
  - fortlaufende Dokumentation der Liegedauer der Drainage,
  - muss das System aus der Halterung herausgenommen werden z. B. für Transport, müssen alle Klemmen geschlossen werden, auch die zu den Druckausgleichventilen, damit der Liquor nicht herausfließt und die Filter feucht werden.

- **Komplikationen**
  - Verstopfung des Katheters durch Fibrin oder Koagel,
  - Abknicken oder Abriss des Katheters/Schlauches,
  - Schlauchfehllagen,
  - Überdrainage → Drainage abklemmen, Kopftieflagerung, Volumensubstitution,
  - Infektionen (Liegedauer möglichst maximal 3 Wochen, sonst starke Zunahme der Infektionen),
  - Akzidentelles Herausrutschen oder Ziehen des Katheters,
  - Blutungen nach Anlegen der Drainage.

- **Rickham-Reservoir**

Kann aufgrund abdomineller Probleme (Aszites, Peritonitis) vorübergehend kein ventrikuloperitonealer Shunt gelegt werden, kann an Stelle einer externen Liquorableitung auch ein Rickham-Reservoir operativ gelegt werden. Dieses ist möglich, wenn der zu erwartende Liquorfluss nicht so groß ist. Es wird ebenfalls bei sehr kleinen Frühgeborenen eingesetzt, bei denen noch keine Implantation eines internen Shunts möglich ist.

Hierzu wird operativ ein Katheter in einen der Seitenventrikel gelegt. Der Katheter führt zu einem Reservoir, welches subkutan liegt. Dieses Reservoir kann intermittierend von außen perkutan unter sterilen Kautelen punktiert und später mit einem Ventil für eine ventrikuloperitoneale oder -atriale Liquorableitung verbunden werden.

12.6 Fontanellenpunktion

Von der Fontanelle aus lassen sich beim Säugling die beiden Seitenventrikel (= Ventrikelpunktion), der Subarachnoidalraum (= Fontanellenpunktion im eigentlichen Sinne) und der Subduralraum punktieren.

- **Möglichkeiten**
  - Ventrikelpunktion: Blindpunktion der Seitenventrikel seitlich vom Blutsinus, meist zur Entlastung bei Hydrozephalus (z. B. nach Hirnblutung bis zum Legen eines internen Ventils);
  - Fontanellenpunktion: Punktion des Subarachnoidalraums zur Druckentlastung bei Verdacht auf Blutung;
  - Subduralpunktion: bei subduralen Ergüssen zur Entlastung.

- **Richten**
  - Gute Lichtquelle, z. B. OP-Lampe,
  - steriles Lochtuch,
  - sterile OP- und Einmalhandschuhe,
  - 4 sterile Kompressen,
  - Haube, Mundschutz,
  - steriler Kittel,
  - Desinfektionsmittel,
  - Kanülen für Lumbalpunktion oder dünne Verweilkanülen,
  - Einmalrasierer,
  - evtl. z. B. *Microcath* als Steigleitung und Zentimetermaß (zur Druckmessung),
  - steriles Röhrchen, Liquorröhrchen,
  - braune Pflasterstreifen für Druckverband,
  - Laborzettel und Aufkleber.

- **Vorbereitung**
  - Verabreichung von Analgetika bzw. Sedativa,
  - kontinuierliche Überwachung von EKG, Atmung, Sauerstoffsättigung, Blutdruck,
  - bei geplanter Punktion Patient nüchtern lassen, ggf. Nahrung über eine liegende Magensonde abziehen,
  - Beatmungsbeutel (muss an Sauerstoff angeschlossen sein) und Maske müssen bereitliegen,
  - Lagerung flach in Kopfmittelstellung,
  - evtl. Rasur der Kopfhaut,
  - steriles Ankleiden des Arztes,
  - Desinfektion,
  - Punktion und Entfernen des Mandrins der Kanüle,
  - evtl. Messung des Drucks,
  - Druckentlastung,
  - Mandrin wieder einführen und Ziehen der Kanüle,
  - Anlegen eines Druckverbands.

- **Nachsorge**
  - Leicht erhöhte Kopflage; wurde viel abgezogen, auch Flachlagerung,

- gute Beobachtung der Punktionsstelle auf Blutungen und Liquoraustritt,
- Überwachung der Vitalparameter,
- Beobachtung des Patienten.

- **Komplikationen**
- Erbrechen,
- Subduralblutung,
- intrazerebraler Abszess,
- Gefäßverletzungen,
- Ventrikulitis,
- Porenzephalie.

12.7 Lumbalpunktion

Die Lumbalpunktion (LP) ist eine Punktion des Subarachnoidalraums in Höhe der lumbalen Wirbelsäule.

- **Indikation**
- Liquorgewinnung für diagnostische Zwecke (Zellzahl, Tumorzellen, Keime, Blutung),
- Druckentlastung,
- Spinalanästhesie,
- Injektion von Medikamenten (Antibiotika, Zytostatika, Analgetika).

- **Punktionsstellen**
- Zwischen dem 3. und 4. bzw. dem 4. und 5. Lendenwirbel.

- **Richten**
- Sterile OP- und Einmalhandschuhe,
- Mundschutz, Kittel,
- Butterfly Nr. 25 (nur Frühgeborene und Neugeborene); LP-Kanülen, möglichst atraumatische Sprotte-Nadeln je nach Patient,
- evtl. z. B. *Microcath* als Steigleitung zur Messung des ICP,
- 5 sterile Kompressen,
- Hautdesinfektionsmittel,
- Liquorröhrchen (für das Labor),
- 1–2 sterile Röhrchen (für Bakteriologie und evtl. Virologie),
- breites Pflaster als Druckverband (Dachziegelverband),
- Laborzettel und Aufkleber,
- bei wachen Patienten evtl. Lokalanästhetikum, 2-ml-Spritze, 17er-Kanüle oder aber *Ernla-Pflaster* auftragen, ggf. Sedierung des Patienten.

- **Vorbereitung**
- Information des Patienten,
- bei geplanter LP Patient nüchtern lassen, ggf. Nahrung über eine liegende Magensonde abziehen,
- Beatmungsbeutel (muss an Sauerstoff angeschlossen sein) und Maske müssen bereitliegen,
- Spiegelung des Augenhintergrunds zum Ausschluss einer Stauungspapille,
- bei beatmeten Patienten muss das Tubuspflaster gut fixiert sein,
- EKG-, Atmungs- und S_aO_2-Überwachung,
- Lagerung des Patienten in sitzender oder liegender Position auf sauberer Unterlage (bei Intubierten wird die liegende Position bevorzugt),
- bei instabilen Patienten evtl. Beatmungsfrequenz und F_IO_2 erhöhen,
- gute Beobachtung.

- **Durchführung**
- Patient lagern, Kinn auf die Brust, Katzenbuckel (Dornfortsätze müssen auseinander treten),
- Punktionsstelle desinfizieren, dazu Einmalhandschuhe verwenden,
- evtl. Lokalanästhetikum injizieren,
- nochmalige Desinfektion,
- sterile OP-Handschuhe anziehen,
- Punktion des Lumbalkanals,
  - Entfernen des Mandrins, evtl. Messung des Hirndrucks,
- Röhrchen füllen (erst für Bakteriologie, dann für weitere Untersuchungen),
- Mandrin einführen und Ziehen der Punktionsnadel,
- Punktionsstelle mit steriler Kompresse abdecken, Druckverband anlegen.

- **Nachsorge**
- Patient flach lagern für 1–2 h, möglichst in Bauchlage,

Tab. 12.1 Normalwerte bei Erwachsenen	
Messgröße	Werte
RAP = Rechtsatrialer Druck	5 mmHg
RVP = Rechtsventrikulärer Druck	30/2 mmHg
PAP = Pulmonalarterieller Druck	30/10 mmHg
PCWP = Pulmonalkapillärer Verschlussdruck	5–15 mmHg
HMV = Herzminutenvolumen	4–8 l/min

- evtl. verstellte Beatmungsparameter zurückstellen,
- Kontrolle des Verbands auf Nachblutungen und Liquoraustritt, Entfernen des Verbands nach 24 h,
- auf Kopfschmerzen, Übelkeit und Erbrechen achten,
- auf Schmerzen an der Punktionsstelle und in den Beinen achten.

- **Komplikationen**
- Fehlpunktion mit Verletzung des Rückenmarks und der Gefäße,
- Einklemmen des Hirnstamms bei Hirndruck mit Atem- und Herzstillstand,
- Infektion.

12.8 Pulmonalarterienkatheter

Ein Pulmonalarterienkatheter (PA-Katheter) wird für diagnostische Zwecke z. B. bei angeborenen Herzfehlern und zur Überwachung des Herzkreislaufs und/oder der respiratorischen Funktion bei schweren Erkrankungen (z. B. Polytrauma, Herzinsuffizienz, kardiogener Schock, Sepsis, ARDS) bzw. zur Überwachung medikamentöser Therapie bei schwerster Herzinsuffizienz gelegt.

- **Messmöglichkeiten: Normalwerte (Tab. 12.1)**
- Pulmonalarteriendruck (PAP): Nachlast des rechten Ventrikels, Aussage über Widerstand in den Lungengefäßen und Funktion des linken Herzens (im Zusammenhang mit PCWP).
- Pulmonalkapillärer Verschlussdruck (PCWP; PC-Wedge-Pressure): er entspricht im Allgemeinen dem linken Vorhofdruck, Vorlast des linken Ventrikels, Aussage über Funktion des linken Herzens.
- Herzminutenvolumen = HZV/HMV, auch Cardiac Output (CO): Messung über die Thermodilutionsmethode und Berechnung in l/min über den angeschlossenen Computer; daraus lässt sich dann der Herzindex (CI) berechnen (Körperoberfläche : HMV).
- Gemischt-venöse Sauerstoffsättigung im Bereich der A. pulmonalis: gibt Auskunft über den O_2-Verbrauch im Körper durch Vergleich mit der arteriellen Sättigung.
- ZVD: Vorlast des rechten Ventrikels (▶ Abschn. 11.5).
- Die Werte erlauben Aussagen hinsichtlich:
  - Lungengefäßwiderstand,
  - Herzfunktion.

- **Aufbau des Katheters (Abb. 12.6)**
Der Katheter besteht aus 4 Schenkeln:
- Distales Lumen: mit endständiger Öffnung für Messung des PA-Druckes; es wird ein Druckmesssystem mit Spülung angeschlossen (NaCl 0,9 %ig mit Heparin); hierüber kann auch Blut zur Bestimmung der gemischt-venösen Sättigung entnommen werden.
- Proximales Lumen: mit 1–2 seitlichen Öffnungen in 30 cm Abstand von der Spitze (bei Erwachsenenkatheter) zur Messung des ZVD und zur Infusions- oder Medikamentenverabreichung.
- Lumen zur Füllung des Ballons: der Ballon befindet sich an der Katheterspitze und wird zur Messung des PCWP benötigt.

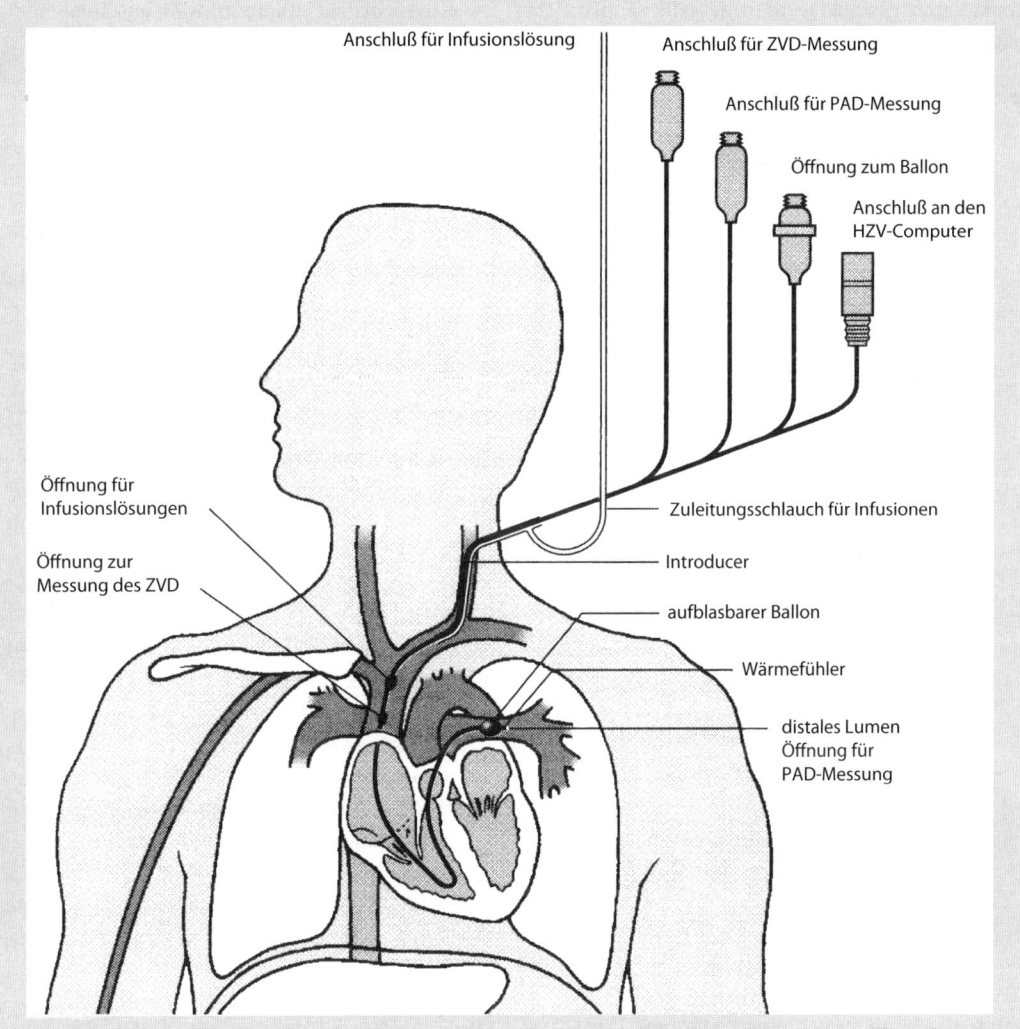

Abb. 12.6 Konstruktion und Lage des Pulmonalarterienkatheters. (Aus: Kretz FJ., Schaffer J., Eyrich K. (1996) Anästhesie, Intensivmedizin, Notfallmedizin, Schmerztherapie, 2. Aufl. Springer, Berlin Heidelberg New York Tokio)

- Lumen für Thermistorsonde: der Temperaturfühler zur Messung der Bluttemperatur, die zur Berechnung des HMV benötigt wird, liegt kurz vor der Katheterspitze; für die Berechnung muss die Sonde mit einem entsprechenden Computer verbunden werden.

- **Geeignete Zugangswege**
- V. jugularis interna,
- V. subclavia,
- V. basilicia,
- V. mediana cubitis,
- V. femoralis.

Bei den Armvenen kann die Katheterspitze ihre Lage evtl. bei Lageveränderung des Patienten bzw. Bewegen des Armes verändern.

Der Zugang sollte über eine möglichst großlumige Vene erfolgen, daher wird vor allem bei Neugeborenen und kleinen Säuglingen die V. femoralis bevorzugt. Durch Bewegen der Beine kann es zu einer Lageveränderung der Spitze kommen, daher muss darauf geachtet werden, dass die Kinder nicht strampeln.

- **Legen eines PA-Katheters**
- Überwachung (▶ Abschn. 12.3).
- Analgosedierung des Patienten.
- altersentsprechende Aufklärung des Patienten.
- Lagerung je nach Punktionsstelle (▶ Abschn. 12.3).
- Vorbereitung des Materials (▶ Abschn. 12.3); alle Lumen des Katheters sollten gefüllt bzw. angeschlossen sein; der Ballon muss getestet und anschließend wieder vollständig entleert werden.
- Bereithalten von Notfallmedikamenten (Lidocain, Suprarenin, Atropin) und des Defibrillators im Falle von Komplikationen.
- Legen des Katheters über *Seldinger*-Technik (▶ Abschn. 12.3).
- Das distale Ende sollte an ein Druckmesssystem angeschlossen und kalibriert sein (▶ Abschn. 11.4), um während des Kathetervorschubs die Druckkurve und das EKG beobachten zu können (gibt Aussage darüber, in welchem Abschnitt man sich befindet = typische Druckkurven).
- Befindet sich die Katheterspitze im rechten Vorhof, wird der Ballon mit 1 ml CO_2 bzw. physiologischer Lösung aufgeblasen; vorher muss sichergestellt sein, dass er luftleer ist (cave: Luftembolie beim Platzen des Ballon und bestehendem Rechts-links-Shunt); der Ballon dient als Schutz vor Verletzungen durch die Katheterspitze und bewirkt, dass der Katheter eingeschwemmt werden kann.
- Unter genauer Beobachtung des EKG und der Druckkurven wird der Katheter vorsichtig in den rechten Ventrikel und weiter in die A. pulmonalis (Hauptstamm bzw. Ast der A. pulmonalis) vorgeschoben bzw. mit dem Blutfluss eingeschwemmt, bis er die Wedge-Position erreicht (erkennbar an der typischen Kurve).
- Nach Ablesen des PCWP muss der Ballon sofort vollständig entlastet werden, um die Lungendurchblutung zu gewährleisten (Gefahr des Lungeninfarktes).
- Fixierung des Katheters und Röntgenkontrolle.
- An das distale Lumen Infusion anschließen bzw. ZVD-Messung (→ Nullpunkteichung).

- **Komplikationen**
- Herzrhythmusstörungen: supraventrikuläre Extrasystolen, ventrikuläre Extrasystolen, Kammerflimmern;
- Ballonruptur mit Luftembolie (gefährlich vor allem bei Rechts-links-Shunt, da Luft ins Gehirn gelangen kann → Hirninfarkt);
- Lungeninfarkt durch Wedge-Position des Ballons oder auch der Katheterspitze (bei entlastetem Ballon), daher muss sichergegangen werden, dass die Katheterspitze vor allem bei kleinen Kindern nicht zu tief liegt, ggf. Katheter zurückziehen;
- Schädigung des Herzklappenendokards durch den Ballon;
- Knotenbildung, Schlingenbildung des Katheters;
- Ruptur der A. pulmonalis (Symptome: Husten, Bluthusten, blutiges Absaugsekret tracheal) bei Messung des PCWP bzw. bei bestehenden Vorschäden wie pulmonale Hypertonie, Infektionen, Kathetersepsis;
- Thrombosen, Thromobophlebitiden durch Schädigung der Gefäßwand, Lungenembolie.

Wegen der Komplikationen sollte ein PA-Katheter möglichst nach 72 h entfernt werden.

- **Messung des HMV**

Über Indikatorverdünnungsmethode = Thermodilution.
- Injektion einer definierten Menge einer physiologischen Lösung, z. B. 5–10 ml NaCl 0,9 %ig/Glukose 5 %ig, mit einer bestimmten Temperatur von z. B. 10°C in den rechten Vorhof in möglichst kurzer Zeit (<5 s).
- Die kalte Flüssigkeit vermischt sich mit dem Blut und gelangt innerhalb einer bestimmten Zeit, je nach Herzfunktion und Lungenwiderstand, über den rechten Ventrikel in die A. pulmonalis.
- Der Temperaturfühler an der Katheterspitze misst kontinuierlich die Bluttemperatur und registriert die Veränderung; die Temperaturveränderung wird als Kurve dargestellt; an-

hand dieser Kurve kann der Computer das HMV errechnen und daraus weiter den Cardiac Index.

- **Pflege und Überwachung**
- Zimmeranwesenheit und kontinuierliche Überwachung der PA-Kurve (Gefahr, dass die Spitze oder der Ballon in Wedge-Position gerät),
- apparative Standardüberwachung (EKG, Respiration, S_aO_2, arterieller Blutdruck!, Temperatur),
- enge Alarmgrenzen, vor allem EKG und PA-Druck,
- Beobachtung der Punktionsstelle auf Entzündungszeichen,
- Umgang mit PA-Katheter nur unter sterilen Kautelen,
- Überwachung und Handhabung des Drucksystems (▸ Abschn. 11.4).

12.9 Intraossärer Zugang

Bei diesem Prinzip wird die Tibia mit einer nach *Dieckmann* modifizierten 16-G-Nadel (mit seitlichen Zusatzöffnungen) punktiert. Neuerdings gibt es auch eine spezielle »Schussvorrichtung«, bei der die Einschusstiefe eingestellt und die Punktion durch Betätigen des Nadelauslösers ausgelöst wird (z. B. *Bone Injektion gun* = B.I.G.).

Besteht eine vitale Indikation für einen venösen Zugangsweg, muss die intraossäre Injektion bzw. Infusion inzwischen als unverzichtbare Alternativtechnik in der Notfallmedizin angesehen werden, wenn periphere Venenpunktionsversuche gescheitert sind. Die intraossäre Kanüle gehört dementsprechend in jede Notfalltasche bzw. jeden Notfallkoffer und sollte auf der Station griffbereit im Reanimationswagen liegen.

Die intraossäre Punktion ist vor allem im Säuglings- und Kleinkindalter sinnvoll, da das Tibiamark noch Blut bildend und stark vaskularisierend ist, später setzt es sich dann vorwiegend aus schlecht resorbierendem Fettmark zusammen.

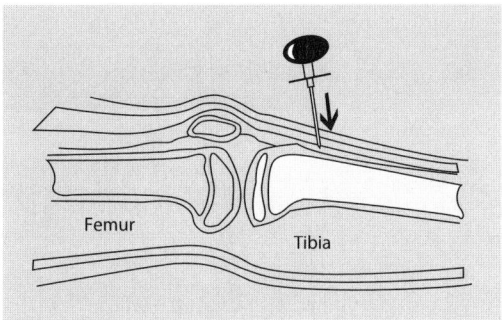

◘ **Abb. 12.7** Punktionsstelle für intraossäre Kanüle an der proximalen Tibia (aus der Gebrauchsanleitung zur intraossären Kanüle der Firma Cook)

> Der Zeitaufwand für die Durchführung liegt bei unter 1 min.

- **Punktionsstellen**
- Proximale mediale Tibia, eine patientenhand- bzw. 1- bis 2-fingerbreit unterhalb des Tibiakopfes (◘ Abb. 12.7),
- mediale Oberfläche der distalen Tibia, am breiten flachen Übergang des Tibiaschaftes zum Knöchel (◘ Abb. 12.8).

- **Kontraindikation**
- Hautinfektionen,
- Osteomyelitis,
- Septikämie,
- Knochenerkrankungen,
- ipsilaterale Tibiafraktur, Oberschenkelfraktur,
- Vorpunktionen.

- **Durchführung der Punktion**
- Unter sterilen Bedingungen (Hautdesinfektion, sterile Handschuhe, Lochtuch);
- ggf. mit Hautinzision;
- bei wachen oder bewusstseinsklaren Patienten unter Lokalanästhesie (einschließlich des Periostes);
- Stabilisierung der Extremität mit einer Schiene;
- Einstichwinkel ca. 80°, leicht nach kranial bzw. distal geneigt je nach Punktionsstelle, senkrecht zur Längsachse des Knochens;
- die Kanülenspitze muss vom Gelenkspalt und der Epiphysenplatte wegzeigen;

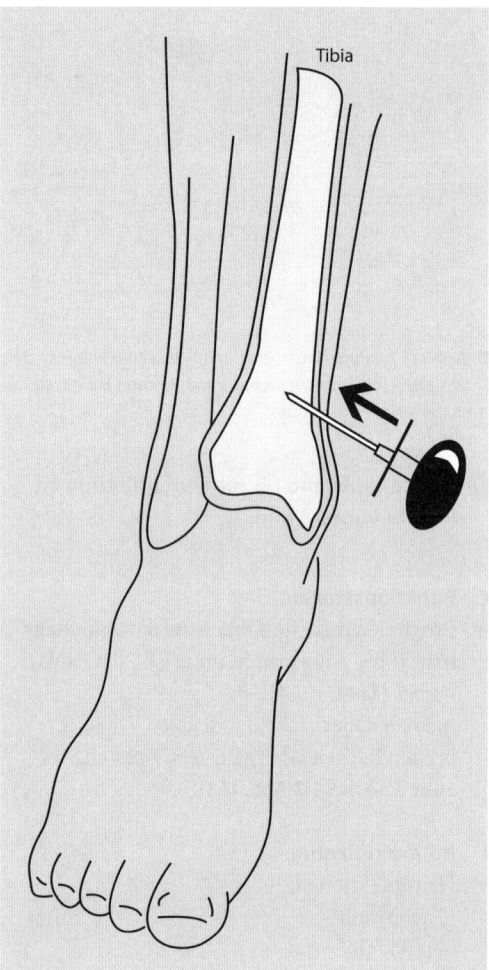

☐ **Abb. 12.8** Punktionsstelle für intraossäre Kanüle an der distalen Tibia (aus der Gebrauchsanleitung zur intraossären Kanüle der Firma Cook)

— Intraossärnadel im Pinzettengriff halten (bessere Führung, geringere Gefahr des Verbiegens und der Dislokation, Stopperfunktion durch Daumen und Zeigefinger);
— unter Dreh- und Schraubbewegungen (im Uhrzeigersinn) in den Knochen »einarbeiten«;
— nach 1–2 cm »Widerstandsverlust« und »Hineinfallen« ins Knochenmark;
— die Kanüle sollte ohne Stützung aufrecht im Knochen stehen;
— Überprüfen, ob sich die Kanülenspitze im Knochenmark befindet:
  — Aspiration von Knochenmark (dicke, serösblutige Flüssigkeit),
  — Testinjektion steriler Kochsalzlösung (muss leicht injizierbar sein, es darf keine Schwellung auftreten) und Aspiration von Knochenmark (Knochenmark lässt sich oft erst nach Anspülung mit einer Infusions- oder Kochsalzlösung aspirieren),
  — nach Aspiration von Knochenmark Kanüle wieder freispülen;
— ggf. sterile Umpolsterung der Nadel;
— Druckinfusion (bis zu 40 ml/min), Infusionsschlauch am Patienten fixieren, um Zug an der Kanüle zu vermeiden;
— Bein ruhig stellen.

- **Komplikationen**
— Schmerzen bei der Punktion, Aspiration und/oder Infusion,
— Fehllage (subkutan, intramuskulär, subperiostal),
— Gewebsnekrosen,
— Infektion (Osteomyelitis, Abszess etc.), bei kurzer Liegedauer unter 1 %,
— Verletzung der Epiphysenfuge,
— Fraktur,
— Fett- und Markembolie.

Diese möglichen Komplikationen der intraossären Punktion können bei einer entsprechenden Indikation vernachlässigt werden.

> **Die intraossäre Injektion ist eindeutig komplikationsärmer als der zentralvenöse Zugang!**

- **Pflege**
— Bein frei lagern, nicht mit einer Decke zudecken,
— regelmäßige Kontrolle der Fußpulse, z. B. Sättigungsabnehmer an den Zehen befestigen,
— alle i. v. verabreichbaren Substanzen wie Vasokonstriktoren, Analgetika, Narkotika, Infusionslösungen und Blutkomponenten sind intraossär (i. o.) applizierbar.

12.9 · Intraossärer Zugang

- **Entfernen der Kanüle**
- Durch leichtes Ziehen, mit schraubenden Bewegungen (gegen den Uhrzeigersinn) aus dem Knochen lösen,
- Einstichstelle mit sterilem Druckverband bedecken,
- Liegezeit so kurz wie möglich, meist nur bis ein zentraler Zugang gelegt wurde; die Kanüle sollte nicht länger als 24 h verbleiben,
- Pulse an der entsprechenden Extremität für 24 h weiter kontrollieren,
- auf Infektionszeichen wie Rötung, Schwellung und/oder Erwärmung achten.

Überprüfen Sie Ihr Wissen

Zu 12.1
- Nennen Sie Indikationen für einen NAK!
- Was muss bei der Pflege und Überwachung berücksichtigt werden?

Zu 12.2
- Nennen Sie Indikationen für einen NVK!

Zu 12.3
- Nennen Sie Indikationen für einen ZVK!
- Schildern Sie die besonderen Lagerungen beim Legen eines ZVK!
- Erklären Sie die *Seldinger*-Technik!
- Welche pflegerischen Maßnahmen sind bei einem ZVK zu beachten?

Zu 12.4
- Nennen Sie die Indikationen für eine Thoraxdrainage!
- Was ist ein Spontanpneumothorax, wie kann er konservativ behandelt werden?
- Was ist ein Spannungspneumothorax, wie äußert er sich?
- Wie kann ein Pneumothorax diagnostiziert werden?
- Schildern Sie das Legen einer Thoraxdrainage!
- Was muss bei der Überwachung und Pflege beachtet werden?

Zu 12.5
- Nennen Sie die Indikationen für eine externe Ventrikeldrainage!
- Was muss bei der Pflege und Überwachung beachtet werden?
- Was ist ein Rickham-Reservoir?

Zu 12.6
- Welche Punktionen werden unter dem Begriff Fontanellenpunktion zusammengefasst?

Zu 12.7
- Nennen Sie Indikationen für eine LP!

Zu 12.8
- Welche Messungen sind mit Hilfe eines PA-Katheters möglich?
- Erläutern Sie den Aufbau eines PA-Katheters!
- Nennen Sie die Komplikationen eines PA-Katheters!
- Wie wird das HMV gemessen?

Zu 12.9
- Wann und in welchem Alter ist das Legen einer intraossären Kanüle sinnvoll?

Diverse therapeutische und diagnostische Maßnahmen

13.1 Zytostatikatherapie – 276
13.1.1 Umgang mit Zytostatika – 276
13.1.2 Nebenwirkungen der Zytostatikatherapie und ihre Konsequenzen – 277

13.2 Transfusionen – 279

13.3 Austauschtransfusion – 284

13.4 Aufziehen von Infusionen unter dem Laminar Air Flow – 287

13.5 Extrakorporale Membranoxygenierung (ECMO) – 289

13.6 Inhalative Stickstoffmonoxydtherapie – 291

13.7 Schmerztherapie – 293

13.8 Bronchoskopie – 297

13.9 Transport großer Kinder – 300

13.1 Zytostatikatherapie

13.1.1 Umgang mit Zytostatika

Auch auf Intensivstationen ohne onkologische Abteilung kommen gelegentlich Behandlungen mit Zytostatika wie Cyclophosphamid (z. B. *Endoxan*) vor. Indikationen dazu können z. B. eine Glomerulonephritis, autoimmunhämolytische Anämien oder eine Hämosiderose sein. Aufgrund des seltenen Einsatzes von Zytostatika ist der Umgang mit diesen den meisten Pflegekräften nicht geläufig.

Für Zytostatika gelten besondere Regeln. Diese sollten in schriftlicher Form allen Mitarbeitern verfügbar sein, z. B. das Merkblatt der Berufsgenossenschaft für Gesundheitsdienst und Wohlfahrtspflege Nr. 620 *Sichere Handhabung von Zytostatika*.

Grundsätzlich ist Folgendes zu beachten:
- Zytostatika reizen direkt die Haut und die Schleimhäute,
- die Aerosole wirken reizend auf die Atemwege,
- Zytostatika haben mutagene, teratogene und karzinogene Wirkungen,
- Schwangere und Frauen, die eine baldige Schwangerschaft planen, sollten möglichst nicht mit Zytostatika in Kontakt kommen.

> Extrem wichtig ist es, sich mit dem jeweiligen Zytostatikum und dessen Nebenwirkungen vertraut zu machen, um entsprechende Beobachtungen einschätzen zu können und rechtzeitig zu reagieren.

- **Arbeitsplatz**
- Ruhige Umgebung,
- Luftaufwirbelungen vermeiden,
- Arbeitsfläche muss desinfiziert und mit saugfähiger Unterlage ausgestattet sein,
- da ein spezieller Laminar Air Flow (Sicherheitswerkbank Klasse 2 → erzeugt Unterdruck) meist nicht vorhanden ist, sollte man den üblichen Laminar Air Flow ohne eingeschaltetes Gebläse benutzen (das Gebläse erzeugt Überdruck).

- **Persönlicher Schutz**
- Latexhandschuhe, evtl. zwei Paar übereinander,
- Schutzkittel vorne geschlossen, langärmlig mit eng anliegenden Bündchen,
- Mundschutz,
- Schutzbrille.

- **Zubereitung/Aufbereitung**

Zytostatika sollten möglichst fertig zubereitet aus der Zentralapotheke bezogen werden. Ist dies nicht möglich, sollte folgendermaßen vorgegangen werden:
- Zytostatika sollen möglichst in geschlossenen Systemen gelöst bzw. gemischt werden.
- Durchstechampullen: Zum Aufziehen von Trockensubstanzen sollte eine spezielle Nadel genommen werden (Druckausgleichsfilternadel z. B. *Chemo-Mini-Spike*); beim herkömmlichen Aufziehen mit einer Kanüle entsteht ein hoher Druck, wodurch die Gefahr von Aerosolaustritt oder Spritzern besteht.
- Glasbrechampullen: Sie sind mit einem alkoholhaltigen oder sterilen Tupfer am Hals zu umfassen, so dass beim Öffnen die Aerosolbildung und die Verletzungsgefahr reduziert wird,
  - zum Aufziehen sind großvolumige Aufziehkanülen (Nr. 1, Nr. 2) zu verwenden, um einen hohen Druck zu vermeiden.
- Immer nur die genaue Menge Zytostatika aufziehen.
- Intravenöse Leitungen sollen keine separaten Luftfilter haben, es könnte Lösung heraustropfen.
- Orale Zytostatika sollten auch mit Handschuhen angefasst werden.

- **Kontamination**
- Persönliche:
  - Bei Kontakt mit Haut und Schleimhaut ist sofort mit reichlich Wasser zu spülen;
  - Augen müssen ebenfalls mit reichlich Wasser oder isotonischer Kochsalzlösung gespült werden, es ist ein Augenarzt aufzusuchen;
  - solche Vorfälle sind dem Betriebsarzt zu melden.

- Arbeitsplatz/Material:
  - Verschüttete Zytostatikalösungen müssen sofort entsorgt werden, dabei persönlichen Schutz beachten (s. o.);
  - Lösungen werden mit saugfähigen Einmaltüchern aufgefangen, danach wird die Fläche mit einer Desinfektionslösung gereinigt;
  - Schutzkittel/-wäsche wird wie Infektionswäsche behandelt.
- Verabreichung:
  - Beim Verabreichen immer Latexhandschuhe tragen, da ein Kontakt möglich ist z. B. durch das Abtropfen vom Schlauchsystem oder beim Entlüften der Leitung bzw. der Spritze.

- **Entsorgung**
- Materialien:
  - Sämtliche mit Zytostatika in Berührung gekommene Materialien (Tupfer, Leitungen, Einweghandschuhe etc.) sind in dicht abschließbaren, besonders gekennzeichneten Behältnissen zu sammeln und nach der hausinternen Vorschrift zu entsorgen (z. B. Sondermüll);
  - Kanülen sind ohne Aufsetzen der Schutzkappen in durchstichsichere Behältnisse zu werfen, Gleiches gilt für Glasampullen, Infusionssets usw.;
  - Zytostatikareste dürfen nicht in den Ausguss geleert werden.
- Patientenausscheidungen:
  - Zytostatika sind in den Ausscheidungen nachweisbar, die meisten werden über die Niere ausgeschieden;
  - beim Umgang mit Urin, Stuhl und Erbrochenem sind Handschuhe zu tragen (sollte im Allgemeinen sowieso Usus sein).
- Patientenwäsche/-müll:
  - Die Entsorgung erfolgt nach den Vorschriften der Krankenhaushygiene (z. B. Infektionsmüll/-wäsche);
  - diese Schutzmaßnahmen sind bis 24 h nach Therapieende durchzuführen.

13.1.2 Nebenwirkungen der Zytostatikatherapie und ihre Konsequenzen

Es werden hier nur die häufigsten Nebenwirkungen und ihre Konsequenzen für die Überwachung und Pflege aufgeführt.

- **Knochenmarkdepression**

Sie ist eine der häufigsten Nebenwirkungen, da Zytostatika nicht zwischen gesundem und Tumorgewebe unterscheiden können.

- **Infektanfälligkeit**

Durch die Knochenmarkdepression kommt es besonders zu einer Neutropenie, einer unzureichenden Antikörperbildung und einer Minderung der T-Zellen-Funktion; daraus ergibt sich eine Anfälligkeit vor allem auch gegenüber Infektionen, die bei Gesunden selten zu finden sind und bei Immunsuppression zu einem schweren Krankheitsverlauf führen können.

Häufige Infektionen sind z. B. Pneumonie durch Pneumocystis carinii, Toxoplasmose, Candida-Infektionen und Herpes-zoster-Infektionen.

- **Maßnahmen**
- Aseptisches Arbeiten ist Voraussetzung,
- optimale Körperhygiene (Eltern einweisen),
- regelmäßige Inspektionen der Haut und Schleimhaut,
- regelmäßige Temperaturkontrollen,
- regelmäßige Abstriche von Körperöffnungen, Urinstatus,
- besondere Aufmerksamkeit auch gegenüber kleinsten Infektionszeichen,
- bei Verdacht auf eine Infektion sofortige Antibiotikagabe nach Abnahme einer Blutkultur.

- **Blutungen**

Ursache ist meist eine Thrombozytopenie (<20.000/nl).

Symptome sind Petechien, Zahnfleischblutungen (meist nach dem Zähneputzen), Nasenbluten, kleine Hämatome.

Bei plötzlicher Verwirrtheit, Sehstörungen und Bewusstseinsänderungen muss an zerebrale Blutungen gedacht werden.

▪▪ Maßnahmen bei Thrombozytopenie
— Zähne nur mit einer sehr weichen Zahnbürste reinigen bzw. sogar nur Mundspülungen erlauben,
— keine i. m.-Injektionen und möglichst keine Punktionen (z. B. Venenpunktionen, Lumbalpunktion); Blutentnahmen und Medikamentengaben möglichst über einen zentralen Zugang, z. B. *Broviackatheter*, Port-Anlage,
— Herumtoben und Sport sind nicht erlaubt.

▪▪ Überwachung
— Körper regelmäßig auf Blutungszeichen untersuchen,
— Kontrolle von Urin und Stuhl auf Blutbeimengungen,
— regelmäßige Thrombozytenkontrolle (ggf. Gabe von Thrombozytenkonzentrat).

▪ Anämie
Sie ist eine Folge der Knochenmarkdepression bzw. von stärkeren Blutungen. Transfusionen sind notwendig bei großen Blutungen und schlechtem Allgemeinzustand.

▪ Stomatitis/Mukositis
Tritt meist 2–7 Tage nach Therapiebeginn auf; betroffen werden können Mund, Rachen, Ösophagus und der gesamte Gastrointestinaltrakt.
Symptome sind Halsschmerzen, Schluckbeschwerden, retrosternale Schmerzen und Juckreiz bis Brennen am Anus.

▪▪ Maßnahmen
Es ist nur eine Linderung möglich.
— Mundspülungen mit Desinfektionslösungen und Lokalanästhetika,
— weiche Nahrung anbieten bzw. Ernährung umstellen, auch kalte Getränke und Eis anbieten,
— ggf. großzügige Gabe von Analgetika,
— bei Nahrungsverweigerung Absetzen der oralen Nahrung und totalparenterale Ernährung.

▪ Übelkeit/Erbrechen
Diese Nebenwirkung tritt sehr häufig auf. Möglichst frühzeitige antiemetische Therapie, da gute Erfahrungen des Patienten entscheidend sind für die Akzeptanz weiterer zytostatischer Therapien.

▪▪ Maßnahmen
— Antiemetische Medikamente prophylaktisch verabreichen,
— nicht zum Trinken oder Essen zwingen, ggf. Flüssigkeitsersatz über Infusionen,
— regelmäßige Elektrolytkontrollen.

▪ Gewichtsverlust
Dazu kommt es meist durch die durch Übelkeit/Erbrechen und Mukositis verursachte Nahrungsverweigerung sowie Durchfall. Im Extremfall kann sich eine Kachexie entwickeln.

▪▪ Maßnahmen
— Regelmäßige Gewichtskontrollen,
— in den Therapiepausen darauf achten, dass ausreichend Nahrung aufgenommen wird; Nahrung evtl. kalorisch z. B. mit Öl oder Sahne anreichern,
— möglichst Wunschkost anbieten,
— bei Gewichtsabnahme von mehr als 10 % Legen einer Ernährungssonde (gastral oder duodenal) und Verabreichung hochkalorischer Sondenkost,
— ggf. hochkalorische parenterale Ernährung.

▪ Abdominelle Probleme
Sie können sehr vielseitig sein und hängen vom Zytostatikum ab.
— Pankreasfunktionsstörungen → regelmäßige Blutzucker- sowie Enzymkontrollen (Amylase, Lipase);
— Leberfunktionsstörungen: mit Hepatomegalie, Ikterus, Blutungen durch Thrombozytopenie, Aszites → Kontrolle der Leberwerte;
— Störungen im Bereich des Gastrointestinaltraktes:
  — Schleimhautläsionen, Gastritis, Ösophagitis durch häufiges Erbrechen und/oder Nahrungsverweigerung/-karenz → frühzeitige Prophylaxe durch Antazida;
  — Schleimhautläsionen und Infektionen im Bereich des Darms können zu Durchfällen und einer hämorrhagischen Enterokolitis führen → Abnahme von Stuhlkulturen, Stuhl auf Blutbeimengungen kontrollieren;
— Nierenfunktionsstörungen: viele Zytostatika sind nephrotoxisch → regelmäßige Kontrolle

der Nierenwerte (Harnstoff, Kreatinin, Harnsäure), Flüssigkeitsbilanzierung und Gewichtskontrollen, ggf. Gabe von Diuretika; manche Zytostatika erfordern zum Schutz der Niere eine Zusatztherapie, z. B. Alkalisierung des Urins, Mesnagaben;
- eine Flüssigkeitsretention kann auch Folge einer inadäquaten ADH-Sekretion sein → Kontrolle des spezifischen Gewichts des Urins, Elektrolytkontrollen (meist Hyponatriämie);
- hämorrhagische Zystitis.

- **Kardiale Probleme**
- Herzrhythmusstörungen während der Zytostatikagabe → Monitorüberwachung;
- gefürchtete Spätfolge ist z. B. eine Myokarddysfunktion mit schlechter Prognose, da sie resistent gegenüber einer konventionellen Digitalistherapie ist.

- **Neurologische Probleme**
- Periphere Neuropathie: Kribbeln in den Fingerspitzen und Zehen bis zum Verlust der Feinmotorik → regelmäßige Kontrolle der Reflexe;
- zentrale neurologische Komplikationen: Bewusstseinsveränderungen, Krampfanfälle, Hirnnervenausfälle bis hin zum Koma → Pupillenkontrolle und GCS (▶ Abschn. 5.1).

- **Gewebetoxizität**

Die i. v.-Gabe einiger Zytostatika kann zu Venenreizungen bis hin zur Phlebitis führen; bei paravenösen Infusionen können tiefe Nekrosen entstehen = regelmäßige Kontrollen der i. v.-Zugänge, evtl. Anlage eines ZVK oder Dauerkatheters, z. B. *Broviackatheter* bzw. Port-Anlage, vor allem bei längerer Zytostatikatherapie.

- **Supportive Therapie**
- Antiemetische Prophylaxe,
- Mukositis-Behandlung,
- bei Neutropenie → Gefahr vor granulozytenstimulierendem Faktor,
- Osteoporose-Therapie,
- Schmerztherapie nach WHO-Stufenschema,
- bei Anämie → Erythopoetingabe,

- Mangelernährung (s. Maßnahmen bei Gewichtsverlust),
- prophylaktische antiinfektive Therapie.

13.2 Transfusionen

Bei Bluttransfusionen werden Vollblut oder korpuskuläre bzw. flüssige Blutbestandteile von einem Spender auf einen Empfänger übertragen.

- **Blutbestandteile**
- - **Korpuskuläre**
- Erythrozytenkonzentrat: ist bei einer Temperatur von 4°C bis zu 42 Tage durch Zusatz eines ACD- oder CPD-Stabilisators (A = Zitronensäure, C = Natriumzitrat, D = Dextrose, P = Phosphatpuffer) lagerfähig; durch Waschen, Filterung oder Bestrahlung mit Kobalt können die Transfusionsreaktionen gemindert werden, da die Leukozytenzahl reduziert wird bzw. diese zerstört werden. Bei Neu- und Frühgeborenen sollte ausschließlich CMV-freies lysinarmes filtriertes und bestrahltes Blut transfundiert werden.
- Thrombozytenkonzentrat: für 250 ml werden ca. 5 Einzelblutspenden benötigt → gepooltes Konzentrat, es muss bei 22°C unter gleichmäßiger Bewegung gelagert werden und sollte sofort verabreicht werden, da die Aktivität der Thrombozyten schnell abnimmt; nach 24 h ist kaum noch eine Aktivität nachweisbar. Auch Thrombozytenkonzentrat wird gefiltert und ggf. bestrahlt und sollte CMV-frei sein.
- Leukozytenkonzentrat: wird sehr selten verabreicht, da die biologische Halbwertszeit nur 6 h beträgt und daher große Mengen benötigt werden.

- - **Flüssige**
- Fresh Frozen Plasma (FFP): ist tiefgefroren bei -38°C 1 Jahr haltbar, enthält Plasmaproteine und Gerinnungsfaktoren, sollte bei Neu- und Frühgeborenen CMV-frei sein.
- Humanalbumin (HA): dient dem Eiweißersatz, ggf. als Plasmaersatzmittel.

Tab. 13.1 FFP-Gaben

Patientenblutgruppe	Spenderplasma
0	0, A, B, AB
A	A, AB
B	B, AB
AB	AB

- Gerinnungsfaktoren: werden gezielt bei entsprechenden Mangelerscheinungen verabreicht.
- Immunglobuline: werden bei primären Immunmangelzuständen oder sekundärem Antikörpermangel verabreicht.

■ **Ziele**
- Aufrechterhaltung bzw. Wiederherstellung eines ausreichenden, zirkulierenden intravasalen Volumens,
- Normalisierung der Sauerstofftransportkapazität,
- Normalisierung des Gerinnungssystems,
- Verbesserung der immunologischen Abwehrfunktion.

Im Pädiatriebereich ist die Transfusion von Erythrozytenkonzentrat (EK), FFP, HA und Thrombozytenkonzentrat am häufigsten.

Um Fremdblut einzusparen, sollte bei Jugendlichen vor geplanten großen Operationen über Eigenblutspenden von FFP und EK nachgedacht werden. Während der Operation kann Blut aus dem Wundgebiet aufgefangen, gesammelt, gewaschen und anschließend retransfundiert werden = intraoperative Autotransfusion (IAT) (◘ Tab. 13.1).

■ **Thrombozytenkonzentrat**
■■ **Indikation**
- Fehlende oder mangelnde Gerinnung durch Thrombozytopenie:
  - <20.000/nl ohne Blutungszeichen,
  - <30.000/nl mit Blutungszeichen.

■■ **Ursachen**
- Starke Blutungen mit Thrombozytopenie,
- angeborene Thrombozytopenien/-pathien,
- primäre oder sekundäre Knochenmarksinsuffizienz,
- disseminierte intravasale Gerinnung z. B. im Rahmen einer Sepsis.

■ **Erythrozytenkonzentrat**
■■ **Indikation**
- Massive Blutungen,
- Hb- oder Hkt-Abfall,
  - ein Hb <7 g/dl gilt im Allgemeinen als unterer Grenzwert. Bei entsprechender Symptomatik, z. B. Sauerstoffbedarf, bei Früh- und Neugeborenen gehäufte Bradykardien und Sättigungsabfälle, muss früher transfundiert werden. Bei Früh- und Neugeborenen sowie bei schlechtem Immunstatus sollte möglichst bestrahltes EK verwendet werden.

■■ **Ursachen**
Pränatale Blutverluste
- Fetomaternale Transfusion:
  - kleine, transplazentare Blutübertritte ereignen sich bei ca. 50 % aller Schwangerschaften. Bei ca. 1 % übersteigt der Blutübertritt 40 ml und kann zu fetalen Anämien führen.
- Fetoplazentare Transfusion:
  - verursacht durch frühes Abnabeln besonders bei Frühgeborenen sowie Lagerung des Kindes nach der Geburt oberhalb des Niveaus der Mutter.
- Fetofetale Transfusion:
  - bei eineiigen Zwillingen können Blutverschiebungen von einem Feten zum anderen vorkommen.

Perinatale Blutverluste
- Blutungen aus Nabelschnur, Plazenta (Nabelschnurab-, -einriss, Placenta praevia),
- geburtstraumatische Blutungen (großes Kephalhämatom, intrakranielle Blutungen).

Postnatale Blutverluste
- Morbus haemorrhagicus neonatorum – hämolysebedingte Anämie z. B. bei Rh-Inkompatibilitäten,
- »iatrogene Anämisierung«, besonders bei kleinen Frühgeborenen im Rahmen von Diagnostik und Therapieüberwachung,

- akuter Blutverlust z. B. bei Dislokation venöser oder arterieller Katheter,
- chronischer Blutverlust z. B. durch Stressulkus, Darmblutungen bei nekrotisierender Enterokolitis oder Vitamin-K-Mangel,
- Blutverluste im Rahmen einer Operation,
- Blut- und Infektionskrankheiten wie Thalassämien, Agranulozytosen, Sepsis.

Blutbildungsstörungen
- Eisenmangel: prophylaktische Eisensubstitution bei Frühgeborenen mit leichter Anämie ab der 2.–4. Lebenswoche, wenn keine Transfusion vorausgegangen ist,
- Erythropoetinmangel: evtl. Erythropoetingaben i. m.,
- primäre oder sekundäre Knochenmarkinsuffizienz.

- **Verträglichkeitstest (vorher zu testen)**

Insgesamt sind ca. 20 Blutgruppensysteme von klinischer Bedeutung.
- Bestimmung der Blutgruppe (AB0-System).
- Bestimmung des Rhesusfaktors (Merkmal D).
- Bestimmung weiterer Blutgruppenantigene wie Kell-, Duffy-, Lewis, MNS-Faktor.
- Antikörpersuchtest (AKS): Serum wird auf irreguläre blutgruppenspezifische Antikörper untersucht. Der AKS hat nur eine Gültigkeit von 4 Wochen, da nach entsprechender Exposition im Rahmen von Transfusionen sich jederzeit neue Antikörper bilden können.
- Kreuzprobe: Sie ist die eigentliche Verträglichkeitsprüfung, eine Probetransfusion im Reagenzglas. Es soll festgestellt werden, ob Antikörper des Empfängers mit Antigenen des Spenders bzw. auch umgekehrt zu einer Agglutination oder Hämolyse führen. Die Kreuzprobe hat eine Gültigkeit von 72 h und muss für jede einzelne Transfusion durchgeführt werden.
    - Die Kreuzprobe ist von der Deutschen Gesellschaft für Bluttransfusionen zwingend vorgeschrieben. Sie dauert mindestens 30–45 min.
    - In Notfallsituationen z. B. massive Blutung kann EK auch ungekreuzt und nicht blutgruppengleich transfundiert werden. Blut der Gruppe 0 und Rh negativ gilt als Universalspenderblut und kann jedem verabreicht werden. Patienten mit der Blutgruppe AB kann auch Blut der Gruppe A oder Gruppe B gegeben werden.
    - Beim FFP dagegen ist Plasma der Gruppe AB als Universalplasma in Notfällen geeignet.
- Bedside-Karte: Unmittelbar vor der Transfusion wird erneut ein AB0- und Rh-Identitätstest mit einer Testkarte durchgeführt. Patienten- und Konservenblut müssen blutgruppengleich sein. Hierdurch sollen Verwechslungen der Konserve verhindert werden.
- Dieser Test muss bei jeder erneuten Transfusion, auch der gleichen Konserve, wiederholt werden.

- **Transfusionsvorbereitung**
- Zunächst Entnahme von 5 ml (je nach Blutbank evtl. auch weniger) nicht hämolytischen Patientenblutes für oben aufgeführte serologische Untersuchungen.
- Sorgfältige Beschriftung des Proberöhrchens; muss sofort von der blutabnehmenden Person beschriftet und unterschrieben werden (Name, Vorname, Geburtsdatum des Patienten und Ausfüllen des Blutanforderungsscheines).
- Wenn wiederholte Bluttransfusionen voraussehbar sind, sollten bei Früh- und Neugeborenen Babykonserven mit mehreren Einheiten (Satellitenbeutel) angefordert werden, um dadurch die Zahl der Spender pro Patient gering zu halten.
- Einwilligung der Eltern muss nach entsprechender Risikoaufklärung vorhanden sein.
- Der Konserventransport erfolgt in Kühlboxen, Konservenbegleitscheine müssen sicher an den Konserven befestigt sein, große Erschütterungen sind zu vermeiden.
- Konservenbegleitschein mit der Konserve vergleichen: Konservennummern, Angaben zum Inhalt (EK, Thrombozytenkonzentrat, FFP), Blutgruppe, Menge; in das Transfusionsbuch eintragen.
- Auf dem Konservenbegleitschein Name, Vorname und Geburtsdatum des Patienten kontrollieren.

- EK-Konserven können in einem schüttelfreien Kühlschrank, ohne die Kühlkette zu unterbrechen, bei 3–7°C gelagert werden. Nicht benötigtes Blut wird der Blutbank vor Ablauf des Verfallsdatums, ebenfalls ohne die Kühlkette zu unterbrechen, zurückgeschickt.
- Thrombozytenkonzentrat darf nicht im Blutkühlschrank zwischengelagert werden, sondern sollte sofort transfundiert werden.

- **Durchführung der Transfusion**
- Falls nicht vorhanden, Anlegen eines venösen Zugangs.
- Arzt und Pflegekraft vergleichen sorgfältig die Daten auf dem Konservenbegleitschreiben und dem Etikett der Konserve, auf Verfallsdatum achten, Gültigkeit der Kreuzprobe, außerdem die Identität des Empfängers überprüfen.
- Beurteilung der Konserve: Aussehen, Farbe, Beschädigung, Verklumpungen.
- Aufziehen des Blutes: je nach Bedarf steriles Anstechen der Konserve mit einem Transfusionsbesteck (Filter von 200 µ, ggf. mit speziellem Mikrofilter von 40 µ bei Massentransfusionen) oder steriles Aufziehen geringer Mengen Blut in eine Perfusorspritze über spezielle Filter, ggf. ebenfalls mit speziellem Mikrofilter. Perfusorspritzen müssen direkt und deutlich mit dem Patientennamen, der Chargennummer und Blutgruppe beschriftet werden, um Verwechslungen zu vermeiden.
    - Thrombozytenkonzentrat muss (!) über einen 200-µ-Filter aufgezogen werden, da es sonst zu einer Adhäsion der Thrombozyten in dem Filter kommt.
    - Zum Anstechen der Konserve wird die Folienkappe geöffnet und desinfiziert. Über die Öffnung wird das Transfusionsbesteck eingeführt. Die Konserve dann flach hinlegen und das Transfusionsbesteck mit geöffneter Rollerklemme schräg nach oben halten, so dass die Tropfkammer auf dem Kopf steht. Durch vorsichtigen Druck auf die Konserve die Tropfkammer füllen, bis der Filter benetzt ist, dann Transfusionsbeutel aufhangen und System langsam luftleer füllen. Soll das Blut in eine Perfusorspritze aufgezogen werden, wird der Filter ebenfalls schräg nach oben gehalten und durch Druck auf die Konserve vollständig gefüllt, dann kann die Perfusorspritze angeschlossen und das Blut *langsam* aufgezogen werden, so dass die Erythrozyten nicht beschädigt werden.
- Nach Absprache mit dem Arzt kann auch eine Pflegekraft das Blut aufziehen und anhängen, wenn sie entsprechend eingewiesen und ausgebildet ist. Meist gibt es dazu Dienstanweisungen des Krankenhauses, die beachtet werden müssen.
- Zum Eigenschutz sollten bei der Handhabung von Blutkonserven immer Handschuhe getragen werden.
- Durchführung des Bedside-Tests durch den Arzt mit wenigen Tropfen Blut aus der Konserve und des Patienten.
- Entnommenes Blut über ca. 30 min auf Zimmertemperatur erwärmen, evtl. Verabreichung über einen Blutwärmer.
- Der Arzt muss Blutart, Konservennummer, Menge und Laufgeschwindigkeit schriftlich anordnen.
- Ausgangsblutdruck und Herzfrequenz notieren.
- Ist der Bedside-Test in Ordnung, kann das Blut durch den Arzt oder eine Pflegekraft angeschlossen werden. Der Arzt muss auf jeden Fall in den ersten 10–15 min anwesend sein und trägt die Gesamtverantwortung.
- Bei Kindern muss langsam transfundiert werden, evtl. in mehrere Portionen. Transfusionsgeschwindigkeit anfangs langsamer, kann dann gesteigert werden. Die Transfusion sollte aber innerhalb von 6 h erfolgen. FFP und Thrombozytenkonzentrat sollten möglichst innerhalb von 2 h transfundiert werden.
- Angestochene EK-Konserven, die kontinuierlich in einem schüttelfreien Kühlschrank aufbewahrt werden, können bis zu 24 h für Nachtransfusionen genutzt werden.
- Das Blut sollte, wenn möglich, getrennt von anderen Infusionen laufen, dies gilt besonders für Glukoselösungen → Hämolysegefahr.
- In die Konserve dürfen keine Medikamente injiziert werden.

- In den ersten 10–30 min der Transfusion ist besondere Vorsicht geboten.

- **Apparative Überwachung**
- Anfänglich sehr engmaschige d. h. viertelstündliche Überwachung der Herzfrequenz, des Blutdruckes, der Atmung, wenn möglich des zentralen Venendruckes, bei sehr kleinen Kindern auch der Körpertemperatur.
- Die Überwachung kann nach den ersten 30 min »gestreckt« werden, wenn die Transfusion augenscheinlich vertragen wird.

- **Klinische Überwachung**
- Aussehen, Schwitzen, Schüttelfrost, Unruhe, Schmerzen, Erbrechen, Atmung, Bewusstsein und Urinausscheidung (Menge, auf Blutbeimengungen achten = Zeichen einer Hämolyse).
- Überwachung der Punktionsstelle, der Laufgeschwindigkeit und des Aussehens des Blutes (Koagelbildung, Hämolyse).
- Blutart, Blutgruppe, Chargennummer der Konserve, Menge, Beginn und Ende der Transfusion sowie Besonderheiten im Verlauf werden dokumentiert.
- Eintragen der verabreichten Konserve ins Chargenbuch: Blutart, Chargennummer, Patientendaten, Menge, Datum.
- Der Transfusionsbeutel und die evtl. benutzten Perfusorspritzen sollten 24 h im Kühlschrank aufbewahrt werden für eventuelle serologische Nachuntersuchungen bei Komplikationen.

- **Komplikationen**

Folgende Komplikationen können auftreten:

- **Hämolytischer Transfusionszwischenfall**

Bei Blutgruppen- oder Rh-Inkompatibilität: meist menschlicher Fehler. Die Sterblichkeit liegt bei 20–60 %. Bereits geringe Mengen können ausreichen, um eine schwere hämolytische Reaktion hervorzurufen.

- **Symptome**
- Schüttelfrost,
- Rötung des Gesichts,
- Kreuz- und Brustschmerzen,
- Übelkeit und Erbrechen,
- Tachypnoe und Tachykardie,
- Blutdruckabfall,
- Hämoglobinurie,
- diffuse Blutungen (z. B. im OP-Gebiet).

Folgen
- Nierenversagen,
- Gerinnungsstörungen.

Therapie
- Transfusion sofort abbrechen, venösen Zugang belassen,
- weiterhin sehr engmaschige Blutdruck- und Herzfrequenzkontrollen,
- bei Bedarf Sauerstoffgabe oder sogar Beatmung,
- Flüssigkeitsbilanzierung (Ein- und Ausfuhr),
- Hämoglobinkonzentration im Urin bestimmen,
- je nach ärztlicher Anordnung Kortison, Katecholamine, Volumen, Elektrolytlösung, Mannit oder Furosemid aufziehen und injizieren,
- in schweren Fällen wird eine Austauschtransfusion empfohlen.

- **Fieber**

Durch Pyrogene = fiebererzeugende Stoffe von abgestorbenen Bakterien.

Symptome
- Gerötetes Gesicht,
- Kopfschmerzen,
- Temperaturanstieg.

Therapie
- Fiebersenkung.

- **Metabolische Störungen**
- Hypokalzämie: Das Zitrat in der Konserve bindet das Kalzium. Es kommt zum Mangel an ionisiertem Kalzium.
  - Symptome: Hypotonie, erhöhter ZVD, QT-Intervall im EKG verlängert.
  - Therapie: bei Blutaustausch oder Massivtransfusionen Substitution von 2–3 ml Kalzium/100 ml Zitratblut.
- Hyperkaliämie: Während der Konservenlagerung tritt Kalium aus den Erythrozyten aus und Natrium strömt in die Zelle hinein.

Je älter die Konserve ist, desto höher kann der Kaliumwert in der Konserve sein. Der Natriumeinstrom in die Erythrozyten führt zusätzlich zu einer osmotischen Resistenz und somit zu einer Hämolyse. Bei Neugeborenen und bestehender Hyperkaliämie dürfen nur frische Konserven verwendet werden.

■■ **Bakterielle Reaktionen**
Durch Verunreinigung der Konserve mit Bakterien.

Symptome
- Schüttelfrost,
- Fieber,
- Bauchschmerzen,
- Blutdruckabfall,
- evtl. Verbrauchskoagulopathie.

Therapie
- Breitbandantibiotika.

■■ **Allergische Reaktionen**
Allergie gegen transfundiertes Eiweiß.

Symptome
- Hautrötung, Urtikaria,
- Schüttelfrost,
- Fieber.

■■ **Übertransfusion**
Kreislaufüberlastung mit Linksherzinsuffizienz und Lungenödem.

■■ **Infektionen**
Hepatitis B, Hepatitis C, HIV, Zytomegalie, Lues, Malaria, Entero- und Herpesviren.

■■ **Weitere seltene Komplikationen**
- Posttransfusielle Purpura,
- transfusionsinduzierte akute Lungeninsuffizienz durch granulozytenspezifische AK des Spenders,
- anaphylaktische Reaktionen bei Patienten mit angeborenem IgA-Mangel,
- Graft-versus-Host-Reaktion bei immunsupprimierten Patienten nach Übertragung proliferationsfähiger Lymphozyten.

13.3 Austauschtransfusion

- **Prinzip**

Schrittweiser Ersatz des Patientenblutes durch Spenderblut. Am häufigsten findet die Austauschtransfusion Anwendung im Neugeborenenalter als Therapie des Morbus haemolyticus neonatorum, sie wird jedoch auch bei Erwachsenen zur Behandlung von schweren Transfusionszwischenfällen, Urämie, schweren Verletzungen, Verbrennungen und Vergiftungen eingesetzt. Bei Austausch des 2- bis 3fachen Volumens wird eine Erneuerung von 50–90 % erreicht.

Physiologisches Blutvolumen: 80 ml/kg KG.

Wenn möglich, Austauschtransfusion erst jenseits der 6. Lebensstunde wegen der besseren Verträglichkeit (kardiorespiratorische Adaption) durchführen.

- **Indikationen**
- Blutgruppeninkompatibilität: Gefahr einer Hyperbilirubinämie und der Anämisierung durch eine Hämolyse aufgrund mütterlicher Antikörper → Entfernung mütterlicher Antikörper und Ersatz der geschädigten Erythrozyten;
- Hyperbilirubinämie verschiedener Ursachen (Hämoglobinopathien, Enzymdefekte, Infektionen): Gefahr des Kernikterus in Abhängigkeit von der indirekten Bilirubinkonzentration bei Werten über 425 µmol/l = 25 mg/dl → Senkung des Bilirubins;
- protrahierter septischer Schock → Entfernung der Toxine;
- Verbrennung, Vergiftung → Entfernung von Toxinen.

- **Frühaustausch bei schweren Formen**
- Nabelschnurbilirubin: >100 µmol/l = 6 mg/dl;
- Nabelschnurhämoglobin: <12 g/l, Hämatokrit <35 %;
- postnataler Bilirubinanstieg >0,5 mg/dl/h über 6 h; Serumbilirubin >250 µmol/l = 15 mg/dl in den ersten 48 Lebensstunden.

- **Vorbereitung**

Die Vorbereitung sollte zügig, der Blutaustausch selbst in Ruhe durchgeführt werden.

Tab. 13.2 Blutgruppe des Austauschblutes bei AB0-Erythroblastose

Blutgruppe der Mutter	Blutgruppe des Kindes	Austauschblut
0	A	A_2 oder 0 anti-A-lysinarm
0	B	0 anti-B-lysinarm
A	B	0 anti-B-lysinarm
A	AB	0 anti-AB-lysinarm
B	A	A_2 oder 0 anti-A-lysinarm
B	AB	0 anti-AB-lysinarm

- Diagnostik beim Kind:
  - Bilirubin gesamt und direkt, venöser Hkt, Blutgruppe, Rh-Faktor, direkter Coombs-Test (Antikörpersuche), Kreuzblut, Elektrolyte, Blutbild (mit Ausstrich), Gesamteiweiß, Gerinnung, BZ, BGA, TSH, HIV-Serologie, ggf. Röntgen. Wenn möglich Blutgruppe und indirekten Coombs bei der Mutter mitbestimmen lassen.
- Austauschblut bestellen:
  - ein in der Blutbank hergestelltes Gemisch aus Erythrozytenkonzentrat und Plasma,
  - bei einer Rh-Erythroblastose: AB0-blutgruppengleiches Blut, Rhesus negativ (im Notfall: 0 Rh neg. Erythrozyten in AB-Plasma),
  - bei einer AB0-Erythroblastose: ◘ Tab. 13.2.

Das Blut sollte nicht älter als 72 h sein. Die Kreuzprobe (▶ Abschn. 13.2) wird sofort nach Eintreffen des Blutes durchgeführt.

- **Vorbereitung des Patienten**
- Patienten evtl. auf eine offene Einheit umlagern,
- Patienten nüchtern lassen, evtl. Magensonde offen ablaufend,
- Patientenzimmer aufheizen,
- für optimale Lichtverhältnisse sorgen,
- vor Austauschbeginn Sedierung des Kindes mit Midazolam i. v.,
- Überwachung: EKG-Monitor, Blutdruck (Intervalle sehr eng einstellen), rektale Temperatursonde, Sauerstoffsättigung,
- Lagerung in Rückenlage und Fixierung des Patienten (Arme und Beine),
- Urinbeutel kleben (auch für spätere Bilanzierung),
- für NVK und/oder für NAK (▶ Abschn. 12.1 und 12.2) richten,
- für zentrale Venendruckmessung richten (▶ Abschn. 11.5),
- bereitstellen: Wärmelampe falls nicht am Bett vorhanden, Blutwärmgerät, Austauschsystem, Wecker, Austauschprotokoll.

- **Austausch**
- Austauschweg:
  - 1 Katheter: über einen nicht zentral liegenden NVK, er sollte vor der Leber positioniert sein; ggf. großlumiger peripherer Zugang;
  - 2 Katheter: einen NVK und einen NAK; diese Version ist kreislaufschonender;
  - bei größeren Kindern: über großlumigen ZVK oder peripheren Zugang; ggf. über arteriellen Zugang und ZVK.

In unserem Krankenhaus wird eine Einmal-Austauschtransfusionsgarnitur mit geschlossenem System verwendet.

- **Inhalt der Austauschtransfusionsgarnitur**
- Kontrastgebende Katheter (zwei verschiedene Größen),
- zwei 20-ml-Spritzen, eine 10-ml-Spritze,
- eine Punktionsnadel (G 25),
- 2 Gazekissen 50 × 50,
- sterile Handschuhe,
- Transfusionsbesteck mit 4-Wege-Hahn und Latexzwischenstück für zusätzliche Injek-

tionen, Blutauffangbeutel, Verlängerungsschlauch, Maßstab für Venendruckmessung, Schlitztuch.

- **Montage und Handling**
- An den 4-Wege-Hahn wird eine 20-ml-Spritze, die Blutkonserve, der Blutauffangbeutel und der zentrale Katheter angeschlossen, so dass ein geschlossenes System entsteht.
- Über die Spritze wird dem Patienten Blut entnommen und über den 4-Wege-Hahn direkt in den Blutauffangbeutel gegeben. Danach wird mittels des 4-Wege-Hahns über dieselbe Spritze Blut aus der Konserve entnommen und direkt dem Patienten injiziert.
- Austauschvolumen: 2- bis 3faches kindliches Blutvolumen (= 180–250 ml/kg KG).
- Austauscheinzelportionen:
  - Neugeborene >2500 g: 20 ml,
  - Frühgeborene 1500–2500 g: 10 ml,
  - Frühgeborene <1500 g: 5 ml.
- Austauschgeschwindigkeit: 125 ml/kg/h = 2 ml/kg/min;
  - eine langsame Austauschgeschwindigkeit verringert die Kreislaufbelastung, erhöht die Elimination von Bilirubin und vermindert die Nebenwirkungen des CPD-Stabilisators (Stabilisator zur Konservierung der Erythrozyten);
  - die Dauer darf 2–3 h nicht unterschreiten.
- Diagnostik aus der ersten Ausfuhr:
  - Bilirubin, Elektrolyte, CRP, Gesamteiweiß, Differentialblutbild;
  - Serologien: Toxoplasmose, Röteln, Zytomegalie;
  - 10 ml Heparinblut für spätere Untersuchungen aufheben.
- Konserven alle 5 min wenden (Wecker zu Hilfe nehmen) → Sedimentationsgefahr!
- Kalziumgabe bei Zitratkonserven, da sich Zitrat mit Kalzium verbindet und somit zu einer Hypokalzämie führt;
  - 2 ml Kalziumglukonat 10 % pro 100 ml Austauschblut;
  - bei Hypokalzämiesymptomen vorübergehend weitere Gaben von Kalzium.

- Untersuchung bei Austauschende (letzte Ausfuhr): Bilirubin, Hkt, Elektrolyte, BZ, neues Kreuzblut entnehmen.
- Da die Wirkspiegel lebensnotwendiger Medikamente durch den Blutaustausch absinken, ist ggf. eine zusätzliche Dosis oder ein Überprüfen des Medikamentenspiegels nach Austauschende erforderlich.
- Der Austausch wird von einem Arzt durchgeführt und von einer Pflegeperson begleitet;
  - der Arzt ist für die Aus- und Einfuhr verantwortlich, die Pflegeperson für die sofortige und genaue Dokumentation,
  - um Fehler zu vermeiden, wird jede einzelne Portion sofort im Austauschprotokoll notiert.
- Angebrochene Konserven 24 h aufbewahren für evtl. Nachuntersuchungen bei Transfusionszwischenfällen.

- **Komplikationen einer Austauschtransfusion**
- ■ ■ **Vaskulär**
- Thrombosen bzw. Embolien (Luft, Blutgerinnsel),
- Pfortaderstenose,
- hämorrhagische Infarzierung des Kolons,
- nekrotisierende Enterokolitis,
- Myokardinfarkt.

- ■ ■ **Kardial**
- Arrhythmien, Asystolie,
- Hypervolämie (Anämie, kardiale und pulmonale Belastung).

- ■ ■ **Biochemisch**
- Durch Zitratblut:
  - Hypokalzämie,
  - Azidose,
  - Hypochlorämie,
  - Hypomagnesiämie,
  - Hyperkaliämie,
  - Hypoglykämie,
  - erhöhte Sauerstoffabgabe im Gewebe;
- durch Heparinblut:
  - Hypoglykämie,
  - Vermehrung freier Fettsäuren.

■■ Gerinnungsphysiologisch
- Thrombozytopenie,
- Heparinüberdosierung.

■■ Infektiös
- Lues,
- Zytomegalie,
- Hepatitis,
- HIV.

■■ Sonstige
- Perforation der Nabelvene,
- mechanische Schädigung der Erythrozyten,
- Hypothermie,
- Blutdruckschwankungen,
- Lungenödem (bei zu raschem Austausch).

Die Mortalität bei einer Austauschtransfusion liegt bei ca. 1 %.

● Hämodilution
Austauschtransfusion mit dem Ziel der Blutverdünnung bei Polyglobulie. Eine Hämodilution wird bei einem Hkt >70 % durchgeführt, wenn keine Symptomatik vorhanden ist bzw. bei einem Hkt >65 % bei vorhandener Symptomatik.

Entnommenes Blut wird mit einer kristallinen Lösung, z. B. Ringer-Lösung ersetzt. Je nach zu ersetzender Menge wird die Hämodilution wie eine Austauschtransfusion durchgeführt, bei geringeren Mengen wird das langsam entnommene Blut über eine parallel laufende Infusion ersetzt.

■■ Ursachen einer Polyglobulie
- Chronischer intrauteriner Sauerstoffmangel, z. B. bei EPH-Gestose der Mutter, Nikotinabusus,
- fetofetale Transfusion bei Zwillingen,
- Übergang plazentaren Blutes auf das Kind bei später Abnabelung in Tieflage,
- Begleiterscheinung bei angeborenen Erkrankungen: Herzfehler, Down-Syndrom, Beckwith-Wiedemann-Syndrom,
- typisch bei Kindern diabetischer Mütter.

■■ Symptome
- Rosiges livides Aussehen,
- Belastungszyanose,

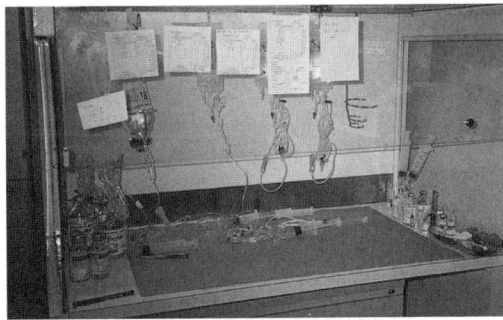

● Abb. 13.1 Laminar Air Flow

- Zittrigkeit,
- Tachypnoe,
- Tachykardie,
- Laborparameter: Hypoglykämie, Hypokalzämie, Hyperbilirubinämie, Thrombozytopenie.

■■ Komplikationen durch Mikrothromben
- PPHN,
- nekrotisierende Enterokolitis,
- Nierenversagen,
- Verbrauchskoagulopathie,
- Krampfanfälle.

13.4 Aufziehen von Infusionen unter dem Laminar Air Flow

Auf einer Intensivstation sollten Infusionen unter möglichst aseptischen Bedingungen, d. h. unter einer Laminar-Air-Flow-Einheit (LAF) gerichtet und aufgezogen werden (● Abb. 13.1), um die Patienten vor Infektionen zu schützen, zumal sie häufig zentrale Katheter haben.

Der LAF sollte in einem separaten Raum stehen, in dem nur saubere Materialien gelagert werden. Während des Richtens und Aufziehens der Infusionen sollten Türen und Fenster geschlossen sein, andere Arbeiten im Raum sind zu unterlassen, um Luftströmungen zu vermeiden.

● Arbeitsweise des LAF
Zimmerluft wird über ein Filtersystem angezogen und von Partikeln gereinigt. Diese gereinigte keimarme Luft wird möglichst wirbelfrei in den Arbeitsbereich geleitet. Dadurch entsteht in die-

sem Bereich ein leichter Überdruck und ungereinigte Zimmerluft kann nicht eindringen. Der LAF muss ca. 10–15 min laufen, bis die Luft im Arbeitsbereich ausgetauscht ist. Der Filter muss nach einer bestimmten Anzahl von Betriebsstunden gewechselt werden, außerdem ist regelmäßig eine Wartung notwendig.

Infusionen dürfen nur auf ärztliche Anordnung gegeben werden. Das Herstellen von Mischinfusionen, wie es gerade im Pädiatriebereich üblich ist, ist eine Arzneimittelherstellung und müsste eigentlich durch einen Apotheker erfolgen. Einige Kliniken haben eine eigene Hausapotheke, in der die Herstellung zentral erfolgt. In den übrigen Kliniken ist dies eine Aufgabe, die vom Pflegepersonal übernommen wird, was jedoch rechtlich nicht abgesichert ist.

Das Aufziehen der Infusionen darf nur von geübtem Personal ausgeführt werden, da es hygienisch einwandfrei erfolgen muss und einer großen Konzentration bedarf, um keine Fehler zu machen. Die Lösungen, Zusätze und Medikamente, bei Verdünnungen die Trägersubstanz und das Lösungsverhältnis sowie sonstige Besonderheiten muss die Pflegekraft kennen. Am LAF sollten entsprechende Arbeitsanweisungen bzw. Standards aushängen.

▪ Vorbereitung des Flows
- Infusionspläne sichtbar ankleben.
- Lüftung des Flows anstellen, Vorlaufzeit beachten.
- Arbeitsfläche, Seitenwände, Rückwand, Schiene, Flaschenhalterungen und Innenseite der herunterklappbaren Scheibe mit einem Flächendesinfektionsmittel und frischen Lappen abwischen, bei Bedarf auch eine mechanische oder elektronische Aufzichhilfe; Einwirkzeit beachten.
- Alle benötigten Materialien bereitlegen: z. B. Infusionsflaschen, Ampullen, Beutel, Aufziehsysteme, Verbindungssysteme, Perfusorleitungen, Infusomatsysteme, Perfusorspritzen, 3-Wege-Hähne, 0,2-μ-Filter (kombinierter Bakterien-, Partikel- und Luftfilter), evtl. Anstechdorne, Spritzen, Kanülen, wasserfester Stift.
- Bei den Ampullen und Infusionsflaschen auf Verfärbungen, Trübungen und Ausflockungen achten, bei allen Materialien auf Beschädigungen und das Verfallsdatum.
- Sterile Nierenschale mit sterilem Desinfektionsmittel getränkten Kompressen.
- Mundschutz, bei langen Haaren Haube aufsetzen.
- Alle Flaschen, Ampullen und den *wasserfesten Stift* mit Desinfektionsmittel gründlich abwischen und unter den Flow stellen (nie auf das sterile grüne Tuch!), Einwirkzeit beachten, bei den Flaschen die Plastikkappen entfernen und Gummistopfen ebenfalls gut desinfizieren; eine Sprühdesinfektion sollte wegen der Aerosolbildung unterbleiben, evtl. können die Materialien auch komplett in eine Lösung eingetaucht werden.
- Grünes steriles Tuch unter dem Flow ausbreiten, Verpackungen außerhalb des Arbeitsbereiches aufreißen und sterile Materialien vorsichtig auf das sterile Tuch abwerfen, ohne sie zu berühren.
- Sterile Nierenschale als Abwurf unter den Flow stellen, evtl. Unterseite nochmals abwischen, Kanülenabwurf in Reichweite stellen.
- Klappe schließen und Infusionszettel außen ankleben.

▪ Richtlinien für sterile Materialien
- Wechsel der Infusionssysteme alle 72 h, wenn patientennah ein Filter angebracht ist; bei Katecholaminen, Analgosedativa oder anderen Medikamenten-DT jeden Tag die Systeme wechseln, da die alte Dosierung noch in der Leitung stehen kann und die Laufgeschwindigkeit oft sehr niedrig ist.
- Eine Spritze und Kanüle kann pro benötigtem Zusatz (z. B. KCl, NaCl, Ca etc.) verwendet werden.
- Fett nicht im Beutel aufziehen (Unverträglichkeit) und nicht über einen 0,2-μ-Filter geben (Verstopfung) (evtl. 1,2-μ-Filter verwenden); Leitung jeden Tag erneuern.
- Bei Phenytoin keine 3-Wege-Hähne verwenden, da der Kunststoff angegriffen wird.
- Vitamine lichtgeschützt laufen lassen.
- Bei ZVK immer 2er- bzw. 4er-Ansätze mit Rückschlagventil patientennah anbringen, um ggf. ein Aufsteigen von Blut in die Leitungen

hinein zu verhindern, bei peripheren Zugängen und mehreren Infusionen ebenfalls 2er- bzw. 4er-Ansatzstücke verwenden.

- **Aufziehen der Infusionen**
- Sterile Handschuhe anziehen,
- steriles Material auf dem grünen Tuch sortieren,
- Aufziehsystem mit den Flaschen verbinden, nicht mit den Fettlösungen,
- erst ZVK-Infusionen aufziehen, dann die anderen,
- Ampullen und Flaschen beim Aufziehen nie aufs sterile Tuch stellen,
- trotz steriler Handschuhe die Non-Touch-Methode beim Aufziehen anwenden, da die Handschuhe schnell unsteril werden,
- alle Leitungen luftleer machen, dabei Infusionslösung in die Nierenschalen tropfen lassen, nie aufs sterile Tuch,
- die Klemmen der Perfusorleitungen und Ansatzstücke geöffnet lassen,
- Infusionen mit dem *wasserfesten Stift* beschriften und auf dem Tuch ablegen bzw. Flaschen anhängen,
- Flaschen nach dem Aufziehen am Aufziehsystem hängen lassen (24 h haltbar),
- alle anderen Flaschen und Ampullen entsorgen,
- Flow ausstellen,
- die Infusionszettel an die entsprechenden Infusionen kleben,
- Arbeitsfläche abwischen, verbrauchte Materialien wieder auffüllen,
- auf dem Kalender beim entsprechenden Datum den Namen desjenigen vermerken, der aufgezogen hat.

13.5 Extrakorporale Membranoxygenierung (ECMO)

Die ECMO erfolgt nach dem Prinzip einer Herz-Lungen-Maschine. Das Blut des Patienten wird über eine großlumige Vene (meist V. femoralis) aus dem Patienten und über 2 Membranoxygenatoren geleitet. Dort wird das Blut oxygeniert und CO_2 eliminiert. Anschließend wird es über eine Arterie (A. carotis), ggf. auch eine andere Vene (meist V. jugularis, brachiocephalica) in den Körper zurückgeleitet. Da die ECMO über Pumpen betrieben wird, wird das Herz entlastet, so dass neben dem Ersatz der Lungenfunktion auch eine mechanische Kreislaufunterstützung möglich ist.

Die Punktion der Venen erfolgt über die *Seldinger*-Technik (▶ Abschn. 12.3). Über den Führungsdraht werden nacheinander mehrere Dilatatoren mit immer größerem Durchmesser eingeführt, bis die Kanülengröße des ECMO-Systems erreicht ist. Die passenden Kanülen können dann platziert und das mit Blut vorgefüllte System angeschlossen werden. Das Vorfüllen des ECMO-Kreislaufs wird als »Priming« bezeichnet.

Eine Therapie über eine ECMO sollte speziellen Zentren vorbehalten sein, deren Personal ausreichende Erfahrung besitzt, um die Komplikationsraten so gering wie möglich zu halten. In der Regel sollten je ein Arzt und eine Pflegekraft für einen Patienten unter ECMO-Therapie zuständig sein.

- **Indikation**
- Mekoniumaspirationssyndrom,
- PPHN,
- schweres RDS/ARDS,
- Lungenversagen z. B. nach Herzoperationen, Transplantationen,
- schwere Sepsis,
- ausgeprägte Lungenhypoplasie z. B. bei Zwerchfellhernie,
- kardiogener Schock (Low-Output-Syndrom).

- **Aufbau des extrakorporalen Kreislaufs**
- Drainagekanüle (Spitze sollte möglichst zentral liegen, um das Blut aus dem rechten Vorhof auszuleiten).
- Kleines Blutreservoir.
- Roller- oder Zentrifugalpumpen, die das Blut aus dem Reservoir in die Membranlunge transportiert.
- Membranlunge: in die Lunge wird ein angefeuchtetes und erwärmtes Gasgemisch (O_2, CO_2, Air) mit einer variablen Sauerstoffkonzentration geleitet; Sauerstoff wird von den Erythrozyten aufgenommen und CO_2 abgegeben;

- aus Sicherheitsgründen sind immer 2 Rollerpumpen und Membranlungen parallel geschaltet, falls eine verstopft;
- als Membranlungen stehen 2 Arten zur Verfügung:
  Membrandiffusionsoxygenator: er besteht aus einer 30 cm langen Kunststoffröhre mit einer Membran aus hauchdünnem Silikongummi; auf der einen Seite fließt das Blut, auf der anderen Seite das Gasgemisch, Sauerstoff und CO_2 können durch diese Membran diffundieren;
  Hohlfaseroxygenator: er besteht aus hauchdünnen Kunststofffasern mit Mikroporen, über die ein direkter Kontakt zwischen Blut und Gasgemisch möglich ist; es kann Sauerstoff und CO_2 durch diese Poren wandern ggf. jedoch auch Blutplasma.
- Wärmeaustauscher: zum Erwärmen des Blutes vor Rückführung in den Körper.
- Patientenbrücke für Notfälle.
- Rückflusskanüle.

Alle Bestandteile sind heparinbeschichtet, um die Bildung von Thromben zu verhindern sowie die Antikoagulanztherapie mit möglichst geringen Heparindosen durchzuführen.

Gesteuert wird die Gasaustauschrate durch Veränderung der Pumpenflussrate, der Oxygenatordrücke und des Sauerstoffgehalts des Gasgemisches. Die Funktion des extrakorporalen Kreislaufs muss über eine spezielle Überwachungseinheit kontrolliert werden.

- **ECMO-Parameter**
- Flussrate: 60–80 % des HMV je nach kardialer Funktion,
- Systemdruck: Messung vor und nach der Pumpe sowie vor und nach der Membranlunge,
- Temperatur des Wärmeaustauschers, Wasserfüllstand,
- SWEEP-Gas am Oxygenator.

Während der ECMO ist die Lunge weitgehend außer Funktion. Die Beatmung wird je nach Blutgasanalyse mit niedriger Frequenz, niedrigen Drücken und geringem Sauerstoffgehalt aufrechterhalten, um die Ventilation der Lunge zu gewährleisten. Eine Kombination mit NO-Beatmung ist möglich.

- **Komplikationen am ECMO-System**
- Thromben im System,
- Ausfall des Oxygenators,
- Rückflussalarm bei Überschreiten des Volumens, welches vom Patienten kommt gegenüber dem Volumen, welches in den Patienten fließt → Volumenmangel,
- Leck des Systems,
- Luft im System.

- **Kontrollen**
- BGA: des Patienten arteriell, des Systems arterielle/venöse Seite,
- Schädel-Sono 1-mal/Schicht,
- EEG 1-mal/Tag,
- Bilanzierung,
- ACT-Bestimmung (»activated coagulation time«) systemvenös alle 30–60 min zur Überwachung der Heparinzufuhr,
- Blutkontrollen: Blutbild, CRP, Gerinnung, AT III, ggf. Met-Hb bei NO-Beatmung,
- Kontrolle des ECMO-Systems:
  - auf Thromben, Luft, Leckagen achten,
  - Spiegel in der Tropfkammer, ggf. Korrektur,
  - O_2- und CO_2-Versorgung der Membranlunge,
  - Lungenablass auf Feuchte prüfen, ggf. vorsichtig mit Zellstofftupfer abtupfen.

- **Pflegerische Besonderheiten**

Die Patienten sind in der Regel analgosediert und relaxiert.
- Kontrolle der Vitalparameter: EKG, ZVD, Respiration, S_aO_2 und systemvenöse Sauerstoffsättigung, endexsp. CO_2, arterieller Blutdruck, Körpertemperatur (häufig Hypothermie um 34°C), periphere Temperatur (Delta-T 2–3°C), BIS, NIRS, GCS,
- Kontrolle der Kanüleneintrittsstellen, VW nach Standard,
- Patienten werden zur besseren Beobachtung offen gelagert → ggf. Wärmezufuhr über Wärmebetten, -lampen oder -matratzen,
- Überwachung der Heparinzufuhr, Perfusorspritze 1-mal/Schicht schwenken, alle 24 h wechseln,

- Minimal-Handling, *cave*: Schleimhautblutung,
- endotracheales Absaugen mittels atraumatischer Katheter wegen der Blutungsgefahr, meist nur 1-mal/Schicht notwendig,
- Sicherstellung der Kanülenlage durch Einhalten der vorgegebenen Lagerung des Kopfes, Lagewechsel nur nach Rücksprache mit dem Arzt,
- am ECMO-System regelmäßig Brücke wechseln und stillgelegte Anschlüsse vorsichtig spülen (*cave*: vorher Thromben abziehen),
- physiotherapeutische Maßnahmen nach Rücksprache mit dem Arzt 1-mal am Tag durch Physiotherapeuten bzw. das Pflegepersonal,
- Weiteres ▶ Abschn. 2.3 »Pflege relaxierter Patienten«.

Es müssen ausreichend Blutkonserven (EK, FFP) für den Blutungsfall vorrätig sein, sowie Ersatzmaterialien für das ECMO-System. Notfallmedikamente müssen aufgezogen bereitliegen und die Rufnummer des Kardiotechnikers gut sichtbar aushängen.

- **Komplikationen**
- Schwere Blutungen bedingt durch die Heparinisierung,
- Traumatisierung des Blutes durch die Pumpen mit Hämolyse und Aktivierung des Gerinnungssystems,
- Hypo- oder Hyperthermie bei Fehlfunktion des Wärmetauschers oder großer Volumengabe,
- Luftembolien,
- Ödeme,
- Sepsis,
- neurologische Ausfälle durch zerebrale Minderperfusion,
- Stoffwechselstörungen.

- **Dekanülierung**

Die Dekanülierung erfolgt, wenn die Lunge ihre Funktion wieder aufnimmt. Dies kann mehrere Tage bis zu 2 Wochen dauern. Vorher wird der Patient zum Test von der Maschine genommen, d. h. das System abgeklemmt. Dieses wird dann mit NaCl 0,9 %ig und Heparin langsam gespült und die Kanülen vom Chirurgen operativ entfernt. Bei einer VA-ECMO erfolgt eine Rekonstruktion der Arterie, nach der anschließend der Kopf für 72 h in Mittelstellung verbleiben muss, ggf. ist eine Relaxierung des Patienten notwendig.

13.6 Inhalative Stickstoffmonoxydtherapie

Stickstoffmonoxyd (NO) ist ein geruchloses Gas. Es löst sich gut sowohl in Wasser als auch in Fett.

NO ist ein physiologischer Vaso- und Bronchodilatator. Es wird in den pulmonalen Endothelzellen gebildet und führt über die Produktion von zyklischem Guanosinmonophosphat (cGMP) zur direkten Gefäßmuskelrelaxation und somit zur Vasodilatation. Dieser Faktor führt nach der Geburt zum Sinken des pulmonalen Gefäßwiderstands und über die Steigerung des pulmonalen Blutflusses zur verbesserten Oxygenierung des Systemkreislaufs.

Die Wirkdauer von freiem NO beträgt nur einige Sekunden. Mit Sauerstoff reagiert NO zu NO_2, das lungentoxisch ist. NO_2 wird in den Zellen zu Nitrat und Nitrit abgebaut, das über die Niere ausgeschieden wird. Bei zu großen NO_2-Konzentrationen kann bei Kontakt mit Wasser in der Lunge ätzende Salpetersäure (HNO_2) oder salpetrige Säure (HNO_3) entstehen, das zu Entzündungen und einer Schädigung der Lunge führen kann.

Im Blut wird NO durch Bindung an Hämoglobin inaktiviert, wobei Met-Hb entsteht. Dies wird zu freiem Hb und Nitrat abgebaut.

> **Schwangere dürfen laut Gesetz (Gefahrenstoffe) nicht in einem Raum arbeiten, in dem NO eingesetzt wird.**

Im Gegensatz zu systemisch verabreichten Vasodilatatoren (z. B. Prostaglandin) wirkt inhaliertes NO als selektiver Vasodilatator auf die pulmonale Gefäßmuskulatur der belüfteten Areale.

- **Wirkung**
- Senkung des pulmonal-arteriellen Drucks (PAP) und des pulmonal-kapillaren Verschlussdrucks (PCWP), der dem Druck im linken Vorhof entspricht,
- Abnahme des intrapulmonalen Rechts-links-Shunts,

- Verbesserung der Oxygenierung, meist auch Senkung des pCO_2 im Blut,
- Verbesserung des Ventilations-/Perfusionsverhältnisses, nur ventilierte Bezirke werden erreicht,
- Verbesserung der rechtsventrikulären Funktion,
- schwache bronchodilatorische Wirkung.

- **Indikation**
- Persistierende pulmonale Hypertension des Neugeborenen,
- ARDS,
- pulmonale Hypertonie anderer Genese wie z. B. angeborene Herz- und Gefäßmissbildungen,
- Zwerchfellhernie,
- BPD,
- Entwöhnung von der veno-arteriellen ECMO,
- Mekoniumaspirationssyndrom,
- schwere Pneumonie/Sepsis,
- akutes Rechtherzversagen.

Die pulmonale Hypertension sollte echokardiographisch nachgewiesen sein.

- **Kontraindikation**
- Thrombozytenbedingte Gerinnungsstörungen,
- intrazerebrale Blutungen,
- Linksherzinsuffizienz,
- Met-Hb-Reduktase-Mangel.

- **Nebenwirkungen**

Sie entstehen zumeist durch Überdosierung:
- Erhöhter Met-Hb-Spiegel (sollte <3 % liegen), Met-Hb kann kein O_2 binden → Zyanose trotz guter S_aO_2-Werte,
- erhöhter NO_2-Spiegel → Schädigung der Atemwege mit toxischem Lungenödem,
- Gerinnungsstörungen wie Hemmung der Thrombozytenaggregation und -adhäsion.

- **Dosierung**

Die Dosis wird in ppm (»parts per million«) angegeben;
  1 ppm entspricht 1 mg/l.
  Die Höhe der Dosierung ist sehr unterschiedlich und liegt i. Allg. zwischen 1 und 20 (−40) ppm.

- **Applikation**

Die Applikation erfolgt inhalativ über das Beatmungsgerät, NO wird dem inspiratorischen Gas möglichst patientennah zugemischt. Die NO-Therapie kann mit jeder Beatmungsform kombiniert werden. Eine Kombination mit HFO kann sinnvoll sein.
- Einfache Methode mittels Rotameter:
  - NO wird aus einer Flasche über einen Druckminderer und ein Rotameter (= NO-Flow) mittels eines Adapters direkt in den Inspirationsschenkel des Beatmungssystems geleitet,
  - inspiratorische NO-Konzentration ist abhängig vom inspiratorischen Flow,
  - die eigentliche NO-Konzentration muss über ein zusätzliches Messgerät ermittelt werden; dazu wird über einen patientennah im Exspirationsschenkel eingebauten Adapter ständig Luft abgezogen und die NO Konzentration bestimmt.
- Methode mittels Steuergerät:
  - Flusssynchrone Zumischung von NO über ein spezielles Steuergerät. Hier wird der inspiratorische Gasfluss gemessen und die Zumischung von NO über ein Proportionalventil so gesteuert, dass das Verhältnis zwischen inspiratorischem Fluss und Fluss aus der NO-Flasche und somit die NO-Zufuhr immer gleich bleibt.
  - Diese Geräte ermöglichen:
  Applikation einer vordefinierten Konzentration in den Inspirationsschenkel über spezielle Adapter,
  kontinuierliche Messung von NO, NO_2 und O_2 tubusnah im Exspirationsschenkel über einen speziellen Adapter, von dem eine Messleitung zum Messgerät führt; da Feuchtigkeit zu einer Verfälschung der Messergebnisse führen kann, sollte eine Wasserfalle in die Messleitung integriert sein.
  Die NO-Zufuhr kann evtl. zu einer minimalen Reduktion der O_2-Zufuhr führen; bei VC-Beatmung kann sich das AZV erhöhen und muss ggf. angepasst werden.

- **Patientenüberwachung**

Zusätzlich zur Standardüberwachung:
- arterielle Druckmessung,
- 1- bis 2-mal/Tag Met-Hb-Kontrolle,
  - *beachte:* Met-Hb hat Einfluss auf die O_2-Sättigung; der Patient zeigt trotz Hypoxie gute O_2-Sättigungswerte,
- 1-mal/Tag Gerinnung,
- kontinuierliche Messung von NO und NO_2,
- auf Blutungszeichen achten,
- auf ausreichende Urinausscheidung achten (Nitrat und Nitrit werden über die Niere ausgeschieden),
- möglichst Pulmonalarterien-Katheter zur Messung des PAP, der gemischt-venösen Sauerstoffsättigung und des HZV.

Die NO-Therapie sollte langsam ausgeschlichen werden, da bei abruptem Absetzen die Gefahr des Rebound-Effektes besteht.

- **Pflege**

Für die Pflege bei NO-Therapie gelten dieselben Standards wie bei allen beatmeten Intensivpatienten; sie ist abhängig von der Grunderkrankung (s. entsprechende Kapitel: Pflege des beatmeten Patienten, Pflege relaxierter Patienten, Prophylaxen).

- **Besonderheiten:**
- Verwendung von geschlossenen Absaugsystemen, damit die kontinuierliche NO-Applikation gewährleistet ist → Sättigungsabfälle und Blutdruckeinbrüche,
- erhöhte Gefahr der Spontanextubation und von Druckstellen im Nasenbereich, da es meist schwierig ist, den Tubus aufgrund der Adapter zug- und druckfrei zu lagern,
- regelmäßige Kontrolle des NO-Flascheninhalts,
- Kontrolle der Messleitungen auf Feuchtigkeit → verfälscht die Messwerte,
- eine Überwachung der NO/NO_2-Konzentration der Umgebung ist bei Dosierungen bis 20 ppm nicht notwendig (maximale Arbeitsplatzkonzentration 25 ppm NO; beim Zigarettenrauchen werden Konzentrationen von 600–1000 ppm pro Atemzug inhaliert).

Eine Alternative zur NO-Therapie bietet die Iloprost-Inhalation (▶ Abschn. 3.2).

13.7 Schmerztherapie

Schmerz ist eines der Hauptsymptome einer Erkrankung und gerade im Intensivbereich muss darauf besonders geachtet werden, da viele pflegerische, diagnostische und therapeutische Maßnahmen mit Schmerzen verbunden sind. Kleine, bewusstseinsgestörte oder beatmete Kinder können Schmerzen verbal nicht äußern, dementsprechend muss dann besonders auf nonverbale Zeichen geachtet werden. Das Erkennen von Schmerzen ist eine ebenso wichtige pflegerische Aufgabe wie das Einleiten einer adäquaten Schmerztherapie (pharmakologisch, physikalisch, psychologisch). Entsprechend wurde dazu der Expertenstandard »Schmerzmanagement in der Pflege« entwickelt.

Schmerz ist ein unangenehmes Sinnes- und Gefühlserlebnis, das mit aktueller oder potenzieller Gewebeschädigung verknüpft ist. Es ist eine physiologische Funktion, die über bedrohliche, schädigende Einflüsse (Noxen) auf den Körper informiert. Schmerz ist pathologisch, wenn er in neuralen Strukturen ohne äußere Noxe entsteht.

Es wird zwischen objektivem Schmerz (z. B. einem Schnitt) und subjektivem Schmerz (Schmerzempfindung) unterschieden. Für die Schmerzempfindung ist der Schmerzsinn (Nozizeption) zuständig. Das Schmerzempfinden und der Umgang mit Schmerzen hängen von verschiedenen Faktoren ab, wie Alter, Geschlecht, Persönlichkeit, Kultur, Religion und familiären Traditionen.

Schmerzverstärkend können Angst, Sorge, Traurigkeit, Hoffnungslosigkeit, Schlaflosigkeit sowie die Unkenntnis über die Herkunft und Bedeutung des Schmerzes sein.

Schmerzverringernd dagegen können Zuwendung, Ablenkung, Beschäftigung, Zuversicht, Sorglosigkeit, Hoffnung und das Wissen über die Herkunft und Bedeutung des Schmerzes sein.

Schmerz hat physische und langfristig auch psychische Auswirkungen und kann den Genesungsprozess und die psychosoziale Entwicklung des Kindes beeinträchtigen.

- **Auswirkungen**
- Herz-Kreislauf-Störungen mit Gefahr der Hirnblutungen bei Frühgeborenen,
- metabolische Entgleisung wie Azidose,
- Wundheilungsstörungen,
- Störungen des Immunsystems,
- Magen-Darm-Störungen,
- Schlafstörungen,
- Depressionen/Aggressionen,
- Angststörungen.

- **Charakteristika von Schmerz**
- ■ **Rezeptortypen**
- Mechanosensible: für starke mechanische Reize,
- hitzeempfindliche: reagieren bei Temperaturen >45°C,
- polymodale: reagieren auf mechanische, thermische und chemische Reize.

- ■ **Reizvermittlung**
- Direkt durch mechanische Gewalteinwirkung,
- indirekt, indem durch Gewebeschädigung (entzündlich, mechanisch etc.) körpereigene Stoffe freigesetzt werden (Kaliumionen, Prostaglandine, Kinine wie Bradykinin, Histamin u. a.), die auf die rezeptiven Endigungen einwirken und sie erregen oder für andere Reize sensibilisieren.

- ■ **Schmerzarten**
- Somatischer Schmerz:
  - somatischer Oberflächenschmerz entsteht im Bereich der Haut (erst heller dann dumpfer Schmerz),
  - somatischer Tiefenschmerz entsteht in der Skelettmuskulatur, dem Bindegewebe, den Knochen oder Gelenken (dumpf, schwer zu lokalisieren),
- viszeraler Schmerz oder Eingeweideschmerz tritt bei rascher Dehnung oder krampfartigen Kontraktionen der glatten Muskulatur auf (z. B. Gallen-, Nierenkoliken).

- ■ **Schmerzdauer**
- Akut: z. B. bei Hautverbrennung, dient der Warnung → Fluchtreflex;
- chronisch = Dauerschmerz: z. B. Kopf-, Gelenk-, Rückenschmerz, Tumorschmerz oder immer wiederkehrender Schmerz (Migräne, Angina pectoris); chronische Schmerzen führen zu Schonhaltungen; z. T. hat Schmerz dann keine physiologische Bedeutung mehr.

- ■ **Schmerztypen**
- Projizierter Schmerz: Schädigungen entlang der Schmerzbahnen werden so empfunden, als ob sie aus dem peripheren Ursprungsgebiet kämen (z. B. Schmerzen im Gesäß oder Bein bei Nervenquetschungen durch Bandscheibenvorfall);
- übertragener Schmerz: geht von inneren Organen aus; die sensorischen Nerven kreuzen im jeweiligen Rückenmarksegment auf die Gegenseite und laufen im Vorderseitenstrang des Rückenmarks zum Thalamus. In den zum gleichen Rückenmarksegment gehörenden Hautarealen (Dermatom) wird der Schmerz verspürt, z. B. Schmerzen im linken Arm bei O_2-Mangel des Herzens = Angina pectoris.

- **Schmerzzeichen**
- Zusammenkneifen der Augenlider, Aufreißen der Augen,
- Verzerren des Mundes, Zusammenpressen der Lippen,
- Stirnrunzeln,
- Weinen, Wimmern, Stöhnen, Schreien,
- allgemeine motorische Unruhe,
- Anstieg der Herzfrequenz und des Blutdrucks, bei Frühgeborenen eher Bradykardien und Blutdruckabfall,
- beschleunigte, evtl. auch flache Atmung, bei Früh- und Neugeborenen häufig auch Apnoen,
- Schwitzen,
- erhöhter Sauerstoffbedarf, Sättigungsabfälle, Hyperkapnie,
- Veränderung der Hautfarbe, z. B. marmorierter, blasser oder grauer Hautkolorit,
- Zentralisation mit kalten Extremitäten und Zunahme der Herzarbeit,
- Hyperglykämie,
- Schlafstörungen,
- erhöhter Muskeltonus,

Tab. 13.3 Stufenschema der WHO

1. Stufe	Nichtopioides Analgetikum plus Adjuvanzien (z. B. Antidepressiva, Kortikosteroide)
2. Stufe	Wie 1. Stufe plus schwach bis mittelstark wirkendes Opioid
3. Stufe	Wie 1. Stufe plus stark wirkendes Opioid

- Verhaltensänderungen, z. B. Rückzug der Kinder, Schlafen oder auffällig ruhiges Spielen zur Ablenkung von den Schmerzen.

- **Schmerzanamnese**
- Schmerzlokalisation;
- Schmerzmuster: z. B. konstant oder intermittierend, tageszeitliche Schwankungen, Verstärkung bei bestimmten Bewegungen, Körperhaltungen oder -lagen;
- Schmerzcharakter: Beschreibung der Art des Schmerzes;
- Schmerzintensität: Es gibt Schmerzskalen, die bei der Beurteilung und Einschätzung von Schmerzen und der Wirkung der Schmerztherapie helfen können, z. B. bei Früh/Neugeborenen sowie Säuglingen NIPS = Neonatal Infant Pain Score, BSN = Berner Schmerzscore für NG, PIPP = Premature Infant Pain Profile, KUS = Kindliche Unbehagen- und Schmerzskala (nicht bei beatmeten Patienten), für beatmete und sedierte Kinder <4 Jahren eignet sich die Comfort Paine Scale nach Büttner; zur Selbsteinschätzung eignet sich für kleine Kinder die *Smiley-Analog-Skala*, bei älteren Kindern können numerische Skalen (z. B. mit Punkten von 1–10) verwendet werden.

Ein Fragebogen zu den bisherigen Schmerzerfahrungen und dem Umgang mit Schmerz, den die Eltern oder Kinder selber ausfüllen, kann bei der Schmerztherapie helfen.

- **Maßnahmen zur Schmerzvermeidung und -linderung**
- Minimal-Handling: Koordination von pflegerischen und schmerzhaften Maßnahmen, für ausreichende Erholungsphasen sorgen;
- endotracheales Absaugen und Kleben des Tubuspflasters nur nach Notwendigkeit;
- genau überlegen, ob Maßnahmen wie Blutentnahmen, Röntgen etc. wirklich notwendig sind; evtl. zentrale oder arterielle Zugänge legen, wenn zusätzliche Indikationen bestehen;
- bei kapillären Blutentnahmen Verwendung von automatischen Stechhilfen,
- vor Venenpunktionen z. B. *Emla-Pflaster* aufbringen;
- bei Früh- und Neugeborenen kann Glukose 20 % sublingual vor kapillären oder venösen Punktionen schmerzlindernd wirken;
- Analgetikagaben vor geplanten schmerzhaften Eingriffen;
- schmerzlindernde Lagerungen, z. B. Beinrolle bei abdominellen Problemen;
- physikalische Maßnahmen wie Kälte-/Wärmetherapie, Wickel und Umschläge;
- Massagen;
- bei älteren Kindern Entspannungsübungen/-techniken;
- für ausreichende »Streicheleinheiten« sorgen und Bedürfnis nach Hautkontakt befriedigen (Eltern einbeziehen!);
- medikamentöse Schmerztherapie (Stufenschemata ◻ Tab. 13.3 ◻ Tab. 13.4).

Die Effektivität der Schmerztherapie und der lindernden Maßnahmen muss beurteilt werden. Bei akuten Schmerzen werden Analgetika im Allgemeinen bei Bedarf verabreicht, bei sehr starken und chronischen Schmerzen muss dagegen darauf geachtet werden, dass die Analgetika regelmäßig gegeben werden, nur so wird eine kontinuierliche Schmerzreduzierung erreicht und das Wohlbefinden erhalten.

Tab. 13.4 Dosierung nichtopioider Analgetika. (Nach: Dr. R. Wanner-Seiler 2006, unveröffentlicht)

Wirkstoff	Applikation	Einzeldosis	Intervall	Bemerkungen
Parazetamol	Rektal	40–50 mg/kg KG NG, Sgl.: 20 mg/kg KG	20 mg/kg KG alle 8 h	
Ibuprofen	Rektal	>1. LJ: 10–15 mg/kg KG	Alle 6–8 h	
Metamizol	Oral, s.l. i.v.	<3. LJ: 2–10 Tr. Erw.: 20–40 Tr. 10 mg/kg KG	1 bis 4-mal/Tag 1 bis 4-mal/Tag 3 bis 5-mal/Tag	1 Tr. = 25 mg 1 ml = 20 Tr.
Tramadol	Oral Oral i.v.	1.13. LJ: 1–2 mg/kg KG >14 LJ: 20 Tr. 1–2 mg/kg KG	3 bis 5-mal/Tag 3 bis 6-mal/Tag	1 Tr. = 2,5 mg 1 ml = 40 Tr.
Piritramid	i.v.-Bolus	Fraktioniert 0,05 mg/kg KG bis Schmerzfreiheit	Maximal 0,5 mg/kg KG/4 h	Monitoring erforderlich Sperrzeit 10–15 min
	PCA	Einzelbolus 20–30 g/kg KG		

- **Medikamentöse Schmerztherapie**

Gegen Schmerzursachen gerichtet (Auswahl):
- Spasmolytika,
- Migränemittel,
- Antirheumatika.

■■ Nichtopioide Analgetika

Schwache Analgetika, die die Prostaglandinsynthese hemmen und dadurch die Erregung der Schmerzrezeptoren; gute Wirkung bei somatischen Schmerzen:
- Analgetische und antipyretische Wirkung: Ibuprofen, Parazetamol,
- zusätzliche antiphlogistische Wirkung: Azetylsalizylsäure, Metamizol z. B. *Novalgin*, Diclofenac.

■■ Opioide Analgetika

Starke Analgetika durch Beeinflussung des Schmerzzentrums; gute Wirkung bei viszeralen Schmerzen; werden häufig in Kombination mit Sedativa gegeben:
- Morphin,
- Fentanyl,
- Tramadol, z. B. *Tramal*,
- Pethidin, z. B. *Dolantin*,
- Piritramid, z. B. *Dipidolor*,
- Kodein,
- Buprenorphin, z. B. *Temgesic*,
- Pentazocin, z. B. *Fortral*.

Bis auf Kodein und Tramadol unterliegen diese Medikamente dem Betäubungsmittelgesetz.

Wirkung und Nebenwirkungen ► Kap Anhang.

Erfahrungen haben gezeigt, dass sich bei gleichzeitiger Gabe von Clonidin, (eigentliche Hauptindikation: Hypertonie, hypertensive Krisen) die Analgetikadosis reduzieren lässt. Außerdem können damit die Entzugserscheinungen nach Opioidgaben gemildert werden. Clonidin darf nicht abrupt abgesetzt, sondern muss ausgeschlichen werden.

Kontraindikation. Bradykarde Rhythmusstörungen, Herzinsuffizienz, Hypovolämie.

Auch bei Kindern wird zunehmend die patientenkontrollierte Analgesie (PCA) über mikroprozessorgesteuerte Infusionspumpen eingesetzt. Dabei kann das Kind durch Aktivierung der Pumpe selbst bestimmen, wann es die nächste Dosis bekommt. Einzeldosis, Maximaldosis pro Stunde und Sperrzeit bis zur nächsten möglichen Gabe werden vom Arzt eingestellt und können vom Patienten nicht verändert werden. Außerdem können bei chronischen Schmerzen Schmerzpflaster eingesetzt werden, wobei der Wirkstoff kontinuierlich über die Haut aufgenommen wird.

- **Lokal-/Regionalanästhesie**
Vor, während und nach schmerzhaften Eingriffen oder Operationen z. B. mit Lidocain, Mepivacain, Bupivacain:
  - Oberflächenanästhesie: Auftragen des Lokalanästhetikums auf Haut oder Schleimhaut, z. B. *Emla-Pflaster, Xylocaingel*;
  - Infiltrationsanästhesie: durch s. c.- und i. m.-Injektionen z. B. zum Legen einer Thoraxdrainage;
  - Plexusanästhesie: Unterbrechung der Erregungsleitung in Nervengeflechten für Eingriffe und Operationen an den oberen oder unteren Extremitäten;
  - Spinalanästhesie: Blockade der Spinalnervenwurzeln durch Injektionen in den liquorgefüllten Subarachnoidalraum bei Eingriffen am Unterbauch unterhalb des Nabels und den unteren Extremitäten; kurze bis mittellange Wirkdauer;
  - Peridural- oder Epiduralanästhesie: Blockade der Spinalnervenwurzeln durch Injektion in den Periduralraum (Raum zwischen Dura mater und Knochen und Bändern des Spinalkanals); durch lumbale, thorakale oder zervikale Lage des Katheters für Oberbauch- und Thoraxeingriffe geeignet; mittellange bis lange Wirkdauer;
  - Kaudalanästhesie = entspricht der Periduralanästhesie, die Punktion erfolgt im Bereich des Steißbeins und ist für Eingriffe im Unterbauch, Genital- und Beinbereich geeignet.

Indem die Katheter zur operativen Anästhesie auch postoperativ belassen werden, kann auch anschließend eine gute Schmerztherapie durch Verabreichung von Analgetika oder Lokalanästhetika gewährleistet werden. Allerdings kommt es bei wiederholten Gaben von Lokalanästhetika zur Tachyphylaxie, d. h., die Wirkungsdauer, Tiefe und Fläche der Anästhesie nimmt ab und die Dosis muss erhöht bzw. die Abstände zwischen den Dosen verkürzt werden.

Bei Kombination der Lokalanästhetika mit Adrenalin → lokale Verengung der Gefäße und längere Wirkdauer.

- **Schmerztherapie unterstützende Medikamente**
  - Antidepressiva: wirken stimmungsaufhellend;
  - Neuroleptika: verursachen Müdigkeit und emotionale Ausgeglichenheit, z. B. Haloperidol, Dehydrobenzperidol;
  - Antikonvulsiva: bei Neuralgien Carbamazepin, z. B. *Tegretal*;
  - Kortison: wirkt stimmungsaufhellend und entzündungshemmend,
  - Antiemetika: z. B. *Vomex A, Paspertin*;
  - Magentherapeutika: z. B. Ranitidin.

13.8 Bronchoskopie

Auf jeder Intensivstation sollte es die Möglichkeit der Bronchoskopie geben. Sie ist eine wichtige therapeutische und diagnostische Maßnahme. Es wird zwischen der starren und flexiblen Bronchoskopie (FSBK) unterschieden, wobei bei der FSBK die Verletzungsgefahr geringer ist und auch die subsegmentalen Bronchien erreicht werden können.

Das flexible Bronchoskop besteht aus Fiberglas, die Spitze kann gesenkt oder gehoben werden, so dass das Einführen des Bronchoskops auch in stark abgewinkelte Abgänge möglich ist. Über einen Versorgungskanal können Medikamente instilliert oder z. B. eine Fasszange zum Entfernen von Fremdkörpern oder für Biopsien eingeführt werden. Es gibt schon Bronchoskope, die bei Frühgeborenen eingesetzt werden können, dann aber meistens keinen Versorgungskanal besitzen.

- **Möglichkeiten**
  - Flexible Endoskopie über einen liegenden endotrachealen Tubus bzw. eine Trachealkanüle: Beurteilung des Tracheo-/Brochialsystems ab Tubus- bzw. Kanülenende d. h. distale Trachea und Bronchialsystem;
    - Zwischen Tubus bzw. Kanüle und Beatmungssystem wird ein Winkeladapter eingesetzt. Oben befindet sich eine Membran mit einer zentralen Öffnung, über die das

Bronchoskop eingeführt wird, wobei die Membran sich luftdicht ans Bronchoskop anlegt. Seitlich wird die Beatmung angeschlossen, so dass die Beatmung während der Untersuchung fortgeführt werden kann.
- Die kleinsten Bronchoskope (Außendurchmesser 2,2 mm) sind bei 3,0er-Tuben einsetzbar; sie besitzen neuerdings einen sehr kleinen Arbeitskanal, werden aber weiterhin weitgehend nur für diagnostische Zwecke eingesetzt.
  - Ab einer Tubusgröße von 4,0 bzw. besser noch 4,5 sind Bronchoskope (Außendurchmesser ca. 3,4 mm) mit einem ausreichend großen Arbeitskanal für Absaugung, Medikamenteninstillation, Gewinnung von Sekret, bronchoalveoläre Lavage und Schleimhautbiopsien einsetzbar.
- Flexible Endoskopie bei sedierten spontanatmenden oder maskenbeatmeten Patienten: das Bronchoskop wird über den Mund oder die Nase eingeführt;
  - ermöglicht die beste Beurteilung auch funktioneller Störungen;
  - es gibt Bronchoskope mit Arbeitskanal, die auch schon bei reifen Neugeborenen einsetzbar sind.
- Starre Endoskopie: es ist immer eine Narkose erforderlich, so dass eine Maskenbeatmung mit PEEP notwendig wird, da sonst die Gefahr besteht, dass die oberen Luftwege zusammenfallen;
  - Vorteile: gute bildliche Darstellung, ein großer Arbeitskanal ermöglicht z. B. das Einführen von großlumigen Absaugern, Zangen zur Fremdkörperentfernung oder eines Lasers.

- **Indikation**
- **Therapeutisch**
- Entfernen von Fremdkörpern,
- Öffnen ausgeprägter Atelektasen durch gezieltes Absaugen von Sekretpfropfen,
- bronchiale und alveoläre Lavage bei Sekretverhalten, Aspiration (z. B. Mekonium, Magensaft),
- Intubation bei schwierigen anatomischen Verhältnissen (Halstumore, Skoliose, Mikrognathie, Spaltbildungen),
- Durchführung einer einseitigen Intubation bei großem Pneumothorax oder starker Überblähung, um die betroffene Lungenhälfte stillzulegen,
- Stillen pulmonaler Blutungen,
- Koagulation von Hämangiomen oder Zysten mittels Laser.

- **Diagnostisch**
- Beurteilung der Verhältnisse bei Stridor, Atemnot, Apnoe- und Bradykardieneigung bei reifen Neugeborenen und älteren Kindern, rezidivierenden Obstruktionen/Atelektasen/Infektionen, anhaltenden Schluckbeschwerden, Überblähungen, Mediastinalverlagerung, unklarem Husten, unerklärlicher Opisthotonushaltung;
  - Ursachen können sein: z. B. Tracheo-/Bronchomalazie, Einschnürungen durch atypische und/oder atypisch verlaufende Gefäße, Stenosen, tracheoösophageale Fisteln, Granulome, Tumoren, Hämangiome, Zysten, weicher Kehlkopf, Stimmbandlähmung;
- Schleimhautbiopsien bei Verdacht auf mukoziliäre Störungen oder Tumoren;
- Beurteilung der Atemwege hinsichtlich Intubationsschäden oder Schleimhautschädigungen durch Absaugen vor einer Extubation.

- **Relative Kontraindikation**
- Ausgeprägte Hyperkapnie,
- ausgeprägte Hypoxämie,
- instabile Kinder mit ausgeprägter Neigung zu Bronchospasmen, Bradykardien und Sättigungsabfällen,
- Blutungsneigung.

> Die Risiken sind gegenüber dem eventuellen Nutzen der Bronchoskopie genau abzuwägen.

- **Vorbereitung der Bronchoskopie**
- **Material**
- Einwilligung der Eltern außer in Notfallsituationen,
- Bronchoskop (Art und Größe nach Absprache mit dem Arzt),

13.8 · Bronchoskopie

- Bronchoskopieturm mit Lichtquelle, Monitor, Kameraeinheit und Videogerät,
- funktionstüchtige Absaugung und Zubehör,
- altersentsprechender Beatmungsbeutel (an Sauerstoffinsufflation angeschlossen) und Maske,
- bei Beatmung spezieller Bronchoskopieadapter (Winkeladapter mit Bronchoskopdurchlass),
- Intubationsmaterial leicht erreichbar,
- Beißschutz z. B. Guedel-Tubus, Beißkeil,
- Gleitmittel,
- bei spontanatmenden Patienten Sauerstoffbrille,
- Schleimfall für Erregernachweis.

■ ■ Vorbereitung des Patienten
- Altersentsprechende Aufklärung,
- Patient muss nüchtern sein, evtl. Ersatzinfusion, Magensonde offen ablaufend,
- venöser Zugang muss vorhanden sein bzw. entsprechend gelegt werden,
- evtl. fehlende Überwachung noch anschließen: EKG, Respiration, Sauerstoffsättigung, Blutdruck auf Intervallmessung, evtl. transkutane pCO_2- oder endexspiratorische CO_2-Messung.

■ ■ Vorbereitung der Medikamente
Bei spontanatmenden Patienten
- Zerstäuber mit Lokalanästhetikum, z. B. *Xylocainspray* 2 %ig zum Betäuben der Mund- und Rachenschleimhaut,
- evtl. Nasentropfen, wenn das Bronchoskop nasal eingeführt werden soll,
- Atropin: 0,01–0,03 mg/kg,
- Pethidin: 0,05 mg/kg,
- Midazolam 0,1 mg/kg (mehrere Spritzen),
- evtl. Ketamin (immer in Kombination mit Diazepam geben),
- 10 Spritzen z. B. mit *Xylocain* 1 %ig 0,5 ml + 4,5 ml Luft in 5-ml-Spritzen zur Instillation unter der Bronchoskopie zur Lokalanästhesie (Unterdrückung des Hustenreizes),
- zur Instillation für Bronchiallavage:
  - 3 Spritzen mit Azetylzystein 1:10 verdünnt mit NaCl 0,9 %ig in 10-ml-Spritzen,
  - 6 Spritzen mit NaCl 0,9 %ig in 10-ml-Spritzen.

Bei intubierten Patienten
- Siehe oben bis auf Zerstäuber mit Lokalanästhetikum,
  - statt Ketamin: Fentanyl 5 µg/kg oder Thiopental 0,5 mg/kg bereitlegen.

● Ablauf der Bronchoskopie
- Bei Spontanatmung Lokalanästhesie, evtl. Nasentropfen verabreichen (wenn das Bronchoskop nasal eingeführt werden soll),
  - bei Intubierten Anbringen des Bronchoskopieadapters zwischen Tubus und Beatmungssystem;
- Gabe von Atropin;
- Gabe der Analgosedierung;
- Präoxygenierung;
- Einführen des Bronchoskops oral oder nasal bzw. über den Tubus/Trachealkanüle,
  - bei Tuben oder Trachealkanülen lässt sich das Bronchoskop besser führen, wenn etwas NaCl 0,9 %ig instilliert wird, um die Wandreibung zu vermindern, Tuben sollten möglichst gerade gehalten werden;
- evtl. Absaugen von Sekret über die an den Arbeitskanal angeschlossene Absaugung, wenn das Sekret die Sicht behindert;
- Beurteilung von Kehlkopf, Trachea, Bifurkation und der Bronchien → Videoaufzeichnung zur Dokumentation und späteren genauen Auswertung;
- Medikamentengabe i. v. nach Bedarf;
- bei auftretendem Hustenreiz z. B. *Xylocain* instillieren;
- weitere Maßnahmen richten sich nach dem Befund bzw. Zweck der Bronchoskopie;
- bei Bedarf muss die Beatmung unter der Bronchoskopie verändert werden,
  - evtl. Erhöhung der Sauerstoffkonzentration bzw. Sauerstoffgabe bei spontanatmenden Patienten;
- Unterbrechung oder Abbruch der Untersuchung bei Verschlechterung des Kindes z. B. bei Sättigungsabfällen, Bradykardien, Rhythmusstörungen, ausgeprägter Hyperkapnie.

● Nachsorge
- Verstellte Beatmungsparameter evtl. wieder zurückstellen, Kontrolle der Blutgase;

- Bronchoskop nach Herstellerangaben desinfizieren und reinigen,
  - anschließend durch Luftinsufflation den Versorgungskanal gut trocknen,
  - Funktion überprüfen und sorgfältig lagern;
- Entsorgung der Materialien;
- Patienten weiterhin gut überwachen: Wachheitszustand, Aussehen, Atmung, Körpertemperatur (Anstieg z. B. durch Atropingabe, nach Bronchiallavage, als Zeichen einer Infektion), Sauerstoffsättigung, Schmerzäußerungen;
- ist der Patient ausreichend wach und hat keine Schluckbeschwerden, kann er wieder trinken und, wenn dieses gut vertragen wird, auch wieder essen.

- **Komplikationen**
- Hypoxämien, Hyperkapnien,
- Bradykardien, Herzrhythmusstörungen,
- Blutdruckschwankungen,
- Blutungen,
- Laryngo-/Bronchospasmus,
- Pneumothorax,
- Pneumonien,
- Ödembildung,
- Kehlkopfverletzungen,
- Perforation,
- Fieber,
- Anstieg des pulmonalarteriellen Druckes,
- ICP-Anstieg.

13.9 Transport großer Kinder

Zu Notfalleinsätzen bei größeren Kindern werden wir nicht gerufen; es geht hier meist um geplante Transporte zu bestimmten Untersuchungen, die wir nicht in unserer Klinik durchführen können, oder um Verlegungstransporte. Es fahren immer ein Arzt und eine Pflegeperson mit.

Die technische Ausstattung ist im Wesentlichen die gleiche wie beim neonatologischen Transport:
- Trage aus dem RTW, kleine Kinder mit vorgewärmten Decken zudecken,
- Monitor (Akkubetrieb) mit Messmöglichkeiten für EKG, Respiration, Sauerstoffsättigung und ggf. Blutdruck (evtl. auch arterielle Druckmessung),
- Perfusoren oder Infusomaten (Akkubetrieb); werden mehrere benötigt, möglichst zum einfacheren Transport Infusionsmodul mit entsprechend vielen Kontaktmöglichkeiten verwenden,
- transportables Beatmungsgerät (evtl. vom RTW),
- Sauerstoffbombe, kombiniert mit dem Absauggerät, und entsprechende Katheter (evtl. aus dem RTW),
- Maske und Handbeatmungsbeutel des Kindes,
- Stethoskop,
- Transportkoffer für große Kinder mit passendem Intubationszubehör.

- **Vorbereitung des Patienten**
- Patient muss aufgeklärt werden;
- sichere Fixierung des Tubus, der Magensonde und aller Zugänge, Katheter und Drainagen;
- letzte Nahrungsgabe sollte mindestens 1–2 h vorher erfolgt sein;
- venöser Zugang;
- Infusionen bis auf dringend benötigte Medikamente (Katecholamine, Sedativa) abstöpseln,
  - bei längeren Transporten auch Grundinfusion zur Deckung des Elektrolyt-, Glukose- und Flüssigkeitsbedarfs laufen lassen;
- evtl. prophylaktische Sedierung und/oder Analgesierung;
- Thorax-Drainage zum Umlagern evtl. abklemmen, an z. B. *Pleur-evac*-System angeschlossene Drainagen müssen nicht abgeklemmt werden und können insgesamt mit auf den Transport genommen werden, alternativ Heimlich-Ventil und sterilen Ablaufbeutel anschließen; Drainage an der Trage unter Patientenniveau sicher befestigen;
- Überwachungskabel z. B. EKG, SaO_2, RR/arterielle Druckmessung oder weitere an den Transportmonitor anschließen, Grenzwerte einstellen;
- Blasenkatheter und Drainagen zum Umlagern abklemmen und anschließend unter Niveau des Patienten an der Trage ableiten;
- es kann sinnvoll sein, sich schon einige Medikamente vorher aufzuziehen und in einer Schale mit sich zu führen, um auf bestimmte Situationen vorbereitet zu sein, z. B. Sedati-

va bei Patienten mit Schädel-Hirn-Trauma, Antikonvulsiva bei Patienten mit bekannten Krampfanfällen;
— die Lagerung während des Umlagerns und auf der Trage sollte der des Patienten im Bett entsprechen, besonders bei Patienten mit Hirnödemprophylaxe.

- **Mitnahme von Unterlagen**
— Transportüberwachungsprotokoll,
— Anmeldung zur Untersuchung,
— 2 Transportscheine für den RTW (Hin- und Rückfahrt),
— evtl. vorhandenes Bildmaterial,
— ggf. Akte oder Verlegungsbericht des Patienten,
— evtl. Einwilligung der Eltern (z. B. für Kontrastmitteluntersuchungen).

Überprüfen Sie Ihr Wissen

Zu 13.1
— Warum gelten beim Umgang mit Zytostatika besondere Regeln?
— Was sollte bei der Zu- und Aufbereitung von Zytostatika beachtet werden – was bei der Entsorgung?
— Welche Folgen hat eine Knochenmarkdepression, welche Maßnahmen sollten ergriffen werden?
— Wie äußert sich eine Mukositis, und wie wird sie gelindert?
— Durch welche Maßnahmen kann Übelkeit und Erbrechen verhindert werden?
— Wodurch kommt es zum Gewichtsverlust, welche Gegenmaßnahmen sollte man ergreifen?
— Welche abdominellen Probleme können auftreten?

Zu 13.2
— Welches sind die korpuskulären und flüssigen Bestandteile des Blutes?
— Welches sind die Ziele einer Transfusion?
— Nennen Sie Ursachen und Indikationen für eine Transfusion von Thrombozytenkonzentrat!
— Nennen Sie Ursachen für Blutverluste beim NG!
— Welche Tests sind vor einer Transfusion durchzuführen?
— Was muss vor der Durchführung einer Transfusion beachtet werden?
— Wie sieht die apparative und klinische Überwachung während der Transfusion aus?
— Welche Komplikationen können während und nach einer Transfusion auftreten?

Zu 13.3
— Nennen Sie Indikationen für eine Austauschtransfusion!
— Welche Blutgruppe wird bei einer Rh- und bei einer AB0-Erythroblastose transfundiert?
— Schildern Sie den Ablauf einer Austauschtransfusion!
— Nennen Sie Komplikationen einer Austauschtransfusion!
— Was versteht man unter einer Hämodilution?
— Nennen Sie Ursachen und Symptome einer Polyglobulie!

Zu 13.4
— Erläutern Sie die Arbeitsweise eines LAF!
— Schildern Sie das Aufziehen von Infusionen auf Ihrer Station!

Zu 13.5
— Nennen Sie Indikationen für eine ECMO!
— Wie ist der Aufbau des extrakorporalen Kreislaufs?

Zu 13.6
— Was ist NO, und welche Wirkung hat es auf die Lunge?
— Nennen Sie Indikationen für eine NO-Therapie!
— Welche Applikationsmöglichkeiten für NO gibt es?
— Welche pflegerischen Besonderheiten müssen beachtet werden?

Zu 13.7
- Was ist Schmerz, welches sind seine Auswirkungen?
- Welche verschiedenen Ausprägungen hat Schmerz?
- Nennen Sie mögliche Schmerzzeichen!
- Was gehört zur Schmerzanamnese?
- Schildern Sie Maßnahmen zur Schmerzvermeidung und -linderung!
- Was versteht man unter Tachyphylaxie?

Zu 13.8
- Welche Möglichkeiten der Bronchoskopie gibt es?
- Nennen Sie therapeutische und diagnostische Indikationen einer Bronchoskopie!
- Schildern Sie den Ablauf einer Bronchoskopie!

Zu 13.9
- Welche Vorbereitungen sind für den Transport großer Kinder zu treffen?

Elternbetreuung

14.1 Der erste Besuch – 304

14.2 Allgemeine Besuchsregeln – 304

14.3 Eltern von Früh- und Neugeborenen – 306

14.4 Eltern sterbender Kinder – 307

14.1 Der erste Besuch

Kommt ein Kind auf die Intensivstation, stehen die Eltern meistens unter Schock; sie haben Angst um ihr Kind, vielleicht auch Schuldgefühle, weil sie nicht aufgepasst haben oder ihr Kind nicht haben schützen können. Etwas anderes ist es natürlich, wenn der Aufenthalt geplant war z. B. nach bestimmten Operationen. Diesen Eltern und natürlich auch den Kindern bieten wir an, sich die Station im Voraus anzusehen, damit sie sich anschließend nicht völlig fremd fühlen. Dabei können sie auch etwas auf das vorbereitet werden, was sie nach der Operation erwartet.

Kommen die Eltern oder ein Elternteil zum ersten Mal auf die Station, müssen sie sich über die Klingelanlage melden. Sie werden dann von einer Pflegeperson oder der Stationssekretärin empfangen und in die hygienischen Vorschriften wie Kittelpflege und Händedesinfektion eingewiesen. Dann werden sie in das Elternzimmer geführt, wo ein Arzt mit ihnen spricht und sie auf das vorbereitet, was sie erwartet (Beatmung, Drainagen, Bewusstlosigkeit, Sedierung etc.). Wird das Kind noch versorgt, müssen die Eltern warten, bis sie ins Zimmer geholt werden; man kann ihnen dann etwas zu trinken anbieten. Es ist sinnvoll, den Eltern zwischendurch mitzuteilen, dass es noch etwas dauern werde, dass ihr Kind aber stabil sei und keine Lebensgefahr bestehe.

Werden die Eltern endlich ins Zimmer geführt, stellt sich die betreuende Pflegeperson mit Namen vor. Wir tragen alle Namensschilder, damit die Eltern sich bei den vielen Personen auf der Station besser orientieren können. Am Eingang der Station hängt außerdem ein großer Bilderrahmen mit Fotos und Namen des gesamten pflegerischen und ärztlichen Personals der Station; die Eltern stehen häufig davor und suchen die Schwester/den Pfleger, die/der ihr Kind versorgt.

Sehen die Eltern ihr Kind zum ersten Mal, erklären wir ihnen die Bedeutung der Kabel und Schläuche, um ihnen die Angst davor zu nehmen. Wir sollten dabei etwas Zeit haben, um Fragen zu beantworten. Wichtig ist es auch zu erklären, dass Kinder, die intubiert sind, keine Laute von sich geben können und dass ihr Kind evtl. an den Händen fixiert ist, damit es sich selbst nicht gefährden kann, indem es den Tubus oder andere »Schläuche« zieht. Außerdem sollte erwähnt werden, dass es viele Alarme geben kann, die aber nicht gleich etwas Schlimmes für ihr Kind bedeuten. Wir ermuntern die Eltern, ihr Kind anzufassen, es zu streicheln und mit ihm zu sprechen. Reagiert ein Kind nicht, muss man den Eltern erklären, warum es das nicht kann (Sedierung, Bewusstlosigkeit etc.), und ihnen auch sagen, dass die Kinder sie im Unterbewusstsein fühlen und hören können und dass dies sehr wichtig für sie ist.

Bei ihrem ersten Besuch erhalten die Eltern Informationsbroschüren, in denen Wichtiges über die Station, den Ablauf, die Besuchszeiten, die Elternmitaufnahme, die Kantinenöffnungszeiten etc. steht. Eltern von Früh-/Neugeboren erhalten außerdem ein Merkblatt über das Abpumpen und den Transport der Muttermilch. Eltern von Säuglingen jenseits des Neugeborenenalters bitten wir, zusammen mit dem Pflegepersonal die Pflegeanamnese ihres Kindes auszufüllen; hierdurch erhalten wir einige wichtige Informationen über unsere Patienten. Des Weiteren erhalten alle Eltern ein Informationsblatt mit Hinweisen zu hygienischen Richtlinien und rechtlichen Aspekten. Dort sollen sie auch angeben, wo sie telefonisch zu erreichen sind, wer Auskunftsrecht über ihr Kind hat und wer auch ohne Begleitung der Eltern das Kind besuchen darf. Außerdem bitten wir sie, dort zur Sicherheit ihres Kindes einer eventuellen Fixierung mittels Bettgitter und Fixiermanschetten durch ihre Unterschrift zu-zustimmen.

14.2 Allgemeine Besuchsregeln

Wir haben rund um die Uhr Besuchszeit, wobei aber auf ausreichende Ruhezeiten, vor allem während der Nacht geachtet wird. Der Besuch von Geschwisterkindern ist gestattet, sofern sie infektfrei und nicht inkubiert sind. Empfehlenswert sind Spielzimmer, in denen Geschwisterkinder betreut werden, sodass die Eltern ausreichend Ruhe und Zeit haben, ihr krankes Kind zu besuchen. Freunde und Verwandte können mit Erlaubnis der Eltern zu Besuch kommen. Es dürfen jedoch maximal 2 Personen gleichzeitig ins Patientenzimmer, damit es dort nicht zu unruhig wird.

Bei den weiteren Besuchen müssen die Eltern sich immer über die Sprechanlage am Eingang der Station melden, sodass wir wissen, wer kommt, und Eltern vor dem Zimmer ihres Kindes abfangen können, wenn es sich gravierend verschlechtert hat oder wenn gerade Untersuchungen oder invasive Eingriffe vorgenommen werden, auf die die Eltern erst vorbereitet werden sollten.

Auf der Station gibt es ein Elternzimmer mit einer Sitzecke und etwas Spielzeug für Geschwisterkinder sowie eine kleine Küche mit Sitzgelegenheit. Außerdem gibt es für stillende Mütter oder Eltern lebensbedrohlich Erkrankter ein separates Schlafzimmer auf der Station bzw. Elternzimmer außerhalb der Station. Die Mitaufnahme eines Elternteils ist bei intensiv betreuten Kindern medizinisch indiziert und wird daher von den Krankenkassen im Allgemeinen bezahlt. Ein Imbiss oder auch Mahlzeiten können im Kasino eingenommen werden. In den Patientenzimmern ist das Essen grundsätzlich verboten.

Wenn sie es möchten, leiten wir die Eltern früh in den pflegerischen Verrichtungen an, denn sie sind meistens froh, wenn sie etwas für ihr Kind tun können, sie kommen sich dann nicht so unnütz vor. Sie helfen uns bei der Körperpflege, der Mundpflege, beim Betten und Umlagern oder beim Fiebermessen. Bestimmte Tätigkeiten können später dann ganz von ihnen übernommen werden. Allerdings sagen wir stets, dass allein schon ihre Anwesenheit, ihre Nähe und Zuwendung für die Kinder von größter Wichtigkeit ist und dass es sinnvoll ist, durch Stimme und Körperkontakt die Verbindung aufzunehmen und Kommunikation zu entwickeln. Wir ermuntern die Eltern, mit ihrem Kind zu reden, ihm von zu Hause zu erzählen, es zu berühren und zu streicheln. Sie können den Kindern etwas vorlesen oder ihre Lieblingskassetten vorspielen. Manche Eltern besprechen Kassetten, die wir dann vorspielen, wenn sie nicht anwesend sind. Häufig beobachten wir, dass unruhige Kinder sich dann beruhigen und entspannen.

Sobald es der Zustand eines Kindes erlaubt, dürfen die Eltern es auf den Arm nehmen, da die sensomotorische Stimulation besonders wichtig ist. Andererseits müssen wir aber auch darauf achten, dass die Eltern sich und ihre Kinder nicht überfordern, denn häufig geht ihnen manches nicht schnell genug. Wir erklären den Eltern, dass sie selbst ausreichend Ruhe brauchen, da sie noch über einen längeren Zeitraum gefordert sein werden. Außerdem dürfen die Geschwisterkinder nicht vernachlässigt werden, auch sie brauchen die Eltern. Oft gibt es Verwandte oder Freunde, die die Eltern vorübergehend am Krankenbett ablösen können. Können Eltern aus unterschiedlichen Gründen jedoch ihr Kind nicht regelmäßig besuchen, sollten wir Verständnis dafür zeigen, damit sie kein schlechtes Gewissen bekommen.

Kinder mit nichtinfektiösen Erkrankungen dürfen eigene Wäsche tragen, u. U. ist auch eigene Bettwäsche erlaubt, sofern die Eltern sie regelmäßig waschen. Den meisten macht dieses jedoch keine Mühe, wenn sie sehen, dass die Kinder sich so wohler fühlen; außerdem mildert es etwas die sterile Krankenhausatmosphäre.

Nicht nur für die Kinder, sondern auch für die Eltern sind feste Bezugspersonen wichtig, damit sich ein Vertrauensverhältnis aufbauen kann. Die Schwestern und Pfleger sollten deshalb auch nach einheitlichen Pflegerichtlinien arbeiten, da eine unterschiedliche Handhabung die Eltern verunsichert und dies einem Vertrauensverhältnis im Wege stünde. In diesem Zusammenhang ist es auch wichtig, dass die Eltern von allen Personen gleichlautende Informationen erhalten, weshalb ein entsprechender Informationsaustausch untereinander unbedingt notwendig ist. Ferner sollte man nie vergessen, Beobachtungen der Eltern ernst zu nehmen, da sie ihre Kinder am besten kennen.

Für Gespräche sind wir immer offen, und häufig ergeben sie sich während der pflegerischen Verrichtungen. Allerdings achten wir darauf, dass über nichts gesprochen wird, was das Kind belasten könnte. Probleme sollten nur außerhalb des Krankenzimmers besprochen werden, z. B. im Elternzimmer. Bei Arztgesprächen sollte die betreuende Pflegekraft dabei sein, zumal meistens später noch Nachfragen zu diesen Gesprächen von Seiten der Eltern kommen. Bei ausländischen Eltern muss evtl. ein Dolmetscher eingeschaltet werden, um sicherzugehen, dass sie alles verstehen. Ganz allgemein sollte man darauf achten, sich in einer für Laien verständlichen Sprache auszudrücken.

Bei Bedarf vermitteln wir auch Gespräche mit unseren Psychologen oder dem Seelsorger, und bei sozialen Problemen kann die Sozialarbeiterin eingeschaltet werden. Des Weiteren kann man den Eltern Informationsquellen und Literatur anbieten oder ihnen Hilfsorganisationen oder Selbsthilfegruppen nennen.

Haben wir Probleme mit Eltern, verstehen z. B. ihr Verhalten nicht, sprechen auch wir mit unseren Psychologen, die uns häufig das Verhalten der Eltern erklären und uns Tipps für den Umgang mit ihnen geben können.

Wenn ein Kind auf eine Normalstation verlegt werden kann, sollten die Eltern rechtzeitig darauf vorbereitet werden, man kann ihnen auch schon vorher diese Station zeigen. Manche Eltern empfinden die Verlegung als einen enormen Fortschritt; es ist für sie ein Zeichen, dass es ihrem Kind besser geht. Andere Eltern hingegen haben Angst, dass ihr Kind nicht mehr so gut überwacht und betreut werden wird, da es nicht mehr an einen Monitor angeschlossen ist und eine Pflegekraft auf einer Normalstation mehr Kinder betreuen muss.

14.3 Eltern von Früh- und Neugeborenen

Ist der Aufenthalt eines FG oder NG auf einer Intensivstation vorhersehbar (extreme Unreife, angeborene Missbildung, wie z. B. MMC, Zwerchfellhernie etc.), sollte ein vorbereitendes Gespräch des Neonatologen und evtl. auch des Chirurgen mit den Eltern erfolgen. Die Eltern sollten danach die Möglichkeit haben, schon einmal die Intensivstation zu besichtigen. In Perinatalzentren kann z. B. der Vater dann sein Kind auf die Intensivstation begleiten und bei der Aufnahme anwesend sein. So haben wir im Allgemeinen den ersten Kontakt mit dem Vater, der allein am Bett seines Kindes steht. Oft ist er in den ersten Tagen Vermittler zwischen der Station und der Mutter. Unter Umständen muss er sich nicht nur um das Kind, sondern auch um die Mutter sorgen und befindet sich daher in einer besonders schwierigen Situation, für die wir Verständnis aufbringen müssen. Wir geben dem Vater ein Digitalfoto für die Mutter mit, da sie häufig ihr Kind nach der Geburt gar nicht oder nur kurz gesehen hatte. Wenn möglich, halten wir telefonischen Kontakt mit ihr. Der Vorteil von perinatologischen Zentren liegt nicht nur in der schnellen Versorgung gefährdeter Kinder und in den kurzen Transportwegen, sondern auch darin, dass die Mutter ihr Kind auch nach einer Sectio früh besuchen kann.

Kommt die Mutter das erste Mal zu Besuch, sollte man sich Zeit für sie nehmen. Gerade Mütter von extrem unreifen Kindern sind meistens sehr geschockt, wenn sie ihr Kind sehen. Sie geben sich die Schuld an der Frühgeburt oder der angeborenen Infektion und fragen sich, was sie falsch gemacht haben. Hier sind fast immer intensive Gespräche notwendig. Wir bestärken die Mütter in ihrem Bemühen abzupumpen, da sie so die Möglichkeit haben, etwas Sinnvolles für ihr Kind zu tun. Sollte hingegen das Abpumpen nicht klappen, müssen wir die Mutter beruhigen, dass ihr Kind auch mit künstlicher Nahrung gut gedeihen wird. Die Eltern können ebenfalls einfache pflegerische Verrichtungen früh übernehmen. Sie können waschbare oder abwischbare Spieluhren und waschbare Kuscheltiere mitbringen, auch eigene Wäsche ist erlaubt, wobei es inzwischen spezielle Frühgeborenenkleidung über das Internet zu kaufen gibt, auch Puppenwäsche aus Baumwolle eignet sich. Eltern können Kassetten selber besprechen oder mit der Musik bespielen, die sie in der Schwangerschaft viel gehört haben. Diese Kassetten spielen wir den Kindern über einen Walkman vor.

Sobald wie möglich dürfen die Eltern ihr Kind auf den Arm nehmen und »Känguruhen«; dazu haben wir bequeme verstellbare Sessel. Es ist erwiesen, dass regelmäßiges »Känguruhen« einerseits die Gewichtszunahme der FG fördert und den Stationsaufenthalt verkürzt, andererseits die Milchproduktion bei der Mutter fördert. Aus dem gleichen Grunde sollten die FG schon früh an die Brust angelegt werden; außerdem wird so auch der Saugreflex der FG trainiert. Beim »Känguruhen« brauchen allerdings FG <27. SSW zusätzliche Wärme, z. B. Wärmestrahler und Mütze, da es sonst doch zu einem Wärmeverlust kommt.

Wir sollten alles tun, um die Eltern-Kind-Beziehung zu fördern, da sie sich durch den Klinikaufenthalt nur langsam aufbauen kann. Es ist erwiesen, dass der Anteil von ehemaligen Frühgeborenen bei später misshandelten Kindern relativ groß ist und auf ein gestörtes Eltern-Kind-Verhältnis zurückzuführen ist.

Da der Klinikaufenthalt der extrem unreifen Frühgeborenen in der Regel mehrere Wochen dauert, bieten unsere Psychologen den Eltern regelmäßig Gespräche an und begleiten sie während des Stationsaufenthaltes. Ggf. wird Kontakt zur Sozialarbeiterin hergestellt, um die Familien während und/oder auch nach dem Stationsaufenthalt durch finanzielle/personelle Hilfen zu entlasten. Eltern sollten auch Hinweise auf Eltern- und Selbsthilfegruppen erhalten, in denen sich betroffene Eltern untereinander austauschen und weitere Informationen einholen können.

14.4 Eltern sterbender Kinder

Auf einer Intensivstation kann der Tod plötzlich eintreten, wenn z. B. ein Kind in sehr schlechtem Zustand eingeliefert wird; in anderen Fällen ist er vorhersehbar; nur dann kann man von einer Sterbebegleitung im eigentlichen Sinne sprechen.

Um das Verhalten von Eltern sterbender Kinder zu verstehen, ist es notwendig, die Phasen zu kennen, die sie im Verlauf des Sterbeprozesses durchmachen. Nach Elisabeth Kübler-Ross sind dies:
- 1. Phase: Verleugnen, ein Nicht-Wahrhaben-Wollen, wenn es deutlich wird, dass das Kind nicht mehr gerettet werden kann. Die Eltern geraten in einen Schockzustand.
- 2. Phase: Schuldgefühle, etwas falsch gemacht oder versäumt zu haben.
- 3. Phase: Wut auf sich selbst aus dem Gefühl heraus, als Eltern versagt zu haben, und Wut auf die Ärzte, Schwestern und Pfleger, die das Kind nicht haben retten können.
- 4. Phase: Angst vor dem bevorstehenden Tod und vor weiteren Verlusten.
- 5. Phase: Trauer, Tränen und Depressionen, die die Eltern handlungsunfähig machen können.

Es ist wichtig, diese Phasen zu kennen und die Gefühle der Eltern zu akzeptieren und zuzulassen. Dabei haben Mütter und Väter z. T. unterschiedliche Gefühle, sie trauern auf verschiedene Weise und können sich auch in verschiedenen Phasen befinden. Dadurch kann zeitweise die Kommunikation zwischen den Eltern gestört sein. Dementsprechend müssen wir auf die Eltern in unterschiedlicher Weise zugehen. Es kann sein, dass uns ein Elternteil mit Wut und Vorwürfen begegnet, der andere tief trauert und ständig weinen muss. Wir sollten den Eltern ihre Empfindungen nicht nehmen, sie auch nicht trösten, denn in dieser Situation gibt es keinen Trost. Sätze wie »Sie können noch mehr Kinder bekommen« oder »Für Ihr Kind ist es am besten so« sind in dieser Situation völlig falsch; viel nötiger haben die Eltern jetzt gute Zuhörer. Trauer ist eine tiefe menschliche Emotion, die eine Beziehung zu dem Verlorenen aufbaut, zu etwas Wertvollem, das man bewahren möchte. Deshalb sollten Eltern dem verlorenen Kind, auch einem tot geborenen, unbedingt einen Namen geben. Trauer sollte ermöglicht und gefördert werden, da sie zu heilen vermag. Wird sie hingegen unterdrückt, kann dies zu chronischen Depressionen führen.

Gleichzeitig sollte uns klar sein, dass wir beim Sterben eines Kindes ähnliche Phasen durchlaufen; auch wir sollten diese Gefühle zulassen und sie auch vor den Eltern nicht verbergen. Ein Mitfühlen und Mitleiden kann mehr helfen als viele Worte, und die Eltern fühlen sich dann in ihrem Schmerz nicht mehr so allein. Teamgespräche und Supervision helfen uns, solche Situationen zu bewältigen.

Sterbende Kinder sollten weitgehend genauso behandelt werden wie die anderen Patienten. Dies gilt im Besonderen für die Grundpflege wie Waschen, Mundpflege, Umlagern, Betten und Freihalten der Atemwege. Die Ernährung erfolgt über eine Magensonde oder über eine Glukose-/Elektrolytinfusion. Auch Sauerstoff und Wärme sollten nach Bedarf zugeführt werden. Alle belastenden Maßnahmen allerdings wie Wiegen und Blutentnahmen werden abgesetzt, und bei Schmerzen muss an eine angepasste Analgesierung gedacht werden.

Man sollte für eine ruhige Umgebung sorgen, evtl. nach Absprache mit den Eltern das Kind in ein Einzelzimmer legen. Dabei dürfen die Eltern auf keinen Fall das Gefühl haben, dass das Kind abgeschoben wird, sondern vielmehr, dass ihnen die Möglichkeit geboten wird, in Ruhe Abschied von ihrem Kind zu nehmen. Andere Verwandte oder Bekannte sollten nach Wunsch der Eltern Zugang erhalten. Bei christlichen Familien sollte man danach fragen, ob das Kind getauft ist oder noch eine Taufe gewünscht wird. Sie kann durch einen von den Eltern benannten Seelsorger oder durch den Krankenhausseelsorger vorgenommen werden, ggf. kann auch eine Nottaufe vom Klinikpersonal durchgeführt werden. Auch sollte auf Wunsch eine ständige Begleitung durch einen Seelsorger ermöglicht werden. Bei ausländischen Familien muss man deren Riten erfragen und diese auch, wenn irgend möglich, berücksichtigen. Wichtig ist es, immer nach den Wünschen der Eltern zu fragen und ihnen nicht seine eigenen Vorstellungen aufzuzwingen.

Möchten die Eltern, dass eine bestimmte Pflegekraft, zu der sie Vertrauen gefasst haben, die Familie begleitet, sollte diese Pflegekraft weitgehend von anderen Pflichten auf der Station freigestellt werden.

Ist ein Kind verstorben, so wird noch einmal eine Ganzkörperwäsche vorgenommen, die auch die Eltern durchführen können. Alle Schläuche und Katheter werden gezogen und Wunden sorgfältig verklebt, damit kein Sekret mehr fließen kann. Auf Wunsch kann dem Kind eigene Wäsche angezogen und ihm ein Kuscheltier oder Spielzeug mitgegeben werden. Anschließend sollte man der Familie noch so viel Zeit geben, wie sie braucht, um sich von ihrem Kind zu verabschieden.

Konnten Eltern beim Tod ihres Kindes nicht anwesend sein, weil er zu plötzlich eintrat, sollte man immer ein Foto des Kindes machen; auch eine Haarlocke, das Kuscheltier oder die Spieluhr, bei Neugeborenen ein Fußabdruck und das Namensbändchen können für Eltern wichtige Erinnerungsstücke sein. Auf einigen Stationen gibt es vor allem für Eltern von FG und NG Trauerkarten, auf denen Name, Geburts- und Sterbedatum und Maße des Kindes eingetragen werden. Es kann ein Vers mit tröstenden Worten darauf stehen, und es sollte Platz geben für ein Foto des Kindes und evtl. persönliche Worte. Auf alle Fälle aber sollten die Eltern von ihrem Kind Abschied nehmen können. Wir geben den Familien auch noch am nächsten Tag Gelegenheit, ihr Kind in unserer Kapelle aufzubahren und noch einmal zu sehen. Durch die Bestatter kann es ermöglicht werden, verstorbene Kinder zu Hause aufzubahren; dies ist gerade für Familien anderer Kulturen sehr wichtig.

Nach dem Tod eines Kindes sollte man den Eltern Hilfestellung geben bei der Erledigung der Formalitäten, da sie damit in dieser Situation häufig überfordert sind. Über eine evtl. notwendige Autopsie muss mit den Eltern unbedingt gesprochen werden, auch wenn der Moment nicht passend erscheint. Erfahren die Eltern erst im Nachhinein davon, sind sie meist sehr betroffen und äußern Vorwürfe. Hat eine seelsorgerische Betreuung während des Sterbens stattgefunden, sollte diese auf jeden Fall in der Trauerphase weiter erfolgen oder aber ermöglicht werden. Auf den Verlauf des Trauerprozesses sollten die Eltern vorbereitet werden. Wichtig ist auch die Betreuung der Geschwisterkinder, die nicht nur einen Bruder oder eine Schwester verlieren, sondern häufig auch für einige Zeit die Eltern.

Haben Kinder sehr lange auf unserer Station gelegen und hat sich ein gutes Verhältnis zu ihnen aufgebaut, freut sich die Familie, wenn Personal der Intensivstation zur Beerdigung kommt.

Allen Eltern bieten wir noch Gesprächstermine für einen späteren Zeitpunkt an; oft kommen sie nach Wochen auf dieses Angebot zurück. Man sollte den Familien auch Adressen von Selbsthilfegruppen nennen, z. B. »Verwaiste Eltern«.

Es ist bekannt, wie wichtig die Eltern für die Genesung der Kinder sind, aber dass Eltern selber auch eine Betreuung benötigen, das wurde erst in letzter Zeit deutlicher gesehen, vieles hat sich in diesem Bereich auch bereits gebessert. Allerdings kann noch lange nicht adäquat genug auf die Eltern eingegangen werden, einerseits aus Zeitmangel, andrerseits weil das Personal in der Gesprächsführung nicht entsprechend geschult worden ist. Dies müsste in der Ausbildung, aber auch in den Weiter- und Fortbildungen noch stärker berücksichtigt werden.

> **Überprüfen Sie Ihr Wissen**
> **Zu 14.1**
> — Was muss man bedenken, wenn Eltern zum ersten Mal ihr Kind auf der Station besuchen?
>
> **Zu 14.2**
> — Was können Eltern für ihr Kind auf der Station tun?

- Worauf sollte beim Gespräch mit Eltern geachtet werden?

Zu 14.3
- Welche Vorteile bietet ein PNZ?
- Was versteht man unter Känguruhen – warum ist es so wichtig?

Zu 14.4
- Nennen Sie die Phasen eines Sterbeprozesses!
- Erläutern Sie die Pflegemaßnahmen für ein sterbendes Kind!
- Welche Hilfen gibt es für die Eltern – welche für die Pflegekräfte?

Anästhesie: Einführung

15.1 Komponenten der Narkose – 312

15.2 Anatomisch-physiologische Besonderheiten des kindlichen Patienten – 312
15.2.1 Frühgeborene – 312
15.2.2 Neugeborene und Säuglinge – 313
15.2.3 Kleinkinder, Schulkinder und Jugendliche – 313

15.3 Erwartungshaltungen – 313

15.4 Temperaturregulation im OP – 314

15.1 Komponenten der Narkose

In einem Zustand der Empfindungslosigkeit können chirurgische, therapeutische oder diagnostische Eingriffe durchgeführt werden, ohne dass der Patient Schmerzempfindungen hat oder Abwehrreaktionen zeigt. Dies wird durch die reversible medikamentöse Aufhebung von Schlüsselfunktionen des zentralen Nervensystems (ZNS) erreicht.

- **Ziel**
- Bewusstlosigkeit (Hypnose),
- Schmerzlosigkeit (Analgesie),
- Reflexdämpfung,
- Muskelerschlaffung/Relaxierung.

- **Durchführung**

Dämpfung bzw. Aufhebung von:
- Reflexen,
- Atemantrieb.

Blockade von:
- Sensorik,
- Motorik,
- Bewusstsein.

15.2 Anatomisch-physiologische Besonderheiten des kindlichen Patienten

Da Kinder keine »kleinen Erwachsenen« sind, weisen sie auch eine Fülle von Besonderheiten auf, die es bei der Durchführung einer Narkose oder Regionalanästhesie zu bedenken gibt. Sowohl für das Equipment als auch auch für die Narkoseeinleitung und -ausleitung sind diese anatomisch-physiologischen Abweichungen vom erwachsenen Patienten zu beachten. In jedem Lebensalter oder jeder Entwicklungsstufe weisen die Kinder unterschiedliche Merkmale auf. Aufgrund dieser Besonderheiten ist die Kinderanästhesie so abwechslungsreich und spannend.

15.2.1 Frühgeborene

- **Atmung und Atemwege**
- Enge Luftwege,
- hoher Sauerstoffverbrauch bei gleichzeitiger extrapulmonaler Sauerstofftoxizität mit der Gefahr der Retinopathia praematurorum,
- anzustrebende Sauerstoffsättigungswerte von 93–96 % entsprechen einem p_aO_2-Wert von ca. 80 mmHg,
- geringere Compliance der Lunge aufgrund mangelhafter Bildung von Surfactant,
- ausgeprägte Neigung zu Apnoephasen,
- entwicklungsbedürftige Atemmuskulatur.

- **Herz und Kreislauf**
- Geringerer Anteil kontraktiler Fasern am Myokard,
- keine Steigerungsmöglichkeit des Schlagvolumens,
- Herzminutenvolumen wird nur über die Herzfrequenz erhöht,
- Normalwerte: Herzfrequenz 120–170/min, arterieller Mitteldruck 1 mmHg pro vollendete SSW,
- Umstellung vom fetalen Kreislauf auf den extrauterinen Kreislauf,
- Ductus Botalli verschließt sich funktionell erst nach ca. 15 h, anatomisch sogar erst nach 4–6 Wochen,
- ausgeprägte Reaktion des Herzens auf negativ-inotrope Medikamente,
- Asystolie wird hauptsächlich durch Hypoxämie ausgelöst,
- Blutvolumen 95 ml/kg KG (*Cave*: fetales Hämoglobin).

- **Wasser- und Elektrolythaushalt**
- Flüssigkeitsverluste über die Körperoberfläche aufgrund eines schlechten Verhältnisses zwischen Gewicht und Hautoberfläche,
- ausgeprägte Natriumverluste aufgrund unreifer Tubulusfunktion,
- erniedrigte Filtrationsrate aufgrund mangelnder Ausbildung der Glomeruli.

- **Sonstiges**
- Erhöhtes Hirnblutungsrisiko bei Blutdruckschwankungen und Veränderungen der O_2- und CO_2-Partialdrücke,
- ausgeprägte Wärmeverluste aufgrund mangelnden Unterhautfettgewebes.

15.2.2 Neugeborene und Säuglinge

- **Atmung und Atemwege (▶ Abschn. 17.6.1)**
- Enge Luftwege,
- Nasenatmer,
- Bauchatmung/Zwerchfellatmung aufgrund horizontaler Rippenstellung,
- funktionelle Residualkapazität gering,
- Normalwerte: Atemzugvolumen 6 ml/kg KG,
- instabiler Thorax mit nicht vollständig ausgeprägter Atemhilfsmuskulatur,
- erhöhte Atemleistung gegenüber einem Erwachsenen,
- bei Anstrengung vermehrte Einziehungen sichtbar,
- Spontanatmung am »freien Tubus« nicht möglich, da der Totraum zu groß ist und die Atemanstrengung durch den Säugling nicht geleistet werden kann,
- gleichwinklige Bronchialabgänge mit der Gefahr der sowohl links- als auch rechtsseitigen Intubation bei tiefer Tubuslage,
- doppelt so hoher Sauerstoffverbrauch wie beim Erwachsenen,
- kaum Apnoetoleranz,
- unreifes Atemzentrum führt zu erhöhter Sensibilität gegenüber Opiaten.

- **Herz und Kreislauf**
- Geringerer Anteil kontraktiler Fasern am Myokard,
- keine Steigerungsmöglichkeit des Schlagvolumens,
- Herzminutenvolumen wird nur über die Herzfrequenz erhöht,
- Asystolie wird hauptsächlich durch Hypoxämie ausgelöst,
- Normalwerte: 110–120/min, systolischer Blutdruck 80–90 mmHg,
- potenzielle Gefahr des Rechts-Links-Shunts bei Erhöhung des Drucks im rechten Ventrikel oder der Erhöhung des pulmonalen Widerstands,
- Blutvolumen beim Neugeborenen: 85 ml/kg KG; Säuglinge: 80 ml/kg KG.

- **Wasser- und Elektrolythaushalt**
- Verminderte Rückresorption von Wasser und Elektrolyten aufgrund unreifer Nierentubuli,
- verlangsamte Ausscheidung von Medikamenten über die Niere,
- großer Extrazellulärraum,
- Basisbedarf an Flüssigkeit: 4 ml/kg KG/h.

- **Sonstiges**
- Relative Unreife des Gehirns: MAC-Wert-Erniedrigung (minimale alveoläre Konzentration – MAC) bei volatilen Anästhetika, Ausnahme: Sevofluran bei Neugeborenen,
- Dosierung nichtdepolarisierender Muskelrelaxanzien ähnlich wie beim Erwachsenen, allerdings wird eine geringere Plasmakonzentration aufgrund des größeren Verteilungsquotienten erreicht,
- Unreife der Leber führt zu erhöhten Plasmawirkkonzentrationen einiger Anästhesiemedikamente.

15.2.3 Kleinkinder, Schulkinder und Jugendliche

Bei gesunden Kleinkindern, Schulkindern oder Jugendlichen treten in der Regel keine Schwierigkeiten während einer Narkose aufgrund anatomisch-physiologischer Besonderheiten auf. Allerdings sollte man sowohl die Normalwerte der Vitalparameter jeder Altersstufe kennen als auch ihre kognitive Reife, um eine angemessene Narkose durchzuführen. Bei allen gesunden Kindern ist die Metabolisierung und Ausscheidung von Medikamenten über Leber und Niere effektiver als beim Erwachsenen.

15.3 Erwartungshaltungen

Eltern und Kinder werden zunehmend als Kunden einer Klinik gesehen und kommen daher mit ganz anderen Erwartungshaltungen in eine Klinik als noch vor Jahren. Der kindliche Patient wird nicht mehr zur Operation an der Pforte an Pflegekräfte abgegeben, sondern fast durchgehend von Angehörigen oder Freunden betreut und umsorgt. Eine moderne Klinik muss sich folglich mit den Ansprüchen der Angehörigen und Kinder beschäftigen, um die klinikinternen Prozesse entsprechend zu verändern oder anzupassen. Gleichzeitig haben sowohl die Kinder als auch die Eltern nachvollziehbare Ängste, die ihr Handeln im klinischen Ablauf erheblich beeinflussen. Diese Ängste gilt es zu respektieren und, soweit möglich, durch optimale Informationen zu minimieren.

- **Erwartungshaltung der Kinder**
- Angstfreiheit,
- würdiges und liebevolles Verhalten,
- atraumatische Trennung von den Eltern,
- Mitnahme von vertrautem Spielzeug in den OP,
- Anwesenheit der Eltern beim Erwachen,
- schonende Lagerung,
- Schmerzlosigkeit auch nach der Narkose,
- Stillung von Hunger- oder Durstgefühlen.

- **Erwartungshaltung der Eltern**
- Ausführliche Aufklärung über Risiken und Maßnahmen,
- reibungsloser Ablauf,
- geringe Wartezeiten,
- kurze Nüchternzeiten des Kindes,
- atraumatische Trennung vom Kind,
- ggf. Begleitung des Kindes in die Einleitungsräume,
- schnelle Information nach der Operation,
- Anwesenheit beim Erwachen des Kindes nach der Operation.

- **Erwartungshaltung der Anästhesie**
- Nüchterner Patient,
- gut aufgeklärte und vorbereitete Angehörige und Kinder,
- atraumatische Trennung von den Eltern,
- reibungsloser Ablauf.

- **Ängste der Kinder vor einer Operation**
- Operationsbeginn, bevor das Kind schläft,
- Erwachen während der Narkose,
- Trennung von den Eltern/Verlassensängste,
- Schmerzen,
- Verstümmelungen,
- Hunger, Durst.

- **Ängste der Eltern vor einer Operation**
- Versterben des Kindes,
- Verhaltensänderungen durch das Erlebte,
- postoperatives Misstrauen der Kinder den Eltern gegenüber,
- Operationszwischenfälle/Verstümmelungen,
- Schmerzen des Kindes,
- Macht- und Hilflosigkeit.

- **Probleme des Pflegepersonals**
Was tun, wenn das Kind in der Einleitung weint?
- Innere Ruhe bewahren,
- eigenen Arbeitsrhythmus anpassen,
- das Kind eigene Entscheidungen fällen lassen,
- »Icebreaker« nutzen (Spielzeug, Reize, Gestaltung der Einleitungen, Wärme),
- Basale Stimulation.

15.4 Temperaturregulation im OP

OP-Säle werden häufig bei einer Temperatur von 18–21°C betrieben. Das hält zum einen die Keimzahl in diesem sensiblen Arbeitsbereich niedrig, zum anderen verhindert die niedrige Raumtemperatur ein übermäßiges Schwitzen der Operateure. Diese tragen neben ihrer Bereichskleidung noch sterile Kittel und häufig zusätzlich Röntgenschürzen.

In den meisten OP-Bereichen wird die Luft 7-mal pro h gefiltert und ausgetauscht, sodass eine kontinuierliche Luftbewegung entsteht. Die Klimaanlage drückt die saubere Luft direkt über dem Operationsfeld in den OP-Saal. Diese Klimatisierung widerspricht in hohem Maße den Ansprüchen des Patienten, der dem Luftstrom überwiegend unbekleidet ausgeliefert ist und auskühlt.

Säuglinge sind bei diesem Vorgang besonders gefährdet, da ihre Neutraltemperatur bei 32°C und ihre kritische Temperatur bei 23°C liegt, also oberhalb der Raumtemperatur. Ihr Unterhautfettgewebe hat eine 3-mal höhere Leitfähigkeit für Wärme. Eine Nachregulierung der Körpertemperatur ist nur durch die Erhöhung des Grundumsatzes möglich. Mittels ausgesprochen ineffizienter Verbrennung des braunen Fettgewebes versuchen Säuglinge, einen Wärmeausgleich herzustellen. Erst ab dem 5. Lebensjahr ist eine Temperaturerhöhung über ein Muskelzittern (»Shivering«) möglich.

15.4 · Temperaturregulation im OP

- **Gründe einer Hypothermie im OP**
  - Endogene Wärmeumverteilung,
  - Abnahme des Vasokonstriktorentonus,
  - Zunahme der Hautdurchblutung durch Narkosemittel,
  - fehlende Eigenwärmeregulierung:
    - nur 70 % der normalen Wärmeproduktion wird erzeugt,
    - Relaxierung verhindert Muskelzittern,
  - kaum Unterhautfettgewebe,
  - große Körperoberfläche,
  - hohes AMV bei Säuglingen,
  - hoher Beatmungsflow bei inhalativer Einleitung,
  - Raumdurchlüftung hoch (Wärmekonvektion),
  - kalte Unterlagen (Wärmekonduktion),
  - Hautdesinfektion (Verdunstungskälte),
  - kalte Infusionen und Spüllösungen.

- **Negative Auswirkung ungewollter Hypothermie**
  - Schlechte Wundheilung,
  - höhere Blutverluste,
  - Unwohlsein, Zittern nach Erwachen,
  - hoher O_2- und Energiebedarf,
  - Beeinflussung des Atemzentrums,
  - hohe Sauerstoffbindung an das Hämoglobin,
  - Abnahme der Kontraktilität des Herzens,
  - verlängerte Muskelrelaxanswirkung,
  - Abnahme der Nierenfunktion,
  - Abnahme des Metabolismus um 6–7 %/°C.

- **Maßnahmen**
  - Passive Erwärmung durch warme
    - Einleitungsräume,
    - ggf. OP-Säle,
    - Infusionslösungen,
    - Desinfektionslösungen,
    - OP-Tische,
    - OP-Wäsche,
    - Patientenbetten,
  - aktive Erwärmung durch:
    - Patientenwärmesysteme (z. B. Warmluftgeräte, Wärmelampen) (◘ Abb. 15.1)
  - Verminderung von Wärmeverlusten durch:
    - Lagerung: unbedeckte Körperoberflächen vermeiden,
    - Low-flow-Beatmung,

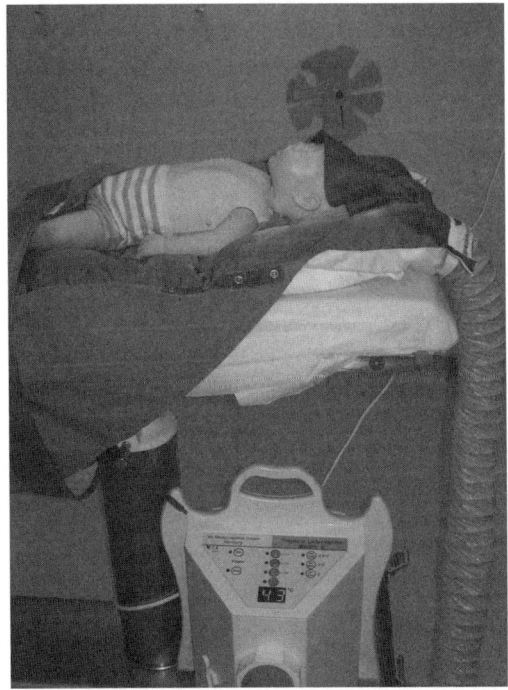

◘ Abb. 15.1 Patientenwärmesystem

  - angewärmte Atemluft,
  - Kopftücher und Mützen für alle Patienten,
  - Prewarming! 30–60 min vor dem Eingriff.

> Säuglinge und Kinder sind aufgrund ihrer anatomisch-physiologischen Voraussetzungen besonders gefährdet, während eines operativen Eingriffs auszukühlen, und bedürfen daher besonderer wärmeerhaltender Maßnahmen.

Überprüfen Sie Ihr Wissen

Zu 15.1
- Welche 4 Komponenten gehören zu einer Narkose?
- Welche Ziele verfolgt eine effektive Narkose?

Zu 15.2
- Welche anatomisch-physiologischen Besonderheiten zeigen Frühgeborene im

Bereich des Herz-Kreislauf-Systems, die es bei der Narkose zu beachten gilt?
- Inwieweit hat die Nieren- und Leberfunktion eines Neugeborenen Einfluss auf die Dosierung von Medikamenten, die während der Narkose verwendet werden?
- Welche Kreislauffunktionen verändern sich bei einer Hypovolämie bei Säuglingen, und warum fällt die Reaktion so eingeschränkt aus?

Zu 15.3
- Angehörige und Kinder kommen mit unterschiedlichen Erwartungshaltungen zu einer Operation in eine Klinik. Beschreiben Sie die Ängste und Erwartungen der beteiligten Gruppen!

Zu 15.4
- Nennen Sie Gründe, warum es während einer Operation unter Narkose zu einer schnelleren Auskühlung des Kindes kommen kann!
- Welche negativen Auswirkungen hat eine ungewollte Hypothermie?
- Welche pflegerischen Maßnahmen sollten Sie ergreifen, um eine Hypothermie zu verhindern?
- Wie kann die Beatmung des Kindes verändert werden, um eine Auskühlung zu vermeiden?

Präoperative Vorbereitung

16.1 Präoperative Informationssammlung – 318

16.2 Nahrungskarenzzeiten – 319

16.3 Prämedikation – 320

16.4 Standardüberwachung – 321

16.5 Zubehör und Material – 324
16.5.1 Allgemein – 324
16.5.2 Intubationszubehör – 324
16.5.3 Larynxmaske – 326
16.5.4 Narkosegeräte – 327

16.1 Präoperative Informationssammlung

Die präoperative Informationssammlung, Aufklärung und Einwilligung ist ein typisches Beispiel interdisziplinärer Zusammenarbeit zwischen Pflege und Ärzten. Bereits bei der Erhebung des Aufnahmestatus durch eine Pflegekraft werden wichtige Informationen für den späteren operativen Eingriff erhoben. Vorerkrankungen und Medikamenteneinnahmen sowie kognitive Leistungen und Entwicklungsstand des Kindes sind ebenso wichtig wie Lebensgewohnheiten, z. B. Schlaf- und Essverhalten.

Im Zuge der Vorbereitungen werden alte Akten, spezielle Konsile, z. B. vom Kardiologen oder HNO-Arzt, und Röntgenbilder angefordert. Die aktuelle körperliche Untersuchung kann durch einen Pädiater durchgeführt werden, auf dessen Konsil dann zurückgegriffen wird. Alle Unterlagen stehen zum Aufklärungsgespräch zwischen Eltern/Kind und Anästhesisten zur Verfügung.

Die anästhesiespezifische Informationssammlung und das Einholen der Einwilligung können nur vom Narkosearzt durchgeführt werden, der zielgerichtet Risikofaktoren des Patienten erkundet. Darunter fällt vor allem die Befragung zu vorangegangenen Narkosen oder Narkosezwischenfällen beim Kind oder im Familienkreis. Hier wird unter anderem nach Hinweisen auf eine maligne Hyperthermie in der Familienanamnese gesucht, die für das Kind ein besonderes Risiko darstellt.

Nach Rücksprache mit dem Operateur werden die Dringlichkeit und der Operationszeitpunkt festgelegt und mit den Eltern besprochen.

- **Informationssammlung**
  - Krankengeschichte, Vorerkrankungen,
  - Laboruntersuchungen,
  - Befragung zu früheren Narkosen,
  - Lebensgewohnheiten,
  - körperliche Untersuchung (Infekt?!),
  - Einstufung des Narkoserisikos (ASA),
  - Einstufung der Dringlichkeit,
  - Allergien,
  - ggf. werden Anordnungen für weiterführende Untersuchungen getroffen (z. B. Lungenfunktionstest, Herz-Echo).

- **Aufklärung**
  - Ablauf allgemeiner Vorbereitungen inkl. Prämedikation,
  - geplanter Operationszeitpunkt und ggf. -verschiebung,
  - Transport,
  - Elternbegleitung in den OP,
  - Narkoseeinleitung,
  - Narkoseführung,
  - Methoden und Risiken der gewählten Verfahren,
  - Ablauf der Schmerztherapie nach der Narkose,
  - Nüchternzeiten.

- **Einwilligung**
  - Die Aufklärung zur Narkose und die Einwilligung müssen vor der Prämedikation erfolgen,
  - Sorgeberechtigte/Patient willigen in die (juristische) Körperverletzung der Narkose ein,
  - Unterschrift beider Erziehungsberechtigten (soweit möglich) und des aufklärenden Arztes.

Ein 16-jähriger Patient ist rechtlich in der Lage, in einen (Notfall-)Operations- und Anästhesieeingriff selbst einzuwilligen. In der Praxis willigen aber die Sorgeberechtigten ein, und der jugendliche Patient unterschreibt zusätzlich.

Bei einem Wahleingriff empfiehlt es sich, die Aufklärung in 3 Stufen vorzunehmen:
1. Die Eltern erhalten zunächst schriftliches Material, in dem sie über geplante Maßnahmen und Abläufe aufgeklärt werden.
2. Im Anschluss findet ein Gespräch zwischen dem Anästhesisten und dem Patienten und seinen Angehörigen statt.
3. Die Einwilligung erfolgt erst nach einer ausreichenden Bedenkzeit.

> **Bei Wahleingriffen sollten zwischen dem Aufklärungsgespräch und dem Operationseingriff 24 h liegen.**

- **Dringlichkeit**

Angehörige und Kinder wünschen sich immer einen zügigen Ablauf. Wartezeiten können besonders mit kleinen oder hungrigen Kindern zu einer nervlichen Zerreißprobe für die beunruhigten Eltern werden. Um einen optimalen Ablauf zu gewährleisten und Nüchternzeiten so kurz wie möglich zu halten, wird in Zusammenarbeit mit dem Operateur eine Dringlichkeitsstufe der Operation festgelegt.

> **Dringlichkeitsstufen einer Operation**
> 1. Geplant – im OP-Programm eingefügt und organisiert
> 2. Dringlich – nicht im OP-Programm enthalten, der Eingriff muss innerhalb der nächsten 24 h erfolgen
> 3. Notfall – Soforteingriff, die Vorbereitungszeit für Patient und Personal beträgt nur wenige Minuten oder Stunden

- **ASA-Klassifikation**

Die **American Society of Anaesthesiology (ASA)** führt seit 1963 eine Klassifikation des Gesundheitszustandes aller zu operierenden Patienten durch. Ziel ist die standardisierte Risikoeinschätzung für jeden einzelnen Patienten. Die Klassifikation ist für Erwachsene entworfen worden, kann aber auf Kinder übertragen werden.

> **ASA-Klassifikation**
> - ASA 1: gesundes Kind
> - ASA 2: Kind mit leichter Systemerkrankung, z. B. chronische Bronchitis
> - ASA 3: Kind mit schwerer Systemerkrankung und Leistungseinschränkung
> - ASA 4: Kind mit schwer beeinträchtigender, konstant lebensbedrohlicher Erkrankung
> - ASA 5: moribunder Patient, bei dem eine Lebenserwartung unter 24 h erwartet wird, unabhängig davon, ob der operative Eingriff durchgeführt wird oder nicht
> - ASA E oder ASA 6 und 7: Kind, das notfällig operiert werden muss
>   - ASA 6 steht für Notfälle mit der Klassifikation ASA 1 oder 2
>   - ASA 7 steht für Notfälle der Stufe ASA 4 oder 5

Als Konsequenz aus dieser Einschätzung und Dokumentation gilt es, Folgendes zu klären:

- **Personalplanung**

Je höher die ASA-Klassifikation, desto erfahrener sollte das Personal sein. Es muss geklärt werden, ob das Personal zu diesem Zeitpunkt für den notwendigen Eingriff zur Verfügung steht.

- **Intensivbettenplanung**

Gibt es im Anschluss an die Operation ein Intensivbett? Kann der Patient überhaupt jetzt und in diesem Krankenhaus operiert und betreut werden?

16.2 Nahrungskarenzzeiten

- **Präoperativ: Kinder <1 Jahr**
- Bis 2 h präoperativ klare Flüssigkeit, z. B. Tee, Apfelsaft,
- bis 4 h Muttermilch,
- bis 6 h feste Nahrung.

- **Präoperativ: Kinder >1 Jahr**
- Bis 2 h präoperativ klare Flüssigkeit, z. B. Tee, Säfte, Wasser (keine Milch),
- bis 6 h präoperativ feste Nahrung.

- **Postoperativ**

Trinken:
- Chirurgische/operative Einwände abklären,
- bei Routineeingriff sofort,
- klare Flüssigkeit.

Feste Nahrung:
- Wenn flüssige Nahrung vertragen wurde,
- Stillen oder leicht verdauliche Nahrung, Infusion entfernen.

Kinder benötigen aufgrund ihres erhöhten Grundumsatzes viel Energie und Flüssigkeit. Die Nahrungskarenzzeiten sollten daher so eng wie möglich gehalten werden. Ist ein Kind nach der Operation wach und durstig, kann es bereits im Aufwachraum klare Flüssigkeit zu sich nehmen. Allerdings sollte immer vorher eine chirurgische Abklärung erfolgen, ob der Patient aus operativer Sicht trinken darf.

Tab. 16.1 Dosierungen Midazolam

Alter des Kindes	Orale Gabe	Rektale Gabe	Intravenöse Gabe
Säuglinge <6 Monate oder <6 kg KG	Keine Prämedikation	–	–
Säuglinge >6 Monate	0,5 mg/kg KG	0,5–1,0 mg/kg KG	0,05–0,1 mg/kg KG
Kleinkinder	0,5 mg/kg KG	0,75–1,0 mg/kg KG	1–2 mg
Schulkinder	0,5 mg/kg KG nicht >15 mg	0,75 mg/kg KG	1–2 mg

16.3 Prämedikation

- **Was soll eine Prämedikation bewirken?**
- Sedierung und Anxiolyse:
  - atraumatische Trennung von den Eltern,
  - stressfreie Narkoseeinleitung,
  - Kooperation bei einer Maskeneinleitung,
  - Reduktion des Narkosemittelverbrauchs,
  - angemessener Sympathikotonus,
  - Dämpfung vegetativer Reflexe,
  - ggf. Reduktion des Speichel- und Bronchialsekrets;
- Amnesie,
- Analgesie: z. B. bei schmerzhafter Umlagerung,
- antiallergische Reaktion,
- antiemetische Wirkung.

> Eine Prämedikation sollte lange genug (30–45 min) vor dem Eingriff verabreicht werden, damit eine atraumatische Trennung von den Eltern möglich ist. Schlecht prämedizierte, weinerliche Kinder beunruhigen die Eltern und verlängern den Einleitungsprozess.

- **Mögliche Prämedikationssubstanzen**
- Benzodiazepine: z. B. Midazolam (*Dormicum*) (Tab. 16.1), Diazepam (*Valium*), Dikaliumclorazeptat (*Tranxilium*),
- Opiate: z. B. Piritramid (*Dipidolor*), Pethidin (*Dolantin*), Morphin,
- Neuroleptika: z. B. Promethazin (*Atosil*), Triflupromazin (*Psyquil*), Levomepromazin (*Neurocil*).

- **Praxis der Kinderanästhesie**

Es hat sich bewährt, den Kindern Midazolam 30–45 min vor der Narkoseeinleitung oral zu verabreichen. Die Anästhesiepflegekraft meldet sich auf der Station, und der Patient erhält im Beisein der Eltern (auf dem Arm) die angeordnete Midazolammenge oral verabreicht. Die Ampullenlösung wird bei der oralen Gabe im Verhältnis 1:1 mit Himbeersirup verdünnt, um den etwas scharfen Nachgeschmack zu überdecken. Größere Kinder trinken den Saft selbstständig aus einem Becher, Kleinkinder erhalten den Saft durch eine Pflegekraft mittels einer Spritze direkt in den Mund. Damit wird sichergestellt, dass ausreichend Substanz verabreicht wurde. Sollte ein Kind die gewünschte Prämedikation bei den Eltern nicht schlucken wollen, ist es für die Pflegekraft in der Regel einfacher, die Gabe durchzuführen, da sie mit dem Kleinkind nicht in einen Erziehungskonflikt gerät. Insgesamt ist die Akzeptanz bei Kindern und Eltern sehr hoch.

Säuglinge und Kleinkinder können auch rektal prämediziert werden. Hier ist die Wirkung bereits nach 20 min gut erreicht. Mittels eines rektalen Adapters wird die Ampullenlösung in das Rektum eingebracht. Da die meisten Kinder das rektale Fiebermessen kennen, stellt die Verabreichung kein Problem dar.

Schulkinder und Jugendliche erhalten ihr Midazolam in Tablettenform mit etwas Wasser. Sollte das Kind die etwas trockene Tablette doch nicht schlucken können, weicht man auf Midazolamsaft aus. Die Gabe kann 45–60 min vor der Einleitung erfolgen.

Als ungeeignet haben sich die intramuskuläre und nasale Prämedikation erwiesen. Die meisten Kinder haben Angst vor Schmerzen, sodass es nicht

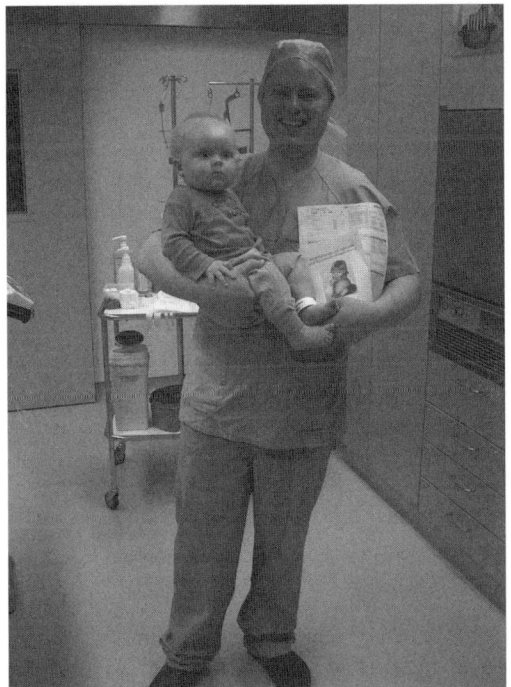

Abb. 16.1 Übernahme des Patienten

sinnvoll ist, ein Vorbereitungsmedikament zur Anxiolyse mittels eines schmerzhaften Einstiches zu verabreichen. Auch die nasale Applikation von Midazolam, die bei 0,2–0,4 mg/kg KG sehr schnell wirkt, ist patientenunfreundlich, da das Medikament in der Nase stark brennt.

- **Übernahme des Patienten**

Gut prämedizierte Kinder kommen in der Regel ohne ihre Eltern in die OP-Patientenschleuse. Sie sind entweder schläfrig oder wach und entspannt. Ihre Reaktionen auf Ansprache sind häufig verlangsamt und ihr Sichtfeld eingeschränkt. Ein Übersteigen oder Rutschen auf den OP-Tisch ist nur mit Hilfe möglich, da den älteren Kindern schwindlig sein kann.

Es findet eine freundliche Kontaktaufnahme und Identitätsüberprüfung durch eine Pflegekraft oder einen Arzt statt (◘ Abb. 16.1). Bevor der Patient in den gewünschten Einleitungsraum gebracht wird, müssen folgende Kontrollen stattfinden:
— Operations- und Narkoseeinwilligung vorhanden und unterschrieben,
— Identität des Patienten prüfen:
  — Das Kind soll seinen Namen nennen (soweit vom Alter her möglich),
  — Pflegekraft oder Eltern nach dem Namen des Kindes fragen,
  — Namensbändchen am Hand- oder Fußgelenk überprüfen,
  — Namen und Alter mit den Daten auf dem OP-Programm abgleichen,
— markiertes Operationsfeld am Patienten mit dem OP-Programm vergleichen,
— Nüchternheit erfragen,
— Prämedikationswirkung bei älteren Kindern erfragen,
— Zahnstatus erfragen (lockere Zähne, Zahnspangen),
— Vollständigkeit der Akte überprüfen, z. B. Röntgenbilder.

16.4 Standardüberwachung

Unabhängig von der Länge und Intensität des operativen Eingriffs erhält jeder Patient während einer Narkose eine Monitorüberwachung. Standard ist hierbei unabhängig von der Einleitungs- und Narkoseart eine Überwachung der Pulsoxymetrie, des EKG, des Blutdrucks und der Kapnometrie. Eine Temperaturüberwachung sollte zusätzlich erfolgen, wird jedoch gelegentlich auf die Kontrollen vor und nach der Einleitung begrenzt, wenn der Eingriff inklusive der Narkose nur wenige Minuten dauert. Das präkordiale Stethoskop ist für geübte Mitarbeiter eine Überwachungsmethode, mit deren Hilfe sofort Veränderungen der Atmung und Herztätigkeit erkannt werden können. Zunehmend wird jedoch aufgrund des guten modernen Monitorings auf diese Überwachungsmöglichkeit verzichtet, da die ermittelten Werte nicht zu speichern bzw. später abzurufen sind.

Neben allen technischen Überwachungsmöglichkeiten sollte das Anästhesieteam niemals seinen klinischen Blick unterschätzen, sondern ihm stets Beachtung schenken. Selbst ohne ein adäquates Monitoring z. B. bei sehr unruhigen Kindern, ist es möglich, den Patienten zu beurteilen. Parameter wie Hautfarbe, Schwitzen, Tränenfluss, Muskelbewegungen, Unruhe, Atmung/Thoraxbewegungen,

Pupillenreaktion und Mikrozirkulation sind bei weitem aussagekräftiger als ein Zahlenwert auf einem Bildschirm. Und auch intraoperativ kann ein Blick in das Operationsfeld weitaus aussagekräftiger sein als ein Monitorwert.

- **Überwachungsparameter**
- Pulsoxymetrie,
- EKG-Monitor,
- Blutdruckmessung,
- Kapnometrie,
- Temperatur,
- Beatmungsüberwachung:
  - Beatmungsvolumina,
  - Beatmungsdrücke,
  - exspiratorisches CO_2,
  - F_iO_2.

Abhängig vom operativen Eingriff oder vom Wunsch der Anästhesie, den Patienten auch postoperativ intensiv überwachen zu können, wird ein erweitertes Monitoring angeordnet. Die erweiterten Maßnahmen werden mit dem Operateur im Vorfeld abgestimmt und mit den Angehörigen besprochen.

Ein erweitertes Monitoring wird bei größeren Wahleingriffen mit mäßigen oder starken Blutverlusten durchgeführt, die allerdings als leicht ersetzbar gelten. Neben der Basisüberwachung, die in kürzeren Abständen durchgeführt wird, können ein ZVK, eine ZVD-Messung und eine arterielle Kanüle zur invasiven Blutdruckmessung und die wiederholte Erhebung arterieller Blutgasanalysen angezeigt sein. Gleichzeitig bietet sich an, einen Blasendauerkatheter zu legen, um die Bilanzierung zu optimieren.

Ein umfassendes Monitoring/Überwachung wird bei großen Operationen oder schweren Traumen mit massiven Blutverlusten angestrebt. Hier wird zusätzlich z. B. eine intrakranielle Drucksonde gelegt und umfassende Blutuntersuchungen werden regelmäßig veranlasst.

- **Mögliche erweiterte Überwachungsparameter**
- Blasenkatheter,
- ZVK-Anlage,
- ZVD-Messung,

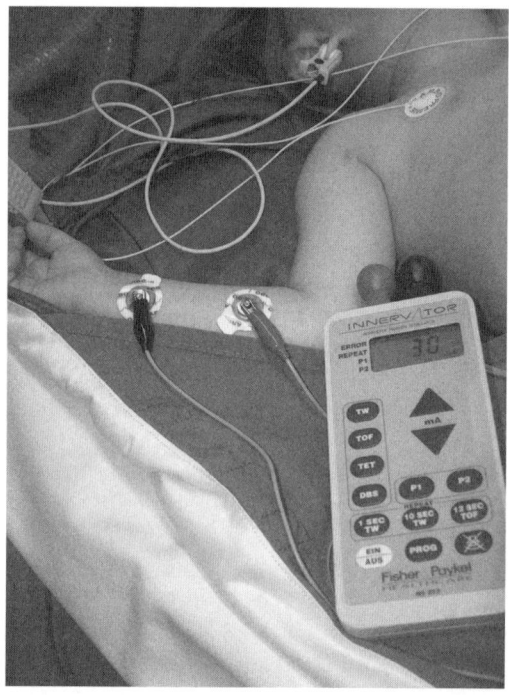

Abb. 16.2 Relaxometrie

- arterielle Blutdruckmessung,
- wiederholte arterielle Blutgasmessung,
- kontinuierliche Temperaturkontrolle,
- Pulmonaliskatheter,
- intrakranielle Drucksonde,
- Relaxometrie,
- EEG-Überwachung.

- - **Blasenkatheter in der Anästhesie**
- Bei geplanten Eingriffen länger als 3 h,
- Regionalanästhesie der unteren Extremitäten,
- bei großen erwarteten Blutverlusten (Bilanz).

> Die Indikation für das Legen eines Blasenkatheters im Kindesalter sollte aufgrund der hohen Strikturgefahr bei Kindern eng gesetzt werden.

- - **Relaxometrie**

Die Relaxometrie (Abb. 16.2) ist nicht nur im erweiterten Monitoring zu finden. Gerade bei kürzeren Eingriffen ist eine Überwachung des Muskeltonus und des Relaxationszustands besonders wichtig, damit kein Patient mit einem Relaxansüberhang extubiert wird.

Die Kontrolle der neuromuskulären Übertragung kann mit einem Relaxometer erfolgen. Der Nervenstimulator ist mit 2 Elektroden ausgestattet (oder man verwendet kabellose EKG-Elektroden), über die der Nervus ulnaris stimuliert wird. Die Elektroden werden dabei bei großen Kindern 2–4 cm proximal der Handgelenkfurche (Kleinfingerseite) aufgeklebt. Die Elektroden sollen zwar eng nebeneinander geklebt werden, damit eine ausreichend hohe Stromdichte den Nerv erreicht, allerdings hat man bei Säuglingen eher das Problem, überhaupt 2 Elektroden auf dem Unterarm zu platzieren. Das rote oder weiße Kabel (positive Elektrode) wird dabei proximal, das schwarze Kabel (negative Elektrode) distal angeschlossen. Sitzen die Elektroden optimal, so innerviert man nur den Nervus ulnaris und stimuliert den Musculus adductor pollicis, sodass sich der Daumen im Grundgelenk bewegt. Wird auch der Nervus medianus stimuliert, zeigt sich ein Mischbild.

Die Stimulation ist unangenehm und für ein waches Kind nicht akzeptabel. Daher bietet sich folgendes Vorgehen an: Nachdem die Elektroden platziert wurden, erhält das Kind ein Hypnotikum oder volatile Anästhetika. Vor der Verabreichung eines Muskelrelaxans wird die supramaximale Reizstromstärke ermittelt. Dafür wird per **Einzelreiz (Twich = TW)** die mA-Stärke in 10er-Schritten erhöht, bis die maximale muskuläre Reizantwort visuell, taktil oder mittels Akzelerografie erreicht wurde. Nun kann ein 10 mA höherer Wert gewählt werden, um sicherzugehen, dass man auch im späteren Operationsverlauf, trotz veränderter Hautwiderstände (z. B. durch Unterkühlung), eine angemessene Reizantwort erhält.

> Die mA-Stärken variieren bei Kindern erheblich, da sie aufgrund ihrer Physiologie unterschiedlich mit Muskel- oder Fettgewebe am Unterarm ausgestattet sind. Eine Ermittlung der supramaximalen Reizstromstärke vor der Relaxansgabe ist daher immer individuell durchzuführen. Die gewählten mA sollten aber auch bei jugendlichen Patienten nicht über 80 mA liegen.

Nach der Relaxansgabe kann nun die muskuläre Reizantwort über einen **Viererreiz (TOF, »train of four«)** kontrolliert werden. Die Reize werden mit einem Abstand von 0,5 s in gleicher vorgewählter Stärke ausgesandt. Ist der Muskel nicht relaxiert, zeigen sich 4 gleich starke Reizantworten. Ist der Muskel teilrelaxiert, kommt es zur Entleerung des Acetylcholinspeichers, und die Reizantwort wird schwächer. Nun werden die Zuckungsamplituden des ersten und vierten Reizes verglichen und ergeben daraus den **Train-of-four-Quotienten (T4/T1-Quotient)**. Allerdings reagiert der Muskel erst vermindert auf den TOF, wenn bereits ein Großteil der zuständigen Rezeptoren blockiert ist. Hier liegt auch die Gefahr, dass sich der Anästhesist vor der Extubation ausschließlich auf die TOF-Werte der Relaxometrie verlässt. Das Kind reagiert zwar auf einen TOF-Reiz mit einer adäquaten Antwort, allerdings können noch 30 % der postsynaptischen Acetylcholinrezeptoren blockiert sein und eine effiziente Eigenatmung des Kindes verhindern. Nur der klinische Blick und die Anzeichen eines Relaxansüberhangs, wie schaukelnde Atmung, Tachykardie, Unruhe, Schwitzen und Sättigungsabfälle bei hoher Atemfrequenz, räumen Zweifel aus.

In dieser Phase ist die Verwendung der **Double-burst-Stimulation (DBS)** aussagekräftiger. Das Relaxometer sendet in dieser Erholungsphase 2 Dreierstimuli im Abstand von 0,75 s an die Nervenzelle. Das Gerät errechnet zwar keinen T4/T1-Quotienten, aber durch eigene taktile Kontrolle des Anästhesiemitarbeiters ist es möglich, eine evtl. Abschwächung der Reizantwort zu ermitteln. Dieses **Fading** spricht für eine unzureichende Erholungsphase, und der Patient ist nicht zu extubieren. Erst bei gleich starker muskulärer Antwort auf einen Double-burst-Reiz ist die Blockade ausreichend abgebaut.

Vorgehen
- Platzierung der Elektroden am Nervus ulnaris,
- Einleitung der Narkose,
- Ermittlung der supramaximalen Reizstromstärke mittels TW,
- Relaxierung des Kindes,
- Beobachtung des Relaxierungszustands über TOF,
- Intubation bei fehlender Reizantwort,
- intraoperative Kontrolle des Relaxierungsgrades.

> **Train-of-four-Reizantworten**
> - T0 Komplette Relaxierung, keine muskuläre Reizantwort
> - T1–T2 Relaxierung in der Regel für einen chirurgischen Eingriff ausreichend
> - T3 Nachrelaxierung häufig sinnvoll
> - T4 Erholungsphase, Mindestvoraussetzung zur Extubation

16.5 Zubehör und Material

16.5.1 Allgemein

In der Kinderanästhesie ist jedes zu verwendende Material darauf zu prüfen, ob es für das Alter, die Größe oder das Gewicht des Patienten angemessen ist. Insgesamt hält eine Kinderanästhesieabteilung verhältnismäßig viele unterschiedliche Materialien vor, da es immer nur von einer kleinen Patientengruppe in Anspruch genommen werden kann. Außerdem müssen alle üblichen Materialien für die Erwachsenenanästhesie vorgehalten werden, da auch 15-jährige Jugendliche leicht eine Größe von über 1,80 m und ein Gewicht über 100 kg erreichen. Schwieriger in der Beschaffung sind eher Materialien für Säuglinge/Kleinkinder oder Frühgeborene unter 1000 g.

Selbst ein Handbeatmungsbeutel, der in der Erwachsenenanästhesie nur im Hersteller variiert, ist in der Kinderanästhesie in 3 Größen vorzuhalten. Alle Materialien sollten latexfrei sein, um einer Sensibilisierung der Kinder vorzubeugen.

Für eine Narkoseeinleitung sollten folgende Materialien bereitgestellt und speziell auf Größe und Gewicht des Kindes angepasst werden:
- Kristalloide Infusionslösung,
- Medikamente: Atropin, Muskelrelaxans, Opiat, NaCl 0,9 %, Hypnotikum,
- Material für venösen Zugang/Venenverweilkanülen,
- Intubationszubehör,
- Magensonde und Auffangbeutel,
- Masken:
  - Runde Masken ohne Nasenaussparung (z. B. von Leardal) eignen sich besonders für Früh- und Neugeborene, allerdings auch für Kinder bis ungefähr zu 3 Jahren.
  - Rendell-Baker-Masken passen sich gut den Gesichtern von Kleinkindern an. Außerdem haben sie einen geringen Totraum und sind leicht zu handhaben.
- Guedel-Tuben:
  - Latexfreie Guedel-Tuben erleichtern die Maskenbeatmung, indem sie das Zurückfallen der Zunge verhindern. Gleichzeitig bieten sie einen Beißschutz in der Ausleitungsphase und dienen als Schienung für den endotrachealen Tubus. Die Größenangaben variieren bei unterschiedlichen Herstellern etwas, da es nicht nur auf die Länge des Guedel-Tubus ankommt, sondern auch auf die Krümmung.
  - Größen:
    - Frühgeborene 000,
    - Neugeborene 00,
    - Säuglinge 0,
    - Kleinkinder 1,
    - Schulkinder 2–3,
    - Jugendliche 3–5,
- Narkosegerät und gewichtsabhängige Beatmungsschläuche,
- Handbeatmungsbeutel,
- Absaugung und Katheter,
- Standardpatientenmonitoring,
- Relaxometrie und 2 Elektroden.

16.5.2 Intubationszubehör

- Tubus: errechnete Größe sowie 0,5 mm I.D. größer und kleiner,
- Gleitmittel: Gel oder Spray,
- Laryngoskopspatel,
- Laryngoskophandgriff,
- Magill-Zange: altersentsprechend (sind in 3 Größen vorhanden),
- Führungsstab,
- Blockerspritze und Cuffdruckmessgerät,
- Fixierung.

16.5 · Zubehör und Material

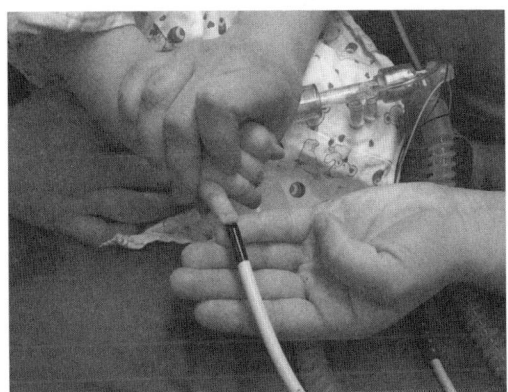

Abb. 16.3 Tubuswahl nach Kleinfingerregel

- **Tubusgröße**

Die Tubusgröße kann auf unterschiedlichste Weise errechnet werden. Üblich ist in der Anästhesie die Ermittlung mit folgender Formel:

$$\frac{18 + Alter}{4} = Tubusgröße$$

Berechnet wird der Innendurchmesser in Millimetern.

Beispiel:
Alter des Kindes: 6 Jahre

$$\frac{18 + 6\, Jahre}{4} = 6{,}0\ mm\ I.D.$$

Berechnet werden kann auch über eine weitere Formel, die allerdings nur für ältere Kinder zutrifft:

$$\frac{Alter + 4}{4} = Tubusgröße\ I.D.\ in\ mm$$

In der Regel wird der Innendurchmesser ermittelt, es ist aber teilweise auch noch üblich, in Charrière oder French zu rechnen. Hierzu muss man wissen, dass 1 French 1/3 mm entspricht. Eine Tubusgrößenermittlung ergibt sich, wenn man 19 + Alter = Größe in Charrière.

Viel wesentlicher ist die Ermittlung einer Tubusgröße bei Kindern, deren Alter wir nicht kennen. In solchen Notfallsituationen betrachtet man das Kleinfingerendglied des Kindes und gleicht es mit dem Außendurchmesser des gewählten Tubus ab. Stimmen sie überein, wird der Tubus voraussichtlich passend sein (Kleinfingerregel; ◘ Abb. 16.3).

- **Tubusmodelle**

In Kinderanästhesiefachkreisen wird die Diskussion um geblockte oder ungeblockte Tuben im Kindesalter vermutlich nie verebben. Ein Teil der Anästhesisten nutzt geblockte Tuben auch bei jungen Kindern, da mit ihnen eine atraumatische Intubation eher gewährleistet werden kann und ein zu klein gewählter Tubus nicht zwingend zu einer Umintubation führen muss. Andere Kinderanästhesisten bevorzugen ungeblockte Tuben bis zu einem Alter von 8–10 Jahren, da sie fürchten, Nekrosen in der Trachea zu setzen, indem der Tubus in einer subglottischen Enge geblockt wird.

Folgende Tubusmodelle sind in der Anästhesie üblich:

- - **Vygon-Tuben**
- Größe: 2,0–6,5 mm I.D. ohne Cuff,
- weicher Tubus.

- - **Mallinckrodt-Tuben**
- Größe: 2,0–8,5 mm I.D. ohne Cuff,
- festerer Tubus, der knickstabiler als ein Vygon-Tubus ist.

- - **Portex-Tuben/Magill-Tuben**
- Größe: 5,0–8,5 mm I.D. mit Cuff.

- - **RAE-Tuben (Ring-Adair-Elwyn)**
- Größe: 3,0–8,5 mm I.D. mit/ohne Cuff,
- typischer HNO-Tubus.

- - **ONK-Tuben (Oxford Non-Kinking)**
- Besonders geeignet für den Notfall,
- 90° gedreht,
- atraumatische Spitze,
- rechtwinklig vorgeformt.

- - **Woodbridge-Tuben**
- Mit Niederdruckmanschette,
- dicht gewickelte Metallspirale,
- nicht geeignet für Narkosen im MRT.

- - **Doppellumentuben**
- Rechts- und linksgedreht möglich.

Tab. 16.2 Larynxmaskengröße

Größe	Gewicht des Kindes	Cuffvolumen
1	Neugeborene bis 6 kg	4–5 ml
2	Kleinkinder: 6,5–20 kg	Bis 10 ml
2,5	Kinder: 15–30 kg	10–15 ml
3	Kinder: >30 kg	Bis 25 ml
4	Kinder/Jugendliche >50 kg	Bis 35 ml
5	Jugendliche >90 kg	Bis 40 ml

- **Laryngoskopspatel**

Mit gebogenem Spatelblatt: MacIntosh:
- Größe 0: FG und NG,
- Größe 1: SG bis zum 1. Jahr,
- Größe 2: Vorschulkinder,
- Größe 3: Schulkinder/Jugendliche,
- Größe 4: große Jugendliche/Erwachsene.

Mit geradem Spatelblatt:
- Miller,
- Foregger,
- Welch-Allyn,
- Jackson-Wisconsin.

Alle Laryngoskopspatel mit geradem Blatt sind besonders geeignet für Neugeborene und Frühgeborene, da ihre Epiglottis länger, höher und schwer aufzurichten ist. Für Jugendliche sind sie nicht gut geeignet, da sie leicht zur Beschädigung der Zähne führen.

MacIntosh- und Miller-Spatel können am dickeren Laryngoskopgriff für Erwachsene konnektiert werden. Für alle anderen gibt es einen extra schmaleren Handgriff, der auch hinsichtlich des Gewichts entscheidend geringer ausfällt.

16.5.3 Larynxmaske

- **Einsatzbereiche**

Die Larynxmasken erfreuen sich auch in der Kinderanästhesie zunehmender Beliebtheit. Sie sind für alle Altersstufen verfügbar und eignen sich besonders bei kurzen Eingriffen in der Körperperipherie, bei HNO-Eingriffen, bei kleinen urologischen Eingriffen, wie Zirkumzisionen, und in der Kombination mit Regionalanästhesieverfahren. Grundvoraussetzung für den Einsatz einer Larynxmaske ist die strikte Nüchternheit des Kindes, da sie keinen sicheren Aspirationsschutz bietet.

Die Larynxmaske ist einfacher zu platzieren als ein endotrachealer Tubus und wird daher auch im Rettungsdienst für Kinder gern genutzt. Man benötigt keine weiteren Hilfsmittel. Die Maske wird tief in den Pharynx eingeführt, sodass die Spitze der Maske im Ösophaguseingang sitzt. Die Öffnung zeigt in Richtung Glottis. Ein ringförmiger Cuff dichtet die Maske so ab, dass kein Sekret aus dem Pharynxbereich absteigend aspiriert werden kann.

- **Larynxmaskengröße** (Tab. 16.2)

- **Ablauf**
- Maskengröße wählen,
- Cuff auf Dichtigkeit prüfen,
- Gleitmittel auf der Rückseite verteilen,
- Gleitmittel vorsichtig auf der Vorderseite verteilen (*cave*: Aspirationsgefahr des überschüssigen Gleitmittels),
- Maske entblocken,
- Patient präoxygenieren,
- Bolusgabe Anästhetikum,
- ausreichende Narkosetiefe abwarten,
- Reklination des Kopfes,
- Maske mit der Öffnung nach unten oder mit 180° Rotation in den Mund einführen,
- entblockte Maske vorsichtig bis zum Kehlkopf vorschieben,
- Maske loslassen,
- Cuff aufblasen, bis keine Leckage zu hören ist,

- Maske zentriert sich durch das Füllen des Cuffs selbstständig,
- Handbeatmung und Prüfung auf Nebenluft,
- Kapnometrie anschließen,
- Beatmung mit einem Druck unter 20 cm H_2O,
- Fixierung.

- **Vorteile**
- Hilfsmittel bei schwieriger Intubation,
- geringe Atemwegswiderstände,
- keine Heiserkeit, kein Stridor,
- keine Verletzung der Stimmbänder möglich,
- keine Reizung der Trachealschleimhaut,
- kein Maskenhalten/Nachjustieren einer Gesichtsmaske nötig,
- keine ösophagiale Fehllage möglich,
- schonende Ausleitungsphase, da kein endotrachealer Reiz vorhanden.

- **Nachteile**
- Kein Aspirationsschutz,
- ausreichende Narkosetiefe notwendig, um Atemwegsobstruktionen sowie Husten und Pressen zu vermeiden,
- Maske kann die Epiglottis bei Kleinkindern nach hinten drücken und so die Atemwege verlegen,
- Ödeme am Pharynx oder an der Epiglottis mit Obstruktion der Atemwege,
- Auslösung eines Laryngospasmus durch Aspiration falsch platzierten Gleitmittels auf der Maske,
- Aufblähen des Magens bei falscher Maskengröße möglich,
- nicht geeignet bei Verwendung von Desfluran, da es vermehrt zum Husten durch Schleimhautreizung kommt.

- **Kontraindikationen**
- Fehlende Nüchternheit,
- Ileussymptomatik,
- ausgeprägte Adipositas,
- Kardiainsuffizienz,
- verminderte Lungencompliance.

16.5.4 Narkosegeräte

- **Narkosegerätetypen**
- Offene Systeme, z. B. Schimmelbuschmaske,
- halboffene Systeme, z. B. Kuhn-System, Brain-System, Ayre-T-Stück,
- halbgeschlossene Systeme, z. B. Ulmer-Kreisteil,
- geschlossenes System, z. B. Physioflex.

Die meisten modernen Narkosegeräte funktionieren nach dem Prinzip des halbgeschlossenen Systems oder des geschlossenen Narkosesystems. Gerätschaften wie die Schimmelbuschmaske sind nur noch von historischem Wert und finden keinen Gebrauch mehr in der heutigen Anästhesie. Das Beatmungsprinzip des halboffenen Systems findet man heute nur noch an modernen Reanimationseinheiten für Neugeborene (Peri-Vent-System).

- **Halbgeschlossenes Narkosesystem** (◘ Abb. 16.4)
- - **Vorteile**
- Messbare Atemvolumina,
- messbare Atemwiderstände,
- geringe Wärme- und Flüssigkeitsverluste,
- partielle Rückatmung,
- geringer Frischgasflow,
- Narkosegasabsaugung leicht installierbar,
- Handbeatmung jederzeit möglich.

- - **Nachteile**
- Schnelle Änderung der Narkosegaskonzentration nur durch Erhöhung des Flows möglich,
- Systemundichtigkeiten können zu Raum- und Personalbelastung mit volatilen Anästhetika führen,
- Der Absorberkalk bedarf regelmäßiger Kontrollen.

- - **Funktionsprinzip des Kreisteils**

Über eine Frischgaszuleitung wird das am Rotameterblock voreingestellte Frischgasgemisch in das Kreisteilsystem eingeleitet. Das Frischgas kann aus reinem Sauerstoff, Raumluft mit 21 % Sauerstoffanteil oder aus einem Lachgas-Sauerstoff-Gemisch bestehen. Zusätzlich können über einen Narkose-

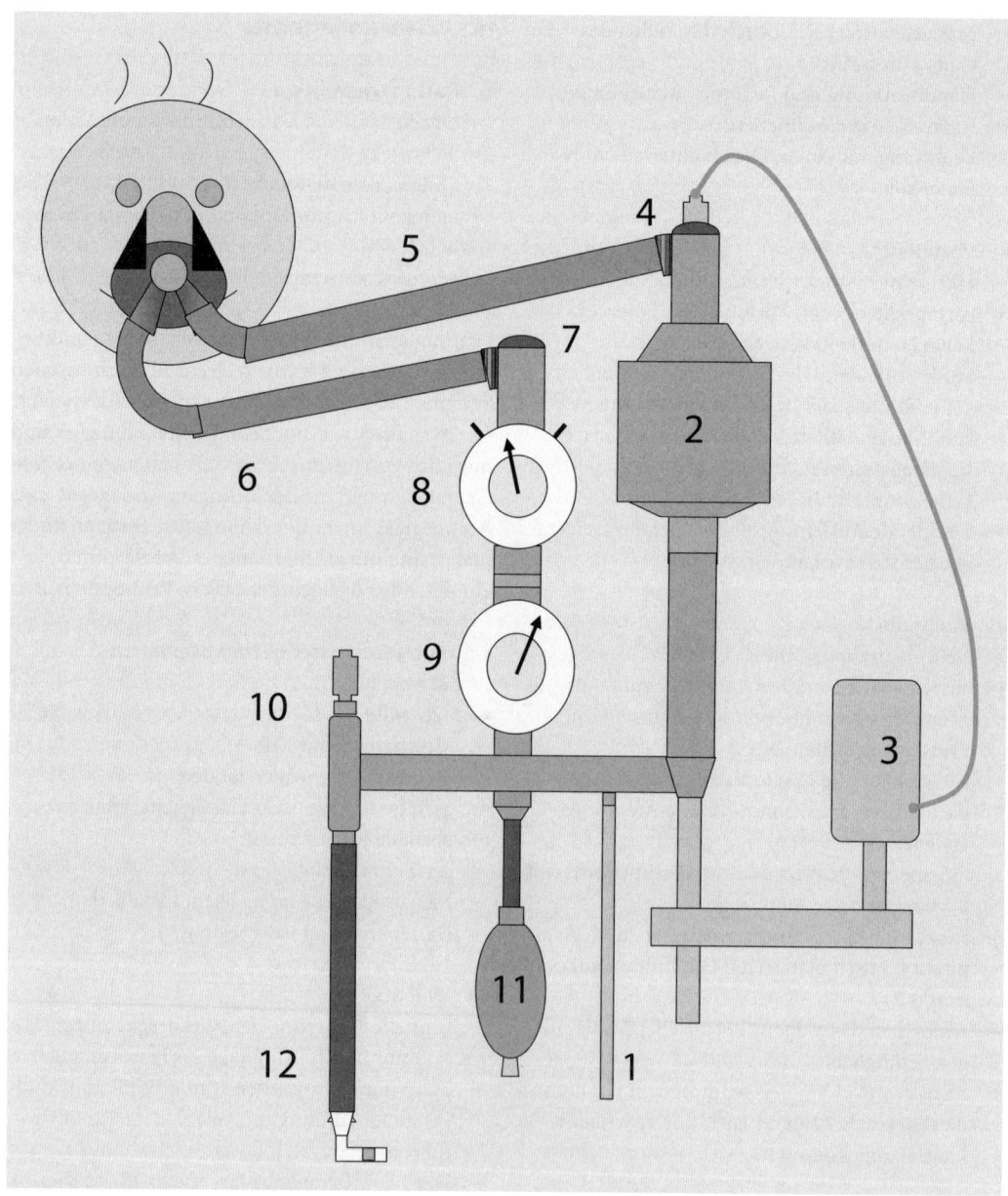

◘ **Abb. 16.4** Halbgeschlossenes Narkosesystem/Kreisteil: *1.* Frischgas, *2.* Absorber, *3.* Sauerstoffmessung, *4.* Inspirationsventil, *5.* Inspirationsschlauch, *6.* Exspirationsschlauch, *7.* Exspirationsventil, *8.* Volumeter, *9.* Manometer, *10.* Überdruckventil, *11.* Reservoirbeutel, *12.* Narkosegasabsaugung

mittelverdampfer (Vapor) volatile Anästhetika zugemischt werden.

Das Frischgas strebt eine gleichmäßige Verteilung im Kreisteil an. Es fließt dabei durch den Absorbertopf, in dem sich Kalziumhydrogenkarbonat befindet. Die Aufgabe des Absorbers besteht im weiteren Verlauf der Beatmung darin, den CO_2-Anteil aus dem Kreisteil zu entfernen und die Atemluft anzufeuchten und anzuwärmen. Das Kalziumhydrogenkarbonat spaltet/bindet das anfallende

CO_2. Dabei entstehen gleichzeitig Wärmeenergie und Wasser. Die Atemluft ist also für den Patienten klimatisiert. Gewechselt wird der Atemkalk, wenn sich ein Drittel des Kalkes mittels Farbindikator erkennbar verbraucht hat oder das inspiratorische CO_2 auf 0,3 % gestiegen ist. Die Farbe des weißlichen Kalks schlägt dann in eine lila Färbung um. Ein Wechsel erfolgt zum nächstmöglichen Zeitpunkt, da der ruhende Kalk farblich wieder weißlich umschlägt. Er ist dann zwar verbraucht, verfärbt sich aber nie wieder als Warnsignal.

Eine inspiratorische Sauerstoffmessung stellt nun im Gasfluss sicher, dass ein ausreichender Sauerstoffanteil vorhanden ist und der Lachgasanteil nicht überproportional im Kreisteil zirkuliert. Vor dem Eintritt in den inspiratorischen Patientenbeatmungsschlauch passiert das Atemluftgemisch das Inspirationsventil. Das Ventil erscheint zwar relativ patientenfern, da die Luftsäule in den dahinterliegenden Schlauchanteilen jedoch konstant bleibt, ist ein patientennahes In- und Exspirationsventil nicht notwendig. Der Gasfluss kann aufgrund der Ventile nur in eine Richtung erfolgen. Der Patient atmet ein bzw. aus und schiebt die Luftsäule über den Exspirationsschlauch durch das Exspirationsventil. Die Atemvolumina und Systemdrücke können am nachgelagerten Volumeter und Manometer oder patientennah über eine Küvette ermittelt werden.

Da ein kontinuierlicher Frischgasflow in das Kreisteil eingespeist wird und der Patient in der Regel keine Leckage entwickelt, muss in gleichem Maße Gas aus dem System herausgeführt werden, damit ein Überdruck, und somit ein Lungenschaden, vermieden wird. In Ein- bzw. Ausleitungsphasen wird mit einem hohen Frischgasflow von 4–6 l gearbeitet. Zum Erhalt der Narkose reicht ein Flow von 1 l meist aus. Das abzuleitende Gasgemisch wird über ein Überdruckventil (APL-Ventil) aus dem System geleitet und abgesogen. Es wird immer so viel Gas abgesogen, wie gleichzeitig als Frischgas in das System eingespeist wird. Um den Systemdruck zu erhöhen, kann man etwas weniger absaugen lassen, als Frischgas hineingegeben wird. Dafür wird die Stellschraube des Überdruckventils gedreht und dabei etwas verschlossen. Folge ist die bessere Füllung des Reservoirbeutels, den man zur Handbeatmung nutzt.

■■ **Fehlerquellen bei der Benutzung**

Vor Inbetriebnahme an einem Patienten ist ein Gerätetest unabdingbar. Das Gerät muss dicht sein, und es dürfen keine Leckagen zu erkennen sein. In der Regel akzeptiert man an einem Kreisteil, das auch für kleine Kinder genutzt werden soll, eine maximale Leckage von 50 ml/min bei einem Systemdruck von 30 mbar. Die meisten modernen Geräte, die eine maschinelle Beatmung angeschlossen haben, gleichen eine Leckage bis zu 150 ml automatisch aus, indem sie das verloren gegangene Volumen nachschieben. Da viele Kindernarkosen allerdings mit volatilen Anästhetika durchgeführt werden, würde ein so großes Leck eine Erhöhung des Beatmungsflows bedeuten. Damit wäre die Atemluft nicht optimal klimatisiert, also kalt und trocken. Gleichzeitig erhöht sich die Mitarbeiterbelastung durch Inhalationsanästhetika.

Leckagen treten an Kreisteilen häufig an den Absorbertöpfen auf, da sich Atemkalkkörnchen bei der Reinigung der Behälter in den Dichtungen verklemmen. Weitere Fehlerquellen stellen alle Schraubverschlüsse dar, die korrekt angezogen werden müssen. Besonders gefährdet sind auch alle Beatmungsschläuche und Reservoirbeutel, die kontinuierlich im Gebrauch mechanisch beansprucht und durch die Reinigung belastet werden.

> **Tritt eine Undichtigkeit mitten im Betrieb eines getesteten Gerätes auf, gilt die Regel, immer die Ursachensuche am Patienten zu beginnen. Möglich wäre eine Leckage durch Dislokation des Tubus, Diskonnektion des Tubusadapters, Diskonnektion des Spirometrieadapters oder Ähnlichem.**

Das Gerät wird als Letztes geprüft, wobei man den Weg der Luft als »Prüfweg« nutzt. So kann kein Geräteteil ausgelassen werden. Häufigste Ursache einer Leckage am Gerät im Betrieb ist allerdings das Abfallen eines Beatmungsschlauches, z. B. des Reservoirbeutels.

■■ **Praxis**
- Zur optimalen Anwärmung und Anfeuchtung der Beatmungsluft sollte mit einem geringen Frischgasflow gearbeitet werden. Direkt nach der Einleitung kann die Flowmenge auf 0,5 l/

- min reduziert werden. Nur dann strömt genügend CO_2 durch den Absorber und kann seiner Aufgabe nachkommen. Gleichzeitig spart das Low-flow- oder Minimal-flow-Verfahren volatile Anästhetika und schont die Umwelt.
- Regelmäßige Kontrollen der Narkosegaskonzentration in den Anästhesieräumlichkeiten durch neutrale Messinstitute geben Aufschluss über versteckte Undichtigkeiten. Gleichzeitig geben sie hilfreiche Hinweise zur eigenen Überprüfung der Handhabung der Maske bei inhalativen Einleitungen.
- Als Totraum wird der Anteil des Atemhubvolumens, der nicht am Gasaustausch teilnimmt, bezeichnet. Hierbei sind die Bronchialanteile, die Trachea, der Pharynx, die Beatmungsmaske, der endotracheale Tubus und der Winkeladapter der Beatmungsschläuche sowie die Beatmungsfilter gemeint. Um diesen Anteil gering zu halten, werden optimal passende Beatmungsmasken gewählt. Zusätzlich werden die Beatmungsschläuche dem Körpergewicht des Kindes angepasst. Kinder unter 30 kg KG erhalten kleine Schläuche mit einem kleineren Winkeladapter als beim Erwachsenen. Gleichzeitig sollten nur CO_2-Küvetten oder Spirometrieadapter genutzt werden, die einen geringen Totraum aufweisen. Dies gilt besonders für Frühgeborene und Säuglinge.
- Um das zirkulierende Volumen im Kreisteil gering zu halten, wird neben den kleineren, glatten Beatmungsschläuchen mit einer Compliance unter 0,2 ml/mbar nur ein Absorbertopf genutzt. Die eingestellte Menge an Narkosedampf erreicht den Patienten daher sehr viel schneller. Das An- und Abfluten des Inhalationsanästhetikums erfolgt rascher.
- Bei maschineller Beatmung kleiner Früh- und Neugeborener muss das Beatmungsgerät eine Software erhalten, die ein Tidalvolumen unter 50 ml ermöglicht, wenngleich die meisten Patienten dieser Größe eher druckkontrolliert und zeitgesteuert beatmet werden. Die meisten modernen Geräte weisen einen Pressure-Controlled-Ventilation-Modus (PCV) auf.

- **Geschlossenes Narkosesystem (z. B. Physioflex)**
- ▪▪ **Vorteile**
- Sehr geringer Frischgasflow,
- keine Wärmeverluste,
- keine Feuchtigkeitsverluste,
- geringste Umweltbelastung durch Inhalationsanästhetika,
- geringer Narkosegasverbrauch.

- ▪▪ **Nachteile**
- Schwierige Bedienung bei Maskeneinleitungen von Kindern, daher nicht als Einleitungsgerät geeignet,
- Stromversorgung muss sichergestellt sein.

- **Mindestanforderungen an Narkosesysteme**
- Volumenkonstante- und druckbegrenzte Beatmung,
- vorwählbare Einstellung und Abgabe eines Atemzugvolumens (Vt) von 50–600 ml
- Frequenzvariation 6–60/min,
- variable Überdruckbegrenzung,
- PEEP bis 15 cm H2O möglich,
- Befeuchten und Vorwärmen der Atemgase,
- schnelles Umschalten auf Handbeatmung.

- **Überprüfung des Narkosesystems**
- Narkosegerät hat eine gültige Prüfplakette der sicherheitstechnischen Kontrolle (STK),
- Gasquelle: korrekter Anschluss, Druck?
- Flaschendruck? Flaschenfüllung angemessen?
- Geräteselbsttest bestanden?
- System dicht, Leckagen beseitigt,
- Widerstände im System aufgespürt und beseitigt,
- Rotameter frei beweglich?
- Absorberkalk: Farbumschlag? inspiratorischen CO_2-Wert prüfen,
- Vapor für angeordnetes Narkosemittel wählen,
- Füllstand des Verdampfers für die Narkose angemessen?
- Materialien auf das Körpergewicht des Patienten anpassen,
- Patientenmonitor: Patientengruppe eingeben, Alarmgrenzen einstellen,
- Sekretabsaugung und angemessene Katheter vorhanden?

Überprüfen Sie Ihr Wissen

Zu 16.1
- Welche Informationen müssen zwingend vor einer Narkose über den kindlichen Patienten erhoben werden?
- Der aufklärende Anästhesist führt mit den Angehörigen und dem Patienten ein Einwilligungsgespräch. Welche Anteile sollen in diesem Gespräch vorkommen?
- Ab welchem Alter darf ein Patient juristisch in seinen operativen Eingriff und die Narkose im Notfall selbstständig einwilligen?
- Nennen Sie die Dringlichkeitsstufen, die es für einen operativen Eingriff gibt!
- Was beschreibt die ASA-Klassifikation, und welchen Sinn hat sie?

Zu 16.2
- Wie lange vor einer Narkose würden Sie einem kindlichen Patienten das Trinken klarer Flüssigkeit erlauben?
- Nach wie vielen Stunden gilt ein Kind als nüchtern, wenn es feste Nahrung zu sich genommen hat?

Zu 16.3
- Was soll eine Prämedikation bewirken?
- Welches Medikament bietet sich zur Prämedikation von Kindern an, und wie kann es oral verabreicht werden?

Zu 16.4
- Nennen Sie die Parameter einer Standardüberwachung zur Narkoseeinleitung!
- Wann würden Sie ein erweitertes Monitoring empfehlen, und was bietet sich dafür an?
- Sie erhalten beim Einsatz einer Relaxometrie am Ende einer Operation einen T4-Ausschlag. Die Double-burst-Stimulation zeigt allerdings ein Fading. Was müssen Sie vor der Extubation bedenken?

Zu 16.5
- Welches Material ist für eine Intubation zu richten?
- Sie wollen bei einer Intubation eines 6-jährigen Patienten assistieren:
  - Mit welcher Formel errechnen Sie die Tubusgröße?
  - Welche Tuben richten Sie?
  - Welchen Spatel wählen Sie aus?
- Sie wollen einen 5-jährigen Patienten, der 25 kg wiegt, mit einer Larynxmaske versorgen. Welche Maske wählen Sie aus, und mit wie viel Luft wird sie geblockt?
- Welche Nachteile bietet eine Larynxmaske?
- Wann sollten Sie auf keinen Fall eine Larynxmaske verwenden?
- Beschreiben Sie kurz den Ablauf des Einführens einer Larynxmaske!
- Welche Art von Narkosesystem wird heute in der modernen Anästhesie hauptsächlich genutzt?
- Welche praktischen Umstellungen müssen an einem Narkosegerät durchgeführt werden, um es auch für Narkosen bei Säuglingen nutzen zu können?
- Was prüfen und testen Sie, bevor Sie ein Narkosegerät nutzen?
- Nennen Sie die wesentlichen Unterschiede zwischen einem Beatmungsgerät auf einer Intensivstation und einem Narkosegerät!

Narkoseeinleitung

17.1	Inhalationseinleitung – 334	
17.1.1	Sevofluran – 334	
17.1.2	Lachgas (N2O, Stickoxydul) – 335	
17.2	Intravenöse Einleitung – 336	
17.3	Rektale Einleitung – 336	
17.4	Intramuskuläre Einleitung – 337	
17.5	Nicht-nüchtern-Einleitung/»rapid sequence induction« – 337	
17.6	Intubation: Pflegerische Tätigkeit – 339	
17.6.1	Intubation bei Säuglingen – 341	
17.6.2	Erwartete Intubationsschwierigkeiten – 342	
17.6.3	Unerwartete Intubationsschwierigkeiten – 345	
17.7	Venenpunktion – 347	

17.1 Inhalationseinleitung

Die Inhalationseinleitung ist bei Kindern im Kleinkindalter eine häufige und beliebte Einleitungsform. Der gut prämedizierte Patient kann in Begleitung seiner Eltern das volatile Anästhetikum (Sevofluran) durch eine Maske einatmen und schnell einschlafen. Erst nach der Exzitationsphase und in einem schmerzunempfindlichen Zustand wird die Venenverweilkanüle gelegt. Dieser Umstand wird von Eltern und Kindern geschätzt (◘ Abb. 17.1).

Allerdings sollte sich das Anästhesieteam immer auch vor Augen führen, dass eine Inhalationseinleitung ohne das Vorhandensein eines venösen Zugangs besondere Risiken birgt. Kommt es zu Komplikationen während der Exzitationsphase, ist es nicht möglich, schnell Medikamente systemisch zu verabreichen. Eine Inhalationseinleitung bietet sich daher nur an, wenn ein erfahrenes Kinderanästhesieteam bereitsteht, das sowohl das Halten einer Maske bei unruhigen Kindern als auch das Legen eines Zugangs bei Kleinkindern in kritischen Situationen beherrscht. Sicherer ist in jedem Fall eine Inhalationseinleitung bei liegendem venösem Zugang.

Abhängig von Alter und Kooperationsfähigkeit ergeben sich 2 übliche Methoden der Inhalationseinleitung. Entweder das Kind atmet in normalen Atemzügen weiter und Sevofluran wird langsam zugemischt (alle 5–10 Atemzüge um 1 % gesteigert), oder das Kind wird aufgefordert, maximal auszuatmen und dann 3- bis 5-mal tief einzuatmen. Dabei wird die Sevoflurankonzentration auf 8 % eingestellt. Empirisch ergibt sich keine Präferenz für eine der beiden Methoden.

Obwohl in allen Altersstufen Sevofluran schnell anflutet, gilt es zu beachten, dass kleine Kinder eine höhere Konzentration des Inhalationsanästhetikums zum Einschlafen benötigen. Ausgenommen sind hier die Neugeborenen. Sie bedürfen wegen der Unreife des Gehirns sowie der Blut-Hirn-Schranke weniger Anästhetika.

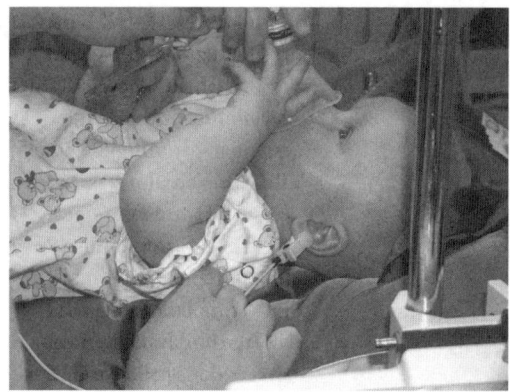

◘ Abb. 17.1 Inhalationseinleitung

17.1.1 Sevofluran

- **Vorteile**
- ■■ **Medizinisch**
- Schnelles An- und Abfluten (geringer Blut-Gas-Verteilungskoeffizient: 0,65),
- geringe hämodynamische Wirkung,
- keine Bradykardien in der Einleitung,
- gute Venenverhältnisse durch Vasodilatation,
- keine Schleimhautreizung,
- Bronchodilatation,
- zentrale Reflexhemmung,
- Dämpfung zentraler Neurone (Muskelrelaxation),
- MAC 1,5 zur Intubation ausreichend.

- ■■ **Für den Patienten**
- Erträglicher Geruch des Narkosedampfes,
- zügiges Einschlafen und Aufwachen,
- kein schmerzhaftes Legen des Venenzugangs im Wachzustand,
- gute zeitliche Steuerbarkeit der Narkosetiefe und -länge.

- **Nachteile**
- Laryngospasmusgefahr während der Exzitationsphase,
- Potenzial zu epileptiformen Episoden,
- Unruhe in der Aufwachphase bei kurzen Mononarkosen,
- Wirkungsverstärkung nichtdepolarisierender Relaxanzien,
- Blutdruckabfälle durch Vasodilatation möglich,
- Wärmeverluste durch Vasodilatation,
- hohe Raumbelastung bei unruhigen Kindern.

- **Ablauf**
- Prämedikation,
- Kontaktaufnahme und Identitätskontrolle,

17.1 · Inhalationseinleitung

- Standardmonitoring anlegen,
- Maske auf das Gesicht setzen,
- Präoxygenierung,
- ggf. 1 min Lachgas-Sauerstoff-Gemisch atmen lassen,
- Narkosegas zumischen und Maske fester aufsetzen,
- Exzitationsphase abwarten,
- i. v.-Zugang legen,
- ggf. Opiat verabreichen,
- ggf. Muskelrelaxans verabreichen,
- Intubation/Larynxmaske/Gesichtsmaske,
- Magensonde einführen,
- Augen vor Austrocknung schützen, z. B. Augensalbe,
- Temperaturkontrolle.

- **Kontraindikation**
- Verdacht auf/bestätigte maligne Hyperthermie,
- nicht nüchterne Kinder,
- Hypovolämie,
- erhöhter intrakranieller Druck,
- Herzinsuffizienz.

17.1.2 Lachgas (N$_2$O, Stickoxydul)

Durch zunehmende Knappheit des Fachpersonals sind Arbeitgeber bemüht, auch schwangere Mitarbeiterinnen solange wie möglich am Arbeitsplatz zu halten. Konsequenterweise wird daher in vielen Häusern bereits auf den Gebrauch von Lachgas verzichtet, da es vermutlich in der Frühschwangerschaft teratogen wirkt. Die Verwendung von Lachgas schließt nicht nur die Beschäftigung von werdenden Müttern in der Anästhesie aus, sondern ist auch aus Sicht des Patienten heute nicht mehr zeitgemäß und durch moderne Anästhesiemethoden ersetzbar.

Trotzdem findet es z. T. noch in der Kinderanästhesie – besonders aus Kostengründen – Verwendung, da das Einatmen von Lachgas zu Beginn der Einleitung die Wahrnehmung des Geruchs von Sevofluran vermindert. Dieses erhöht wiederum die Kooperation der kleinen Patienten. Gleichzeitig führt das Lachgas wegen seines mäßigen analgetischen Effekts zur Reduktion des Opiatgebrauchs während einer balancierten Narkose. Außerdem wird der Verbrauch von Sevofluran aufgrund des sog. Zweitgaseffekts minimiert.

Den größten Nachteil beim Gebrauch des Lachgases stellt die Diffusionshypoxie dar. Nach dem Abstellen der Lachgaszufuhr in der Ausleitungsphase flutet es zunächst sehr schnell ab. Lachgas wird im Körper nicht metabolisiert, sondern nur physikalisch gelöst. Innerhalb kürzester Zeit diffundiert es zurück aus den Geweben, sammelt sich im Blut an, wird zur Lunge transportiert und dort abgeatmet. Atmet der Patient in dieser Phase nur Raumluft ein, kommt es zu einem Verdrängungsprozess des Sauerstoffs durch das Lachgas, und der Patient erleidet eine Hypoxie.

- **Vorteile**
- Niedriger Blut-Gas-Verteilungskoeffizient (flutet schnell an und ab),
- mäßiger analgetischer Effekt,
- Anosmie,
- Amnesie,
- keine Reizung der Atemwege.

- **Nachteile**
- Diffusionshypoxie,
- Diffusion in luftgefüllte Körperhöhlen,
- geringer hypnotischer Effekt,
- negativ inotrop,
- α-adrenerg (Gefäßwiderstand steigt),
- Atelektasenbildung,
- Zunahme der zerebralen Durchblutung (ICP steigt),
- Übelkeit,
- unkontrollierbare Mitarbeiterbelastung (da geruchlos),
- Beschäftigung schwangerer Mitarbeiterinnen nicht erlaubt.

- **Kontraindikation**
- Schwangerschaft der jugendlichen Patientin,
- luftgefüllte Darmschlingen z. B. beim Ileus,
- perforierende Augenverletzungen,
- Schädel-Hirn-Traumen oder Erkrankungen mit erhöhtem Hirndruck,
- Pneumothorax,
- Pneumoenzephalon,
- Pneumoperikard,
- Medistinalemphysem.

> Lachgas diffundiert in alle luftgefüllten Räume. Dies gilt nicht nur innerhalb des Körpers, sondern auch für luftgefüllte Räume wie Cuffblasen an geblockten Tuben. Der Cuffdruck erhöht sich mit zunehmender Operationslänge, da sich das Lachgas ansammelt. Der Cuffdruck muss zwingend mittels Cuffdruckmesser kontrolliert werden, um Nekrosen in der Trachea zu verhindern.

17.2 Intravenöse Einleitung

Eine intravenöse Einleitung bietet sich bei Kindern immer dann an, wenn sie ein Körpergewicht über 25 kg erreicht haben und damit eine Inhalationseinleitung zu lange dauert (3–5 min). Diese Patienten haben meist das 7. Lebensjahr bereits erreicht und lassen sich, bei guter Vorbereitung der Punktionsstelle mit prilocainhaltigem Pflaster, problemlos eine Venenverweilkanüle legen.

Vorteilhaft sind der schnelle Wirkeintritt nach der Verabreichung des Hypnotikums und die kaum ausgeprägte Exzitationsphase. Je unerfahrener ein Anästhesieteam, desto eher sollte eine intravenöse Einleitung gewählt werden, da die meisten Zwischenfälle in der kritischen Exzitationsphase vorkommen (z. B. Laryngospasmus).

Bei kurzen Eingriffen sollte ein kürzer wirksames Hypnotikum gewählt werden, z. B. Propofol, da man insgesamt davon ausgehen muss, dass die Steuerbarkeit bei einer intravenösen Einleitung nicht so optimal wie bei einer inhalativen Einleitung ist. Nach einer intravenösen Einleitung bietet sich allerdings gleichzeitig eine Fortführung der Narkose als reine TIVA (totale intravenöse Anästhesie) an. Bei der intravenösen Einleitung mit Propofol besteht der große Vorteil, dass aufgrund der Medikamentenwirkung eine Intubation häufig auch ohne Relaxans möglich ist.

- **Mögliche Einleitungsmedikamente**
- Propofol *(Disoprivan)*,
- Thiopental *(Trapanal)*,
- Etomidate *(Etomidate-Lipuro, Hypnomidate)*,
- Ketamin *(Ketanest, Ketanest-S)*,
- Methohexital *(Brevimytal, Brital)*,
- Midazolam *(Dormicum)*.

- **Ablauf**
- Prämedikation,
- Kontaktaufnahme und Identitätskontrolle,
- Standardmonitoring anlegen,
- venösen Zugang legen,
- Präoxygenierung mit 100 % O_2 für mindestens 3 min,
- Applikation eines Barbiturats/Hypnotikums,
- Maske aufsetzen und assistierende Beatmung,
- ggf. Relaxanzien verabreichen,
- ggf. Narkosemittel per Verdampfer zumischen,
- Intubation/Larynxmaske/Gesichtsmaske,
- Magensonde legen,
- Augen vor Austrocknung schützen, z. B. Augensalbe/Augenschutz kleben,
- Temperaturkontrolle.

- **Kontraindikation**
- Hypovolämie (Etomidate und Ketanest sind jedoch möglich),
- Herzinsuffizienz (Ketanest ist jedoch möglich),
- obstruktive Lungenerkrankungen,
- Barbituratunverträglichkeit (bei Thiopental),
- Allergie gegen Sojaöl (bei Propofol).

17.3 Rektale Einleitung

Die rektale Narkoseeinleitung wird nur in Ausnahmefällen angewandt und ist ausschließlich für kleinere, extrem verängstigte Kinder geeignet. In Anwesenheit der Eltern wird hierbei das Medikament Methohexital *(Brevimytal, Brytal)* 500 mg ad 5 ml verdünnt und körpergewichtsabhängig (25–30 mg/kg KG) mittels eines Adapters in das Rektum eingebracht.

Es sollte beachtet werden, dass es sich nicht um eine Prämedikation, sondern um eine Narkoseeinleitung handelt, die die Anwesenheit eines Anästhesieteams und die Vorhaltung aller Monitor- und Beatmungsgeräte verlangt. Es droht immer die Gefahr des Atemstillstands.

95 % der Kinder schlafen nach 8–10 min, und die Narkose kann auf jede andere Weise fortgeführt werden.

Da das Medikament Methohexital einen pH-Wert von 11 hat, setzen die Kinder meist intraoperativ Stuhlgang ab. Wenn eine Neutralelektrode in der unteren Rückengegend geklebt werden soll, ist dieses zu beachten, damit es nicht ungewollt zu Verbrennungen kommt.

> Die rektale Narkoseeinleitung muss von einer rektalen Prämedikation unterschieden werden. Es droht immer eine Atemdepression.

17.4 Intramuskuläre Einleitung

Sowohl eine intramuskuläre Prämedikation als auch eine intramuskuläre Narkoseeinleitung sind in der modernen Kinderanästhesie unüblich. Kinder ängstigen sich vor einer Punktion. Sind sie allerdings einer Prämedikation zugänglich, so kann in der Folge auch direkt eine Venenverweilkanüle gelegt und intravenös eingeleitet werden.

Die i. m.-Narkoseeinleitung findet sich daher eher im Rettungsdienst als in der Klinik. Ist keine Zeit für den Wirkeintritt einer Prämedikation gegeben oder ist der eher jugendliche Patient vollkommen unkooperativ, gibt es die Möglichkeit, S-Ketanest (2–5 mg/kg KG) i. m. zu verabreichen. Nach Wirkeintritt atmen die Kinder spontan weiter und benötigen in der Regel keine Atemunterstützung. Im weiteren Verlauf kann dann ein venöser Zugang gelegt werden, über den Midazolam gegen mögliche Alpträume und ein Anticholinergikum wegen der erhöhten Sekretion durch das S-Ketanest verabreicht werden können.

17.5 Nicht-nüchtern-Einleitung/ »rapid sequence induction«

Die Narkoseeinleitung nicht nüchterner Patienten bedarf einer gründlichen pflegerischen Vorbereitung des Narkosearbeitsplatzes und einer effizienten Kommunikation im Anästhesieteam. Alle Materialien müssen vollständig und auf einwandfreie Funktion geprüft und griffbereit vorliegen. Medikamentendosierungen und der weitere Ablauf sollten untereinander abgesprochen werden, bevor die Narkoseeinleitung beginnt. Dem Patienten wird beim Erreichen der Einleitungsräumlichkeiten die gesamte Aufmerksamkeit geschenkt. Die Atmosphäre soll für das Kind ruhig und entspannt verlaufen. Das Risiko einer Aspiration während der Narkoseeinleitung hängt neben vielen medizinischen Ursachen auch vom Stresszustand des Kindes ab.

> Risiko der »rapid sequence induction« (RSI) ist die Aspiration! Gefürchtet wird die Ausbildung eines Mendelson-Syndroms mit akuter Obstruktion der oberen Luftwege, Hypoxie, Lungenschädigung mit Ödemen und respiratorischer Insuffizienz, chemische Pneumonie und ARDS.

Während man noch vor einigen Jahren die Richtlinien zur »rapid sequence induction« ohne Einschränkungen aus der Erwachsenenanästhesie in die Kinderanästhesie übertragen hat, gibt es seit 2007 einige wesentliche Änderungen bei der Einleitung nicht nüchterner Kinder. Der wissenschaftliche Arbeitskreis Kinderanästhesie empfiehlt heute aufgrund der unterschiedlichen Sauerstoffreserven von Erwachsenen und Kindern während der Apnoephase einen veränderten Handlungsablauf.

Kinder haben einen erheblich größeren Sauerstoffbedarf, und je kleiner die kindlichen Patienten sind, umso geringer sind die Sauerstoffreserven, selbst wenn eine ausgedehnte Präoxygenierung durchgeführt wurde. Das Risiko eines Kindes während einer RSI, einen hypoxischen Schaden zu erleiden, ist daher erheblich höher als die Aspirationsgefahr, zumal in den letzten 20 Jahren überhaupt keine kindlichen Todesfälle aufgrund von Aspiration beschrieben worden sind. Die Hypoxie ist bei kleinen Kindern eine viel häufigere und schwerere Komplikation als die Aspiration. Sie ist maßgeblich für die perioperative Morbidität und Mortalität verantwortlich. Eine Aspiration ist häufig Folge eines iatrogen ausgelösten Erbrechens im Rahmen der Intubation eines nicht vollständig relaxierten oder zu wachen Patienten. Ziel muss es daher sein, sehr schnell eine ausreichende Narkosetiefe und Relaxierung zu erreichen, in der eine Intubation problemlos und zügig durchgeführt werden kann. Das Kind darf keine Abwehrreaktionen, Würgen oder Erbrechen zeigen, sondern der Atemweg soll bei der Intubation optimal einstellbar sein.

> Eine milde Beatmung mit geringen Beatmungsdrücken zwischen der Relaxansgabe und der Intubation wird ausdrücklich empfohlen.

- **Indikationen**
- Nahrungsaufnahme fester Nahrung kürzer als 6 h,
- Flüssigkeitsaufnahme kürzer als 2 h,
- akutes Abdomen: z. B. Ileus, Peritonitis,
- abdominelle Tumoren,
- Blutungen im oberen Verdauungstrakt: z. B. Nachblutungen nach AT/TE,
- Pylorusstenose,
- Zwerchfellhernie,
- Hiatushernie,
- Schädel-Hirn-Trauma,
- Polytrauma,
- Adipositas permagna,
- fortgeschrittene Schwangerschaft.

- **Pflegerische Vorbereitungen**
- Dicklumigen (ausgepackten) Absaugkatheter bereitstellen,
- Absaugung auf Dauersog einstellen,
- Oberkörper-Hoch- bzw. -Tieflagerung ermöglichen (verstellbaren OP-Tisch wählen),
- dicklumige Magensonde,
- Medikamente richten:
  - Atropin,
  - rasch wirkendes Hypnotikum,
  - rasch wirksames Relaxans (Rocuronium, ggf. Succinylcholin),
  - Opiat,
- errechnete Tubusgröße sowie 0,5 mm I.D. kleiner und größer richten,
- ggf. geblockte Tuben verwenden,
- Führungsstab bereithalten,
- zweites funktionierendes Laryngoskop,
- sicheren i. v.-Zugang legen oder liegende Venenverweilkanüle kontrollieren.

- **Ablauf einer RSI**
- Frühzeitige Prämedikation für optimalen Prämedikationserfolg,
- Standardmonitoring anlegen,
- Lagerung: Oberkörperhochlagerung oder Neutralposition,
- Schaffung optimaler Intubationsmöglichkeiten durch Lagerung,
- Legen eines sicheren i. v.-Zugangs oder Kontrolle der liegenden Venenverweilkanüle,
- Präoxygenierung des Kindes für 3–5 min,
- Positionierung des Absaugkatheters unter Dauersog am Kopfteil des OP-Tisches,
- ggf. Atropingabe 0,01–0,02 mg/kg KG,
- Magen über liegende Magensonde entleeren und danach entfernen,
- ggf. Legen einer Magensonde (Nutzen/Risiko abwägen),
- Opiatgabe,
- Hypnotikum zügig injizieren:
  - z. B. 5–7 mg/kg KG Thiopental,
  - 0,2–0,3 mg/kg KG Hypnomidate,
  - 1–2 mg/kg KG Ketamin,
  - 3 mg/kg KG Propofol,
- Maske auf dem Gesicht belassen,
- 0,6–1,0 mg/kg KG Rocuronium oder 1–2 mg/kg KG Succinylcholin,
- milde Maskenbeatmung mit einem Druck von 10–12 cm H_2O,
- Medikamentenwirkung abwarten,
- Laryngoskop und Tubus anreichen,
- orale Intubation,
- ggf. Cuff zügig blocken,
- Kapnometrie anschließen,
- Beatmung,
- Auskultation,
- Fixierung des Tubus,
- Ggf. Anästhesiegase zumischen,
- Legen einer dicklumigen Magensonde und Entleerung des Magens.

Das gut prämedizierte Kind wird stressarm in den OP gebracht. Nach der Identitätskontrolle wird das Standardmonitoring angelegt. Die Kinder können auf Wunsch in Oberkörperhochlage positioniert werden. Um jedoch für den Anästhesisten optimale Bedingungen für die Intubation herzustellen, ist eine Rückenlagerung mit Neutralposition des Kopfes geeigneter.

Da es sich bei einer RSI immer um eine intravenöse Einleitung handelt, muss ein sicherer i. v.-Zugang gelegt werden.

Hat das Kind bereits eine liegende Magensonde z. B. bei Säuglingen mit einer Pylorusstenose, wird der Magen über diese entleert. An der Sonde wird durch Vorschieben und Zurückziehen so manipuliert, dass möglichst viel Mageninhalt abgesogen werden kann. Im Anschluss kann sie zur Optimierung der Intubationsbedingung entfernt werden. Hat ein Kind noch keine Magensonde liegen, gilt es zu prüfen, ob das Legen einer Magensonde angezeigt ist. Sind große Speiseteile aus fester Nahrung zu erwarten, sind diese mittels einer Magensonde nicht abzusaugen. Das Kind erleidet aber beim Legen der Sonde enormen Stress, und das Aspirationsrisiko steigt hierdurch an. Das Legen einer Sonde könnte daher eher 1 h vor der Operation auf der Allgemeinstation erfolgen, damit das Kind sich noch davon erholen könnte. Allerdings ist gerade dies in Notfallsituationen nicht möglich.

Unabhängig von dieser Risiko-Nutzen-Analyse und ihrem Ergebnis wird nach der Intubation immer eine Magensonde gelegt. Der Magen wird so gut wie möglich entleert, um das Aspirationsrisiko in der Ausleitungsphase zu minimieren.

Nach zügigem Injizieren der Narkosemedikamente wird in der Regel kein Krikoiddruck mehr empfohlen, da seine Effektivität wissenschaftlich umstritten ist. Eine orale Intubation wird aufgrund der schnelleren und atraumatischeren Durchführung bevorzugt. Sollte das Kind mit einem geblockten Tubus intubiert worden sein, ist dieser zügig zu blocken, um somit den Atemweg zu sichern.

- **Besonderheiten bei Kindern**

Laut wissenschaftlichem Arbeitskreis Kinderanästhesie der DGAI:
- Die Hypoxie ist bei kleinen Kindern eine viel häufigere und schwerere Komplikation als die Aspiration.
- Trotz einer optimalen Präoxygenierung besteht aufgrund des höheren Sauerstoffbedarfs und der geringen FRC eine Hypoxiegefahr.
- Die Oxygenierung des Kindes steht im Vordergrund und rechtfertigt eine milde Beatmung zwischen der Relaxansgabe und der Intubation.

- Zur Relaxierung wird nicht mehr Succinylcholin, sondern ein nichtdepolarisierendes Muskelrelaxans wie Rocuronium empfohlen.
- Individuelles Abwägen, ob eine Magensonde vor der Narkoseeinleitung gelegt wird,
- regelhaftes Legen einer Magensonde nach Intubation,
- kein Krikoiddruck empfohlen.

17.6 Intubation: Pflegerische Tätigkeit

Unabhängig davon, ob für einen Patienten eine Maskennarkose oder ein Eingriff in Regionalanästhesie unter Zuhilfenahme einer Larynxmaske geplant ist, wird immer für eine Intubationsnarkose gerichtet. Da die Vorbereitungen bei den unterschiedlichen Gewichts- und Altersklassen bei Kindern zu individuell sind, findet immer eine Vorbereitung für den Notfall statt. Das passende Material wird bereitgelegt, wodurch der schnelle Zugriff möglich wird.

- **Pflegerische Tätigkeiten**
- Ggf. Legen eines intravenösen Zugangs,
- ggf. Spritzen des intravenösen Hypnotikums und Opiats,
- Relaxometrie am Unterarm platzieren und supramaximale Reizstromstärke ermitteln,
- Gabe eines Muskelrelaxans nach AVO,
- Lagerung:
  - bevorzugt Rückenlage,
  - Patient und Wärmedecke am OP-Tisch mit Gurt fixieren,
  - Kopf in Mittelstellung,
    - bei Säuglingen in Schnüffelstellung,
    - bei Kindern in Schnüffelstellung oder verbesserter Jackson-Position,
  - Kopf unterpolstern mit Gelringen, Schaumstoffpolstern oder 2 Sandsäckchen rechts und links vom Kopf,
  - ggf. Unterpolsterung des Thorax (z. B. mit Stoffwindel),
- ggf. bei geplanter nasaler Intubation Schulkindern Nasentropfen verabreichen,

- Instrumentarium überprüfen:
    - Leuchtfähigkeit des Laryngoskops,
    - Spatelwahl: altersentsprechend und Form angemessen, z. B. Säugling: gerader Spatel,
    - errechnete Tubusgröße mit dem Kleinfingerendglied des Kindes abgleichen,
    - bei geblockten Tuben: Cuffdruckmanschette aufblasen, auf Dichtigkeit prüfen, Luft abziehen,
    - Tubusspitze und Cuff mit Gleitmittel benetzen (*Cave:* kein Gleitmittel im Tubuslumen zurücklassen),
    - Cuffdruckmesser bereithalten,
    - Sekretabsaugung mit aufgestecktem Absaugkatheter auf Dauersog am Kopf des Patienten positionieren,
- Prüfung des Relaxationsstandes mittels Relaxometrie,
- kontinuierliche Vitalparameterkontrolle:
    - Veränderungen mit dem Intubateur besprechen,
    - ggf. Medikamente nachgeben laut AVO,
    - rechtzeitig auf SpO_2-Abfall aufmerksam machen, damit der Intubationsversuch abgebrochen werden kann,
- Laryngoskop in die linke Hand des Intubateurs geben,
- optische Kontrolle:
    - Oberlippe links darf nicht vom Spatel eingeklemmt sein,
    - Unterlippe links darf nicht umgeschlagen sein und auf den Zähnen liegen,
    - bei Säuglingen: Spatel drückt nicht gegen die Zahnleiste,
    - bei Kindern: Spatel berührt nicht die Schneidezähne,
    - Sichtfeld des Intubateurs vergrößern: Ziehen der rechten Oberlippe nach außen,
- Tubus dem Intubateur in die rechte Hand geben, ggf. Druck auf das Krikoid ausüben, z. B. BURP-Manöver (»**b**ackward-**u**pward-**r**ight **s**ited **p**ressure«)
- bei nasaler Intubation: Magill-Zange anreichen und wieder abnehmen,
- Laryngoskop nach erfolgreicher Intubation abnehmen,
- ggf. Führungsstab entfernen,
- bei geblocktem Tubus: Tubus blocken und Cuffdruck kontrollieren,
- Tubusfixation (durch Arzt oder Pflegekraft),
- Konnektion Beatmungsschläuche,
- Konnektion der Kapnometrie: sofortige Kontrolle durch das Beatmungsmonitoring, um Fehllagen des Tubus auszuschließen,
- Kommunikation mit dem Intubateur bei Erscheinen oder Ausbleiben der Kapnometriekurve,
- Beatmungsschläuche gegen Zug sichern und im Narkosestern einklemmen,
- Laryngoskopspatel einklappen und hygienisch ablegen:
    - nach Abschluss der Intubation Spatel laut Hygienerichtlinien desinfizieren oder entsorgen; ein sauberer Ersatzspatel bleibt kontinuierlich beim Patienten,
- bei oral intubierten Patienten: Guedel-Tubus oder feuchte Mullbinde als Beißschutz einführen, sodass der Tubus in der Exzitationsphase der Ausleitung nicht zugebissen wird und es zur Hypoxie kommt.

- **Ablauf**
- Narkoseeinleitung: wahlweise inhalativ oder intravenös,
- ggf. Venenverweilkanüle legen,
- Maskenbeatmung wird durch Arzt sichergestellt,
- Relaxans verabreichen (nur wenn Maskenbeatmung problemlos möglich),
- Medikamentenwirkung abwarten,
- Lagerung,
- ggf. Nasentropfen,
- Instrumentarium überprüfen,
- Relaxometrie,
- Vitalparameter durchgehend kontrollieren,
- Laryngoskop anreichen,
- Einstellen des Kehlkopfes durch Intubateur,
- optische Kontrolle,
- Tubus anreichen,
- Blickfeld vergrößern,
- ggf. Krikoiddruck oder BURP-Manöver,
- ggf. Magill-Zange anreichen,
- Tubus durch die Stimmlippen einführen, bis die Markierung am Tubus nicht mehr sichtbar ist (immer durch Arzt),

- Laryngoskop abnehmen,
- ggf. Führungsdraht entfernen,
- ggf. Tubus blocken,
- Tubusfixation,
- Konnektion Beatmungsschläuche,
- Beatmung des Patienten,
- Kapnometrie,
- Auskultation,
- Dokumentation von Lage, Größe, Tiefe des Tubus und Intubationszeitpunkt.

- **Intubationstiefe**

In der Anästhesie werden endotracheale Tuben unter Sicht platziert. Wenn die markierte Spitze des Tubus nicht mehr zwischen den Stimmbändern sichtbar ist, wird das Vorschieben des Tubus gestoppt. Das Laryngoskop wird aus dem Mund entfernt, während der Tubus mit 2 Fingern fixiert bleibt. Dann wird der Tubus losgelassen, mit Pflaster oder Band fixiert, und erst im Anschluss werden die Beatmungsschläuche konnektiert.

- **Ermittlung der korrekten Lage des Tubus**
- Platzierung unter Sicht,
- Auskultation nach Intubation,
- Fühlen der Tubusspitze im Jugulum (bis zum 10.–12. Lebensjahr),
- Tubuslänge ab Zahnreihe = 12 cm + 0,5 cm pro Lebensjahr,
  - nasal: 20 % mehr.

17.6.1 Intubation bei Säuglingen

Da sich die Maskenbeatmung eines jungen Säuglings nicht immer einfach gestaltet, ist die Sicherung des Atemweges mittels endotrachealer Intubation vermehrt angezeigt. Zur optimalen Oxygenierung des Kindes muss die Maske dicht auf dem Gesicht sitzen. Der prominente Hinterkopf erschwert eine einfache Lagerung, sodass auch geübtes Personal gelegentlich die Maske im Verlauf einer Narkose nachregulieren muss. Die endotracheale Intubation verhindert diese Manipulationen und ist die einzige Möglichkeit, den irritablen Atemweg sicher frei zu halten. Abhängig von der Operationsindikation ist eine Intubation häufig unumgänglich.

Aufgrund der veränderten Anatomie des Larynx und der Trachea beim Säugling ist die technische Durchführung der Intubation anspruchsvoll. Gleichzeitig ist der Intubateur mit dem Umstand konfrontiert, dass die Säuglinge eine erheblich geringere Apnoetoleranz aufweisen und der Vorgang der endotrachealen Intubation zügig durchgeführt werden muss. Trotz optimaler Präoxygenierung mit 100 %igem Sauerstoff bleibt dem Arzt nur eine Zeitspanne von rund 30–45 s für die Einführung des Tubus.

> Um Verzögerungen bei der Intubation zu verhindern, sollten sich Pflegekräfte und Ärzte sowohl mit den speziellen technischen Gerätschaften wie kleineren Laryngoskopen und geraden Spateln als auch mit der Anatomie des Säuglingskehlkopfes vertraut machen.

- **Besonderheiten beim Säugling**
- Nasenatmer,
- Nasengänge relativ eng,
- Schleimhäute reagieren sehr empfindlich mit Ödembildung oder Blutung,
- kleine Mundöffnung,
- Tubusfixation gründlich durchführen:
  - minimale Tubusbewegungen führen zu Lageverschiebungen,
  - Kopfbewegungen führen zu Tubusbewegungen,
  - endobronchiale Tubuslage bei Tubusbewegungen,
  - ungewollte Extubation bei mangelhafter Fixierung,
  - Stridor nach Extubation bei ständigen Tubusbewegungen,
  - Schleimhautschwellungen nach Extubation bei ständigen Tubusbewegungen,
- Auskultation aufgrund fortgeleiteter Geräusche ist kein sicheres Zeichen für richtige Tubuslage.

- **Besonderheiten des Larynx**
- Oropharynx relativ eng,
- Neigung zur Sekretion bei Manipulation,
- Zunge groß und fällt leicht zurück,
- Neugeborene: Epiglottis auf Höhe C2 (2–3 Vertebralkörper höher als beim Erwachsenen),

- Krikoid in Höhe C4 (Erwachsener C6–C7),
- Epiglottis:
  - groß und lang,
  - U-förmig,
  - schwer aufzurichten,
- engste Stelle liegt subglottisch (Krikoid) mit sehr empfindlichem Schleimhautwall.

- **Besonderheiten der Trachea**
- Trachea relativ eng,
- Schleimhäute vulnerabel,
- Trachea bei NG 4 cm lang,
- Bronchusabgänge fast gleichwinklig,
- zu tiefe Intubation rechts- wie linksbronchial möglich,
- Tubusspitze soll zwischen Glottis und Carina platziert werden.

- **Pflegerische Besonderheiten**

Die räumlichen Gegebenheiten sind so eng, dass der Intubateur und die Pflegekraft wenig Platz am Patienten haben. Die Mundöffnung des Kindes ist klein, und der Intubationsspatel füllt den Mundraum nahezu aus. Um dem Arzt eine bessere Sicht zu verschaffen, wird die Lippe maximal zur Seite gezogen und der Tubus niemals über die Mundöffnung des Kindes gehalten, da er dort das Blickfeld des Arztes verkleinert. Die Pflegekraft hält den Tubus so auf die rechte Kopfseite des Kindes, dass er blind gegriffen werden kann.

Nach Einführen des Laryngoskops ist gemeinschaftlich darauf zu achten, dass die Ober- und Unterlippe nicht eingeklemmt sind.

Wird eine nasale Intubation angestrebt, führen viele Intubateure den Tubus zunächst oral ein, um die Größenverhältnisse zu testen und bei sehr instabilen Patienten eine Zwischenbeatmung durchzuführen. Erst dann wird der Tubus nasal platziert, und die Pflegekraft reicht eine Magill-Zange zur Führung des Tubus vor die Stimmritze an.

Eine Absaugung mit kleinem Absaugkatheter (Ch. 8) steht unter Dauersog bereit und kann vom Arzt dann selbstständig gegriffen werden.

Die Lagerung des Kopfes ist während des ganzen Intubationsvorgangs zu überwachen und zu optimieren. Kleine Sandsäckchen oder Ringe verhindern das Wegkippen des Kopfes. Während die Maskenbeatmung bei prominentem Hinterkopf immer in Neutralposition erfolgt, wird während der Intubation der Kopf diskret rekliniert. Ein Hebeln mit dem Laryngoskop ist zu unterbinden, da hierbei das Laryngoskop gegen den Oberkiefer gedrückt wird. Obwohl noch keine Zähne vorhanden sind, darf kein Druck ausgeübt werden, da sonst die darunterliegenden Zahnanlagen geschädigt werden.

Nach der Auskultation ist nicht immer eine sichere Aussage über die Tubuslage zu machen, da fortgeleitete Geräusche beim Säugling den Befund verschleiern. Daher ist umgehend nach der Intubation eine Kapnometrie anzuschließen, um sicherzustellen, dass der Tubus in der Trachea liegt.

- **Laryngoskope**

Um eine achsengerechte Stellung von Oropharynxbereich, Trachea und Epiglottis zu erzeugen, ist die Wahl des Laryngoskopspatels entscheidend. Der Krikoidbereich liegt bei Neugeborenen in Höhe von C4, also 2–3 Vertebralkörper höher als beim Erwachsenen. Gleichzeitig ist auch die Epiglottis höher gelegen (C2) als beim erwachsenen Patienten. Um optimale Intubationsbedingungen herzustellen, bietet sich der Gebrauch besonders langer Spatel an, die die große Epiglottis besser aufrichten können. Auch ein Aufladen der Epiglottis ist theoretisch mit diesen Spateln möglich. Insgesamt sind die Spatel eher schmaler, was den Gebrauch bei der kleinen Mundöffnung der Säuglinge begünstigt.

Neben dem gebogenen MacIntosh-Spatel für ältere Säuglinge haben sich Spatelmodelle von Miller, Foregger, Welch-Allyn und Jackson-Wisconsin mit langem geraden Spatelblatt etabliert. Sie sind alle in den Größen 0 und 1 für Frühgeborene, Neugeborene und Säuglinge auf dem Markt erhältlich.

17.6.2 Erwartete Intubationsschwierigkeiten

Während des Prämedikationsgespräches ist der Anästhesist in der Lage, den Patienten zu untersuchen und zu befragen. Während dieses Gespräches können die Angehörigen oder das Kind Auskunft über vorangegangene Narkosen und etwaige Intubationsschwierigkeiten geben. Diese Hinweise werden überprüft und abgewogen. Ist es bei einer

Vornarkose zu Intubationsschwierigkeiten gekommen, weil das Kind Verletzungen im Mund oder Gesichtsbereich hatte, oder wiesen bereits damals anatomische Besonderheiten auf erwartete Schwierigkeiten bei einer Intubation hin?

Kam es nachweislich zu Problemen bei der Intubation, besitzen die Kinder einen gelben Ausweis, der von dem Arzt ausgefüllt wurde, der das erste Mal ein Intubationsproblem vorfand. In diesem Ausweis wird die Problematik kurz beschrieben und ggf. Tipps für eine erfolgreiche Intubation gegeben.

Bei der körperlichen Untersuchung können dem Anästhesisten besondere Merkmale auffallen, die immer für eine erwartet erschwerte Intubation sprechen. Diese werden an die Pflegekräfte weitergegeben, damit entsprechende Maßnahmen und Gerätschaften vorbereitet werden können.

Gleichzeitig sollte überprüft werden, ob eine Intubation zwingend notwendig ist oder ob die Operation auch in einer Maskennarkose mittels Gesichtsmaske oder Larynxmaske durchzuführen ist. Das Risiko einer traumatischen oder problematischen Intubation mit möglichen hypoxischen Episoden oder einer Fehlintubation wird gegen das Aspirationsrisiko abgewogen. Bei Wahleingriffen kann in der Regel die Nüchternheit des Kindes abgewartet werden, und nur die operative Notwendigkeit einer Intubation ist zu prüfen. Dies gilt z. B. bei mehrstündigen Operationen oder bei Bauchlagerung sowie bei operativen Eingriffen wie Laparoskopien oder Laparotomien. Aber auch Kinder mit speziellen Vorerkrankungen, z. B. einem gastroösophagealen Reflux, bedürfen eines gesicherten Atemweges durch einen endotrachealen Tubus. Gleiches gilt für besonders kreislaufinstabile Patienten.

- **Merkmale einer erwartet schwierigen Intubation**
- Fliehendes Kinn,
- kurzer dicker Hals,
- eingeschränkte Beweglichkeit des Kiefergelenks,
- eingeschränkte Beweglichkeit des Atlantookzipitalgelenks,
- Makroglossie,
- Lippen-, Kiefer- und/oder Gaumenspalte,

Tab. 17.1	Score nach Mallampati
I	Gaumenpfeiler und Uvula vollständig sichtbar
II	Gaumenpfeiler und Uvula sichtbar, Uvulaspitze von Zungenbasis verdeckt
II	Nur Uvulabasis sichtbar
IV	Uvula nicht sichtbar, nur weicher Gaumen sichtbar

- langer, hoher Gaumen,
- enge Mundhöhle,
- kleine Mundöffnung,
- großer Abstand Kinnspitze–Zahnreihe,
- sehr große Schneidezähne,
- Verletzungen im Mund-Rachen-Bereich.

- **Erkrankungen mit erwartet schwieriger Intubation**
- Pierre-Robin-Syndrom aufgrund des fliehenden Kinns,
- Tumoren im Mund-Rachen-Bereich,
- akute entzündliche Vorkommnisse, z. B. Peritonsillarabszess,
- Speichererkrankungen, z. B. Mukopolysaccharidose,
- Klippel-Feil-Syndrom aufgrund Anomalien im HWS-Bereich,
- Down-Syndrom aufgrund der großen Zunge.

- **Score nach Mallampati**

Hat das Kind eine ausreichende kognitive Reife und ist kooperativ, kann vor dem Eingriff ein Test nach Mallampati durchgeführt werden. Das Kind wird aufgefordert, den Mund maximal zu öffnen und die Zunge herauszustrecken. Der Arzt betrachtet die anatomischen Gegebenheiten und legt das Risiko eines Intubationsproblems nach vorgegebener Skala fest (Tab. 17.1).

- **Hilfsmittel und Maßnahmen**
- Tubus wählen:
    - kleineren Tubus,
    - härteren Tubus: Mallinckrodt/Portex anstelle von Vygon-Tuben,

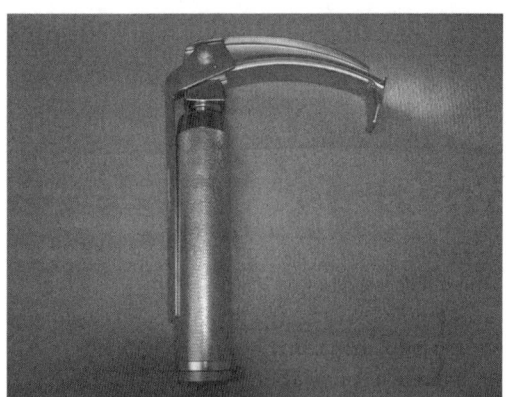

Abb. 17.2 MacCoy-Spatel mit abgeknickter Spitze

- gekühlten und dadurch festeren Vygon-Tubus,
- Führungsstab:
  - Metallführungsmandrin,
  - Kunststoffmandrin,
  - bei Säuglingen: Magensonde als Führung,
- Laryngoskopspatel wechseln:
  - eine Nummer größer wählen,
  - bei Säuglingen zum Aufladen der Epiglottis: schmale gerade Spatel, z. B. Miller, Welch-Allyn, Foregger,
  - McCoy-Spatel mit abknickbarer Spatelspitze (◘ Abb. 17.2),
- Lagerung:
  - Kopflagerung in Mittelstellung: bei Säuglingen mittels Sandsäckchen, bei Klein- und Schulkindern mittels Gelringen oder Schaumstoffringen,
  - Überstreckung des Kopfes,
  - Unterpolsterung des Kopfes mit Gelringen oder Schaumstoffringen mit Loch,
  - bei Säuglingen ist die Unterlagerung des Kopfes aufgrund des prominenten Hinterkopfes nicht notwendig,
  - Unterpolsterung des Brustkorbs mit Tüchern zum Zurückfallen des Kopfes,
- Krikoiddruck: wird auf Anweisung des Intubateurs durchgeführt – entweder drückt der Arzt selbst gegen das Krikoid, oder die Pflegekraft übernimmt das Drücken; Ziel des Krikoiddrucks ist die Optimierung unterschiedlicher Achsen zwischen Rachenraum und Tubusführung sowie zwischen Laryngoskop und Trachea/Kehlkopf; die üblichen Druckrichtungen entsprechen dem BURP-Manöver (»backward-upward-right sited pressure«),
- Larynxmaske,
- fiberoptische Intubation.

- **Ablauf**
- Weiterleitung aller relevanten Informationen aus dem Prämedikationsgespräch an die Anästhesiepflege,
- Vorbereitung des Anästhesiearbeitsplatzes für eine Intubation mittels aller zur Verfügung stehenden Hilfsmittel sowie einer fiberoptischen Intubationsvariante,
- optimale Prämedikation des Kindes,
- Narkoseeinleitung mit volatilen Anästhetika möglich,
- intravenöse Narkoseeinleitung, z. B. mit Propofol bevorzugt; die Induktionsmenge wird tetriert und die Spontanatmung so lange wie möglich erhalten,
- Sicherstellung einer Maskenbeatmung,
- Vermeidung einer Relaxansgabe,
- Herstellung einer adäquaten Narkosetiefe für eine Intubation zur Vermeidung von Laryngo- oder Bronchospasmus.

Ist der primäre Intubationsversuch erfolgreich, kann der Patient relaxiert werden. Ist der Intubationsversuch frustran, kann eine Zwischenbeatmung über die Gesichtsmaske oder Larynxmaske durchgeführt werden.

Ist eine herkömmliche Intubation von vornherein ausgeschlossen, wird primär eine fiberoptische Intubation nach der Narkoseeinleitung angestrebt. Diese kann in Analgosedierung bei erhaltender Spontanatmung oder mittels Maskenbeatmung durchgeführt werden.

Sollte der eingeführte endotracheale Tubus eine Leckage aufweisen, wird der Patient zunächst über den Tubus oxygeniert und dann mittels Cook-Exchanger umintubiert. Der Cook-Katheter bietet die Möglichkeit, den Patienten durchgehend zu oxygenieren, wenngleich dabei viel Nebenluft entsteht. Der einmal gefundene Weg in die Trachea bleibt jedoch gesichert.

17.6.3 Unerwartete Intubationsschwierigkeiten

Kommt es zu einer unerwartet problematischen Intubation, ist der Patient meist bereits in tiefer Narkose und häufig auch schon relaxiert. Daher ist ein zügiger Abbruch der Bemühungen nicht mehr möglich. Die Beatmung muss zumindest bis zum Wirkende des Relaxans aufrechterhalten werden.

Für den Fall einer unerwarteten Intubationsschwierigkeit muss in jeder Abteilung eine Handlungsanweisung vorliegen, die dem Personal klare Verhaltensrichtlinien an die Hand gibt.

- **Mögliche Handlungsrichtlinie**

Sofortige Klärung: Ist der Luftweg über eine Maske freizuhalten?

- ■■ **Maskenbeatmung möglich**
- Intubationsversuch abbrechen,
- Maskenbeatmung: Oxygenierung des Kindes steht im Vordergrund; vor weiteren Maßnahmen oder einem erneuten Intubationsversuch erhält das Kind optimale Sauerstoffreserven, um eine verlängerte Apnoezeit zu ermöglichen,
- Hilfe holen: diese Hilfe sollte aus einem anderen Intubateur, z. B. Oberarzt, erfahrenem Kinderanästhesisten, bestehen, aber auch eine erfahrene Kinderanästhesiepflegekraft kann die Bedingungen für eine erfolgreiche Intubation erheblich verbessern; eine gute Kommunikation und Erfahrungsaustausch sowie eine Absprache über das Vorgehen begünstigen das weitere Geschehen,
- erneuter Intubationsversuch unter optimalen personellen und materiellen Bedingungen (maximal 3 Intubationsversuche unter Zwischenbeatmung durchführen):
  - erfahrener Intubateur,
  - erfahrene Pflegekraft,
  - Lagerung,
  - Krikoiddruck,
  - spezielle Tuben,
  - Spatelwechsel,
  - Führungsstab.

- ■■ **Intubationsversuch erfolgreich**
- Prednisolongabe,
- Extubation unter fiberoptischer Bereitschaft,
- Dokumentation im Narkoseprotokoll,
- Information der Angehörigen,
- Ausstellung eines Anästhesieausweises.

- ■■ **Intubationsversuche frustran**
- Klärung zwischen Anästhesist und Operator, ob eine Maskennarkose beim geplanten operativen Eingriff möglich und ausreichend ist.

- ■■ **Maskennarkose ausreichend**
- Maskennarkose fortführen,
- Larynxmaske einführen,
- Dokumentation im Narkoseprotokoll,
- Information der Angehörigen,
- Ausstellung eines Anästhesieausweises.

- ■■ **Intubation notwendig**
- Technikwechsel:
  - Larynxmaske/Intubationslarynxmaske,
  - fiberoptische Intubation über die Larynxmaske: Intubation erfolgt durch die Larynxmaske; es wird entweder der errechnete Tubus oder eine halbe Nummer kleiner verwendet; eine Umintubation ist im Anschluss mittels Cook-Katheter möglich,
  - Larynxtubus,
  - Combitube,
- direkte fiberoptische Intubation,
- blind-nasale Intubation bei Säuglingen.

Steht kein adäquates Personal oder Material zur Verfügung, sollte der Patient aufwachen und ein erneuter Termin geplant werden, zu dem dann alle Bedingungen geschaffen werden. Es ist in der Regel problemlos, wenn den Eltern in dieser absoluten Ausnahmesituation klargemacht wird, dass ein Kind bei einer Intubationsschwierigkeit noch einmal in Narkose versetzt wird. Das Risiko einer traumatischen Intubation ist leicht zu verdeutlichen.

Ist eine Intubation notfallmäßig durchzuführen und alle Intubationsversuche bleiben frustran, ist bei Kindern unter 10 Jahren eine transtracheale Ventilation nach dringlicher Tracheotomie oder bei Kindern über 10 Jahren eine Koniotomie anzustreben.

- **Fiberoptische Intubation**
- ■ **Material**
  - Endoskop und Lichtquelle (und ggf. Ersatzbatterien),
  - Sauger ohne Fingertipp für Endoskop,
  - Fingertipp zum Aufstecken auf den Sekretabsauger,
  - Nierenschale und Schälchen mit Spülwasser (Aqua),
  - Antibeschlagmittel (Tücher/Flüssigkeit) und unsterile Kompressen,
  - Lidocainlösung in 5-ml-Spritzen mit jeweils 1 ml Lidocain und 2 ml Luft zum Einspritzen in das Endoskop,
  - Nasentropfen,
  - Gleitmittel: Spray oder Gel,
  - Tuben,
  - Maske mit Bronchoskopieadapter oder Endoskopiemaske,
  - Sauerstoffsonde mit Adapter für das Kreisteil oder Sauerstoffbrille mit getrenntem O_2-Anschluss,
  - ggf. Führungsdraht, Cook-Katheter,
  - Tubusfixierung,
  - Medikamente laut AVO,
  - zusätzlich immer Succinylcholin vorhalten,
  - Kapnometrieadapter.

- ■ **Vorbereitung des Patienten**
  - Prämedikation,
  - Verabreichung von Nasentropfen auf der Station zum Abschwellen der vulnerablen Nasenschleimhäute,
  - erneutes Verabreichen von Nasentropfen in der OP-Schleuse,
  - Eingriff findet, wenn möglich, in Spontanatmung und Analgosedierung statt,
  - ggf. Oberkörperhochlagerung (keine Kopftieflage),
  - Platzierung der Sauerstoffsonde,
  - Patient spontan atmen lassen,
  - Analgosedierung laut AVO, z. B.:
    - Propofol: Bolus 1,5 mg/kg KG; ggf. repetierend und weiter 6 mg/kg KG,
    - Ultiva: Bolus 0,5 µg/kg/min und weiter 0,1 µg/kg/min,
  - keine Relaxierung,
  - Spontanatmung beobachten.

- ■ **Ablauf**
  - Prämedikation und Nasentropfen verabreichen,
  - Standardmonitoring anlegen,
  - O_2-Sonde platzieren,
  - Oxygenierung des Kindes,
  - Analgosedierung starten,
  - Kontrolle der Vitalparameter (Sättigung/Atmung),
  - Nasen-Rachen-Raum mit altersentsprechendem Katheter absaugen,
  - Endoskopiematerial und Larynxmaske richten,
  - Medikamente laut AVO sowie Lidocain 1 % und Succinylcholin richten,
  - Kopf überstreckt lagern,
  - ggf. Nasen-Rachen-Raum mit Lidocainspray anästhesieren,
  - Tubus innen und außen mit Gleitmittel benetzen,
  - Tubusadapter entfernen und Tubus über das Endoskop fädeln,
  - Tubus mit Pflaster am Endoskop fixieren,
  - Endoskop mit Gleitmittel benetzen,
  - ggf. Narkose einleiten,
  - Endoskop durch die Maske fädeln,
  - Endoskop durch die Nase – unter Sicht – vor dem Kehlkopf platzieren,
  - Lokalanästhetikum durch Arbeitskanal sprühen:
    - in den Nasenrachenraum,
    - vor den Kehlkopfeingang auf die Stimmbänder,
    - nach Passage der Stimmritze in die Trachea,
  - nach Passage der Stimmbänder die Position des Endoskops am Nasenflügel merken,
  - Tubus außen mit Gleitmittel benetzen,
  - unter Drehung und vorsichtigem Schieben den Patienten intubieren,
  - Endoskop zurückziehen und entfernen,
  - Fixierung des Tubus,
  - Aufsetzen des Tubusadapters,
  - Lagekontrolle durch Kapnometrie,
  - Tubuslage auskultieren,
  - endoskopisch die Lage des Tubus kontrollieren.

:: Nachsorge
- Lichtquelle ausschalten,
- Spülflüssigkeit durch Endoskop saugen, damit kein Sekret im Arbeitskanal des Endoskops eintrocknet,
- Endoskop von außen abwischen (Grobreinigung, Außenreinigung),
- Dichtigkeitstest und Reinigung laut Hygieneplan.

> Wurde der Patient fiberoptisch intubiert, bleibt das Endoskop sowohl während der gesamten Operation als auch in der Ausleitungsphase am Patienten in Bereitschaft stehen, um den sofortigen Zugriff sicherzustellen.

17.7 Venenpunktion

Viele Ärzte und Pflegekräfte aus der Erwachsenenmedizin fürchten sich vor einer Venenpunktion bei Kleinkindern und Säuglingen. Die Kinder sind häufig unkooperativ oder halten bei einer Punktion nicht still, da ihre kognitive Reife hierfür noch nicht ausreichend ist. Gleichzeitig sehen die Gefäße der Kinder klein und durchscheinend aus, oder sie verbergen sich unter einem Fettpölsterchen. Das Handling mit sehr kleinen Venenverweilkanülen ist ebenso ungewöhnlich wie die Punktionsstellen selbst. Dabei ist die Punktion der Kopfschwarte bei Säuglingen häufig eine optimale Möglichkeit, da der Zugang während der Narkose gut erreichbar ist und bei wenig Haarbewuchs optimal beobachtet werden kann. Ebenso geeignet erweisen sich Hand- und Fußrücken sowie die Innenseite des Handgelenks.

Wann immer möglich, sollte die Punktion in der Ellenbeuge vermieden werden. An diesen Stellen besteht immer die Gefahr, die Arterie zu punktieren oder den Nervus medianus zu verletzen. Sollte das Hypnotikum Thiopental versehentlich arteriell injiziert werden, kann es bei seinem pH-Wert von 11 zu schweren Gewebeschäden führen, was letztendlich auch den Verlust eines Armes bedeuten kann.

Bei der Venenstauung ist immer zu beachten, dass der systemische Blutdruck eines Kleinkindes weit unter dem eines Erwachsenen liegt. Die Venenstauung sollte daher immer dem Blutdruck angemessen durchgeführt werden. Oft bietet sich eine Stauung des zu punktierenden Gefäßes mit dem eigenen Finger des Mitarbeiters an und nicht mit einem Stauschlauch oder einer Blutdruckmanschette.

Bei größeren Kindern und geplanten Eingriffen kann eine Optimierung der Punktionsumstände durch das Aufkleben eines prilocainhaltigen Pflasters herbeigeführt werden. Dabei ist jedoch zu beachten, dass das Pflaster auch wirklich ausreichend lange vor dem Eingriff geklebt wurde, um seine Wirkung zu entfalten. Da die Haut durch das Pflaster etwas aufgeweicht erscheint, wird das Pflaster in der Praxis häufig ungefähr 20 min vor der Punktion entfernt. Die Wirkung des Lokalanästhetikums hält weitere 1,5 h an, und die Haut erholt sich etwas. Durch leichtes Klopfen auf die Punktionsstelle kommt dann das Gefäß gut zum Vorschein.

Nicht zu unterschätzen ist auch die Gefäßfüllung. Um diese zu optimieren, sind kurze Nüchternzeiten wichtig. Auch bei einer Verzögerung im OP-Plan sollte das Kind noch einmal 2 h vor dem Eingriff klare Flüssigkeit trinken, um einem Mangelzustand mit schlechter Gefäßfüllung vorzubeugen.

Häufig wird für eine Punktion der linke Handrücken gewählt. Da die meisten Kinder Rechtshänder sind, können sie direkt nach der Operation ihre bevorzugte Hand normal nutzen. Dieser zunächst unwesentlich erscheinende Umstand erhöht bei den Kindern die Akzeptanz einer Venenverweilkanüle erheblich.

- **Günstige Voraussetzungen**
- Anxiolyse,
- Sedation,
- gute Gefäßfüllung durch kurze Nüchternzeiten,
- Lokalanästhesie,
- optimale Beleuchtung, ggf. Kaltlichtlampe,
- geübtes Personal.

- **Vorbereitung**
- **Prilocainpflaster**, z. B. *Emla-Pflaster*

- mindestens 90 min vor der Punktion auftragen,
- ggf. Okklusionsverband,
- 20 min vor geplanter Punktion entfernen,
- ggf. Wärmebehandlung,
- 1. Wahl: linker Handrücken.

- **Ablauf**
- Hautdesinfektion der Punktionsstelle,
- Vene stauen, z. B. Stauschlauch, Blutdruckmanschette, Handstauung,
- ggf. Tieflagerung,
- ggf. Bewegung (»Pumpen«) mit der Hand,
- ggf. Klopfen auf der Oberfläche,
- Spannen des Gefäßes,
- Hautdesinfektion,
- Direktpunktion der Vene,
- Mandrin zurückziehen,
- Venenverweilschlauch vorschieben,
- Stauung lösen,
- Fixierung,
- Stahlmandrin unter Kompression der Vene entfernen,
- Konnektion mit einer Verbindungsleitung,
- zusätzliche Fixierung der Verbindungsleitung,
- Kontrollinjektion von NaCl 0,9 %.

> Jede Venenverweilkanüle muss während des operativen Eingriffs zugänglich und auf Paravasate zu kontrollieren sein.

Überprüfen Sie Ihr Wissen

Zu 17.1
- Warum stellt die Exzitationsphase bei der Inhalationseinleitung ein besonderes Risiko dar?
- Welche medizinischen Vorteile besitzt das volatile Anästhetikum Sevofluran, und warum wird es bei Kindern gerne verwendet?
- Welche Nachteile hat Sevofluran in der Kinderanästhesie?
- Wann würden Sie Sevofluran nicht verwenden?
- Was bezeichnet man als »Diffusionshypoxie« bei Narkosen mit Lachgas?
- Welche Kontraindikationen gibt es für die Verwendung von Lachgas?
- Mit welchen Nebenwirkungen ist bei Lachgas zu rechnen?

Zu 17.2
- Worin liegt der Vorteil einer intravenösen Narkoseeinleitung gegenüber einer inhalativen Einleitung?
- Welche Wirkstoffe/Medikamente eignen sich für eine i. v.-Einleitung?
- Wann würden Sie eine i. v.-Einleitung mit Propofol nicht empfehlen?

Zu 17.3
- Was gilt es bei einer rektalen Narkoseeinleitung mit Methohexital zu beachten?

Zu 17.4
- Welches Medikament sollte das Kind nach einer Narkoseeinleitung mit Ketamin zusätzlich erhalten?
- Worin liegt der Vorteil in einer Einleitung mit Ketamin?

Zu 17.5
- Welches Risiko besteht bei der Narkoseeinleitung nicht nüchterner Kinder?
- Welche Folgen kann eine missglückte RSI für den Patienten haben? Was bezeichnet man als Mendelson-Syndrom?
- Bei welchen Indikationen sollte eine RSI angestrebt werden?
- Warum kann man die Empfehlungen zur RSI aus der Erwachsenenanästhesie nicht auf die kindlichen Patienten übertragen?
- Welche besonderen Empfehlungen gibt es für Kinder, um eine RSI durchzuführen?
- Was richten Sie als Anästhesiepflegekraft speziell für eine RSI?

Zu 17.6
- Beschreiben Sie die pflegerischen Tätigkeiten bei der Assistenz zur Intubation!
- Was bezeichnet man als »BURP-Manöver« bei der Intubation?
- Beschreiben Sie kurz den Ablauf einer Intubation!

Zu 17.6.1
- Welche allgemeinen Atemwegsbesonderheiten weisen Säuglinge auf, die für die Intubation relevant sind?
- Welche anatomische Besonderheit des Larynx erschwert die Intubation von Säuglingen?
- Welche Art von Laryngoskopspatel ist bei Säuglingen aufgrund der Anatomie geeignet?

Zu 17.6.2
- Bei welchen klinischen Merkmalen könnte es bei einem Kind zu Intubationsschwierigkeiten kommen?
- Bei welchen Erkrankungen oder Syndromen gehen Sie auch von einer erschwerten Intubation aus?
- Welche Hilfsmittel oder Maßnahmen können Sie ergreifen, um eine Intubation trotzdem zu ermöglichen?
- Wozu dient der Cook-Katheter und welchen Vorteil bietet er?

Zu 17.6.3
- Bei einer Narkoseeinleitung kommt es unerwartet zu Intubationsschwierigkeiten. Der Patient ist allerdings über die Maske zu beatmen. Welche Maßnahmen sollten Sie ergreifen?
- Beschreiben Sie kurz den Ablauf einer fiberoptischen Intubation!

Narkoseführung

18.1 Totale intravenöse Anästhesie (TIVA) – 352

18.2 Balancierte Anästhesie – 353

18.3 Neuroleptanästhesie – 354

18.4 Kontrolle der Narkosetiefe – 355

18.1 Totale intravenöse Anästhesie (TIVA)

Eine totale intravenöse Anästhesie bietet sich in der Kinderanästhesie bei allen Patienten an, bei denen der Gebrauch von volatilen Anästhetika kontraindiziert ist. Hierzu gehören Kinder mit einer Disposition zur malignen Hyperthermie oder einer nachgewiesenen MH der blutsverwandten Angehörigen sowie Patienten mit einer Muskeldystrophie. Für Patienten mit einer PONV-Anamnese oder bei speziellen Eingriffen wie ophtalmologischen Operationen und Tonsillektomien wird die TIVA empfohlen. Vorteilhaft ist die totale intravenöse Narkoseführung auch bei sehr kurzen Narkosen zusammen mit dem Gebrauch einer Larynxmaske oder bei diagnostischen Eingriffen wie MRT- oder CT-Untersuchungen sowie Bronchoskopien.

Die üblichen Narkosemittel zur Führung einer TIVA sind Propofol, Midazolam oder Ketamin. In Kombination mit Opiaten wie Fentanyl, Sufentanil, Alfentanil oder Remifentanil sind sie sowohl für längere als auch für kurze schmerzhafte Eingriffe, wie Repositionen von Frakturen oder Verbandswechsel, geeignet.

- **Vorteile**
  - Schnelles Erreichen der Blutkonzentration,
  - schnelles Einschlafen,
  - keine/gering ausgeprägte Exzitationsphase,
  - sparsamer Gebrauch von Narkosemitteln,
  - stimuliabhängige Steuerbarkeit der Narkose,
  - zügiges Erwachen nach kurzen Eingriffen,
  - Wohlbefinden beim Erwachen,
  - antiemetische Wirkung,
  - empfohlen zur PONV-Prophylaxe,
  - geeignet bei MH-Disposition, da keine Triggersubstanzen.

- **Nachteile**

Wirkdauer der Medikamente wird beeinflusst durch:
- Umverteilungsphänomen,
- Metabolisierungsfähigkeit in der Leber,
- Ausscheidung über Galle und Niere.

Die Wirkungsstärke wird beeinflusst durch:
- Grad der Plasmaeiweißbindung,
- Injektionsgeschwindigkeit,
- Dosis,
- Herzminutenvolumen.

Weitere Nachteile:
- Propofol:
  - prolongiertes Erwachen möglich,
  - Injektionsschmerz,
  - keine Zulassung für Kinder unter 1 Monat,
  - schwierige Dosierung bei Säuglingen, da Metabolisierung bei Unreife des hepatischen und renalen Systems schwankt,
  - Gefahr der Awareness bei Säuglingen und Kindern aufgrund des höheren Stoffwechsels (erhöhter Grundumsatz).

Umverteilungsphänomen

Sowohl volatile als auch intravenös verabreichte Narkosemittel verteilen sich im Körper, indem sie dem Konzentrationsgefälle in den unterschiedlichen Geweben folgen. Wie schnell ein Gewebe gesättigt wird, hängt dabei maßgeblich von der Durchblutung ab. Gut durchblutete Gewebe wie das Gehirn, aber auch das Herz, die Leber und die Nieren werden schnell mit intravenös verabreichten Narkosemitteln gesättigt. Schlechter durchblutete Gewebe, wie Muskeln oder Körperfett, werden erst später gesättigt.

Direkt nach der Injektion des Narkosemittels strömt das Blut mit einer hohen Medikamentenkonzentration durch die gut durchbluteten Gewebe, und entsprechend dem Konzentrationsgefälle reichert sich das Anästhetikum zügig dort an. Die Wirkung am Gehirn setzt also umgehend ein. Die Blutkonzentration sinkt entsprechend ab, zumal das Blut auch noch an den schlechter durchbluteten Geweben vorbeiströmt und weiterhin seinen Medikamentenwirkstoff abgibt. Im weiteren Verlauf ist nun das Blut geringer konzentriert als die gut durchbluteten Gewebe, sodass das Anästhetikum wieder zurück aus dem Gehirn in das niederkonzentrierte Blut diffundiert. Von dort wird es in andere, »langsamere« Gewebe wie die Muskulatur umverteilt. Später findet dann diese Umverteilung auch in das am schlechtesten durchblutete Fettgewebe statt.

Zu Beginn der Narkose wirkt das Medikament also vornehmlich im Gehirn, wird dann aber über das Blut zunächst in die Muskulatur und später in das Fettgewebe umverteilt. Ausschlaggebend bleiben die jeweilige Plasmakonzentration und das Konzentrationsgefälle im Blut und in den Geweben.

> Befindet sich der Wirkstoff aufgrund der Umverteilung hauptsächlich im Fettgewebe, kann man nicht mehr davon ausgehen, dass bei einmaliger Injektion des Medikaments ein ausreichender Wirkstoffspiegel im Gehirn vorhanden ist, um eine Narkosewirkung zu erhalten. Der Patient droht zu erwachen. Es gilt immer zu bedenken, dass die Wirkdauer erheblich kürzer ist als die Verweildauer des Medikaments im Körper. Nur eine kontinuierliche Injektion könnte die Konzentrationsdifferenzen zwischen Gehirn, Muskulatur, Fett und Blut optimieren.

- **Kontraindikation**
  - Hypovolämie,
  - Herzinsuffizienz,
  - bei Propofolgebrauch: Allergie gegen Sojaöl.

- **Ablauf einer TIVA**
- **Mit Propofol**
  - Vorbereitung der Punktionsstelle mit prilocainhaltigem Pflaster,
  - Prämedikation,
  - Identitätskontrolle des Patienten,
  - Kontaktaufnahme mit dem Kind,
  - Anlegen des Standardmonitorings,
  - Legen eines sicheren venösen Zugangs,
  - Präoxygenierung,
  - Opiatgabe, z. B. Remifentanil, Sufentanil,
  - ggf. Vene erneut stauen und Lidocain 1 % verabreichen,
  - Stauung lösen,
  - langsame (über 90–120 s) Bolusgabe Propofol 1 % (2–3 mg/kg KG),
  - Maskenbeatmung,
  - ggf. Relaxierung,
  - ggf. Larynxmaske oder endotrachealen Tubus einführen,
  - kontinuierliche Propofolgabe (5–15 mg/kg KG/h):
    - wenn möglich, Propofolgabe über TIVA-Pumpen,
    - Eingabe vom Körpergewicht des Kindes,
    - Kontrolle der Eingabe nach dem »4-Augen-Prinzip«,
  - kontinuierliche Kontrolle und Dokumentation der Vitalparameter.

18.2 Balancierte Anästhesie

- **Komponenten der Allgemeinanästhesie**

Basierend auf den einzelnen Komponenten der Anästhesie wie Hypnose, Analgesie, Reflexdämpfung und Muskelrelaxation werden Medikamente und Regionalanästhesieverfahren kombiniert. Die Allgemeinanästhesie kennt dabei die klassische Mononarkose mit volatilen Anästhetika, die Neuroleptanästhesie, die TIVA und die balancierte Anästhesie. Hinzu kommen Regionalanästhesieverfahren und die Kombinationsanästhesie, bestehend aus einem Allgemeinanästhesieverfahren und einer Regionalanästhesie (◘ Tab. 18.1).

Als balancierte Anästhesie wird somit die Kombination aus einem Hypnotikum oder einem volatilen Anästhetikum zum Einleiten und einem Opioid verstanden. Die Aufrechterhaltung der Narkose erfolgt dann über ein Inhalationsanästhetikum.

- **Ziel**
  - Optimierung der Steuerbarkeit einer Narkose,
  - Wirkdauer und Wirkstärke der einzelnen Medikamente werden an die operativen Reize angepasst,
  - Reduktion des Medikamentenverbrauchs,
  - Reduktion der Nebenwirkungen einzelner Wirkstoffe,
  - schnelleres Erwachen und Erholung des Kindes,
  - Optimierung der postoperativen Schmerztherapie.

- **Vorteile**
  - Balancierte Narkosen sind besser steuerbar als Mononarkosen.

Tab. 18.1 Komponenten der Allgemeinanästhesie

Technik/Medikament	Beispiele der Umsetzung
Intravenöse Hypnotika Sedativa	Propofol, Etomidate, Ketamin, Thiopental, Midazolam, Methohexital
Volatile Anästhetika	Sevofluran, Isofluran, Desfluran, Lachgas, (Halothan)
Opioide Periphere Analgetika	Fentanyl, Alfentanil, Sufentanil, Remifentanil, Piritramid Paracetamol, Metamizol, Ibuprofen, Diclofenac
Muskelrelaxanzien	Succinylcholin, Rocuronium, Vecuronium, Atracurium, Cisatracurium, Mivacurium, Pancuronium
Regionalanästhesieverfahren	Peniswurzelblock, IHB, Kaudalanästhesie, Epidural- oder Spinalanästhesie, periphere Leitungsblockade, axillärer Block, etc.

- Die Gabe eines Opiats vor der Intubation begünstigt sowohl bei intravenöser als auch bei inhalativer Narkoseführung die Intubationsbedingungen.
- Gibt man bei einer Inhalationsnarkose ein Opiat hinzu, kann der MAC-Wert des Inhalationsanästhetikums erheblich gesenkt werden. Dadurch kann die Konzentration reduziert werden, und die Nebenwirkungen des volatilen Anästhetikums verringern sich. Diese Kombination ist besonders für kreislaufinstabile Patienten geeignet.
- Die frühe, intraoperative Gabe eines länger wirkenden Opiats (Piritramid) zur postoperativen Schmerztherapie verbessert das Erwachen nach der Narkose und begünstigt die gesamte Schmerztherapie.
- Mononarkosen mit Sevofluran führen bei Kindern postoperativ zu ausgeprägter Agitiertheit. Die Gabe eines Opiats reduziert diese Unruhe.

- **Nachteile**
- Medikamentenüberhänge müssen für jeden einzelnen Wirkstoff isoliert betrachtet werden. Dies gilt vor allem für Muskelrelaxansüberhänge. Das Kind könnte bereits subjektiv erwacht sein, aber trotzdem unter einem Relaxansüberhang leiden und mit Stresssymptomatik reagieren.
- Die Gabe eines Opiats erschwert die Beurteilung der Pupillen und der Narkosetiefe.
- Bei Unverträglichkeiten des Kindes gegenüber einem Wirkstoff gestaltet sich die Ursachensuche wesentlich komplexer als bei Mononarkosen.
- Bei Einsatz eines Regionalanästhesieverfahrens mit einer TIVA kann der Patient keine Auskünfte über Wohlbefinden oder Komplikationen der Regionalanästhesie geben.

18.3 Neuroleptanästhesie

Die Neuroleptanästhesie (NLA) ist eine typische Narkoseform bei Operationen von Früh- und Neugeborenen. Früher wurde für eine Neuroleptanalgesie eine Medikamentenkombination aus dem Neuroleptikum Droperidol und dem Analgetikum Fentanyl genutzt. Der Patient war durch das Neuroleptikum stark sediert, antriebslos und gleichgültig. Das Analgetikum reduzierte die Schmerzen. Trotzdem konnte der Patient wach und kooperativ sein.

In der modernen Kinderanästhesie kombiniert man meist das Benzodiazepin Midazolam mit einem Opiat, z. B. Fentanyl, Sufentanil oder Remifentanil. Zusätzlich ist eine Gabe von Muskelrelaxanzien und soweit gewünscht auch Lachgas möglich. Die NLA wird immer als Intubationsnarkose durchgeführt. Viele Neuroleptanästhesien sind heute durch TIVA ersetzt worden, allerdings finden sie immer noch dort ihren Einsatz, wo andere Medikamente noch keine Zulassung für sehr junge Kinder haben.

- **Indikation**
- Wenn der Einsatz volatiler Anästhetika nicht angezeigt ist, z. B. Leberschäden oder Leberunreife, erhöhter Hirndruck,
- Früh- und Neugeborenennarkosen,
- Disposition zur malignen Hyperthermie.

- **Ablauf**
  - Prämedikation bei Kindern über 6 kg oder 6 Monate,
  - Anschließen des Standardmonitorings,
  - Legen einer Venenverweilkanüle,
  - Präoxygenierung des Kindes,
  - intravenöse Gabe von Midazolam,
  - Fentanyl-/Sufentanilgabe,
  - Maskenbeatmung,
  - wenn Maskenbeatmung möglich: Relaxierung,
  - Intubation,
  - kontinuierliche Kontrolle der Vitalparameter und der Narkosetiefe.

- **Besonderheiten**
  - Der Muskelrelaxansbedarf ist erhöht.
  - Beim Zumischen volatiler Anästhetika verlängert sich die Analgetikawirkung.
  - Auch beim Zumischen von Lachgas erhöht sich die Opiatwirkung. Folge kann eine längere atemdepressive Wirkung sein. Eine Extubation nach der Operation gestaltet sich dann bei Frühgeborenen eher schwieriger, sodass ein Nachbeatmungsplatz sichergestellt werden muss.

18.4 Kontrolle der Narkosetiefe

Während einer Operation werden mittels Allgemeinanästhesie das Bewusstsein und die Schmerzempfindungen reversibel ausgeschaltet. Um eine zu flache, aber auch eine zu tiefe Narkose mit ihren unerwünschten Begleiterscheinungen zu vermeiden, ist es notwendig, die Narkosetiefe zu erfassen. Leider gestaltet sich dieses recht schwierig, und eine zweifelsfreie Methode gibt es nicht. Daher bemüht sich die Anästhesie in den letzten Jahren immer mehr, die elektrischen Aktivitäten des Gehirns zu messen, da alle Anästhetika diese beeinflussen. Außerdem stehen dem Anästhesisten weitere klinische Parameter zur Verfügung, um die Narkosetiefe indirekt zu verifizieren.

Bei der Messung der Narkosetiefe geht es neben der Optimierung des Patientenkomforts und der Patientensicherheit auch um wirtschaftliche Aspekte. Bei einer auf den kindlichen Patienten abgestimmten Narkosetiefe wird ein punktgenaues Erwachen zum Ende der Operation angestrebt. Dieses verkürzt die personalintensive Ausleitungsphase, und die Überlappungszeiten (Zeit zwischen Naht und Schnitt des folgenden Patienten) verringern sich. Die gut geführte Narkosetiefe bringt somit eine wirtschaftlich optimale Auslastung eines OP-Saales und spart Anästhetika. Viel wichtiger erscheinen jedoch die Vorteile für den Patienten. Gerade bei Kindern besteht die Neigung der Überdosierung von Anästhetika, wohl wissend um den Umstand, dass Kinder einen höheren Grundumsatz haben und dass das Risiko einer Unterdosierung mit intraoperativer Wachheit größer ist als bei anderen Patientengruppen. Bei angemessener Narkosemittelzufuhr und somit hämodynamisch stabilen Zuständen erwacht das Kind entspannt und verbleibt entscheidend kürzer im Aufwachraum. Es kann bei gutem Allgemeinzustand und kürzerer Rekonvaleszenzzeit die Klinik früher verlassen.

- **Ziele der Überwachung der Narkosetiefe**
  - Vermeidung einer zu flachen Narkose:
    - Verringerung der Inzidenz von Wachheitszuständen (Awareness),
    - Vermeidung von intraoperativem Stress,
    - Verringerung von postoperativen Schmerzen,
  - Vermeidung einer zu tiefen Narkose:
    - Verkürzung des postoperativen Erwachens,
    - Verkürzung der Wechselzeiten,
    - Verkürzung der Aufwachraumzeiten,
    - Verkürzung der Überwachungszeiten,
  - Optimierung des Narkosemittelverbrauchs,
  - Optimierung der hämodynamischen Stabilität.

- **Zeichen einer zu flachen Narkose**
  - Ausgeprägte EEG-Aktivitäten,
  - Tränenfluss, Blinzelreflex,
  - rote, gefäßinjizierte Bindehaut,
  - Schwitzen,
  - Stresssymptome,
  - steigende Herzfrequenz,
  - Blutdruckanstieg,
  - Atmung:
    - tiefe Atemzüge bei Spontanatmung,
    - Tachypnoe,
    - Gegenatmung am Narkosegerät bei intubierten Patienten,
  - Bewegungen beim nicht relaxierten Kind.

Einige der Parameter für eine zu flache Narkose kommen jedoch auch bei einer angemessenen Narkosetiefe vor und dürfen nicht missinterpretiert werden. So kann das Kind durchaus eine Herzfrequenzsteigerung aufgrund von Hypovolämie, Hyperthermie, aber auch durch das Anfluten des Narkosemittels Desfluran erhalten. Auch Blutdruckveränderungen sind kein sicheres Zeichen, da gerade Säuglinge erst zeitverzögert auf Volumenverschiebungen mit Blutdruckveränderungen reagieren. Treten bei Schulkindern Symptome wie Schwitzen, Blutdrucksteigerungen und Herzfrequenzsteigerungen auf, sollte man auch an eine Stresssituation aufgrund einer Hypoventilation bei bestehender Muskelrelaxierung denken.

> Es ist wichtig, dass der Anästhesist regelmäßig in das Operationsfeld schaut, um den Narkosebedarf bei unterschiedlichen Eingriffen und Schmerzreizen einschätzen zu können. Der Narkose- und Schmerzmittelbedarf richtet sich auch nach der Reizstärke, die an den Geweben variiert.

- **Starke Stimuli – hoher Narkosemittelbedarf**
- Endotracheale Intubation,
- Hautschnitt,
- Präparation thorakaler Gefäße,
- Zug am Peritoneum,
- Dilatation des Anus,
- Manipulationen an der Knochenhaut,
- Überdehnung der Harnblase,
- Zug an den Augenmuskeln.

- **Schwache Stimuli – geringer Narkosemittelbedarf**
- Nekrosenabtragung,
- Operationen ohne Zug an Muskeln oder Fasern.

- **Kein wesentlicher Stimulus – kaum Narkosemittelbedarf**
- Operationen am Gehirn,
- Operationen an der Lunge,
- Operationen am Darm,
- Operationen an Bindegeweben.

- **Maßnahmen bei zu flacher Narkose**
- **TIVA**
- Erhöhung der kontinuierlichen Hypnotikum- oder Barbituratförderrate,
- Bolusgabe des Hypnotikums oder Barbiturates,
- Bolusgabe eines Opiats,
- ggf. Operation kurzfristig stoppen bis zum Wirkeintritt der Medikamente.

- **Inhalative Narkoseführung**
- Erhöhung der volatilen Anästhetikumkonzentration (Vapor aufdrehen),
- Erhöhung des Frischgasflows am Narkosegerät,
- ggf. Hyperventilation,
- ggf. Operation kurzfristig stoppen.

- **Maßnahmen bei zu tiefer Narkose**

Ein relativ sicheres Zeichen für eine zu tiefe Narkose bei Schulkindern ist das Absinken des Blutdrucks. Wird mit einem volatilen Anästhetikum gearbeitet, wird dieses sofort reduziert und der Beatmungsflow erhöht, um das Narkosesystem zu spülen. Gleichzeitig wird Volumen per kristalloider Infusion oder ggf. auch mittels kolloidaler Lösung zugeführt. Bei intravenöser Narkoseführung kann das Hypnotikum und Opiat an der Spritzenpumpe reduziert werden.

> **Überprüfen Sie Ihr Wissen**
> **Zu 18.1**
> - Für welche Patientengruppe eignet sich eine totale intravenöse Anästhesie (TIVA) besonders?
> - Welche Vorteile bietet eine TIVA?
> - Was bezeichnet man als »Umverteilungsphänomen«?
> - In welchen Fällen würden Sie keine TIVA mit Propofol empfehlen?
>
> **Zu 18.2**
> - Was bezeichnet man als »balancierte Anästhesie«?
> - Nennen Sie 3 Beispiele für Kombinationen einer balancierten Anästhesie!

- Beschreiben Sie die Vorteile einer balancierten Anästhesie gegenüber einer Mononarkose!
- Welchen Nachteil birgt die Kombination unterschiedlicher Anästhetika?

Zu 18.3
- Welche Medikamente werden heute zur Führung einer Neuroleptanästhesie (NLA) genutzt?
- Beschreiben Sie kurz den Ablauf einer Narkoseeinleitung bei einer NLA!
- Was müssen Sie in Bezug auf die Medikamentenwirkung beachten, wenn Sie eine NLA durchführen?

Zu 18.4
- Welches Ziel verfolgt die kontinuierliche Überwachung der Narkosetiefe?
- Welche klinischen Zeichen zeigt ein kindlicher Patient bei zunehmender Wachheit?
- Bei welchen operativen Stimuli bedarf der Patient eines besonders hohen Narkosemittelverbrauchs?
- Welche Maßnahmen sollten umgehend eingeleitet werden, wenn sich die Narkose als zu flach herausstellt?

Ausleitung einer Narkose

19.1 Ablauf einer Ausleitung – 360

19.2 Extubation in der Anästhesie – 362

19.3 Zwischenfälle in der Anästhesie – 364
19.3.1 Laryngospasmus – 364
19.3.2 Bronchospasmus – 366
19.3.3 Aspiration – 367
19.3.4 Maligne Hyperthermie – 368
19.3.5 Hypoxie aufgrund verminderter Ventilation – 371

19.1 Ablauf einer Ausleitung

Zum Zeitpunkt der Ausleitung einer Narkose müssen immer eine Pflegekraft und ein Anästhesist den Patienten betreuen. Rechtlich ist eine Extubation nur durch einen Arzt durchzuführen. Gleichzeitig sind die multiplen Aufgaben in der sensiblen Ausleitungsphase auch nur durch 2 Fachkräfte zu leisten. Das Kind wird aus seiner Operationslagerung in eine Rückenlage gebracht und am OP-Tisch mittels eines Gurtes fixiert. Dieser soll das Herunterfallen des Kindes während der unruhigen Exzitationsphase verhindern. Er schützt das Kind jedoch auch, wenn es aufgrund des volatilen Anästhetikums Sevofluran zu einem unruhigen Erwachen kommen sollte.

Alle venösen oder arteriellen Zugänge, die im weiteren Verlauf der Behandlung nicht mehr benötigt werden, sollten vor dem Erwachen des Kindes gezogen werden. Eine schmerzfreie Entfernung und Betrachtung der Punktionsstellen unter ruhigen Bedingungen stellt nicht nur einen hohen Patientenkomfort dar, sondern sichert auch eine optimale Blutstillung und Beurteilung. Eine spätere Entfernung dieser Zugänge im Aufwachraum ist häufig schwierig und verstärkt die Unruhe besonders bei Kleinkindern. Hat man die Wahl zwischen mehreren venösen Zugängen, so entfernt man bei Kleinkindern diejenigen, die an der bevorzugten Hand liegen, damit sie diese wieder frei zum Spielen haben. Schulkinder fühlen sich besonders durch Zugänge in den Ellenbeugen in ihrer Bewegung eingeschränkt.

Nach dem Abstellen des volatilen Anästhetikums wird dieses in den nächsten Minuten mittels eines hohen Flows »ausgewaschen«. Es wird darauf geachtet, dass der endexspiratorische CO_2-Wert angemessen hoch ist, um eine Spontanatmung zu initiieren. Eine kurzzeitige Hypoventilation kann dafür hilfreich sein. Setzt die Spontanatmung ein und der Patient erreicht ein Tidalvolumen von mindestens 6 ml/kg KG, kann eine Extubation angestrebt werden. Nach optimaler Oxygenierung wird die Exzitationsphase abgewartet und der Patient bei ruhiger Spontanatmung extubiert.

- **Ablauf**
  - Umlagerung in Rückenlage,
  - Entfernung der Augenpflaster,
  - Entfernung von OP-Fixierungen, z. B. der Arme,
  - Fixieren der Beine (Gurt),
  - Abstöpseln/Ziehen überflüssiger Venenverweilkanülen,
  - ggf. Entfernung einer arteriellen Kanüle,
  - Abstellen der volatilen Anästhetika,
  - ggf. Hypoventilation, bis Eigenatmung einsetzt,
  - Spontanatmung abwarten (mindestens 6 ml/kg KG),
  - ggf. assistierend beatmen,
  - Oxygenierung,
  - Exzitationsphase abwarten,
  - Extubation.

- **Umlagerung nach Extubation**
  - Wachheitsgrad nicht unterschätzen,
  - Manipulationen vermeiden,
  - Fixierung des Patienten am OP-Tisch,
  - Transport zum Patientenbett oder Bettenschleuse,
  - Umlagerung mit ausreichend Personal,
  - Umlagerung mit Hilfsmitteln wie Rollbrett, Tuch, Rutsche,
  - Erschütterungen = Schmerzen,
  - Umlagerungen ohne Zug an Infusionen und Drainagen,
  - gewärmte Betten und Decken nutzen,
  - ggf. stabile Seitenlage des Patienten.

Es stellt einen großen Patientenkomfort dar, wenn die Ausleitung der Narkose in einem ruhigen Umfeld stattfindet. Kinder sind kurz nach dem Erwachen ausgesprochen empfänglich für jede Art von Reizen, dies gilt sowohl für akustische als auch taktile. Wird eine Ausleitung im OP-Saal vorgenommen, so sollte umgehend nach Operationsende das OP-Licht gelöscht werden, damit es die Kinder nicht blendet. Leider ist ein ruhiges Erwachen im OP-Saal aus rein organisatorischen Gründen kaum möglich, denn das OP-Pflegepersonal ist gezwungen, die Operationsinstrumentarien fachgerecht zu entsorgen, was unabdingbar einen gewissen Lärm hervorruft. Allerdings sollte das Anästhesieteam verhindern, dass der Operateur nach dem Erwachen des Kindes noch Manipulationen an ihm durchführt. Eine optische Kontrolle der Wunde ist zwar erwünscht, die Auslösung eines Schmerzreizes durch Druck oder Bewegung allerdings nicht. Die Kinder reagieren auf solche Reize häufig überschießend mit Husten, Pressen oder Unmutsäußerungen. Im schlimmsten Fall reagieren die Kinder mit einem gefürchteten Laryngo- oder Bronchospasmus.

> **Sollte der Operateur nach Erwachen des Kindes zwingend noch Manipulationen an ihm durchführen müssen, so muss zunächst durch die Anästhesie eine Schmerztherapie begonnen werden.**

Die Umlagerung des Patienten in sein vorgewärmtes Bett erfolgt so schonend wie möglich. Säuglinge und Kleinkinder werden durch mindestens eine Fachkraft getragen, ohne dabei Zug auf Infusionen oder Drainagen auszuüben. Gewichtigere Patienten müssen mit ausreichend Personal und angemessenen Hilfsmitteln, wie z. B. einem Rollbrett oder einer Rutsche, umgelagert werden. Selbst wenn die Patienten ausreichend wach sind, um allein in ihr Bett überzusteigen, sollte genügend Personal vorhanden sein, um dem Patienten zu helfen. Neben dem Aufsuchen der optimalen Lage nach der Operation, z. B. Beinhochlagerung nach einer Fußoperation, benötigen die Kinder Hilfe beim Anziehen der Kleidung. Soweit möglich, erhalten die Kinder ihre vertraute Unterwäsche und ein OP-Hemd in der Patientenschleuse übergezogen, da auch kleine Kinder bereits ein ausgeprägtes Schamgefühl haben können.

Die Einhaltung der stabilen Seitenlage für den Transport in den Aufwachraum ist wünschenswert, allerdings kein zwingendes Gebot. Die Seitenlage bietet den optimalen Blickkontakt zwischen Anästhesist und Patient und somit eine gute Beurteilbarkeit von Atmung und Hautfarbe. Verweigert sich das Kind dieser erwünschten Lagerung und wählt eine andere, in der eine Beurteilung des Patienten jedoch noch möglich ist, wird dem Wunsch des Kindes entsprochen. Bei allen HNO-Eingriffen wird eine Seitenlage präferiert, da Nachblutungen frühzeitig erkannt werden können.

■ **Verlegung auf eine Intensivstation**

Die Verlegung eines Kindes aus dem OP auf eine Intensivstation ist im Ablauf genauso gründlich zu strukturieren wie die Verlegung eines wachen Patienten in den Aufwachraum. Zwar wird die Narkose nicht beendet und zwingend eine Extubation angestrebt, trotzdem kann man hier pflegerisch von einer Ausleitungsphase sprechen. Der Patient wird sowohl medikamentös als auch körperlich auf eine Verlegung vorbereitet.

Nach frühzeitiger Information der Intensivstation (mindestens 30 min vorher) über die geplante Verlegung eines Kindes werden aus Sicht der Anästhesie multiple Vorbereitungen getroffen. Der Patient wird nach Abschluss der operativen Maßnahmen von allen Überwachungsparametern oder Infusionen, die nicht unbedingt während des Transportes notwendig sind, befreit. Gleichzeitig muss der Patient an ein Transportmonitoring angeschlossen werden, um Überwachungs- und Dokumentationslücken zu vermeiden. Abhängig von der Länge des Transportweges und der Erkrankung des Kindes, wird ein maschinelles Beatmungsgerät genutzt oder eine Beatmung mittels Handbeatmungsbeutel durchgeführt. Die volatilen Anästhetika werden ausgestellt und durch eine Analgosedierung oder TIVA ersetzt.

> **Zu jedem Zeitpunkt der Verlegung müssen alle Notfallmedikamente und i. v.-Anästhetika griffbereit sein. Gleichzeitig müssen trotz vorheriger Kontrolle der Tubusfixation immer alle Instrumentarien für eine Maskenbeatmung und Intubation vorhanden sein (Maske, Laryngoskop, Spatel, passender Tubus).**

Ist der Patient schonend in seinem Bett gelagert worden, bleibt die arterielle Kanüle jederzeit für alle Mitarbeiter einsehbar. Sie wird niemals durch ein Laken zugedeckt. Gleiches gilt für die Beatmungsschläuche. Sie werden immer oberhalb der Bettdecke geführt. Keine Konnektionsstelle der Schläuche wird verdeckt. Infusionen und Blutkonserven werden zugedreht und können so gelagert werden, dass sie während des Transportes nicht aus dem Bett rutschen. Einzig die Infusion am ZVK muss kontinuierlich eine Förderrate aufweisen, da sie auch die Trägerlösung für Katecholamingaben darstellt.

Mündliche Übergaben zwischen dem Anästhesie- und Intensivteam sollten so kurz und strukturiert wie möglich durchgeführt werden. Es bietet sich an, das Kind so lange im OP-Saal am Beatmungsgerät zu belassen, bis die Übergabe abgeschlossen ist. Erst dann wird der Patient mit vereinten Kräften aufmerksam umgelagert und transportiert. Die Übergabe des Anästhesisten sollte sowohl an den Intensivarzt als auch an die Intensivpflegekraft erfolgen. Pflegerisch relevante Punkte der Anästhesie, wie z. B. spezielle Lagerung, Zustand der i. v.-Zugänge, Verhalten des Kindes bei der Einleitung oder Körpertemperatur, können dann noch unter Sichtung des Patienten ausgetauscht werden.

Ist der Patient sicher auf die Intensivstation verlegt worden, ist es wichtig, auch die wartenden Angehörigen zu informieren. Sind die Eltern auf eine Verlegung in eine Intensivüberwachungseinheit vorbereitet gewesen, werden sie kurz über den weiteren Ablauf informiert, und ihnen wird der Weg auf die Station gezeigt. Ist die Weiterbehandlung auf der Intensivstation ungeplant gewesen, sollte zunächst ein ärztliches Gespräch stattfinden, in dem die Eltern über die Ursachen der Verlegung informiert werden. Erst dann findet eine Begleitung zur Intensivstation statt.

- **Ablauf einer Verlegung**
- Frühzeitige Information der Station,
- Angaben über Beatmungsparameter, Katecholamine und/oder weitere Probleme,
- Patientenbett vorwärmen lassen,
- Fortführen der Narkose zum stressfreien Transport,
- transportable O_2-Flasche anschließen,
- Transportmonitor konnektieren,
- Tubusfixation kontrollieren,
- Maske, Ersatztubus, Laryngoskop bereithalten,
- Notfall- und Narkosemedikamente bereithalten,
- Verbleib am Beatmungsgerät im OP-Saal bis zum Abschluss der Übergabe,
- Transport unter Beutelbeatmung oder maschineller Beatmung,
- Umlagerung unter Diskonnektion des Beatmungsgerätes,
- mündliche Übergabe,
- Übergabe der gesamten Akten und Röntgenbilder,
- ggf. Begleitung des Patienten auf die Intensivstation.

19.2 Extubation in der Anästhesie

- **Voraussetzungen**
- Isofuran endexspiratorisch unter 0,3 %,
- Desfluran endexspiratorisch unter 1,0 %,
- Sevofluran endexspiratorisch unter 0,5 %,
- kein Lachgas in der Exspiration,
- kein Mukelrelaxansüberhang (Kontrolle über Relaxometer),
- Rachenraum abgesaugt,
- Exzitationsstadium durchlaufen,
- Schutzreflexe vorhanden,
- Spontanatmung: Frequenz altersentsprechend, Tidalvolumen 6–10 ml/kg KG,
- Patient normotherm.

Rechtzeitig zum Ende der Operation sollten Vorbereitungen zur Extubation getroffen werden. Der Patient wird aus der Operationslagerung in eine Rücken- oder Seitenlage gebracht, um eine Extubation durchzuführen. Bereits Minuten vor Ende der Operation kann das Lachgas ausgestellt und durch Sauerstoff ersetzt werden. Mit einem Flow von 6 l wird das Beatmungssystem mindestens 3 min gespült. Um eine Diffusionshypoxie zu verhindern, darf zum Zeitpunkt der Extubation kein Lachgas mehr in der Ausatemluft des Kindes nachweisbar sein.

Auch das volatile Anästhetikum kann schon Minuten vor dem Operationsende reduziert oder ausgestellt werden. Abhängig vom Beatmungsflow, dem Blut-Gas-Verteilungskoeffizienten des gewählten Narkosedampfes, der Länge der Operation, aber auch den Körperfettdepots des Kindes wird das Anästhetikum aus dem Gewebe freigesetzt und abgeatmet.

Die Extubation kann bei spontan atmendem Kind sowohl vor der Exzitationsphase als auch nach der Exzitation erfolgen. In der Regel wartet man ab, bis die Kinder wesentliche Schutzreflexe wie Husten und Schlucken zeigen und ihre Arme heben können. Je kleiner die Kinder, desto wacher sollten sie bei der Extubation sein. Neugeborene werden erst wach mit erhobenen Armen und ggf. auch geöffneten Augen bei angemessener Spontanatmung extubiert.

> Das Entfernen des endotrachealen Tubus während der Exzitationsphase ist obsolet, da die Kinder in dieser Zeit hochgradig irritabel sind und mit einem Laryngo- oder Bronchospasmus reagieren könnten.

Die Extubation vor der Exzitationsphase bietet sich nur bei besonderen Patientengruppen an, z. B. für Kinder nach Augenoperationen, bei denen es nicht gewünscht ist, dass sie unkontrolliert gegen den Tubus anhusten oder pressen. Hierzu gehören auch Kinder mit Asthma bronchiale. Sie sollen nicht im Wachzustand durch den Tubus irritiert werden und daraufhin vermehrt husten. Das Auslösen eines Asthmaanfalls soll vermieden werden. Nachteilig bei diesem Verfahren sind die durchzuführende Maskenbeatmung und das erhöhte Aspirationsrisiko.

> Der endotracheale Tubus wird in der Kinderanästhesie grundsätzlich nach Blähung der Lunge entfernt. Eine Extubation unter Absaugung ist unerwünscht, da sie die große Gefahr der Atelektasenbildung beinhaltet. Dieses gilt besonders für Säuglinge und Kleinkinder.

Im weiteren Verlauf der Extubation nehmen Säuglinge die »Schnüffelstellung« ein und Schulkinder werden im Esmarch-Handgriff gehalten. Zu diesem Zeitpunkt ist das Risiko der extrathorakalen Atemwegsverlegung durch das Zurückfallen der Zunge oder Sekretverlegung besonders hoch. Die Atemgeräusche über der Lunge sind zwar normal, aber ein inspiratorischer Stridor und interkostale Einziehungen bei paradoxer Atmung mit Sättigungsabfällen würden auf eine Verlegung hinweisen. Erst wenn sichergestellt wurde, dass die Zunge nicht zurückgefallen ist und eine Beurteilung der Atmung erfolgt ist, wird der Esmarch-Handgriff gelöst und das Kind ggf. in die Seitenlage gebracht.

- **Ablauf einer Extubation**
- Oxygenierung des Patienten,
- Rachenraum absaugen,
- Tubusfixation lösen,
- Tubus unter Überblähung ziehen,
- Esmarch-Handgriff,
- O_2-Vorlage über Maske,
- ggf. Wendl-Tubus,
- ggf. Seitenlage,
- Beobachtung von Atmung und Sauerstoffsättigung.

Nach der Extubation ist nicht nur die Sauerstoffsättigung des Kindes von Bedeutung, sondern auch die Qualität der Atmung. Atemfrequenz, Atemantrieb, schaukelnde Atmung und Atemgeräusche, wie Stridor oder Schnarchen, geben Auskunft über mögliche Medikamentenüberhänge oder Atemwegsverlegungen.

So wird sich bei einem **Relaxansüberhang** eine hochfrequente, flache Atmung zeigen, wobei das Kind Atemnot verspürt. Daraus erwächst zunehmende Unruhe und Stress, die sich in Tachykardie und erhöhten Blutdrücken äußern. Wird der Relaxansüberhang nicht therapiert, kommt es zügig zu einer Hypoxie mit Zyanose des Patienten. Handelt es sich um ein nichtdepolarisierendes Muskelrelaxans, ist eine Antagonisierung mit Neostigmin (*Prostigmin*) möglich. Dabei handelt es sich um einen Cholinesterasehemmer, der den Abbau der Acetylcholinesterase behindert. Daraus folgt eine Konzentrationserhöhung des Acetylcholins (Ach). Übersteigt die Konzentration des Acetylcholins die des nichtdepolarisierenden Muskelrelaxans, verdrängt das Ach das Relaxans von den Rezeptoren, und eine Muskelkontraktion ist wieder möglich. Die Wirkdauer des Antagonisten Neostigmin ist jedoch kürzer als die der meisten nichtdepolarisierenden Muskelrelaxanzien, sodass das Kind mindestens eine Stunde überwacht wird, um einen Reboundeffekt des Muskelrelaxans zu bemerken.

Noch offensichtlicher ist ein **Opiatüberhang**. Die Kinder zeigen keine Stresssymptome, sondern eine auffällig niederfrequente Atmung bei altersentsprechendem Tidalvolumen. Auf Ansprache atmen die Kinder spontan (sog. Kommandoatmung). Die Pupillen sind eng und reagieren kaum auf Lichteinfall.

> Bei einem Opiatüberhang laufen die Patienten Gefahr, einen Atemstillstand mit nachfolgendem Herzstillstand zu erleiden.

Der Einsatz eines Opiatantagonisten führt zur Sympathikusaktivierung und hebt die Wirkung des Opiates auf. Das verwendete Naloxon (*Narcanti*) wirkt in einer Dosierung von 0,01–0,02 mg/kg KG i. v. nach wenigen Minuten, und die Atmung des Kindes normalisiert sich. Da die Opiatrezeptoren nicht mehr mit Opiaten besetzt sind, verspürt der Patient schlagartig Schmerzen. Folglich muss auf andere Schmerzmittel zurückgegriffen werden.

Auch das Naloxon hat eine kürzere Halbwertszeit als ein Opiat. Die Kinder werden mindestens 1 h nach einer Antagonisierung im Aufwachraum überwacht, um ggf. einen erneuten Wirkeintritt des Opiats mit drohender Ateminsuffizienz frühzeitig zu erkennen.

19.3 Zwischenfälle in der Anästhesie

Zwischenfälle mit lebensbedrohlichen Situationen sind in der Kinderanästhesie selten, müssen aber beim Auftreten schnell und zielgerichtet behandelt werden. Da Säuglinge und Kleinkinder nur eine sehr geringe Toleranz gegenüber Sauerstoffmangel haben, kann eine längere apnoeische Phase nicht akzeptiert werden.

> Die Oxygenierung des Kindes innerhalb kürzester Zeit steht immer im Vordergrund aller Maßnahmen, da sonst eine finale Bradykardie aufgrund von Hypoxie droht.

- **Relevante lebensbedrohliche Zwischenfälle in der Kinderanästhesie**
- Laryngospasmus,
- Bronchospasmus,
- postoperatives Erbrechen mit Aspiration,
- maligne Hyperthermie.

- **Weitere Zwischenfälle**
- Hypothermie intra- und postoperativ,
- Hyperthermie intra- und postoperativ,
- Hypoxie aufgrund verminderter alveolärer Ventilation,
- extrathorakale Atemwegsverlegung.

19.3.1 Laryngospasmus

Grundsätzlich unterscheidet man zwischen einem vollständigen und einem unvollständigen Laryngospasmus. Beim vollständigen oder auch »echten« Laryngospasmus handelt es sich um einen Krampfzustand der Stimmbänder, Taschenklappen (»falsche Stimmbänder«) und der aryepiglottischen Falten. Eine Zirkulation von Atemluft ist nicht mehr möglich. Häufiger sieht man jedoch einen Glottiskrampf bei den Patienten, wobei es sich um eine ausschließliche Verkrampfung der Stimmbänder handelt. Dieser löst sich in den meisten Fällen selbst auf, wenn der verursachende Reiz wegfällt.

- **Ursachen**
- Berührung der Rachenhinterwand oder des Kehlkopfes, z. B. Absaugen von Sekret,
- flache Narkose,
- Sekret/Blut im Rachen,
- Manipulationen während der Exzitation,
- Schmerzreize nach Extubation,
- Infekt der oberen Luftwege.

Laryngospasmen drohen besonders in der Kinderanästhesie in den kritischen Einleitungs- und Ausleitungsphasen. Obwohl die inhalative Einleitung mit volatilen Anästhetika sehr geschätzt wird, da die Patienten schmerzfrei innerhalb von wenigen Minuten einschlafen, gibt es einiges zu beachten. Das schnelle Erhöhen der Konzentration von Inhalationsanästhetika, aber auch die Wahl eines reizenden Narkosedampfes kann bereits zum Laryngospasmus führen. So eignet sich Sevofluran am besten für Kinder, da es am wenigsten schleimhautreizend ist.

> Besonders während einer inhalativen Einleitung kann jeder unangemessene Reiz zum Auslöser eines Laryngospasmus werden.

Das Einführen eines Guedel-Tubus zur Optimierung der Beatmung kann bei zu flacher Narkose genau so die vegetativen Reflexe auslösen wie der Versuch einer Intubation. Der Körper reagiert auf die Vagusstimulation entweder mit einem Laryngospasmus, Bradykardie oder Bronchospasmus.

Da gerade bei Kindern der Narkosemittelbedarf unterschätzt wird, kommt es immer wieder zu Manipulationen am Patienten bei unzureichender Anästhesie. Ein besonders hohes Risiko geht das Anästhesieteam bei einer rein inhalativen Maskennarkose ohne Opiatunterstützung ein, bei der Schmerzreize mit unterschiedlicher Intensität auf das Kind einwirken.

Einen ähnlichen unangemessenen Reiz stellt die Extubation des Kindes in der Exzitationsphase dar. In diesem Stadium sind die Kinder für alle äußeren Reize besonders empfänglich, und der Körper reagiert überschießend bei Berührung oder Schmerz. Eine Extubation darf daher nur nach dem Durchlaufen der Exzitationsphase unter ruhiger Spontanatmung durchgeführt werden. Die Extubation stellt jedoch noch eine weitere Risikoquelle dar. Sollte der Rachenraum des Kindes nicht vor der Extubation gründlich abgesaugt worden sein, können nach dem Entfernen des endotrachealen Tubus Sekret oder Blut auf die Stimmbänder oder den Kehlkopf tropfen und wiederum einen Laryngospasmus auslösen. Kinder nach HNO-Operationen sind dabei besonders gefährdet. Ähnliches gilt für Kinder, die kurz nach der Extubation erbrechen. Als Schutz vor Aspiration reagiert der Körper mit einem Verschluss der Atemwege.

- **Symptome**
- Keine Atemgeräusche hörbar,
- Quietschen bei fehlendem Atemgeräusch über der Lunge,
- inspiratorischer Stridor, kräftige frustrane Atembewegungen/Schaukelatmung,
- Hypoxie/Zyanose.

Auffälligstes Symptom eines Laryngospasmus ist das Fehlen jeglicher Atemgeräusche bei gleichzeitigen Atembewegungen. Bei einem kompletten Verschluss wird keine Luftströmung hörbar oder fühlbar sein, das Kind bemüht sich jedoch massiv, Atembewegungen durchzuführen. Bei diesen Atembewegungen wird die gesamte Atemhilfsmuskulatur eingesetzt. Es wird eine paradoxe Schaukelatmung beobachtet, bei der sich der Brustkorb einzieht und der Bauch vorwölbt. Starke Einziehungen sind zu erkennen. Bleiben diese Atembemühungen frustran, kommt es bei Säuglingen und Kleinkindern innerhalb 1 min zur Zyanose und zu Sättigungsabfällen.

Hat ein unvollständiger Verschluss stattgefunden, sind Atemgeräusche in typischer Weise hörbar. Die ineffiziente Atmung wird von einem dominanten inspiratorischen Stridor sowie von jauchzenden Geräuschen begleitet. Die Kinder haben zu diesem Zeitpunkt maximalen Stress, sind tachykard und bemühen sich um jeden Atemzug.

- **Maßnahmen**
- Ursache erkunden und beheben,
- CPAP-Beatmung über Maske,
- 100 % Sauerstoffgabe,
- Esmarch-Handgriff,
- Atropingabe,
- Hypnotikumgabe, z. B. 1–2 mg/kg KG Propofol,
- ggf. Succinylcholingabe,
- Maskenbeatmung/Reintubation.

Trotz der z. T. hochdramatischen Situation des Laryngospasmus sollte ein systematisches Vorgehen angestrebt werden. Zunächst sind die Ursache des Laryngospasmus und der auslösende Reiz zu ergründen. Handelt es sich um Sekret oder Blut im Rachenraum, wird dieses zügig abgesaugt. Handelt es sich um äußere Reize, z. B. Schmerzreize durch den Operateur oder ähnliche Manipulationen, werden diese augenblicklich unterbrochen und ein schnell wirksames Schmerzmittel, z. B. Piritramid, verabreicht.

Ist die Ursache eine zu flache Narkose, kann diese durch eine intravenöse Hypnotikagabe vertieft werden. Ist der Spasmus in der Einleitungsphase aufgetreten und es liegt noch kein intravenöser Zugang, muss schnellstmöglich eine Venenverweilkanüle gelegt werden. Dieses wird durch den erfahrensten Mitarbeiter durchgeführt, wobei der Punktionsort zunächst eine untergeordnete Rolle spielt. Gleichzeitig wird die Sauerstoffkonzentration auf 100 % erhöht. Die Maske wird dicht auf das kindliche Gesicht gesetzt und ein Druck von bis zu 15 mbar aufgebaut. Ein höherer Druck oder eine forcierte Maskenbeatmung ist ungeeignet, da die Luft nur den Magen aufbläst und Erbrechen hervorrufen kann. Das Gesicht des Kindes wird unter Überstreckung des Kopfes und Subluxation des Unterkiefers (Esmarch-Handgriff) fixiert.

> Die Oxygenierung des Kindes steht immer im Vordergrund der Maßnahmen.

Sollten die Atembemühungen und die sanfte assistierende Beatmung nicht erfolgreich sein und sich eine zunehmende Hypoxie einstellen, muss der Laryngospasmus medikamentös unterbrochen werden. Die Gabe von Atropin alleine führt nicht zu einer Unterbrechung des Spasmus, verringert aber das Risiko einer Bradykardie aufgrund der Hypoxie. Nach der Atropingabe wird ein Hypnotikum und ggf. auch ein schnell wirksames Muskelrelaxans wie Succinylcholin verabreicht. Nach Wirkeintritt kann das Kind entweder eine Maskennarkose erhalten, bis die Wirkdauer der Medikamente abgeklungen ist, oder es erfolgt eine Intubation.

Die Vorstellung, dass sich ein Laryngospasmus bei tiefer Hypoxie des Kindes selbstständig löst und sich damit das Problem ohne weitere Maßnahmen behebt, ist unrealistisch, selbst wenn dann eine Beatmung wieder möglich wäre. Tritt eine so ausgeprägte Hypoxie bei Kindern auf, müssen erhebliche Maßnahmen zum Erhalt der Vitalfunktionen durchgeführt werden. Die Hypoxie mündet in der Regel in eine Bradykardie mit folgendem Herzstillstand, noch bevor sich der Spasmus löst. Von erheblichen Folgeschäden für das Kind muss ausgegangen werden.

> Ungeeignete Maßnahmen bei einem Laryngospasmus sind die Intubation ohne vorherige Relaxansgabe oder die Maskenbeatmung mit hohen Beatmungsdrücken.

- Prophylaxe
- - In der Einleitungsphase
- Konzentration des Inhalationsanästhetikums nicht zu rasch steigern,
- Narkosetiefe den Reizen anpassen,
- Venenverweilkanüle erst nach Abschluss der Exzitationsphase legen.

- - In der Ausleitungsphase
- Mund-Rachen-Raum gründlich absaugen,
- Extubation vor oder nach der Exzitationsphase,

- frühzeitiger Beginn der Schmerztherapie,
- Bolusgabe Lidocain 1,5 mg/kg KG i. v. 30–60 s vor Extubation.

19.3.2 Bronchospasmus

Beim Bronchospasmus kommt es aufgrund unterschiedlicher auslösender Mechanismen zu einer Kontraktion der Bronchialmuskulatur. Diese akute reflektorische Verengung der Atemwege tritt besonders bei Kindern mit hyperreagiblem Bronchialsystem auf. Hierzu gehören Kinder mit einer positiven Anamnese für allergisches Asthma, Krupp oder vermehrte Infekte der oberen Luftwege. Während der Narkose kommen nun noch weitere auslösende Faktoren hinzu, sodass auch jedes gesunde Kind einen Bronchospasmus während der Anästhesie erleiden könnte.

- Ursachen
- Manipulationen bei zu geringer Narkosetiefe:
  - Einführen eines Guedel- oder Wendl-Tubus,
  - Einlegen einer Magensonde,
  - Laryngoskopie,
  - Intubation,
  - Extubation,
- Sekret oder Blut im Rachenraum,
- Aspiration von Fremdkörpern,
- Schmerzreize,
- Tubus bei oberflächlicher Narkose,
- einseitige Intubation,
- anaphylaktische Reaktion auf Medikamente, z. B. Antibiotika,
- anaphylaktische Reaktion auf Materialien, z. B. Latex,
- anaphylaktoide Reaktion auf Medikamente, z. B. Barbiturate, Prostigmin.

- Symptome
- - Beim wachen Patienten
- Exspiratorische Atemgeräusche: Giemen, Pfeifen,
- Schaukelatmung mit massiven Einziehungen,
- Tachypnoe,
- Tachykardie und Stress,
- Zyanose.

Beim intubierten Patienten
- Anstieg des Beatmungsdrucks,
- Hyperkapnie,
- Tachykardie,
- Sättigungsabfälle.

Maßnahmen
- Narkose vertiefen,
- 100 % Sauerstoffgabe,
- Lage des Tubus kontrollieren,
- Relaxansgabe,
- Sekret absaugen,
- β-Agonisten, z. B. Salbutamol, über Tubus applizieren,
- 6–8 mg/kg KG Theophyllin i. v. über 10–15 min geben,
- ggf. 1–2 mg/kg KG Ketamin i. v.,
- ggf. Suprarenin 0,001 mg/kg KG i. v.

Beim intubierten Patienten fällt der Bronchospasmus zunächst durch eine Erhöhung der Atemwegsdrücke und eine zunehmende Hyperkapnie auf. Zügiges Handeln ist bei Kindern gefordert, da ihre geringe Toleranz gegenüber Sauerstoffmangel schnell eine lebensbedrohliche Situation herbeiführt. Während die Narkose vertieft und die inspiratorische Sauerstoffzufuhr auf 100 % verstellt wird, beginnt die Ursachensuche. Nach einer Auskultation dürfte sowohl die Arbeitsdiagnose Bronchospasmus stehen als auch die Frage nach der seitengleichen Belüftung der Lunge geklärt sein. Ist das Atemgeräusch einseitig abgeschwächt, müssen die Platzierung und die Tiefe des endotrachealen Tubus kontrolliert werden. Die Gabe von β-Agonisten als Aerosol, z. B. Salbutamol, erfolgt über den Tubus mittels eines Spacers. Gleichzeitig kann in der Therapie auch Theophyllin intravenös über die nächsten 10–15 min verabreicht werden (verursacht Tachykardien!).

Prophylaxe
Eine Prophylaxe gegen Bronchospasmen bietet sich bei allen Patienten an, die in ihrer Anamnese Hinweise für ein hyperreagibles Bronchialsystem haben, also Kinder mit einem Asthma bronchiale, einer sonstigen allergischen Anamnese oder vermehrten Infekten. Hier sollte geprüft werden, ob ein Eingriff überhaupt als ambulante Operation durchgeführt werden kann oder aus Überwachungsgründen ein stationärer Aufenthalt postoperativ folgen sollte.

Die Kinder werden gut prämediziert, und die Wirkzeit wird abgewartet. Ein venöser Zugang wird schonend unter Lokalanästhesie mit Prilocainpflaster gelegt. Das Narkoseverfahren wird so gewählt, dass eine ausgeprägte Exzitationsphase vermieden oder gemildert wird und die Atemwegsreflexe gedämpft werden. Es bietet sich z. B. eine Kombination aus Etomidat und Opiat an. Eine Inhalationseinleitung mit Sevofluran hat zwar den großen Vorteil der Bronchodilatation, beinhaltet jedoch das Risiko einer ausgeprägten Exzitationsphase. Es ist immer von Vorteil, die Narkose mittels volatiler Anästhetika aufrechtzuerhalten. Zusätzlich muss geprüft werden, ob eine endotracheale Intubation zwingend notwendig ist oder eine Larynxmaske zur Beatmung ausreicht. Dies führt zu einer geringeren Manipulation und somit zu einem geringeren Risiko eines Spasmus. Trotzdem werden sowohl die Larynxmaske als auch der endotracheale Tubus immer in ausreichender Narkosetiefe eingeführt.

Die Beatmung wird mit einer verlängerten Exspirationszeit eingestellt. Maximal 5 min vor der Extubation werden die Atemwegsreflexe mittels 1–2 mg/kg KG Lidocain i. v. gedämpft. Die Extubation findet dann nach gründlichem Absaugen des Rachens in tiefer Narkose vor der Exzitationsphase statt. Es folgt eine sanfte assistierende Beatmung bis zum Einsetzen einer adäquaten Spontanatmung.

Muskelrelaxanzien werden zurückhaltend verwendet. Eine Antagonisierung mit Prostigmin wird vermieden, da sie sowohl zu einer Hypersalivation als auch zur Verengung der Bronchien führen kann. Prophylaktisch können 30–60 min vor der Extubation Steroide intravenös verabreicht werden. Darunter fallen u. a. 10–20 mg/kg KG Hydrocortison oder 2 mg/kg KG Methylprednisolon.

19.3.3 Aspiration

Ablauf bei gesicherter Aspiration
Das Risiko einer Aspiration besteht in der Ausbildung eines Mendelson-Syndroms durch Eindringen sauren Magensafts in die Atemwege.

Bei einer gesicherten Aspiration ist ein zügiges Handeln gefordert. Hauptziele sind die Entfernung des Aspirats und die ausreichende Oxygenierung des Kindes. Nach sofortigem Absaugen des Oropharynx, wird der Patient intubiert, endotracheal abgesaugt und oxygeniert. Mittels PEEP-Beatmung und einem F_iO_2 von 1,0 wird der Patient stabilisiert. Der F_iO_2-Anteil kann abhängig vom Verlauf und der p_aO_2-Messung reduziert werden. Sofort sollte eine Bronchoskopie durchgeführt werden, bei der aspirierte Partikel entfernt werden können.

Innerhalb der nächsten 2 h sind die Schwere der Aspiration und ihre Folgen durch den klinischen Verlauf abzuschätzen. In dieser Zeitspanne bietet es sich bei einem Wahleingriff an, den Patienten nach Rücksprache mit dem Operateur zurückzustellen. Bleibt das Kind innerhalb dieser Zeit unter Raumluft mit seiner Sauerstoffsättigung über 90 % und ist klinisch stabil, ist keine Verschlechterung mehr zu erwarten, und der Operationseingriff kann stattfinden. Bleibt das Kind instabil, wird es auf einer Intensivstation weiter beatmet und der operative Eingriff verschoben.

- Absaugen aus dem Oropharynx,
- Intubation,
- zunächst endotracheales Absaugen und dann Beatmung,
- 100 % Sauerstoffgabe,
- PEEP-Beatmung (5–10 cm H_2O),
- F_iO_2 schrittweise nach p_aO_2-Kontrollen reduzieren,
- frühzeitige Bronchoskopie: Inspektion, Dokumentation, Entfernung von Fremdkörpern,
- endobronchiale Lavage ist obsolet,
- keine Glukokortikoide,
- ggf. $β_2$-Mimetika (Salbutamol) initial i. v., später per inhalationem, oder Theophyllin,
- keine prophylaktische Antibiotikagabe
- nur nach Nachweis einer Infektion: gezielte antibiotische Therapie,
- Röntgen-Thorax,
- engmaschige arterielle Blutgasanalysen,
- ggf. nach 2 h Extubationsversuch, wenn das Kind klinisch unauffällig und stabil ist,
- ggf. Verlegung auf eine Intensivstation und Nachbeatmung.

- **Ablauf bei Verdacht auf Aspiration**

Die meisten Kinder sind vollkommen symptomlos. Allein aus den Umständen vermutet das Anästhesieteam, dass eine Aspiration stattgefunden haben könnte. Die Kinder werden wie üblich überwacht, allerdings verbleiben sie länger im Aufwachraum. Erst bei einer deutlichen Verschlechterung der Kinder, wie z. B. Giemen, Sättigungsabfälle oder Sauerstoffbedarf, werden weitere Maßnahmen ergriffen:
- 2 h Überwachung im Aufwachraum,
- Verlegung auf eine periphere Station oder bei ambulanten Kindern nach Hause.

Bei Verschlechterung:
- arterielle Blutgasanalysen,
- ggf. Röntgen-Thorax.

19.3.4 Maligne Hyperthermie

Die maligne Hyperthermie ist eine seltene, vererbbare Komplikation in der Anästhesie. Die Häufigkeit, eine MH-Krise zu erleiden, wird in der Kinderanästhesie mit 1:3000 bis 1:15.000 angegeben. Das Risiko für Erwachsene liegt ungefähr bei 1:60.000. Während diese Komplikation vor Jahren noch häufig mit dem Tode endete, sind aufgrund der Therapiemöglichkeit mit dem Medikament Dantrolen die Überlebensraten erheblich gestiegen. Kinder stellen eine Patientengruppe mit besonderem Risiko dar, da im Kindesalter gerne volatile Anästhetika verwendet werden, die als Triggersubstanzen für eine MH-Krise gelten. Gleichzeitig erleben die Kinder häufig ihre erste Narkose, sodass nicht auf Vorerfahrungen aus vorangegangenen Narkosen zurückgegriffen werden kann.

- **Pathophysiologie**

Der malignen Hyperthermie liegt im Körper ein vererbbarer genetischer Defekt der kalziumspeichernden Membran der Skelettmuskelzelle zugrunde, der erst durch Triggersubstanzen Bedeutung erhält. Ist der pathophysiologische Mechanismus erst in Gang gesetzt, kommt es zu einer erhöhten Kalziumionenfreisetzung in das Myoplasma sowie einer gestörten Rückresorption von Kalzium und Aktivierung der kontraktilen Fasern sowie des Stoffwechsels durch Dauerkontraktionen. Daraus folgt ein exzessiver Sauerstoff- und Energieverbrauch mit hoher Kohlendioxidproduktion, einem Laktatanstieg und einer Muskelzellzerstörung.

- **Auslöser/Triggersubstanzen**

Beim Gebrauch von volatilen Anästhetika kann der Eintritt der MH-Krise schleichend über die nächsten 24 h erfolgen. Begünstigt wird ein Auftreten durch Stress oder Schmerzen der Kinder. Anders ist dies bei der Applikation von Succinylcholin. Die ersten Symptome wie Masseterspasmus mit Kieferklemme treten in der Regel direkt nach der Gabe auf.

- Inhalationsanästhetika:
  - Halothan,
  - Isofluran,
  - Sevofluran,
  - Desfluran,
  - Enfluran,
  - Äther;
- Succinylcholin,
- Stress.

- **Sichere Substanzen**

Eine Narkose mit sicheren, »triggerfreien« Substanzen ist gut möglich und wird immer dann gewählt, wenn es den Verdacht gibt, dass das Kind eine Disposition für eine MH mitbringt. Hierzu gehören Aussagen der Eltern, dass es eine gesicherte oder vermutete MH-Komplikation bei ihnen oder im blutsverwandten Familienkreis gegeben hat oder es zu ungeklärten tödlichen Zwischenfällen während der Narkose bei Familienangehörigen gekommen ist. Gleiches gilt für Kinder mit Muskeldystrophie, z. B. vom Typ Duchenne oder anderen Muskelerkrankungen. Die Anzahl der MH-Komplikationen im Kindesalter sind nur aufgrund solcher präoperativer Befragungen relativ selten.

Gleichzeitig wird die Verwendung des depolarisierenden Muskelrelaxans Succinylcholin immer seltener, da es selbst für eine Nicht-nüchtern-Einleitung für Kinder vom wissenschaftlichen Arbeitskreis Kinderanästhesie nicht mehr empfohlen wird. Das nichtdepolarisierende Muskelrelaxans Rocuronium hat den Platz des Succinylcholins mehrheitlich eingenommen.

- **Triggerfreie Substanzen**
  - Propofol,
  - Etomidat,
  - Barbiturate, z. B. Thiopental, Methohexital,
  - Opiate,
  - Benzodiazepine, z. B. Midazolam,
  - Lachgas,
  - nichtdepolarisierende Muskelrelaxanzien, z. B. Vecuronium, Atracurium, Pancuronium, Rocuronium,
  - Lokalanästhetika.

- **Symptome der MH-Krise**
  - Unklare Tachykardie,
  - Arrhythmie und Extrasystolen,
  - Anstieg des CO_2 endtidal, Sättigungsabfälle,
  - Tachypnoe bei Spontanatmung,
  - Rigor (Muskelsteife),
  - Masseterspasmus bei Intubation,
  - Absorbererwärmung,
  - Farbumschlag des Absorberkalks,
  - Anstieg der Differenz zwischen inspiratorischer und exspiratorischer O_2-Konzentration,
  - Körpertemperaturanstieg:
    - warme Haut,
    - ausgeprägtes Schwitzen,
    - fleckförmige Hauterscheinungen,
    - im Verlauf: Anstieg 1°C pro 30 min,
    - Werte über 40–43°C (kein Frühsymptom!),
  - BGA:
    - metabolische Azidose,
    - Hyperkapnie,
    - Hypoxie.

> Bei Anstieg des exspiratorischen CO_2-Wertes und gleichzeitiger Tachykardie sollte immer die Verdachtsdiagnose maligne Hyperthermie diskutiert werden. Die Körpertemperaturerhöhung ist ein Spätsymptom und trägt primär nicht zur Diagnosefindung bei!

- **Diagnosesicherung**
  - CK-Anstieg auf Werte über 10.000 E/l,
  - Myoglobinämie,
  - Myoglobinurie,
  - GOT-Anstieg,
  - GPT-Anstieg,

- Kaliumanstieg,
- Kalziumanstieg.

- **Maßnahmen bei Verdacht**
- Triggersubstanzen stoppen!
- ggf. Narkosegerät wechseln oder Absorberkalk austauschen,
- Hyperventilation mit 100 % Sauerstoff,
- AMV um Faktor 3 erhöhen,
- Flow 10 l/min,
- Narkose, falls nötig, als TIVA weiterführen,
- **Hilfe holen** (2. Pflegekraft, 2. Arzt),
- Dantrolen 2,5 mg/kg KG in 15 min,
- Diagnosesicherung durchführen:
  - Blutgasanalyse,
  - CK-Wert,
  - Laktatbestimmung,
  - Elektrolyte,
  - Myoglobin in Plasma und Harn,
  - Gerinnungsstatus,
- NaBi-Gabe bei pH-Wert <7,0,
- BGA-Kontrollen alle 10 min,
- Monitoring erweitern:
  - Blasenkatheter,
  - arterielle Kanüle,
  - ZVK,
- weitere intravenöse Zugänge legen,
- progressive Temperatursenkung

- **Weitere Maßnahmen**
- Weitere Dantrolengaben: alle 30 min: 2,5 mg/kg KG, bis sich die Stoffwechsellage normalisiert hat,
- anschließend Dantrolen über 24 h mit 10 mg/kg KG,
- Diurese fördern: mindestens 1,5 ml/kg KG, da die Nierenfunktion durch Muskelzerfall gefährdet ist,
- ggf. Heparinisierung,
- ggf. Laborverlaufskontrollen,
- bei Rückfragen MH-Hotline anrufen,
- Verlegung auf eine Intensivstation bei stabilen Vitalparametern,

- **Spätkomplikationen beachten**
- Nierenversagen,
- disseminierte intravasale Gerinnung,
- Hirnödem,
- Lungenödem,
- Rhabdomyolyse.

> Das Überleben des Kindes hängt vom unverzüglichen Einleiten der Sofortmaßnahmen ab. Allein bei dem Verdacht der malignen Hyperthermie muss gehandelt werden, noch ehe die Diagnose gesichert ist.

- **Dantrolen**

Dantrolen vermindert die Kalziumfreisetzung aus dem sarkoplasmatischen Retikulum und beeinflusst somit die kalziumabhängige Steigerung des Muskelstoffwechsels der Skelettmuskulatur. Gleichzeitig wirkt es stoffwechselstabilisierend und hat eine leichte muskelrelaxierende Wirkung.

Es kann peripher verabreicht werden, allerdings bietet es sich an, es aufgrund seines venenreizenden pH-Wertes von 9,5 über einen ZVK zu applizieren. Da Dantrolen Mannit enthält, wirkt es sich günstig auf die Diurese aus.

- **Zubereitung**

Jede Flasche enthält 20 mg Dantrolentrockensubstanz:
- Trockensubstanz wird in 60 ml Aqua gelöst,
- 1 ml = 3 mg,
- unbedingt Hilfe zum Zubereiten holen!

Alle Anästhesieabteilungen sind verpflichtet, Dantrolen in angemessenem Umfang vorrätig zu haben. Jeder Mitarbeiter der Anästhesie muss wissen, wo Dantrolen verwahrt wird und wie man es verabreicht! Für den Ernstfall sind eine vorher ausgearbeitete Handlungsanweisung und eine Checkliste hilfreich. Da auch erfahrenes Kinderanästhesiepersonal eine maligne Hyperthermie sehr selten oder niemals erlebt, sind Handlungsanweisungen und Trainingseinheiten notwendig und erhöhen gleichzeitig die Patientensicherheit. Dantrolenampullen sind schwierig anzustechen und bedürfen daher einer gewissen Übung, die man am besten beim Aufziehen abgelaufener Flaschen bekommt.

> Bei einer Dantrolengesamtdosis von >20 mg/kg KG und Erfolglosigkeit der Therapie ist die Diagnose maligne Hyperthermie fraglich und sollte überdacht werden.

19.3.5 Hypoxie aufgrund verminderter Ventilation

Die Ursachen für eine hypoxische Periode aufgrund verminderter Ventilation nach einer Operation können vielfältig sein. Es können sowohl die bereits beschriebenen Zwischenfälle wie Laryngospasmus und Bronchospasmus im Vordergrund stehen, die aufgrund einer Atemwegsbehinderung zustande kommen, als auch Auslöser, die ihre Ursachen in der verminderten alveolären Ventilation haben. Hier sind besonders das Mendelson-Syndrom nach Aspiration als auch Medikamentenüberhänge oder Schmerzen zu beachten.

Es besteht eine große Gefahr darin, den Zustand der Hypoxie zu unterschätzen und nicht sofort Maßnahmen einzuleiten. Eine Hypoxie mündet bei mangelhafter Behandlung in eine Bradykardie mit folgender Herz-Kreislauf-Depression. Gerade Neugeborene und Säuglinge, aber vor allem ehemalige Frühgeborene sind aufgrund ihrer mangelnden Toleranz gegenüber einer Hypoxie besonders gefährdet. Die hypoxische Episode kann zu einem Rechts-links-Shunt führen, da der Pulmonalisdruck schlagartig ansteigt. Der Ductus arteriosus und das Foramen ovale öffnen sich, und die Gesamtsituation des Neugeboren verschlechtert sich fulminant.

- **Ursachen Atemwegsverlegungen**
- Laryngospasmus,
- Bronchospasmus,
- Verlegung durch Sekret und Blut, z. B. nach HNO-Operation,
- Verlegung durch Fremdkörper und Erbrochenes,
- Verlegung durch die Zunge, z. B. bei Sedativaüberhang,
- obstruktives Schlafapnoesyndrom (OSAS) mit Tonusverminderung der Zungengrund- und Pharynxmuskulatur,
- Behinderung durch hyperplastische Tonsillen,
- Laryngo- oder Tracheomalazie,
- Ödeme nach traumatischer Intubation,
- Ödeme nach Manipulationen bei HNO-Operationen,
- HNO-Tumoren.

- **Ursachen verminderte alveoläre Ventilation**
- Zentrale Atemstörung:
  - Überhang an Muskelrelaxans,
  - Überhang an Opioid,
  - Überhang an Sedativum,
  - Hypothermie,
  - übergeordnete Hirnstörungen mit unreifem Atemzentrum,
- Mendelson-Syndrom nach Aspiration,
- Pneumothorax, z. B. nach ZVK-Anlage,
- Atelektasen,
- flache Atmung durch Schmerzen.

- **Symptome**
- Dyspnoe:
  - Tachypnoe mit erhöhter Atemanstrengung,
  - Aktivierung der Atemhilfsmuskulatur: Einziehungen, Nasenflügeln,
  - ggf. Bradypnoe, z. B. bei Opioidüberhang,
- Unruhe,
- Tachykardie,
- Atemgeräusche, z. B. Stridor, Giemen,
- Sättigungsabfälle und Zyanose.

- **Therapie**

Die Therapie der verminderten Ventilation wird kausal durchgeführt. Daher steht an erster Stelle die Suche nach dem auslösenden Reiz wie z. B. eine Manipulation in der Exzitationsphase, ein Medikamentenüberhang oder Sekret im Rachenraum. Soweit möglich, wird der Reiz unterbrochen oder die Ursache behoben. Ist dies nicht sofort möglich, werden Maßnahmen ergriffen, die die Atemwege überbrückend sichern, z. B. Esmarch-Handgriff, Wendl-Tubus, Guedel-Tubus, Reintubation, Einführen einer Larynxmaske. Gleichzeitig kann medikamentös eingegriffen werden, z. B. Medikamentenüberhänge aufheben, Steroide verabreichen. Eine assistierende Beatmung findet mit 100 % Sauerstoff statt, um ein erlittenes Defizit auszugleichen. Bei Normalisierung der Situation und ggf. einer Blutgaskontrolle kann dieser schrittweise reduziert werden.

- **Prophylaxe**

Zur Verminderung des Risikos einer verminderten Ventilation gibt es für alle Narkoseführungen und Ausleitungen einige Regeln. Diese sollten prophylaktisch bei jedem Kind durchgeführt werden, um den Ablauf einer Narkose sicherer zu gestalten:
- Wahleingriffe in einer infektfreien Zeit des Kindes planen,
- Anamnese des Kindes beachten, z. B. irritables Bronchialsystem,
- Steroidgabe oder Antihistaminika bei allergischer Anamnese erwägen,
- Narkoseart anpassen, z. B. TIVA mit Remifentanil (*Ultiva*) steuern,
- Larynxmaske statt eines endotrachealen Tubus erwägen, z. B. bei kurzen Eingriffen,
- Intubation in tiefer Narkose,
- Manipulationen in der Exzitationsphase vermeiden,
- vor Extubation den Rachenraum gründlich absaugen,
- Extubation nach durchlaufender Exzitationsphase durchführen,
- Extubation unter Überblähen der Lunge durchführen,
- postoperative Seitenlage bevorzugen,
- bei ersten Symptomen:
  - frühzeitige Ursachensuche,
  - Inhalation mit z. B. β-Agonisten, Suprarenin erwägen,
  - Sauerstoffvorlage ermöglichen,
- Überwachungslücken während eines Transportes in den Aufwachraum verhindern,
- effiziente Schmerztherapie einleiten,
- ggf. Röntgen-Thorax bei Verdacht auf Pneumothorax, Atelektasen, Aspiration, Lungenödem.

Überprüfen Sie Ihr Wissen

Zu 19.1
- Beschreiben Sie den Ablauf einer Narkoseausleitung!
- Was sollten Sie als Pflegekraft bedenken, wenn Sie einen kindlichen Patienten nach einer Narkose auf eine Intensivstation verlegen möchten? Welche Vorbereitungen sind zu treffen?

Zu 19.2
- Welche Voraussetzungen müssen bestehen, damit ein Kind nach einer Narkose extubiert werden kann?
- Nennen Sie die Symptome eines Relaxansüberhangs!
- Warum muss ein Kind nach einer Antagonisierung mit Prostigmin länger im Aufwachraum überwacht werden?
- Was bezeichnet man als »Kommandoatmung« und wobei tritt sie auf?
- Welches Medikament antagonisiert Opiate?

Zu 19.3
- Nennen Sie 4 lebensbedrohliche Zwischenfälle in der Kinderanästhesie!
- Welche Ursachen kann ein Laryngospasmus bei Kindern haben?
- Wann treten sie besonders häufig auf?
- Welche Symptome zeigen die Patienten bei einem Laryngospasmus?
- Welche Maßnahmen müssen Sie umgehend ergreifen?
- Warum bietet sich nicht eine Maskenbeatmung mit hohem Druck an?
- Gibt es Prophylaxen gegen einen Laryngospasmus. Wenn ja, welche?

Zu 19.3.2
- Wie äußert sich ein Bronchospasmus?
- Welche Maßnahmen ergreifen Sie?
- Gibt es eine bevorzugte Narkoseart bei Kindern mit Bronchospasmusneigung? Wenn ja, welche?

Zu 19.3.3
- Welche Maßnahmen ergreifen Sie bei einer gesicherten Aspiration?

- Sie haben den Verdacht, dass ein Kind während der Narkose aspiriert haben könnte. Welche Maßnahmen ergreifen Sie, und wie lange soll der Patient intensiver überwacht werden?

Zu 19.3.4
- Warum sind gerade Früh- und Neugeborene besonders durch hypoxische Perioden gefährdet?
- Nennen Sie Gründe, warum es nach einer Narkose zur Verlegung der Atemwege kommen kann!
- Was kann eine optimale Ventilation verhindern?
- Gibt es grundsätzliche Maßnahmen zur Verhinderung einer Hypoxie nach einer Narkoseausleitung, die man prophylaktisch durchführen kann?

Zu 19.3.5
- Wozu führt der vererbbare genetische Defekt bei einer malignen Hyperthermie (MH), wenn Triggersubstanzen während der Narkose verwendet werden?
- Welche Triggersubstanzen lösen eine MH aus?
- Mit welchen Medikamenten könnte eine sichere Narkose bei Kindern mit einer Disposition zur MH durchgeführt werden?
- Welche frühen Symptome (Leitsymptome) treten zu Beginn der MH auf und erfordern unverzügliches Handeln?
- Beschreiben Sie das Ablaufschema einer MH-Behandlung!
- Welches Medikament ermöglicht als einziges das Überleben des Patienten bei einer MH-Therapie?

Postoperative Phase und Aufwachraum

20.1 Ansprüche an einen Aufwachraum – 376

20.2 Verlegung des Kindes in den Aufwachraum – 376

20.3 Postoperative Pflege und Überwachung – 378

20.4 Typische Ereignisse im Aufwachraum – 380
20.4.1 Postoperatives Erbrechen (PONV) – 381
20.4.2 Postintubationskrupp – 382
20.4.3 Verzögertes Aufwachen – 384
20.4.4 Muskelzittern – 385

20.5 Betreuung von Eltern und Kindern im Aufwachraum – 385

20.1 Ansprüche an einen Aufwachraum

Der Aufwachraum ist ein fester Bestandteil der Anästhesieabteilung und wird auch von ihr geleitet. In unmittelbarer räumlicher Nähe zum OP liegend, soll der Aufwachraum bei Komplikationen am Patienten ein sofortiges Einschreiten der Operateure und der Anästhesisten sicherstellen. Der Patient hat die Möglichkeit, ohne Zeitverzug zurück in den OP transportiert zu werden und in der Zwischenzeit intensivmedizinisch betreut zu sein. Überwachungslücken werden somit vermieden.

Der Aufwachraum stellt zusätzlich das Bindeglied zwischen dem OP und den Allgemeinstationen dar. Das Personal kann temporär die Aufgaben einer Intensivstation übernehmen und ist auch entsprechend ausgerüstet. Pro OP-Saal steht, abhängig vom Operationsspektrum, mindestens 1 Aufwachraumbett zur Verfügung. Die Räumlichkeiten sollten ausreichend groß sein, um auf die Bedürfnisse der Kinder und ihrer Angehörigen eingehen zu können. Eltern sind, soweit es die baulichen Gegebenheiten zulassen, in Aufwachräumen mit kindlichen Patienten willkommen.

Voraussetzung für einen reibungslosen und komplikationsarmen Ablauf in einem Aufwachraum ist ausreichend geschultes Personal. Neben dem medizinischen Fachwissen wird eine ausgeprägte klinische Beobachtungs- und Beurteilungsgabe vom Personal verlangt. Außerdem sind psychologische Kenntnisse und geübte Strategien im Umgang mit Eltern und Kindern in Krisensituationen gefordert. Zusätzlich wird der Aufwachraum ärztlich betreut. Entscheidungen über die Verlegung eines Kindes auf eine Allgemeinstation werden ärztlicherseits gefällt und dokumentiert.

- **Minimalanforderungen**

Unmittelbar am Bett des Kindes verfügbar (laut DGAI):
- EKG-Monitor,
- NiBP,
- O_2-Insufflation,
- Pulsoxymetrie,
- Absaugung.

- **Minimalstandard**

Folgende Ausstattung soll in angemessener Zeit verfügbar sein:
- Temperaturkontrolle,
- Defibrillator,
- Notfallinstrumente,
- Relaxometrie,
- Beatmungsmöglichkeit: manuell mit O_2-Anreicherung,
- Kommunikationstechnik.

- **Empfohlene apparative Ausstattung**
- Invasive Blutdruckmessung,
- ZVD-Messung,
- Mehrkanal-EKG,
- Infusions- und Infusionsspritzenpumpen,
- Notfalllabor,
- Kapnometrie.

20.2 Verlegung des Kindes in den Aufwachraum

- **Voraussetzungen für die Verlegung**

Ein Patient ist immer dort am besten aufgehoben, wo für ihn die meiste Sicherheit gewährleistet werden kann. Dies bedeutet, dass der Patient unter optimaler Überwachung im OP-Saal zunächst am sichersten aufgehoben ist. Ein Transport zu einer weiterführenden Überwachungseinheit wie dem Aufwachraum stellt immer ein potenzielles Risiko dar und kann nur unter vorher festgelegten Bedingungen stattfinden. Eine Nutzen-Gewinn-Abwägung ist auch in diesem Falle sinnvoll. Der Patient besetzt zwar im OP-Saal den Arbeitsplatz für weitere Eingriffe, aber alle Notfalleinrichtungen sowie auch der Operateur und Anästhesist stehen für ihn bereit. Ein Erwachen auf dem OP-Tisch gestaltet sich jedoch für den Patienten als unkomfortabel. Außerdem werden in der weiteren postoperativen Überwachungsphase die Nachteile, wie z. B. unbequeme Lage, mangelnde Bewegungsfreiheit oder Auskühlung, immer gravierender. Daraus folgt, dass ein Transport unter festgelegten Bedingungen und optimaler Überwachung, Dokumentation und Betreuung für den Patienten gewinnbringend ist. Wichtig sind diese Gedanken immer dann, wenn ein Eingriffsort räumlich weit vom Aufwachraum entfernt liegt, wie z. B. ein MRT oder Herzkatheterlabor.

Kinder haben besonders im Kleinkindalter den Wunsch, direkt nach dem Erwachen zu ihren Eltern zu gelangen. Sie stellen für die Kinder Geborgenheit und Schutz dar und sind daher für die postoperative Betreuung von großem Nutzen. Bereits vor der Verlegung in den Aufwachraum wird es Kinder geben, die schlagartig nach einer Narkose erwachen und ihrem Bewegungsdrang nachkommen wollen. Diese Agitiertheit kann unterschiedlich gewertet werden. Es sollte unbedingt geklärt werden, ob das Kind Schmerzen hat und ggf. eine Schmerztherapie eingeleitet werden muss. Kleinkinder und Säuglinge wirken zwar gelegentlich sehr unruhig, sind aber bereits im OP mit einem Schnuller, einem warmen Tuch und basaler Stimulation zufriedenzustellen. Eine Sedierung ist dann nicht angezeigt.

Unabhängig von der Länge und Intensität des operativen Eingriffs werden alle Kinder, die eine Narkose oder Analgosedierung erhalten haben, für eine gewisse Zeit in einem Aufwachraum überwacht. Ein Transport in den Aufwachraum setzt bestimmte Vorbereitungen des Personals voraus.

- **Voraussetzungen des Personals**
- Aufgerüsteter Aufwachraum laut Empfehlung der DGAI,
- Notfallmedikamente aufgezogen,
- Möglichkeiten zur Schmerztherapie,
- Fachpersonal (Kinderanästhesie-Intensivpflegekräfte),
- Fachpersonal in angemessener Anzahl,
- Kinderanästhesist im Aufwachraum,
- Sicherstellung einer Überwachung während des Transports,
- Sicherstellung einer manuellen Beatmung während des Transports,
- Sauerstoffgabe jederzeit möglich,
- Bett des Kindes warm und abgepolstert,
- Dokumentationsmöglichkeiten vorbereitet,
- Anordnungen und Anweisungen für die Weiterbehandlung vollständig dokumentiert.

Die meisten Aufwachräume im Bereich der Kinderanästhesie übernehmen nur extubierte Patienten. Kinder, die nachbeatmet werden müssen, werden gerne direkt auf die Intensivstationen verlegt. Dies liegt überwiegend an den räumlichen Gegebenheiten, aber auch daran, dass z. B. ein ehemaliges Frühgeborenes nicht punktgenau extubiert werden kann. Auf einer Intensivstation kann in Ruhe der optimale Zeitpunkt der Extubation gefunden und auf die Bedürfnisse des Kindes abgestimmt werden. Im Anschluss an die Extubation kann ggf. eine nichtinvasive Beatmung wie Masken- oder Nasen-CPAP durchgeführt werden.

Alle kindlichen Patienten, die in den Aufwachraum transportiert werden, sollen vor der Verlegung einige Bedingungen erfüllen. Diese sind bei weitem nicht so ausgeprägt wie beim Erwachsenen. Das Kind muss zum Zeitpunkt des Eintreffens in den Aufwachraum weder Alter noch Namen nennen können, zumal dies aufgrund kognitiver Einschränkungen evtl. noch gar nicht möglich ist.

- **Voraussetzungen des Kindes**
- Reaktion auf Ansprache,
- Augen geöffnet,
- kurze Wachphase,
- vollständiger Muskeltonus,
- Atmung frei und spontan,
- keine Apnoephasen,
- Kreislauf stabil,
- Schmerzfreiheit,
- Normothermie oder milde Hypothermie.

- **Übergabe des Kindes**

Das Kind wird vom Anästhesieteam unter Mithilfe von ausreichendem Personal in sein Bett übergelagert. Unter kontinuierlicher Überwachung, ggf. auch unter Zuhilfenahme eines Transportmonitors, wird der Patient entweder in den Aufwachraum gebracht oder vom Aufwachraumpersonal im OP abgeholt. Der Patient wird umgehend an das Überwachungsmonitoring des Aufwachraums angeschlossen, um sicherzustellen, dass alle Vitalfunktionen unverändert stabil sind. Es erfolgt eine mündliche Übergabe, in der folgende Punkte erwähnt werden:
- Name des Kindes,
- Alter,
- Kurzanamnese, falls relevant,
- Art und Seite des operativen Eingriffs,
- Art des Anästhesieverfahrens:

- Prämedikationswirkung,
- Allgemeinanästhesie,
- Regionalanästhesie,
- Leitungsanästhesie,
- bereits durchgeführte Schmerztherapie;
- Anästhesiologische und operative Besonderheiten:
  - Blutverluste,
  - unplanmäßige Abweichungen von der avisierten Operationstechnik,
  - unplanmäßige Veränderungen der Operationslänge,
  - Kreislaufinstabilitäten,
  - Zwischenfälle bei Ein- oder Ausleitung,
  - ggf. Beatmungsprobleme,
  - ggf. Infekte der oberen Luftwege;
- Körpertemperatur,
- Drainagen: Art und Lage,
- Zugänge: Größe und Lage,
- ggf. arterielle Kanüle,
- Empfehlungen zu:
  - Schmerztherapie,
  - Flüssigkeitsmanagement,
  - Labordiagnostik,
  - Lagerung.

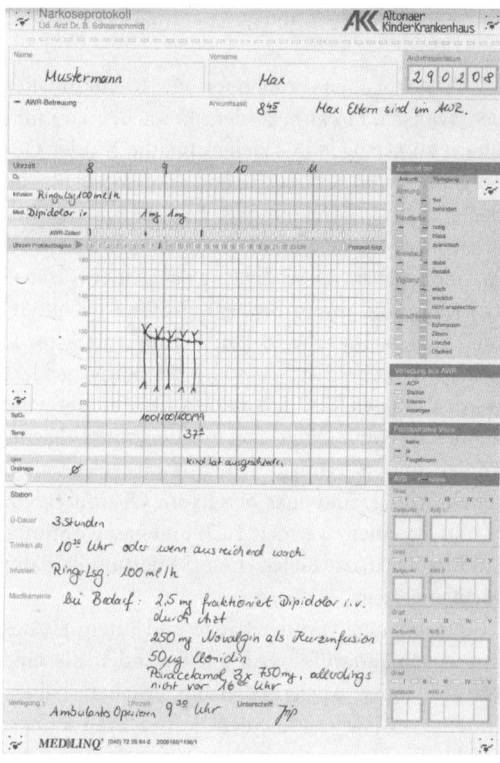

Abb. 20.1 Aufwachraumprotokoll

20.3 Postoperative Pflege und Überwachung

Obwohl der Aufwachraum gerne als Stiefkind der Anästhesie betrachtet wird, zeichnen sich gerade die Pflegekräfte im Aufwachraum durch große Flexibilität und Professionalität aus. Sie müssen jederzeit sofort Veränderungen der Vitalparameter des Kindes realisieren und zielgerichtet reagieren. Gerade in der frühen postoperativen Phase treten Komplikationen schnell auf und müssen genauso rasch therapiert werden. In hoher Eigenverantwortung und mit einer ausgeprägten klinischen Beobachtungsgabe wird der Zustand der Kinder beurteilt und dokumentiert. Gleichzeitig stellen die Angehörigen und Eltern gerade in dieser Phase hohe Ansprüche an das Personal. Sie wünschen über alle Belange des Kindes, Dauer und Verlauf der Operation, Trinktermine, Schmerzbehandlung und über den weiteren Ablauf informiert zu werden.

Bei Übernahme des Kindes im Aufwachraum werden Parameter zunächst als IST-Zustand erhoben und dokumentiert (Abb. 20.1). Sollten bereits jetzt Abweichungen von der Norm auffällig sein, so kann der Patient sofort therapiert oder zurück in den OP gebracht werden. Eine Pflegekraft kann immer nur an einem Patienten eine Erstbeobachtung durchführen und muss sie abschließen und dokumentieren, bevor ein weiterer Patient übernommen werden kann. Kommen mehrere Patienten gleichzeitig in den Aufwachraum, so müssen sie vom Anästhesieteam aus dem OP so lange weiter betreut werden, bis Freiraum vorhanden ist. Am Ende der Erstbetrachtung werden alle Beobachtungen auf dem Aufwachraumprotokoll dokumentiert.

- **Übernahme des Kindes**
- Bewusstseinslage,
- Sauerstoffsättigung,
- Herzfrequenz,
- EKG,

- Atmung:
  - Qualität,
  - Frequenz,
  - Atemgeräusche,
  - Symptome eines Postintubationskrupps,
  - Einziehungen, Nasenflügeln;
- Hautfarbe,
- Mikrozirkulation,
- Muskeltonus,
- Temperatur,
- ggf. Blutdruck,
- Infusionstherapie
  - Infusionsart,
  - Fließgeschwindigkeit;
- i. v.-Zugänge sichern,
- Schmerzstatus: Fremd- oder Selbsteinschätzung,
- Unruhe,
- Muskelzittern,
- Drainagen,
- Verbände auf Nachblutungen betrachten,
- Urinausscheidung,
- Lagerung.

- **Frühe Komplikationen in der Aufwachraumphase**
- Atemstörung/Ateminsuffizienz
  - Hypoventilation,
  - Hypoxie,
  - Hyperkapnie,
  - Verlegung der Atemwege, z. B. durch Sekret/Blut,
  - Apnoephasen;
- Nachblutung,
- Herz-Kreislauf-Störung,
- Hypothermie,
- Muskelzittern,
- Erbrechen mit Aspirationsgefahr.

- **Verlängerte Überwachung**

Nach der Übernahme und Erstbeurteilung findet eine ausführliche Information der Angehörigen statt. Eine standardisierte Gabe von Sauerstoff über eine Sonde, Maske oder Brille wird bei Kindern nicht angestrebt. Die Entscheidung, ob ein Patient sauerstoffbedürftig ist, fällt individuell und wird an Überwachungsparametern wie Sauerstoffsättigung und Atemqualität festgemacht. Die Akzeptanz gegenüber einer Sauerstoffinsufflation ist besonders bei Kleinkindern nicht sehr ausgeprägt.

Die Kinder verbleiben abhängig von der Operationslänge, -intensität, Alter und Vorerkrankungen unterschiedlich lange im Aufwachraum. Bei ambulanten Eingriffen in Allgemeinnarkose und bei angemessener Schmerztherapie verlassen die Kinder den Aufwachraum in der Regel nach 30–45 min wach und munter. Neugeborene bleiben bei stationären Eingriffen, unabhängig von der Narkoseart, immer 1 h im Aufwachraum und werden nach Rücksprache mit dem Anästhesisten auch auf der Station noch weiterhin für 12–24 h per Monitor überwacht. Eine Überwachungsdauer im Aufwachraum über 2 h ist eher selten und bedarf besonderer Ursachen, wie z. B. ausgedehnte Schmerztherapie oder verzögertes Aufwachen.

Eine geplant verlängerte AWR-Überwachung findet bei folgenden Patientengruppen statt:
- bei HNO-Eingriffen,
- Bronchoskopien,
- nach großem Blutverlust,
- bei Nachblutungsgefahr,
- bei speziellen Vorerkrankungen,
- bis zum postkonzeptionellen Alter von 55 Wochen (ehemalige Frühgeborene),
- nach jeder Medikamentengabe, z. B. Antibiotika, Schmerzmittel,
- nach Antagonisierung von Opiaten oder Muskelrelaxanzien,
- bei Verdacht einer Aspiration.

- **Ergänzende Überwachung und Pflege**

Neben der Standardüberwachung werden im Laufe des Aufwachraumaufenthaltes noch weitere Parameter erhoben und ausgewertet. Unter der Devise »Probleme erkennen – Handlungen einleiten« ist das Aufwachraumteam gefordert, umfangreiche pflegerische Maßnahmen durchzuführen. Die Entscheidung, welche Maßnahme wann und bei welcher Indikation durchgeführt wird, entscheiden Pflegekräfte und Arzt gemeinsam. Auf die jeweiligen Befunde und Ergebnisse muss noch im Aufwachraum reagiert werden.

- **Parameter**
- Laborbefunde erheben:
  - Blutgasanalyse,

- Elektrolyte,
- Blutbild und Hämatokrit,
- Blutgruppenbestimmung, Kreuzblut und Bestellen von Konserven,
- Nachblutungen:
  - regelmäßige Inspektion der Verbände und Drainagen,
  - ggf. Operateur informieren,
  - ggf. Blut transfundieren,
- Sensorik bei Regionalanästhesie,
- Schmerzzustand bei Regionalanästhesie,
- systemische Schmerztherapie durchführen,
- Kinder mit Schmerzscores vertraut machen, z. B. Smileyskala,
- Einweisungen der Patienten und Angehörigen in die Schmerztherapie (PCA),
- Harnverhalten erkennen,
- Bilanzierung,
- Ödeme,
- Druckstellen unter Gipsverbänden,
- Sensorik und Beweglichkeit nach Osteosynthesen prüfen, z. B. nach Unterarmfraktur,
- periphere Pulse palpatorisch nach Gefäßeingriffen prüfen,
- Motorik der Beine nach Wirbelsäulenoperationen testen,
- Beobachtung, Beurteilung und Dokumentation venöser Zugänge,
- Infusionstherapie fortführen oder beginnen,
- Wärmetherapie,
- Unterstützung beim Trinken,
- Eltern pflegerisch anlernen und anleiten.

- **Entlassung aus dem Aufwachraum**

Sind während des Aufwachraumaufenthaltes keine nennenswerten Komplikationen aufgetreten oder konnten nachhaltig therapiert werden, kann das Kind auf eine Allgemeinstation oder in eine Einheit für ambulante Operationen verlegt werden. Anders als bei Erwachsenen (z. B. Aldrete-Score) werden bei Kindern häufig keine Scores zur Beurteilung der Verlegungsfähigkeit eingesetzt, sondern die medizinische und klinische Beurteilung des Personals als Maßstab genommen. Dies liegt vor allem daran, dass Kinder in den unterschiedlichen Altersstufen ihre Mitarbeit bei der Durchführung eines Scores verweigern oder noch nicht in der Lage sind, auf Informationen und Aufforderungen adäquat zu reagieren. Viel häufiger wird eine Ansprache mit unklaren Unmutsäußerungen beantwortet. Ausgesprochen bewährt ist jedoch der Einsatz von Schmerzscores wie KUS- oder Smileyskalen, um die Kinder entweder fremd zu beurteilen oder die Schmerzen selbst beurteilen zu lassen. Der frühzeitige Einsatz der Smileyskala hilft den Kindern auch im weiteren Aufenthalt in der Klinik, da ihre Schmerzen objektivierbar sind und besser wahrgenommen werden. So werden im Aufwachraumprotokoll die Ergebnisse der Numerischen Ratingskala (NRS) dokumentiert.

Die Entlassung aus dem Aufwachraum erfolgt immer nach Rücksprache oder auf Anweisung eines Arztes. Das Kind wird nur an examiniertes Pflegepersonal übergeben. Bei Säuglingen werden immer bei Transporten zur Station ein Handbeatmungsbeutel und ein mobiles Pulsoxymeter mitgeführt.

- **Verlegungsbedingungen**
- Frühe postoperative Komplikationen behandelt oder ausgeschlossen,
- stabile kardiopulmonale Verhältnisse,
- Atemqualität: suffizient und ohne Stridor,
- Kind wach oder erweckbar,
- Augen auf Ansprache geöffnet,
- Schulkinder nennen ihr Alter,
- Schutzreflexe vorhanden,
- analgetische Versorgung ausreichend,
- ggf. Einweisung in PCA-Pumpe,
- Infusionstherapie ausreichend oder abgeschlossen,
- Normothermie,
- PONV adäquat behandelt,
- Hautfarbe normal, ggf. Laborwerte erhoben,
- Therapieempfehlungen für die Stationen ausgearbeitet.

20.4 Typische Ereignisse im Aufwachraum

In der Regel verläuft der Aufenthalt eines Kindes komplikationslos im Aufwachraum. Trotzdem gibt es eine Fülle von frühen Komplikationen, Ereignissen und Auffälligkeiten, mit denen das Anästhesiepersonal im Aufwachraum typischerweise rechnen muss. Sie werden unmittelbar nach dem Auftreten erkannt, beurteilt und therapiert. Klare Handlungsanweisungen und Standards sind für das Personal vorzuhalten, und die Abläufe müssen geübt sein. Ärztliche Anweisungen sind mittels Leitlinien im Vorhinein festgelegt, auf die jederzeit zugegriffen werden kann.

Zu den typischen Ereignissen im Aufwachraum gehören:
- Übelkeit und Erbrechen (PONV),
- Postintubationskrupp,
- verzögertes Aufwachen,
- Muskelzittern (Shivering),
- Hypothermie,
- Hyperthermie,
- Hypotonie,
- Hypertonie,
- Rhythmusstörungen,
- Schmerzzustände,
- Atemstörungen, wie Atemwegsverlegungen/Obstruktionen,
- Hypoxie,
- Medikamentenüberhänge,
- Nachblutungen,
- Elektrolytentgleisungen,
- Agitiertheit,
- Inakzeptanz von Drainagen, Kathetern, Überwachungskabeln und Venenverweilkanülen,
- allergische Reaktionen,
- Kreislaufdysregulationen bei Angehörigen.

20.4.1 Postoperatives Erbrechen (PONV)

Postoperatives Erbrechen und Übelkeit sind in der Kinderanästhesie ein weit unterschätztes Phänomen. Während es eine Fülle von wissenschaftlichen Untersuchungen und Therapie- und Prophylaxeempfehlungen für die Erwachsenenanästhesie gibt, hat die Kinderanästhesie erst seit 2007 allgemeine Handlungsempfehlungen durch den wissenschaftlichen Arbeitskreis Kinderanästhesie der DGAI erhalten.

An der postoperativen Übelkeit sind multiple Neurotransmitter und Rezeptoren beteiligt. Sowohl D_2-Rezeptoren (Dopamin), H_1-Rezeptoren (Histamin), muskarinerge Ach-Rezeptoren (Acetylcholin) als auch $5-HT_3$-Rezeptoren (Serotonin) und NK_1-Rezeptoren (Tachykininsystem) können emetogene Impulse hervorrufen. Dies ist für die Prophylaxe und Therapie insofern relevant, als dass die unterschiedlichen modernen Antiemetika an diesen Rezeptoren wirken. Bisher wurde eher unabhängig von diesen Rezeptoren oder der Art des operativen Eingriffs therapiert.

Im Kindesalter wird zwischen der postoperativen Übelkeit und Erbrechen (**PONV, »postoperative nausea and vomiting«**) bei Kindern über 4 Jahren und postoperativem Erbrechen (**POV, »postoperative vomiting«**) bei Kindern unter 3 Jahren unterschieden. Kinder über 4 Jahre sind kognitiv in der Lage, ihre Übelkeit zu verbalisieren und von allgemeinem Unwohlsein zu unterscheiden. Kinder unter 3 Jahre können sich nicht ausreichend ausdrücken, und so ist eine Erfassung der Übelkeit kaum möglich. Eine Erfassung des allgemeinen Unwohlseins ist bei objektiver Betrachtung eher mittels der KUS-Skala (Kindliche Unbehagen- und Schmerzskala) möglich, die man aus der Kinderschmerztherapie kennt. In der Praxis wird häufig allerdings nur das Erbrechen betrachtet und dokumentiert.

Im Zuge der modernen »Fast-track«-Konzepte ist eine zielgerichtete Prophylaxe und Therapie unabdingbar. Kinder mit PONV/POV binden enorme Personalressourcen und benötigen intensivere medikamentöse sowie Infusionstherapie als andere Patienten. Neben den vielen »harten« wissenschaftlichen und wirtschaftlichen Gründen, postoperative Übelkeit und Erbrechen zu therapieren, gibt es auch sog. weiche Faktoren. PONV und das damit verbundene Unwohlsein der Kinder sind bei ambulanten Operationen eine häufige Indikation für eine stationäre Aufnahme und führen zu erheblicher Unzufriedenheit der Eltern.

- **Probleme durch PONV**
- Ausgeprägtes Unwohlsein,
- Unzufriedenheit von Kindern und Eltern,
- Erhöhung des Hirndrucks,
- mögliche Komplikationen:
  - Nahtinsuffizienz,
  - Nachblutungen,
  - Aspiration,
  - Atemwegsobstruktionen,

Tab. 20.1 Vereinfachter, modifizierter Risikoscore (POVOC-Score) für Kinder mit Risikofaktoren für Erbrechen nach Narkosen. (Nach Empfehlungen des Arbeitskreises Kinderanästhesie 2007)

Risikofaktor	Punktbewertung
Operationsdauer ≥30 min	1 Punkt
Alter ≥3 Jahre	1 Punkt
Strabismusoperation, Adenotomie/Tonsillektomie	1 Punkt
Anamnese für PONV/Reisekrankheit, beim Kind, bei Geschwistern oder Eltern	1 Punkt

Tab. 20.2 Prognostizierte POV-Inzidenz – Prozent beim Vorliegen von x Faktoren. (Nach Empfehlungen des Arbeitskreises Kinderanästhesie 2007)

0 Faktoren	9 %
1 Faktor	10 %
2 Faktoren	30 %
3 Faktoren	55 %
4 Faktoren	70 %

— Dehydratation,
— Elektrolytimbalance;
— Stimulation des autonomen Nervensystems: Blutdruck- und Herzfrequenzveränderungen.

- **Risikofaktoren bei Erwachsenen**
— Neigung zu Reisekrankheit,
— anamnestische Berichte über PONV bei vorherigen Narkosen,
— Nichtraucher,
— Übergewicht,
— Frauen häufiger als Männer,
— junge Frauen häufiger als ältere,
— jahreszeitlich schwankend,
— Opiate während der Narkose,
— insuffiziente Schmerztherapie,
— Lachgasnarkosen,
— HNO-Operation: besonders Adenotomien, Tonsillektomien,
— intraabdominelle Operationen,
— Strabismusoperationen,
— zu frühe Mobilisation des Magen-Darm-Traktes,
— Hypotension (auch nur kurzfristig) während der Narkose.

- **Zusätzliche Risikofaktoren bei Kindern** (**Tab. 20.1** u. **Tab. 20.2**)
— Insgesamt sind ca. 89 % betroffen,
— Kinder unter 3 Jahren: selten betroffen,
— ab 4 Jahren: erhebliche Steigerung des PONV,
— 6- bis 10-Jährige sind am häufigsten betroffen,
— Absinken der Inzidenz mit der Pubertät.

- **Prophylaxe** (**Tab. 20.3**)
— Totale intravenöse Anästhesie (TIVA) z. B. mit Propofol,
— lachgasfreie Narkosen,
— Reduktion von Opiaten,
— Regionalanästhesie,
— Vermeidung von emetogenen Substanzen, z. B. Etomidat, Ketamin, Cholinesterasehemmer,
— Dexamethasongabe in der Einleitung,
— Droperidolgabe (DHB) in der Ausleitung,
— Entleerung des Magens vor Ausleitung,
— Ruhe, Anxiolyse,
— »Reisekrankheit« im Bett vermeiden (Kinder nicht beim Fahren an die Decke schauen lassen),
— Akupunktur.

Trotz aller Maßnahmen können nur maximal 70 % der Risikofaktoren reduziert werden. Eine generelle Einfachprophylaxe wird allerdings nicht empfohlen, da nur wenige Patienten davon profitieren und die Kosten zu hoch sind. Die gezielte Therapie hat Vorrang. Ausnahmen bleiben die Strabismuschirurgie und Tonsillektomien. Hier wird eine Einzeldosis Dexamethason empfohlen. Die Kinder profitieren nicht nur in Bezug auf PONV, sondern auch in der Schmerztherapie und nehmen somit früher wieder Flüssigkeit zu sich.

20.4.2 Postintubationskrupp

Bei einer atraumatischen Intubation sollte es bei den Kindern nach einer Narkose nicht zu Heiserkeit

Tab. 20.3 Dosierungen für die i. v.-Gabe von Antiemetika zur PONV-Prophylaxe. (Nach Empfehlungen des Arbeitskreises Kinderanästhesie 2007)

Substanz	Klasse	i. v.-Dosierung für Kinder
Dexamethason	Kortikoide	0,15 mg/kg KG
Ondansetron	5HT3-Antagonisten	0,1 mg/kg KG
Tropisetron		0,1 mg/kg KG
Granisetron		0,02 mg/kg KG
Dolasetron	Butyrophenone	0,35 mg/kg KG
Droperidol		0,01 mg/kg KG
Haloperidol	Antihistaminika	Keine Daten verfügbar
Scopolamin		0,5 mg/kg KG

oder Stridor kommen. Es gibt allerdings Faktoren, die eine Heiserkeit im Aufwachraum begünstigen. Hierzu gehören Kinder, die gerade einen Infekt der oberen Luftwege überstanden haben oder im Begriff sind, einen Infekt zu bekommen. Sie reagieren auf die Manipulationen an den Stimmbändern mit einem Stridor oder auch bellendem Husten. Dieser imposante Husten ist zwar störend, verschwindet aber in der Regel innerhalb der nächsten Stunden von selbst.

Anders sieht es bei einer Verletzung der Stimmbänder aus. Sie kann durch eine traumatische Intubation, einen zu groß gewählten Tubus oder eine Blockung des Tubus innerhalb und nicht subglottisch der Stimmbänder erfolgen. Die Patienten entwickeln dann Druckschäden an den Stimmbändern, die zu anhaltender Heiserkeit, Stridor und einem Larynxödem führen. In seltenen Fällen kann es auch zu einer vorübergehenden Stimmbandlähmung kommen. Ähnliche Druckschäden entstehen auch, wenn der Cuff bei geblockten Tuben mit zu viel Luft gefüllt wird und ein zu hoher Druck entsteht.

Die Stimmbänder des Kindes können aber auch durch die minimalen Bewegungen am Tubus gereizt werden. Trotz korrekt sitzendem Tubus und atraumatischer Intubation kann es immer dann zu einem kruppösen Husten nach der Operation kommen, wenn währenddessen der Kopf des Kindes immer wieder bewegt werden muss und der Tubus an den Stimmbändern »reibt«.

Die Schleimhäute im Nasen-Rachen-Raum von Säuglingen und Kleinkindern sind höchst vulnerabel und reagieren bei weitem schneller mit Sekretion und Blutungen als beim Jugendlichen. Gleichzeitig ist gerade die Intubation von Säuglingen technisch anspruchsvoller als beim Erwachsenen. Zu einer atraumatischen Intubation gehört ein großes Maß an Erfahrung und Übung. Das Auslösen eines Ödems im Trachealbereich des Säuglings führt sehr schnell zu einer Verlegung der Atemwege. Daher wird ein Kind mit einem Postintubationskrupp besonders sorgsam im Aufwachraum beobachtet.

- **Ursachen**
- Schwierige/traumatische Intubation,
- Tubus zu groß,
- abklingender Infekt,
- Bewegung des Kopfes bei liegendem Tubus,
- Blockung des Tubus innerhalb der Stimmbänder,
- Cuffdruck zu hoch,
- lange Intubationsdauer.

- **Symptome**
- Heiserkeit,
- in- und exspiratorischer Stridor,
- bellender Husten,
- Unruhe.

- **Therapie**
- Extubation unter ruhigen Umgebungsbedingungen,

- unnötige Manipulationen im Rachenraum vermeiden,
- Ruhe im Aufwachraum,
- Angehörige im Aufwachraum,
- Kinder frühzeitig trinken lassen, Inhalation: 200 µg/kg KG Adrenalin ad 2 ml NaCl 0,9 %,
- ggf. Sedierung,
- Kortikoidgabe, z. B. Prednisolon 50–100 mg rektal oder 5 mg/kg KG i. v.

20.4.3 Verzögertes Aufwachen

Bei Kombinationsnarkosen mit volatilen Anästhetika und einem gut steuerbaren Opiat, z. B. Remifentanil, kommen die Kinder häufig bereits wach in den Aufwachraum oder erwachen nach wenigen Minuten. Auffällig ist es jedoch, wenn ein Kind nach mehr als einer Stunde immer noch schläft und auf gezielte Ansprache und Berührung nicht reagiert. Dieser gezielte Weckversuch und das Setzen von Reizen werden durch eine Pflegekraft durchgeführt und nicht alleine den Eltern überlassen, die gerne ein wenig zu zaghaft sind. Es wird nun nicht weiter abgewartet, sondern die Bewusstlosigkeit sollte ergründet werden.

Zunächst wird das Narkoseprotokoll zu Rate gezogen, um Informationen über den Prämedikationserfolg vor der Einleitung zu erlangen. Kam das Kind bereits überprämediziert und schlafend in den OP, könnte es sich um einen Überhang an Sedativum handeln, den man problemlos mit Flumazenil *(Anexate)* antagonisieren kann. Das Medikament wird je nach Wirkung milliliterweise verabreicht, und die Kinder erwachen spontan. Das Narkoseprotokoll wird auch im Weiteren Auskunft darüber geben, ob evtl. ein Überhang an Hypnotikum vorliegt.

Wichtig ist zu erfassen, ob sich der Zustand ggf. erst während des Aufenthalts im Aufwachraum verschlechtert hat und ob das Kind beim Überlagern zwischen OP-Tisch und Bett noch wach und ansprechbar war. Erste Ausschlussdiagnosen kann man mittels einer Blutgasanalyse und einer Blutzuckerbestimmung erhalten. Da die Kinder schlafen, stellt es kein Problem dar, eine Blutprobe zu gewinnen. Bei ausgeprägtem Nachschlaf könnte es sich um eine Hyperkapnie handeln (sog. CO_2-Narkose),

die aufgrund von zu flacher Atmung und evtl. begünstigt durch falsche Lagerung eingetreten ist. Bestätigt sich diese Vermutung in der BGA, gilt es, ein assistierendes Beatmungsmanagement mit CPAP-Beatmung einzuleiten und die Lagerung zu optimieren. Gleichzeitig wird man auch eine Hypoxämie nicht übersehen. Bestätigt sich der Verdacht, dass der Blutzuckerwert entgleist ist, wird die Infusionstherapie angepasst. Gerade bei Säuglingen und Kleinkindern sollte man bei längeren Operationen auch eine Elektrolytverschiebung bedenken. Auch hier helfen Kontrollbestimmungen und eine zügige Anpassung des Infusionsmanagements.

Relaxansüberhänge dürften bereits direkt nach der Extubation auffällig geworden und mit Neostigmin antagonisiert worden sein. Da aber das Neostigmin eine kürzere Halbwertszeit als die nichtdepolarisierenden Muskelrelaxanzien hat, könnte es im Aufwachraum nach ungefähr 30 min zu einem sog. Reboundeffekt kommen, und die Kinder sind wieder anrelaxiert. Ihre Atmung wird angestrengter, flach und frequent sein, und obwohl die Kinder schlafend wirken, haben sie Stress und sind tachykard, weshalb eine erneute Antagonisierung mit Neostigmin (Prostigmin) in Kombination mit Atropin angezeigt ist. Die Kinder verbringen eine weitere Stunde zur Überwachung im Aufwachraum.

Bei Patienten, die nach einer operativen Versorgung eines Traumas im Aufwachraum sind, sollte man immer daran denken, dass sie evtl. auch eine Commotio cerebri erlitten haben und aufgrund des steigenden Hirndrucks keine Wachheit erlangen. Gleiches gilt für Kinder nach einer Kopfoperation, z. B. der Implantation eines Ventils oder Shunts. Auch hier muss dringlich der Operateur informiert werden, um Maßnahmen zu ergreifen.

Sehr unspezifisch sind die Symptome des zentralen anticholinergen Syndroms, bei dem die Kinder durch ihre unangepasste Bewusstseinslage auffallen. Neben einer Sedierung bis hin zum Delir treten trockene Haut, Mydriasis und Hautflush auf. Ursache ist die Gabe von Anticholinergika wie z. B. Atropin, die im zentralen Nervensystem muskarinartige Rezeptoren hemmen. Besteht der Verdacht, so wird Physostigmin intravenös verabreicht. Der Wirkeintritt kann bis zu einer Viertelstunde dauern. Die Kinder können mit Bradykardien reagieren. Eine längere Überwachung im Aufwachraum ist daher zwingend erforderlich.

- **Ursachen**
- Überhang an Sedativa,
- Überhang an Hypnotika,
- Überhang an Relaxans,
- schwere Hypoxie,
- Hyperkapnie,
- Hypoglykämie,
- Elektrolytabweichungen,
- Hirndruck,
- zentrales anticholinerges Syndrom.

20.4.4 Muskelzittern

Säuglinge und Kleinkinder sind nicht in der Lage, ihre Körpertemperatur durch Muskelzittern in angemessener Weise zu erhöhen. Säuglingen ist es überhaupt nicht möglich, Muskelzittern durchzuführen. Zwar stellt auch für diese Patientengruppen die Hypothermie im Aufwachraum ein behandlungsbedürftiges Problem dar, aber das sehr unangenehme Muskelzittern (engl. Shivering) bleibt ihnen erspart. Schulkinder reagieren jedoch genau wie Erwachsene mit ausgeprägtem unwillkürlichem Muskelzittern, um die Körpertemperatur zu erhöhen. Dieses Shivering wird als hochgradig unangenehm empfunden und verbraucht viel Sauerstoff und Energie. Gleichzeitig entsteht entsprechend viel Kohlendioxid, was abgeatmet werden muss. Wird das Shivering nicht unterbrochen, fühlen sich die Kinder nachhaltig erschöpft. Dieser Zustand ist für die Genesung unerwünscht. Das reine Zuführen von Wärme ist meist nicht ausreichend, zumal Muskelzittern auch bei normothermen Patienten auftreten kann. Volatile Anästhetika führen in vielen Bereichen des ZNS zu einer Hemmung thermosensibler Neurone. Dieses ist genauso ursächlich wie der plötzliche Wegfall des Anästhetikums am Ende der Operation und die daraus resultierende Enthemmung von Rückenmarkreflexen.

Nicht sicher geklärt ist der Zusammenhang zwischen intraoperativer Hypotonie, selbst wenn sie nur kurzzeitig aufgetreten ist, und Muskelzittern in der postoperativen Phase. Besonders häufig tritt Shivering bei rückenmarknahen Eingriffen auf. Begünstigt wird es durch Stress oder Schmerzen beim Kind, sodass eine gute Abschirmung gegen diese Faktoren im Aufwachraum die weitere Therapie optimiert.

- **Ursachen**
- Hemmung thermosensibler Neurone im ZNS,
- Gebrauch volatiler Anästhetika,
- plötzlicher Wegfall der Anästhetika,
- Hemmung der Thermoregulation,
- Hypothermie,
- Schmerz,
- Stress,
- Vasodilatation,
- Hypotonie,
- rückenmarknahe Eingriffe und/oder Anästhesieverfahren.

- **Folgen**
- Unwohlsein,
- Abgeschlagenheit,
- gesteigerter Sauerstoffverbrauch,
- Anstieg des pCO_2,
- Anstieg des Atemminutenvolumens,
- Anstieg des Herzzeitvolumens,
- erhöhter Energieverbrauch,
- Stress.

- **Häufigkeit bei Erwachsenen**
- 50–60 % nach Inhalationsanästhesie,
- 3–30 % nach TIVA,
- 40 % nach Epiduralanästhesie.

- **Therapie**
- Sauerstoffgabe,
- Wärmezufuhr,
- Schmerztherapie,
- Clonidingabe intra- und postoperativ,
- Pethidingabe *(Dolantin)*,
- ggf. Tramadolgabe.

20.5 Betreuung von Eltern und Kindern im Aufwachraum

> Für kindliche Patienten sind Eltern oder andere vertraute Angehörige der wichtigste und sicherste Bezugspunkt während

eines Krankenhausaufenthaltes oder eines operativen Eingriffs. Trotz ihrer eigenen Unruhe und Sorgen personifizieren sie für ihre Kinder Wärme und Geborgenheit. Allein aus diesen Gründen, aber auch, damit Kinder Operationen ohne Traumen erleben können, gehören Eltern zu jedem sinnvollen Zeitpunkt an ihre Seite.

Kinder entwickeln sich psychisch auch aufgrund stressiger oder ereignisreicher Erlebnisse, wie z. B. einer Operation, weiter und wachsen an ihnen. Dies kann jedoch nur optimal geschehen, wenn sie in kritischen Momenten nicht von Verlassensängsten übermannt werden. Konsequenterweise sollten daher die Kinder im Aufwachraum, sofort nach dem Verlassen des OP-Saals, von den Eltern in Empfang genommen werden. Dies gilt natürlich nicht nur für Kleinkinder, sondern selbstverständlich auch für Schulkinder und Jugendliche. Auch jungen Erwachsenen tut es sehr gut, nach einer Operation das vertraute Gesicht der Freundin/des Freundes zu sehen und ein paar beruhigende Worte zu hören. Diese »Therapie« hilft gelegentlich besser als jedes Medikament.

Eltern sind nicht die einzigen Angehörigen, die im Aufwachraum willkommen sind. Großeltern oder große Geschwister haben in Einzelfällen einen weit positiveren Einfluss auf kindliche Patienten als besorgte Eltern. Sie strahlen die nötige Ruhe und Gelassenheit aus, die besonders Kleinkinder brauchen. Die Anzahl der Angehörigen, die das Kind im Aufwachraum besuchen können, ist mit den Eltern vor dem Eingriff zu besprechen. In der Regel einigt man sich auf 2 Angehörige. Ein ständiger Wechsel der Besucher schafft Unruhe und ist nicht erwünscht.

Eher aus organisatorischen Gründen wird jedoch noch in vielen Kinderanästhesieabteilungen auf die Eltern im Aufwachraum verzichtet. Begründet wird dieses mit dem fehlenden Platz für die Eltern oder dem räumlichen Anschluss des Aufwachraums an den OP. In diesen Fällen müssten sich die Eltern aus hygienischen Gründen umziehen und Bereichskleidung tragen. Allein der personelle und organisatorische Aufwand ist kaum zu bewältigen, zudem sprechen auch finanzielle Gründe gegen ein Einschleusen der Eltern. Dennoch bemüht sich das Personal in Einzelfällen, die Eltern in den Aufwachraum zu bitten, obwohl der personelle Aufwand zur Betreuung eines sehr unruhigen Kindes ähnlich hoch ist wie bei einer Einschleusung. Es ist ein Irrglaube, dass die Mehrzahl der Eltern im Aufwachraum kreislaufinstabil wird oder gar kollabiert. Dies geschieht nur in Ausnahmefällen, und ein Anästhesieteam ist im Aufwachraum absolut in der Lage, eine solche Situation zu beherrschen. Gibt es im Vorhinein Unsicherheiten, wie in diesen Situationen zu reagieren ist, kann eine schriftliche Handlungsanweisung oder ein Megacodetraining helfen.

Optimalerweise ist der Aufwachraum jedoch aus dem OP-Trakt ausgelagert, liegt aber in seiner direkten räumlichen Nähe. Ist ein Zugang von außen in Alltagskleidung möglich, sind Angehörige willkommen. Der erste Anblick ihres schlafenden Kindes ist für Eltern häufig sehr emotional. Verständlicherweise löst sich ihre gesamte Anspannung, und eine große Erleichterung macht sich breit. Sie haben ihre Kinder nach langer quälender Wartezeit wohlbehalten wieder zurück. Die Momente der großen Verlustängste und Hilflosigkeit sind vorüber, und in den Eltern erwacht sofort ein großer Durst nach Informationen. Sind die Kinder bereits wach und munter, lässt man Eltern und Kinder einen Moment Kontakt aufnehmen und schließt währenddessen die Überwachung am Patienten an. Schon jetzt sind Eltern sehr hilfreich, denn sie geben Auskunft über Lebensgewohnheiten des Kindes, z. B. in welcher Lage es gerne schläft, welcher Daumen in den Mund gesteckt wird, ob das Kind auf den Arm möchte usw.

Nach kürzester Zeit haben Eltern und Kinder sich gefunden, und die Angehörigen haben nun Zeit und Muße, weitere Informationen zu erhalten. Nach der Begrüßung und Vorstellung des Aufwachraumteams hilft eine ausführliche Information den Eltern, Sicherheit zu gewinnen. Besprochen werden Themen wie Narkoseverlauf, die voraussichtliche Verweildauer im Aufwachraum, die Überwachung während und nach der Aufwachraumzeit, der Trinktermin und weitere ergänzende Maßnahmen. Sollte der Operateur noch nicht mit den Eltern gesprochen haben, wird ein Termin für ein gemeinsames Gespräch vereinbart. Das geplante Schmerztherapiekonzept für ihr Kind wird mit den Eltern besprochen und durchgeführt.

20.5 · Betreuung von Eltern und Kindern im Aufwachraum

Neben aller Offenheit den Angehörigen gegenüber sollte eine gewisse Privatsphäre für jeden Patienten erhalten bleiben. Hilfreich können Stellwände oder Vorhänge zwischen den Patienten sein. Das Aufwachraumteam achtet darauf, dass diese Grenzen eingehalten werden, und unterbindet alle unangemessenen Störungen anderer Patienten. Dies gilt auch für die Weitergabe von individuellen Informationen zu einem Patienten an die Eltern. Diese sind so leise und rücksichtsvoll auszutauschen, dass nicht alle anderen Angehörigen diese mitbekommen.

Kindliche Patienten sind einfühlsam und liebevoll zu betreuen. Da wegen der Narkose das Erinnerungsvermögen nur langsam zurückkehrt, versuchen sich gerade ältere Kinder durch Fragen nach Uhrzeit, Ort und Erfolg der Operation wieder zu orientieren. Diese Fragen werden häufig in kürzeren Abständen vom Patienten wiederholt und bedürfen einer geduldigen Antwort vom Personal.

Sollten gerade Kleinkinder trotz der Anwesenheit der Eltern weiterhin unruhig sein, werden die Ursachen hierfür ergründet:

- **Ursachen für postoperative Unruhe**
- Schmerzen,
- Narkoseverfahren, z. B. Mononarkose mit Sevofluran,
- Durst,
- Hunger,
- Harndrang,
- Übelkeit,
- störende Verbände, Gips,
- unangenehme, ungewöhnliche Lagerung,
- Hypothermie, Hyperthermie,
- Muskelzittern,
- Kind nicht auf die Operation vorbereitet,
- fehlende Orientierung.

- **Handlungsmöglichkeiten**
- Klärendes Gespräch,
- Bezugspersonen,
- unnötige Manipulationen vermeiden,
- Trinken lassen,
- Harndrang erfragen,
- Schmerztherapie ausweiten,
- persönliche Kleidung und Spielzeug,
- ggf. Zugänge entfernen,
- ggf. Monitoring reduzieren,
- ggf. Sedierung.

Es besteht häufig nur eine geringe Akzeptanz gegenüber Gipsverbänden, Wundverbänden, Drainagen und Venenverweilkanülen. Kleinkinder bemühen sich redlich, diese störenden »Anhängsel« zu entfernen, und der Erhalt bedarf einer gewissen Überzeugungskraft von Eltern und Pflegepersonal. Haben die Kinder ein Alter von ungefähr 4 Jahren erreicht, stellen auch diese Anhängsel keine Probleme mehr dar. Vorsorglich sollten jedoch schon während der Narkose Maßnahmen ergriffen werden, die eine Venenverweilkanüle vor dem zügigen Herausziehen sichern.

Überprüfen Sie Ihr Wissen

Zu 20.1
- Nennen Sie die überwachungstechnischen Minimalanforderungen an einen Aufwachraum!
- Warum ist eine optimale personelle und technische Ausstattung eines Aufwachraumes notwendig?

Zu 20.2
- Welche personellen und technischen Voraussetzungen müssen geschaffen sein, um einen kindlichen Patienten in einen Aufwachraum zu verlegen?
- Welche »Leistungen« muss das Kind erfüllt haben, bevor es in den Aufwachraum verlegt werden kann?
- Nennen Sie die wichtigsten Inhalte einer mündlichen Übergabe bei der Verlegung eines Patienten in den Aufwachraum!

Zu 20.3
- Was muss die Pflegekraft bei der Erstbetrachtung des Patienten im Aufwachraum beachten und dokumentieren?
- Nennen Sie typische Frühkomplikationen im Aufwachraum!
- Wann würden Sie einen Patienten länger als üblich im Aufwachraum überwachen?
- Welche medizinischen Bedingungen muss der Patient erfüllen, bevor er auf eine Station verlegt werden kann?

Zu 20.4

- Auf welche typischen Ereignisse und Auffälligkeiten muss das Personal im Aufwachraum reagieren können?
- Warum ist eine Unterscheidung zwischen PONV und POV sinnvoll und notwendig?
- Welche Probleme ergeben sich für die Kinder bei postoperativem Erbrechen?
- In welchem Alter leiden die Kinder am häufigsten unter postoperativem Erbrechen?
- Welche Risikofaktoren gibt es für Kinder, postoperatives Erbrechen zu erleiden?
- Welche Prophylaxen können in der Anästhesie bei hohem PONV-Risiko durchgeführt werden?
- Nennen Sie die Ursachen für einen Postintubationskrupp!
- Welche Maßnahmen sind durch das Aufwachraumpersonal bei einem verzögerten Erwachen zu ergreifen?
- Warum könnte ein Kleinkind eine ausgeprägte Unruhe im Aufwachraum zeigen, obwohl die Angehörigen anwesend sind?

Auswahl rechtlicher Aspekte

21.1 Medizinproduktegesetz (MPG) – 390

21.2 Dokumentation – 390

21.3 Schweigepflicht – 391

21.4 Arbeitsteilung im Gesundheitswesen und Delegation – 392

21.5 Haftung des Pflegepersonals – 392

21.1 Medizinproduktegesetz (MPG)

Das MPG ist ein Gesetz, das aufgrund von EG-Richtlinien erlassen wurde. In diesem Gesetz sind die Vorschriften aus der Medizinischen Geräteverordnung (MedGV), die 1985 in Kraft trat, weitgehend übernommen worden. Eine Missachtung des Gesetzes hat ein strafrechtliches Verfahren zur Folge.

Da die Ursache von medizinischen Schadensfällen mit medizinisch-technischen Geräten weitgehend auf Bedienungsfehler der anwendenden Person zurückzuführen sind, wird im MPG im Gegensatz zur MedGV besonders darauf eingegangen.

Das MPG ist verknüpft mit der Betreiberverordnung zum MPG (MPBetreibV), in der das Inverkehrbringen von medizinisch-technischen Geräten geregelt ist. Hier werden die Pflichten von Herstellern, Betreibern und Anwendern genau definiert.

Krankenpflegepersonal als Anwender darf Medizinprodukte (MP) nur einsetzen, wenn bestimmte Bedingungen eingehalten werden:
- Inverkehrbringen und Inbetriebnahme müssen nach den Vorschriften des MPG erfolgt sein.
- Medizinprodukte dürfen nur ihrer Zweckbestimmung entsprechend (gemäß Herstellerangaben und Gebrauchsanweisung) eingesetzt und angewendet werden.
- Angaben der Gebrauchsanweisung, Instandhaltungshinweise sowie sonstige sicherheitsrelevante Informationen müssen beachtet werden.
- Geräte müssen funktionsüberprüft werden und sich in ordnungsgemäßem Zustand befinden.
- Alle Prüfungen der Unfallverhütungsvorschriften und sicherheitstechnische Kontrollen müssen ordnungsgemäß und fristgerecht durchgeführt worden sein (Prüfplakette, Dokumentation im Gerätebuch).
- Patienten, Anwender oder sonstige Personen dürfen nicht gefährdet werden.
- Die Anwender müssen in die sachgerechte Handhabung durch befugte Personen (z. B. Hersteller, Gerätebeauftragter) eingewiesen worden sein.
- Die Anwender müssen entsprechend ausgebildet sein, die erforderlichen Kenntnisse und Erfahrungen besitzen sowie die Bedienungsanleitung aufmerksam gelesen haben.

Eine Einweisung sollte Folgendes umfassen:
- Funktion des Gerätes,
- Anwendung, Handhabung,
- Aufbau und Abbau,
- Reinigung, Desinfektion, Sterilisation,
- Maßnahmen und Verhalten bei Störungen,
- Kombinierbarkeit mit anderen Geräten.

Die Einweisungen müssen im Gerätepass der Mitarbeiter sowie im Gerätebuch eingetragen werden. Das Gerätebuch sollte beim Gerät bzw. griffbereit auf der Station liegen. Dieses gilt ebenfalls für Gebrauchsanweisung und Bedienungsanleitung.

Bei Funktionsstörungen oder selbsttätiger Veränderung müssen Geräte sofort außer Betrieb genommen und überprüft werden. Ein solches Gerät darf nur nach erfolgter Überprüfung bzw. Reparatur wieder eingesetzt werden. Dies muss in dem entsprechenden Gerätebuch vermerkt werden.

Sind gefährliche Mängel aufgetreten oder durch Funktionsstörungen, selbsttätige Veränderungen der Merkmale oder der Leistung sowie durch falsche Kennzeichnung oder Beschreibung Patienten, Anwender oder andere Personen geschädigt worden, muss dieses dem Bundesinstitut für Arzneimittel und Medizinprodukte sowie dem Amt für Arbeitsschutz gemeldet werden.

21.2 Dokumentation

Eine Dokumentationspflicht findet sich in der Berufsordnung der deutschen Ärzte sowie in den Berufsordnungen der Landesärztekammern. Im Krankenpflegegesetz dagegen findet sich nichts Entsprechendes. Da allerdings die geplante Pflege Bestandteil der Ausbildungs- und Prüfungsverordnung ist, ergibt sich daraus eine entsprechende Dokumentationspflicht der Pflegekraft. Eine geplante Pflege kann nur durch eine sorgfältige Dokumentation sichergestellt werden. Die Dokumentation ist damit ein Instrument zur Qualitätssicherung und sollte daher zum Berufsverständnis der Pflegenden gehören.

Die Dokumentation muss mit Kugelschreiber vorgenommen werden, sie muss leserlich und verständlich sein sowie von der Pflegekraft unterschrieben werden. Namenskürzel sind zulässig, sofern Name und Kürzel auf der Station dokumentiert und damit nachvollziehbar sind. Im Intensivbereich setzt sich auch allmählich die »papierlose« Dokumentation durch, auch hier muss klar erkennbar sein, durch wen die Dokumentation erfolgt.

Die Dokumentation dient im Einzelnen:
- der Sicherung der Therapie und Pflege,
- der Beweissicherung für eventuelle Schadensersatzansprüche von Seiten der Patienten,
- der Rechenschaftslegung dem Patienten gegenüber; der Patient hat das Einsichtsrecht bezüglich seiner Krankenunterlagen.

Der Umfang der Dokumentation richtet sich nach dem Zweck, z. T. sind Stichworte, gängige Abkürzungen oder Zeichnungen/Symbole ausreichend. Subjektive Äußerungen oder Einschätzungen sollten als solche erkennbar sein, z. B. »der Patient scheint Schmerzen zu haben« und nicht »der Patient hat Schmerzen«.

Die Dokumentation hat zeitlich in unmittelbarem Zusammenhang mit der Maßnahme oder den Beobachtungen zu erfolgen. Korrekturen müssen erkennbar und das Original noch leserlich sein; Radierungen, Überkleben oder die Verwendung von *Tipp-Ex* sind zu unterlassen. Absichtliche Falscheintragung ist Urkundenfälschung.

Kommt ein Patient zu Schaden, muss er normalerweise den Beweis dafür erbringen, dass Fehler des Personals und/oder der Geräte etc. im Krankenhaus dies verursacht haben. Fehlende, unvollständige oder eine verspätet vorgenommene Dokumentation können zu einer Beweislastumkehr führen, sodass das Krankenhaus beweisen muss, dass der Schaden nicht durch das Personal oder Gerätefehler verursacht wurde.

Für manche Bereiche gelten besondere gesetzliche Regelungen, so z. B. die Strahlenschutzverordnung, die Röntgenverordnung, das Betäubungsmittelgesetz, die entsprechend zu berücksichtigen sind.

21.3 Schweigepflicht

Die Schweigepflicht findet sich in den Berufsordnungen für die deutschen Ärzte sowie in der Berufsordnung der Landesärztekammern; Pflegekräfte werden über den Arbeitsvertrag bzw. den BAT (Bundesangestelltentarif) dazu verpflichtet. Außerdem ist die Schweigepflicht im Strafrecht verankert.

Die Schweigepflicht dient dem Schutz der Privatsphäre des Patienten und hat ihre Grundlage im Grundgesetz Art. 1 »Schutz der Würde des Menschen« und Art. 2 »Recht auf freie Entfaltung der Persönlichkeit«.

Der Schweigepflicht unterliegen alle Tatsachen, an deren Geheimhaltung der Patient interessiert ist und die nur einem begrenzten Personenkreis bekannt sind. Dazu zählen:
- Tatsachen, die in unmittelbarem Zusammenhang mit der Gesundheit des Patienten stehen (Anamnese, Diagnose, Befunde, therapeutische Maßnahmen, OP-/Anästhesieprotokolle),
- persönliche Tatsachen wie Name, Anschrift, Geburtsdatum des Patienten,
- berufliche Tatsachen,
- wirtschaftliche Tatsachen.

Die Schweigepflicht bezieht sich nur auf Tatsachen, die man in Ausübung seines Berufes erfahren hat. Sie besteht grundsätzlich auch über den Tod hinaus.

Die Schweigepflicht besteht gegenüber jedermann, inklusive:
- Krankenhauspersonal, das nicht in die Behandlung einbezogen ist,
- Krankenhausträger, Verrechnungsstelle,
- Behörden,
- Arbeitgeber des Patienten,
- privaten Kranken-, Unfall- und Lebensversicherungen des Patienten,
- Verwandten, Ehegatten.

Tatsachen, die der Schweigepflicht unterliegen, dürfen nur mit dem Einverständnis des Patienten weitergegeben werden; wenn jedoch das Leben oder die Gesundheit Dritter gefährdet ist und der Patient trotz Beratung und Ermahnung sein Einverständnis nicht gibt, kann dies auch ohne dessen Einverständnis geschehen.

21.4 Arbeitsteilung im Gesundheitswesen und Delegation

- **Arten**
- Horizontale: Kennzeichen sind Gleichordnung und Weisungsfreiheit der Beteiligten;
  - Beispiel: Pflegepersonal einer Schicht auf einer Station, zusammenarbeitende Ärzte;
- vertikale: Kennzeichen sind fachliche Über- und Unterordnung;
  - Beispiel: Verhältnis Chefarzt zum Assistenzarzt oder Assistenzarzt zum nichtärztlichen Personal.

Bei der horizontalen Arbeitsteilung gilt der Vertrauensgrundsatz, d. h. dass, sofern keine konkreten Anhaltspunkte für ein Fehlverhalten des anderen vorliegen, jeder davon ausgehen kann, dass der andere Beteiligte in seinem Aufgabenbereich die erforderliche Sorgfalt einhält und seine Pflichten erfüllt; jeder ist für seine Handlungen eigenverantwortlich.

Bei der vertikalen Arbeitsteilung hat der Übergeordnete ein Weisungsrecht dem Untergeordneten gegenüber. Es gelten ebenfalls der Vertrauensgrundsatz sowie die Eigenverantwortung, allerdings trägt der Übergeordnete die Gesamtverantwortung und hat eine Überwachungspflicht hinsichtlich der Fähigkeiten des Untergeordneten.

Bei der Delegation von ärztlichen Tätigkeiten an das Pflegepersonal sind bestimmte Faktoren zu berücksichtigen:
- Je größer die Gefährdungsmöglichkeit des Patienten, desto eher muss der Arzt die Tätigkeit selbst durchführen.
- Der Arzt muss sich überzeugen, dass die Pflegekraft den erforderlichen Ausbildungs-, Wissens- und Erfahrungsstand hat.
- Der Arzt muss in der Lage sein, die Pflegekraft effektiv zu überwachen und sollte immer wieder Kontrollen vornehmen.

- **Sorgfaltspflichten bei einer Delegation**

Sie beziehen sich auf die Delegationen vom Arzt an das Pflegepersonal sowie auch auf Delegationen innerhalb der Berufsgruppe an untergeordnete Mitarbeiter.

- **Auswahlpflicht:** Der Delegierende muss die Person sorgfältig auswählen und sicher sein, dass sie die erforderlichen Kenntnisse und Fertigkeiten besitzt.
- **Instruktionspflicht:** Die Instruktionen müssen ausführlich, eindeutig und verständlich sein. Ärztliche Anordnungen müssen schriftlich erfolgen; mündliche oder telefonische Anordnungen sind nur in Ausnahmefällen zulässig; sie müssen von der Pflegekraft sofort schriftlich fixiert, wiederholt und vom Arzt bestätigt werden.
- **Überwachungspflicht:** Gelegentlich sollte der Delegierende die Durchführung der Maßnahmen überwachen, um sicher zu stellen, dass die Person die erforderlichen Kenntnisse und Fertigkeiten besitzt.
- **Kontrollpflicht:** Nach Beendigung der Maßnahme, sollte der Delegierende kontrollieren, ob alles korrekt durchgeführt wurde.

Derjenige der eine Aufgabe übernimmt, hat die Übernahme- und Durchführungsverantwortung. Fühlt sich jemand nicht in der Lage, eine ihm übertragene Aufgabe auszuführen, kann und muss er diese ablehnen.

21.5 Haftung des Pflegepersonals

Kommt ein Patient durch ein schuldhaftes Handeln einer Pflegeperson zu Schaden, haftet der Krankenhausträger immer aus vertraglichen Gründen, da er durch den Krankenhausbehandlungsvertrag die Pflicht übernimmt, jeglichen Schaden vom Patienten abzuwenden (Garantenstellung). Die Pflegekraft haftet allerdings aus unerlaubter Handlung, wenn ihr ein Verschulden nachgewiesen werden kann. Sie kann zu Schadensersatz und Zahlung eines Schmerzensgeldes verklagt werden.

- **Situationen für eigenes Verschulden**
- Fehlerhaftes Handeln bei der Durchführung von Pflegemaßnahmen im Rahmen der Eigenverantwortung;
- Verletzung der Aufsichtspflicht gegenüber der zu beaufsichtigenden Person, z. B. Kinder auf der Station;

- Verletzung der Überwachungs- und Aufsichtspflicht gegenüber untergeordneten Mitarbeitern oder Auszubildenden;
- Verletzung der Anordnungsverantwortung durch Delegation von Tätigkeiten an Personen, die zur Ausführung dieser Tätigkeit nicht geeignet sind;
- Übernahmeverschulden, wenn eine Person eine Tätigkeit übernimmt, die sie nicht sicher beherrscht oder sich momentan nicht in der Lage sieht, sie auszuführen; in diesem Fall muss die Übernahme abgelehnt werden;
- Verletzung der Verkehrssicherungspflicht, wenn Gefahrenquellen geschaffen und nicht beseitigt oder gekennzeichnet werden;
- Organisationsverschulden, wenn die Betreuung der Patienten durch Fehlplanungen der Arbeitskräfte oder der Abläufe nicht ausreichend gewährleistet ist.

Bei leichter Fahrlässigkeit übernimmt die Haftung häufig der Arbeitgeber, nicht jedoch bei grober Fahrlässigkeit.

In Bezug auf Notfälle ist eine Pflegekraft verpflichtet, lebensrettende Sofortmaßnahmen einzuleiten, sie kann sonst wegen unterlassener Hilfeleistung strafrechtlich verfolgt werden. Werden die erforderlichen Sofortmaßnahmen vorsätzlich oder fahrlässig falsch ausgeführt, kann dieses eine Anklage wegen Körperverletzung zur Folge haben. Daraus ergibt sich für die Pflegekräfte die Verpflichtung, sich regelmäßig in diesem Bereich fortzubilden. Der Arbeitgeber muss entsprechende Schulungen ermöglichen und auch für die Ausstattung der Stationen mit Notfallgeräten sorgen.

Überprüfen Sie Ihr Wissen

Zu 21.1
- Welche Voraussetzungen müssen erfüllt werden, bevor ein MP eingesetzt werden darf?
- Wann darf eine Pflegekraft ein MP anwenden?
- Beschreiben Sie den Umfang einer Einweisung!

Zu 21.2
- Wie muss eine Dokumentation aussehen – wann sollte sie erfolgen?

Zu 21.3
- Welche Tatsachen unterliegen der Schweigepflicht?
- Welchen Personen und Institutionen gegenüber gilt die Schweigepflicht?

Zu 21.4
- Arbeitsteilung – welche Arten gibt es?
- Was versteht man in diesem Zusammenhang unter Vertrauensgrundsatz, was unter Weisungsrecht?
- Was ist bei einer Delegation zu beachten?

Zu 21.5
- Zählen Sie einige Situationen auf, in denen eine Pflegekraft haftbar gemacht werden kann!

Medikamente

Anästhetika, volatile

- **Sevofluran/z. B.** *Sevorane*
- ■ ■ **Wirkung:**
- = Lipidlösliches Pharmakon, das im ZNS reversibel Bewusstsein und Empfindungen ausschaltet,
- = verursacht vorübergehende Veränderungen an den Zellmembranen und hemmt die Weiterleitung von Nervenimpulsen,
- = bewirkt Bewusstlosigkeit, Muskelerschlaffung und Dämpfung der vegetativen Reflexe,
- = niedriger Blut-Gas-Verteilungskoeffizient,
- = Atemdepression (zentraler Antrieb wird gedämpft),
- = nicht atemwegsirritierend,
- = Muskelrelaxation (Dämpfung zentraler Neurone),
- = hämodynamische Stabilität,
- = Bronchodilatation bei obstruktiven Erkrankungen allerdings nicht bei gesunden Kindern.

■ ■ **Anwendungsgebiet:**
- = Inhalative Einleitung einer Narkose,
- = inhalative Aufrechterhaltung einer Narkose.

■ ■ **Nebenwirkung:**
- = Strenger Geruch,
- = Potential zu epileptiformen Episoden mit Veränderungen im EEG,
- = postoperative Agitation,
- = Wirkung nichtdepolarisierender Relaxanzien wird verstärkt,
- = Vasodilatation,
- = leichte bis mäßige Steigerung des intrakraniellen Drucks.

■ ■ **Gegenanzeigen:**
- = Nachgewiesene Maligne Hyperthermie,
- = Disposition zur Malignen Hyperthermie.

■ ■ **Verabreichung:**
- = Vapor auf 8 %, 100 % Sauerstoff,
- = dichtsitzende Maske,
- = zur Intubation reichen endtidal 4 % (= 1,5 MAC).

- **Isofluran/z. B.** *Forene*
- ■ ■ **Wirkung:**
- = Bewirkt Bewusstlosigkeit, Muskelerschlaffung und Dämpfung der vegetativen Reflexe,
- = atemdepressive Wirkung,
- = hoher Blut-Gas-Verteilungskoeffizient,
- = geringe Metabolisierungsrate,
- = kaum Einfluss auf Organfunktion,
- = schwache analgetische Wirkung,
- = gute muskelrelaxierende Wirkung.

■ ■ **Anwendungsgebiet:**
- = Narkoseführung bei inhalativer Narkose,
- = nicht für Inhalationseinleitungen geeignet.

■ ■ **Nebenwirkung:**
- = Negativ inotrop,
- = starke Vasodilatation,
- = stechender Geruch,
- = Schleimhautreizung,
- = leichte bis mäßige Steigerung des ICP,
- = nicht zur Inhalationseinleitung geeignet → Patient würde bei einer Inhalationseinleitung mit Husten oder Laryngospasmus reagieren.

■ ■ **Gegenanzeigen:**
- = Nachgewiesene Maligne Hyperthermie,
- = Disposition zur Malignen Hyperthermie,
- = nachgewiesene frühere Hepatitis nach Halothannarkosen.

■ ■ **Verabreichung:**
- = Nach Narkoseeinleitung mittels Beatmungsflow über Vapor zuzumischen.

- **Desfluran/z. B.** *Suprane*
- ■ ■ **Wirkung:**
- = Bewirkt Bewusstlosigkeit, Muskelerschlaffung und Dämpfung der vegetativen Reflexe,
- = geringster Blut-Gas-Verteilungskoeffizient,
- = ultraschnelles An- und Abfluten,
- = exzellente Steuerbarkeit,
- = niedrigste Metabolisierungsrate.

■ ■ **Anwendungsgebiet:**
- = Narkoseführung bei inhalativer Narkose,
- = nicht für Inhalationseinleitungen geeignet.

Medikamente

- ■ ■ **Nebenwirkung:**
- Stechender Geruch,
- stark schleimhautreizend,
- kurzfristige Tachykardie in der Anflutungsphase.

- ■ ■ **Gegenanzeigen:**
- Nachgewiesene Maligne Hyperthermie,
- Disposition zur Malignen Hyperthermie.

- ■ ■ **Verabreichung:**
- Nach Narkoseeinleitung mittels Beatmungsflow über Vapor zuzumischen;
- notwendig ist der Gebrauch eines speziellen Vapors, in dem das Defluran vorgewärmt wird, da Desfluran einen niedrigen Siedepunkt und einen hohen Dampfdruck aufweist.

- ■ **Lachgas/N$_2$O/Stickoxydul**
- ■ ■ **Wirkung:**
- Niedriger Blut-Gas-Verteilungskoeffizient,
- schnell anflutend,
- geringer hypnotischer Effekt,
- guter analgetischer Effekt,
- keine muskelrelaxierende Wirkung,
- Anosmie,
- Amnesie,
- wird fast vollständig abgeatmet, daher kein Abbau im Körper notwendig.

- ■ ■ **Anwendungsgebiet:**
- Kombinationsgas bei inhalativen Narkosen,
- Verringerung des MAC-Wertes → Zweitgaseffekt,
- nicht als Mono-Anästhetikum geeignet.

- ■ ■ **Nebenwirkung:**
- Negativ inotrop,
- α-adrenerg (Gefäßwiderstand steigt),
- Tendenz zur Bildung von Atelektasen,
- pulmonalarterieller Widerstand steigt,
- Zunahme der zerebralen Durchblutung → ICP steigt,
- Diffusion in luftgefüllte Körperhöhlen → *cave*: Diffusion auch in den Cuff des endotrachealen Tubus,
- »Diffusionshypoxie«,
- bei Anwendung länger als 6 h kann es zu Störungen der Granulozyten- und Erythrozytenbildung kommen.

- ■ ■ **Gegenanzeigen:**
- Pneumothorax,
- Pneumoenzephalon,
- Ileus,
- perforierende Augenverletzungen mit Lufteinschlüssen,
- Schwangerschaft.

- ■ ■ **Verabreichung:**
- Über die Maske zu inhalieren, bevor Sevofluran zugemischt wird,
- kontinuierlich als Zweitgas während der Narkose zumischbar.

Analgetika – Nichtopioide/nichtsteroidale Antirheumatika (NSAR)

- ■ **Wirkung allgemein**
- Hemmung der Synthese von Prostaglandinen,
- schmerzstillend, fiebersenkend, entzündungshemmend,
- Hemmung der Thrombozytenaggregation (Infarktvorbeugung).

- ■ **Acetylsalicylsäure/z. B. Aspirin, Aspisol (NSAR)**
- ■ ■ **Anwendungsgebiet:**
- Fiebersenkung,
- Rheumabehandlung,
- Schmerzbehandlung,
- Prophylaxe bei thromboembolischen Erkrankungen im arteriellen Gefäßgebiet.

- ■ ■ **Nebenwirkung:**
- Übelkeit, Brechreiz, Magenbluten, erosive Gastritis,
- Hepatopathie,
- bei Virusinfektionen (z. B. Windpocken) und Kindern <12 Jahren Gefahr des Reye-Syndroms,
- asthmaähnliche Atembeschwerden,
- erhöhte Blutungsneigung.

- - **Verabreichung:**
  - Oral als Tabletten,
  - 3–6 mg/kg KG i. v. alle 6 h.

- **Ibuprofen**
- - **Anwendungsgebiet ab 3.–6. LM:**
  - Fieber,
  - leichte bis mittlere Schmerzen,
  - in Diskussion: Verschluss eines symptomatischen PDA des Frühgeborenen = hämodynamisch relevanter PDA.

- - **Nebenwirkung:**
  - Magen-Darm-Geschwüre,
  - Übelkeit, Erbrechen, Durchfall,
  - Überempfindlichkeitsreaktionen mit Hautausschlägen, Hautjucken und Asthmaanfällen (evtl. mit Blutdruckabfall).

- - **Dosierung:**
  - 10 mg/kg KG alle 8 h,
  - i. v. als KI über mindestens 30 min.

- **Indometacin: (NSAR)**
- - **Anwendungsgebiet:**
  - Arthrose,
  - Rheuma,
  - Entzündungen von Gelenken, Muskeln, Sehnen, Sehnenscheiden und Schleimbeuteln,
  - Verschluss eines symptomatischen PDA des Frühgeborenen = hämodynamisch relevanter PDA.

- - **Nebenwirkung:**
  - Kopfschmerzen, Schwindel, Müdigkeit, Schlafstörungen,
  - Wahrnehmungs- und Stimmungsbeeinträchtigungen, z. B. Depressionen, Euphorie, Verwirrungszustände, Halluzinationen und Albträume,
  - Magen-Darm-Beschwerden/-Geschwüre,
  - Hautausschläge.

Bei Frühgeborenen:
  - Oligurie,
  - passagere Minderdurchblutung von Gehirn, Niere und Darm,
  - NEC-Häufung, Darmperforation.

- - **Gegenanzeige bei Frühgeborenen:**
  - Sepsis,
  - Kreatininwert >1,5 mg/dl,
  - Thrombozytopenie,
  - NEC,
  - frische Hirnblutung 4. Grades in den letzten 4 Tagen.

- - **Verabreichung:**
  - Einzeldosen als KI über mindestens 30 min in Glukose 5 %.

- - **Überwachung:**
  - Gute, engmaschige Kontrolle des Blutdrucks,
  - genaue Bilanzierung.

- **Metamizol, Novaminsulfon/z. B. *Novalgin***
- - **Wirkung:**
  - Hemmung der Prostaglandinsynthese,
  - stark schmerzstillend, fiebersenkend,
  - spasmolytisch,
  - gering antiphlogistisch.

- - **Anwendungsgebiet:**
  - Hohes therapieresistentes Fieber,
  - starke Schmerzen,
  - Koliken.

- - **Gegenanzeigen:**
  - Hepatische Porphyrie (Störung der Bildung des roten Blutfarbstoffs),
  - Glukose-6-Phosphat-Dehydrogenase-Mangel.

- - **Nebenwirkung:**
  - Blutdruckabfall und Bronchokonstriktion bei schneller Injektion,
  - Verminderung der Nierenfunktion bis zu Nierenfunktionsschäden,
  - selten anaphylaktischer Schock,
  - selten Agranulozytosen.

- - **Wechselwirkung:**
  - Abnahme des Ciclosporin-Spiegels,
  - Wirkung von Diuretika können abgeschwächt werden.

- - **Verabreichung:**
  - 10–15 mg/kg KG oral, rektal oder als KI,
  - i. v.-Lsg. hyperosmolar.

Medikamente

- **Paracetamol**
- - **Wirkung:**
  - Schmerzstillend, fiebersenkend,
  - zentrale Wirkung im Sinne einer Stimmungsaufhellung.

- - **Anwendungsgebiet:**
  - Fieber und Schmerzen.

- - **Gegenanzeigen:**
  - Hepatische Porphyrie (Störung der Bildung des roten Blutfarbstoffs),
  - Glukose-6-Phosphat-Dehydrogenase-Mangel.

- - **Nebenwirkung:**
  - Übelkeit, Erbrechen,
  - ab 150–250 mg/kg KG/Tag. Gefahr der Leberzellnekrose und zerebralen Hepatopathie.
    - *Antidot*: N-Acetylcystein spätestens nach 8–10 h.

- - **Verabreichung:**
  - 20 mg/kg KG alle 6 h rektal oder oral,
  - 15 mg/kg KG i. v., *Perfalgan* erst ab 10 kg KG zugelassen.

Analgetika – Opioide

- **Alfentanil/z. B. *Rapifen***
- - **Wirkung:**
  - Analgetisch,
  - vigilanzdämpfend,
  - antitussiv,
  - 1/10 der Wirkungspotenz von Fentanyl.

- - **Anwendungsgebiet:**
  - Kurznarkosen,
  - kurze schmerzhafte operative Eingriffe.

- - **Nebenwirkung:**
  - Ausgeprägte Thoraxrigidität,
  - Atemdepression,
  - Miosis,
  - Bradykardie.
    - *Antidot*: Naloxon.

- - **Verabreichung:**
  - Dosierung: 15–20 μg/kg KG,
  - Wirkeintritt: 1–1,5 min,
  - Wirkdauer: 5–10 min.

- **Clonidin/z. B. *Catapresan***
- - **Wirkung:**
  - Eigentlich durch seine zentrale postsynaptische und periphere präsynaptische α2-sympathomimetische Wirkung ein Antihypertonikum durch Abnahme des peripheren Widerstands und des HZV,
  - wird zur Komedikation bei Daueranalgesierung eingesetzt: Opiate können dadurch eingespart werden, mildere Entzugserscheinungen.

- - **Gegenanzeigen:**
  - Bradykarde Rhythmusstörungen,
  - Hypovolämie,
  - Herzinsuffizienz.

- - **Nebenwirkung:**
  - Hautrötung,
  - Sedierung, Müdigkeit, Benommenheit,
  - Kopfschmerzen,
  - Mundtrockenheit,
  - Bradykardien, AV-Block,
  - Hyperglykämie,
  - Natrium-Wasser-Retention,
  - orthostatische Hypotonie.

- - **Wechselwirkung:**
  - Betablocker – Bradykardie, Herzrhythmusstörungen,
  - Herzglykoside – Bradykardie, Herzrhythmusstörungen,
  - Antihypertensiva – blutdrucksenkende Wirkung wird verstärkt.

- - **Verabreichung:**
  - Als DI mit NaCl 0,9 %ig,
  - i. v. langsam als Einzeldosis nur beim liegenden Patienten,
  - oral, aber auch s. l. oder i. m.,
  - nicht abrupt absetzen sondern ausschleichen.

- **Fentanyl: synthetisches Opiat (unterliegt dem Betäubungsmittelgesetz = BTMG)**
- ■ ■ **Wirkung:**
  - Analgetisch, hemmt die Schmerzempfindung in den subkortikalen Schmerzzentren (Thalamus, sensible Großhirnrinde),
  - vigilanzdämpfend,
  - antitussiv,
  - 70-mal wirkungsstärker als Morphin,
  - 650-mal wirkungsstärker als Pethidin.

- ■ ■ **Anwendungsgebiet:**
  - Schmerzhafte operative Eingriffe in Allgemeinnarkose,
  - balancierte Narkosen,
  - Neuroleptanästhesie, nur bei sichergestellter Beatmung anzuwenden.

- ■ ■ **Nebenwirkung:**
  - Atemdepression,
  - Miosis,
  - Thoraxrigidität,
  - Bradykardie,
  - Obstipation,
  - Miktionsstörungen,
  - Bronchospasmus,
  - Suchtgefahr.
    - *Antidot*: Naloxon.

- ■ ■ **Verabreichung:**
  - i. v. als Einzelgabe oder Dauerinfusion mit Glukose,
  - Dosierung: 1–10 µ/kg KG,
    - Wirkeintritt: 4–5 min,
    - Wirkdauer: 20–30 min.

- **Morphin: Opiat (unterliegt BTMG)**
- ■ ■ **Wirkung:**
  - Am zentralen Nervensystem Hemmung der Schmerzempfindung im Bereich des Thalamus und des Stammhirns,
  - antitussiv,
  - Wirkungsdauer: 2–4 h.

- ■ ■ **Anwendungsgebiet:**
  - Starke Schmerzen, Narkose, nicht bei Gallenkoliken, da Gallenabfluss gehemmt wird.

- ■ ■ **Nebenwirkung:**
  - Atemdepression,
  - Miosis,
  - Hypotonie,
  - Übelkeit, Erbrechen,
  - Bronchokonstriktion,
  - Miktionsstörung, Obstipation, Magenentleerungsstörung,
  - euphorisierend, Suchtgefahr.

- ■ ■ **Verabreichung:**
  - Dosierung 0,05–0,1 mg/kg KG alle 4 h, Dauerinfusion 0,01–0,04 mg/kg KG/h,
  - oral als Morphinsulfat,
  - s. c., (i. m.) und langsam i. v.,
  - rektal.

- **Naloxon/z. B. *Narcanti*: Morphinantagonist**
- ■ ■ **Wirkung:**
  - Völlige oder teilweise Aufhebung opioidinduzierter zentralnervöser Dämpfungszustände.

- ■ ■ **Anwendungsgebiet:**
  - Atemdepression des Neugeborenen durch Opioide wie natürliche oder synthetische Narkotika (z. B. Fentanyl),
  - zur Diagnose bei Verdacht auf opioidbedingte Atemdepression..

- ■ ■ **Nebenwirkung:**
  - Bei zu plötzlicher Antagonisierung opioidbedingter Dämpfung: Schwindel, Erbrechen, Schwitzen, Tachykardie, Hypertonie, Tremor, epileptische Anfälle,
  - allergische Reaktionen wie Urtikaria, Rhinitis, Dyspnoe,
  - Lungenödem.

- ■ ■ **Gegenanzeigen:**
  - Naloxonüberempfindlichkeit,
  - bei Neugeborenen von Müttern, die opioidabhängig sind, kann es bei plötzlicher oder vollständiger Antagonisierung der Opioidwirkung zu einem akuten Entzugssyndrom kommen.

- ■ ■ **Verabreichung:**
  - 0,1 mg/kg KG i. v., i. m., s. c. als Einzeldosis,

- bei unzureichender Wirkung Wiederholungsgabe nach 2–3 min,
- Wirkungsdauer von Naloxon kann kürzer sein als die der Opioide → *cave*: erneute Atemdepression.

- **Pethidin/z. B. *Dolantin*: morphinartig wirkendes Analgetikum (unterliegt BTMG)**
- ■■ **Wirkung:**
- Am zentralen Nervensystem,
- erhöht den Tonus der glatten Muskulatur,
- Wirkungsdauer: 2–4 h.

- ■■ **Anwendungsgebiet:**
- Prämedikation, Unterstützung von Narkosen,
- postoperative Schmerzen.

- ■■ **Nebenwirkung:**
- Atemdepression,
- Tachykardie,
- Hypotonie,
- Miosis,
- Suchtgefahr,
- Spasmen der glatten Muskulatur des Magen-Darm-Trakts und des Urogenitalbereichs,
- bei i. v.-Gabe: Schmerzen und Rötung des Venenverlaufs,
- nicht verabreichen bei erhöhtem Hirndruck.
  - *Antidot*: Naloxon/z. B. *Narcanti*.

- ■■ **Verabreichung:**
- Dosierung 1–1,5 mg/kg KG,
- oral als Tropfen,
- i. m., s. c.,
- i. v. verdünnt mit Glukose 5 %ig oder NaCl 0,9 %ig, evtl. in Kombination mit Promethazin (Dolantin-Atosil-Gemisch = 50 mg + 50 mg),
- rektal als Zäpfchen.

- **Piritramid/z. B. *Dipidolor*: synthetisches Opiat (unterliegt BTMG)**
- ■■ **Wirkung:**
- Am zentralen Nervensystem,
- Wirkungsdauer: 6–8 h.

- ■■ **Anwendungsgebiet:**
- Schwere und schwerste Schmerzzustände.

- ■■ **Nebenwirkung:**
- Atemdepression,
- Miosis,
- Bradykardie,
- Hypotonie,
- Bronchospasmen,
- Miktionsbeschwerden, Obstipation,
- Suchtgefahr.
  - *Antidot*: Naloxon.

- ■■ **Verabreichung:**
- 0,05–0,1 mg/kg KG i. m., i. v. als Einzelgabe.

- **Remifentanil/z. B. *Ultiva***
- ■■ **Wirkung:**
- Analgetisch,
- vigilanzdämpfend,
- antitussiv.

- ■■ **Anwendungsgebiet:**
- Allgemeinnarkosen,
- schmerzhafte operative Eingriffe,
- sehr gut steuerbares Opiat,
- nur bei sichergestellter Beatmung anzuwenden,
- analgetische Potenz ähnlich dem Fentanyl,
- Abbau funktionsunabhängig von Leber und Niere.

- ■■ **Nebenwirkung:**
- Atemdepression,
- Miosis,
- Thoraxrigidität,
- Bradykardie,
- Obstipation,
- Miktionsstörungen.
  - *Antidot*: Naloxon.

- ■■ **Verabreichung:**
- Kontinuierliche Gabe über Perfusor/Pumpe notwendig,
- Dosierung: 0,25–1 µg/kg KG/min,
- Auflösung von 1-mg-Ampullen ad 50 ml NaCl 0,9 %ig,
- übliche Konzentrationen:
  - 1 Amp ad 50 ml → 1 ml = 20 µg,
  - 2 Amp ad 50 ml → 1 ml = 40 µg,
  - 5 Amp ad 50 ml → 1 ml = 100 µg.

- **Sufentanil/z. B. *Sufenta, Sufenta mite***
- ■■ **Wirkung:**
  - Analgetisch,
  - vigilanzdämpfend,
  - antitussiv,
  - 10-mal wirkungsstärker als Fentanyl.
- ■■ **Anwendungsgebiet:**
  - Schmerzhafte operative Eingriffe,
  - nur bei sichergestellter Beatmung anzuwenden.
- ■■ **Nebenwirkung:**
  - Atemdepression,
  - Miosis,
  - Thoraxrigidität,
  - Bradykardie,
  - Obstipation,
  - Miktionsstörungen.
    - *Antidot*: Naloxon.
- ■■ **Verabreichung:**
  - Dosierung: 0,1–0,5 µg/kg KG,
  - Wirkeintritt: 2–3 min,
  - Wirkdauer: 15–20 min.

Antiinfektiöse Medikamente

- **Aminoglykoside: z. B. Tobramycin/*Gernebcin*, Amikacin/*Biklin*, Gentamicin/*Refobacin***
- ■■ **Wirkungsspektrum:**
  - E.-coli, Pseudomonas, Klebsiellen, Enterobacter, Staphylokokken.
- ■■ **Wirkung:**
  - Störung der Proteinbiosynthese,
  - gut wasserlöslich, dringen schlecht in die Zelle ein; bakterizid, in niedriger Dosis bakteriostatisch.
- ■■ **Nebenwirkung:**
  - Ototoxisch (irreversibel), nephrotoxisch,
  - Blockade neuromuskulärer Erregungsübertragung vor allem bei schneller Injektion,
  - der Körper braucht bis zu 4 Wochen, um die Aminoglykoside auszuscheiden.
- ■■ **Gegenanzeigen:**
  - Asthmatiker mit Sulfit-Überempfindlichkeit.
- ■■ **Wechselwirkung:**
  - Bei gleichzeitiger Gabe von schnell wirkenden Diuretika (Furosemid) wird das oto- und nephrotoxische Risiko verstärkt,
  - die neuromuskulär blockierenden Eigenschaften von Muskelrelaxanzien werden verstärkt.
- ■■ **Verabreichung:**
  - i. m.,
  - als KI über 20–60 min, verdünnt,
  - Spiegel- und Kreatininkontrollen, Abnahme vom Bergspiegel 1 h nach Infusionsende, Talspiegel vor Infusionsbeginn,
  - sind nicht im Magen-Darm-Trakt resorbierbar.

- **Antimykotika: z. B. *Amphotericin B*, *Ambisome*, Flucytosin/*Ancotil*, Nystatin/*Candio Hermal*-Suspension**
- ■■ **Wirkungsspektrum:**
  - Alle Hefe- und Schimmelpilze.
- ■■ **Wirkung:**
  - Fungistatisch.
- ■■ **Wechselwirkung:**
  - Erhöhung der Nephrotoxizität durch Furosemid und Aminoglykoside.
- ■■ **Nebenwirkung:**
  - Nephrotoxisch,
  - Leuko-, Thrombopenie,
  - Fieber, Schüttelfrost,
  - Magen-Darm-Störungen,
  - Leberschäden,
  - neurotoxoische und allergische Reaktionen,
  - Thrombophlebitiden.
- ■■ **Verabreichung:**
  - Nystatin oral oder lokal,
  - *Amphotericin B* über extra Zugang:
    - Ampulle + 10 ml Aqua, weitere Verdünnung mit Glukose 5 %ig; darf nicht in Kontakt mit NaCl kommen, sonst Ausfällung,
    - Zugang auch nur mit Glukose 5 %ig vor- und nachspülen,

- Aufbewahrung der Stammlösung bis zu 1 Woche im Kühlschrank,
- Infusionsdauer: 2–6 h, alle 30 min Blutdruck-, Puls-, Temperatur- und Atemkontrollen bis 2–4 h nach Infusionsende,
- *Ancotil*: Lagerung der Lösung zwischen 18–25°C, bei Temperaturen darunter kommt es zu Ausfällung, eine Wiedererwärmung ist möglich, bei Temperaturen darüber wird Ancotil in ein Zytostatikum umgewandelt (nicht sichtbar): nach steriler Entnahme Aufbewahrung für 48 h möglich,
- *Ambisome*: Wirkstoff ist Amphotericin B in anderer Trägerlösung, dadurch bessere Verträglichkeit: Verabreichung mit Glukose 5 %ig (kein NaCl!) als KI über 1 h.

- **Carbapeneme: z. B. Imipenem (+ Cilastin)/*Zienam*, Meropenem/*Meronem***
- ■ ■ **Wirkungsspektrum:**
- β-Laktam-Antibiotikum mit sehr breitem Spektrum, auch bei Problemkeimen,
- gelten als Reserveantibiotika wegen zunehmender Resistenzentwicklung,
- Einsatz vor allem bei nosokomialen Infektionen.

■ ■ **Wirkung:**
- Hemmung der Zellwandsynthese,
- bakterizid.

■ ■ **Nebenwirkung:**
- Thrombophlebitiden,
- gastrointestinale Beschwerden bis pseudomembranöse Enterokolitis,
- Erhöhung der Trasaminasen,
- neurotoxische Reaktionen,
- *Imipenem*: stark nephrotoxisch, durch Kombination mit Cilastin wird die Toxizität gesenkt.

■ ■ **Verabreichung:**
- Als KI über 30 min.

- **Cephalosporine: z. B. Cefuroxim/*Zinacef*, Cefotaxim/*Claforan*, Cephaclor/*Panoralsaft***
- ■ ■ **Wirkungsspektrum:**
- Streptokokken, Staphylokokken, Haemophilus, E.-coli, Klebsiellen, Proteus und Meningokokken,
- Laktamase bildende Keime können erfasst werden.

■ ■ **Wirkung:**
- Schädigung der Zellwand,
- bakterizid.

■ ■ **Nebenwirkung:**
- Evtl. Kreuzallergie mit Penizillinen,
- allergische Hautreaktionen,
- Magen-Darm-Beschwerden,
- Blutungsneigung durch Störungen des Vit.-K.-Stoffwechsels,
- Nierenfunktionsstörungen,
- *speziell* bei Meningitis: Jarisch-Herxheimer-Reaktion durch hohen Anfall von Toxinen → hohes Fieber, Kopfschmerzen, Arthralgien, Myalgien, Übelkeit, evtl. toxischer Schock, ggf. Glukokortikoidgabe vor der 1. Antibiotikagabe.

■ ■ **Wechselwirkung:**
- Erhöhung der Nephrotoxizität durch Furosemid und Aminoglykoside.

■ ■ **Verabreichung:**
- i. m.,
- langsam i. v. über 3–5 min oder als Kurzinfusion,
- oral.

- **Glykopeptide: z. B. Vancomycin, Teicoplanin**
- ■ ■ **Wirkungsspektrum:**
- (β-lactamresistente) methicillinresistente Staphylokokkeninfektionen,
- Streptokokken, Pneumokokken, Klostridien, Enterokokken,
- dient als Reserveantibiotikum bei Infektionen, deren Erreger gegen die üblichen Antibiotika resistent sind.

■ ■ **Wirkung:**
— Bakterizide Wirkung, Hemmung der Synthese der Bakterienzellwand.

■ ■ **Nebenwirkung:**
— Allergische Reaktionen, »Red-man«-Syndrom bei schneller Infusion durch Histamin-Freisetzung,
— Thrombophlebitis,
— meist infusionsbedingt: Atemnot, Juckreiz; bei rascher Injektion starker Blutdruckabfall bis Schock,
— Hörverlust, vorübergehend oder bleibend,
— Neutropenie, Thrombozytopenie, Anämie.

■ ■ **Wechselwirkung:**
— Bei gleichzeitiger Gabe von Narkosemitteln Zunahme der infusionsbedingten Nebenwirkungen,
— bei Kombination mit Hör- und Nierenfunktion beeinträchtigenden Medikamenten (z. B. Aminoglykosiden, Furosemid, *Amphotericin B*) Verstärkung der Hör- und Nierenschäden.

■ ■ **Verabreichung:**
— Regelmäßige Spiegel- und Blutbildkontrollen,
— *Vancomycin* getrennt von anderen Antibiotika applizieren, orale Gabe der i. v.-Lösung bei pseudomembranöser Kolitis und Staphylokokkenenteritis i. v. Kurzinfusion; Mindestinfusionsdauer 60 min, muss allein laufen.

■ **Makrolide: z. B. Erythromycin/ *Monomycinsaft/Erythrocin*, Clindamycin**
■ ■ **Wirkungsspektrum:**
— Staphylokokken, Streptokokken, Mykoplasmen, Haemophilus, Chlamydien, Bordetella pertussis, Legionellen,
— Alternative bei Penicillin-Allergie.

■ ■ **Wirkung:**
— Störung der Proteinbiosynthese,
— bakteriostatisch.

■ ■ **Nebenwirkung:**
— Thrombophlebitis, Thrombosen,
— Magen-Darm-Beschwerden,
— Hautreaktionen, Allergien,

— cholestatischer Ikterus,
— Herzrhythmusstörungen bei schneller Infusion.

■ ■ **Wechselwirkung:**
— Theophyllin-Spiegel und Digoxin-Plasmaspiegel werden bei gleichzeitiger Gabe erhöht.

■ ■ **Verabreichung:**
— Oral,
— i. v. als KI, muss allein laufen lassen.

■ **Metronidazol/z. B. *Clont***
■ ■ **Wirkungsspektrum:**
— Nur anwenden, wenn eine schwere Infektion vorliegt und andere Präparate wirkungslos sind,
— Anaerobier wie Bakteroide und Klostridien.

■ ■ **Wirkung:**
— Bakterizid.

■ ■ **Nebenwirkung:**
— Magen-Darm-Beschwerden,
— allergische Reaktionen,
— Schwindel,
— Metallgeschmack.

■ ■ **Verabreichung:**
— Als Kurzinfusion über 1 h, bei kleinen Mengen verdünnt, Lösung nur 6 h haltbar,
— oral.

■ **Penicilline: z. B. Ampicillin/*Binotal*, Flucloxacillin/*Staphylex*, Piperacillin/*Pipril*, Mezlocillin/*Baypen***
■ ■ **Wirkungsspektrum:**
— Staphylokokken, Streptokokken, E.-coli, Haemophilus, Pneumokokken (z. B. Staphylex).

■ ■ **Wirkung:**
— Bakterizide Wirkung, die Zellwände werden zerstört,
— sind gut wasserlöslich, gehen gut in den Extrazellulärraum, aber schlecht in den Liquor.

■ ■ **Nebenwirkung**
— Kreuzallergie mit Zephalosporinen,

Medikamente

- allergische Reaktionen,
- Magen-Darm-Beschwerden,
- Blutbildungsstörungen,
- Erhöhung der Leberwerte,
- Hauterscheinungen bis Lyell-Syndrom.

■■ **Verabreichung:**
- Oral,
- langsam i. v. als Einzeldosis.

■ **Sulfonamide: TMP/SMZ (= Trimethoprim und Sulfamethoxazol), Cotrimoxazol, z. B. Cotrim, Eusaprim**
■■ **Wirkungsspektrum:**
- Pneumocystis carinii, Typhus und Paratyphus.

■■ **Wirkung:**
- Bakterizid, greift in den Folsäurehaushalt des Bakteriums ein.

■■ **Nebenwirkung:**
- Allergien,
- Phototoxizität mit Hauterscheinungen bis Lyell-Syndrom (toxisch epidermale Nekrolyse),
- Nieren und Leberfunktionsschäden,
- Magen-Darm-Beschwerden,
- Knochenmarkschäden,
- bei Dauerbehandlung Folsäuremangel.

■■ **Kontraindikation:**
- NG bis zur 4. LW wegen ungenügender Leber- und Nierenfunktion, Gefahr des Kernikterus wegen hoher Eiweißbindung.

■■ **Verabreichung:**
- Oral,
- als Kurzinfusion verdünnt über 30–60 min, darf nur allein laufen.

■ **Virustatika: z. B. Aciclovir/*Zovirax*, Ganciclovir**
■■ **Wirkungsspektrum:**
- Herpes-simplex-Viren.

■■ **Wirkung:**
- Virustatisch, Hemmung der Synthese der Viren durch Einbau in die DNS.

■■ **Nebenwirkung:**
- Thrombophlebitis (stark alkalisch),
- Magen-Darm-Beschwerden,
- Erhöhung der Leberwerte,
- Hauterscheinungen,
- Nierenfunktionsstörungen,
- neurologische Störungen wie Kopfschmerzen und Erbrechen,
- *Ganciclovir*: hämatotoxisch → BB-Kontrollen, kerzerogen, teratogen.

■■ **Verabreichung:**
- Als Kurzinfusion über 1 h mit NaCl 0,9 %ig verdünnt, muss allein laufen,
- oral.

Diuretika

■ **Furosemid/z. B. *Lasix*: Schleifendiuretikum**
■■ **Wirkung:**
- Reversible Hemmung des Na^+-K^+-2Cl^--Kotransporters in der Henle-Schleife → Senkung der Na-Rückresorption,
- erhöhte renale Ca^{++}- und Mg^{++}-Ausscheidung,
- Reduktion der tubulären Transportarbeit = geringerer O_2- und Energiebedarf → Schutzeffekt bei hypoxischen Nierenschäden,
- Durchblutung der Niere wird um ca. 30 % gesteigert,
- da Furosemid direkt in das Tubulussystem sezerniert wird, wirkt es auch bei niedriger glomerulärer Filtrationsrate.

■■ **Anwendungsgebiet:**
- Ödeme aufgrund von Herzinsuffizienz, Erkrankungen von Leber und Nieren,
- Hypertonie,
- Unterstützung der forcierten Diurese bei Vergiftungen,
- akutes Nierenversagen.

■■ **Nebenwirkung:**
- Elektrolytverluste (vor allem Na^+, K^+),
- Ca^{++}- und Mg^{++}-Verluste, Gefahr einer Nephrokalzinose bei Langzeittherapie,
- hypochlorämische Alkalose,
- Hypotonie,

- bei FG Verdrängen von Bilirubin aus der Eiweißbindung,
- allergische Reaktionen mit Hauterscheinungen,
- Hyperglykämie und Glukosurie (Abnahme der Glukosetoleranz bedingt durch Hypokaliämie).

■■ **Wechselwirkung:**
- Verstärkung der Wirkung von Glykosiden bei Kaliummangel,
- Verstärkung der Wirkung von Theophyllin, Salicylaten und blutdrucksenkenden Medikamenten,
- Verstärkung der Oto- und Nephrotoxizität von entsprechend toxischen Medikamenten (z. B. Aminoglykoside).

■■ **Verabreichung:**
- Langsam i. v., evtl. als DT verdünnt mit NaCl 0,9 %ig,
- darf nicht mit sauren Lösungen längeren Kontakt haben → Ausfällung,
- oral,
- bis zu 4-mal/Tag geben.

■ **Hydrochlorothiazid/z. B.** *Esidrix*
■■ **Wirkung:**
- Hemmung des Na^+-Cl^--Kotransporters im frühen distalen Tubulus,
- Na^+- und Cl^--Rückresorption wird gehemmt → Natriurese,
- Hemmung der Ca^{++}-Exkretion,
- keine Wirkung bei deutlich eingeschränkter GFR.

■■ **Anwendungsgebiet:**
- Ödeme,
- milde Hypertonie.

■■ **Nebenwirkung:**
- Hyperkalzämie,
- bei FG Verdrängen von Bilirubin aus der Eiweißbindung,
- Hyperglykämie durch Hemmung der pankreatischen Insulinsekretion,
- allergische Hautreaktionen,
- Thrombozytopenie, Leukopenie.

■■ **Verabreichung:**
- Oral,
- Gabe 2-mal täglich (lange Halbwertszeit).

■ **Spironolacton/z. B.** *Aldactone* **Kps. bzw. Kaliumcanrenoat, z. B.** *Aldactone* **- Injektionslösung: Aldosteronantagonist**
■■ **Wirkung:**
- Aldosteronantagonist → Blockade der Na^+-K^+/H^+-Kanäle am spätdistalen Tubulus und Sammelrohr,
- »kaliumsparendes Diuretikum«.

■■ **Anwendungsgebiet:**
- Unterstützung von Diuretika und Antihypertonika,
- primärer Hyperaldosteronismus, sekundärer Hyperaldosteronismus bei Leberzirrhose mit Aszites,
- chronisch dekompensierende Herzerkrankungen,
- nephrotisches Syndrom.

■■ **Nebenwirkung:**
- Magen-Darm-Beschwerden,
- Hautreaktionen,
- Hypotonie,
- Elektrolytstörungen mit Hyperkaliämie und Hyponatriämie,
- Gynäkomastie.

■■ **Verabreichung:**
- Langsam i. v. nur mit NaCl 0,9 %ig oder Glukose (mit anderen Lösungen kann es zu Ausfällungen kommen), i. v. Lösung gilt als kanzerogen,
- oral,
- Gabe 1-mal täglich (lange Halbwertszeit).

Herz-Kreislauf-Medikamente

■ **Adenosin/z. B.** *Adrekar*: **Antiarrhythmikum**
■■ **Wirkung:**
- Negativ dromotrop mit Verzögerung der AV-Überleitung.

Medikamente

- **Anwendungsgebiet:**
  - Supraventrikuläre Tachykardie bei Reentry-Mechanismus,
  - AV-Tachykardie.

- **Gegenanzeigen:**
  - Vorhofflimmern, -flattern (Gefahr von Tachykardien bei Vorhandensein von akzessorischen Leitungsbahnen),
  - Obstruktive Lungenerkrankungen,
  - AV-Block II° und III°.

- **Nebenwirkung:**
  - Totaler AV-Block,
  - ventrikuläre Tachykardie (s. o.),
  - Kammerflimmern,
  - Kopfschmerzen, Schwindel,
  - Flush, innere Unruhe,
  - Dyspnoe,
  - Gefühl der Brustkorbenge.

- **Wechselwirkung:**
  - Wirkungsabschwächung durch Koffein und Theophyllin,
  - Interaktion mit β-Blockern bzw. β-Sympathomimetika.

- **Verabreichung:**
  - 0,1–0,25 mg/kg KG als schnelle Bolusinjektion i. v.

- **Adrenalin/z. B. Suprarenin: endogenes Katecholamin**
- **Wirkung:**
  - Vor allem $β_1$- u. $β_2$- und dann α-Stimulation in Abhängigkeit von der Dosierung,
  - $β_1$-Wirkung am Herzen:
    - positiv-inotrop = Steigerung der Herzmuskelkraft,
    - positiv-chronotrop = Steigerung der HF,
    - positiv dromotrop = Verbesserung der Erregungsüberleitung,
    - Folgen: Erhöhung der Durchblutung von Muskel, Herz, Gehirn und Leber.
  - α-Wirkung an den Gefäßen:
    - Erhöhung des peripheren Widerstands mit Blutdruckerhöhung (auch pulmonal, renal),
  - $β_2$-Wirkung am Bronchialtrakt:
    - Bronchodilatation,
  - Senkung der Histaminausschüttung.

- **Anwendungsgebiet:**
  - Herzstillstand,
  - Therapie der Herzinsuffizienz nach Ausschöpfung anderer Therapiemöglichkeiten,
  - anaphylaktische Reaktionen.

- **Gegenanzeigen:**
  - Obstruktive Kardiomyopathie,
  - Aortenstenose.

- **Nebenwirkung:**
  - Tachykardie, -arrhythmien,
  - Extrasystolen,
  - Anstieg des O_2-Bedarfs des Herzens,
  - Hypokaliämie,
  - Hyperglykämie,
  - schwere Nierenfunktionsstörungen durch Abnahme der Nierendurchblutung,
  - Hypertonie mit Gefahr der Hirnblutung,
  - Mydriasis,
  - bei Asthmatikern mit Sulfit-Überempfindlichkeit: Erbrechen und akuter Asthmaanfall.

- **Verabreichung:**
  - i. v. (intrakardial): 0,1 mg/kg KG,
  - Dauerinfusion: 0,1–1(5) µg/kg KG/min, möglichst zentrale Verabreichung,
  - s. c. und i. m. unverdünnt,
  - endotracheal in Verdünnung 1:9 mit NaCl 0,9 %ig (2- bis 3fache Dosis),
  - Wirkungsabschwächung bei Azidose, ggf. Azidoseausgleich,
  - nicht zusammen mit $NaHCO_3$.

- **Amiodaron/z. B. Cordarex: Antiarrhythmikum**
- **Wirkung:**
  - K-Kanal-Blocker mit Verlängerung Repolarisierungsphase nach einer Depolarisation,
  - Alternative zur Kardioversion.

- **Anwendungsgebiet:**
  - Vorhofflimmern

- supraventrikuläre Tachykardie bei WPW-Syndrom,
- ventrikuläre Tachykardie,
- therapieresistente Extrasystolen.

■■ **Gegenanzeigen:**
- Jodallergie,
- Schilddrüsenüberfunktion,
- AV-Block,
- Hyperkaliämie.

■■ **Nebenwirkungen:**
- Torsade-de-Pointes-Arrhythmie (»chaotische« ventrikuläre Arrhythmie),
- Sinusbradykardie und Überleitungsstörungen.

Nur bei Langzeittherapie
- Schilddrüsenfunktionsstörungen,
- Lungenfibrose,
- Sehstörungen.

■■ **Verabreichung:**
- 5 mg/kg KG langsam i. v. bzw. als KI,
- Dauerinfusion,
- HWZ >20 Tage.

■ **Atropin: Alkaloid; Parasympatholytikum**
■■ **Wirkung:**
- Hemmung des Parasympathikus = Verbesserung der AV-Überleitung mit HF-Anstieg,
- Hemmung der Sekretion exokriner Drüsen,
- Bronchodilatation.

■■ **Anwendungsgebiet:**
- Bradykarde Rhythmusstörungen,
- Spasmen und Koliken des Magen-Darm-Bereichs und der Gallen- und Harnwege,
- Antidot bei Vergiftungen mit bestimmten Insektiziden.

■■ **Nebenwirkung:**
- Verminderung der Speichel-, Schweiß-, Magensaft- und bronchialen Sekretion sowie der Darmmotorik,
- Mydriasis,
- Blasenentleerungsstörungen,
- gastroösophagealer Reflux,
- Hyperthermie, besonders bei kleinen Kindern,
- kardiale Arrhythmien (häufig durch zu geringe Dosen).
- *Antidot*: Physostigmin..

■■ **Verabreichung:**
- 0,01–0,03 mg/kg KG i. v. als schnelle Injektion, sonst evtl. paradoxe Bradykardie,
- s. l., s. c.
- verdünnt endotracheal (2- bis 3fache Dosis),
- *nicht* zusammen mit Adrenalin, Noradrenalin und alkalischen Lösungen.

■ **Digitalis: Digoxin/z. B.** *Lanicor, Lenoxin,* **Digitoxin/z. B.** *Digimerck, Digicor*: **Herzglykosid**
■■ **Wirkung:**
- Hemmung der ATPase für die Na^+-K^+-Pumpe mit Erhöhung des Na^+-Gehalts in der Zelle → geringe Nutzung eines Na^+-/Ca^{++}-Austauschers, wodurch der Kalziumgehalt intrazellulär ansteigt = positiv inotrop,
- negativ-dromotrop durch Hemmung der AV-Überleitung,
- negativ chronotrop: HF-Abfall,
- positiv bathmotrop: Erregbarkeit steigt (nicht erwünschte Wirkung).

■■ **Anwendungsgebiet:**
- Fast alle Formen der Herzmuskelinsuffizienz zur Verbesserung der Kontraktilität,
- paroxysmale supraventrikuläre Tachykardien,
- Vorhofflimmern/-flattern.

■■ **Nebenwirkung:**
- Geringe therapeutische Breite,
- Magen-Darm-Beschwerden,
- ventrikuläre Extrasystolen,
- AV-Block 1.–3. Grades,
- Kammerflattern, Kammerflimmern, Dysrhythmien.

■■ **Gegenanzeigen:**
- Hyperkalzämie, Hypokaliämie,
- schwere Bradykardie,
- WPW-Syndrom (Extraüberleitung),
- obstruktive Kardiomyopathie.

Medikamente

■■ **Wechselwirkungen:**
— Wirkungsverstärkung durch: Theophyllin, Kalzium, Furosemid → Hypokaliämie,
— erhöhte Toxizität durch: Diuretika, *Amphotericin B*, Suxamethoniumchlorid.
— *Antidot*: Digitalis-Antotoxin,
— Therapie digitalisbedingter Rhythmusstörungen: Lidocain, Phenytoin.

■■ **Verabreichung:**
— i. v. nur vom Arzt,
— Digoxin: HWZ 33–36 h, lässt sich besser steuern, Dogitoxin: HWZ 145–190 h,
— Dosierungsschema: Sättigungsdosis, Erhaltungsdosis,
— geringe therapeutische Breite; K+ muss unbedingt im Normbereich liegen.

■ **Dobutamin/z. B. *Dobutrex*: synthetisches Katecholamin**

■■ **Wirkung:**
— Fast selektive β_1-Stimulation am Herzen, positiv-inotrop = Herzkraftsteigerung mit Erhöhung des Herzzeitvolumens, keine Herzfrequenzsteigerung,
— Senkung des peripheren Widerstands und daher keine Blutdruckerhöhung,
— Senkung des pulmonalen Gefäßwiderstands.

■■ **Anwendungsgebiet:**
— Chronische Herzmuskelschwäche,
— eingeschränkte Herzleistung mit ausreichendem Blutdruck.

■■ **Gegenanzeigen:**
— Nicht bei mechanischer Behinderung der Füllung oder des Ausflusses der Herzkammer, z. B. Aortenstenose, hypertrophe Kardiomyopathie,
— Volumenmangelzustände.

■■ **Nebenwirkung:**
— Ventrikuläre Rhythmusstörungen,
— Desensibilisierung nach 2–3 Tagen,
— Anstieg des O2-Bedarfs des Herzens,
— Hypotonie bei Hypovolämie durch kutane Vasodilatation.

■■ **Verabreichung:**
— 2–15 µ/kg/min als Dauerinfusion verdünnt in Glukose 5- oder 10 %ig,
— Halbwertszeit 2–3 min,
— Trockensubstanz in 50 ml Aqua dest. auflösen,
— bis 24 h im Kühlschrank lagerbar, leichte rosa Färbung möglich,
— bei Hypovolämie Volumengabe vor Therapiebeginn,
— nie mit alkoholischen Lösungen mischen.

Dopamin: körpereigenes Katecholamin

■■ **Wirkung:**
— Wirkt auf die Dopaminrezeptoren, bei höheren Dosen auf β1- und α-Rezeptoren,
— <5 µ/kg KG/min = Vasodilatation von Nieren-, Mesenterial- und Koronararterien; Stimulation renaler Rezeptoren mit Aldosteronabfall → vermehrte Natriumausscheidung,
— 5–10 µ/kg KG/min = Vasodilatation der Koronararterien, β1-Stimulation mit HF-Steigerung und positiver inotroper Wirkung bei Abnahme des peripheren Widerstands (Senkung des ZVD),
— ab 10 µ/kg KG/min vorwiegend α-Stimulation mit Vasokonstriktion aller Gefäße.

■■ **Anwendungsgebiet:**
— Förderung der Diurese (nicht bei Nierenversagen),
— Durchblutungsförderung im Bereich der Eingeweide und Koronarien.
— Einsatz bei Schock wird nicht mehr empfohlen.

■■ **Nebenwirkung:**
— Vor allem bei hoher Dosierung,
— ventrikuläre Tachyarrhythmien, ventrikuläre Extrasystolen,
— Zunahme intrapulmonaler Shunts,
— Senkung der Nieren-/Darmperfusion,
— Erhöhung der kardialen Füllungsdrucke und damit des O2-Bedarfs,

- Hemmung der TSH- und Prolaktinfreisetzung (evtl. Gabe von T3/T4 oder L-Thyroxin),
- Nekrosen bei peripherer Infusion.

■ ■ **Verabreichung:**
- Als Dauerinfusion in Glukose (5 %ig) oder NaCl (0,9 %ig),
- möglichst zentral,
- nicht mit alkalischen Lösungen, z. B. NaHCO3 8, 4 %ig,
- Wirkung kann individuell sehr unterschiedlich sein.

■ **Lidocain/z. B. *Xylocain*: Antiarrhythmikum, Lokalanästhetikum**
■ ■ **Wirkung:**
- Antiarrhythmikum durch Stabilisierung des Membranpotentials, vor allem der Ventrikel,
- Lokalanästhetikum.

■ ■ **Anwendungsgebiet:**
- Ventrikuläre hämodynamisch wirksame Extrasystolen,
- ventrikuläre Tachykardie,
- Kammerflimmern nach Defibrillation.

■ ■ **Gegenanzeigen:**
- Hypokaliämie,
- Herzinsuffizienz.

■ ■ **Nebenwirkung:**
- Abfall des HZV, Blutdruckabfall,
- Krampfanfälle, Parästhesien (Kribbeln), Psychosen, Benommenheit, Schwindel, Tremor,
- Bradykardie, AV-Überleitungsstörungen.

■ ■ **Verabreichung:**
- Als KI verdünnt mit Glukose 5 %ig,
- Dauerinfusion.

■ **Milrinon/z. B. *Corotrop*: Phosphodiesterasehemmer**
■ ■ **Wirkung:**
- Am Herzen: Hemmung der Phosphodiesterase mit c-AMP-Erhöhung → Erhöhung des intrazellulären Ca^{++} = positiv inotrop,
- am Gefäßsystem: Vasodilatation.

■ ■ **Anwendungsgebiet:**
- Schwere Herzinsuffizienz (Kurzzeitbehandlung), auch in Folge eines pulmonalen Hochdrucks.

■ ■ **Gegenanzeigen:**
- Mechanische Störung des Ventrikelauswurfes,
- akute Myokarditis.

■ ■ **Nebenwirkungen:**
- Ventrikuläre Arrhythmien,
- Hypotension.

■ ■ **Wechselwirkungen:**
- Positiv inotrope Wirkung von Dobutamin wird verstärkt,
- eine Kombination mit einer inhalativen NO-Therapie verstärkt die vasodilatative Wirkung,
- bei gleichzeitiger Diuretikagabe Verstärkung der diuretischen und hypokaliämischen Wirkung.

■ ■ **Verabreichung:**
- Dauerinfusion,
- Aufsättigungs- und Erhaltungsdosis.

■ **Noradrenalin/Norepinephrin/z. B. *Arterenol*: α-Sympathomimetikum**
■ ■ **Wirkung:**
- In niedrigen Dosierungen vor allem $β_1$-Stimulation am Herzen mit geringem Anstieg des HZV und geringe α-Stimulation mit Blutdruckanstieg durch Vasokonstriktion peripherer Gefäße,
- in höheren Dosierungen vor allem α-Stimulation.

■ ■ **Anwendungsgebiet:**
- Septischer Schock mit ausgeprägter Vasodilatation zur Anhebung des MAD's durch Vasokonstriktion und gering positiv inotroper Wirkung.

■ ■ **Nebenwirkung:**
- Tachykardie oder reflektorische Bradykardie durch parasympathische Gegenregulation des N. vagus,
- ventrikuläre Rhythmusstörungen,

Medikamente

- intestinale Nekrosen bei längerer Therapie, Nekrosen bei peripherer Infusion,
- Steigerung des Sauerstoffbedarfs am Herzen (geringer als bei Dopamin),
- Hypertension mit Hirnblutung.

■ ■ **Wechselwirkung:**
- Nicht über gleichen Zugang mit Furosemid oder Heparin,
- nicht zusammen mit alkalischen Lösungen (NaBi).

■ ■ **Verabreichung:**
- Zufuhr über ZVK,
- Dauerinfusion:
- 0,054–0,1 μ/kg KG/min β1- und α-Stimulation,
- >0,1 μ/kg KG/min α-Stimulation.

Hypnotika, Sedativa, Antikonvulsiva

- **Chloralhydrat: Sedativum**
- ■ **Wirkung:**
- Sedierend, bei hoher Dosis hypnotisch.

■ ■ **Anwendungsgebiet:**
- Sedierung,
- Erregungs- und Krampfzustände.

■ ■ **Nebenwirkung:**
- Bei Herzerkrankungen → Sensibilisierung gegenüber Katecholaminen, Extrasystolen,
- bei Lebererkrankungen → verzögerter Abbau.

■ ■ **Verabreichung:**
- Dosierung: 50–100 mg/kg KG,
- oral (schlecht schmeckend),
- rektal.

- **Diazepam/z. B. *Stesolid, Valium*: Benzodiazepin, Tranquilizer**
■ ■ **Wirkung:**
- Verstärkt die Bindung der hemmenden γ-Aminobuttersäure (GABA) an der postsynaptischen Membran im zentralen Nervensystem; GABA bewirkt eine Hyperpolarisation der folgenden Nervenzelle durch einen vermehr-

ten Chlorideinstrom (nachfolgende Erregung der Zelle wird erschwert),
- angstlösende, antiaggressive und krampflösende Wirkung durch hemmende Wirkung auf das limbische System im Stammhirn,
- leichte Muskelrelaxierung durch Hemmung von Impulsen im Rückenmark,
- Dämpfung der vegetativen Zentren des Sympathikus.

■ ■ **Anwendungsgebiet:**
- Prämedikation,
- epileptische Anfälle,
- Tetanus,
- Erregungs-, Angst- und Spannungszustände.

■ ■ **Gegenanzeigen:**
- Pophyrie, Status asthmaticus.

■ ■ **Nebenwirkung:**
- Müdigkeit, Schläfrigkeit,
- Schwindelgefühl,
- Verwirrtheit,
- paradoxe Wirkung besonders bei Kindern,
- Suchtgefahr,
- Enzyminduktion mit verstärktem Abbau anderer Medikamente.

■ ■ **Wechselwirkung:**
- Die Wirkung von Relaxanzien kann verstärkt werden,
- durch Cimetidin wird die Wirkung von Diazepam verstärkt.
  - *Antidot*: Flumazenil (*Anexate*)

■ ■ **Verabreichung:**
- 0,5 mg/kg KG i. v. als Einzelgabe, i. m.; oral eher selten.

- **Clonazepam/z. B. *Rivotril*: Benzodiazepin**
■ ■ **Wirkung:**
- Siehe auch Diazepam,
- Dämpfung der Erregungsausbreitung in den Hirnzellen und Unterdrückung der Krampfbereitschaft.

■ ■ **Anwendungsgebiet:**
- Status epilepticus, alle Epilepsieformen.

- ■ ■ **Nebenwirkung:**
  - Atemdepression,
  - vermehrter Speichelfluss oder Bronchialhypersekretion (besonders bei Säuglingen),
  - Reizbarkeit.

- ■ ■ **Wechselwirkung:**
  - Blutspiegel von Phenytoin kann erhöht werden.

- ■ ■ **Verabreichung:**
  - 1 mg mit 1 ml Lösung kurz vor Injektion verdünnen, langsam i. v. als Einzeldosis oder Dauerinfusion,
  - i. m. nur in Ausnahmefällen.

- ■ **Etomidate/z. B. Hypnomidate, Etomidate-Lipuro**
- ■ ■ **Wirkung:**
  - Hypnotisch,
  - keine Histaminfreisetzung,
  - keine Organtoxizität,
  - geringe Kreislaufdepression.

- ■ ■ **Anwendungsgebiet:**
  - Narkoseeinleitungen bei kreislaufdeprimierten Patienten,
  - kurze Hypnose z. B. bei fiberoptischer »Wachintubation«.

- ■ ■ **Nebenwirkung:**
  - Hemmung der Cortisol-Biosynthese,
  - Myoklonien.

- ■ ■ **Gegenanzeigen:**
  - Keine Langzeitanwendung: Hemmung der Kortisol-Biosynthese.

- ■ ■ **Verabreichung:**
  - Dosierung: 0,3 mg/kg KG,
  - Wirkeintritt: 20 s,
  - Wirkdauer: 2–5 min.

- ■ **Ketamin/z. B. *Ketanest, Ketanest-S***
- ■ ■ **Wirkung:**
  - Amnesie,
  - Analgesie,
  - Sedierung,
  - Sympathikusaktivierung,
  - Bronchodilatation,
  - kaum Histaminfreisetzung,
  - erhaltene Schutzreflexe, allerdings kein sicherer Aspirationsschutz,
  - Spontanatmung bleibt erhalten.

- ■ ■ **Anwendungsgebiet:**
  - Kurze Narkosen, bei denen die Spontanatmung erhalten bleiben soll,
  - intramuskuläre Narkose bei unkooperativen Patienten,
  - Notfallmedizin,
  - Status asthmaticus.

- ■ ■ **Nebenwirkung:**
  - Steigerung des ICP,
  - Steigerung des Augeninnendrucks,
  - Halluzinationen,
  - Hypersalivation.

- ■ ■ **Verabreichung:**
  - Dosierung: i. v. 0,5–1 mg/kg KG,
  - Dosierung: i. m. 5 mg/kg KG,
  - Repetitionsdosis: Hälfte der Initialdosis,
  - Wirkeintritt: i. v. 30 s,
  - Wirkeintritt: i. m. 2–10 min,
  - Wirkdauer:
    - Amnesie: 1–2 h,
    - Analgesie: 40–60 min,
    - chirurgische Toleranz: i. v. 5–15 min, i. m. 10–25 min,
  - Verabreichung immer in Kombination mit Benzodiazepinen.

- ■ **Methohexital/z. B. *Brevimytal, Brital*: Barbiturat**
- ■ ■ **Wirkung:**
  - Stimulation hemmender GABA-induzierter Chloridkanäle an der postsynaptischen Membran von Nervenzellen im Bereich der Formatio reticularis und des Thalamus → vermehrter Chlorid-Einstrom mit Hyperpolarisation der Membran (nachfolgende Erregung der Zelle wird erschwert),
  - Bewusstlosigkeit,
  - geringe muskelerschlaffende Wirkung,
  - rasche Metabolisierung, schnelles Erwachen.

Medikamente

- **Anwendungsgebiet:**
- Narkoseeinleitung, kurze Narkose bei wenig schmerzhaften Eingriffen.

- **Nebenwirkung:**
- Hypotonie, peripherer Gefäßkollaps,
- Atemdepression,
- Bradykardie, Asystolie,
- Singultus, Krampfanfälle,
- starke exzitatorische Wirkung,
- Stimmritzenkrampf, Krampf der Bronchialmuskulatur (Vorsicht bei Asthmatikern und Patienten mit Herzinsuffizienz),
- Übelkeit, Erbrechen,
- Hauterscheinungen,
- Thrombophlebitis,
- Injektion ist schmerzhaft.

- **Wechselwirkung:**
- Mit Phenytoin, Antikoagulanzien, NNR-Hormonen (Kortisoleffekt wird herabgesetzt),
- Barbiturate beschleunigen den Metabolismus der Leber.

- **Verabreichung:**
- i. v. als Einzeldosis, 1 Ampulle = 100 mg mit 10 ml Aqua auflösen (10 %ige Lösung),
- i. m. als 5 %ige Lösung,
- Dosierung: 11,5 mg/kg KG,
  - Wirkeintritt: 20 s,
  - Wirkdauer: 5–10 min,
- rektal (30 mg/kg KG),
- oral (eher selten).

- **Midazolam/z. B. *Dormicum*: Benzodiazepinderivat**
- **Wirkung:**
- Sedation,
- Anxiolyse,
- Amnesie,
- Hypnose,
- keine Analgesie.

- **Anwendungsgebiet:**
- Prämedikation: oral, rektal, ggf. intravenös, nasal,
- Sedierung,
- Neuroleptanästhesie.

- **Nebenwirkung:**
- Kopfschmerzen,
- Paradoxe Reaktion: Agitiertheit,
- Frühgeborene: zerebrale Krampfanfälle, Myoklonien, Atemdepression/Brutdruckabfall.
  - *Antidot*: Flumazenil, z. B. *Anexate*.

- **Wechselwirkung:**
- Wirkverstärkung bei Gabe von H2-Blockern, Cimetidin, Erytromycin,
- Wirkverstärkung und Wirkverlängerung bei Herzinsuffizienz, chronischem Nierenversagen und verminderter Leberdurchblutung,
- Wirkung von Muskelrelaxanzien wird verstärkt.

- **Verabreichung:**
- Dosierung oral: 0,5 mg/kg KG Ampullenlösung + Geschmacksträger (Sirup), Wirkeintritt: 30 min,
- Dosierung oral: 7, 5 mg Tablette für größere Kinder; selten über 15 mg als Einzeldosis, Wirkeintritt: 30–45 min,
- Dosierung rektal: 0,75 mg/kg KG, Wirkeintritt 10–15 min,
- Dosierung nasal: 0,2–0,4 mg/kg KG, Wirkeintritt: wenige Minuten,
- Dosierung i. v.: 0,05–0,1 mg/kg KG,
- als Dauerinfusion mit NaCl 0,9 %ig oder Glukose 5 %ig.

- **Phenobarbital/z. B. *Luminal*: Barbiturat**
- **Wirkung:**
- Siehe auch Methohexital,
- Halbwertszeit: 2 Tage (altersabhängig).

- **Anwendungsgebiet:**
- Schlaflosigkeit,
- Prämedikation,
- Anfallsleiden, Erregungszustände, nicht bei schweren Nieren- und Leberfunktionsstörungen, Myokardschäden.

- **Nebenwirkung:**
- Hautreaktionen,
- paradoxe Reaktion,
- starke körperliche und psychische Abhängigkeit,

- bei Dauertherapie kann es zu einer vermehrten Aktivierung von Enzymen kommen, die den Abbau einiger Medikamente beschleunigen und damit zu einer Wirkungsverminderung führen (z. B. Antikoagulanzien, Antiepileptika),
- Glukokortikoidwirkung erniedrigt,
- Überdosierungserscheinungen: Somnolenz, Koma, Erregungszustände, Beeinträchtigung autonomer Funktionen → Kreislaufversagen (mit Abnahme der Nierenleistung bis zur Anurie), HF-Abfall, Hypothermie, zentrale Atemlähmung durch Hemmung des über CO_2-Chemorezeptoren vermittelten Atemantriebs → Atemtätigkeit wird über die viel geringer wirksamen O_2-Chemosensoren stimuliert (bei Barbituratvergiftung vorsichtige Sauerstoffgabe).

■■ **Verabreichung:**
- Oral,
- i. m., langsam i. v.

■ **Phenytoin/z. B.** *Phenhydan*: **Antiepileptikum, Antiarrhythmikum**

■■ **Wirkung:**
- An den Nervenzellen Blockierung der depolarisierenden Na^+-Kanäle → Hemmung pathologischer Erregungsabläufe im zentralen Nervensystem,
- am Herzen Stabilisierung des Ruhepotentials.

■■ **Anwendungsgebiet:**
- Epileptische Anfälle, persistierende Krampfanfälle,
- digitalisintoxikationsbedingte ventrikuläre Extrasystolen,
- Arrhythmien.

■■ **Gegenanzeigen:**
- Leukopenie,
- AV-Block 2.–3. Grades,
- Leberzellschäden.

■■ **Nebenwirkung:**
- Hypotonie,
- Hyperglykämie durch Hypoinsulinismus,
- Asystolie,
- bei FG/NG Bilirubinanstieg durch hohe Eiweißbindung,
- Atemdepression,
- Erbrechen,
- Tremor, Schwindel,
- Zahnfleischwucherungen,
- Beeinträchtigung blutbildender Zellen im Knochenmark.

■■ **Wechselwirkung:**
- Erhöhter Spiegel bei oralen Antikoagulanzien, Chloramphenicol, Cimetidin und Sulfonamiden,
- Wirkung von Glukokortikoiden wird vermindert.

■■ **Verabreichung:**
- Infusionskonzentrat verdünnen mit Glukose 5 %ig, als Kurzinfusion oder Dauerinfusion,
- immer extra laufen lassen,
- Zugang gut mit NaCl durchspülen, keine 3-Wege-Hähne aus Kunststoff (z. B. Polycarbonat), können durch das Lösungsmittel des Infusionskonzentrats angegriffen werden,
- gewebetoxisch (pH 12) → Nekrosen,
- Gabe unter EKG- und Blutdruckkontrolle.

■ **Promethazin/z. B.** *Atosil*: **Neuroleptikum, Antihistaminikum**

■■ **Wirkung:**
- Blockade der Rezeptoren für Histamin → antiallergische Wirkung,
- sedierend, hypnotisch und antiemetisch durch Wirkung auf zentrale Histaminrezeptoren.

■■ **Anwendungsgebiet:**
- Prämedikation, postoperative Behandlung, Erregungs- und Unruhezustände,
- Einschlaf- und Durchschlafstörungen,
- (obstruktive Lungenerkrankungen).

■■ **Nebenwirkung:**
- Mundtrockenheit,
- Hypotonie,
- Herzrhythmusstörungen,
- verminderte Schweißsekretion mit Gefahr eines Wärmestaus,
- erhöhte Neigung zu Krampfanfällen,

- Hautreaktionen,
- paradoxe Reaktionen.

■■ Verabreichung:
- Oral als Tropfen,
- i. m., i. v. (verdünnt).

■ **Propofol/z. B. *Disoprivan*: Hypnotikum**
■■ Wirkung:
- Hypnotisch,
- antiemetisch,
- gute Reflexdämpfung,
- keine analgetische Wirkung.

■■ Anwendungsgebiet:
- Anästhetikum zum Einleiten oder Aufrechterhalten einer Narkose,
- Intubation unter Vermeidung eines Relaxans,
- besonders geeignet für Kurznarkosen mit Larynxmasken,
- Analgosedierung.

■■ Nebenwirkung:
- Kreislaufdepression,
- Injektionsschmerz.

■■ Gegenanzeigen:
- Nicht geeignet für Kinder unter 1 Monat,
- keine Langzeitanwendung: Propofol-Infusions-Syndrom,
- Sojaallergie.

■■ Verabreichung:
- Dosis initial: 2–5 mg/kg KG,
- Dosis kontinuierlich: 6–15 mg/kg KG/h,
- Wirkeintritt: 25–40 s,
- Wirkdauer: 5–8 min,
- sofortiger Verbrauch nach dem Aufziehen,
- maximal 6 h verwendbar,
- Injektionsschmerz z. B. durch Kühlung des Medikamentes oder Lidocaingabe reduzieren.

■ **Thiopental/z. B. *Trapanal*: Barbiturat**
■■ Wirkung:
- Hypnotisch,
- antikonvulsiv,
- senkt ICP.

■■ Anwendungsgebiet:
- Intravenöses Einleitungshypnotikum.

■■ Nebenwirkung:
- Stark alkalisch → venenreizend,
- keine Analgesie,
- kreislaufdepressiv: Hypotonie,
- Histaminfreisetzung,
- Husten,
- Schluckauf.

■■ Gegenanzeigen:
- Schock,
- Asthma,
- allergische Diathese,
- obstruktive Atemwegserkrankungen,
- Herzinsuffizienz,
- Hypovolämie,
- Porphyrie.

■■ Verabreichung:
- Dosis initial: 5–7 mg/kg KG,
- Wirkeintritt: 20 s,
- Wirkdauer: 5–15 min,

Muskelrelaxanzien

■ **Atracurium/z. B. *Tracrium*: Nichtdepolarisierendes Muskelrelaxans**
■■ Wirkung:
- Bindung des Muskelrelaxans am Acetylcholinrezeptor,
- es wird keine Kontraktion/Depolarisation ausgelöst,
- der nervale Impuls wird nicht auf den Muskel übertragen,
- erst nach Abtransport des Muskelrelaxans ist der Rezeptor wieder zugänglich für das Acetylcholin,
- organunabhängiger Abbau (»Hoffmann-Elimination«).

■■ Anwendungsgebiet:
- Nichtdepolarisierendes Muskelrelaxans bei Leber– oder Niereninsuffizienz.

■ ■ **Nebenwirkung:**
— Histaminfreisetzung.
  — *Antidot*: Neostigmin.

■ ■ **Verabreichung:**
— Dosierung initial: 0,3–0,6 mg/kg KG,
— Repetitionsdosis: 0,15 mg/kg KG,
— Wirkeintritt: 120–240 s,
— Wirkdauer: 20–30 min,
— höhere Dosierung bei Säuglingen notwendig.

■ **Cis-Atracurium/z. B. *Nimbex*: Nichtdepolarisierendes Muskelrelaxans**
■ ■ **Wirkung:**
— Bindung des Muskelrelaxans am Acetylcholinrezeptor,
— es wird keine Kontraktion/Depolarisation ausgelöst,
— der nervale Impuls wird nicht auf den Muskel übertragen,
— erst nach Abtransport des Muskelrelaxans ist der Rezeptor wieder zugänglich für das Acetylcholin,
— organunabhängiger Abbau (»Hoffmann-Elimination«),
— keine Histaminausschüttung.

■ ■ **Anwendungsgebiet:**
— Allgemeinnarkosen, insbesondere bei: Leber- oder Niereninsuffizienz.

■ ■ **Verabreichung:**
— Dosierung initial: 0,15 mg/kg KG,
— Repetitionsdosis: 0,02 mg/kg KG,
— Wirkeintritt: 120–240 s,
— Wirkdauer: 20–30 min.
  — *Antidot*: Neostigmin, z. B. *Mestinon*.

■ **Rocuronium/z. B. *Esmeron*: Nichtdepolarisierendes Muskelrelaxans**
■ ■ **Wirkung:**
— Bindung des Muskelrelaxans am Acetylcholinrezeptor,
— es wird keine Kontraktion/Depolarisation ausgelöst,
— der nervale Impuls wird nicht auf den Muskel übertragen,
— erst nach Abtransport des Muskelrelaxans ist der Rezeptor wieder zugänglich für das Acetylcholin.

■ ■ **Anwendungsgebiet:**
— Allgemeinnarkosen,
— Intubation,
— auch für Kinder <1 Jahr zugelassen,
— modifizierte RSI bei Kindern.

■ ■ **Nebenwirkung:**
— Atemdepression,
— intestinale Motilität vermindert.
  — *Antidot*: Neostigmin, z. B. *Mestinon*.

■ ■ **Verabreichung:**
— Dosierung initial: 0,6–1,0 mg/kg KG,
— Repetitionsdosis: 0,1 mg/kg KG,
— Wirkeintritt: nach ca. 60–180 s (dosisabhängig),
— Wirkdauer: ca. 40 min,
— bei Neugeborenen: geringere Dosierung, da organabhängiger Abbau bei Leber- und Nierenunreife.

■ **Pancuronium: Nichtdepolarisierendes Muskelrelaxans**
■ ■ **Wirkung:**
— Bindung des Muskelrelaxans am Acetylcholinrezeptor,
— es wird keine Kontraktion/Depolarisation ausgelöst,
— der nervale Impuls wird nicht auf den Muskel übertragen,
— erst nach Abtransport des Muskelrelaxans ist der Rezeptor wieder zugänglich für das Acetylcholin.

■ ■ **Anwendungsgebiet:**
— Allgemeinnarkosen,
— lange Operationen.

■ ■ **Nebenwirkung:**
— Initiale Tachykardien,
— Hypertonie,
— Histaminfreisetzung,
— Atemdepression,
— intestinale Motilität vermindert,

- Kumulation.
  - *Antidot*: Neostigmin.
- ■■ **Gegenanzeigen:**
- Niereninsuffizienz.

- ■■ **Verabreichung:**
- Dosierung initial: 0,05–0,1 mg/kg KG,
- Repetitionsdosis: 0,02 mg/kg KG,
- Wirkeintritt: nach ca. 3–5 min,
- Wirkdauer: 45–90 min.

- **Succinylcholin/z. B. *Pantolax, Lysthenon*:**
  Depolarisierendes Muskelrelaxans
- ■■ **Wirkung:**
- Bindung an Acetylcholin-Rezeptoren,
- führt zur Depolarisation → Muskelzuckung und folgende Erschlaffung,
- kein Abbau über Acetylcholinesterase,
- Wirkende durch Abtransport vom Rezeptor,
- Abbau über Pseudocholinesterase.

- ■■ **Anwendungsgebiet:**
- Rapid-sequence-induktion (Nicht-nüchtern-Einleitung),
- Laryngospasmus.

- ■■ **Nebenwirkung:**
- Keine Antagonisierung möglich,
- Triggersubstanz der Malignen Hyperthermie,
- Hypotonie,
- Bradykardie,
- Asystolie,
- Arrhythmien,
- Hyperkaliämie,
- Histaminfreisetzung,
- ICP-Steigerung,
- gastrale- und intraokuläre Drucksteigerung.

- ■■ **Gegenanzeigen:**
- Nachgewiesene Maligne Hyperthermie,
- Disposition zur Malignen Hyperthermie,
- Polytrauma (direkt am Unfallort jedoch erlaubt),
- ausgedehnte Zellzerstörung durch Verbrennungen oder Muskelverletzungen,
- Hyperkaliämie,
- Niereninsuffizienz,
- Muskelerkrankungen (Myopathien),
- neuromuskuläre Störungen,
- perforierende Augenverletzungen,
- Pseudocholinesterasemangel oder atypische Pseudocholinesterase.

- ■■ **Verabreichung:**
- Dosierung Neugeborene und Säuglinge: 2 mg/kg KG,
- Dosierung bei Kindern >1 Jahr: 1–1,5 mg/kg KG,
- keine Repetitionsdosen verabreichen,
- Wirkeintritt nach ca. 30 s,
- Wirkdauer: 3–7 min,
- bei Säuglingen: höhere Dosierung, da größeres Verteilungsvolumen bei organunabhängigem Abbau,
- immer Atropin bereithalten, da es häufig zu initialen Bradykardien kommt,
- intramuskuläre Gabe möglich; Dosierung: 4 mg/kg KG.

- **Vecuronium/z. B. *Norcuron*:**
  Nichtdepolarisierendes Muskelrelaxans
- ■■ **Wirkung:**
- Bindung des Muskelrelaxans am Acetylcholinrezeptor,
- es wird keine Kontraktion/Depolarisation ausgelöst,
- das Relaxans konkurriert mit Acetylcholin am Rezeptor,
- der nervale Impuls wird nicht auf den Muskel übertragen,
- erst nach Abtransport des Muskelrelaxans ist der Rezeptor wieder zugänglich für das Acetylcholin.

- ■■ **Anwendungsgebiet:**
- Intubation,
- intraoperative Relaxierung,
- Dauerrelaxierung.

- ■■ **Nebenwirkung:**
- Atemdepression,
- Hypotonie,
- intestinale Motilität vermindert.
  - *Antidot*: Neostigmin, z. B. *Mestinon*.

■ ■ **Gegenanzeigen:**
— Leberinsuffizienz,
— Gallengangsverschluss.

■ ■ **Verabreichung:**
— Dosierung initial: 0,05–0,1 mg/kg KG,
— Repetitionsdosis: 0,02 mg/kg KG,
— Wirkeintritt: nach ca. 180 s,
— Wirkdauer: ca. 30–40 min,
— als DT mit Glukose 5 %ig.

■ **Mivacurium/z. B. Mivacron:**
Nichtdepolarisierendes Muskelrelaxans
■ ■ **Wirkung:**
— Bindung des Muskelrelaxans am Acetylcholinrezeptor,
— es wird keine Kontraktion/Depolarisation ausgelöst,
— der nervale Impuls wird nicht auf den Muskel übertragen,
— erst nach Abtransport des Muskelrelaxans ist der Rezeptor wieder zugänglich für das Acetylcholin,
— kurzwirkendes nichtdepolarisierendes Muskelrelaxans.

■ ■ **Anwendungsgebiet:**
— Geeignet für kurze diagnostische oder traumatologische Eingriffe.

■ ■ **Nebenwirkung:**
— Histaminausschüttung.
— *Antidot*: Neostigmin, z. B. *Mestinon*.

■ ■ **Gegenanzeigen:**
— Pseudocholinesterasemangel,
— atypische Pseudocholinesterase.

■ ■ **Verabreichung:**
— Dosierung initial: 0,15–0,25 mg/kg KG,
— Repetitionsdosis: 0,1 mg/kg KG,
— Wirkeintritt: 180 s,
— Wirkdauer: 10–20 min.

Respiratorisch wirksame Medikamente

■ **N-Acetylcystein/z. B.** *Fluimucil, Bromuc*: **Mukolytikum**
■ ■ **Wirkung:**
— Spaltung der Moleküle, die im Schleim enthalten sind.

■ ■ **Anwendungsgebiet:**
— Infektionen mit starker Schleimsekretion,
— Mukoviszidose,
— Antidot bei Paracetamol-Intoxikation.

■ ■ **Nebenwirkung:**
— Bronchospasmus.

■ ■ **Verabreichung:**
— Oral als Granulat oder i. v.-Lösung oral (Verdünnung 1:9),
— zum rektalen Anspülen i. v.-Lösung (Verdünnung 2:8 mit Glukose 5 %ig) bei zähem Mekonium,
— endotracheal als i. v.-Lösung (Verdünnung 1:9 mit NaCl 0,9 %ig),
— i. v.,
— als Inhalation mit NaCl 0,9 %ig verdünnt.

■ **Ipratropiumbromid/z. B.** *Atrovent*: **Atropinabkömmling**
■ ■ **Wirkung:**
— Parasympathikolytisch,
— bronchodilatierend.

■ ■ **Anwendungsgebiet:**
— Obstruktive Bronchitis,
— Bronchospasmus,
— Asthma.

■ ■ **Nebenwirkung:**
— Mundtrockenheit,
— Tachykardie.

■ ■ **Wechselwirkung:**
— β-Adrenergika und Theophyllin verstärken die Wirkung.

Medikamente

■ ■ **Verabreichung:**
- Als Aerosolspray (über Spacer),
- als Tropfen mit NaCl 0,9 %ig verdünnt zum Inhalieren, häufig in Kombination z. B. mit *Sultanol*-Tropfen (Salbutamol).

■ **Koffein: Methylxanthin**
■ ■ **Wirkung:**
- Stimulation des Atemzentrums,
- Erhöhung der pulmonalen Compliance,
- Erhöhung der renalen Perfusion.

■ ■ **Anwendungsgebiete:**
- Zentrale Apnoen.

■ ■ **Nebenwirkung:**
- Tachykardien,
- verminderte Darmtätigkeit, vermehrte Magensekretion,
- Hyperexzitation,
- verminderter zerebraler Blutfluss.
- Hyperglykämie.

■ ■ **Wechselwirkung:**
- Wirkung kann durch Theophyllin verstärkt werden.

■ ■ **Verabreichung:**
- In Form von Koffeinzitrat p. o. oder i. v. als Einzelgabe.

■ **Salbutamol/z. B. *Sultanol, Salbulair*: β_2-Sympathomimetikum**
■ ■ **Wirkung:**
- Bronchodilatation durch Wirkung auf β_2-Rezeptoren des Bronchialtrakts,
- Verbesserung der mukoziliären Clearance.

■ ■ **Anwendungsgebiet:**
- Asthma und andere Bronchialerkrankungen,
- Hyperkaliämie.

■ ■ **Gegenanzeigen:**
- Hyperthyreose,
- Tachykardie, Tachyarrhythmien.

■ ■ **Nebenwirkung:**
- Hypokaliämie (Vorsicht bei Dauerbehandlung),
- Tachykardie,
- Tremor.

■ ■ **Wechselwirkung:**
- Theophyllin verstärkt die Bronchodilatation.

■ ■ **Verabreichung:**
- Z. B. *Salbulair* als Dauerinfusion mit Glukose 5 %ig oder NaCl 0,9 %ig,
- z. B. *Sultanol* zum Inhalieren mit NaCl 0,9 %ig,
- als Dosieraerosol (über Spacer).

■ **Theophyllin/z. B. *Euphyllin, Solosin*: Methylxanthin (wie Koffein)**
■ ■ **Wirkung:**
- Hemmung der Phosphodiesterase mit c-AMP-Erhöhung → Auflösung von bronchialer Obstruktion und Spasmen,
- pulmonale Vasodilatation,
- positiv-inotrope Wirkung,
- Verbesserung der mukoziliären Clearance,
- Förderung der Diurese und der zerebralen Durchblutung,
- stimmungsaufhellend und antriebssteigernd.

■ ■ **Anwendungsgebiet:**
- Bronchiale Obstruktion, Asthma, Bronchospasmus,
- zentrale Atemregulationsstörung,
- Rechtsherzüberlastung aufgrund pulmonaler Ursache.

■ ■ **Gegenanzeigen:**
- Hyperthyreose.

■ ■ **Nebenwirkung:**
- Geringe therapeutische Breite,
- Tachykardie,
- Hypertonie,
- Arrhythmie,
- zentrale Erregung, Schlafstörung,
- Erhöhung der Magensäureproduktion,
- gastroösophagealer Reflux,
- Hyperglykämie,

- Hypokaliämie,
- Senkung der Krampfschwelle.

■■ **Wechselwirkung:**
- Wirkungsverstärkung durch Furosemid, koffeinhaltige Medikamenten und β2-Adrenergika,
- schnellerer Abbau und verminderte Wirksamkeit bei Phenobarbital- und Phenytoin-Gaben,
- verzögerter Abbau bei Erythromycin, Cimetidin (z. B. *Tagamet*) und Gyrasehemmern und damit erhöhte Toxizität.

■■ **Verabreichung:**
- i. v. (*cave*: nur sehr langsam),
- Dauerinfusion verdünnt mit Glukose 5 %ig,
- s. l. unverdünnt.

Sonstige Arzneimittel

- **Glukokortikoide: Hydrokortison, Prednisolon, z. B. *Solu-Decortin H*, Dexamethason, z. B. *Fortecortin***
■■ **Wirkung:**
- Wie Nebennierenrindenhormon Kortison,
- Stabilisation der Zellmembran; die zelleigenen Lysosomen werden vor Zerstörung geschützt, Entzündungsreaktionen und die bindegewebige Proliferation werden unterdrückt.

■■ **Anwendungsgebiet:**
- Anaphylaktischer Schock,
- Hirnödem,
- rheumatische Erkrankungen,
- schwere Dermatosen,
- akute sekundäre NNR-Insuffizienz,
- akute Bluterkrankungen,
- bronchopulmonale Dysplasie.

■■ **Nebenwirkung:**
- Bei Dauerbehandlung → Abwehrbereitschaft reduziert,
- Cushing-Syndrom: Hyperglykämien, Hypertonie, Ödeme durch Natriumretention, Stammfettsucht, Knochenentkalkung, Magenulzera, Wachstumsverzögerung, psychische Veränderung, Katarakt.

■■ **Verabreichung:**
- Oral,
- i. v.,
- Inhalation.

- **Kalziumglukonat**
■■ **Wirkung:**
- Kapillarabdichtender Effekt,
- Antagonist zum kapillarerweiternden Histamin,
- Membranstabilisierung, z. B. an den Muskelendplatten, stark positiv inotrop.

■■ **Anwendungsgebiet:**
- Hypokaliämie,
- Hyperkaliämie,
- Hypermagnesiämie,
- Intoxikation mit Kalziumantagonisten,
- akute allergische Reaktionen.

■■ **Nebenwirkung:**
- Bei zu schneller i. v.-Gabe: Übelkeit, Erbrechen, Hypotonie bis zu Herzrhythmusstörungen, Herzstillstand.

■■ **Wechselwirkung:**
- Verstärkung von Herzglykosiden (Toxizität),
- bei Patienten, die Herzglykoside erhalten, ist die i. v. -Gabe kontraindiziert.

■■ **Verabreichung:**
- Langsam i. v.,
- oral,
- nicht gleichzeitig mit $NaHCO_3$.

- **Vitamin K/z. B. *Konakion*: fettlösliches Vitamin**
■■ **Wirkung:**
- Ist nötig für die Bildung der Gerinnungsfaktoren II, V, IX u. X.

■■ **Anwendungsgebiet:**
- Vitamin-K-Mangelzustände,
- Prophylaxe von Hämorrhagien des Neugeborenen.

Nebenwirkung:
- Bei i. v.-Gabe selten anaphylaktische Reaktionen.

Verabreichung:
- Oral als Tropfen,
- s. c., i. v.

Literatur

Berthold H., Braun J. (2001) Lightfaden – Medikamentenprofile, 3. Aufl. Urban & Fischer, München Jena
Deutsches Ärzteblatt: Heft 103/2006
Deutsches Ärzteblatt 95, Heft 30/24.07.1998
Hatch F., Maietta L. (1993) Kinaestetic Infant Handling. Dtsch. Krankenpflege Z. 9: 654--657
Hummler HD., Maier L. (Hrsg.) (2006) Neofax – Arzneimittelhandbuch für die Neonatologie, 3. dt. Aufl. Acorn Publishing, Gedeon & Reuss GmbH, Reichertshausen
Illing S., Claßen M. (2006) Klinikleitfaden Pädiatrie, 7. Aufl. Urban & Fischer, München Jena
Intensiv: Heft 11/2003; 12/2004; 13/2005; 14/2006; 15/2007. Thieme, Stuttgart New York
Intensivmedizin up2date: 2/2006; 3/2007. Thieme, Stuttgart New York
Kinderkrankenschwester: Heft 4/2004; 1,2,7,10/2005; 1,2,10,11/2006; 9/2007. Schmidt-Römhild, Lübeck
Kretz FJ. (2005) Anästhesie, Intensivmedizin, Notfallmedizin, Schmerztherapie, 4. Aufl. Springer, Berlin Heidelberg New York Tokio
Kretz FJ., Beushausen Th. (2001) Das Kinder Notfall Intensiv Buch, 2. Aufl. Urban & Fischer in Elsevier, München Jena
Larsen, R. (2007) Anästhesie und Intensivmedizin für Fachpflege, 7. Aufl. Springer, Berlin Heidelberg New York Tokio
Lemmer B., Brune K. (2007) Pharmakotherapie – Klinische Pharmakologie, 13 Aufl. Springer, Berlin Heidelberg New York Tokio
Lüllmann H., Mohr K., Hein L. (2004) Taschenatlas Pharmakologie, 5. Aufl. Thieme, Stuttgart New York
Maietta L., Hatch F., Bauder H. (1996) Kinästhetik in der Pflege – Aufbaukurs Arbeitsbuch. Institut für Kinästhetik IfK AG, Aarau
Maietta L., Hatch F. (1994) Kinästhetik in der Pflege – Grundkurs Arbeitsbuch. Institut für Kinästhetik IfK AG, Aarau
Neander KD., Meyer G., Friesacher H. (Hrsg.; 2008) Handbuch der Intensivpflege (Loseblattwerk in 3 Ordnern). Ecomed, Landsberg/Lech
Nydahl P., Bartoszek G. (Hrsg; 1998) Basale Stimulation – neue Wege in der Intensivpflege. Urban & Fischer, München
Obladen M., Maier RF. (2006) Neugeborenenintensivmedizin, 7. Aufl. Springer, Berlin Heidelberg New York Tokio
Plötz H. (2007) Kleine Arzneimittellehre für Fachberufe im Gesundheitswesen, 5. Aufl. Springer, Berlin Heidelberg New York Tokio
Roos R., Genzel-Boroviczény O., Proquitté H. (2003) Checkliste Neonatologie. Das Neo-ABC, 3. Aufl. Thieme, Stuttgart New York
Siewert J.R. (2006) Chirurgie, 8. Aufl. Springer, Berlin Heidelberg New York Tokio
Speer CP., Gahr M. (2004) Pädiatrie, 2. Aufl. Springer, Berlin Heidelberg New York Tokio
Thieme-Refresher Organtransplantation 2008: R1–R 20, Georg Thieme, Stuttgart New York
Thomas J. (1997) Probleme der Beatmung auf Intensivstationen, 4. Aufl. pmi, Frankfurt am Main

AMWF-Leitlinien online: http://leitlinien.net
Deutsches Netzwerk für Qualitätsentwicklung in der Pflege (DNQP): http://www.dnqp.de
Institut für Innovationen im Gesundheitswesen und angewandte Pflegeforschung e. V.: http://www.igap.de/
Menschen pflegen: http://menschen-pflegen-ist-mehr.de
Pflegewikipedia: http://www.pflegewiki.de/wiki/Nationale_Expertenstandards

Stichwortverzeichnis

A

ABC-Schema 169
Absaugen
- bei Erstversorgung der Neugeborenen 194
- endotracheales 18, 38
- Endotracheales Absaugen 18
- Orales und nasales 22

Absaugkatheter 19
- atraumatische 20

Absaugmaß 20
Absaugpumpe 17
Absaugsystem
- Geschlossenes 20

Absaugvorgang 19, 21
- mit geschlossenen System 21

Absorber 328
ACE-Hemmer 151
Acetylcystein 418
Acetylsalicylsäure 397
Aciclovir 405
Acute Respiratory Distress Syndrome 74
Adam-Stokes-Syndrom 152
Adenosin 153, 177, 406
ADH-Sekretion
- inadäquate 79, 117, 122, 279

Adrekar 406
Adrenalin 175, 407
Adrenalininhalation 83
Akute stenosierende Laryngotracheobronchitis 82
Akutes Lungenversagen 74
Aldactone 406
Aldosteronantagonist 406
Alfentanil 399
Alkalose 217
Allantois 106
Allen-Test 245, 246
allergische Reaktion 284
Alupent s. Orciprenalin 176
Alzheimer Demenz 181
Ambisome 402
Amikacin 402
Aminoglykoside 402
Amiodaron 175, 407
Amnesie 114
Amphotericin B 402
Ampicillin 404
Amplatzer-Septal-Occluder 144, 156
Analgesie
- patientenkontrollierte 296

Analgetika
- nichtopioide 296, 397
- opioide 296
- Opioide 399

Anämie 278
Anästhesie
- balancierte 353

Anästhetika
- volatile 396

Ancotil 402
Anenzephalie 181
Anexate 411, 413
Anfeuchtung 33
Angiografie
- zerebrale 185

Angiographie 155
Antiarrhythmikum 406, 410
Antiarrhytmikum 414
Anti-Atelektase-1-Faktor 68
Antibiotikum
- β-Laktam 403

Antidepressiva 297
Antiepileptikum 414
Antikonvulsiva 411
Antikörpermangel 280
Antikörpermangelsyndrom 202
Antikörpersuchtest 281, 285
Antimykotika 402
Antirheumatika
- nichtsteroidale 397

Aortenisthmusstenose (ISTA) 145
Aortenstenose (AS) 146
Apallisches Syndrom 180
Aphten 4
Apnoe-Test 185
Arbeitsdruck 212
Arbeitsteilung 392
ARDS 74, 121, 122, 136
Arnold-Chiari-Missbildung 102
Arterenol 410
Arterial-Switch-OP 148
arterielle Druckmessung 254
ASA-Klassifikation 319
Asphyxie 87
Aspiration 367
Asthma bronchiale 78
Asystolie 121, 152, 176
Atemanfeuchtung 33
Atemhubvolumen 211
Atemluftanfeuchtung 36
Atemminutenvolumen 211
Atemnotsyndrom des Neugeborenen 68
Atemstillstand 168
Atemstimulierende Einreibungen 63
Atemstörungen 201
- des Frühgeborenen 201

Atemtherapie 62
Atemwegsdruck
- mittlerer 211

Atemzugvolumen 170, 211
Atmung
- Frühgeborene 312
- Neugeborene 313
- Säuglinge 313

Atosil 414
Atracurium 415
Atrioseptostomie 156
Atrioventrikulärer Kanal (AV-Kanal 145
Atriumseptumdefekt (ASD) 144
Atropin 175, 220, 408
Atropin-Test 185
Atrovent 73, 418
Aufklärung 318
Aufnahme 160
- eines kardiochirurgischen Patienten 160

Aufsichtspflicht 392
Aufwachen
- verzögertes 384

Aufwachraum 376
Augenhintergrund
- Spiegelung 267

Augenpflege 126
Auskultation 261
Ausleitung 360
Austausch 285
Austauschgeschwindigkeit 286
Austauschtransfusion 284, 287
- Komplikationen 286

Austauschtransfusionsgarnitur 285
Austauschvolumen 286
Automode 213
Autoregulation 206
- intrazerebrale 121
- intrazerebrale Durchblutung 115, 116
- intrazerebralen Durchblutung 206

AV-Block 152
Awareness 355
Azetylzystein 79
Azidose 133, 176, 196, 216, 217, 240

B

Babykonserven 281
Babymassage 200
Ballonpumpe, intraaortale 163
Banding-OP 144
Barbiturat 412, 413, 415
Basale Stimulation 23
Bauchwanddefekt 92
Bauchwandhernie 94

A–D

Baypen 404
BE (Base excess) 215
beatmete Patienten
– Duschen/Baden 2
– Überwachung 37
Beatmete Patienten
– Pflege 36
Beatmung 172, 212
– assistierte 213
– druckkontrollierte 213
– druckregulierte-volumenkontrollierte 213
– druckunterstützte 214
– Formen 213
– Grundlagen 210
– manuelle 215
– maschinelle 210
– mit Beatmungsbeutel 172
– mit der Maske 228
– Mund-zu-Mund 170
– Mund-zu-Nase 170
– nichtinvasive 228
– ohne Hilfsmittel 170
– seitengetrennte 215
– System 212
– Unterdruckkammer 230
– volumenkontrollierte 213
– volumenunterstützte 214
Beatmungsbeutel 171
Beatmungsmaske 229
Bedside-Karte 281
Bedside-Test 282
Benzodiazepin 411
Berlin Heart 163
Beschäftigung des beatmeten Patienten 39, 40
Besuchsregeln 304
Betäubungsmittelgesetz 296
Beutelbeatmung 171
Bewegung 27
Bewegungsübungen 12
Bewusstseinslage 110
– Beurteilung 168
Binasaler CPAP 226
Binotal 404
BIPAP 214
Bispektral Index 117
Blalock-Taussig-Anastomose 148
Blasendauerkatheter 322
Blasenekstrophie 104
Blasenkatheter 42, 44
– Dauerkatheter 43
– Einmalkatheter 42
– suprapubische 44
Blutaustauschtransfusion 256
Blutbestandteile 279
Blutbildungsstörung 281

Blutdruck
– arterieller 239
Blutdruckmessung 239
– manuell 239
Blutentnahme
– über arterielles Drucksystem 246
Blutgasanalyse 215
Blutgruppe 283
Blutgruppeninkompatibilität 284
Blutgruppenkompatibilität
– Rh-Inkompatibilität 283
Blutung 277
– intrakranielle 280
– subarachnoidale 114
– subdurale 114
Blutverlust 280
Blutvolumen 284
Bochdalek-Foramen 99
Braden-Q-Skala 9
Bradykardie 202
Brevimytal 412
Bricanyl s. Terbutalin 79
Brille 33
Bromuc 418
Bronchodilatatoren 73
Bronchopulmonale Dysplasie 72
Bronchoskopie 297
– Vorbereitung 298
Bronchospasmus 22, 361, 366
– Maßnahmen 367
– Prophylaxe 367
– Symptome 366
– Ursachen 366
Broviackatheter 278
Brustfell 259
Bulbärhirnsyndrom 119
Bulbovagalreflex 184
BURP-Manöver 340
Button 60, 62

C

CAPD (kontinuierliche ambulante PD) 46
Carbapeneme 403
Cardiac Index 268, 271
Cardiac Output 268
Cardiac-Lagerung 14
Catapresan 399
Cefotaxim 403
Cefuroxim 403
Cephaclor 403
Cephalosporine 403
C-Griff 172
– doppelter 172

Chloralhydrat 411
Chylothorax 259
Claforan 403
Clindamycin 404
Clonazepam 411
Clonidin 116, 296, 399
Clont 404
Coil 156
Compliance 211, 213
Contre-Coup 114
Cook-Katheter 344
Coombs-Test 285
Cor pulmonale 72, 210
Cordarex 407
Cordarex s. Amiodaron 175
Corotrop 410
Corpus-Weste 234
Cotrim 405
Couplets 154
CPAP (Continuous Positive Airway Pressure) 214, 225
CPP (zerebraler Perfusionsdruck) 252
Cuff 219, 222
Cycler 49

D

Dantrolen 370
Debridement 138
Defibrillation 122, 177
Dehnlagerungen 11
Dekubitus
– Gradeinteilung 7
– Prophylaxe 7
– Skalen 8
Dekubitusprophylaxe 13, 126
Delegation 392
Delta-T 240
Desfluran 396
Dexamethason 73, 116, 420
Diabetes
– insipidus 186
– Typ-I 133
– Typ-II 133
Diabetes insipidus 117
Dialysats 46
– Durchführung 47
– Zusammensetzung 46
Dialyse
– Protokoll 49
– System 48
Diaphanoskopie
– thorakale 261
Diazepam 411
Diffusion 46

Diffusionshypoxie 362
Diffusionsstörungen 33
Digitalis 408
Digoxin 408
Dipidolor 401
Disoprivan 415
disseminierte intravasale Gerinnung (DIC) 121
Diuretika 405
Diving Seal Reflex 121
Dobutamin 409
Dobutrex 409
Dokumentation 390
Dolantin 401
Dopplersonografie
– transkranielle 185
Dornröschenschlafphänomen 119
Double Inlet Left Ventricle 149
Double Outlet Right Ventricle 148
Drainage
– Entfernen 264
Drainagelagerung 63
Druck
– linksatrialer 246
– pulmonalarterieller 246
Druckdom 245
Druckmessung
– arterielle 244, 254
– epidurale 250
– intrakranielle 250
Druckpunkt 173
– für die HDM 173
Drucksonde, intrakranielle 322
Drucksystem
– arterielle Blutentnahme 246
– arterielles 245
– Wechsel 247
Ductus arteriosus Botalli
– persistierender 207
Dysäquilibriumsyndrom 50, 53

E

Ebstein-Anomalie 149
Einklemmung 119
Einleitung
– intramuskuläre 337
– intravenöse 336
– nicht-nüchterne 337
– rektale 336
Einreibungen
– atemstimulierende 11, 63
Einschwemmkatheter 258
Einwilligung 318
Eisenmangel 281
Eisenmenger-Reaktion 144, 146

EKG 152, 176, 238
– Überwachung 238
Elastance 211
Elektrolytentgleisung 204
elektromechanische Entkopplung 177
Eltern 18, 40, 119, 306, 307
– Anleitung 305
– Gespräche 305
– von Früh- und Neugeborenen 306
Elternbesuch 304
Eltern-Kind-Beziehung 306
Elternzimmer 305
Eltren
– sterbender Kinder 307
Endokardkissendefekt 144
Endoskopie 297
endotracheale Intubation 218
endotracheales Absaugen 18
Energiebedarf
– Frühgeborene/Neugeborene 205
Enterokolitis
– hämorrhagische 278
– nekrotisierende 130, 281
Enterostoma 56, 132
Enterostomas 107
Entlastungstrepanation 117
Entwöhnung
– vom Respirator 223
Epiduralraum 111
Epiglottitis 82, 83
Ernährung
– bei Enterostoma 58
– des beatmeten Patienten 39
Erstversorgung 194
– des Neugeborenen 192, 194
Ertrinkungsunfall 120
Erythroblastose 285
Erythromycin 404
Erythropoetin 281
Erythrozytenkonzentrat 279, 280
Escharotomie 138
Esidrix 406
Esmarch-Handgriff 170, 363
Etomidate 412
Euphyllin 419
Eusaprim 405
evozierte Potentiale 116, 180, 186
externe Ventrikeldrainage 264
extrakorporale Membranoxygenierung (ECMO) 289
extrakorporale Zirkulation
– Auswirkungen 161
Extrasystolen
– ventrikuläre 154

Extrinsic-Asthma 78
Extubation 223, 360, 362
Exzitationsphase 334, 336, 360, 363

F

Fallot-Pentalogie 147
Fallot-Tetralogie (TOF) 147
Fentanyl 220, 400
Feuchte Nasen 37
Fiberoptische Intubation 346
Fibrose 75
FiO2 33
FiO2 (Fraction of Inspired Oxygen) 241
FIP 130
Flolan 100
Flow 172, 211
– Beatmungsgerät 211
– Demand 211
– Sauerstoff 172
Flucloxacillin 404
Flucytosin 402
Fluimucil 418
Flumazenil 411
Folienbeutel 94
Foliensack 195
Fontanellenpunktion 266
Fontan-OP 148
Foramen oval 84
Foramen ovale
– persistierendes 144
Forene 396
Fortecortin 420
Fossa-ovalis-Defekt 144
Fremdkörperaspiration 80
Fremdkörperentfernung 298
Fresh Frozen Plasma (FFP) 279
Früh- und Neugeborene 197
Frühgeborene
– Atemstörung 201
– Aufnahme 197
– Betreuung 198
– Ernährung 199
– Infektion 202
– Nahrungsaufbau 205
– Primärversorgung 70
– Probleme 200
funktionelle Residualkapazität 225
Funktionen
– menschliche 27
Furosemid 405

G

GABA 411
Ganciclovir 405
Ganzkörperwäsche 26
Ganzkörperwaschung 2, 25
- basale Stimulation 25
- beruhigende 25
- fiebersenkende 26
- schmerzreduzierende 26
- stimulierende 26
Garantenstellung 392
Gasaustauschstörung 210
Gastroschisis 92
Gastrostoma 60
Gastrostomas 74, 98
Gentamicin 402
Gerätebuch 390
Gerätepass 390
Gerbung 138
Gerinnungsfaktor 280
Geschwisterkinder 305
Gewebetoxizität 279
Glasgow-Coma-Scale 110
Glaubersalz 59
Glottis 218
Glukokortikoide 420
Glukose 176
Glykopeptide 403
Guedel-Tubus 171, 324

H

Haarpflege 3
Haftung 392
Hämatothorax 259
Hämodilution 287
Hämofiltration 50
Hämolyse 282, 284
Hämorrhagien
- intrakranielle 206
Harlekin-Phänomen 146
Heat-Moisture-Exchanger 36
Heimlich-Handgriff 81
Hemi-Fontan-OP 149
Herpes labialis 4
Herzdruckmassage
- beim Neugeborenen 195
Herzfehler 144, 147
- mit Zyanose 147
- ohne Zyanose 144
Herzindex 268
Herzinsuffizienz 150, 153
Herzkatheterlabor 157
Herzkatheteruntersuchung 155
Herz-Kreislauf-Stillstand 169

Herz-Kreislauf-System
- Instabilität 202
Herzminutenvolumen 268
- Messung 270
Herzrhythmusstörung 270, 279
Herzrhythmusstörungen 122, 135, 152
Herzschrittmacher 163
Herzstillstand 176
- Formen 176
HFO (High Frequency Oscillation) 214
Hilfeleistung
- unterlassene 393
Hirnblutung 196, 206
Hirndruck 115, 116
- akuter Anstieg 119
- Anstieg 121
- Senkung 116
- Werte 252
- Zeichen 115
Hirndruck s. Druckmessung 250
Hirndrucksonde 110
Hirndruckzeichen 104
Hirndurchblutung 111
Hirnödem 50, 115, 134, 217
- zytotoxisches 115, 121
Hirnödemprophylaxe 2
Hirnschwellung 115
Hirnstammreflexe 184
Hirntod 180
- Diagnostik 181
- Hirnrindentod 180
- Hirnstammtod 180
- Teilhirntod 180
Hirntodprotokoll 181
HME-Filter 36
HMV 270
Hochdruckmassage
- Frequenz 173
- Kompressionstiefe 173
Hochfrequenzbeatmung 214
Hohlfaseroxygenator 290
Hohllagerung 8
Humanalbumin (HA) 279
Hyaline Membranen 75
Hydrochlorothiazid 406
Hydrokortison 420
Hydrozephalus 102, 104, 206, 265, 266
Hyperbilirubinämie 204, 284
Hyperkaliämie 134, 283
Hyperkapnie 224, 241
- permissive 76
Hyperoxie 241, 242
Hyperoxietest 85
Hypertension 72

Hyperthermie 201
- maligne 335, 352
Hyperthermie, maligne 368
Hypertonie
- pulmonale 72, 74, 146
Hyperventilationstest 85
Hypnomidate 412
Hypnotika 411
Hypnotikum 415
Hypoglykämie 203
Hypokalzämie 283, 286
Hypokapnie 241
Hypoplastisches Linksherzsyndrom 149
Hypothermie 178, 194, 200, 315
Hypoxämie 32, 84, 120, 224, 240
Hypoxie 240, 371

I

I:E-Verhältnis 212
Ibuprofen 208
ICP 116
ICP (intrazerebraler Druck 111
Ilomedin 74
Iloprost 74, 85
Imipenem 403
Immobilität
- Ursachen 13
Immunglobuline 280
Impakttrauma 114
Impressionsfraktur 114
IMV (Intermittent Mandatory Ventilation) 213
Indometacin 207, 398
Infektanfälligkeit 277
Infektion
- konnatale 202
Infiltrationsanästhesie 297
Infusionen
- aufziehen 287
Ingestion 58
Inhalation 83
- Adrenalin 83
Inhalationseinleitung 334
Inhalationstrauma 135, 140
INSECURE-Technik 71
Inselzell-Antikörper 133
Inspirationsdruck 211–213
Inspirationszeit 212
Insulin 133, 134
- Autoantikörper 133
INSUREX-Technik 71
Interaktion 4, 28
Intermittent Positive Pressure Ventilation 213

intermittierende positive Druck-
 beatmung 229
Intoxikation 58
Intraflowsystem 246
intrakranielle Blutung 114, 280
intrakranielle Druckmessung 250
intrakranielle Hämorrhagien
 (ICH) 206
intraossäre Kanüle 176
intraossärer Zugang 271
Intrinsic-Asthma 78
Intubation 339
– bei Säuglingen 341
– endotracheale 218
– nasotracheale 219
– orotracheale 218
– Zubehör 324
Intubationsschwierigkeiten 342
Intubationsspatel 219
Intubationstiefe 341
Inverse Ratio Ventilation 212, 215
Ipratropiumbromid 73, 418
Isofluran 396

K

Kachexie 278
Kaliumcanrenoat 406
Kalziumglukonat 175, 420
Kammer 231
Kammerflimmern 121, 122, 155, 177
Känguruhen 199, 306
Kanüle, arterielle 322
Kanülenwechsel 54
Kapnode 243
Kapnometrie 243
Kardiomyopathien 150
Kardioversion 153, 177
Katabolismus 117
Katheterablation 154, 156
Katheter 20
Kaudalanästhesie 297
Kehlkopf 218
Kernikterus 204
Ketamin 79, 412
Kinästhetik 26
Kinetische Therapie 77
Kloake 104
Kloakenekstrophie 106
Knochenmarkdepression 277
Knochenmarkinsuffizienz 281
Koffein 419
Kohle 59
Kohlendioxidpartialdruckmessung
– transkutane 243
Kohlendioxydpartialdruck 215

Kohlenstoffdioxid
– endexspiratorischer 243
Kollateralkreislauf 245, 246
Koma 133
– diabetisches 133
Kombisonde 243
Kompressionsbandagen 140
Konakion 420
Koniotomie 221
Konjunktivitis 126
Kontaktatmen 11, 199
Kontaktatmung 63
Kontrakturenprophylaxe 11, 13
Konvektion 46
Kornealreflex 184
Körperwäsche 2
Kortison 297, 420
Kreislaufstillstand 168
Kreislaufunterstützung, mechani-
 sche 163
Kreuzprobe 281, 285
Krikoiddruck 339, 344
Kunsthaut 139
Kürass 234
KUS-Skala 380, 381
Kutschersitz 79

L

Lachgas 335, 397
Lagerung 12
– Arten 13
– bei Frühgeborenen 15
– des beatmeten Patienten 38
– Drainagelagerung 63
– Hilfsmittel 13
Laktat 46
Laminar Air Flow 276, 287
Laryngoskop 219, 221, 342
Laryngoskopspatel 326
Laryngospasmus 361
– Maßnahmen 365
– Symptome 365
– Ursachen 364
Laryngotracheobronchitis
– Akute stenosierende 82
Larynxmaske
– Ablauf 326
– Einsatzbereiche 326
– Größe 326
– Kontraindikationen 327
– Nachteile 327
– Vorteile 327
Lasix 405
Lazarus-Zeichen 187
Leberfunktionsstörungen 278

Leukomalazie 206
Leukozytenkonzentrat 279
Lidocain 410
linksatrialer Druck 246
Links-rechts-Shunt 144, 147, 207
Liquorproduktion 265
Liquorrhö 119
Locked-in-Syndrom 181
Lokalanästhesie 297
Lokalanästhetikum 410
Low-output-Syndrom 161
Luft
– Zusammensetzung 241
Luftembolie 270
Lumbalpunktion 267
Luminal 413
Lungeninfarkt 270
Lungenreifung 68
Lungentoxizität 36
Lungenüberflutung 144, 147, 207
Lungenvenenfehleinmün-
 dung 149
Luxusperfusion 116
Lysinhydrochlorid 217

M

MAC-Wert 313, 354
Magenspülung 58
Magill-Zange 219, 340
Makrolide 404
Mallampati 343
Mannit 117
Mantelpneu 260
Maske 33, 229
Maskenbeatmung 228
McCoy-Spatel 344
MedGV 238
Medikamentengabe
– intraossär 176
– intratracheal 176
– sublingual 176
Medizinischen Geräteverordnung
 (MedGV) 390
Medizinproduktegesetz
 (MPG) 390
Mekonium 86
Mekoniumaspirationssyndrom
 (MAS) 86
Membranoxygenator 289
Mendelson-Syndrom 337, 367
Meropenem 403
Mesh-graft-Deckung 139
Messung
– manuelle 239
Mestinon 416, 417

Metamizol 398
Methohexital 412
Methylxanthin 419
Metronidazol 404
Mezlocillin 404
Micro-Stimulations-Systeme 8
Midazolam 413
– Dosierungen 320
Mikrolagerungen 15
Mikrostimulations-Systeme 15
Milrinon 410
Minimal-Handling 70, 198
Minirin 117
Mittelhirnsyndrom 119
mittlerer arterieller Druck (MAD) 111
Mivacurium 418
Mobitz
– AV-Block 152, 153
Morbus haemolyticus neonatorum 284
Morbus haemorrhagicus neonatorum 280
Morphin 400
Morphinantagonist 400
Mukolytikum 418
Mukositis 278
Multiorganversagen 74, 136
Mundpflege 4
Muskelrelaxans
– nichtdepolarisierendes 415
Muskelrelaxanzien 415
Muskelzittern 314, 385
Mutismus
– akinetischer 181

N

N2O 397
Nabelarterienkatheter 254
Nabelgranulome 7
Nabelpflege 7
Nabelschnurabriss 280
Nabelschnurbruch 94
Nabelvenenkatheter 256
Nachschlaf 384
Nahrungsaufbau
– bei Frühgeborenen 205
Nahrungskarenzzeiten 319
Nahrungsunverträglichkeit 205
Naloxon 176, 400, 401
Naloxon (Narcanti) 364
Narcanti 400, 401
Narcanti s. Naloxon 176
Narkosegeräte 327
– Anforderungen 330

– geschlossene 330
– halbgeschlossene 327
– Überprüfung 330
Narkosetiefe 355
Nasen-CPAP 226
Nasenmaske 227
Nasenpflege 6
Nasentubus 226
Nasse-Lunge-Syndrom 69
Natriumbikarbonat 175, 196, 217
Near-Drowning 120
Negative Pressure Ventilation 230
– Indikation 230
Neostigmin 40, 363, 416, 417
Nestlagerung 25, 28, 199
Neugeborenensepsis 202
Neuner-Regel nach Wallace 135
Neuroleptanästhesie (NLA) 354
Neuroleptika 297
Neuroleptikum 414
Neuropathie 279
nichtsteroidale Antirheumatika 397
Niederdruckcuff 222
niedrige Temperatur 194
Nierenfunktionsstörung 278
Nierenversagen 136
– akutes 204
Nipruss 163
NIRS 118
NO s. Stickstoffmonoxydtherapie 291
Noradrenalin 410
Norwood-OP 149
Notfallkoffer 193
Notfallplatz 179
– Ausrüstung 179
– in Geburtskliniken 193
Novaminsulfon 398
Nystatin 402

O

Oberflächenanästhesie 297
Obstruktion
– Tubus 22
Ödem
– interstitielles 120
– intraalveolares 120
Ohrenpflege 7
okulozephaler Reflex 184
Oligohydrammion 86
Omphalozele 94
ONK-Tubus 325
Opiat 400, 401
Opiatüberhang 363

Opioide 399
Orciprenalin 176
Osmose 46
Ösophagusatresie 96
Osteoporose 125
Oszillation 215
Overdrive Pacing 153, 177
Oxygenierungsindex 75

P

Pacer s. Schrittmacher 163
Pacing 177
– externes 177
Pancuronium 416
Pankreasfunktionsstörung 278
Paracetamol 399
Parasympatholytikum 408
Parotitis 4
Partialdruck 241
Patienten
– kontrollierte Analgesie 296
Patientenplatz 16
– mit Unterdruckkammer 231
Patientenwärmesysteme 315
Pause
– inspiratorische 212
PAV (Proportional Assist Ventilation) 214
PEEP
– Best 76
PEG 62
PEG (perkutane, endoskopisch, kontrollierte Gastrostomie) 60
Penicillin 404
Perfalgan 399
Perforation, intestinale 130
Perfusionsszintigrafie
– zerebrale 185
Periduralanästhesie 297
Peritonealdialyse 46
Peritonitis 50
Persistierende pulmonale Hypertension des Neugeborenen 84
Persistierender Ductus arteriosus Botalli 207
Persistierendes Foramen ovale (PFO) 144
Pethidin 401
Pflege 36, 160
– beatmeter Patienten 36
– bei Enterostoma 58
– bei Gastrostoma 61
– des kardiochirurgischen Patienten 160
– relaxierte Patienten 40

Pflegerunde
- Ablauf 17
pH 215
Phenhydan 414
Phenobarbital 413
Phenytoin 414
Phosphodiesterasehemmer 410
Phototherapie 204
Physostigmin 408
Ping-Pong-Effekt 114
Pink-Fallot 147
PIP 213
Piperacillin 404
Piritramid 401
Placenta praevia 280
Plateau 212
Pleura 259
Pleuraempyem 259
Plexusanästhesie 297
Pneumatosis intestinalis 131
Pneumonie 97, 126
- chemische 121
Pneumonieprophylaxe 8, 13
Pneumothorax 259, 260
- Spannungspneumothorax 260
- spontaner 260
- Symptome 260
- Ursachen 260
Pneumozyten 68
Poikilothermie 185
Polyglobulie 147, 151, 287
Polytrauma 111
PONV (postoperative nausea and vomiting) 352, 381
Port 278
positiver endexspiratorischer Druck 211
Positronenemissionstomografie 185
Postintubationskrupp 382
Postoperatives Erbrechen (PONV) 381
Potentiale
- evozierte 116, 186
PPHN 84, 100
präkapillärer Sphinkter 111
Prämedikation 320
Präoxygenierung 220
Prednisolon 420
Pressure-Controlled-Ventilation-Modus (PCV) 330
Priming 289
Promethazin 414
Prongs 226
Prophylaxen 7
Propofol 352, 415
Prostaglandin-E1-Therapie 146

Prostaglandin-E-Therapie 159
Prostazyklin 100
Pseudokrupp 82
pulmonalarterieller Druck 246
Pulmonalarteriendruck 268
Pulmonalarterienkatheter 268
pulmonalkapillärer Verschlussdruck 268
Pulmonalstenose (PS) 145
Pulsoxymetrie 241
Pupillenkontrolle 110
Pupillen-Licht-Reflex 184
Puppenkopfphänomen 184
Pyrogene 283

Q

Querschnittslähmung 123

R

Rachen-CPAP 226
RAE-Tubus 325
Rapifen 399
Rashkind-Manöver 148, 156
Reanimation 168, 169, 179
- Ablauf 169, 179
- des Neugeborenen 195
- Komplikation 179
- Medikamente 175
- Medikamente bei Erstversorgung des Neugeborenen 196
Reanimationsplatz 193
- in Geburtskliniken 193
Rechts-links-Shunt 32, 84, 207
Reentry-Mechanismus 153
Reflex
- bulbovagaler 184
- Korneal 184
- okulozephaler 184
- pharyngeale 184
- vestibulookulärer 184
Reflux, gastroösophagealer 99
Regionalanästhesie 297
Rehabilitation
- Ertrinkungsunfall 123
- SHT 120
- Verbrennung 140
Reintubation 225
Relaxansüberhang 323, 363
Relaxanzien 40, 415
Relaxierung 40
Relaxometrie 322
Remifentanil 401

Residualkapazität 211
Resistance 211
Respirator
- Entwöhnung 223
- Überwachung 37
Respiratorparameter 211
Respiratory Distress Syndrome 68
Retinopathia praematurorum 36
Rhagaden 4
Rh-Erythroblastose 285
Rh-Inkompabilität 280
Rh-Inkompatibilität 283
Rickham-Reservoir 266
Rippenfell 259
Riva-Rocci 239
Rivotril 411
Rocuronium 416
Rotameterblock 327
Rotationsbett 77
Rotationstrauma 114, 115
Routineversorgung 17
RSI (rapid sequence induction) 337

S

Salbutamol 73, 79, 419
Sauerstoffbrille 33
Sauerstoffdissoziationskurve 215
Sauerstoffflasche
- Inhaltsberechnung 34
Sauerstoffmaske 33
Sauerstoffmessung
- transkutane 242
Sauerstoffpartialdruck 215, 240
Sauerstoffpartialdruckmessung 242
Sauerstoffsättigung 215, 241
- gemischtvenöse 162
- gemischt-venöse 268
Sauerstofftherapie 32
- Pflege bei 34
Sauerstoffverabreichung 33
Säure-Basen-Haushalt (SBH) 215
Schädel-Hirn-Trauma 111
Schirmchen 156
Schleifendiuretikum 405
Schleimhautläsion 278
Schlürfsonde 97
Schmerz 293
- Linderung 13
Schmerzempfinden 127
Schmerzscore 380
Schmerzskala 295
Schmerztherapie 293
Schmerzvermeidung 295

Schnüffelposition 218
Schnüffelstellung 171, 339, 363
Schock 136
Schock:bie Verbrennung 136
Schrittmacher 163
Schrittmachertherapie 153
– postoperative 163
– Probleme 165
Schrittmachertypen 164
Schüttelungen 63
Schweigepflicht 391
Sedativa 411
Sekretolyse 11
Sekretolytika 19
Seldinger-Technik 258
Sellick-Handgriff 172, 220
Sensitivity 212
Sepsis
– des NG 202
Sevofluran 334, 396
Shaldon-Katheter 52
Silastikkatheter 258
SIMV
– synchronisierte IMV 214
Singulärer Ventrikel 149
Sinneswahrnehmungen 26
Sinusbradykardie 152
Sinus-venosus-Defekt 144
SIP 130
SIPPV (Synchronized Intermittent Positive Pressure Ventilation) 214
Smileyskala 380
Solosin 419
Solu-Decortin H 420
Soor 4
Sorgfaltspflicht 392
Spannungspneumothorax 260
Spastik 125
Spatel 219
Sphinkter
– präkapillarer 111
Spina bifida 102
Spinalanästhesie 297
Spironolacton 406
Spitzfußprophylaxe 14
Spontanatmung 210
Spontanpneumothorax 260
Sprachentwicklung
– bei Tracheostoma 127
Standardbikarbonat 215
Staphylex 404
Status asthmaticus 78
Stauungspapille 267
Steal-Phänomen 130
– diastolisches 130
Stents 156

Sterbebegleitung 307
Stethoskop, präkordiales 321
Stickstoffmonoxydtherapie 291
Stimmritze 218
Stimulation 199
– basale 23
– Möglichkeiten 24
Stimuli 356
Stomatitis 4, 278
Stridor 383
Subarachnoidalraum 111
Subdurale/subarachnoidale Schraube 250
Subduralpunktion 266
Subduralraum 111
Succinylcholin 417
Sufentanil 402
Sulfonamide 405
Suprane 396
Suprapubische Blasenkatheter 44
Suprarenin 407
Supraventrikuläre Tachykardie 153
Surfactant 68, 120
Surfactantgabe 88
Surfactantmangel 68, 75
Surfactantsubstitution 70
Switch-OP 148

T

Tachykardie 202
– paroxysmale supraventrikuläre 153
– supraventrikuläre 149, 153
– ventrikuläre 154
Teicoplanin 403
Temperaturregulation 314
Temperaturüberwachung 240
Tenckhoff-Katheter 47
Tethered cord 102
Theophyllin 73, 419
Thermistor 269
Thermistorsonde 240
Thermodilution 270
Thermodilutionsmethode 268
Thiopental 220, 415
Thoraxdrainage 259
– entfernen 264
– Legen einer 262
– Punktionsstelle 262
Thoraxtrauma 259
Thromboseprophylaxe 12
Thrombosezeichen 12
Thrombozytenkonzentrat 279, 280, 282
Thrombozytopenie 278

Tidalvolumen 211
TIVA (totale intravenöse Anästhesie) 336, 352, 382
TMP/SMZ 405
Tobramycin 402
Torsade-de-Pointes-Arrhythmie 408
Totale intravenöse Anästhesie 352
Totale intravenöse Anästhesie (TIVA) 382
Totraum 211, 330
Totraumventilation 32, 211
Trachealkanüle
– Dekanülierung 56
Trachealkanülenwechsel 54
Tracheotomie 53
Tranquilizer 411
Transducer 245
Transfusion 279
– fetofetale 280
– fetomaternale 280
– fetoplazentare 280
– Vorbereitung 281
Transfusionsbesteck 282
Transfusionszwischenfall 284
– hämolytischer 283
transkranielle Nah-Infrarot-Spektroskopie 118
Translationstrauma 114
Transplantationsgesetz 187
Transport 192, 300
– großer Kinder 300
Transportinkubator 192, 196
Transportkoffer 193
Transportprotokoll 196
Transposition der großen Gefäße (TGA) 148
Trapanal 415
Trendelenburg-Lagerung 14
Tricuspidalatresie 149
Trigeminus 184
Trigger 212
Trinitrosan 163
TRIS-/THAM-Puffer 217
Truncus arteriosus communis 149
Tubus
– Größe 325
– Modelle 325
Tubusfixierung 222
Tubuslänge 219
Tubusobstruktion 22
– Tubus 22
Tympanon-Thermometer 240

U

Überflutung der Lunge 207
Übergabe 17
Ubernahmeverschulden 393
Übertransfusion 284
Überwachung 238, 321
- apparative 238
- arterieller Blutdruck 244
- Atmung 239
- Blutdruck 239
- des beatmeten Patienten 37
- EKG 238
- Parameter 322
- Temperatur 240
- transkutane 240
Ultiva 401
Umgebung
- Gestaltung 27
Umverteilungsphänomen 352
Unfallverhütungsvorschriften 390
Unruhe
- postoperative 387
Unterdruckbeatmung 210, 230
Unterdruckkammer 74, 231
- Entwöhnung 234
- Gewöhnung 233

V

VACTERL-Assoziation 97
Vagusreiz 222
Vagusstimulation 153
Valium 411
Valsalva-Manöver 153
Vancomycin 403
Vapor 328
Vasodilatator 291
Vecuronium 417
Venae sectio 258
Venendruck
- zentraler 248
Venenpunktion 347
Venotonometrie 248
Ventilation
- Verbesserung 11
Ventrikeldrainage 250
- externe 264
Ventrikeldruckmessung 250
Ventrikelpunktion 266
Ventrikelseptumdefekt (VSD) 144
Ventrikuläre Tachykardie 154
Venturi-Masken 34
Verapamil 153
Verbrennung 135
- Erstversorgung am Unfallort 136

Verbrennungskrankheit 135, 136
Vergiftungen 58
Verschlussdruck
- pulmonalkapillärer 268
Verschulden
- eigenes 392
Versorgung
- Routineversorgung 17
Verteilungsstörungen 32
Vertrauensgrundsatz 392
Vesikointestinale Fissur 106
vestibulookulärer Reflex 184
Vibrationsmassage 11
Vibrieren 63
Virchow-Trias 12
Virustatika 405
Vitamin K 420
Volumengabe 175
Vorhofflattern 154
Vorhofflimmern 154
Vygon-Tubus 325

W

Wahrnehmung 23, 27
Weichlagerung 8
Wenckebach-Mobitz
- AV-Block 152
wet lung 69
Wiederbelebungszeit 168
Wiegen 3
Witzel-Fistel 60, 98
Wolff-Parkinson-White-Syndrom 153
Wundversorgung
- bei Verbrennung 138

X

Xylocain 410

Z

Zähneputzen 5
zentraler Venendruck 248
zentraler Venenkatheter 257
- Lagerung zum Legen 257
- mehrlumige 257
zerebraler Blutfluss (CBF) 111
zerebraler Perfusionsdruck (CPP) 111
Zienam 403
Zinacef 403

Zitratblut 283
Zovirax 405
ZVD-Messung 322
ZVK 322
Zwerchfellhernie 99
Zyanose 147
Zytostatika 276
- Entsorgung 277
α-Sympathomimetikum 410
β2-Sympathomimetikum 419
γ-Aminobuttersäure 411

Printing: Ten Brink, Meppel, The Netherlands
Binding: Stürtz, Würzburg, Germany